# TRAITÉ PRATIQUE D'ANALYSE

DES

# DENRÉES ALIMENTAIRES

TOURS. — IMPRIMERIE DESLIS FRÈRES.

# TRAITÉ PRATIQUE D'ANALYSE

DES

# DENRÉES ALIMENTAIRES

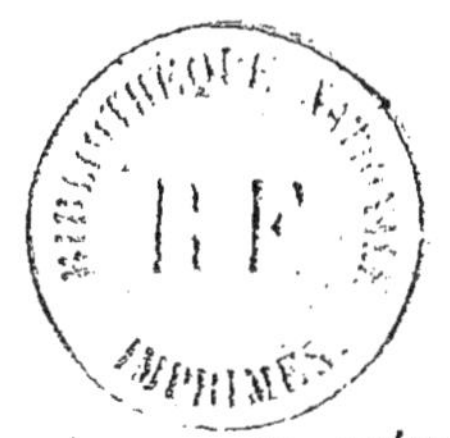


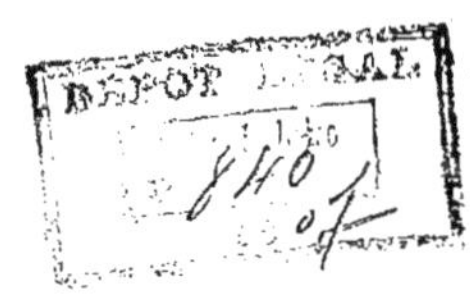


PAR


**E. GÉRARD**

PROFESSEUR DE PHARMACIE ET DE PHARMACOLOGIE
A L'UNIVERSITÉ DE LILLE

**A. BONN**

DIRECTEUR DU LABORATOIRE MUNICIPAL
DE LA VILLE DE LILLE


42 figures dans le texte


PARIS

VIGOT FRÈRES, ÉDITEURS

23, PLACE DE L'ÉCOLE-DE-MÉDECINE, 23

1908

# INTRODUCTION

Dans la rédaction de ce *Traité pratique d'analyse des denrées alimentaires*, notre constante préoccupation a été surtout de faciliter la tâche du chimiste dans les expertises des denrées alimentaires. Les conditions dans lesquelles ces expertises doivent être faites dorénavant sont déterminées par la loi du 1er août 1905 et le décret portant règlement d'administration publique du 31 juillet 1906.

Des quatre échantillons prélevés, l'un est analysé, sous un simple numéro d'ordre, par le laboratoire administratif au moyen des méthodes officielles qui sont reproduites, en *Addendum*, à la fin de cet ouvrage; les trois autres sont réservés pour les expertises proprement dites. Deux de ces échantillons sont destinés à l'analyse contradictoire prévue par l'article 12 de la loi du 1er août 1905, le troisième servant à une troisième expertise en cas de désaccord entre les experts.

L'analyse contradictoire est faite par deux experts : l'un désigné par le magistrat instructeur, l'autre par l'inculpé. Or, ces deux chimistes peuvent, à leur gré, travailler ensemble ou séparément et employer telle ou telle méthode qu'ils jugent convenable.

Il importait donc de relater, dans ce *Traité*, des procédés analytiques à la fois précis et rapides, et, parmi les nombreuses méthodes qui ont été publiées par les différents auteurs, nous avons fait un choix de celles qui, tout en étant les plus pratiques, donnent les meilleurs résultats.

Toutes ces méthodes peuvent être employées dans le laboratoire du pharmacien, qui est tout désigné pour solliciter son inscription sur la liste des experts-chimistes dressée par le Tribunal ou la Cour d'appel.

En raison de la complexité et des variations de composition des denrées alimentaires, il était nécessaire de mettre l'expert à même de se prononcer en toute certitude dans l'interprétation des résultats analytiques obtenus. Aussi nous nous sommes efforcés de rassembler tous les documents, dont quelques-uns sont inédits, relatifs aux chiffres minima et maxima de composition des principales matières alimentaires.

Sous la rubrique *Documents d'hygiène alimentaire*, nous avons indiqué, pour chaque denrée, les conclusions des divers rapports présentés et adoptés par le Conseil supérieur d'hygiène publique de France. L'expert y trouvera tous les éléments nécessaires pour répondre à certaines questions qui lui sont souvent posées par le magistrat instructeur, relativement à la nocivité ou aux dangers que présente l'addition de tel ou tel produit à une substance alimentaire.

Nous espérons que ce *Traité* pourra rendre d'utiles services, et l'accueil qui lui sera réservé nous dira si nous avons été bien inspirés dans sa conception.

ER. GÉRARD. A. BONN.

# ANALYSE

DES

# DENRÉES ALIMENTAIRES

## CHAPITRE PREMIER

## BOISSONS FERMENTÉES

### VIN

Par A. BONN

Le vin est le produit de la fermentation du jus du raisin arrivé à maturité. C'est un liquide plus ou moins alcoolique dont la composition est excessivement complexe. Les variations de cette composition sont sous la dépendance de nombreux facteurs : nature du cépage, climat, qualités du sol, degré de maturité du fruit, processus de la fermentation, etc.

Sous le nom de vins de figues, de groseilles, de cerises, etc., on comprend les liquides alcooliques provenant de la fermentation de ces différents fruits.

Le tableau suivant renferme la liste à peu près complète des produits minéraux et organiques dont la présence dans le vin, soit à l'état libre, soit à l'état de combinaison (sels, éthers, etc.), a été signalée jusqu'à présent (Magnier de La Source).

I. — Produits minéraux

| | | | |
|---|---|---|---|
| Acides....... | Sulfurique.<br>Phosphorique.<br>Chlorhydrique.<br>Carbonique.<br>Borique (traces).<br>Silicique (traces). | Bases........ | Potasse.<br>Soude.<br>Ammoniaque.<br>Magnésie.<br>Chaux.<br>Alumine.<br>Oxyde de fer.<br>Oxyde de manganèse. |

## II. — Produits organiques

| | | | |
|---|---|---|---|
| Alcools | Éthylique. Propylique. Butylique. Amylique. Caproïque. Œnanthylique. Caprylique. Pélargonique. Caprique. Isobutylglycol. Glycérine. Glycose. Lévulose. | Acides | Acétique. Propionique. Butyrique. Caproïque. Œnanthylique. Caprylique. Tartrique. Citrique. Malique. Succinique. Lactique. |
| | | Aldéhydes | Aldéhyde éthylique. Furfurol. |
| | | Bases | Amines. Bases volatiles de la série pyridique. |

Le vin contient, en outre, des matières colorantes, du tannin, des gommes et des principes albuminoïdes.

Nous donnons ci-dessous la composition moyenne de vins français et étrangers, calculée sur plus de 7.000 analyses de vins naturels analysés par le Laboratoire municipal de Paris de 1880 à 1891 inclus.

Dans ces tableaux, extraits du *Traité d'analyse des Matières alimentaires* de Ch. Girard (Paris, 1904), le rapport de l'alcool à l'extrait a été calculé en divisant l'alcool en poids par l'extrait réduit, c'est-à-dire diminué de la quantité de plâtre et de sucre supérieure à 1 gramme. La somme alcool-acide a été obtenue en additionnant l'alcool en volume avec l'acidité par litre. Pour les vins plâtrés, on a retranché de l'acidité totale 0,2 par gramme de sulfate de potasse supérieur à 1 gramme.

VINS ROUGES DE FRANCE, D'ALGÉRIE ET DE TUNISIE.

| ORIGINE DES VINS | | DENSITÉ À 15° | ALCOOL 0/0 EN VOLUME | EXTRAIT À 100° PAR LITRE | EXTRAIT DANS LE VIDE PAR LITRE | MATIÈRES RÉDUCTRICES PAR LITRE | SULFATE DE POTASSE PAR LITRE | TARTRE PAR LITRE | CENDRES PAR LITRE | ACIDITÉ EN SO4H2 PAR LITRE | RAPPORT DE L'ALCOOL À L'EXTRAIT | SOMME ALCOOL ACIDE | NOMBRES D'ANALYSES SUR LESQUELLES LA MOYENNE A ÉTÉ CALCULÉE |
|---|---|---|---|---|---|---|---|---|---|---|---|---|---|
| Bourgogne | moyenne | 0,9969 | 8,5 | 18,3 | 23,8 | 1,0 | 0,45 | 2,90 | 2,28 | 5,31 | 3,7 | 13,81 | 180 vins |
| | maximum | 0,9996 | 12,0 | 24,4 | 30,0 | 1,7 | 0,87 | 4,50 | 3,76 | 8,72 | 5,7 | 18,02 | id. |
| | minimum | 0,9932 | 5,1 | 13,4 | 18,0 | traces | 0,05 | 1,33 | 1,36 | 3,22 | 1,9 | 9,02 | id. |
| Centre | moyenne | 0,9868 | 7,4 | 20,4 | 23,0 | 1,0 | 0,48 | 2,93 | 2,57 | 4,41 | 2,9 | 11,81 | 14 vins |
| | maximum | 0,9977 | 9,3 | 26,3 | 24,4 | 1,8 | 0,65 | 3,48 | 3,32 | 5,78 | 3,9 | 14,35 | id. |
| | minimum | 0,9965 | 5,2 | 15,2 | 21,9 | 0,5 | 0,33 | 2,10 | 2,10 | 2,80 | 1,7 | 10,00 | id. |
| Midi (vins non plâtrés) | moyenne | 0,9968 | 9,5 | 19,3 | 25,1 | 1,3 | 0,53 | 2,78 | 2,78 | 4,82 | 4,0 | 14,32 | 188 vins |
| | maximum | 1,0013 | 12,5 | 27,1 | 35,0 | 4,8 | 0,95 | 4,28 | 4,28 | 6,46 | 5,8 | 17,60 | id. |
| | minimum | 0,9950 | 6,5 | 15,0 | 21,2 | traces | 0,10 | 1,72 | 1,72 | 2,20 | 2,2 | 11,50 | id. |
| Midi (vins plâtrés entre 1 et 2 gr.) | moyenne | 0,9972 | 9,8 | 20,3 | 25,8 | 1,4 | 1,48 | 2,29 | 3,28 | 4,41 | 4,1 | 14,12 | 123 vins |
| | maximum | 1,0004 | 12,9 | 27,5 | 32,0 | 5,6 | 1,92 | 3,70 | 3,91 | 8,09 | 5,7 | 16,40 | id. |
| | minimum | 0,9950 | 6,6 | 15,4 | 20,1 | 0,5 | 1,05 | 1,17 | 2,16 | 3,08 | 2,6 | 11,30 | id. |
| Midi (vins plâtrés à plus de 2 gr.) | moyenne | 0,9982 | 9,4 | 21,4 | 26,5 | 1,3 | 2,82 | 2,69 | 4,11 | 4,34 | 3,9 | 13,38 | 168 vins |
| | maximum | 1,0004 | 13,4 | 34,4 | 40,6 | 3,6 | 4,48 | 4,16 | 5,84 | 9,80 | 5,9 | 16,87 | id. |
| | minimum | 0,9962 | 5,9 | 16,1 | 21,2 | traces | 2,03 | 1,15 | 2,96 | 2,74 | 2,2 | 9,77 | id. |
| Algérie (vins non plâtrés) | moyenne | 0,9967 | 10,5 | 23,0 | 29,0 | 1,9 | 0,57 | 2,39 | 3,06 | 4,76 | 3,8 | 15,26 | 413 vins |
| | maximum | 1,0039 | 14,2 | 39,8 | 47,1 | 9,0 | 1,00 | 4,03 | 5,08 | 9,45 | 5,6 | 21,25 | id. |
| | minimum | 0,9943 | 7,1 | 15,7 | 21,3 | traces | 0,12 | 1,33 | 1,72 | 3,30 | 2,1 | 10,57 | id. |
| Algérie (vins plâtrés entre 1 et 2 gr.) | moyenne | 0,9971 | 10,2 | 22,5 | 29,0 | 3,7 | 1,48 | 2,25 | 3,49 | 4,95 | 4,2 | 15,05 | 137 vins |
| | maximum | 1,0006 | 13,1 | 32,8 | 40,5 | 6,0 | 2,00 | 3,86 | 5,92 | 7,35 | 5,5 | 17,63 | id. |
| | minimum | 0,9955 | 7,5 | 14,9 | 21,5 | 0,6 | 1,02 | 0,82 | 2,39 | 3,35 | 2,8 | 12,18 | id. |
| Algérie (vins plâtrés à plus de 2 gr. | moyenne | » | 10,5 | 24,2 | 28,8 | 1,8 | 2,86 | 1,79 | 4,26 | 4,73 | 3,9 | 14,84 | 40 vins |
| | maximum | » | 12,7 | 30,8 | 36,0 | 5,6 | 4,22 | 3,02 | 5,44 | 6,41 | 5,5 | 17,66 | id. |
| | minimum | » | 8,5 | 15,5 | 22,2 | 0,7 | 2,08 | 0,80 | 3,30 | 3,43 | 3,1 | 11,66 | id. |
| Tunisie | moyenne | » | 10,6 | 26,3 | 32,0 | 2,4 | 0,48 | 2,48 | 4,50 | 4,80 | 3,4 | 15,40 | 4 vins |
| | maximum | » | 12,5 | 33,6 | 42,0 | 6,1 | 0,52 | 3,13 | 5,83 | 6,88 | 3,9 | 18,33 | id. |
| | minimum | » | 9,5 | 20,7 | 25,6 | 0,9 | 0,41 | 2,01 | 3,92 | 3,04 | 2,3 | 14,02 | id. |

VINS BLANCS DE FRANCE ET D'ALGÉRIE.

| ORIGINE DES VINS | | DENSITÉ À 15° | ALCOOL 0/0 EN VOLUME | EXTRAIT À 100° PAR LITRE | EXTRAIT DANS LE VIDE PAR LITRE | MATIÈRES RÉDUCTRICES PAR LITRE | SULFATE DE POTASSE PAR LITRE | TARTRE PAR LITRE | CENDRES PAR LITRE | ACIDITÉ EN $SO^4H^2$ PAR LITRE | RAPPORT DE L'ALCOOL À L'EXTRAIT | SOMME ALCOOL-ACIDE | NOMBRE D'ANALYSES SUR LESQUELLES LA MOYENNE A ÉTÉ CALCULÉE |
|---|---|---|---|---|---|---|---|---|---|---|---|---|---|
| Bourgogne... | moyenne...... | » | 8,6 | 15,2 | 20,9 | 1,1 | 0,23 | 2,97 | 1,81 | 5,79 | 4,6 | 14,39 | 9 vins |
| | maximum...... | » | 10,3 | 21,6 | 22,9 | 3,5 | 0,37 | 3,67 | 2,00 | 7,25 | 5,9 | 15,04 | id. |
| | minimum...... | » | 6,8 | 11,8 | 19,0 | 0,7 | 0,11 | 2,58 | 1,68 | 4,45 | 3.2 | 12,65 | id. |
| Centre....... | moyenne...... | » | 7,7 | 19,0 | » | 1,0 | 0,45 | » | » | » | 3,3 | » | 4 vins |
| | maximum...... | » | 9,7 | 21,9 | » | 1,2 | 0,50 | » | » | » | 4,4 | » | id. |
| | minimum...... | » | 5,7 | 17,4 | » | 0,7 | 0,40 | » | » | » | 2,0 | » | id. |
| Midi......... | moyenne...... | 0,9949 | 10,0 | 17,2 | 22,4 | 2,8 | 1,61 | 1,81 | 2,31 | 4,26 | 5,2 | 14,26 | 108 vins |
| | maximum.... | 0,9976 | 15,2 | 29,3 | 33,0 | 15,6 | 2,63 | 3,20 | 3,90 | 6,12 | 9,3 | 16,85 | id. |
| | minimum...... | 0,9909 | 7,7 | 11,9 | 16,9 | 0,5 | 0,33 | 0,72 | 1,20 | 2,60 | 0,8 | 11,78 | id. |
| Algérie...... | moyenne...... | 0,9929 | 11,6 | 17,8 | 22,9 | 1,9 | 0,50 | 1,79 | 2,27 | 4,24 | 5,6 | 15,84 | 20 vins |
| | maximum...... | 0,9942 | 14,3 | 28,6 | 27,9 | 10,4 | > 2 | 2,50 | 3,76 | 6,18 | 7,0 | 17,97 | id. |
| | minimum...... | 0,9916 | 9,9 | 12,2 | 17,4 | 0,7 | 0,21 | 0,80 | 1,54 | 3,35 | 4,0 | 13,85 | id. |

ANALYSES DES VINS DE RAISINS SECS P. 100 (Portes et Ruyssen).

| NOMS | ALCOOL | EXTRAIT | CENDRES | SULFATE | SUCRE | ACIDITÉ | TANIN | CRÈME DE TARTRE | GOMME | DÉVIATION | DÉVIATION DE LA GOMME |
|---|---|---|---|---|---|---|---|---|---|---|---|
| | degr | gr. | gr. | gr. | gr. | gr. | gr. | gr. | gr. | degr. | |
| Thyra. . . . . . . | 10,2 | 2,35 | 0,37 | 0,087 | 0,4251 | 0,2905 | 0,0660 | 0,1473 | 0,368 | — 0,8 | + Très faible. |
| Corinthe 1883 . . | 9,7 | 2,65 | 0,312 | 0,079 | 0,5003 | 0,5416 | 0,0726 | 0,2952 | 0,242 | — 1,0 | + Très faible |
| Corinthe Turquie. | 10,9 | 2,580 | 0,360 | 0,0968 | 0,5436 | 0,3100 | 0,0892 | 0,1539 | 0,492 | — 0,75 | + Très faible. |
| Ercara . . . . . . | 10,0 | 2,992 | 0,376 | 0,0880 | 1,2680 | 0,5620 | 0,0952 | 0,1380 | 0,400 | — 6,0 | 0 nulle. |
| Carabournou . . . | 10,3 | 2,520 | 0,340 | 0,0912 | 0,6009 | 0,4453 | 0,0612 | 0,1433 | 0,465 | — 1,0 | + Faible. |
| Beghlergé. . . . . | 8,8 | 2,860 | 0,320 | 0,0880 | 0,4281 | 0,3349 | 0,0857 | 0,1221 | 0,562 | + 0,5 | + Faible. |
| Elémé . . . . . . | 9,0 | 3,70 | 0,38 | 0,0836 | 1,721 | 0,5840 | 0,0894 | 0,1486 | 0,585 | — 11,0 | — 1°. |
| Chesmé. . . . . . | 10,2 | 2,864 | 0,36 | 0,110 | 0,9256 | 0,4770 | 0,0869 | 0,1272 | 0,425 | — 4,5 | — Faible |
| Sultanines . . . . | 11,9 | 2,780 | 0,408 | 0,1232 | 0,7135 | 0,3100 | 0,0833 | 0,13275 | 0,685 | — 1,1 | + Très faible. |
| Tzal. . . . . . . . | 9,4 | 2,192 | 0,352 | 0,0836 | 0,3982 | 0,3404 | 0,0590 | 0,1486 | 0,420 | — 0,75 | — Très faible |

NOTA. — Les chiffres ci-dessus indiquent la quantité de substance p. 100 de vin. La déviation a été observée dans un tube de 20$^{cm}$ de vin. Quant à la déviation de la gomme, elle est inférieure à 1°, soit à gauche soit à droite.

**Composition minima et conventionnelle des vins.** — Le Comité technique d'Œnologie, sur le rapport de Havy, a adopté la conclusion suivante :

« Que, pour permettre aux experts d'étayer solidement leurs conclusions et d'obtenir une répression efficace des fraudes, une distinction soit établie entre les vins de coupage et les vins mis en vente avec l'indication d'origine, et qu'une réglementation des vins de coupage établisse une composition minima pour ces vins. Cette composition minima serait la suivante :

| | Vins rouges | Vins blancs |
|---|---|---|
| Degré alcoolique................. | 9° | 8°,5 |
| Somme alcool + acide............ | 14 | 13,5 |
| Rapport alcool à extrait réduit.... | 4,5 | 6,5 |
| Extrait sec réduit................. | 17 grammes | 14 grammes |

**Composition des vins de liqueur.** — Les vins de liqueur peuvent être classés en diverses catégories, et, d'après M. X. Rocques, leur teneur en sucre et en alcool serait :

| CATÉGORIES | | ALCOOL | SUCRE CONTENU D'APRÈS L'ALCOOL | SUCRE EXISTANT DANS LE VIN | SUCRE TOTAL |
|---|---|---|---|---|---|
| Vins mutés | Mistelle | 14° | 224 | 190 | 414 |
| | Banyuls mutés | 14 | 224 | 200 | 424 |
| Vins semi-mutés | Banyuls | 14 | 224 | 150 | 374 |
| | Muscat | 14 | 224 | 160 | 384 |
| Vins passerillés | Muscat | 13,5 | 216 | 130 | 346 |
| Vins mutés avant la fin de la fermentation | Porto | 19 | 304 | 60 | 364 |
| Vins secs | Xérès | 19 | 305 | 5 | 310 |
| Vins à base de vins secs | Madère | 18 | 288 | 60 | 348 |
| | Marsala | 18 | 288 | 50 | 338 |

Pour les vins de Banyuls, le même auteur a trouvé les résultats suivants :

| DOSAGES | BANYULS OBTENUS PAR MUTAGE A L'ALCOOL | | BANYULS OBTENUS PAR FERMENTATION | |
|---|---|---|---|---|
| | n° 1 | n° 2 | n° 3 | n° 4 |
| Degré alcoolique | 14°,5 | 14°,6 | 14°,0 | 13°,8 |
| Extrait à 100° (dosé sur 5 c. c. de vin) | 209,40 | 200,00 | 200,40 | 124,80 |
| Extrait dans le vide | 238,80 | 226,20 | 230,80 | 144,60 |
| Sucre réducteur total | 199,27 | 187,16 | 185,07 | 106,89 |
| Pouvoir rotatoire (20 cm.) | — 9° 24′ ($t = 16°$) | — 8° 44′ ($t = 17°5$) | — 11° 10′ ($t = 17°5$) | — 11° 8′ ($t = 17°5$) |
| Glucose | 96,92 | 88,44 | 78,54 | 28,58 |
| Lévulose | 106,35 | 98,72 | 106,53 | 78,31 |
| Acidité en $SO^4H^2$ totale | 1,96 | 2,16 | 3,35 | 3,87 |
| Acidité en $SO^4H^2$ fixe | 1,85 | 2,06 | 2,84 | 3,58 |
| Acidité en $SO^4H^2$ volatile | 0,10 | 0,10 | 0,51 | 0,29 |

D'après X. Rocques, les caractères des vins de liqueur sont les suivants :

I. *Vins doux mutés et mistelles.* — Teneur en sucre supérieure à 150 grammes ;

Teneur en sucre total supérieure à 300 grammes ;

Proportion égale de glucose et de lévulose ;

Alcool distillé très peu chargé en matières volatiles.

II. *Vins doux semi-mutés.* — Teneur en sucre assez élevée (généralement 120 à 180 grammes) ;

Teneur en sucre total supérieure à 300 grammes ;

Teneur en lévulose dépassant celle en glucose;

Alcool distillé contenant une notable proportion de produits volatils.

III. *Vins doux passerillés.* — Teneur en sucre assez élevée ;

Teneur en sucre total supérieure à 300 grammes ;

Teneur en lévulose dépassant celle en glucose ;

Proportion notable d'aldéhydes, éthers et alcools supérieurs.

IV. *Vins mutés avant la fin de la fermentation.* — Teneur en sucre généralement comprise entre 50 et 70 grammes ;

Teneur en sucre total supérieure à 300 grammes ;

Teneur en lévulose dépassant celle en glucose ;

Proportion notable de substances volatiles.

V. *Vins secs.* — Très peu de sucre ;

Teneur en alcool comprise, en général, entre 18 et 20° ;

Proportion très notable d'aldéhydes, éthers et alcools supérieurs.

VI. *Vins à base de vins secs.* — Sucre compris généralement entre 40 et 80 grammes ;

Teneur en sucre total supérieure à 300 grammes ;

Teneur en lévulose dépassant celle en glucose ;

Proportion très notable d'aldéhydes, éthers et alcools supérieurs.

D'après Schneegans, les vins doux de raisins secs de Corinthe, de Thyra et de Smyrne présenteraient la composition suivante :

| | | | | |
|---|---|---|---|---|
| Densité | 1,013 | à | 1,026 | |
| Alcool en poids | 11,34 | à | 12,19 | 0/0 |
| Alcool en volume | 14,29 | à | 15,36 | |
| Extrait sec | 8,35 | à | 11,55 | |
| Extrait séparé du sucre | 4,15 | à | 6,03 | |
| Cendres | 0,29 | à | 0,58 | |
| Acides libres | 0,73 | à | 0,96 | |
| — volatils | 0,11 | à | 0,18 | |
| — non volatils | 0,59 | à | 0,73 | |
| Acide tartrique total (combiné à l'état de crème de tartre) | 0,10 | à | 0,17 | |
| Glycérine | 1,06 | à | 1,33 | |
| Sucre interverti | 2,32 | à | 7,40 | |
| Sucre de canne | 0 | | | |
| Acide sulfurique, $SO^4H^2$ | 0,025 | à | 0,034 | |
| Acide phosphorique, $PO^4H^3$ | 0,054 | à | 0,092 | |
| Tannin et matière colorante | 0,09 | à | 0,19 | |
| Azote | 0,02 | à | 0,05 | |

**Différenciation des mistelles et des vins de liqueur.** — Les mistelles peuvent être définis des liquides provenant de l'expression de raisins frais, auxquels on a ajouté, aussitôt, une quantité suffisante d'alcool pour empêcher la fermentation alcoolique. Ils renferment donc la totalité du sucre, du jus de raisin et de l'alcool ne provenant pas de la fermentation de ce sucre. En un mot, ce sont des moûts additionnés d'alcool.

Les vins de liqueur sont obtenus par la fermentation de jus de raisins ou moûts très riches en sucre, soit qu'on laisse prolonger cette fermentation jusqu'à ce que la quantité d'alcool produite soit suffisante pour l'arrêter, soit qu'on l'arrête avant par addition d'une quantité suffisante d'alcool.

D'après Halphen, en outre du dosage de la glycérine, il y a lieu, pour différencier les mistelles des vins de liqueur, d'opérer le dosage de l'azote total et de l'acidité volatile. L'azote total existe en plus grande proportion dans les mistelles que dans les vins de liqueur, tandis que le contraire a lieu pour la glycérine et l'acidité volatile. Nous donnons, d'après Halphen, l'analyse de divers échantillons, préparés par lui-même et par A. Gautier :

| PAR LITRE | CLAIRETTE | | | ARAMON | | | CARIGNAN | | |
|---|---|---|---|---|---|---|---|---|---|
| | mistelle | vin de liqueur | vin fait | mistelle | vin de liqueur | vin fait | mistelle | vin de liqueur | vin fait |
| Azote total......... | 0,155 | 0,089 | 0,052 | 0,133 | 0,106 | 0,071 | 0,196 | 0,113 | 0,102 |
| — albuminoïde.. | 0,023 | — | 0,020 | 0,0336 | — | 0,028 | 0,040 | — | 0,043 |
| — volatil........ | 0,0046 | 0,0017 | 0,0012 | 0,0415 | 0,005 | 0,0038 | 0,027 | 0,018 | 0,017 |
| — ammoniacal.. | 0,0024 | 0,0003 | 0,0003 | 0,0396 | 0,0016 | 0,0018 | 0,022 | 0,004 | 0,0022 |
| Acidité volatile, en $SO^4H^2$............ | 0,000 | 0,260 | — | 0,060 | 0,170 | — | 0,030 | 0,210 | — |
| Glycérine.......... | 0,331 | 5,15 | 10,04 | 0,388 | 3,49 | 6,42 | 0,259 | 3,80 | 6,51 |
| Acidité totale, en $SO^4H^2$ ........... | 2,124 | 3,078 | 3,815 | 4,379 | 5,116 | 6,677 | 4,531 | 5,507 | 5,333 |

## ANALYSE ET RECHERCHE DES FALSIFICATIONS

1° Détermination de la densité;
2° Dosage de l'alcool ;
3° Dosage de l'extrait sec;
4° Dosage des matières minérales;
5° Dosage de l'alcalinité des cendres ;
6° Dosage de l'acidité totale ;
7° Dosage de l'acidité volatile ;
8° Dosage du sulfate de potasse ;
9° Dosage du sucre réducteur ;
10° Dosage du bitartrate de potasse ;
11° Dosage de l'acide tartrique libre ;
12° Dosage de la glycérine ;
13° Dosage du tannin ;
14° Dosage des chlorures ;
15° Dosage de l'acide phosphorique ;
16° Dosage de la mannite ;
17° Recherche de l'alun ;
18° Recherche des matières colorantes étrangères ;
19° Examen microscopique ;
20° Recherche des antiseptiques et des conservateurs.

1° **Détermination de la densité.** — Cette détermination est peu utile, car elle ne donne pas d'indications précises en vue de la recherche du mouillage. Elle se fait, à la température de 15°, avec un densimètre sensible.

2 **Dosage de l'alcool.** — Ce dosage se fait par distillation en mettant à profit diverses techniques ; on peut utiliser l'appareil de Salleron, ou simple-

ment se servir du matériel courant du laboratoire. Dans ce dernier cas, on mesure 200 centimètres cubes de vin à la température de 15°. On les met dans une fiole ou dans un ballon d'environ 500 centimètres cubes qu'on relie à un réfrigérant ordinaire ; on neutralise par la soude ou par la potasse et on distille environ 180 centimètres cubes de liquide qu'on recueille dans une fiole jaugée de 200 centimètres cubes. On complète à 200 avec de l'eau distillée, on agite, et on prend, à l'aide de l'alcoomètre centésimal de Gay-Lussac, le degré en même temps que la température du liquide. On fait, à l'aide des tables en usage (Voir p. 10) la correction pour ramener le degré alcoolique à la température de 15°.

Dans les transactions commerciales, on utilise soit l'appareil de Salleron, soit l'ébullioscope de Maligand.

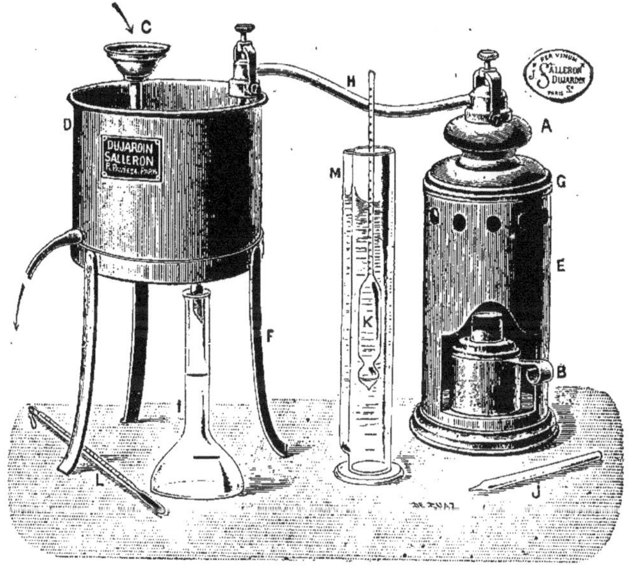


Fig. 1. — Appareil de Salleron.

Le premier de ces deux appareils (*fig.* 1) se compose d'une chaudière en cuivre, communiquant avec un serpentin métallique placé dans une petite cuve où on peut faire circuler un courant continu d'eau froide. L'alambic peut être chauffé à l'aide d'une lampe à alcool. Une éprouvette en verre portant deux divisions, dont l'inférieure correspond à la moitié du volume indiqué par la première, sert de mesure. On la remplit de vin jusqu'au trait supérieur, on fait écouler celui-ci dans la chaudière, on rince l'éprouvette avec quelques gouttes d'eau qu'on ajoute au liquide ; puis on distille pour recueillir environ la moitié du volume versé, l'éprouvette étant placée à la sortie du serpentin. On complète au premier volume avec de l'eau distillée, on agite et on prend le degré alcoolique comme il est dit plus haut.

L'ébullioscope de Maligand est basé sur le principe suivant : Des mé-

| TEMPÉRATURE | DEGRÉS DE L'ALCOOMÈTRE 1° | 2° | 3° | 4° | 5° | 6° | 7° | 8° | 9° | 10° | 11° | 12° | 13° | 14° | 15° | 16° | 17° | 18° | 19° | 20° | 21° | 22° | 23° | 24° | 25° |
|---|---|---|---|---|---|---|---|---|---|---|---|---|---|---|---|---|---|---|---|---|---|---|---|---|---|
| 10° | 1,4 | 2,4 | 3,4 | 4,5 | 5,5 | 6,5 | 7,5 | 8,5 | 9,5 | 10,6 | 11,7 | 12,7 | 13,8 | 14,9 | 16,0 | 17,0 | 18,1 | 19,2 | 20,2 | 21,5 | 22,4 | 23,5 | 24,6 | 25,8 | 26,9 |
| 11 | 1,3 | 2,4 | 3,4 | 4,4 | 5,4 | 6,4 | 7,4 | 8,4 | 9,4 | 10,5 | 11,6 | 12,6 | 13,6 | 14,7 | 15,8 | 16,8 | 17,9 | 19,0 | 20,0 | 21,0 | 22,1 | 23,2 | 24,3 | 25,4 | 26,5 |
| 12 | 1,2 | 2,3 | 3,3 | 4,3 | 5,3 | 6,3 | 7,3 | 8,3 | 9,3 | 10,4 | 11,3 | 12,5 | 13,5 | 14,6 | 15,6 | 16,6 | 17,6 | 18,7 | 19,7 | 20,7 | 21,8 | 22,9 | 24,0 | 25,1 | 26,1 |
| 13 | 1,2 | 2,2 | 3,2 | 4,2 | 5,2 | 6,2 | 7,2 | 8,2 | 9,2 | 10,3 | 11,4 | 12,4 | 13,4 | 14,4 | 15,4 | 16,4 | 17,4 | 18,5 | 19,5 | 20,5 | 21,5 | 22,6 | 23,7 | 24,7 | 25,7 |
| 14 | 1,1 | 2,1 | 3,1 | 4,1 | 5,1 | 6,1 | 7,1 | 8,1 | 9,1 | 10,2 | 11,2 | 12,2 | 13,2 | 14,2 | 15,2 | 16,2 | 17,2 | 18,2 | 19,2 | 20,2 | 21,2 | 22,3 | 23,5 | 24,3 | 25,3 |
| 15 | 1,0 | 2,0 | 3,0 | 4,0 | 5,0 | 6,0 | 7,0 | 8,0 | 9,0 | 10,0 | 11,0 | 12,0 | 13,0 | 14,0 | 15,0 | 16,0 | 17,8 | 18,0 | 19,0 | 20,0 | 21,0 | 22,0 | 23,0 | 24,0 | 25,0 |
| 16 | 0,9 | 1,9 | 2,9 | 3,9 | 4,9 | 5,9 | 6,9 | 7,9 | 8,9 | 9,9 | 10,9 | 11,9 | 12,9 | 13,9 | 14,9 | 15,9 | 16,9 | 17,8 | 18,7 | 19,7 | 20,7 | 21,7 | 22,7 | 23,7 | 24,7 |
| 17 | 0,8 | 1,8 | 2,8 | 3,8 | 4,8 | 5,8 | 6,8 | 7,8 | 8,8 | 9,8 | 10,8 | 11,7 | 12,7 | 13,7 | 14,7 | 15,6 | 16,6 | 17,5 | 18,4 | 19,4 | 20,4 | 21,4 | 22,4 | 23,4 | 24,4 |
| 18 | 0,7 | 1,7 | 2,7 | 3,7 | 4,7 | 5,7 | 6,7 | 7,7 | 8,7 | 9,7 | 10,7 | 11,6 | 12,5 | 13,5 | 14,5 | 15,4 | 16,3 | 17,3 | 18,2 | 19,1 | 20,1 | 21,1 | 22,0 | 23,0 | 24,0 |
| 19 | 0,6 | 1,6 | 2,6 | 3,6 | 4,5 | 5,5 | 6,5 | 7,5 | 8,5 | 9,5 | 10,5 | 11,4 | 12,4 | 13,3 | 14,3 | 15,2 | 16,1 | 17,0 | 17,9 | 18,8 | 19,8 | 20,8 | 21,7 | 22,7 | 23,6 |
| 20 | 0,5 | 1,5 | 2,4 | 3,4 | 4,4 | 5,4 | 6,4 | 7,3 | 8,3 | 9,3 | 10,3 | 11,2 | 12,2 | 13,1 | 14,0 | 14,9 | 15,8 | 16,7 | 17,6 | 18,5 | 19,5 | 20,5 | 21,4 | 22,4 | 23,3 |
| 21 | 0,4 | 1,4 | 2,3 | 3,3 | 4,3 | 5,2 | 6,2 | 7,1 | 8,1 | 9,1 | 10,1 | 11,0 | 11,9 | 12,8 | 13,7 | 14,6 | 15,5 | 16,4 | 17,5 | 18,2 | 19,1 | 20,1 | 21,1 | 22,1 | 22,9 |
| 22 | 0,3 | 1,3 | 2,2 | 3,2 | 4,1 | 5,1 | 6,1 | 7,0 | 7,9 | 8,9 | 9,9 | 10,8 | 11,7 | 12,6 | 13,5 | 14,4 | 15,3 | 16,2 | 17,0 | 17,9 | 18,8 | 19,8 | 20,7 | 21,6 | 22,5 |
| 23 | 0,2 | 1,1 | 2,1 | 3,1 | 4,0 | 4,9 | 5,9 | 6,8 | 7,8 | 8,7 | 9,7 | 10,6 | 11,5 | 12,4 | 13,3 | 14,1 | 15,0 | 15,9 | 16,7 | 17,6 | 18,5 | 19,4 | 20,3 | 21,3 | 22,2 |
| 24 | 0,1 | 1,0 | 1,9 | 2,9 | 3,8 | 4,8 | 5,8 | 6,7 | 7,6 | 8,5 | 9,5 | 10,4 | 11,3 | 12,2 | 13,1 | 13,9 | 14,8 | 15,7 | 16,5 | 17,4 | 18,2 | 19,1 | 20,0 | 21,0 | 21,8 |
| 25 | 0,0 | 0,8 | 1,7 | 2,7 | 3,6 | 4,6 | 5,5 | 6,5 | 7,4 | 8,3 | 9,3 | 10,2 | 11,1 | 12,0 | 12,8 | 13,6 | 14,5 | 15,4 | 16,2 | 17,1 | 17,9 | 18,8 | 19,7 | 20,6 | 21,5 |

langes, en proportions variées, d'eau et d'alcool entrent en ébullition à des températures différentes, comprises entre 78° (point d'ébullition de l'alcool pur) et 100° (point d'ébullition de l'eau). La température est d'autant plus rapprochée de 100° que le mélange contient plus d'eau, et d'autant plus rapprochée de 78° que le mélange contient plus d'alcool.

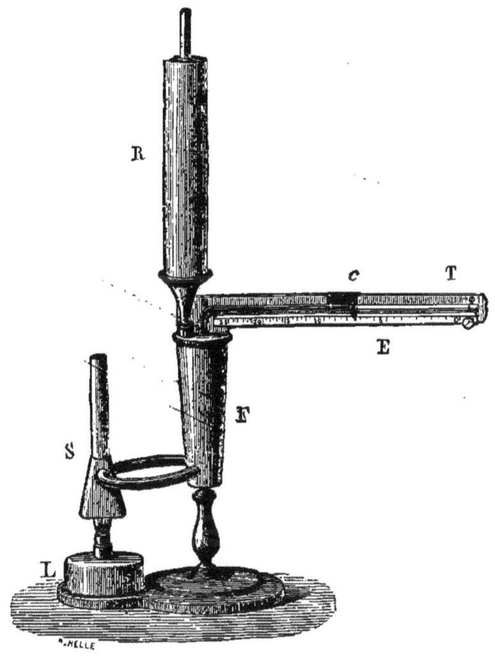


Fig. 2. — Ébullioscope de Maligand.

Cet appareil (*fig.* 2) se compose :

« 1° D'un vase en laiton F, ayant la forme d'un cône tronqué, mis en communication à la partie inférieure avec un cylindre courbé en demi-cercle ;

« 2° D'un couvercle se vissant à la partie supérieure du cône et percé de deux ouvertures, la plus étroite pour livrer passage au thermomètre coudé horizontalement, et la plus large pour y fixer le réfrigérant ;

« 3° D'un réfrigérant R, qui reçoit, dans l'espace compris entre les deux cylindres, l'eau nécessaire pour refroidir et condenser constamment la vapeur alcoolique ;

« 4° D'un thermomètre fixe T, appuyé le long d'une large plaque posée de champ sur le couvercle ; contre cette plaque peut se mouvoir, le long du thermomètre, une règle plus étroite E sur laquelle se trouvent gravés les degrés alcooliques de 0° à 20° ou 25° de richesse ;

« 5° D'une lampe à alcool L, à mèche de combustion uniforme ; et, enfin, d'une pipette jaugée par un trait circulaire sur la tige. »

*Manière d'opérer*. — Pour connaître, avec cet instrument, la richesse alcoolique d'un vin, il faut :

« 1° Verser de l'eau dans la bouillotte jusqu'au niveau de la bague la plus rapprochée du fond, de manière que le réservoir du thermomètre ne touche pas cette eau ; visser le couvercle, en ayant soin de ne pas le serrer ; allumer la lampe et la poser sous la cheminée S. Suivre de l'œil la colonne mercurielle dès qu'elle apparaît dans la branche horizontale du thermomètre ; lorsqu'elle est parfaitement arrêtée et qu'elle semble immobile pendant quelques minutes, dévisser le bouton (placé derrière la branche horizontale) qui permet à la petite règle de se déplacer, y amener le zéro de celle-ci en juste coïncidence avec l'extrémité de la colonne de mercure : on revisse ensuite le bouton en ayant soin de ne pas déranger l'échelle. Cette première opération a pour objet de régler l'instrument en prenant le point d'ébullition de l'eau par rapport à la pression barométrique du moment ; cela une fois fait, on peut se servir de l'appareil pendant deux ou trois heures ; mais les titrages rigoureux doivent toujours être précédés du point d'ébullition de l'eau, qui se prend sans mettre le réfrigérant ;

« 2° Dévisser le couvercle, en le saisissant toujours à la tête de la bouillotte et jamais par la branche horizontale, vider l'eau chaude, bien égoutter, rincer ensuite soigneusement avec un peu du vin dont on cherche le titre, et remplir de ce même vin la bouillotte, jusqu'au niveau de la bague supérieure, puis revisser entièrement le couvercle, sans toutefois forcer le pas de vis. Remplir d'eau froide le réfrigérant et le visser sur le couvercle. Recommencer le chauffage comme précédemment, en ayant soin de tenir la lampe toujours pleine d'alcool, et, sans déranger la petite règle, amener le curseur *c* à l'extrémité de la colonne mercurielle bien arrêtée ; ensuite lire sur l'échelle le degré alcoolique indiqué par le curseur.

« Cette observation ne doit pas être prolongée au delà de deux à trois minutes, pour avoir une appréciation rigoureuse.

« Tous les vins chargés en couleur, ou légèrement liquoreux, doivent être coupés d'eau par moitié. En cas d'incertitude sur l'opportunité du coupage, il est plus prudent de le faire.

« Les vins liquoreux et de liqueur, tels que ceux de Banyuls, Malaga, Madère, muscat, etc., doivent être coupés par quart.

« Pour bien faire un coupage, il est indispensable que les liquides, devant être mélangés, soient sensiblement à la même température. Se servir ensuite de la pipette, que l'on remplit du liquide à essayer jusqu'au niveau du trait circulaire gravé sur la tige ; laisser bien égoutter pendant une minute, dans un vase très propre et très sec. Remplir de nouveau la pipette dans les mêmes conditions que précédemment avec de l'eau pure, une, deux ou trois fois, selon que l'on veut couper par moitié, par tiers ou par quart. Mélanger le coupage, puis le faire bouillir suivant les indications déjà données, et multiplier par 2, 3 ou 4 le résultat obtenu suivant la nature du coupage. »

3° **Dosage de l'extrait sec.** — Ce dosage se fait soit directement (par pesée après évaporation dans le vide sec ou au bain-marie bouillant), soit indirectement, à l'aide de densimètres spéciaux.

*a*) Dosage direct. — La méthode de choix pour le dosage de l'extrait sec dans un vin est celle de l'évaporation dans le vide sec.

En effet, le chauffage du vin pendant plusieurs heures, au bain-marie bouillant, détermine, en même temps qu'une altération de certaines substances solides, le départ de quelques-unes, et en particulier d'une quantité très appréciable de la glycérine.

D'après Villiers et Collin, les chiffres suivants ont été fournis par des mêmes vins, pour la détermination de l'extrait sec :

| | Alcool | Extrait à 100° | | Extrait dans le vide | | Différence |
|---|---|---|---|---|---|---|
| Vins rouges du Midi.. | 8°,4 | 16gr,68 | par litre | 23gr,68 | par litre | 7,00 |
| | 8 ,5 | 22 ,12 | — | 28 ,50 | — | 6,38 |
| | 10 ,2 | 19 ,22 | — | 28 ,24 | — | 9,02 |
| Vins rouges d'Algérie. | 9 ,5 | 20 ,40 | — | 27 ,00 | — | 6,60 |
| | 10 ,3 | 28 ,20 | — | 37 ,20 | — | 9,00 |
| | 12 ,5 | 21 ,04 | — | 27 ,40 | — | 6,36 |
| Vins de raisins secs... | 9 ,5 | 20 ,20 | — | 27 ,40 | — | 7,20 |

I. *Extrait dans le vide.* — La technique vraiment pratique de cette opération a été indiquée par Magnier de La Source. Dans un vase cylindrique à fond plat, de 5 à 7 centimètres de diamètre et de 2 à 3 centimètres de haut, on place 5 centimètres cubes de vin ; le vase est mis sous une cloche à vide, au-dessus d'un cristallisoir contenant de l'acide sulfurique bouilli. On fait le vide, à l'aide de la trompe à eau, et on laisse en l'état pendant cinq à six jours, puis on fait rentrer l'air et on pèse le vase à l'abri de l'air. Il est bon, pour cela, de le recouvrir d'une petite plaque de verre tarée.

Si l'on fait, en même temps, un grand nombre d'extraits, il est utile, au bout d'un jour ou deux, de remplacer l'acide sulfurique devenu trop hydraté.

II. *Extrait à* 100°. — On doit se conformer, pour cette détermination, à l'instruction pratique publiée par le Comité consultatif des Arts et Manufactures, que nous donnons plus loin (Voir p. 44).

Dans la pratique, on utilise généralement des capsules de platine à fond plat, de 7 centimètres de diamètre et de 3 à 4 centimètres de hauteur, dans lesquelles on verse 25 centimètres cubes de vin ; on évapore pendant six heures au bain-marie bouillant, dans les conditions indiquées.

*b*) Dosage indirect. — Ce dosage, dû à Houdart, permet de déterminer l'extrait en fonction de la densité et de la teneur en alcool. Si on appelle :

$p$, le poids de l'extrait à 100° en grammes par litre ;
D, la densité du vin à 15° ;
D', la densité à 15° d'un mélange d'eau et d'alcool de même titre que le vin essayé ;
$c$, la densité de l'extrait ;
$d$, la densité de l'eau à 0°,

on peut poser l'équation suivante :

$$1000\,(D - D') = p - \frac{p}{c}\,d.$$

TABLEAU I

*Indiquant l'augmentation de densité (en grammes) causée par la diminution de la température au-dessous de 15°.*
*Ces quantités doivent être* **retranchées** *des chiffres fournis par l'Œnobaromètre E. Houdart.*

| | FORCE ALCOOLIQUE DES LIQUIDES | | | | | | | | | | | | | |
|---|---|---|---|---|---|---|---|---|---|---|---|---|---|---|
| TEMPÉRATURE | 5° | 6° | 7° | 8° | 9° | 10° | 11° | 12° | 13° | 14° | 15° | 16° | 17° | 18° |
| 5° | 0,7 | 0,8 | 0,8 | 0,9 | 0,9 | 1,0 | 1,2 | 1,3 | 1,5 | 1,7 | 1,8 | 2,0 | 2,2 | 2,3 |
| 6° | 0,7 | 0,8 | 0,8 | 0,9 | 0,9 | 1,0 | 1,2 | 1,2 | 1,4 | 1,6 | 1,7 | 1,8 | 2,0 | 2,1 |
| 7° | 0,7 | 0,8 | 0,8 | 0,9 | 0,9 | 1,1 | 1,2 | 1,1 | 1,3 | 1,4 | 1,6 | 1,7 | 1,8 | 1,8 |
| 8° | 0,7 | 0,8 | 0,8 | 0,9 | 0,9 | 1,1 | 1,2 | 1,1 | 1,2 | 1,3 | 1,4 | 1,5 | 1,6 | 1,5 |
| 9° | 0,7 | 0,8 | 0,7 | 0,9 | 0.9 | 1,1 | 1,2 | 1,0 | 1,1 | 1,1 | 1,2 | 1,3 | 1,4 | 1,4 |
| 10° | 0,7 | 0,7 | 0,6 | 0,6 | 0,6 | 0,7 | 0,8 | 0,8 | 0,9 | 0,9 | 1,0 | 1,0 | 1,1 | 1,1 |
| 11° | 0,5 | 0,5 | 0,5 | 0,5 | 0,4 | 0,7 | 0,7 | 0,7 | 0,7 | 0,7 | 0,8 | 0,8 | 0,9 | 0,9 |
| 12° | 0,3 | 0,4 | 0,4 | 0,4 | 0,3 | 0,5 | 0,6 | 0,6 | 0,6 | 0,6 | 0,6 | 0,6 | 0,6 | 0,6 |
| 13° | 0,3 | 0,3 | 0,2 | 0,3 | 0,2 | 0,2 | 0,4 | 0,4 | 0,4 | 0,4 | 0,4 | 0,4 | 0,4 | 0,5 |
| 14° | 0,1 | 0,1 | 0,1 | 0,1 | 0,1 | 0,2 | 0,2 | 0,2 | 0,2 | 0,2 | 0,2 | 0,2 | 0,2 | 0,2 |

TABLEAU II

*Indiquant la diminution de densité (en grammes) causée par l'élévation de la température au-dessus de 15°. Ces quantités doivent être* **ajoutées** *aux chiffres fournis par l'Œnobaromètre E. Houdart.*

| TEMPÉRATURE | FORCE ALCOOLIQUE DES LIQUIDES | | | | | | | | | | | | | |
|---|---|---|---|---|---|---|---|---|---|---|---|---|---|---|
| | 5° | 6° | 7° | 8° | 9° | 10° | 11° | 12° | 13° | 14° | 15° | 16° | 17° | 18° |
| 16° | 0,1 | 0,1 | 0,1 | 0,1 | 0,1 | 0,1 | 0,1 | 0,1 | 0,1 | 0,1 | 0,1 | 0,1 | 0,1 | 0,2 |
| 17° | 0,2 | 0,2 | 0,2 | 0,2 | 0,2 | 0,2 | 0,2 | 0,3 | 0,3 | 0,3 | 0,3 | 0,4 | 0,4 | 0,4 |
| 18° | 0,4 | 0,4 | 0,4 | 0,4 | 0,4 | 0,4 | 0,4 | 0,4 | 0,5 | 0,5 | 0,5 | 0,6 | 0,7 | 0,6 |
| 19° | 0,6 | 0,6 | 0,6 | 0,6 | 0,6 | 0,6 | 0,6 | 0,7 | 0,7 | 0,7 | 0,7 | 0,8 | 0,9 | 0,9 |
| 20° | 0,8 | 0,8 | 0,8 | 0,9 | 0,8 | 0,8 | 0,8 | 0,9 | 0,9 | 0,9 | 1,0 | 1,1 | 1,2 | 1,2 |
| 21° | 0,9 | 1,0 | 1,0 | 1,1 | 1,1 | 1,1 | 1,1 | 1,1 | 1,2 | 1,2 | 1,3 | 1,4 | 1,5 | 1,4 |
| 22° | 1,2 | 1,2 | 1,2 | 1,2 | 1,3 | 1,3 | 1,3 | 1,3 | 1,4 | 1,4 | 1,5 | 1,6 | 1,7 | 1,6 |
| 23° | 1,3 | 1,4 | 1,4 | 1,5 | 1,5 | 1,6 | 1,6 | 1,6 | 1,6 | 1,6 | 1,7 | 1,9 | 2,0 | 1,9 |
| 24° | 1,5 | 1,5 | 1,5 | 1,6 | 1,7 | 1,8 | 1,8 | 1,8 | 1,9 | 1,8 | 1,9 | 2,1 | 2,2 | 2,1 |
| 25° | 1,8 | 1,8 | 1,9 | 1,9 | 1,9 | 2,0 | 2,0 | 2,1 | 2,1 | 2,1 | 2,2 | 2,4 | 2,5 | 2,3 |

TABLEAU III, DONNANT LE POIDS DE L'EXTRAIT SEC DES VINS.

| L'ŒNOBAROMÈTRE APRÈS CORRECTION | RICHESSE ALCOOLIQUE | | | | | | | | | | | | | | | | | | | | | |
|---|---|---|---|---|---|---|---|---|---|---|---|---|---|---|---|---|---|---|---|---|---|---|
| | 5 | 5,5 | 6 | 6,5 | 7 | 7,5 | 8 | 8,5 | 9 | 9,5 | 10 | 10,5 | 11 | 11,5 | 12 | 12,5 | 13 | 13,5 | 14 | 14,5 | 15 | 15,5 |
| 1,0 | | | | | | | | | | | | | | | | | 9,3 | 10,5 | 11,7 | 12,7 | 13,7 | 14,8 |
| 1,5 | | | | | | | | | | | | | | | | | 10,5 | 11,6 | 12,7 | 13,8 | 14,8 | 15,8 |
| 2,0 | | | | | | | | | | | | | | | | | 11,5 | 12,6 | 13,8 | 14,8 | 15,8 | 16,8 |
| 2,5 | | | | | | | | | | | | | | | | | 12,5 | 13,6 | 14,8 | 15,8 | 16,8 | 17,9 |
| 3,0 | | | | | | | | | | | | | | | 11,3 | 12,4 | 13,5 | 14,7 | 15,8 | 16,8 | 17,9 | 18,9 |
| 3,5 | | | | | | | | | | | | | | | 12,3 | 13,4 | 14,6 | 15,7 | 16,8 | 17,9 | 18,9 | 19,9 |
| 4,0 | | | | | | | | | | | | | 11,0 | 12,2 | 13,3 | 14,5 | 15,6 | 16,7 | 17,9 | 18,9 | 19,9 | 21,0 |
| 4,5 | | | | | | | | | | | | | 12,1 | 13,2 | 14,4 | 15,5 | 16,6 | 17,8 | 18,9 | 19,9 | 21,0 | 22,0 |
| 5,0 | | | | | | | | | | | 10,6 | 11,9 | 13,1 | 14,2 | 15,4 | 16,5 | 17,7 | 18,8 | 19,9 | 21,0 | 22,0 | 23,0 |
| 5,5 | | | | | | | | | | | 11,7 | 12,9 | 14,2 | 15,3 | 16,4 | 17,6 | 18,7 | 19,8 | 21,0 | 22,0 | 23,0 | 24,1 |
| 6,0 | | | | | | | | | 10,4 | 11,6 | 12,7 | 13,9 | 15,2 | 16,3 | 17,4 | 18,6 | 19,7 | 20,8 | 22,0 | 23,0 | 24,0 | 25,1 |
| 6,5 | | | | | | | | | 11,5 | 12,6 | 13,7 | 15,0 | 16,2 | 17,3 | 18,5 | 19,6 | 20,7 | 21,9 | 23,0 | 24,1 | 25,1 | 25,1 |
| 7,0 | | | | | | | | 11,2 | 12,5 | 13,6 | 14,8 | 16,0 | 17,3 | 18,4 | 19,5 | 20,6 | 21,8 | 22,9 | 24,0 | 25,1 | 26,1 | 27,1 |
| 7,5 | | | | | | | 10,8 | 12,2 | 13,5 | 14,7 | 15,8 | 17,0 | 18,3 | 19,4 | 20,5 | 21,6 | 22,8 | 23,9 | 25,1 | 26,1 | 27,1 | 28,2 |

| INDICATION DE | | | | | | | | | | | | | | | | | | | | | | |
|---|---|---|---|---|---|---|---|---|---|---|---|---|---|---|---|---|---|---|---|---|---|---|
| 8,0 | | | | | | | 11,9 | 13,2 | 14,6 | 15,7 | 16,8 | 18,1 | 19,3 | 20,4 | 21,6 | 22,7 | 23,8 | 25,0 | 26,1 | 27,1 | 28,2 | 29,2 |
| 8,5 | | | | | | | 12,9 | 14,2 | 15,6 | 16,7 | 17,8 | 19,1 | 20,3 | 21,4 | 22,6 | 23,7 | 24,8 | 26,0 | 27,1 | 28,1 | 29,2 | 30,2 |
| 9,0 | | | | 10,2 | 11,5 | 12,7 | 13,9 | 15,3 | 16,6 | 17,7 | 18,9 | 20,1 | 21,4 | 22,5 | 23,6 | 24,8 | 25,9 | 27,0 | 28,2 | 29,2 | 30,2 | 31,2 |
| 9,5 | | | | 11,2 | 12,5 | 13,7 | 15,0 | 16,3 | 17,6 | 18,8 | 19,9 | 21,2 | 22,4 | 23,5 | 24,6 | 25,8 | 26,9 | 28,1 | 29,2 | 30,2 | 31,2 | 32,3 |
| 10,0 | | | 10,9 | 12,2 | 13,6 | 14,8 | 16,0 | 17,4 | 18,7 | 19,0 | 21,0 | 22,2 | 23,4 | 24,6 | 25,7 | 26,8 | 28,0 | 29,1 | 30,2 | 31,3 | 32,3 | 33,3 |
| 10,5 | | 10,6 | 11,9 | 13,3 | 14,6 | 15,8 | 17,0 | 18,4 | 19,7 | 20,8 | 22,0 | 23,2 | 24,4 | 25,6 | 26,7 | 27,8 | 29,0 | 30,1 | 31,2 | 32,3 | 33,3 | 34,3 |
| 11,0 | 10,3 | 11,6 | 12,9 | 14,3 | 15,6 | 16,8 | 18,1 | 19,4 | 20,7 | 21,9 | 23,0 | 24,3 | 25,5 | 26,6 | 27,7 | 28,9 | 30,0 | 31,2 | 32,3 | 33,3 | 34,3 | 35,4 |
| 11,5 | 11,3 | 12,6 | 14,0 | 15,3 | 16,7 | 17,8 | 19,1 | 20,5 | 21,8 | 22,9 | 24,1 | 25,3 | 26,5 | 27,7 | 28,8 | 29,9 | 31,1 | 32,2 | 33,4 | 34,4 | 35,4 | 36,5 |
| 12,0 | 12,3 | 13,7 | 15,0 | 16,4 | 17,7 | 18,9 | 20,1 | 21,5 | 22,8 | 24,0 | 25,1 | 26,3 | 27,6 | 28,7 | 29,8 | 31,0 | 32,1 | 33,2 | 34,4 | 35,4 | 36,4 | 37,5 |
| 12,5 | 13,3 | 14,7 | 16,0 | 17,4 | 18,7 | 20,0 | 21,2 | 22,5 | 23,9 | 25,0 | 26,2 | 27,4 | 28,6 | 29,8 | 30,9 | 32,0 | 33,2 | 34,3 | 35,4 | 36,5 | 37,5 | 38,6 |
| 13,0 | 14,4 | 15,8 | 17,1 | 18,4 | 19,7 | 21,0 | 22,2 | 23,5 | 24,9 | 26,0 | 27,2 | 28,4 | 29,6 | 30,8 | 31,9 | 33,0 | 34,2 | 35,3 | 36,4 | 37,5 | 38,5 | 39,5 |
| 13,5 | 15,4 | 16,8 | 18,1 | 19,5 | 20,8 | 22,0 | 23,2 | 24,6 | 25,9 | 27,1 | 28,2 | 29,4 | 30,7 | 31,9 | 33,0 | 34,1 | 35,2 | 36,4 | 37,5 | 38,5 | 39,6 | 40,6 |
| 14,0 | 16,4 | 17,8 | 19,1 | 20,5 | 21,8 | 23,0 | 24,3 | 25,6 | 27,0 | 28,1 | 29,3 | 30,5 | 31,7 | 32,8 | 33,9 | 35,1 | 36,2 | 37,4 | 38,5 | 39,5 | 40,6 | 41,6 |
| 14,5 | 17,5 | 18,8 | 20,1 | 21,5 | 22,8 | 24,1 | 25,3 | 26,7 | 28,0 | 29,8 | 30,3 | 31,5 | 32,7 | 33,9 | 35,0 | 36,2 | 37,3 | 38,4 | 39,6 | 40,6 | 41,6 | 42,6 |
| 15,0 | 18,5 | 19,9 | 21,2 | 22,5 | 23,8 | 25,1 | 26,3 | 27,6 | 29,0 | 30,1 | 31,3 | 32,5 | 33,8 | 34,9 | 36,0 | 37,1 | 38,3 | 39,4 | 40,6 | 41,6 | 42,6 | 43,6 |
| 15,5 | 19,5 | 20,9 | 22,2 | 23,6 | 24,9 | 26,1 | 27,3 | 28,7 | 30,0 | 31,2 | 32,3 | 33,5 | 34,8 | 35,9 | 37,1 | 38,2 | 39,3 | 40,5 | 41,6 | 42,6 | 43,7 | 44,7 |
| 16,0 | 20,6 | 22,0 | 23,2 | 24,6 | 25,9 | 27,1 | 28,3 | 29,7 | 31,0 | 32,2 | 33,3 | 34,5 | 35,8 | 36,9 | 37,8 | 39,2 | 40,3 | 41,4 | 42,6 | 43,6 | 44,6 | 45,7 |
| 16,5 | 21,6 | 23,0 | 24,3 | 25,7 | 26,9 | 28,1 | 29,4 | 30,7 | 32,1 | 33,2 | 34,3 | 35,6 | 36,8 | 37,9 | 39,1 | 40,2 | 41,3 | 42,5 | 43,6 | 44,6 | 45,7 | 46,7 |

Houdart a pu établir par l'expérience que la valeur moyenne de $c$ est de 1,94. On peut donc résoudre, par rapport à $p$, l'équation de la façon suivante :

$$p = \frac{1000c}{c - d}(D - D'),$$

et, en remplaçant $c$ et $d$ par leur valeur :

$$p = 2062 (D - D').$$

Houdart a calculé les valeurs de $p$ et dressé une table donnant le poids de l'extrait, en fonction de la densité et de la richesse alcoolique. Cette première est déterminée en plongeant dans le vin, en même temps qu'un thermomètre, un densimètre spécial, appelé œnobaromètre. La correction de densité est faite pour ramener à la température de 15° en se servant des tables ci-contre. On trouve, à la table III, l'extrait sec en grammes par litre, à l'intersection de la ligne verticale représentant le degré alcoolique et de la ligne horizontale représentant l'indication de l'œnobaromètre à 15°.

Cette méthode n'est pas applicable aux vins contenant plus de $2^{gr},50$ de sucre par litre.

*Instructions et recommandations essentielles.* — 1° L'œnobaromètre flottant librement dans le vin et étant bien immobilisé, lire son indication *au sommet du ménisque*, c'est-à-dire au point le plus haut auquel le liquide s'élève le long de la tige ;

2° Plonger le thermomètre dans le vin et noter la température quand la colonne de mercure est bien fixe;

3° Déterminer la richesse alcoolique par la distillation ou l'ébullition.

Exemple. — Indication de l'œnobaromètre, 7; indication du thermomètre, 18°; richesse alcoolique, 14. — On trouve (tableau II) qu'il faut ajouter 0,5 à l'indication de l'œnobaromètre pour le ramener à 15°; l'indication de l'œnobaromètre devient donc $7 + 0,5 = 7,5$ ; ce nombre, reporté au tableau III, indique que le poids de l'extrait sec est de $25^{gr},1$ par litre.

Cet autre tableau suivant, dû à Houdart, démontre que les déterminations à l'aide de son œnobaromètre sont, la plupart du temps, suffisantes dans la pratique :

| PROVENANCES | | DENSITÉ À 15° | DEGRÉ ALCOOLIQUE | EXTRAIT À 100° | EXTRAIT PAR L'ŒNO-BAROMÈTRE | DIFFÉRENCES |
|---|---|---|---|---|---|---|
| Château-Batailley......... | 1864 | 996 | 11 | 23,56 | 23,50 | 0,0 |
| Château-Saint-Lambert.... | 1874 | 995 | 11 | 21,05 | 21,30 | + 0,3 |
| Château-Dubrassier....... | 1874 | 996 | 10,9 | 23,32 | 23,40 | + 0,1 |
| Saint-Estèphe ............ | 1875 | 996 | 10,9 | 23,90 | 23,40 | — 0,5 |
| Château-By ............. | 1870 | 995 | 11 | 21,44 | 21,30 | — 0,1 |
| Côtes-Bassens............ | 1870 | 995,5 | 10,9 | 22,24 | 22,40 | + 0,2 |
| Entre-deux-Mers (blanc).. | 1874 | 995 | 9,2 | 16,80 | 16,40 | — 0,4 |
| Beaujolais ............... | 1870 | 995 | 10,5 | 19,62 | 19,90 | + 0,3 |
| — ............... | 1872 | 995 | 11 | 20,71 | 21,30 | + 0,6 |
| Cher (Bléré)............. | 1875 | 996 | 9,3 | 18,74 | 18,40 | — 0,3 |
| Cher .................... | 1875 | 996 | 7,8 | 15,62 | 15,40 | — 0,2 |
| Cher (Athée)............. | 1876 | 995,9 | 9,0 | 18,35 | 18,33 | 0,0 |
| Chinon .................. | 1875 | 994 | 9,4 | 15,60 | 15,20 | — 0,4 |
| Sologne (blanc).......... | 1876 | 994,6 | 9,6 | 17,20 | 17,09 | — 0,1 |
| Bourgogne (blanc)........ | 1875 | 995 | 9,5 | 17,07 | 17,40 | + 0,4 |
| Villeveyrac (Hérault)...... | 1875 | 999 | 7,2 | 20,00 | 20,00 | 0,0 |
| — — ...... | 1875 | 999 | 7,2 | 19,81 | 20,00 | + 0,2 |
| Loupian — ...... | 1875 | 998 | 8,5 | 21,62 | 21,50 | — 0,1 |
| Mèze — ...... | 1876 | 996 | 9,4 | 19,93 | 19,70 | — 0,2 |
| Lecastillonne — ...... | 1875 | 994,5 | 12,3 | 23,52 | 23,70 | + 0,2 |
| Pomérols — ...... | 1876 | 995,5 | 10 | 19,12 | 19,60 | + 0,5 |
| — — ...... | 1876 | 988,5 | 15 | 17,08 | 16,60 | — 0,5 |
| Conilhac (Aude).......... | 1875 | 996 | 9,8 | 20,45 | 20,70 | + 0,3 |
| — — .......... | 1876 | 993 | 14,5 | 24,00 | 24,20 | + 0,2 |
| Oupia — .......... | 1876 | 993 | 14,8 | 25,92 | 26,10 | + 0,2 |
| Rayssac — .......... | 1876 | 994,5 | 12,6 | 23,64 | 23,90 | + 0,3 |
| Narbonne — .......... | 1876 | 1.000 | 7,9 | 23,64 | 24,00 | + 0,4 |
| Minervois — .......... | 1876 | 991 | 14,6 | 20,91 | 21,10 | + 0,2 |
| Beaufort — .......... | 1874 | 991 | 14,9 | 21,31 | 21,80 | + 0,5 |
| Var — .......... | 1875 | 997 | 9,5 | 22,60 | 23,00 | + 0,4 |
| Portugal — .......... | 1875 | 995 | 13,6 | 27,46 | 27,60 | + 0,2 |

4° **Dosage des matières minérales.** — Ce dosage s'effectue en calcinant, au rouge sombre, l'extrait sec préparé dans la capsule de platine.

Il faut avoir soin, au début, de chauffer très doucement.

Lorsque les cendres sont blanches, on laisse refroidir la capsule dans l'air sec, et on pèse.

En calcinant très doucement et sans dépasser le rouge sombre, on a un dosage exact, et on n'a pas à craindre la volatilisation d'une partie des chlorures.

5° **Dosage de l'alcalinité des cendres.** — Ce dosage, qui peut parfois donner d'utiles indications, doit être fait de la façon suivante :

Les matières minérales étant pesées, on verse, dans la capsule les contenant, un peu d'eau distillée bouillante, deux gouttes d'une solution alcoolique de phtaléine du phénol et un excès, en quantité connue, d'acide sulfurique décinormal. On introduit le tout dans une fiole, en ayant soin de rincer la capsule à l'eau bouillante et d'ajouter au premier liquide les eaux de lavage ; puis on fait bouillir pendant environ quinze minutes, en remplaçant l'eau au fur et à mesure de son évaporaton.

Il ne reste plus alors qu'à titrer, à l'aide de la soude décinormale, l'excès d'acide sulfurique libre.

La différence, entre le nombre de centimètres cubes d'acide décinormal versé et celui restant, indique la quantité d'acide ayant neutralisé les cendres. Cette différence, multipliée par 0,0069, donne l'alcalinité, en carbonate de potasse, des cendres obtenues.

6° **Dosage de l'acidité totale.** — La méthode suivante nous a toujours donné de très bons résultats.

On verse, dans un ballon d'une contenance d'environ 300 centimètres cubes, 10 centimètres cubes de vin et 200 centimètres cubes d'eau distillée. On relie le ballon à un réfrigérant ascendant et on fait bouillir pendant une dizaine de minutes pour chasser tout l'acide carbonique. On laisse refroidir, on ajoute deux gouttes de solution alcoolique de phtaléine et, à l'aide d'une burette graduée, on verse de la soude décinormale jusqu'à ce que le liquide, après avoir passé au vert, prenne une teinte légèrement rose.

Le nombre de centimètres cubes employés, multiplié par 0,0049, puis par 100, donne l'acidité totale du vin, évaluée en acide sulfurique $SO^4H^2$ par litre.

7° **Dosage de l'acidité volatile.** — On peut utiliser, pour ce dosage, l'extrait sec du vin, obtenu dans le vide. On le reprend par l'eau tiède, et on y dose, à l'aide de la phtaléine et de la soude décinormale, l'acidité fixe qu'on calcule, comme plus haut, en acide sulfurique par litre.

La différence entre les deux dosages (acidité totale et acidité fixe) donne l'acidité volatile.

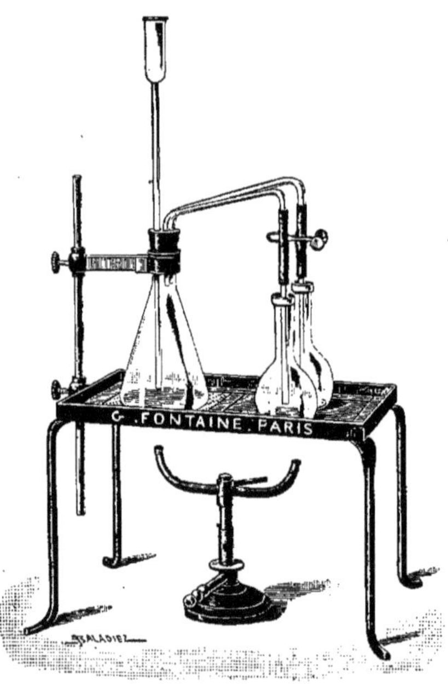

Fig. 3. — Appareil de L. Robin.

Le procédé suivant, dû à L. Robin, permet de doser très rapidement l'acidité volatile dans un ou deux échantillons de vin à la fois.

Il emploie, pour cela, un appareil composé d'une fiole conique de 250 centimètres cubes (*fig.* 3) environ, fermée par un bouchon de caoutchouc à trois trous; dans l'un s'engage un tube à entonnoir, pénétrant jusqu'à quelques millimètres du fond de la fiole; les deux autres donnent passage à deux tubes deux fois coudés, et munis chacun d'un tuyau de caoutchouc de 6 à 7 centimètres de longueur, dans lequel pénètre un tube de verre d'une douzaine de centimètres de longueur. Ces deux tubes plongent jusqu'au fond de deux petits ballons de verre, d'environ 60 centimètres cubes, dans lesquels on place 10 centimètres cubes des vins à analyser. Le tout est placé sur une plaque métallique chauffée par un bec Bunsen alimentant deux becs, dont l'un peut donner une flamme suffisante pour porter et maintenir à l'ébullition l'eau placée dans la fiole conique, et l'autre peut fournir une flamme plus faible, destinée seulement à porter à environ 100° le contenu des deux ballons à vins.

On verse environ 150 centimètres cubes d'eau distillée dans la fiole conique, et on allume l'appareil. On laisse la vapeur d'eau barboter pendant quarante à quarante-cinq minutes dans les vins; puis on éteint, on rince à l'eau distillée les tubes plongeant dans le vin, on décante le contenu de chacun des ballons dans un verre, on ajoute les quelques centimètres cubes d'eau distillée nécessaires à leur rinçage, puis on détermine l'acidité fixe dans ce liquide. Le nombre obtenu, retranché de l'acidité totale, donne, par conséquent, l'acidité volatile.

Pour n'effectuer qu'un dosage avec cet appareil, il suffit d'obturer l'un des tubes de caoutchouc par une pince.

*Acidité soluble dans l'éther (acide succinique, acide malique, etc.).* — D'après Blarez, cette détermination peut être utile, en vue de différencier les mistelles des vins de liqueur (Voir p. 7). On dose cette acidité en concentrant au bain-marie, à environ 10 centimètres cubes, 25 centimètres cubes du vin à analyser ; on épuise le résidu, à cinq reprises différentes, par 25 centimètres cubes d'éther. Les liqueurs éthérées sont réunies et évaporées ; le résidu, dissous dans un peu d'eau distillée, est titré à la soude décinormale, en présence de phénolphtaléine.

Les résultats suivants (exprimés en acide sulfurique monohydraté par litre), obtenus par Blarez, indiquent que les mistelles renfermeraient environ trois fois moins d'acides solubles dans l'éther que les vins de liqueur.

| | |
|---|---|
| Mistelle (1900) | 0gr,264 |
| — (1901) | 0 ,333 |
| — (1902) | 0 ,215 |
| Vin blanc d'Algérie sec (1902) | 0 ,9996 |
| — de la Gironde (1900) | 0 ,882 |
| — — (1902) | 1 ,100 |
| Vin de Xérès très vieux | 0 ,820 |
| Vin d'Alicante très doux | 0 ,920 |

8° **Dosage du sulfate de potasse.** — Ce dosage peut être fait soit par pesée sous forme de sulfate de baryte, soit volumétriquement par la méthode de Marty.

a) *Par pesée.* — On place, dans une fiole, 100 centimètres cubes de vin, on y ajoute quelques centimètres cubes d'une solution aqueuse de chlorhydrate d'ammoniaque à 10 0/0, 5 centimètres cubes d'acide chlorhydrique, et on fait bouillir. Pendant l'ébullition du liquide, on verse goutte à goutte un léger excès d'une solution aqueuse de chlorure de baryum; puis on maintient l'ébullition pendant encore quelques minutes. On filtre sur filtre à analyse, on lave à l'eau distillée bouillante le précipité de sulfate de baryte jusqu'à ce que le liquide de lavage ne donne plus rien avec l'azotate d'argent; puis on sèche et on calcine dans une capsule tarée. Le poids de sulfate de baryte trouvé, diminué du poids des cendres du filtre, et multiplié par 0,7467, puis par 10, donne la quantité de sulfate de potasse contenue dans 1 litre de vin.

b) *Méthode de Marty.* — On emploie une solution de chlorure de baryum, dont la formule est la suivante :

| | |
|---|---|
| Chlorure de baryum cristallisé.... | 5gr,609 |
| Acide chlorhydrique ............ | 10 c. c. |
| Eau distillée ...................... | Q. S. pour 1 litre |

Cette solution est telle que 1 centimètre cube correspond à 0gr,804 de sulfate de potasse.

On introduit, dans un premier tube, 20 centimètres cubes de vin et 5 centimètres cubes de solution; dans un second tube, 20 centimètres cubes de vin et 10 centimètres cubes de solution.

On agite, on laisse reposer deux ou trois heures et on filtre. On ajoute dans le liquide filtré une solution aqueuse de chlorure de baryum. Si le liquide du premier tube ne précipite pas, c'est que le vin est plâtré à moins de 1 gramme par litre; si le liquide du premier tube précipite et que celui du deuxième ne précipite pas, c'est que le vin est plâtré entre 1 et 2 grammes par litre; enfin, si le liquide du deuxième tube précipite, c'est que le vin est plâtré à plus de 2 grammes par litre.

**9° Dosage du sucre réducteur.** — On verse, dans une fiole jaugée à deux traits (100-110), 100 centimètres cubes de vin; on ajoute 10 centimètres cubes de sous-acétate de plomb liquide, on agite et on filtre. La liqueur décolorée est placée dans une burette graduée et on la laisse tomber goutte à goutte dans un gros tube à essais ou dans une capsule contenant 5 centimètres cubes de liqueur de Fehling maintenue constamment à l'ébullition. On continue les affusions de liquide jusqu'à décoloration complète. Si le titre de la liqueur de Fehling est de 0gr,050 de glucose pour 10 centimètres cubes de liqueur, la quantité de sucre réducteur contenu dans 1 litre de vin sera, en appelant $n$ le nombre de centimètres cubes qu'il a fallu employer pour 5 centimètres cubes de liqueur de Fehling :

$$\frac{0{,}025 \times 110 \times 10}{n} = \frac{27{,}5}{n}.$$

**10° Dosage du bitartrate de potasse.** — Le procédé le plus généralement employé est celui de Berthelot et de Fleurieu. Il est basé sur l'insolubilité de la crème de tartre dans un mélange éthéro-alcoolique.

On place, dans une fiole conique, 25 centimètres cubes de vin, on y ajoute 100 centimètres cubes d'un mélange à volumes égaux d'alcool absolu et d'éther, on bouche et on abandonne la fiole, dans un endroit frais, pendant quarante-huit heures. Au bout de ce temps, on décante sur filtre sec le liquide surnageant et on lave les cristaux formés à l'aide du mélange d'alcool et d'éther, jusqu'à ce que le liquide de lavage ne soit plus acide. Le filtre et son contenu sont introduits dans la fiole où on a fait la précipitation, on verse de l'eau distillée bouillante pour dissoudre la crème de tartre, puis on ajoute deux ou trois gouttes de solution alcoolique de phtaléine du phénol et, à l'aide d'une burette graduée, on verse de la soude décinormale jusqu'à teinte rose persistante.

Le nombre de centimètres cubes employés est multiplié par 0,01881, puis par 40 ; le bitartrate de potasse contenu dans 1 litre de vin est égal au chiffre ainsi obtenu auquel on ajoute 0,20 représentant la crème de tartre non précipitée ou entraînée par les liquides de lavage.

*Procédé Reboul et Hubert.* — Dans les vins plâtrés et additionnés d'acide tartrique, la méthode Berthelot et Fleurieu donne des résultats erronés, par suite de la précipitation, à côté du bitartrate, de bisulfate de potasse.

La méthode suivante, due à Reboul et à Hubert, donne des résultats plus précis :

On évapore, au bain-marie, 100 centimètres cubes de vin dans une capsule de porcelaine à bec de 7 centimètres de diamètre. Lorsque le liquide est concentré à environ 5 centimètres cubes, on abandonne la capsule, pendant douze heures, dans un endroit frais.

On ajoute alors 2 à 3 centimètres cubes d'alcool à 42°, on mélange en écrasant soigneusement les cristaux de bitartrate de potasse avec une petite baguette de verre ; enfin, on décante dans un creuset de Gooch dont le fond est garni d'une mince couche de pâte d'amiante lavée au préalable à l'acide azotique et à l'eau distillée (le creuset de Gooch est un creuset de porcelaine d'environ 35 millimètres de diamètre, dont le fond est percé de petits trous ; sur ce fond, on place une rondelle en porcelaine de même diamètre et également perforée). Le creuset est fixé, par l'intermédiaire d'une bague de caoutchouc, dans le goulot d'une fiole à filtration dans le vide. La tubulure latérale de la fiole est reliée à une trompe à eau.

On ajoute à nouveau, dans la capsule, 2 à 3 centimètres cubes d'alcool, on répète le délayage, en ayant soin de détacher, au moyen de la baguette de verre, toutes les matières adhérentes aux parois de la capsule. On décante, et on recommence les lavages, sans cependant employer, en tout, plus de 20 centimètres cubes d'alcool. Lorsque les cristaux sont bien nets, on les fait passer dans le creuset de Gooch où on les lave avec encore un peu d'alcool.

On retourne alors le creuset dans une capsule de porcelaine d'environ 14 centimètres de diamètre, et l'on y fait tomber tout le contenu avec un jet d'eau distillée. On ajoute encore un peu d'eau, on fait bouillir pour dissoudre le bitartrate de potasse ; après refroidissement, on titre à la soude décinormale, en présence de phtaléine du phénol. Le nombre de centimètres cubes employés, multiplié par 0,188, donne la teneur du vin en tartre par litre. Il convient d'ajouter à ce chiffre 0gr,020 correspondant au bitartrate resté en solution ou dissous dans l'alcool.

*Dosage indirect.* — On peut également, suivant Hubert, doser indirectement le tartre par la détermination de l'alcalinité des cendres solubles.

A cet effet, on évapore 25 centimètres cubes de vin, au bain-marie, dans une capsule de platine ; puis, on soumet le résidu à la calcination, au rouge sombre, dans un moufle, en ayant soin de ne pas trop chauffer, afin d'éviter toute volatilisation.

On laisse refroidir, on ajoute 2 à 3 gouttes d'une solution aqueuse saturée de carbonate d'ammoniaque, destinée à carbonater la chaux, et on dessèche à l'étuve à 110°. On reprend alors les cendres par l'eau distillée froide ; on fait passer le contenu de la capsule sur un petit filtre sans plis et on lave la capsule et le filtre, à l'eau distillée froide, sans employer plus de 50 centimètres cubes d'eau.

Le liquide filtré est additionné de 10 centimètres cubes d'acide sulfurique décinormal, chauffé quelques minutes à l'ébullition pour chasser tout l'acide carbonique, puis titré à la soude décinormale, en présence de phtaléine du phénol.

La différence entre le volume d'acide (10 centimètres cubes) et celui de la soude employée, multipliée par 0,752, donne l'alcalinité des cendres calculée en crème de tartre.

**11° Dosage de l'acide tartrique libre.** — On place, dans une fiole conique, 25 centimètres cubes de vin, 2 centimètres cubes de la solution suivante :

| | |
|---|---|
| Acétate de potasse............. | 240 grammes |
| Acide acétique cristallisable.... | 500 c. c. |
| Eau distillée.................. | Q. S. par litre |

et 100 centimètres cubes d'un mélange à volumes égaux d'alcool absolu et d'éther. On bouche, on abandonne la fiole pendant quarante-huit heures dans un endroit frais, et on continue le dosage comme il est dit plus haut (pour le bitartrate de potasse). Le tartre trouvé dans ce second dosage représente le tartre contenu dans le vin et le tartre correspondant à l'acide tartrique libre.

On retranche donc, de ce second dosage, les résultats du premier et, pour avoir l'acide tartrique libre, on multiplie la différence trouvée par 0,797.

*Méthode de Hubert.* — On opère ce dosage, exactement comme on fait celui du bitartrate de potasse, par la méthode de Reboul-Hubert, décrite plus haut, mais en additionnant les 100 centimètres cubes de vin employés de 10 gouttes d'une solution aqueuse de bromure de potassium à 20 0/0.

On multiplie par 0,15 le nombre de centimètres cubes de soude décinormale employée pour la titration des cristaux de crème de tartre, si l'on désire avoir l'acide tartrique total du vin.

L'acide tartrique libre s'obtient par différence entre ce chiffre et celui de l'acide tartrique correspondant au bitartrate de potasse.

L'acide tartrique total comprend non seulement l'acide tartrique libre et celui du bitartrate de potasse, mais encore celui qui est combiné aux terres alcalines, généralement négligeable, mais qu'on peut cependant calculer de la façon suivante.

Acide tartrique combiné aux terres alcalines. — On fait les cendres de 25 centimètres cubes de vin ; après le traitement par le carbonate d'ammoniaque, on ajoute dans la capsule 10 centimètres cubes d'acide sulfurique décinormal. La dissolution terminée, on vide le contenu de la capsule dans une fiole, on lave la capsule à l'eau distillée, en recueillant l'eau de lavage dans la fiole.

On fait bouillir pour chasser l'acide carbonique et on titre à la soude décinormale, en présence de la phtaléine du phénol.

Soit $n$ le nombre de centimètres cubes de soude décinormale employée pour déterminer l'alcalinité des cendres solubles (Voir, plus haut, *Dosage indirect du tartre*), $n'$ celui correspondant à l'alcalinité des cendres totales. En appelant $x$ l'acide tartrique combiné aux terres alcalines, on aura :

$$x = 4 \times 0,15 \times [(10 - n') - (10 - n)]$$

ou

$$x = 4 \times 0,15 \times (n - n').$$

**12° Dosage de la glycérine.** — Les procédés suivants donnent, pour ce dosage, de bons résultats :

a) *Procédé de Trillat.* — Ce procédé est basé sur la solubilité de la glycérine dans l'éther acétique.

Ce dernier doit être soigneusement débarrassé, par lavage, de l'alcool qu'il contient presque toujours comme impureté, et desséché ensuite sur le chlorure de calcium.

On mesure 50 centimètres cubes de vin et on les verse dans une petite capsule en argent placée au bain-marie. On évapore avec précaution, à une température d'environ 70°, les 2/3 à peu près du liquide. A ce moment, on ajoute dans la capsule 5 grammes de noir animal pulvérisé ; on mélange intimement avec le résidu, et l'on continue d'évaporer jusqu'à siccité complète. Le résidu, après refroidissement, est broyé dans un mortier avec 5 grammes de chaux vive. Le mélange se présente alors sous la forme d'une poudre grise ne s'agglutinant pas et n'adhérant pas aux doigts. Cette poudre est placée dans un flacon et fortement agitée, pendant quelques minutes, avec 30 centimètres cubes d'éther acétique purifié comme il est dit plus haut. On filtre en décantant et en ayant soin de repasser les premières portions du liquide, qui entraînent un peu de chaux au début, et l'on recommence une deuxième fois le même traitement. On obtient ainsi un liquide absolument clair, contenant en dissolution la totalité de la glycérine, qu'il s'agit maintenant d'isoler.

Dans ce but, l'éther acétique est évaporé en plusieurs fois dans une capsule tarée, semblable à celle dont on se sert pour les extraits de vin, d'abord au bain-marie pour chasser la plus grande partie de l'éther acétique, puis à l'étuve à 60° jusqu'à poids constant (une heure et demie environ).

Il ne reste plus qu'à peser la capsule munie de son couvercle, en prenant les précautions que nécessite la grande hygroscopicité du résidu.

La glycérine ainsi obtenue est à peine colorée en jaune paille, et possède un goût franchement sucré.

L'analyse d'une glycérine extraite d'un vin par ce procédé, et celle d'une glycérine extraite par le procédé précédent, donnent les résultats suivants :

Par le procédé Trillat, la glycérine séparée ne donne pas plus de 1 0/0 de cendres, proportion qui peut être négligée, tandis que, si on emploie comme dissolvant un mélange d'éther et d'alcool, le résidu minéral varie de 5 à 12 0/0.

Enfin, le procédé Trillat peut être également employé avec des vins glucosés même à 30 grammes par litre.

b) *Procédé de Bordas et de Raczkowski.* — Dans un ballon de 300 centimètres cubes environ, plongeant jusqu'au bouchon dans un bain de sel, et disposé pour être traversé par un courant de vapeur d'eau, à l'aide d'un tube très effilé on introduit 25 centimètres cubes de vin préalablement neutralisé. On chauffe à 110° et dans le vide jusqu'à complète distillation de l'eau et de l'alcool du vin ; dès que cette distillation cesse, on fait passer pendant trois heures, toujours dans le vide, un courant de vapeur d'eau qui entraîne la totalité de la glycérine qui est condensée dans deux flacons successifs ; on arrête le courant de vapeur d'eau et on laisse passer un courant d'air pendant un quart d'heure environ, pour refroidir l'appareil. On recueille les liquides des deux flacons, qu'on ramène à 250 centimètres cubes, et on titre avec une liqueur de bichromate de potasse (à 24 grammes par litre), dont 1 centimètre cube correspond à 0,0025 de glycérine.

Pour opérer ce titrage, on verse, dans une série de tubes, 5 centimètres cubes de la solution de glycérine, 2 centimètres cubes d'acide sulfurique concentré et pur, puis successivement, dans chaque tube, 1/10ᵉ de centimètre cube de liqueur de bichromate jusqu'à ce que, après ébullition, on ait obtenu une teinte verte, ni bleue ni jaune ; en multipliant par 5 le nombre de centimètres cubes de bichromate versés, on obtient la quantité de glycérine contenue dans 1 litre de vin.

c) *Méthode de Rocques.* — Le dosage de la glycérine dans les vins de liqueur présente une certaine importance, car il peut permettre de les différencier des mistelles. En effet, les vins de liqueur ayant subi la fermentation alcoolique, au moins partiellement, contiennent de la glycérine ; tandis que les mistelles (résultant du mutage par l'alcool des moûts de raisins) n'ont pas subi la fermentation et ne contiennent pas de glycérine. Dans son rapport au Comité consultatif des Arts et Manufactures, Riche admet qu'on doit considérer comme mistelles les liquides contenant moins de 1 gramme de glycérine par litre.

Le dosage de la glycérine dans les vins de liqueur et les mistelles est très délicat, à cause de la grande quantité de sucre qu'on y rencontre. La méthode suivante, due à X. Rocques, donne de très bons résultats :

On évapore au bain-marie, à consistance sirupeuse, 200 centimètres cubes de vin placés dans une capsule de porcelaine; on laisse refroidir et on verse le contenu de la capsule dans un mortier d'environ 700 centimètres cubes de capacité; on rince la capsule, à trois reprises différentes, avec un peu d'eau distillée, et les liquides de lavage sont joints au contenu du mortier, dans lequel on ajoute peu à peu, et en agitant continuellement, une quantité de chaux vive finement pulvérisée égale à la quantité de sucre que contiennent les 200 centimètres cubes de vin employés.

Lorsque le mélange est parfaitement homogène, on le laisse en repos pendant une demi-heure, pour permettre ainsi la formation complète des sucrates de chaux. Au bout de ce temps, on ajoute peu à peu, en mélangeant, 150 à 200 centimètres d'alcool pur à 96°. On laisse reposer environ une demi-heure, puis on filtre, en lavant le mortier et le filtre à l'alcool pur.

La solution alcoolique obtenue est rendue légèrement acide par l'addition d'une petite quantité de solution alcoolique d'acide tartrique, puis distillée pour éliminer la majeure partie de l'alcool. Le résidu de la distillation (15 à 20 centimètres cubes) est versé, après refroidissement, dans un vase à évaporation, à fond plat; on y ajoute 3 à 5 grammes de chaux vive pulvérisée et 10 grammes de sable fin; on mélange le tout à l'aide d'une baguette de verre et on évapore dans le vide; l'évaporation est terminée en douze heures environ. On broie le résidu au moyen d'une baguette aplatie à l'une de ses extrémités, puis on fait passer la poudre dans une fiole bien sèche d'environ 200 centimètres cubes de capacité, en ayant soin de nettoyer le vase à évaporation avec un peu de sable fin.

On ajoute dans la fiole le mélange suivant :

| | |
|---|---|
| Ether acétique pur........... | 80 centimètres cubes |
| Alcool pur.................. | 20 — — |

On bouche, on agite pendant deux heures, puis on laisse reposer et on filtre. On recueille une portion aliquote du liquide filtré, par exemple 75 centimètres cubes, qu'on verse dans un vase à évaporation taré. Le vase est abandonné pendant trois jours, dans le vide, en présence d'acide sulfurique.

Le résidu obtenu est pesé; il est constitué par de la glycérine très peu colorée, qu'on peut considérer comme pure; elle ne renferme pas de matières sucrées et ne contient qu'une très faible proportion de matières minérales.

**13° Dosage du tannin.** — Bien des méthodes ont été préconisées pour ce dosage; celle due à J. Pi est encore la plus pratique.

PROCÉDÉ J. PI. — On prépare, pour ce dosage, les réactifs suivants :

A. *Solution ammoniacale d'acétate de zinc.* — On dissout $4^{gr},50$ d'acétate de zinc cristallisé dans un peu d'eau distillée, on ajoute de l'ammoniaque jusqu'à ce que le précipité formé soit redissous et on étend à 200 centimètres cubes avec de l'eau distillée.

B. *Solution aqueuse de permanganate de potasse :*

| | |
|---|---|
| Permanganate de potasse cristallisé... | 0gr,558 |
| Eau distillée........................ | Q. S. pour 1 litre |

1 centimètre cube de cette solution correspond à 1 milligramme de tannin.

C. *Solution sulfurique d'indigo.* — On dissout 1gr,50 d'indigotine sublimée dans 30 grammes d'acide sulfurique pur ; au bout de quelques jours, on étend cette solution à 1 litre.

D. *Acide sulfurique dilué :*

| | |
|---|---|
| Acide sulfurique pur à 66° B......... | 10 centimètres cubes |
| Eau distillée........................ | 990 — — |

a) *Titrage de la solution d'indigo.* — On place, dans un grand ballon, 10 centimètres cubes de la solution d'indigo, 10 centimètres cubes d'acide sulfurique pur et de l'eau distillée en quantité suffisante pour faire 1 litre. A l'aide d'une burette graduée, on laisse tomber goutte à goutte de la solution de permanganate jusqu'à apparition de la teinte jaune. Le nombre de centimètres cubes employés représente le titre de la solution d'indigo.

b) *Dosage.* — Dans une capsule, on verse 10 centimètres cubes de vin, 5 centimètres cubes de la solution ammoniacale d'acétate de zinc, et on évapore au bain-marie.

On ajoute de l'eau bouillante et on recueille le précipité sur un filtre, on le lave à l'eau chaude, on le dissout dans l'acide sulfurique dilué, et on détermine, comme précédemment, la quantité de solution de permanganate nécessaire pour oxyder le tannin et l'indigo contenus.

Connaissant le titre de la solution d'indigo d'une part, et le titre de la liqueur de permanganate d'autre part, il est facile de calculer la proportion de tannin.

Procédé de Ferdinand Jean. — F. Jean a indiqué une méthode permettant de séparer et de doser les diverses matières astringentes contenues dans le vin.

a) *Dosage de l'œnotanin.* — On concentre 250 centimètres cubes de vin de façon à obtenir un volume d'environ 100 centimètres cubes, on agite avec un excès de sulfure d'arsenic précipité, on filtre et on lave. La liqueur est concentrée jusqu'à 50 centimètres cubes; puis on ajoute 10 grammes de silice et 20 grammes de sulfate de baryte. Après dessiccation à 100°, on pulvérise la masse, et on l'épuise par l'éther chaud. L'éther est évaporé, et le résidu dissous dans un peu d'alcool.

D'autre part, on pèse 1 gramme de peau en poudre, préalablement lavée à l'alcool et séchée à 100°. On en fait une pâte épaisse en y incorporant quelques gouttes d'eau distillée, puis on laisse macérer un quart d'heure avec la solution alcoolique provenant de l'épuisement précédent. La liqueur est filtrée sur un carré de batiste sec et taré ; on lave à l'alcool, on comprime légèrement pour chasser l'excès de liquide, et on sèche au bain-marie, puis à l'étuve à 100° jusqu'à poids constant. L'augmentation de poids subie par la peau donne la quantité d'œnotanin contenue dans 250 centimètres cubes de vin.

b) *Dosage de l'acide œnogallique.* — Les vins qui ont séjourné longtemps sur les marcs contiennent une certaine quantité de cet acide.

On le dose dans la liqueur alcoolique séparée dans l'opération précédente. La solution alcoolique est étendue à 100 centimètres cubes avec de l'eau distillée, et le titrage est fait sur 20 centimètres cubes, avec une liqueur titrée d'iode. On obtient cette liqueur en dissolvant 0gr,2 d'iode dans une solution d'iodure de potassium et en étendant d'eau de façon à faire 1 litre. Pour titrer la liqueur d'iode, on pèse 0gr,125 d'acide gallique pur et sec que l'on dissout dans 250 centimètres cubes d'eau distillée. On introduit 10 centimètres cubes de cette solution dans un gobelet de verre portant un trait de jauge à 50 centimètres cubes; on ajoute 3 centimètres cubes d'une solution saturée de bicarbonate de soude; puis on y fait tomber, goutte à goutte, la liqueur d'iode contenue dans une burette graduée, jusqu'à ce qu'une goutte du mélange portée sur un double de papier à filtre épais, enduit d'amidon en poudre, laisse une tache cernée de bleu. On ajoute de l'eau distillée jusqu'au trait de jauge et on continue l'addition de solution d'iode jusqu'à ce que l'on obtienne une nouvelle tache sur le papier amidonné.

Le titre trouvé doit être diminué du volume de solution d'iode qu'il faut employer en opérant sur 50 centimètres cubes d'eau distillée, additionnée de 3 centimètres cubes de solution de bicarbonate de soude, pour produire la tache sur le papier amidonné.

Pour titrer l'acide œnogallique contenu dans la solution alcoolique provenant du dosage de l'œnotanin, on introduit 20 centimètres cubes de cette solution dans le gobelet de verre, on neutralise par la solution de bicarbonate de soude; après saturation, on ajoute encore 3 centimètres cubes, et on titre avec la liqueur d'iode, comme il a été dit plus haut.

c) *Dosage de la matière colorante tannique* (1). — *Méthode de Mounet, modifiée par Ferdinand Jean.* — On concentre 250 centimètres cubes de vin, de façon à obtenir environ 100 centimètres cubes; on alcalinise légèrement par l'ammoniaque, puis on agite énergiquement avec du sulfure d'arsenic précipité. On filtre et on lave à l'eau distillée. Le liquide filtré est additionné d'acide acétique, qui précipite le sulfure d'arsenic dissous par l'ammoniaque. On filtre et on lave le précipité; le liquide filtré est jaune clair. Le sulfure d'arsenic resté sur les deux filtres est mis à digérer, au bain-marie, avec de l'alcool à 90° et acidulé par un peu d'acide acétique. On filtre et on lave à l'alcool chaud jusqu'à ce que toute la matière colorante soit dissoute. La solution alcoolique, évaporée dans une capsule tarée, abandonne la matière colorante, que l'on pèse après dessiccation à 105°.

(1) A. Gautier a montré que les substances colorantes des vins rouges appartiennent toutes à une même famille de tannins complexes caractérisés par leurs dédoublements, sous l'influence de la potasse fondante, en phloroglucine, acides caféique ou hydro-protocatéchique, et en un dérivé généralement acrylique.

*Procédé Ludwig Kramsky.* — On alcalinise 50 ou 100 centimètres cubes de vin avec de l'ammoniaque, et on précipite en ajoutant une solution ammoniacale d'oxyde de zinc (préparée en dissolvant 25 grammes de sulfate de zinc dans l'eau, ajoutant une quantité suffisante d'ammoniaque pour redissoudre le précipité formé, puis 300 centimètres cubes d'ammoniaque pure, et complétant au volume de 1 litre avec de l'eau distillée). Le précipité de tannate de zinc obtenu est agité jusqu'à ce qu'il se rassemble ; on laisse déposer ; on ajoute 300 centimètres cubes d'eau distillée, on recueille le précipité sur un filtre taré. Le précipité est lavé avec de l'eau ammoniacale au tiers, séché à 100° et pesé. Le filtre et le précipité sont alors incinérés dans une capsule tarée et le poids d'oxyde de zinc trouvé est soustrait de la première pesée. La différence entre les deux pesées donne la proportion de tannin.

Cette méthode a l'avantage de ne pas précipiter d'acide gallique ; aucun des composants ordinaires du vin ne vient troubler ce dosage.

**14° Dosage des chlorures.** — On évapore à sec 50 centimètres cubes de vin, additionnés d'un léger excès de carbonate de soude et placés dans une capsule de platine. On calcine l'extrait obtenu, sans qu'il soit utile d'obtenir des cendres blanches ; on peut y laisser un peu de charbon. Les cendres sont épuisées par l'eau chaude additionnée d'une petite quantité d'acide azotique. La liqueur obtenue est, après filtration, précipitée par l'azotate d'argent en solution aqueuse.

Le précipité de chlorure d'argent obtenu est recueilli sur filtre à analyses, lavé, séché, calciné en prenant les précautions d'usage et pesé.

Le poids de chlorure d'argent trouvé, multiplié par 0,407, puis par 20, donne la teneur de 1 litre de vin en chlorure de sodium.

*Vins naturellement salés.* — L'article 2 de la loi du 11 juillet 1891 considère comme falsification toute addition au vin de chlorure de sodium au-dessus de 1 gramme par litre. A la suite de réclamations de viticulteurs algériens, Bonjean fut chargé d'une mission en Algérie, à l'effet de déterminer si les vins de la région de l'Oranie contenaient normalement plus de 0$^{gr}$,607 de chlore combiné par litre (quantité de chlore correspondant à 1 gramme de chlorure de sodium).

Vingt-huit échantillons de vins en cuves, en cours de fermentation, ont été prélevés et analysés par lui ; des moûts fermentés ont également été préparés et analysés, en partant de raisins sur pieds et sur treilles.

Les résultats obtenus par Bonjean sont les suivants :

« Les moûts préparés avec les raisins des vignes situées sur les bords des lacs salés ont donné les chiffres suivants, en chlore par litre :

4$^{gr}$,552 ; 2$^{gr}$,003 ; 1$^{gr}$,·96 ; 1$^{gr}$,214 ; 0$^{gr}$,910 ; 1$^{gr}$,942.

« Sur vingt-huit échantillons de vins, deux échantillons renferment moins de 0$^{gr}$,607 de chlore par litre ; l'un (contenant 0$^{gr}$,315 de chlore par litre) provient d'une région située à 15 kilomètres des lacs salés ; l'autre (contenant $0^{gr},582$ de chlore par litre) provient de terrains fortement irrigués (Habra-Macta) :

| | | | | |
|---|---|---|---|---|
| 1 | échantillon | renferme....... | 0,31 | de chlore par litre |
| 1 | — | — ....... | 0,58 | — |
| 1 | — | — ....... | 0,60 | — |
| 15 | — | — ....... | 0,60 à 1,20 | — |
| 4 | — | — ....... | 1,20 à 1,80 | — |
| 3 | — | — ....... | 1,80 à 2,40 | — |
| 1 | — | — ....... | 2,67 | — |
| 1 | — | — ....... | 3,27 | — |
| 1 | — | — ....... | 4,50 | — |

Les conclusions de cet auteur sont :

« 1° Le jus de raisin provenant de vignes situées dans les régions à sol saumâtre peut renfermer jusqu'à $4^{gr},50$ de chlore combiné par litre persistant dans les moûts et les vins faits avec ces vignes ;

« 2° Les sels de potassium et de *sodium* existent en proportions sensiblement égales dans le jus des raisins naturellement salés ; le potassium est en partie précipité à l'état de bitartrate de potassium dans les moûts en cours de fermentation et, finalement, dans ces vins naturels, il peut y avoir une prédominance des sels de sodium.

« Ces faits n'ont été reconnus jusqu'à présent que pour les vignes situées sur les bords des lacs salés de l'Oranie.

« Ces déterminations démontrent la grande prudence et le soin qu'il faut apporter à l'étude des falsifications des matières alimentaires en général et en particulier des vins.

« Le dosage seul du chlore donnant un chiffre supérieur à $0^{gr},607$ n'est pas une preuve suffisante et caractéristique pour établir qu'un vin est salé *artificiellement* et doit être poursuivi comme tel ; il est indispensable de pousser au delà les recherches analytiques.

« Dans le cas présent, les analyses des cendres solubles donneront des renseignements précieux, et c'est dans ce but que nous donnons le tableau suivant, représentant la composition immédiate des cendres des moûts et des vins naturellement salés, de façon à rendre absolument comparables les résultats obtenus par d'autres chimistes, sans vouloir en établir hypothétiquement la composition probable, qui ne serait qu'une création plus ou moins arbitraire.

RÉSULTATS DES ANALYSES DES CENDRES DES MOUTS ET DES VINS NATURELLEMENT SALÉS DE L'ORANIE.

(Les résultats sont exprimés en grammes par litre.)

| | | POIDS DES CENDRES | CHLORE EN Cl | ACIDE SULFURIQUE EN $SO^3$ | SILICE EN $SiO^2$ | ACIDE PHOSPHORIQUE EN $P^2O^5$ | POTASSE EN $K^2O$ | SOUDE EN $Na^2O$ | OXYDE DE FER ET ALUMINE | CHAUX EN CaO | MAGNÉSIE EN MgO |
|---|---|---|---|---|---|---|---|---|---|---|---|
| *I. — Région des Quatre-Chemins.* | | | | | | | | | | | |
| Moût préparé avec des raisins noirs | cendres solubles | 12,100 | 4,552 | 0,320 | 0 | 0 | 3,591 | 2,291 | 0 | 0 | 0,120 |
| | cendres insolubles. | 2,100 | 0 | 0,080 | 0,080 | 0,715 | 0 | 0 | 0,060 | 0,336 | 0,654 |
| Vin de la même propriété (partie la plus salée) | cendres solubles | 9,550 | 4,490 | 0,332 | 0 | 0 | 2,165 | 2,719 | 0 | traces | 0,100 |
| | cendres insolubles. | 1,640 | 0 | 0,095 | 0,075 | 0,256 | 0 | 0 | 0,070 | 0,325 | 0,526 |
| Autre vin de la même propriété (partie la plus salée). | cendres solubles | 8,640 | 3,962 | 0,343 | 0 | 0 | 2,708 | 2,152 | 0 | traces | 0,096 |
| | cendres insolubles. | 1,580 | 0 | 0,103 | 0,084 | 0,256 | 0 | 0 | 0,072 | 0,331 | 0,593 |
| *II. — Région de la Senia.* | | | | | | | | | | | |
| Moût préparé avec des raisins blancs. Ferme A. M. | cendres solubles | 6,700 | 2,003 | 0,390 | 0 | 0 | 1,512 | 1,777 | 0 | 0 | 0,086 |
| | cendres insolubles. | 0,800 | 0 | 0,055 | 0,040 | 0,043 | 0 | 0 | 0,065 | 0,246 | 0,272 |
| Moût préparé avec des raisins blancs. Ferme B. | cendres solubles | 4,624 | 1,396 | 0,200 | 0 | 0 | 0,797 | 1,330 | 0 | 0 | 0,072 |
| | cendres insolubles. | 0,840 | 0 | 0,123 | 0,035 | 0,025 | 0 | 0 | 0,070 | 0,146 | 0,360 |
| *III. — Région de Misserghin.* | | | | | | | | | | | |
| Moût préparé avec des raisins blancs. Ferme F. | cendres solubles | 5,200 | 1,214 | 0,371 | 0 | 0 | 1,349 | 1,276 | 0 | 0 | 0,082 |
| | cendres insolubles | 0,700 | 0 | 0,075 | 0,030 | 0,050 | 0 | 0 | 0,065 | 0,190 | 0,208 |
| Moût préparé avec des raisins blancs. Ferme T. | cendres solubles | 5,160 | 0,910 | 0,453 | 0 | 0 | 1,111 | 1,453 | 0 | 0 | 0,073 |
| | cendres insolubles. | 0,700 | 0 | 0,062 | 0,045 | 0,020 | 0 | 0 | 0,056 | 0,112 | 0,244 |
| *IV. — Région de Bou-Ya-Cor.* | | | | | | | | | | | |
| Moût préparé avec des raisins blancs | cendres solubles | 6,580 | 1,942 | 0,223 | 0 | 0 | 1,173 | 2,042 | 0 | 0 | 0,120 |
| | cendres insolubles. | 0,720 | 0 | 0,048 | 0,043 | 0,055 | 0 | 0 | 0,068 | 0,224 | 0,280 |

« A côté des chiffres élevés de chlore, de potassium, de sodium, indiqués dans le tableau précédent, il est à remarquer également la présence de fortes proportions de sels magnésiens dont une notable partie se retrouve dans les cendres solubles, qui pourtant sont toujours alcalines (carbonate de potasse provenant de la destruction du bitartrate de potassium) ; cela paraîtrait indiquer que cette fraction de magnésie existe à l'état de chlorure de magnésium. L'acide phosphorique combiné est également en notables proportions dans ces moûts et ces vins naturellement salés ; on le retrouve totalement combiné à la chaux et à la magnésie dans les cendres insolubles. L'acide carbonique n'a pas été dosé. Il se retrouve en presque totalité dans les cendres solubles et seulement à l'état de traces dans les cendres insolubles. »

15° **Dosage de l'acide phosphorique.** — Ce dosage peut être fait soit sur les cendres du vin, soit directement dans le vin.

a) *Dosage dans les cendres.* — On évapore à sec, dans une capsule de porcelaine, 100 centimètres cubes de vin ; on calcine ; les cendres obtenues sont reprises par l'eau bouillante et l'acide chlorhydrique. On filtre la solution obtenue, et on lave la capsule et le filtre à l'eau bouillante, en ajoutant les eaux de lavage à l'eau-mère. Le liquide obtenu, placé dans un verre, est additionné d'ammoniaque jusqu'à apparition d'un précipité qu'on dissout en ajoutant une solution aqueuse d'acide citrique. On additionne la solution ensuite de chlorhydrate d'ammoniaque, de chlorure de magnésium et d'un excès d'ammoniaque. On agite, on laisse reposer vingt-quatre heures, puis on filtre. Le précipité de phosphate ammoniaco-magnésien obtenu est lavé avec de l'ammoniaque au $\frac{1}{4}$, séché, calciné et pesé, en prenant les précautions d'usage.

Le poids de pyrophosphate magnésien trouvé, multiplié par 0,63964, puis par 10, donne la teneur de 1 litre de vin en acide phosphorique anhydre $P^2O^5$.

b) *Dosage direct dans le vin.* — Ce procédé, dû à Morgenstern et Paolinoff, est le suivant :

On place, dans une fiole conique, 200 centimètres cubes de vin, on fait bouillir pour chasser tout l'alcool, puis on ajoute par petites portions successives 20 centimètres cubes d'acide azotique, et on continue l'ébullition jusqu'à disparition de vapeurs nitreuses. On laisse refroidir, on ajoute dans le liquide de l'ammoniaque jusqu'à réaction presque neutre, puis 50 centimètres cubes de solution aqueuse de citrate d'ammoniaque, puis du chlorhydrate d'ammoniaque, du chlorure de magnésium et un excès d'ammoniaque. Le dosage est alors continué comme plus haut.

16° **Dosage de la mannite.** — Pendant quelque temps, pour remplacer dans les coupages les piquettes de raisins secs, on a employé des vins de figues ; ces vins se caractérisent par une proportion assez élevée de mannite qui a été signalée par Carles. Mais il est bon de faire remarquer que la présence de la mannite peut s'observer également dans tous les crus chaque fois que la température de la fermentation alcoolique s'élève au delà d'une certaine limite qui arrête le processus fermentatif ordinaire. Alors les microbes aérobies, agissant comme réducteurs, viennent hydrogéner le sucre et le transformer en mannite.

Le procédé de dosage de la mannite de Carles, modifié par le Laboratoire municipal de Paris, est le suivant :

« On évapore dans le vide, sur l'acide sulfurique, 100 centimètres cubes de vin contenus dans une capsule plate. Au bout de vingt-quatre heures, on ajoute au résidu 10 centimètres cubes d'alcool à 85°, puis un quart d'heure après encore 10 centimètres cubes. On détache la masse des parois de la capsule, on décante sur un petit filtre, et on lave encore quatre fois par décantation, en employant chaque fois 10 centimètres cubes d'alcool à 85°. On dissout le résidu dans un peu d'eau tiède, on y ajoute du noir animal, on fait bouillir, on filtre et on lave deux fois à l'eau bouillante.

« La liqueur obtenue est concentrée, par ébullition, à environ 50 centimètres cubes, et on termine l'évaporation dans le vide. On ajoute au résidu 10 centimètres cubes d'eau, 55 centimètres cubes d'alcool absolu, on laisse en contact à froid une demi-heure ; puis on fait bouillir pendant vingt minutes au réfrigérant ascendant, on décante sur filtre, on épuise encore une fois le résidu par 50 centimètres cubes d'alcool à 85°, on filtre et on réunit les liqueurs obtenues. On y ajoute 10 centimètres cubes d'eau distillée et on distille pour concentrer à environ 20 centimètres cubes. Le résidu est versé dans une capsule tarée, puis évaporé à sec dans le vide. Au produit de la pesée, on ajoute 0,2 représentant le poids de la mannite dissoute dans les 60 centimètres cubes d'alcool employé au lavage. » (Ch. Girard, *Analyse des matières alimentaires*, Paris, 1904.)

Par ce procédé, le Laboratoire municipal de Paris a obtenu les résultats suivants, dans des vins mannités :

| | | |
|---|---|---|
| Vin rouge de Tunisie .......... | 17gr,40 | de mannite par litre |
| — blanc d'Algérie............ | 18 ,40 | — |
| — rouge d'Algérie............ | 15 ,70 | — |
| — — ............ | 28 ,70 | — |
| — — ............ | 10 ,50 | — |
| — — ............ | 3 ,70 | — |
| — — ............ | 5 ,20 | — |
| — Château-Borgia............ | 9 ,20 | — |
| — de raisins secs............. | 14 ,10 | — |
| — rouge..................... | 8 ,90 | — |
| — — ..................... | 10 ,40 | — |
| — blanc..................... | 5 ,30 | — |

L'Administration des Douanes tolère, pour les vins d'Algérie, au maximum 8 grammes de mannite par litre. D'après Portes, la mannite peut se rencontrer dans certains vins non additionnés de vins de figues

Gayon et Dubourg ont signalé un ferment mannitique. C'est un anaérobie, se présentant sous forme de bâtonnets très courts, généralement en amas.

Par conséquent, la présence de la mannite dans un vin n'indique pas nécessairement que ce vin est falsifié par une addition de vins de figues, mais qu'il peut également être malade.

17° **Recherche de l'alun dans le vin** (Lopresti). — Le procédé pour déceler, par le bois de campêche, la présence de l'alun dans la farine peut être appliqué au vin de la façon suivante : 50 centimètres cubes de vin sont évaporés au tiers du volume dans un vase de porcelaine, et décolorés au moyen du noir animal; on filtre, on lave, puis le filtrat est rigoureusement neutralisé par un alcali caustique dilué (indicateur, tournesol). On ajoute ensuite de l'eau distillée pour rétablir le volume primitif.

Trois centimètres cubes de cette solution sont traités par 1 centimètre cube d'alcool (à 90-95 0/0) et 5 à 6 gouttes de macération de bois de campêche fraîchement préparée avec 5 grammes de bois et 100 centimètres cubes d'alcool ordinaire. Si l'on se trouve en présence d'alun, il se produit une coloration bleue ou violette ; s'il n'y en a pas, le liquide est jaune orange. Il est important d'obtenir la neutralité absolue du vin préparé; s'il est acide, la teinte bleue peut ne pas apparaître et, s'il est alcalin, la coloration bleue n'est pas une preuve de la présence de l'alun.

Les phosphates naturellement en présence dans le vin, et dont la proportion varie entre $0^{gr},04$ et $0^{gr},09$ par litre, sont précipités par l'alun, de sorte que, si l'on obtient un résultat positif par ce procédé, il y a indication d'une addition d'alun.

18° **Extraction de la matière colorante étrangère dans un vin.** — Il peut y avoir intérêt, dans certains cas, à extraire, pour la caractériser plus facilement, la matière colorante étrangère d'un vin. Le procédé suivant, dû à J. Bellier, donne des résultats très satisfaisants :

On précipite le vin par une solution d'albumine ou par une solution aussi peu ammoniacale que possible de caséine dégraissée : on filtre, on lave le précipité et on l'exprime dans du papier buvard, jusqu'à ce que, par une forte pression, il ne cède plus d'eau au buvard. La laque obtenue est alors introduite dans un vase fermé, avec de l'alcool à 85°-87°, contenant 3 à 4 0/0 d'ammoniaque ordinaire. Peu à peu la matière colorante se dissout. On filtre et on évapore à sec le liquide obtenu dans une petite capsule de porcelaine, au bain-marie ; on redissout dans l'eau distillée, on évapore de nouveau à siccité et on épuise le résidu par l'alcool pur à 95° qui dissout ainsi, dans un état suffisant de pureté, toute la matière colorante, sur laquelle on peut faire alors les réactions caractéristiques que nous exposons plus loin.

## Recherche de la nature de la matière colorante dans les vins par la méthode du Laboratoire municipal de Paris (d'après Sanglé-Ferrière).

« 1° COLORANTS DÉRIVÉS DE LA HOUILLE. — Le vin est légèrement alcalinisé « par un petit excès d'ammoniaque et agité avec environ 15 centimètres « cubes d'alcool amylique parfaitement incolore pour 50 centimètres « cubes de vin. Deux cas peuvent se présenter :

« a) *L'alcool amylique n'est pas coloré.* — On décante ce dissolvant à l'aide « d'une boule à brome, on le lave à l'eau distillée, on le filtre, puis on « l'acidule par quelques gouttes d'acide acétique ; si l'alcool amylique « reste incolore, il n'y a pas de colorant de la houille (exception est faite « pour le sulfo de fuchsine, qui est l'objet d'une recherche spéciale) ; s'il « y a une coloration, il existe un dérivé basique.

« Pour caractériser ce colorant, on évapore l'alcool amylique au bain-« marie en présence d'un mouchet de soie et d'eau distillée. On surveille « l'évaporation et, lorsque le contenu de la capsule ne dégage plus l'odeur « désagréable de l'alcool amylique, on retire le mouchet de soie, qui servira « de contrôle à la réaction ultérieure, et on continue l'évaporation jusqu'à « ce que le résidu soit parfaitement sec ; on fait refroidir et on fait tom-« ber sur le résidu une goutte d'acide sulfurique pur et concentré en obser-« vant attentivement la coloration obtenue :

| | |
|---|---|
| Coloration jaune brun : | |
| Par addition d'eau, la liqueur devient rose............. | Fuchsine |
| Coloration vert brun : | |
| Par addition d'eau, la liqueur devient bleue, puis rouge. | Safranine |
| Coloration bleu noir : | |
| Par addition d'eau, la liqueur devient rouge............ | Rouge de Magdala |

« La présence des colorants basiques est décelée encore plus facilement « en saturant le vin par l'eau de baryte et en agitant par l'éther acétique.

« b) *L'alcool amylique est coloré.* — Si le dissolvant est coloré en violet « franc et si l'ammoniaque a coloré le vin en violet plus ou moins intense, il « y a lieu de rechercher particulièrement l'orseille (Voir aux *Colorants végé-« taux*).

« L'alcool amylique coloré est décanté, lavé, filtré, mis à évaporer, comme « précédemment, avec un mouchet de soie, et le résidu est traité par l'acide « sulfurique concentré.

« La coloration obtenue par ce réactif permettra, à l'aide du tableau ci-« dessous, de reconnaître le colorant employé.

| COLORATION PRODUITE PAR L'ACIDE SULFURIQUE | PAR ADDITION D'EAU LA COULEUR DEVIENT | NATURE DU COLORANT |
|---|---|---|
| Violet Parme. . . . | Rouge sale. . . . . . . . . . . . | Roccelline. Acide diazonaphtylsulfureux sur β-naphtol. |
| Marron. . . . . . . | Ne change pas. . . . . . . . . . | Fond rouge. Résorcine sur diazodinitrophénol. |
| Bleue. . . . . . . . | Violette, puis rouge. . . . . . . | Rouge. Bordeaux B et R Diazonaphta'ine et sels sulfoconjugués de β-naphtol. |
| Cramoisie. . . . . | Ne change pas . . . . . . . . . | Rouge. Ponceaux R. Diazoxylène et sels sulfoconjugués de β-naphtol (1). |
| Id. . . . . . | Id. . . . . . . . . . | Rouge. Ponceaux RR et RRR. Dérivés des homologues supérieurs de la xylidine. |
| Vert foncé . . . . | Bleue, puis violette, puis rouge. | Rouge de Biebrich avec les dérivés sulfoconjugués dans le noyau benzique. |
| Bleue. . . . . . . . | Violette, puis rouge. . . . . . . | Rouge de Biebrich avec les dérivés sulfoconjugués dans les deux groupes. |
| Violette. . . . . . . | Rouge . . . . . . . . . . . . . . | Rouge de Biebrich avec les dérivés sulfoconjugués dans le groupe naphtol. |
| Violet rouge . . . . | Orangé. . . . . . . . . . . . . . | Tropéoline 000 ou Orangé I. Acide diazophénylsulfureux et naphtol-α. |
| Rouge carmin . . . | Orangé. . . . . . . . . . . . . . | Orangé II. Acide diazophénylsulfureux et naphtol-β. |
| Brun jaune. . . . . | Ponceau. . . . . . . . . . . . . | Orangé III (Hélianthine). Acide diazophénylsulfureux sur diméthylaniline |
| Violette. . . . . . . | Violet rouge. . . . . . . . . . . | Tropéoline 00 ou Orangé IIII. Acide diazophénylsulfureux sur diphénylamine. |
| Jaune orangé. . . . | Ne change pas. . . . . . . . . . | Tropéoline 0 ou Chrysoïne. Acide diazophénylsulfureux et résorcine. |
| Jaune. . . . . . . . | Id . . . . . . . . . | Eosine B et Eosine JJ. Dérivé tétrabromé de la fluorescéine. |
| Id. . . . . . . . | Id. . . . . . . . . | Safrosine (Nitrobromofluorescéine). |
| Id. . . . . . . . | Id. . . . . . . . . | Ethyléosine. |
| Bleue. . . . . . . . | Rouge . . . . . . . . . . . . . . . | Crocéine 3 B. Isomère du diazobenzolnaphtol. |
| Brun jaune à chaud. | Id. . . . . . . . . . . . . . . . | Erythrosine. |

(1) Les ponceaux sont assez difficilement solubles dans l'alcool amylique en liqueur ammoniacale, il faut alors prendre une plus grande quantité d'alcool amylique et faire plusieurs épuisements successifs.

« Si la réaction n'était pas très nette, on opérerait sur le mouchet de soie « parfaitement lavé et bien sec. »

Surre a signalé une cause d'erreur dans la recherche de la matière colorante des vins; lorsque ceux-ci ont été traités par l'anhydride sulfureux ou les bisulfites alcalins pour prévenir la casse ou la guérir, ils donnent avec l'ammoniaque une coloration bleue parfois très intense, coloration qui pourrait faire croire à l'addition d'une matière colorante étrangère.

Avant de conclure, par conséquent, il est bon de rechercher dans le vin suspect la présence de l'acide sulfureux (Voir p. 463). Si on trouve que le vin a été sulfité, l'apparition de cette couleur bleue doit être mise sur le compte de la présence d'anhydride sulfureux.

« RECHERCHE DU SULFO DE FUCHSINE. — Après s'être assuré que le vin ne « contenait pas de dérivés basiques ou acides, on recherche ce colorant par « l'un des procédés suivants :

« 1° *Procédé de Ch. Girard.* — A 10 centimètres cubes de vin à essayer, « on ajoute 2 centimètres cubes de potasse à 5 0/0 ; le liquide doit « devenir franchement vert ; quand cette coloration ne se produit pas, il « faut ajouter encore de la potasse.

« Lorsque la liqueur est bien verte, on l'additionne de 4 centimètres « cubes d'acétate mercurique à 10 0/0, on agite et on filtre.

« La liqueur filtrée doit être alcaline et parfaitement incolore. Si, après « acidulation par un petit excès d'acide sulfurique étendu, la liqueur reste « incolore, on peut conclure à l'absence du sulfo de fuchsine ; si, au « contraire, elle se colore en rouge légèrement violacé et si, par l'essai « à l'alcool amylique, on n'a pas trouvé d'autres colorants de la houille, « on conclura à la présence du sulfo de fuchsine.

« On vérifiera la nature de ce colorant en traitant la solution par un excès « d'ammoniaque qui doit la décolorer complètement. La bande d'absorption « du sulfo de fuchsine, facile à observer à l'aide d'un petit spectroscope « de poche, est caractéristique (Voir Ch. Girard, *Analyse des matières « alimentaires*, p. 191).

« 2° *Modification de Bellier.* — Le vin est traité par une solution d'acé- « tate mercurique à 10 0/0, jusqu'à ce que la laque formée ne change plus « de couleur ; on ajoute un petit excès de magnésie de façon à obtenir une « liqueur alcaline, puis on porte à l'ébullition et on filtre. Le liquide filtré « est ensuite examiné comme ci-dessus. La présence du sulfo de fuch- « sine est encore caractérisée en ajoutant à 2 centimètres cubes de vin « 40 centigrammes d'oxyde jaune de mercure fraîchement précipité et « faisant bouillir. La liqueur filtrée est rouge un peu violacé.

« L'oxyde jaune de mercure peut être remplacé par 20 grammes de « bioxyde de manganèse ; on agite, on laisse reposer quelques heures, puis « on filtre.

« Au liquide filtré on ajoute un peu d'acide tartrique, quelques fibres « de laine, et on fait bouillir. La laine, abandonnée dans le bain de teinture « jusqu'à complet refroidissement, fixe presque totalement le sulfo de fuch- « sine.

« RECHERCHE DU BORDEAUX VERDISSANT. — Ce produit est un mélange « de bleu de méthylène, de sulfo de fuchsine et d'orangé à la diphényl- « amine, qui possède la propriété de verdir en présence de l'ammoniaque « (le sulfo de fuchsine étant décoloré par ce réactif, il ne reste plus que « le bleu de méthylène et l'orangé, qui donnent du vert).

« Pour reconnaître la présence de ce colorant, on recherche d'abord « l'orangé de diphénylamine par l'alcool amylique, puis le sulfo de fuch- « sine à l'aide de l'acétate mercurique. Il n'y a plus ensuite qu'à rechercher « le bleu de méthylène ; on y arrive facilement en faisant bouillir un flocon

RÉACTIONS QUE PRÉSENTENT LES CÉPAGES NATURELS ET LES VINS ADDITIONNÉS DE MATIÈRES COLORANTES VÉGÉTALES OU ANIMALES.

(D'après *Analyse des matières alimentaires* de Ch. Girard. — Article de Sanglé-Ferrière.)

| CÉPAGES | CRAIE ALBUMINÉE (1) — On dépose 3 gouttes de vin sur la craie bien grattée. La tache est déposée à l'abri de la lumière et examinée au bout de 2 heures. | BORAX A 10 P. 100 — 5cc de vin. 5cc de réactif. | ACÉTATE D'ALUMINE A 10 P. 100 (2) — 5cc de vin. 5cc de réactif. | CARBONATE DE SOUDE A 0,25 P. 100 — 1cc de vin. 10cc de carbonate. | | ALUN ET CARBONATE DE SOUDE — 1cc de carbonate à 10 p. 100. 3cc d'alun à 10 p. 100. Ajouter au précipité 4cc de vin exactement saturé. | |
|---|---|---|---|---|---|---|---|
| | | | | Réactions à froid. | A l'ébullition. | Couleur de la laque. | Couleur du liq. filtré. |
| Jacquez . . . . . . (La couleur du vin est très intense un peu violacée.) | Violet intense, puis bleu indigo, auréole indigo sale, puis bleu verdâtre, enfin gris vert avec auréole grise. | Violet, gris violacé en couche mince. | Violet pur. | Violet. | Vert marron dichroïque, vert bouteille en couche mince. | Bleu foncé. | Bleu violacé, devient violet à chaud. |
| Aramon. . . . . . (La couleur du vin est rose clair, peu intense.) | Tache gris franc intense, auréole verdâtre. | Gris vert bouteille peu intense. | Ne change pas. | Violet pâle. | Vert pâle. | Vert pomme. | Vert franc tendre, devient brun jaune à chaud. |
| Petit Bouschet . . | Tache peu intense, gris passant au violet rose terne. | Lilas en épaisseur, gris verdâtre en couche mince. | Rose violacé vif. | Lilas. | Vert roux dichroïque puis gris verdâtre. | Vert bleuâtre tendre à reflet rosé. | Violacé, par un excès de carbonate, devient gris fer brun. |
| Carignane. . . . . (La couleur du vin est rouge, assez intense.) | Tache violacée, auréole gris clair. | Gris fer verdâtre | Un peu plus rose. | Gris un peu violacé. | Gris marron. | Vert clair, bords bleuâtres. | Gris verdâtre, passant par les acides au rose jaune vif. |
| Vin naturel . . . . (Provenant de cépages autres que ceux ci-dessus.) | Tache bleu verdâtre, gris bleu, gris clair, gris ardoisé. | Gris bleuâtre fleur de lin. | Lilas vineux. | Gris verdâtre, verdâtre ou vert bleuâtre. | La couleur s'assombrit et devient gris marron. | Vert bleuâtre ou vert d'eau. | Vert bouteille. |

(1) Les taches obtenues sur la craie albuminée seront en général suspectes, lorsqu'elles présenteront des tons roses, rouges, violets ou mauves.

(2) Ce réactif est obtenu en précipitant 1vol de solution d'alun à 10 p. 100 par 1vol,5 d'acétate de plomb également à 10 p. 100, on laisse en contact et on filtre.

| NATURE DU COLORANT | CRAIE ALBUMINÉE — On dépose 3 gouttes de vin sur la craie bien grattée. La tache est déposée à l'abri de la lumière et examinée au bout de 2 heures. | BORAX A 10 P. 100 — 5cc de vin. 5cc de réactif. | ACÉTATE D'ALUMINE A 10 P. 100 — 5cc de vin. 5cc de réactif. | CARBONATE DE SOUDE A 0,25 P. 100 — 1cc de vin. 10cc de carbonate. | | ALUN ET CARBONATE DE SOUDE — 1cc de carbonate à 10 p. 100. 3cc d'alun à 10 p. 100. Ajouter au précipité 4cc de vin exactement saturé. | |
|---|---|---|---|---|---|---|---|
| | | | | Réactions à froid. | A l'ébullition. | Couleur de la laque. | Couleur du liq. filtré. |
| Orseille . . . . . . | Rose violacé. | Teinte qu'on obtient avec les vins naturels. | Ne change pas. | Vert bleuâtre légèrement violacé. | *Devient plus violet.* | Gris violacé. | *Rose violacé, devient nettement violet* par excès de réactif. |
| Cochenille. . . . . | Rose. | Lilas. | Lilas vineux. | Gris avec une légère teinte lilas. | Gris un peu plus rosé. | *Bleu violacé.* | *Rose lilas ne disparaissant pas à l'ébullition.* |
| Campêche . . . . . | Gris violacé. | Gris bleu de lin légèrement teinté de marron. | Lilas ou *violet bleu.* | Légèrement violacé. | *Devient violet pur.* | Vert bleuâtre, devenant violacée par exposition à l'air. | Vert bouteille, devient violet à l'ébullition. |
| Fernambouc. . . . | Gris. | Lilas vineux. | Rosée ou rouge pelure d'oignon. | Lilas brun. | *Grenat.* | *Lilas, devenant rose roux.* | Gris marron. |
| Rose trémière. . . | Bleu verdâtre. | Gris bleu verdâtre. | *Violet bleu.* | Vert bleuâtre. | Se décolore en partie, devient verdâtre mêlé de gris. | Vert bleuâtre. | Vert bouteille. |
| Maqui. . . . . . . | Bleu gris. | Brun jaune. | *Violette.* | Vert olive. | *Jaune.* | Bleu gris. | Presque incolore, *mais jaunissant à chaud.* |
| Sureau . . . . . . | Gris verdâtre. | Lilas ou gris bleu verdâtre. | *Violet bleu* ou lilas franc. | Vert assombri, légère teinte lilas. | Gris verdâtre. | *Bleu violacé.* | Vert bouteille. |
| Myrtille . . . . . . | Gris légèrement marron. | Lilas gris. | *Violet bleu.* | Jaunâtre, avec une pointe de *lilas ou de rose.* | Gris foncé. | Bleu verdâtre un peu rosée sur les bords. | Vert bouteille avec une pointe de marron. |
| Phytolacca. . . . . | Gris bleu. | Lilas ou gris bleuâtre avec une pointe de lilas. | Lilas vineux. | *Lilas violacé.* | Gris jaune, devenant marron. | Vert bleuâtre, légèrement violacé. | *Lilas, se décolore à l'ébullition.* |

« de coton-poudre dans le vin suspecté. Après une ébullition de dix mi-« nutes environ, le coton-poudre est retiré et soigneusement lavé à grande « eau ; s'il est coloré en bleu, la présence du bleu de méthylène ne pré-« sente plus aucun doute.

« 2° COLORANTS VÉGÉTAUX. — On procède à cette recherche après s'être as-« suré que le vin suspect ne contenait aucun colorant dérivé de la houille.

« La recherche des matières colorantes végétales est plus délicate; aussi « ne devra-t-on conclure à leur présence que lorsque les réactions obte-« nues à l'aide du tableau ci-dessus seront parfaitement nettes. »

**Méthode de recherche des colorants étrangers adoptée en Suisse.** — *A*. RECHERCHE PRÉLIMINAIRE DES COLORANTS DÉRIVÉS DE LA HOUILLE. — *a*) Plonger pendant quatre heures, dans 20 centimètres cubes de vin, une bande, longue de 5 centimètres et large de 1 centimètre, de membrane de vessie bien dégraissée. La présence de couleurs dérivées de la houille se traduit par une coloration rouge vif de la membrane, tandis que la matière colorante naturelle du vin ne la colore que faiblement en rouge violacé.

*b*) Agiter avec de la nitrobenzine : le vin ne peut pas abandonner de matière colorante à ce dissolvant.

*Recherche préliminaire spéciale des couleurs de la rosaniline* (*fuchsine*, *etc*.). — *a*) On mélange 20 centimètres cubes de vin avec 10 centimètres cubes d'acétate de plomb et l'on filtre. Le liquide filtré est agité avec un peu d'alcool amylique. La présence des colorants de la rosaniline se révèle par la coloration en rouge de l'alcool amylique.

*b*) On traite par l'éther le vin alcalinisé par l'ammoniaque. On sépare l'éther et on le laisse évaporer dans une capsule de porcelaine avec un peu d'acide acétique. Le résidu est coloré en rouge par les couleurs de rosaniline.

*Recherche préliminaire spéciale des fuchsines sulfoconjuguées et des couleurs azoïques.* — *a*) On agite un mélange composé de 10 centimètres cubes de vin et 10 centimètres cubes d'une solution saturée à froid de bichlorure de mercure ; on ajoute 1 centimètre cube de lessive de potasse (p. spéc. 1, 27). On agite à nouveau et on filtre à travers un filtre sec. Le liquide filtré est traité par l'acide acétique : la formation d'une coloration rouge indique la présence d'un des colorants ci-dessus.

*b*) On fait bouillir un peu de laine blanche dans le vin additionné d'une petite quantité de bisulfate de potasse. Si le vin renferme les colorants en question, la laine se teindra en rouge et conservera cette couleur même après avoir été bouillie dans l'eau.

*B*. RECHERCHE DE L'ORSEILLE, DE LA COCHENILLE AMMONIACALE, DU PHYTOLACCA ET DE LA BETTERAVE ROUGE (J. BELLIER). — On prépare d'abord le réactif suivant :

| | |
|---|---|
| Oxyde mercurique | 5 grammes |
| Sulfate d'ammoniaque | 10 — |
| Ammoniaque à 22° Baumé (D = 0,920) | 15 centimètres cubes |
| Eau distillée | Q. S. p. 50 c. c. |

On mesure, dans un tube à essai, 10 centimètres cubes de vin et 1 centimètre cube du réactif; on agite et on filtre. Avec les vins purs, le filtrat est incolore, jaunâtre ou parfois grisâtre, avec pointe de bleu ou de vert pour les vins très peu acides. Avec les vins colorés artificiellement, le filtrat est plus ou moins coloré en rouge, suivant la quantité de colorant artificiel.

Une partie de l'orseille reste dans le précipité; pour l'extraire, il suffit, lorsque tout le liquide s'est écoulé, de verser sur le filtre un peu d'alcool concentré, qui dissout l'orseille retenue.

Pour caractériser l'une des quatre matières colorantes, le filtrat est divisé en deux parties; dans l'une, on ajoute un excès d'un lait de chaux très clair, et dans l'autre, un excès de magnésie récemment calcinée. On abandonne pendant une demi-heure, en agitant de temps à autre; puis on ajoute un excès d'acide acétique dans le tube contenant le lait de chaux. Deux cas peuvent se présenter :

1° Le liquide reprend une couleur rouge plus ou moins atténuée : on est en présence d'orseille ou de cochenille ammoniacale. Pour établir quel est celui de ces deux colorants, on mesure dans un tube 10 centimètres cubes du vin ; on ajoute 2 à 3 décigrammes de chlorure stanneux et un excès de carbonate de chaux pulvérisé ; on abandonne pendant dix minutes à un quart d'heure en agitant souvent et on filtre :

| | |
|---|---|
| *a*) Le filtrat est incolore.......... | Orseille |
| *b*) Le filtrat est rouge............. | Cochenille ammoniacale |

2° Par l'acide acétique, le filtrat avec lait de chaux ne reprend pas sa couleur rouge : on est en présence de phytolacca ou de betterave rouge.

On ajoute à la partie du filtrat contenant de la magnésie un excès d'acide acétique :

| | |
|---|---|
| *a*) Le filtrat reste incolore ou jaune......................... | Phytolacca |
| *b*) Le filtrat reprend sa couleur rouge plus ou moins atténuée.. | Betterave |

*C*. Recherche de l'orseille (R. Truchon). — Dans 50 centimètres cubes de vin, acidulé par 1 centimètre cube d'acide sulfurique au 1/10$^e$, on plonge un mouchet de laine et, on porte à l'ébullition pendant cinq minutes; on retire le mouchet, et, après l'avoir lavé, on le plonge dans une capsule contenant de l'eau ammoniacale.

Avec les vins naturels, le mouchet prend une teinte vert sale; dans le cas d'addition d'orseille ou de sulfo d'orseille, il se développe une teinte violette plus ou moins intense, suivant la quantité du colorant ajouté.

**19° Examen microscopique.** — Il y a lieu, lorsqu'il s'agit d'un vin trouble, d'examiner au microscope, sous un fort grossissement, le dépôt obtenu en laissant reposer le vin suspect pendant douze heures dans un petit verre à expériences.

a) *Vins piqués ou fleuris.* — Il se développe à la surface de ces vins des voiles mycodermiques, blanchâtres, pouvant aigrir les vins. Ces voiles sont dus à la formation de *Mycoderma vini* (fleur du vin) (*fig.* 4-*a*), qui absorbe l'oxygène de l'air et brûle l'alcool du vin en le transformant en eau et en acide carbonique.

b) *Vins aigris, acescence ou acidité.* — Cette maladie des vins est due au *Mycoderma aceti* (*fig.* 4-*b*), qui, fixant l'oxygène de l'air sur l'alcool du vin, le transforme en acide acétique.

c) *Tourne.* — Les vins ayant la tourne sont troubles et leur couleur s'altère très rapidement, en devenant marron; le tanin est attaqué et le tartre se transforme en acides tartronique, acétique et lactique.

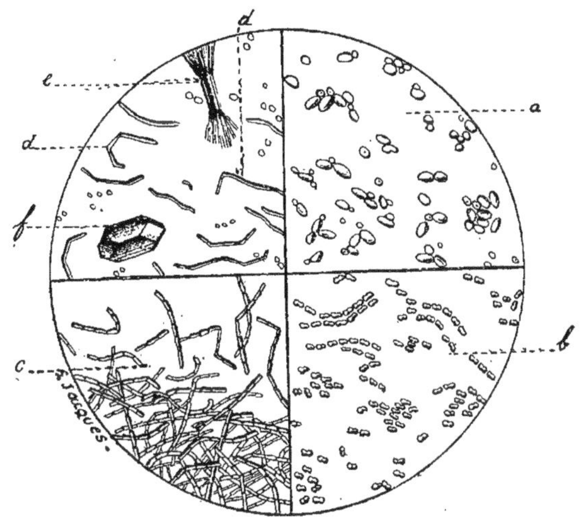


Fig. 4. — Maladies des vins.

*a*, mycoderma vini.
*b*, mycoderma aceti.
*c*, ferment de l'amertume.
*d*, ferment de la pousse ou de la tourne.
*e*, cristaux de bitartrate de potasse.
*f*, cristaux de tartrate de chaux.

d) *Pousse.* — Le ferment de la pousse (*fig.* 4-*d*) s'attaque au sucre, à la glycérine et à l'acide tartrique qui est transformé en acides propionique, acétique et carbonique. Si l'on pratique un trou au tonneau contenant ce vin, il jaillit avec force et la couleur du vin fonce à l'air, tandis que le trouble augmente.

Il existe aussi dans certains vins des ferments filiformes qui sont à la fois des ferments producteurs de mannite et des ferments de la tourne (J. Laborde).

e) *Amertume.* — Cette maladie se développe de préférence dans les vins de Bourgogne.

Dans ses *Études sur les vins*, Pasteur dit : « Au début du mal, le vin commence par présenter une odeur *sui generis* ; sa couleur est moins vive ;

au goût, on le trouve fade. Bientôt le vin devient amer ; il offre un léger goût de fermentation dû à la présence du gaz carbonique. Enfin, la maladie peut s'aggraver encore, la matière colorante s'altère complètement, le tartre est décomposé et le vin n'est plus buvable. » — Le ferment de l'amertume (*fig.* 4-*c*) s'attaque surtout à la glycérine.

f) *Graisse.* — Cette maladie est plus spéciale aux vins blancs, qui, perdant leur limpidité, deviennent plats et fades et éprouvent une fermentation visqueuse qui les rend filants et huileux.

g) *Dépôt des vins par vieillissement.* — D'après Pasteur, on trouve dans ces dépôts :

1° Des cristaux de bitartrate de potasse et de tartrate de chaux (*fig.* 4-*e* et *f*) ;

2° De la matière colorante en feuillets translucides ou en amas amorphes ;

3° Des cryptogames parasites jouant le rôle de ferments.

20° **Recherche des antiseptiques et des conservateurs.** — Les principaux antiseptiques ou conservateurs que l'on peut rencontrer dans les vins, et dont nous indiquons les méthodes de recherche et de dosage au chapitre *Antiseptiques*, sont les suivants :

Acide borique et borax ;
Acide sulfureux libre et combiné (sulfites et bisulfites alcalins) ;
Fluorures alcalins ;
Fluoborates et fluosilicates alcalins ;
Formol ;
Abrastol (sel de calcium de l'acide β-naphtolsulfonique) ;
Acide salicylique ;
Saccharine.

---

## INSTRUCTION PRATIQUE POUR L'ANALYSE DES VINS ET LA DÉTERMINATION DU MOUILLAGE DANS LES LABORATOIRES DE L'ÉTAT EN FRANCE

(PUBLIÉE PAR LE COMITÉ CONSULTATIF DES ARTS ET MANUFACTURES).

*a*) **Richesse alcoolique.** — Les divers ébullioscopes pourront être utilisés pour faire un examen sommaire ; mais, dans les cas litigieux, on devra toujours avoir recours à la distillation pratiquée sur une quantité suffisante de liquide (300 centimètres cubes au moins) pour permettre l'emploi d'alcoomètres poinçonnés.

La lecture sera faite en haut du ménisque. Les liquides devront être préalablement neutralisés.

*b*) **Poids de l'extrait sec.** — On évaporera, au bain-marie d'eau bouillante, 20 centimètres cubes de vin placés dans une capsule de platine à fond plat, de diamètre tel que la hauteur du liquide ne dépasse pas 1 centimètre. La capsule sera plongée dans la vapeur ; elle émergera seulement de 1 centimètre de la plaque sur laquelle elle sera supportée. Les capsules devront être placées sur le bain préalablement porté à l'ébullition et l'évaporation sera continuée pendant six heures.

*c*) **Poids des cendres.** — Le résidu de l'évaporation précédente sera inciné à basse température, de façon à brûler le charbon sans fondre les cendres ni volatiliser les chlorures.

*d*) **Acidité.** — On fera usage d'une liqueur alcaline titrée, convenablement étendue, après avoir eu le soin de porter préalablement le liquide jusqu'à l'ébullition dans le but de chasser l'acide carbonique qu'il pourrait contenir. On arrêtera l'addition de la liqueur alcaline lorsque le précipité qui se forme dans le vin sera persistant. L'acidité sera exprimée en acide sulfurique.

*e*) **Sucre.** — Le vin, préalablement décoloré par une addition ménagée de sous-acétate de plomb, sera essayé à la liqueur cupro-potassique d'après la méthode connue. L'examen polarimétrique sera pratiqué s'il y a lieu.

*f*) **Dosage du sulfate de potasse.** — On procédera à un essai sommaire avec une liqueur titrée de chlorure de baryum acidulée.

Dans le cas où le vin examiné contiendrait moins de 1 gramme de sulfate de potasse, on s'en tiendra à cet essai ; dans le cas contraire, on déterminera le poids du sulfate de potasse par les méthodes usuelles.

Nota. — Dans le cas des vins plâtrés ou contenant du sucre, le poids de l'extrait trouvé directement sera diminué du nombre de grammes moins 1, donné par les dosages de sucre et de sulfate de potasse.

Si, par exemple, on avait trouvé :

| | |
|---|---|
| Extrait sec.............. | 29.700 |
| Sulfate de potasse....... | 3.100 |
| Sucre réducteur.......... | 4.500 |

l'extrait deviendrait :

$$29700 - (2100 + 3500) = 24100.$$

Le nouvel extrait s'appellera « extrait réduit ».

**Calcul du vinage.** — 1° *Vins rouges.* — L'expérience a démontré que, dans les vins de vendange naturels, il existe un rapport déterminé entre le poids de l'extrait sec et celui de l'alcool.

Le poids de l'alcool est au maximum quatre fois et demie celui de l'extrait.

Lorsque ce rapport est dépassé (avec une tolérance de 1/10e en plus, soit 4,6), on doit conclure au vinage.

Pour déterminer ce rapport, on divisera le poids de l'alcool (obtenu en multipliant la richesse exprimée en volume par 0,8) par le poids de l'extrait réduit, déterminé comme on l'a dit plus haut.

2° *Vins blancs.* — Pour les vins de cette nature, le rapport maximum est fixé à 6,5. A titre de renseignements, on pourra se servir des indications fournies par la densité ; l'expérience a, en effet, montré que, dans la grande majorité des cas, la densité des vins est voisine de celle de l'eau et jamais inférieure à 0,985. Lors donc qu'un vin aura une densité inférieure à 0,985, on pourra être certain qu'il a été viné.

Cette densité pourra être déterminée soit par la balance, soit par le densimètre, soit par l'alcoomètre, qui n'est qu'un densimètre spécial.

**Calcul du vinage accompagné de mouillage.** — Dans certains cas, il peut être intéressant de rechercher si un vin a été viné et mouillé, c'est-à-dire additionné d'eau ; la règle suivante pourra être appliquée.

Dans tous les vins normaux, la somme de l'alcool pour 100, en volume, et de l'acidité par litre, en poids, n'est presque jamais inférieure à 12,5.

L'addition d'eau affaiblit ce nombre; l'addition d'alcool, au contraire, l'augmente.

Lorsqu'on soupçonnera un vin d'avoir été mouillé et alcoolisé, on déterminera d'abord le rapport de l'alcool à l'extrait; si le nombre obtenu est supérieur à 4,5, on ramènera par le calcul le rapport à 4,5, et on aura ainsi le poids réel de l'alcool, et par suite la richesse alcoolique du vin naturel ; la différence avec la richesse trouvée directement représentera la surforce alcoolique ; puis on fera la somme acide + alcool telle qu'elle a été précédemment définie ; si le vin a été mouillé, le nombre deviendra inférieur à 12,5, c'est-à-dire anormal, et le mouillage sera manifeste.

Soit, par exemple, un vin donnant :

| | |
|---|---|
| Extrait sec, par litre ............. | $14^{gr},200$ |
| Acidité, par litre.................. | $3^{gr},100$ |
| Alcool (en volume) pour 100...... | $16^{cm^3},000$ |

Le rapport, en poids, alcool : extrait = 9,01 ;
La somme alcool + acide = 19,100.

En ramenant le rapport à 4,5, on a :

Poids de l'alcool naturel = 14,200 × 4,5 = 63,900 ;
Richesse alcoolique correspondante, 63,900 : 8 = 7,99 ;
Surforce alcoolique = 16 — 7,99 = 8,01 ;
La somme alcool + acide devient 7,99 + 3,100 = 11,090.

On se trouve donc en présence d'un vin dont le rapport alcool-extrait, déterminé directement, est supérieur à 4,5, et dont la somme alcool + acide, corrigée du vinage, est inférieure à 12,5 : l'on doit conclure à une double addition d'eau et d'alcool.

En règle générale, lorsque la somme alcool + acide directe est comprise entre 18 et 19 ou supérieure à ce chiffre, il y a une grande présomption de vinage.

**Vins mutés.** — Le mutage des vins consiste dans l'addition d'alcool ou de substances antiseptiques pour arrêter la fermentation alcoolique avant la disparition complète du sucre. — Il y a plusieurs manières de muter les vins :

Au soufre ;
A l'alcool ;
Et aux antiseptiques.

En exécution de la décision ministérielle du 29 mai 1888, les vins mutés à l'alcool devant être passibles des droits de douane et de contributions indirectes afférents à l'alcool qu'ils renferment, il y a lieu de définir les caractères qui permettent de reconnaître ces produits.

Toutes les analyses de moût qui ont été faites et toutes celles de vins ordinaires connus montrent que la richesse initiale du jus de raisin en sucre est toujours inférieure à 325 grammes par litre ; il résulte de ce fait que, lorsque, dans un vin contenant à la fois du sucre et de l'alcool, la quantité de sucre totale (que l'on obtiendra en ramenant l'alcool à l'état de sucre et en ajoutant à ce nombre le poids du sucre dosé directement) sera supérieure à 325 grammes, le vin devra être considéré comme ayant été muté.

Ainsi, par exemple, un vin contenant par litre :

| | |
|---|---|
| Sucre .......................... | 89 grammes |
| Alcool .......................... | 170 centimètres cubes |

on aura pour le sucre total :

| | |
|---|---|
| Sucre direct ...................... | 89 grammes |
| Sucre calculé d'après l'alcool ....... | 272 — |
| TOTAL ............ | 361 grammes |

Ce vin sera un vin muté à l'alcool.

Tandis que si un vin renfermait :

| | |
|---|---|
| Sucre direct ...................... | 195 grammes |
| Alcool .......................... | 80 centimètres cubes |

le poids du sucre correspondant étant égal à 128 grammes et, par suite, la somme totale du sucre n'étant que de 195 + 128 = 323 grammes, le vin serait considéré comme muté par d'autres méthodes et devrait suivre le régime des vins de vendange.

Nous ajouterons, pour le calcul du sucre correspondant à l'alcool, les indications suivantes :

100 grammes d'alcool proviennent de 200 grammes de sucre ;
100 grammes de sucre donnent 50 grammes d'alcool ;
100 centimètres cubes d'alcool proviennent de 160 grammes de sucre ;
100 grammes de sucre donnent 62$^{cm3}$,5 d'alcool.

En ce qui concerne la détermination du mouillage, nous ajoutons, à la règle édictée plus haut, les indications de A. Gautier :

1° Dans un vin naturel non plâtré, la proportion de tartre n'est jamais inférieure à 1 gramme ;

2° Le poids des cendres est toujours environ le 1/10$^{e}$ de celui de l'extrait ;

3° Le degré alcoolique d'un vin est en raison inverse de l'acidité totale de ce vin.

Enfin, A. Gautier indique que, pour les vins d'Aramon, la somme alcool-acide peut s'abaisser jusqu'à 11,5.

---

**Voir à l'Addendum les nouvelles méthodes officielles d'analyse des vins publiées en exécution de l'article 11 de la loi du 1$^{er}$ août 1905.**

---

## DOCUMENTS D'HYGIÈNE ALIMENTAIRE

---

### EMPLOI DES COULEURS D'ANILINE POUR LA COLORATION DES VINS

#### Comité consultatif d'hygiène publique (1873)

RAPPORT DE BERGERON. — CONCLUSIONS ADOPTÉES

« 1° L'emploi des couleurs arsenicales, interdit déjà aux pâtissiers, aux confiseurs et aux glaciers, doit l'être, à plus forte raison, aux producteurs et négociants en vins, parce que l'usage constant et prolongé d'une boisson ainsi colorée peut nuire à la santé du consommateur ;

« 2° . . . . . . . . . . . . . . . . . . . . . . . . . . . .

« 3° Qu'en avivant la couleur de leur vin à l'aide de la fuchsine la plus pure ou de toute autre matière colorante inoffensive, viticulteurs ou commerçants trompent manifestement l'acheteur sur la qualité du produit qu'ils lui livrent, parce que ces teintures n'ont aucune des propriétés du principe colorant fourni par la grappe pendant le travail de fermentation ; qu'en conséquence ils commettent un délit passible des mêmes peines que toute autre tromperie sur la qualité des substances alimentaires ;

« 4°. . . . . . . . . . . . . . . . . . . . . . . . . . .

## Comité consultatif d'hygiène publique (1877)

### RAPPORT DE BERGERON. — CONCLUSIONS ADOPTÉES

« 1° La matière colorante du vin, indépendamment du tannin et de l'œnanthine qu'elle paraît retenir, doit à sa composition propre de contribuer aux propriétés toni-nutritives des vins rouges. Elle n'est donc pas seulement une teinture, elle est un élément utile que le travail de vinification associe intimement aux autres principes provenant directement de la grappe ou engendrés par la fermentation ;

« 2° Aucune des substances employées par le commerce pour relever la couleur des vins rouges ou colorer les vins blancs ne possède les propriétés de la matière colorante produite par la grappe ; aucune ne peut ajouter au vin la moindre qualité ; toutes l'altèrent, au contraire, en ce sens que, dans les opérations que leur emploi a surtout pour but de favoriser, c'est-à-dire le mouillage des vins rouges et la coloration des vins blancs, pour l'une elles se substituent à une certaine proportion de la matière colorante naturelle du vin, et la remplacent complètement pour l'autre, au détriment du consommateur dans les deux cas ;

« 3° On ne peut donc contester que l'emploi des couleurs artificielles constitue une tromperie sur la qualité de la chose vendue ;

« 4° La plupart de ces couleurs artificielles, celles, par exemple, qui proviennent de la mauve noire, des baies de sureau, des baies de l'airelle myrtille, de la betterave rouge, du bois de campêche ou de la cochenille, sont inoffensives, c'est-à-dire que si, comme toutes les teintures, elles diminuent la qualité du vin, du moins elles ne lui donnent aucune propriété nuisible.

« La couleur qui est extraite des baies du Phytolacca, plus connues sous le nom de baies de Portugal, contient, au contraire, un principe drastique qui les a fait abandonner peu à peu par le commerce des vins ;

« 5° Quant à la fuchsine, qui aujourd'hui, en raison de sa puissance tinctoriale et de la modicité de son prix, tend à remplacer toutes les autres teintures destinées à la coloration des vins, non seulement elle est manifestement toxique lorsqu'elle renferme de l'arsenic — et la plupart des caramels de teinture livrés au commerce en contiennent une notable proportion — mais en outre, lorsqu'elle est complètement débarrassée de ce poison, elle est encore nuisible, en ce sens, d'une part, qu'elle altère la qualité du vin d'une manière plus sérieuse que les autres couleurs artificielles, et, d'autre part, qu'aux doses où elle est généralement introduite dans le vin elle paraît capable, sinon de produire immédiatement des accidents d'empoisonnement, du moins d'amener, au bout d'un laps de temps encore indéterminé, des troubles fonctionnels et même des altérations organiques de nature à compromettre la santé du consommateur ;

« 6° En conséquence, le Comité estime que la vente et l'emploi de la fuchsine pour la coloration des vins sont passibles des peines fixées par les articles 2 et 3 de la loi du 27 mars 1851, rendues applicables aux boissons par la loi de 1855. »

### Comité consultatif d'hygiène publique

RAPPORT DE WURTZ (14 AOUT 1882). — CONCLUSIONS ADOPTÉES

Il y a lieu d'interdire l'emploi des composés azoïques pour la coloration artificielle des vins. »

Circulaires ministérielles relatives à la coloration artificielle des vins : 16 octobre 1876, 1er juillet 1880.

### Comité consultatif d'hygiène publique

RAPPORT DE WURTZ (4 SEPTEMBRE 1882). — CONCLUSIONS ADOPTÉES

« Il y a lieu de comprendre le dérivé sulfoconjugué de la fuchsine parmi les substances dont l'emploi est interdit pour la coloration artificielle des vins. »

### Comité consultatif d'hygiène publique

RAPPORT DE GRIMAUX (7 JUILLET 1884). — CONCLUSIONS ADOPTÉES

« Votre Commission vous propose donc de répondre à M. le Ministre qu'il y a lieu d'appliquer au rouge de Bordeaux l'interdiction proposée pour les composés diazoïques dans la séance du 14 août 1882. »

### Comité consultatif d'hygiène publique

RAPPORT DE POUCHET (24 MAI 1886). — CONCLUSIONS ADOPTÉES

« ... Il y a lieu de maintenir sans restriction la prohibition formelle de toute addition au vin, quelle qu'en soit la nature, de matière colorante étrangère. »

### Comité consultatif d'hygiène publique

RAPPORT DE GRIMAUX (19 DÉCEMBRE 1887). — CONCLUSIONS ADOPTÉES

« Le Comité persiste à considérer comme nuisible l'introduction dans les vins des matières colorantes dérivées de la houille. »

### Comité consultatif d'hygiène publique

RAPPORT DE OGIER (4 JUIN 1878). — CONCLUSIONS ADOPTÉES

« ... Il y a lieu de considérer comme une falsification et de prohiber formellement l'addition au vin de toute matière colorante étrangère, d'empêcher la vente des produits annoncés comme devant servir à la coloration artificielle des vins ; et il est regrettable que, dans l'état actuel de notre législation, l'annonce de mise en vente de ces produits ne puisse être efficacement réprimée. »

---

## FALSIFICATION DES VINS : VENTE, SOUS LE NOM DE VINS, DE BOISSONS CONSTITUÉES PAR LE MÉLANGE DE PIQUETTES DE RAISINS

### Comité consultatif d'hygiène publique

RAPPORT DE GRIMAUX (7 JUIN 1886). — CONCLUSIONS ADOPTÉES

« 1° Les boissons fermentées obtenues au moyen des raisins secs ne pourront, dans aucun cas, être désignées sous le nom de vins;

« 2° Il est à désirer que les vins falsifiés et mélangés de substances nuisibles à la santé soient confisqués et détruits, au lieu d'être rendus à l'importateur qui, après les avoir fait passer en France, les réexporte à l'étranger comme vins de France. »

---

## EMPLOI DES GLUCOSES DANS LA FABRICATION DES VINS DE RAISINS SECS

### Comité consultatif d'hygiène publique

RAPPORT DE POUCHET (22 NOVEMBRE 1886-17 OCTOBRE 1887). — CONCLUSIONS ADOPTÉES

« L'alcoolisation indirecte (par sucrage) des piquettes de raisins secs ne peut être autorisée qu'à la condition de se servir de sucre raffiné, comme pour le sucrage des moûts. »

---

## PLATRAGE DES VINS

### Comité consultatif d'hygiène publique

RAPPORT DE LEGOUEST (12 MAI 1879). — CONCLUSIONS ADOPTÉES

« Le Comité est d'avis :

« 1° Que l'immunité absolue dont jouissent les vins plâtrés, en vertu de la circulaire de M. le Ministre de la Justice en date du 21 juillet 1858, ne doit plus être officiellement admise ;

« 2° Que la présence du sulfate de potasse dans les vins du commerce, qu'elle résulte du plâtrage du moût, du mélange indirect du plâtre ou de l'acide sulfurique au vin, ou qu'elle résulte du coupage de vins non plâtrés avec des vins plâtrés, ne doit être tolérée que dans la limite maxima de 2 grammes par litre. »

30 MAI 1880 ET 22 NOVEMBRE 1880

Sur rapport de Gallard, confirmation des décisions ci-dessus.

### Comité consultatif d'hygiène publique

RAPPORT DU Dr RICHARD (15 ET 22 JUIN 1885). — CONCLUSIONS ADOPTÉES

« 1° La présence du sulfate de potasse dans le vin ne doit être tolérée que dans la limite maxima de 2 grammes par litre;

« 2° L'opération du déplâtrage des vins au moyen de sels de baryte, de strontium ou de plomb, ou de tout autre sel vénéneux, constitue un danger d'intoxication. »

Confirmation, sur rapport de Pouchet, le 16 mai 1887.

Circulaires ministérielles relatives au plâtrage des vins : 21 juillet 1858 ; 27 juillet 1880 ; 26 juillet, 25 août, 9 septembre 1886 ; 10 août 1888 ; 3 octobre et 18 décembre 1890.

---

## ADDITION D'ACIDE SULFURIQUE AU VIN

### Comité consultatif d'hygiène publique

RAPPORT DE POUCHET (8 DÉCEMBRE 1890). — CONCLUSIONS ADOPTÉES

« 1° L'addition d'acide sulfurique au vin, quelle qu'en soit la proportion, est nuisible à la santé du consommateur;

« 2° Il importe de faire une distinction absolue entre le sulfate de potasse produit par le plâtrage et le sulfate de potasse produit par addition directe au vin d'acide sulfurique; ce dernier est constitué par du sulfate acide de potassium;

« 3° Il est possible de démontrer, par une analyse complète des sels du vin, que le sulfate de potasse provient de l'addition directe d'acide sulfurique au vin et non du plâtrage;

« 4° Le Comité est d'avis qu'il y a lieu d'interdire, dès à présent, l'addition directe d'une quantité quelconque d'acide sulfurique au vin, ainsi que la circulation et la vente des vins ainsi falsifiés. »

---

## FLUORURE DE SODIUM. — EMPLOI DANS LA FERMENTATION DES VINS

### Comité consultatif d'hygiène publique

RAPPORT DE POUCHET (16 JANVIER 1893). — CONCLUSIONS ADOPTÉES

« Le Comité ne saurait approuver l'emploi des fluorures ou de l'acide fluorhydrique pour la préparation des vins. »

---

## QUANTITÉ DE CHLORURE POUVANT ÊTRE TOLÉRÉE DANS LES VINS

### Comité consultatif d'hygiène publique

RAPPORT DE POUCHET (2 SEPTEMBRE 1889). — CONCLUSIONS ADOPTÉES

« ... La limite des chlorures contenus dans les vins peut être portée à la proportion maxima de 2 grammes de chlorure d'argent par litre de vin, soit 0gr,815 de chlorure de sodium; toutefois cette limite ne devra pas être dépassée, car elle est largement suffisante pour comprendre tous les vins préparés à l'aide de raisins croissant dans les régions maritimes. »

RAPPORT DE POUCHET (25 NOVEMBRE 1889). — CONCLUSIONS ADOPTÉES

« ... Il ne saurait être toléré, dans les vins naturels, une proportion de chlore supérieure à celle équivalant à 1 gramme de chlorure de sodium par litre. »

Circulaire ministérielle relative à l'addition de chlorures : 24 janvier 1890.

---

## MANNITE DANS LES VINS D'ALGÉRIE

### Comité consultatif d'hygiène publique

RAPPORT DE POUCHET (17 DÉCEMBRE 1894). — CONCLUSIONS ADOPTÉES

« 1° La présence de la mannite dans les vins ne saurait être considérée comme une preuve de falsification ;

« 2° La mannite est inoffensive pour la santé des consommateurs. Toutefois il est à remarquer qu'un vin renfermant une quantité assez notable de mannite, 10 grammes par litre par exemple, ne constitue plus un vin au sens propre du mot, et tombe sous le coup de la loi de 1851, comme constituant une tromperie sur la qualité de la marchandise vendue ;

« 3° La présence de la mannite dans les vins d'Algérie paraît devoir être attribuée à une fermentation anormale favorisée par une température excessive des moûts; elle est le témoin d'une maladie des vins analogue à la pousse et à la tourne; et c'est seulement par la continuation d'essais qui sont commencés depuis la récolte dernière par les viticulteurs algériens qu'il sera possible de déterminer pratiquement les conditions nécessaires à remplir pour éviter cet accident de la fermentation de moûts. »

---

## DÉCOLORATION DES VINS ROUGES

### Comité consultatif d'hygiène publique

RAPPORT DE POUCHET (3 DÉCEMBRE 1900). — CONCLUSIONS ADOPTÉES

« Le Comité ne saurait approuver la décoloration des vins rouges par les procédés chimiques. »

# BIÈRE

Par A. BONN

---

La bière peut être définie de la façon suivante : une boisson préparée avec de l'orge germée ou malt, du houblon, de la levure et de l'eau ; ces diverses substances étant soumises, d'une manière appropriée, au brassage et à la fermentation alcoolique.

Divers modes de brassage et de fermentation sont employés. Le brassage est fait, soit par infusion, soit par décoction. Dans le premier cas, le malt moulu est empâté avec de l'eau froide, puis on épuise le tout par de l'eau chaude, employée de telle façon que la température ne soit pas supérieure, dans la masse, à 50-55°. Quand la saccharification est faite, le liquide est soutiré ; la drêche qui reste est épuisée encore une fois par de l'eau à 60-70°, et cette eau est réunie à la première.

Dans le second cas, on traite également à l'eau froide ; on prend ensuite une partie du liquide surnageant, on le porte à l'ébullition, on le verse à nouveau dans la cuve, on agite, on laisse reposer, on reprend du liquide, on le porte à l'ébullition, etc. On renouvelle quatre fois ces macérations successives.

Le moût ainsi obtenu, par décoction, est plus riche en dextrine et moins riche en glucose et en matières albuminoïdes que celui obtenu par infusion.

Les moûts sont ensuite portés à l'ébullition dans des cuves spéciales, avec des quantités de houblon nécessaires, puis, après refroidissement, ensemencés avec les levures.

La fermentation se fait soit à la température de 15 à 20° (fermentation haute), soit à la température de 4 à 5° (fermentation basse). La bière ainsi obtenue est ensuite clarifiée.

Nous donnons, ci-dessous, d'après divers auteurs, les compositions et variations de composition des principales sortes de bières.

RÉSULTATS D'ANALYSES DE BIÈRES, RAPPORTÉS A 100 CENTIMÈTRES CUBES (Blas).

| NUMÉROS | DÉSIGNATION DES BIÈRES | DENSITÉ A 15° | ALCOOL EN POIDS | GLYCÉRINE | EXTRAIT | EXTRAIT DU MOUT AVANT FERMENTATION | DEGRÉ RÉEL DE FERMENTATION | MALTOSE | CENDRES | ACIDE PHOSPHORIQUE | AZOTE | MATIÈRES PROTÉIQUES | ACIDITÉ TOTALE EN ACIDE LACTIQUE | ACIDE LACTIQUE | ACIDE ACÉTIQUE | ACIDE SULFUREUX |
|---|---|---|---|---|---|---|---|---|---|---|---|---|---|---|---|---|
| 1 | Bière brune de Louvain...... | 1,0272 | 2,42 | 0,050 | 8,26 | 12,92 | 36,1 | 5,17 | 0,175 | 0,040 | 0,050 | 0,315 | 0,450 | » | » | Traces |
| 2 | — — ...... | 1,0144 | 4,19 | 0,167 | 5,26 | 13,32 | 60,5 | 2,40 | 0,329 | 0,086 | 0,087 | 0,544 | 0,495 | » | » | Peu |
| 3 | — — ...... | 1,0080 | 3,92 | 0,200 | 4,06 | 11,67 | 65,2 | 0,96 | 0,210 | 0,082 | 0,078 | 0,487 | 0,270 | 0,227 | 0,042 | id. |
| 4 | — — ...... | 1,0101 | 4,51 | » | 4,57 | 13,25 | 65,5 | 2,47 | 0,206 | 0,060 | 0,073 | 0,456 | 0,495 | » | » | id. |
| 5 | — — ...... | 1,0180 | 3,10 | 0,106 | 5,82 | 11,83 | 50,8 | 1,50 | 0,174 | 0,066 | 0,056 | 0,350 | 0,180 | 0,126 | 0,036 | id. |
| 6 | — — ...... | 1,0171 | 3,65 | 0,100 | 6,05 | 13,08 | 53,7 | 3,36 | 0,247 | 0,077 | 0,076 | 0,475 | 0,450 | 0,207 | 0,160 | id. |
| 7 | — de Charleroi..... | 1,0116 | 2,04 | 0,077 | 4,14 | 8,17 | 49,3 | 1,06 | 0,139 | 0,056 | 0,031 | 0,194 | 0,108 | 0,063 | 0,030 | id. |
| 8 | — de Mons......... | 1,0218 | 4,10 | 0,078 | 7,20 | 15,00 | 52,0 | 2,41 | 0,253 | 0,105 | 0,104 | 0,650 | 0,117 | » | » | id. |
| 9 | — — ...... | 1,0212 | 3,83 | 0,080 | 7,21 | 14,53 | 50,5 | 2,70 | 0,249 | 0,100 | 0,104 | 0,650 | 0,153 | » | » | id. |
| 10 | — de Bruges....... | 1,0074 | 3,54 | 0,240 | 3,57 | 10,50 | 66,0 | 0,63 | 0,203 | 0,057 | 0,059 | 0,369 | 0,450 | 0,305 | 0,095 | Traces |
| 11 | — de Malines...... | 1,0087 | 2,42 | 0,163 | 3,29 | 8,08 | 59,2 | 0,89 | 0,210 | 0,028 | 0,048 | 0,300 | » | 0,954 | 0,462 | Beaucoup |
| 12 | — — ...... | 1,0108 | 2,78 | 0,238 | 4,15 | 9,61 | 56,8 | 0,91 | 0,180 | 0,058 | 0,053 | 0,331 | » | 0,243 | 0,012 | Peu |
| 13 | — — ...... | 1,0149 | 2,25 | 0,229 | 5,02 | 9,44 | 46,8 | 2,52 | 0,280 | 0,064 | 0,048 | 0,300 | » | 0,189 | 0,012 | id. |
| 14 | — — ...... | 1,0099 | 3,09 | 0,169 | 3,88 | 9,93 | 61,0 | 0,82 | 0,192 | 0,057 | 0,064 | 0,403 | » | 0,324 | 0,084 | id. |
| 15 | — — ...... | 1,0096 | 2,38 | 0,204 | 3,56 | 8,27 | 57,0 | 0,91 | 0,180 | 0,049 | 0,059 | 0,369 | » | 0,189 | 0,090 | id. |
| 16 | Bière d'orge de Louvain...... | 1,0131 | 3,67 | 0,047 | 4,60 | 11,72 | 60,7 | 0,64 | 0,163 | 0,055 | 0,053 | 0,331 | 0,153 | » | » | Beaucoup |
| 17 | — — (blonde). | 1,0049 | 3,50 | 0,073 | 2,82 | 9,69 | 70,9 | 0,31 | 0,176 | 0,062 | 0,067 | 0,419 | 0,144 | » | » | id. |
| 18 | — — ...... | 1,0103 | 4,06 | 0,150 | 4,50 | 12,35 | 63,5 | 1,07 | 0,210 | 0,069 | 0,078 | 0,490 | 0,180 | » | » | Ass. bien |
| 19 | — d'Anvers....... | 1,0109 | 3,10 | 0,150 | 4,55 | 10,60 | 57,0 | 1,08 | 0,183 | 0,037 | 0,045 | 0,281 | 0,090 | 0,063 | 0,018 | id. |
| 20 | Bière de Willebrœck......... | 1,0099 | 2,53 | 0,327 | 3,79 | 8,78 | 56,8 | 1,00 | 0,340 | 0,020 | 0,045 | 0,281 | » | 0,369 | 0,108 | Beaucoup |
| 21 | — de Putte.............. | 1,0060 | 2,90 | 0,200 | 2,78 | 8,50 | 63,7 | 0,42 | 0,184 | 0,026 | 0,048 | 0,300 | » | 0,252 | 0,060 | Ass. bien |
| 22 | — de Willebrœck (double). | 1,0107 | 3,46 | 0,348 | 4,40 | 11,14 | 60,5 | 0,79 | 0,420 | 0,035 | 0,048 | 0,300 | » | 0,297 | 0,096 | Beaucoup |
| 23 | — de Dinant............ | 1,0157 | 4,73 | » | 5,82 | 14,98 | 61,1 | 1,65 | 0,212 | 0,061 | 0,052 | 0,325 | 0,135 | » | » | Peu |
| 24 | Bière uitzet de Gand......... | 1,0070 | 4,10 | 0,225 | 4,16 | 12,10 | 65,6 | 0,95 | 0,200 | 0,065 | 0,054 | 0,337 | 0,225 | 0,162 | 0,042 | id. |
| 25 | — de Malines...... | 1,0116 | 3,30 | 0,176 | 4,37 | 10,80 | 59,5 | 0,82 | 0,200 | 0,055 | 0,053 | 0,331 | » | 0,234 | 0,060 | id. |
| 26 | — — ...... | 1,0103 | 1,65 | 0,168 | 3,15 | 6,44 | 51,0 | 1,05 | 0,196 | 0,023 | 0,042 | 0,262 | » | 0,162 | 0,060 | id. |
| 27 | — — ...... | 1,0086 | 2,83 | 0,255 | 3,67 | 9,23 | 60,2 | 0,88 | 0,203 | 0,035 | 0,050 | 0,313 | » | 0,162 | 0,084 | Beaucoup |
| 28 | — — ...... | 1,0034 | 3,03 | 0,273 | 2,49 | 8,47 | 70,5 | 0,40 | 0,188 | 0,030 | 0,042 | 0,262 | » | 0,387 | 0,075 | Peu |
| 29 | — — ...... | 1,0089 | 3,13 | 0,165 | 3,52 | 9,66 | 63,5 | 0,80 | 0,180 | 0,048 | 0,053 | 0,331 | » | 0,297 | 0,066 | id. |
| 30 | — — ...... | 1,0090 | 2,80 | 0,202 | 3,36 | 8,88 | 63,2 | 0,83 | 0,160 | 0,045 | 0,050 | 0,313 | » | 0,189 | 0,060 | id. |

RÉSULTATS D'ANALYSES DE BIÈRES, RAPPORTÉS A 100 CENTIMÈTRES CUBES (*suite*).

| NUMÉROS | DÉSIGNATION DES BIÈRES | DENSITÉ A 15° | ALCOOL EN POIDS | GLYCÉRINE | EXTRAIT | EXTRAIT DU MOUT AVANT FERMENTATION | DEGRÉ RÉEL DE FERMENTATION | MALTOSE | CENDRES | ACIDE PHOSPHORIQUE | AZOTE | MATIÈRES PROTÉIQUES | ACIDITÉ TOTALE EN ACIDE LACTIQUE | ACIDE LACTIQUE | ACIDE ACÉTIQUE | ACIDE SULFUREUX |
|---|---|---|---|---|---|---|---|---|---|---|---|---|---|---|---|---|
| 31 | Bière uitzet de Malines (double). | 1,0212 | 3,58 | 0,126 | 6,98 | 13,81 | 49,4 | 2,95 | 0,290 | 0,066 | 0,100 | 0,625 | » | 0,252 | 0,060 | Peu |
| 32 | Faro de Willebrœck......... | 1,0055 | 3,50 | 0,167 | 2,82 | 9,70 | 70,9 | 0,47 | 0,467 | 0,034 | 0,036 | 0,228 | » | 0,540 | 0,120 | Traces |
| 33 | — de Vilvorde........... | 1,0185 | 5,91 | 0,051 | 7,43 | 18,47 | 60,0 | 6,90 | 0,325 | 0,116 | 0,092 | 0,575 | 0,652 | 0,360 | 0,195 | id. |
| 34 | Lambic de Vilvorde.......... | 1,0164 | 6,68 | 0,172 | 7,08 | 19,50 | 63,7 | 5,83 | 0,334 | 0,136 | 0,100 | 0,625 | 0,648 | 0,423 | 0,150 | id. |
| 35 | — de Bruxelles......... | 1,0069 | 1,93 | 0,360 | 4,42 | 8,23 | 46,3 | 0,89 | 0,327 | 0,127 | 0,120 | 0,750 | 0,864 | 0,730 | 0,096 | id. |
| 36 | — de Louvain.......... | 1,0085 | 5,71 | 0,467 | 4,67 | 15,52 | 70,0 | 0,94 | 0,393 | 0,152 | 0,154 | 0,963 | 1,395 | 0,315 | 0,720 | Peu |
| 37 | Mars de Bruxelles........... | 1,0008 | 6,17 | 0,220 | 3,40 | 15,15 | 77,5 | 0,53 | 0,180 | 0,075 | 0,054 | 0,337 | 0,135 | 0,100 | 0,024 | id. |
| 38 | Saison d'Anvers............. | 1,0109 | 3,88 | 0,370 | 4,68 | 12,20 | 61,6 | 1,24 | 0,182 | 0,069 | 0,070 | 0,437 | 0,117 | 0,063 | 0,035 | id. |
| 39 | — de Liège............ | 1,0070 | 2,20 | 0,160 | 2,95 | 7,32 | 60,0 | 0,66 | 0,139 | 0,045 | 0,028 | 0,175 | 0,117 | 0,072 | 0,030 | id. |
| 40 | — — ............ | 1,0063 | 2,04 | 0,170 | 2,38 | 6,45 | 63,1 | 0,46 | 0,138 | 0,033 | 0,030 | 0,187 | 0,117 | 0,054 | 0,040 | id. |
| 41 | Bavière de Louvain........... | 1,0177 | 3,35 | 0,130 | 6,15 | 12,62 | 51,3 | 2,10 | 0,193 | 0,077 | 0,090 | 0,562 | 0,153 | 0,126 | 0,018 | Beaucoup |
| 42 | 1/2 Bavière de Malines....... | 1,0101 | 4,57 | 0,189 | 4,47 | 13,26 | 66,3 | 0,80 | 0,163 | 0,040 | 0,062 | 0,387 | » | 0,180 | 0,006 | Traces |
| 43 | — — ....... | 1,0203 | 4,39 | 0,155 | 7,08 | 15,52 | 54,3 | 2,43 | 0,245 | 0,101 | 0,114 | 0,712 | » | 0,261 | 0,012 | id. |
| 44 | Peeterman de Louvain....... | 1,0213 | 2,23 | 0,045 | 6,45 | 10,80 | 40,3 | 1,98 | 0,314 | 0,044 | 0,057 | 0,356 | 0,560 | » | » | Point |
| 45 | — — ...... | 1,0164 | 3,18 | 0,023 | 5,49 | 11,66 | 53,0 | 1,26 | 0,227 | 0,056 | 0,059 | 0,369 | 0,432 | » | » | Traces |
| 46 | — — ...... | 1,0222 | 3,25 | 0,140 | 6,95 | 13,20 | 47,3 | 2,40 | 0,189 | 0,045 | 0,067 | 0,419 | 0,320 | » | » | Point |
| 47 | — — ...... | 1,0128 | 3,50 | 0,028 | 4,36 | 11,17 | 61,0 | 1,27 | 0,202 | 0,034 | 0,064 | 0,400 | 0,325 | » | » | Point |
| 48 | — — ...... | 1,0227 | 3,54 | 0,141 | 6,85 | 13,65 | 50,0 | 2,75 | 0,190 | 0,060 | 0,059 | 0,369 | 0,095 | 0,058 | 0,024 | Traces |
| 49 | Bière blanche de Louvain.... | 1,0134 | 3,27 | 0,033 | 4,67 | 11,04 | 57,7 | 1,35 | 0,200 | 0,056 | 0,061 | 0,385 | 0,603 | » | » | Point |
| 50 | — — .... | 1,0100 | 2,41 | 0,059 | 4,00 | 8,75 | 54,2 | 0,71 | 0,159 | 0,051 | 0,056 | 0,350 | 0,280 | » | » | id. |
| 51 | — — .... | 1,0110 | 2,42 | 0,075 | 4,08 | 8,85 | 54,0 | 0,63 | 0,195 | 0,052 | 0,056 | 0,350 | 0,387 | » | » | id. |
| 52 | — — .... | 1,0230 | 3,20 | 0,168 | 7,08 | 13,24 | 46,5 | 3,03 | 0,193 | 0,080 | 0,062 | 0,388 | 0,080 | 0,072 | 0,010 | Traces |
| 53 | — de Putte...... | 1,0080 | 2,88 | 0,180 | 3,08 | 8,76 | 64,8 | 0,58 | 0,177 | 0,023 | 0,059 | 0,369 | 0,190 | 0,180 | 0,060 | Peu |
| 54 | Stout....................... | 1,0169 | 1,73 | 0,204 | 7,23 | 25,70 | 71,8 | 0,94 | 0,358 | 0,115 | 0,135 | 0,844 | 0,260 | 0,153 | 0,072 | Ass. bien |
| 55 | Pale ale.................... | 1,0136 | 5,24 | 0,105 | 5,87 | 15,80 | 63,0 | 1,40 | 0,351 | 0,065 | 0,103 | 0,647 | 0,117 | 0,072 | 0,030 | Traces |
| 56 | Bière de Bornhem........... | 1,0036 | 4,32 | 0,169 | 2,77 | 11,17 | 75,2 | 0,56 | 0,176 | 0,021 | 0,050 | 0,313 | 0,330 | 0,243 | 0,090 | Ass. bien |
| 57 | Stort d'Anvers.............. | 1,0063 | 0,54 | » | 2,40 | 3,50 | 31,0 | 0,28 | 0,760 | 0,042 | 0,036 | 0,227 | 0,630 | 0,270 | 0,240 | Point |
| 58 | Munich importé ............ | 1,0254 | 3,64 | 0,057 | 7,78 | 14,73 | 47,2 | 2,96 | 0,227 | 0,090 | 0,070 | 0,437 | 0,108 | 0,072 | 0,024 | Beaucoup |
| 59 | — de Malines.......... | 1,0206 | 4,84 | 0,212 | 7,36 | 16,50 | 55,4 | 2,47 | 0,248 | 0,077 | 0,100 | 0,624 | 0,270 | 0,243 | 0,018 | Peu |

MAXIMA, MOYENNES ET MINIMA DES RÉSULTATS D'ANALYSES DE BIÈRES CONSIGNÉES

| DÉSIGNATION DES DIVERSES VARIÉTÉS DE BIÈRES | | | DENSITÉ A 15° | ALCOOL EN POIDS | GLYCÉRINE |
|---|---|---|---|---|---|
| Bières brunes de Louvain. | 5 échantillons, nos 2 à 6 inclus. | Maxima..... | 1,0180 | 4,51 | 0,200 |
| | Le n° 1, présentant une composition anormale, a dû être écarté. | Moyennes... | 1,0135 | 3,87 | 0,143 |
| | | Minima...... | 1,0080 | 3,10 | 0,100 |
| Bières brunes de Malines. | 5 échantillons, nos 11 à 15 inclus. | Maxima..... | 1,0149 | 3,09 | 0,238 |
| | | Moyennes... | 1,0108 | 2,58 | 0,200 |
| | | Minima...... | 1,0087 | 2,25 | 0,163 |
| Bières d'orges. | 7 échantillons, nos 16 à 22 inclus. | Maxima..... | 1,0131 | 4,06 | 0,348 |
| | La bière de Dinant se rapproche beaucoup des orges par sa composition, mais n'est pas comprise dans cette moyenne. | Moyennes... | 1,0099 | 3,31 | 0,185 |
| | | Minima..... | 1,0049 | 2,53 | 0,047 |
| Bières uitzet de Malines. | 6 échantillons, nos 25 à 30 inclus. | Maxima..... | 1,0116 | 3,30 | 0,273 |
| | | Moyennes... | 1,0086 | 2,79 | 0,206 |
| | | Minima..... | 1,0034 | 1,65 | 0,165 |
| Bières saison de Liège. | 2 échantillons, nos 39 et 40. | Maxima..... | » | » | » |
| | La saison d'Anvers, beaucoup plus forte, a dû être écartée. | Moyennes... | 1,0066 | 2,12 | 0,165 |
| | | Minima...... | » | » | » |
| Bières de Bavière indigènes. | 2 échantillons, nos 41 à 43 inclus. | Maxima..... | » | » | » |
| | | Moyennes... | 1,0190 | 3,87 | 0,142 |
| | | Minima..... | » | » | » |
| Bières Peeterman de Louvain. | 5 échantillons, nos 44 à 48 inclus. | Maxima..... | 1,0227 | 3,54 | 0,141 |
| | | Moyennes... | 1,0190 | 3,14 | 0,050 |
| | | Minima..... | 1,0128 | 2,23 | 0,014 |
| Bières blanches de Louvain. | 4 échantillons, nos 49 à 52 inclus. | Maxima..... | 1,0230 | 3,27 | 0,168 |
| | | Moyennes... | 1,0114 | 2,70 | 0,055 |
| | | Minima..... | 1,0100 | 2,41 | 0,033 |

OBSERVATIONS. — 1° En comparant les lambics de Louvain, de Vilvorde et de Bruxelles, on constate qu'ils même des faros de Willebrœck et de Vilvorde. — 3° La bière stort d'Anvers, qui n'est plus une bière

Parmi les variétés de bières belges, il y a notamment à distinguer les suivantes (Blas) :

**1° Bières brunes, d'orge et uitzet.** — Elles sont faites exclusivement avec du malt d'orge touraillé, d'après le procédé à infusion ou à moût trouble, et par l'addition directe d'un levain pour produire la fermentation.

Les bières brunes sont foncées et doivent leur coloration soit à une ébullition prolongée, soit à l'emploi d'un malt plus foncé, avec ou sans addition de malt noir ou de colorant.

Les bières d'orge et les uitzet, au contraire, sont pâles.

Les bières brunes de Louvain sont coupées avec de vieilles bières aigres.

**2° Lambic, faro et bières de mars.** — Ce sont des bières faites avec du malt d'orge touraillé et du froment cru.

Le lambic est obtenu à l'aide des premières macérations, il subit une fermentation spontanée. La bière de mars est généralement obtenue à l'aide des dernières macérations.

Le lambic sert souvent à couper certaines bières brunes, notamment celles de Louvain.

DANS LE TABLEAU PRÉCÉDENT. (Résultats rapportés à 100 centimètres cubes.)

| [E]XTRAIT | EXTRAIT DU MOULT AVANT FERMENTATION | DEGRÉ RÉEL DE FERMENTATION | MALTOSE | CENDRES | ACIDE PHOSPHORIQUE | AZOTE | MATIÈRES PROTÉIQUES | ACIDITÉ TOTALE EN ACIDE LACTIQUE | ACIDE LACTIQUE | ACIDE ACÉTIQUE |
|---|---|---|---|---|---|---|---|---|---|---|
| 6,05 | 13,32 | 65,5 | 3,36 | 0,329 | 0,086 | 0,087 | 0,544 | 0,495 | 0,227 | 0,160 |
| 5,13 | 12,63 | 59,1 | 2,14 | 0,233 | 0,074 | 0,074 | 0,462 | 0,378 | » | » |
| 4,06 | 11,67 | 50,8 | 0,96 | 0,174 | 0,060 | 0,056 | 0,350 | 0,180 | 0,126 | 0,036 |
| 5,02 | 9,93 | 61,0 | 2,52 | 0,280 | 0,064 | 0,064 | 0,403 | » | 0,954 | 0,462 |
| 3,98 | 9,06 | 56,2 | 1,21 | 0,208 | 0,051 | 0,054 | 0,340 | » | » | » |
| 3,29 | 8,08 | 46,8 | 0,82 | 0,180 | 0,028 | 0,048 | 0,300 | » | 0,189 | 0,010 |
| 4,60 | 12,35 | 70,9 | 1,08 | 0,420 | 0,069 | 0,078 | 0,490 | » | 0,369 | 0,108 |
| 3,92 | 10,40 | 59,0 | 0,77 | 0,240 | 0,043 | 0,055 | 0,344 | » | 0,245 | 0,135 |
| 2,78 | 8,50 | 43,7 | 0,31 | 0,163 | 0,020 | 0,045 | 0,281 | » | 0,063 | 0,018 |
| 4,37 | 10,80 | 70,5 | 1,05 | 0,203 | 0,055 | 0,053 | 0,331 | » | 0,387 | 0,084 |
| 3,43 | 8,91 | 61,3 | 0,80 | 0,188 | 0,040 | 0,048 | 0,302 | » | 0,238 | 0,067 |
| 2,49 | 6,44 | 51,0 | 0,40 | 0,160 | 0,023 | 0,042 | 0,262 | » | 0,162 | 0,060 |
| » | » | » | » | » | » | » | » | » | » | » |
| 2,66 | 6,88 | 61,5 | 0,56 | 0,138 | 0,039 | 0,029 | 0,181 | 0,117 | 0,063 | 0,035 |
| » | » | » | » | » | » | » | » | » | » | » |
| » | » | » | » | » | » | » | » | » | » | » |
| 6,60 | 14,07 | 52,8 | 2,26 | 0,219 | 0,089 | 0,102 | 0,637 | » | 0,193 | 0,015 |
| » | » | » | » | » | » | » | » | » | » | » |
| 6,95 | 13,65 | 61,0 | 2,75 | 0,314 | 0,060 | 0,067 | 0,419 | 0,560 | » | » |
| 6,02 | 12,13 | 50,3 | 1,93 | 0,224 | 0,048 | 0,061 | 0,381 | 0,346 | » | » |
| 4,36 | 10,81 | 40,3 | 1,26 | 0,189 | 0,034 | 0,057 | 0,356 | 0,095 | » | » |
| 7,08 | 13,24 | 57,7 | 3,03 | 0,200 | 0,080 | 0,062 | 0,388 | 0,603 | » | » |
| 4,25 | 9,54 | 55,3 | 0,90 | 0,184 | 0,053 | 0,058 | 0,362 | 0,423 | » | » |
| 4,00 | 8,75 | 46,5 | 0,63 | 0,159 | 0,051 | 0,056 | 0,350 | 0,080 | » | » |

[p]résentent des différences telles qu'on ne saurait les réunir pour établir des moyennes. — 2° Il en est de
[...] proprement parler, a été analysée à titre de renseignement.

Le faro est quelquefois fabriqué directement, mais généralement il s'obtient par mélange à parties égales de lambic et de bière jeune.

3° **Bières blanches de Louvain.** — Ce sont des bières faites ordinairement avec environ 45 0/0 de malt d'orge simplement séché à l'air, 5 0/0 d'avoine et 50 0/0 de froment. Le mode de brassage est spécial et comprend la saccharification en cuve-matière et en chaudière. La fermentation est déterminée par l'addition de levain.

4° **Peeterman.** — C'est une bière faite avec moitié malt touraillé et moitié froment. La Peeterman se rapproche beaucoup de la blanche de Louvain; mais elle a subi une ébullition plus longue, qui lui donne une coloration foncée et une densité plus forte.

5° **Bière de saison de Liège.** — C'est également une bière fromentassée. Elle est fabriquée avec intervention d'épeautre.

Il existe encore en Belgique un très grand nombre d'autres variétés de bière, non comprises dans ce groupement, et qu'il serait d'ailleurs fort difficile de ranger dans une classification rationnelle.

COMPOSITION DES BIÈRES ANALYSÉES AU LABORATOIRE
(Bières françaises envoyées à l'Exposition

| ORIGINE ET ESPÈCE | | DENSITÉ DE LA BIÈRE A + 15° | ALCOOL P. 100 EN VOLUME |
|---|---|---|---|
| Grande brasserie de l'Est, à Maxeville, près Nancy. | Bière-bock | 1024,2 | 4,9 |
| | Bière brune | 1023,2 | 4,9 |
| | Bière de garde | 1025,2 | 4,9 |
| Pavard et Cirier, à Saint-Germain-en-Laye. | Bière de conserve (4 mois) | 1023,2 | 4,4 |
| | Bière jeune (2 mois) | 1025,2 | 4,4 |
| Brasserie des Moulineaux (Seine) | | 1025,1 | 5,6 |
| | | 1020,1 | 5,7 |
| Brasserie de Chaune (Vosges), Hanus | | 1018,1 | 5,2 |
| Seyboth et C^e, à Bar-le-Duc (Meuse) | | 1023,1 | 4,7 |
| Brasserie La Lorraine, à Xertigny (Vosges) | | 1021,1 | 5,1 |
| Grande brasserie de l'Ouest, Le Havre. | Bière de consommation locale | 1021,1 | 4,8 |
| | Bière d'exportation | 1021,0 | 5,4 |
| Brasserie de la Flèche d'Or, à Savigny-sur-Orge (Seine-et-Marne) | | 1025,1 | 4,5 |
| Brasserie Vandenbroucque, à Bourbourg (Nord) | | 1013,0 | 4,2 |
| Brasserie du Phénix, à Marseille. | Bière blonde fraîche | 1022,4 | 5,6 |
| | Bière blonde fraîche | 1022,4 | 5,1 |
| | Bière blonde pastorisée | 1025,4 | 4,9 |
| | Bière blonde pastorisée | 1023,2 | 4,5 |
| Brasserie de la Comète, à Châlons-sur-Marne (Marne) | | 1022,2 | 5,1 |
| Jullien-Martin, à Aiglemont (Ardennes) | | 1008,2 | 5,5 |
| Brasserie Gallia, à Paris-Montrouge | | 1020,2 | 5,5 |
| Webel, à Tours (Indre-et-Loire) | | 1018,0 | 6,0 |
| Brasserie de la Frise-Brun, à Grenoble. | Bière blonde, fermentation haute | 1020,1 | 5,3 |
| | Bière blonde, fermentation basse | 1021,0 | 5,1 |
| | Bière blonde, fermentation haute | 1015,1 | 5,7 |
| Brasserie de Wittel (Vosges) | | 1017,2 | 5,0 |
| Laubenheimer fils, à Nérac (Lot-et-Garonne) | | 1026,2 | 4,1 |
| Laubenheimer fils, à Nérac. — Bière-bock | | 1015,1 | 4,5 |
| Brasserie Peters, à Puteaux | Bière viennoise | 1020,2 | 6,4 |
| | Bière pastorisée | 1021,2 | 6,3 |
| L. Arlen, à Montbéliard (Doubs) | Bière-bock | 1018,2 | 4,9 |
| | Bière de garde | 1019,2 | 5,4 |

MUNICIPAL DE PARIS (Ch. Girard).
nationale de brasserie de 1887.)

| UN LITRE DE BIÈRE CONTIENT : | | | | | | | DEGRÉ DE CONCENTRATION DU MOUT POUR 100cc | QUANTITÉ D'EXTRAIT P. 100 DISPARUE PAR LA FERMENTATION | RAPPORT DU POIDS DE L'EXTRAIT A CELUI DE L'ALCOOL |
|---|---|---|---|---|---|---|---|---|---|
| EXTRAIT A 100° | SUCRE CALCULÉ EN GLUCOSE | DEXTRINE | MATIÈRES ALBUMINOÏDES | ACIDITÉ CALCULÉE EN ACIDE SULFURIQUE | CENDRES | ACIDE PHOSPHORIQUE | | | |
| 82,28 | 12,50 | 41,12 | 2,69 | 1,70 | 2,44 | 0,74 | 16,06 | 7,84 | 2,1 |
| 78,68 | 13,88 | 42,31 | 2,77 | 1,70 | 2,52 | 0,92 | 15,70 | 7,84 | 2,0 |
| 82,84 | 14,70 | 38,83 | 3,45 | 1,87 | 2,64 | 0,92 | 16,12 | 7,84 | 2,1 |
| 75,04 | 13,15 | 36,82 | 1,86 | 1,60 | 3,04 | 0,59 | 14,54 | 7,04 | 1,9 |
| 83,24 | 11,36 | 38,38 | 2,74 | 1,84 | 3,20 | 0,72 | 15,36 | 7,04 | 2,3 |
| 85,48 | 14,28 | 35,81 | 2,19 | 1,80 | 2,96 | 0,77 | 17,52 | 8,97 | 1,9 |
| 72,52 | 10,86 | 32,85 | 1,95 | 1,20 | 2,80 | 0,72 | 16,38 | 9,13 | 1,5 |
| 63,44 | 8,46 | 28,46 | 1,74 | 1,52 | 3,00 | 0,31 | 14,66 | 8,32 | 1,4 |
| 76,96 | 10,86 | 40,03 | 1,97 | 1,72 | 2,72 | 0,33 | 15,21 | 7,52 | 2,0 |
| 69,34 | 15,35 | 29,96 | 1,71 | 1,84 | 2,60 | 0,40 | 15,09 | 8,16 | 1,6 |
| 65,88 | 11,11 | 23,05 | 1,23 | 1,72 | 2,28 | 0,61 | 14,26 | 7,68 | 1,6 |
| 66,24 | 11,90 | 21,29 | 0,99 | 1,40 | 2,28 | 0,67 | 15,27 | 8,64 | 1,5 |
| 74,80 | 12,48 | 31,30 | 1,48 | 1,20 | 2,41 | 0,66 | 14,68 | 7,20 | 2,0 |
| 41,36 | 3,84 | 12,74 | 1,26 | 1,44 | 2,84 | 0,77 | 10,85 | 6,72 | 1,2 |
| 63,52 | 7,04 | 33,05 | 1,55 | 1,34 | 2,64 | 0,64 | 15,82 | 8,97 | 1,5 |
| 68,76 | 8,33 | 44,72 | 1,67 | 1,00 | 2,56 | 0,76 | 15,03 | 8,16 | 1,6 |
| 70,20 | 6,17 | 36,76 | 1,88 | 1,22 | 2,68 | 0,51 | 14,86 | 7,84 | 1,8 |
| 72,92 | 9,61 | 43,00 | 2,04 | 1,44 | 2,60 | 0,74 | 14,10 | 7,20 | 2,0 |
| 77,68 | 11,60 | 36,42 | 1,50 | 1,44 | 2,72 | 0,97 | 15,93 | 8,16 | 1,9 |
| 36,96 | 2,08 | 19,63 | 1,17 | 1,32 | 1,92 | 0,43 | 12,50 | 8,81 | 1,3 |
| 70,92 | 7,93 | 42,06 | 1,82 | 1,44 | 2,28 | 0,52 | 15,90 | 8,81 | 1,6 |
| 65,20 | 8,33 | 36,51 | 2,03 | 1,08 | 2,12 | 0,43 | 16,14 | 9,62 | 1,3 |
| 69,44 | 8,47 | 32,20 | 2,16 | 1,40 | 2,60 | 0,28 | 15,43 | 8,48 | 1,6 |
| 71,20 | 8,62 | 38,35 | 1,93 | 1,08 | 2,60 | 0,46 | 15,28 | 8,16 | 1,7 |
| 61,36 | 10,41 | 21,05 | 0,82 | 1,40 | 2,28 | 0,49 | 15,27 | 9,13 | 1,3 |
| 58,56 | 4,34 | 34,65 | 1,68 | 1,12 | 2,28 | 0,54 | 13,85 | 8,00 | 1,4 |
| 51,48 | 6,66 | 31,05 | 1,52 | 0,72 | 2,28 | 0,47 | 12,70 | 7,56 | 1,5 |
| 59,04 | 10,63 | 39,06 | 1,02 | 0,76 | 2,12 | 0,61 | 13,10 | 7,20 | 1,7 |
| 71,28 | 9,43 | 43,23 | 2,93 | 1,44 | 2,80 | 0,49 | 17,39 | 10,26 | 1,3 |
| 77,92 | 8,62 | 42,72 | 2,89 | 1,48 | 2,84 | 0,51 | 17,89 | 10,10 | 1,5 |
| 65,80 | 7,14 | 36,78 | 2,42 | 1,12 | 2,44 | 0,61 | 14,42 | 7,84 | 1,6 |
| 68,12 | 10,86 | 35,53 | 1,83 | 1,08 | 2,56 | 0,47 | 15,22 | 8,64 | 1,5 |

COMPOSITION DES BIÈRES ANALYSÉES AU LABORATOIRE
(Bières françaises envoyées à l'Exposition

| ORIGINE ET ESPÈCE | DENSITÉ DE LA BIÈRE A + 15° | ALCOOL P. 100 EN VOLUME |
|---|---|---|
| Karscher, à Bar-le-Duc (Meuse). — Bière-bock blonde | 1021,2 | 5,4 |
| Karscher, à Bar-le-Duc. — Bière brune, genre Munich | 1022,2 | 6,3 |
| Brasserie Franco-Suisse, à Beaucaire (Gard). — Bière d'exportation | 1020,1 | 5,5 |
| Brasserie du Fort-Carré, à Saint-Dizier (H$^{te}$-Marne). — Bière-bock de garde. | 1026,1 | 5,6 |
| Brasserie du Fort-Carré, à Saint-Dizier. — Bière de garde (6 mois de cave). | 1024,1 | 5,6 |
| Burgelin, à Nantes (Loire-Inférieure). — Bière blonde | 1021,1 | 4,9 |
| Burgelin, à Nantes (Loire-Inférieure). — Bière brune | 1022,1 | 5,6 |
| Bouvaist, à Abbeville (Somme) | 1012,1 | 4,5 |
| Schmitt | 1019,1 | 5,9 |
| Delmarle, à Pont-sur-Sambre | 1013,1 | 4,1 |
| Welten, à Marseille (Bouches-du-Rhône) | 1020,1 | 6,1 |
| Tourtel, à Tantonville (Meurthe-et-Moselle) | 1022,1 | 5,5 |
| | 1022,1 | 5,5 |
| | 1021,1 | 5,5 |
| Brasserie de Terre-Neuve. Cailhe, à Montluçon (Allier) | 1022,1 | 7,8 |
| Brasserie Orléanaise. Schmitz. — Bière, fermentation basse | 1020,1 | 5,4 |
| Brasserie de la Jourdanie. Mapataud, à Limoges (Haute-Vienne) | 1022,1 | 6,8 |
| Brasserie de la Louvière. Macs fils, à Lille (Nord) | 1015,1 | 5,4 |
| Fontaine et C$^{e}$, à Louvroil (Nord) | 1015,1 | 3,8 |
| Bière de Saint-Amand-les-Eaux (Nord) | 1008,1 | 4,7 |
| Didry-Dubrulle, à Tourcoing (Nord) | 1016,1 | 3,7 |
| Eugène Guyot, à Saulieu (Côte-d'Or) | 1015,0 | 5,2 |
| P. Mathonnet, à Saint-Brieuc (Côtes-du-Nord) | 1006,0 | 3,8 |
| Ricaud frères, à Beaune (Côte-d'Or) | 1015,0 | 4,8 |
| Bière de Brienne-Fischer et Leppert, à Bordeaux (Gironde) | 1028,0 | 4,7 |
| G. Delannoy, à Beauvois (Nord). Bière blanche | 1002,0 | 4,2 |
| G. Delannoy, à Beauvois (Nord). Bière brune | 1012,0 | 4,2 |
| Cavette-Mairesse, à Saint-Waast (Nord) | 1010,0 | 3,7 |

MUNICIPAL DE PARIS (Ch. Girard) (*suite*).
nationale de brasserie de 1887.)

| UN LITRE DE BIÈRE CONTIENT : | | | | | | | DEGRÉ DE CONCENTRATION DU MOUT POUR 100$^{cc}$ | QUANTITÉ D'EXTRAIT P. 100 DISPARUE PAR LA FERMENTATION | RAPPORT DU POIDS DE L'EXTRAIT A CELUI DE L'ALCOOL |
|---|---|---|---|---|---|---|---|---|---|
| EXTRAIT A 100° | SUCRE CALCULÉ EN GLUCOSE | DEXTRINE | MATIÈRES ALBUMINOÏDES | ACIDITÉ CALCULÉE EN ACIDE SULFURIQUE | CENDRES | ACIDE PHOSPHORIQUE | | | |
| 74,68 | 6,66 | 39,23 | 2,25 | 1,04 | 2,48 | 0,38 | 16,10 | 8,64 | 1,7 |
| 77,64 | 6,17 | 45,75 | 2,09 | 1,24 | 2,96 | 0,41 | 17,86 | 10,10 | 1,4 |
| 72,48 | 5,74 | 42,39 | 2,17 | 0,96 | 2,16 | 0,44 | 16,05 | 8,81 | 1,6 |
| 88,64 | 9,25 | 36,40 | 1,40 | 1,08 | 2,32 | 0,36 | 17,83 | 8,97 | 1,9 |
| 85,48 | 10,13 | 42,42 | 2,26 | 1,24 | 2,40 | 0,41 | 17,50 | 8,97 | 1,9 |
| 72,60 | 9,43 | 36,87 | 2,25 | 1,20 | 2,40 | 0,52 | 11,18 | 7,84 | 1,8 |
| 74,00 | 6,66 | 36,88 | 2,56 | 1,44 | 2,68 | 0,52 | 16,37 | 8,97 | 1,6 |
| 45,68 | 4,67 | 17,50 | 1,94 | 0,96 | 2,32 | 0,56 | 11,76 | 7,20 | 1,2 |
| 65,52 | 5,68 | 41,66 | 3,34 | 1,56 | 3,20 | 0,44 | 17,01 | 9,45 | 1,3 |
| 45,92 | 4,00 | 26,83 | 1,49 | 0,92 | 2,08 | 0,44 | 11,15 | 6,56 | 1,4 |
| 61,96 | 7,14 | 37,95 | 2,17 | 1,24 | 2,28 | 0,41 | 16,97 | 9,78 | 1,3 |
| 68,24 | 6,25 | 37,91 | 2,17 | 1,40 | 2,28 | 0,79 | 15,61 | 8,81 | 1,3 |
| 68,04 | 8,33 | 38,55 | 2,57 | 1,28 | 2,60 | 0,77 | 15,61 | 8,81 | 1,4 |
| 65,24 | 8,33 | 37,99 | 2,17 | 1,32 | 2,32 | 0,61 | 15,33 | 8,81 | 1,2 |
| 67,48 | 6,25 | 32,26 | 1,90 | 2,04 | 2,92 | 0,82 | 20,28 | 13,53 | 1,0 |
| 07,00 | 7,35 | 29,21 | 1,72 | 1,80 | 2,64 | 0,87 | 15,34 | 8,64 | 1,5 |
| 65,40 | 8,62 | 30,60 | 1,68 | 1,76 | 2,88 | 0,77 | 17,45 | 10,91 | 1,1 |
| 53,04 | 7,57 | 21,48 | 1,36 | 1,96 | 2,52 | 0,71 | 13,95 | 8,64 | 1,2 |
| 46,36 | 8,06 | 21,85 | 1,95 | 1,20 | 1,60 | 0,40 | 10,71 | 6,08 | 1,5 |
| 36,68 | 5,55 | 15,98 | 0,78 | 1,20 | 2,12 | 0,49 | 11,18 | 7,52 | 1,0 |
| 58,28 | 7,57 | 31,92 | 0,65 | 1,32 | 1,96 | 0,49 | 11,74 | 5,92 | 1,9 |
| 56,36 | 4,50 | 30,35 | 1,49 | 1,56 | 2,56 | 0,43 | 13,96 | 8,32 | 1,3 |
| 35,76 | 5,95 | 17,42 | 0,86 | 1,28 | 1,76 | 0,38 | 9,65 | 6,08 | 1,1 |
| 55,72 | 8,33 | 25,71 | 0,85 | 1,00 | 2,28 | 0,43 | 13,25 | 7,68 | 1,5 |
| 84,20 | 10,00 | 45,71 | 1,89 | 0,80 | 1,88 | 0,46 | 15,94 | 7,52 | 2,6 |
| 15,24 | 1,75 | 3,41 | 0,65 | 2,44 | 2,88 | 0,54 | 8,24 | 6,72 | 2,8 |
| 45,24 | 6,25 | 20,89 | 1,11 | 1,20 | 1,76 | 0,69 | 11,24 | 6,72 | 1,3 |
| 38,12 | 6,25 | 17,43 | 0,77 | 1,22 | 2,12 | 0,43 | 9,73 | 5,92 | 1,1 |

Nous donnons ci-dessous un certain nombre d'analyses de bières françaises et étrangères, extraites des *Documents du Laboratoire municipal.*

BIÈRES FRANÇAISES.

| | EST | | | | | | | NORD | |
|---|---|---|---|---|---|---|---|---|---|
| | STRASBOURG | MULHOUSE | STRASBOURG | STRASBOURG | STRASBOURG | STRASBOURG | STRASBOURG | LILLE | LILLE |
| Densité.. .......... | 1,0141 | 1,025 | » | » | » | 1,0149 | 1,022 | » | » |
| Alcool 0/0 en volume. | 5,3 | 4,27 | 4,0 | 6,5 | 4,20 | 4,79 | 5,0 | 4,0 | 4,2 |
| Extrait à 100° par litre.............. | 55,5 | 80,7 | 40,0 | 60,1 | 50,0 | 56,2 | 75,90 | 40,0 | 53,0 |
| Dextrine par litre ... | 32,1 | 37,1 | » | » | » | 24,0 | 47,16 | » | » |
| Sucre par litre ...... | 9,8 | 14,3 | » | 8,63 | » | 8,53 | 11,62 | » | » |
| Acidité (en acide lactique) par litre .... | » | 5,8 | » | » | » | 4,1 | » | » | » |
| Cendres ........... | 2,44 | » | » | 1,38 | 3,5 | 3,0 | 2,32 | » | 3,5 |

BIÈRES DE BAVIÈRE.

| | MUNICH (1) | MUNICH (2) | MUNICH (3) | MUNICH (2) | STUFFELSTEIN (4) | CULMBACH (2) | CULMBACH (2) | AUGSBOURG (4) |
|---|---|---|---|---|---|---|---|---|
| Alcool 0/0 en volume. | 1,1 | 8,3 | 4,3 | 5,0 | 3,40 | 5,58 | 5,28 | 4,11 |
| Extrait à 100° par litre. | 78,0 | 6,4 | 3,9 | 120,0 | 40,9 | 113,8 | 96,8 | 56,6 |
| Acidité (en acide lactique) par litre..... | » | » | » | » | 2,1 | » | 1,5 | 3,1 |
| Cendres par litre ..... | » | » | » | » | 1,4 | 4,6 | 3,5 | 2,3 |

(1) Bière de débit. — (2) Genre bockbier. — (3) Bière de garde. — (4) Bière d'exportation.

BIÈRES ALLEMANDES DIVERSES.

| | IÉNA (1) | BALLENSTAEDT (2) | BERLIN (1) | BRUNSWICK (1) | BERLIN (1) | COBOURG | DRESDE | DRESDE (2) |
|---|---|---|---|---|---|---|---|---|
| Alcool 0/0 en volume. | 1,52 | 9,5 | 2,6 | 1,36 | 2,92 | 3,94 | 2,94 | 4,31 |
| Extrait à 100° par litre. | 36,3 | 55,0 | 2,6 | 140,0 | 46,2 | 65,0 | 36,1 | 68,9 |
| Acidité (en acide lactique) par litre..... | 3,2 | » | » | » | 3,0 | » | 1,1 | 3,6 |
| Cendres par litre..... | 1,8 | » | » | » | 1,2 | 4,59 | 1,5 | 2,4 |

(1) Bière de débit. — (2) Bière de garde.

BIÈRES AUTRICHIENNES.

| | PRAGUE (1) | PILSEN (2) | SAAZ (3) | PRAGUE (1) | LICHTENTHAL (1) | LIEZING (1) | CZISCOWITZ (3) | EGER (3) |
|---|---|---|---|---|---|---|---|---|
| Alcool 0/0 en volume. | 2,4 | 45,9 | 4,07 | 3,9 | 2,67 | 4,26 | 3,69 | 4,24 |
| Extrait à 100° par litre. | 69,0 | 53,7 | 38,2 | 109,0 | 47,3 | 80,8 | 50,0 | 46,2 |
| Acidité (en acide lactique) par litre .... | » | » | 1,9 | » | » | 3,6 | 1,2 | 3,0 |
| Cendres par litre ..... | » | 2,3 | 2,0 | » | 1,6 | » | 1,7 | » |

(1) Bière de débit. — (2) Bière d'exportation. — (3) Bière de conserve.

BIÈRES ANGLAISES.

| | LONDRES (1) | EXTRA-STOUT | PALE ALE | BURTON (2) | LONDRES (2) | DUBLIN (1) |
|---|---|---|---|---|---|---|
| Alcool 0/0 en volume. | 4,0 | 9,0 | 5,27 | 6,0 | 6,0 | 5,7 |
| Extrait à 100° par litre. | 60,0 | 75,0 | 46,2 | 149,0 | 58,3 | 74,3 |
| Sucre par litre....... | » | » | » | » | 11,25 | » |
| Cendres par litre..... | » | » | » | » | 2,16 | 4,0 |

(1) Genre Porter. — (2) Genre Ale.

BIÈRES BELGES ET HOLLANDAISES.

| | LOUVAIN | BRUXELLES (1) | BRUXELLES (1) | DIEST | BRUXELLES | BRUXELLES (1) | BRUXELLES (2) | AMSTERDAM |
|---|---|---|---|---|---|---|---|---|
| Alcool 0/0 en volume. | 2,25 | 7,77 | 6,20 | 3,50 | 4,05 | 6,38 | 4,32 | 8,44 |
| Extrait à 100° par litre............ | 50,0 | 56,5 | 20,7 | 80,0 | 41,5 | 44,7 | 51,5 | 48,0 |
| Dextrine par litre... | » | 25,9 | 7,3 | » | » | 10,0 | 29,0 | 25,0 |
| Sucre par litre..... | » | 10,6 | 3,2 | » | 6,75 | 4,44 | » | 12,04 |
| Acidité (en acide lactique) par litre ... | » | 11,2 | 11,6 | » | » | 10,4 | 8,9 | 3,1 |
| Cendres par litre... | 3,7 | 3,5 | » | » | 2,1 | 4,0 | 2,9 | » |

(1) Genre Lambic. — (2) Genre Faro.

COMPOSITION DE LA BIÈRE DE MUNICH (Prior).

| DÉSIGNATION (17 BIÈRES BRUNES ET 15 BIÈRES BLONDES) | EXTRAIT 0/0 | ALCOOL 0/0 | MALTOSE 0/0 | DEXTRINE 0/0 | ACIDITÉ 0/0 EN ACIDE LACTIQUE | EXTRAIT PRIMITIF 0/0 | DEGRÉ DE FERMENTATION |
|---|---|---|---|---|---|---|---|
| *Bière brune.* | | | | | | | |
| Maximum ....... | 7,94 | 4,11 | 3,14 | 3,50 | 0,23 | 14,16 | 57,34 |
| Minimum........ | 5,82 | 3,17 | 1,14 | 2,21 | 0,15 | 12,47 | 43,73 |
| Moyenne ........ | 6,52 | 3,64 | 1,81 | 3,22 | 0,18 | 13,52 | 51,79 |
| *Bière blonde.* | | | | | | | |
| Maximum ....... | 5,99 | 4,18 | 2,16 | 3,23 | 0,19 | 13,17 | 64,27 |
| Minimum ....... | 4,37 | 3,20 | 1,01 | 1,88 | 0,14 | 11,74 | 52,58 |
| Moyenne........ | 5,27 | 3,66 | 1,61 | 2,26 | 0,17 | 12,35 | 57,32 |

En ce qui concerne la composition des bières du Nord de la France (Lille et les environs), 145 échantillons de ces bières, analysés par nous au Laboratoire municipal de Lille, au cours des années 1903-1904, ont présenté les variations suivantes :

| | |
|---|---|
| Densité à 15° | 1.005 à 1.018 |
| Alcool 0/0 en volume | 1°,4 à 4°,7 |
| Extrait sec, par litre | 20gr,00 à 57gr,40 |
| Cendres, par litre | 0 ,80 à 6 ,60 |

Les variations se répartissent de la façon suivante :

| | | | | |
|---|---|---|---|---|
| Densité à 15° | de 1.005 à 1.010,0 | 66 | échantillons, soit | 45,52 0/0 |
| | de 1.010,1 à 1.015,0 | 74 | — | 51,04 |
| | de 1.015,1 à 1.018,0 | 5 | — | 3,44 |
| | | 145 | | |
| Alcool 0/0 en volume | de 1°,4 à 2°,0 | 7 | échantillons, soit | 4,82 0/0 |
| | de 2°,1 à 3°,0 | 46 | — | 31,73 |
| | de 3°,1 à 4°,0 | 83 | — | 57,24 |
| | de 4°,1 à 4°,7 | 9 | — | 6,21 |
| | | 145 | | |
| Extrait sec par litre | de 20gr,00 à 30gr,00 | 28 | échantillons, soit | 19,31 0/0 |
| | de 30gr,01 à 40gr,00 | 53 | — | 36,55 |
| | de 40gr,01 à 50gr,00 | 55 | — | 37,93 |
| | de 50gr,01 à 57gr,40 | 9 | — | 6,21 |
| | | 145 | | |
| Cendres par litre | de 0gr,80 à 2gr,00 | 122 | échantillons, soit | 84,14 0/0 |
| | de 2gr,01 à 4gr,00 | 20 | — | 13,79 |
| | de 4gr,01 à 6gr,60 | 3 | — | 2,07 |
| | | 145 | | |

La composition moyenne de ces bières est donc :

| | |
|---|---|
| Densité à 15° | 1.010 à 1.015 |
| Extrait sec par litre | 40gr,00 à 50gr,00 |
| Cendres par litre | 0gr,80 à 2gr,00 |
| Alcool 0/0 en volume | 3° à 4° |

## ANALYSE ET RECHERCHE DES FALSIFICATIONS

1° Détermination de la densité;
2° Dosage de l'alcool;
3° Dosage de l'extrait sec ;
4° Dosage des matières minérales;
5° Calcul de l'extrait primitif;
6° Détermination du degré de fermentation
7° Dosage de l'acidité totale;
8° Dosage de l'acidité volatile ;
9° Dosage du sucre réducteur;

10° Dosage de la dextrine ;
11° Dosage des matières azotées ;
12° Dosage de la glycérine ;
13° Dosage de l'acide phosphorique ;
14° Dosage de l'acide carbonique ;
15° Examen microscopique ;
16° Recherche des succédanés du houblon ;
17° Recherche de petites quantités d'arsenic ;
18° Recherche des antiseptiques ;
19° Recherche de la densité originelle ;
20° Bases d'appréciation.

## ANALYSE DE LA BIÈRE

1° **Détermination de la densité.** — Cette détermination ainsi que toutes les suivantes se font sur la bière débarrassée de son acide carbonique. On y arrive en l'agitant fortement, à plusieurs reprises, dans un ballon d'assez grande capacité.

La densité se détermine, à la température de 15°, avec un bon densimètre, ou à l'aide de la balance de Westphal ou du picnomètre.

2° **Dosage de l'alcool.** — Le seul procédé exact est celui par distillation :

Le dosage se fait sur 200 centimètres cubes de bière, débarrassée de son acide carbonique, qu'on neutralise par la soude caustique et qu'on distille environ aux 3/4, en recueillant le produit de la distillation dans une fiole jaugée de 200 centimètres cubes. On complète à 200 avec de l'eau distillée, on agite et on détermine le degré alcoolique, soit :

*a*) Avec l'alcoomètre centésimal de Gay-Lussac, en prenant en même temps la température et ramenant, à l'aide des tables de correction (Voir *Vin*), le degré alcoolique à la température de 15° ;

*b*) En déterminant, à l'aide du picnomètre, le poids spécifique à la température de 15°,5 et en déduisant la teneur en alcool, d'après le tableau de Hehner, donné ci-contre (Voir p. 68).

La neutralisation de la bière par la soude, avant la distillation, a pour but de fixer les acides volatils, qui, s'ils distillaient avec l'alcool, pourraient fausser la détermination du degré alcoolique.

3° **Dosage de l'extrait sec.** — Ce dosage peut être fait soit directement (par pesée), soit indirectement (par calcul).

La première de ces deux méthodes est la méthode de choix, celle qui doit toujours être employée de préférence, et on ne doit considérer la seconde que comme un contrôle.

*Par pesée.* — L'extrait sec peut être déterminé soit par évaporation dans le vide sec, soit par évaporation au bain-marie, mais on ne doit pas perdre de vue que ce second procédé est très délicat, et que l'extrait chauffé à 100° s'altère très rapidement.

TABLE DE HEHNER (d'après Frésénius).

| POIDS SPÉCIFIQUES A 15° 1/2 C. | ALCOOL ABSOLU 0/0 EN POIDS | ALCOOL ABSOLU 0/0 EN VOLUME | POIDS SPÉCIFIQUES A 15° 1/2 C. | ALCOOL ABSOLU 0/0 EN POIDS | ALCOOL ABSOLU 0/0 EN VOLUME |
|---|---|---|---|---|---|
| 1,0000 | 0,00 | 0,00 | 0,9945 | 3,12 | 3,90 |
| 0,9999 | 0,05 | 0,07 | 4 | 3,18 | 3,98 |
| 8 | 0,11 | 0,13 | 3 | 3,24 | 4,05 |
| 7 | 0,16 | 0,20 | 2 | 3,29 | 4,12 |
| 6 | 0,21 | 0,26 | 1 | 3,35 | 4,20 |
| 5 | 0,26 | 0,33 | 0 | 3,41 | 4,27 |
| 4 | 0,32 | 0,40 | 0,9939 | 3,47 | 4,34 |
| 3 | 0,37 | 0,46 | 8 | 3,53 | 4,42 |
| 2 | 0,42 | 0,53 | 7 | 3,59 | 4,49 |
| 1 | 0,47 | 0,60 | 6 | 3,65 | 4,56 |
| 0 | 0,53 | 0,66 | 5 | 3,71 | 4,63 |
| 0,9989 | 0,58 | 0,73 | 4 | 3,76 | 4,71 |
| 8 | 0,63 | 0,79 | 3 | 3,82 | 4,78 |
| 7 | 0,68 | 0,86 | 2 | 3,88 | 4,85 |
| 6 | 0,74 | 0,93 | 1 | 3,94 | 4,93 |
| 5 | 0,79 | 0,99 | 0 | 4,00 | 5,00 |
| 4 | 0,84 | 1,06 | 0,9929 | 4,06 | 5,08 |
| 3 | 0,89 | 1,13 | 8 | 4,12 | 5,16 |
| 2 | 0,95 | 1,19 | 7 | 4,19 | 5,24 |
| 1 | 1,00 | 1,26 | 6 | 4,25 | 5,32 |
| 0 | 1,06 | 1,34 | 5 | 4,31 | 5,39 |
| 0,9979 | 1,12 | 1,42 | 4 | 4,37 | 5,47 |
| 8 | 1,19 | 1,49 | 3 | 4,44 | 5,55 |
| 7 | 1,25 | 1,57 | 2 | 4,50 | 5,63 |
| 6 | 1,31 | 1,65 | 1 | 4,56 | 5,71 |
| 5 | 1,37 | 1,73 | 0 | 4,62 | 5,78 |
| 4 | 1,44 | 1,81 | 0,9919 | 4,69 | 5,86 |
| 3 | 1,50 | 1,88 | 8 | 4,75 | 5,94 |
| 2 | 1,56 | 1,96 | 7 | 4,81 | 6,02 |
| 1 | 1,62 | 2,04 | 6 | 4,87 | 6,10 |
| 0 | 1,69 | 2,12 | 5 | 4,94 | 6,17 |
| 0,9969 | 1,75 | 2,20 | 4 | 5,00 | 6,24 |
| 8 | 1,81 | 2,27 | 3 | 5,06 | 6,32 |
| 7 | 1,87 | 2,35 | 2 | 5,12 | 6,40 |
| 6 | 1,94 | 2,43 | 1 | 5,19 | 6,48 |
| 5 | 2,00 | 2,51 | 0 | 5,25 | 6,55 |
| 4 | 2,06 | 2,58 | 0,9909 | 5,31 | 6,63 |
| 3 | 2,11 | 2,62 | 8 | 5,37 | 6,71 |
| 2 | 2,17 | 2,72 | 7 | 5,44 | 6,78 |
| 1 | 2,22 | 2,79 | 6 | 5,50 | 6,86 |
| 0 | 2,28 | 2,86 | 5 | 5,56 | 6,94 |
| 0,9959 | 2,33 | 2,93 | 4 | 5,62 | 7,01 |
| 8 | 2,39 | 3,00 | 3 | 5,69 | 7,09 |
| 7 | 2,44 | 3,07 | 2 | 5,75 | 7,17 |
| 6 | 2,50 | 3,14 | 1 | 5,81 | 7,25 |
| 5 | 2,56 | 3,21 | 0 | 5,87 | 7,32 |
| 4 | 2,61 | 3,28 | 0,9899 | 5,94 | 7,40 |
| 3 | 2,67 | 3,35 | 8 | 6,00 | 7,48 |
| 2 | 2,72 | 3,42 | 7 | 6,07 | 7,57 |
| 1 | 2,78 | 3,49 | 6 | 6,14 | 7,66 |
| 0 | 2,83 | 3,55 | 5 | 6,21 | 7,74 |
| 0,9949 | 2,89 | 3,62 | 4 | 6,28 | 7,83 |
| 8 | 2,94 | 3,69 | 3 | 6,36 | 7,92 |
| 7 | 3,00 | 3,76 | 2 | 6,43 | 8,01 |
| 6 | 3,06 | 3,83 | 1 | 6,50 | 8,01 |

TABLE DE HEHNER (d'après Frésénius) (*suite*).

| POIDS SPÉCIFIQUES A 15° 1/2 C. | ALCOOL ABSOLU 0/0 EN POIDS | ALCOOL ABSOLU 0/0 EN VOLUME | POIDS SPÉCIFIQUES A 15° 1/2 C. | ALCOOL ABSOLU 0/0 EN POIDS | ALCOOL ABSOLU 0/0 EN VOLUME |
|---|---|---|---|---|---|
| 0 | 6,57 | 8,18 | 0,9839 | 10,15 | 12,58 |
| 0,9889 | 6,71 | 8,27 | 8 | 10,23 | 12,68 |
| 8 | 6,74 | 8,36 | 7 | 10,31 | 12,77 |
| 7 | 6,78 | 8,45 | 6 | 10,38 | 12,87 |
| 6 | 6,86 | 8,54 | 5 | 10,46 | 12,96 |
| 5 | 6,93 | 8,63 | 4 | 10,54 | 13,05 |
| 4 | 7,00 | 8,72 | 3 | 10,62 | 13,15 |
| 3 | 7,07 | 8,80 | 2 | 10,69 | 13,24 |
| 2 | 7,13 | 8,88 | 1 | 10,77 | 13,34 |
| 1 | 7,20 | 8,97 | 0 | 10,85 | 13,43 |
| 0 | 7,27 | 9,04 | 0,9829 | 10,92 | 13,52 |
| 0,9879 | 7,33 | 9,13 | 8 | 11,00 | 13,62 |
| 8 | 7,40 | 9,21 | 7 | 11,08 | 13,71 |
| 7 | 7,47 | 9,29 | 6 | 11,15 | 13,81 |
| 6 | 7,53 | 9,37 | 5 | 11,23 | 13,90 |
| 5 | 7,60 | 9,45 | 4 | 11,31 | 13,99 |
| 4 | 7,67 | 9,54 | 3 | 11,38 | 14,09 |
| 3 | 7,73 | 9,62 | 2 | 11,46 | 14,18 |
| 2 | 7,80 | 9,70 | 1 | 11,54 | 14,27 |
| 1 | 7,87 | 9,78 | 0 | 11,62 | 14,37 |
| 0 | 7,93 | 9,86 | 0,9819 | 11,69 | 14,46 |
| 0,9869 | 8,00 | 9,95 | 8 | 11,77 | 14,56 |
| 8 | 8,07 | 10,03 | 7 | 11,85 | 14,65 |
| 7 | 8,14 | 10,12 | 6 | 11,92 | 14,74 |
| 6 | 8,21 | 10,21 | 5 | 12,00 | 14,84 |
| 5 | 8,29 | 10,30 | 4 | 12,08 | 14,93 |
| 4 | 8,36 | 10,38 | 3 | 12,15 | 15,02 |
| 3 | 8,43 | 10,47 | 2 | 12,23 | 15,12 |
| 2 | 8,50 | 10,56 | 1 | 12,30 | 15,21 |
| 1 | 8,57 | 10,65 | 0 | 12,38 | 15,30 |
| 0 | 8,64 | 10,73 | 0,9809 | 12,46 | 15,40 |
| 0,9859 | 8,71 | 10,82 | 8 | 12,54 | 15,49 |
| 8 | 8,79 | 10,91 | 7 | 12,62 | 15,58 |
| 7 | 8,86 | 11,00 | 6 | 12,69 | 15,68 |
| 6 | 8,93 | 11,08 | 5 | 12,77 | 15,77 |
| 5 | 9,00 | 11,17 | 4 | 12,85 | 15,86 |
| 4 | 9,07 | 11,26 | 3 | 12,92 | 15,96 |
| 3 | 9,14 | 11,35 | 2 | 13,00 | 16,05 |
| 2 | 9,21 | 11,42 | 1 | 13,08 | 16,15 |
| 1 | 9,29 | 11,45 | 0 | 13,15 | 16,24 |
| 0 | 9,36 | 11,61 | 0,9799 | 13,23 | 16,33 |
| 0,9849 | 9,43 | 11,70 | 8 | 13,31 | 16,43 |
| 8 | 9,50 | 11,79 | 7 | 13,38 | 16,52 |
| 7 | 9,57 | 11,87 | 6 | 13,46 | 16,61 |
| 6 | 9,64 | 11,96 | 5 | 13,54 | 16,70 |
| 5 | 9,71 | 12,05 | 4 | 13,62 | 16,80 |
| 4 | 9,79 | 12,13 | 3 | 13,69 | 16,89 |
| 3 | 9,86 | 12,22 | 2 | 13,77 | 16,98 |
| 2 | 9,93 | 12,31 | 1 | 13,85 | 17,08 |
| 1 | 10,00 | 12,40 | 0 | 13,92 | 17,17 |
| 0 | 10,08 | 12,49 | | | |

La détermination dans le vide se fait exactement comme pour le vin, en opérant sur 5 centimètres cubes.

Si l'on opère à 100°, on place dans une capsule de platine tarée 5 centimètres cubes de bière, on chauffe pendant quatre heures au bain-marie bouillant, on laisse refroidir dans l'air sec et on pèse.

*Procédé par calcul.* — On évapore au bain-marie bouillant, dans une capsule de porcelaine, 100 centimètres cubes de bière, débarrassée de l'acide carbonique, et très exactement mesurés à 15°. Lorsque les deux tiers environ du liquide sont évaporés, on laisse refroidir, et on ramène, avec de l'eau distillée, au volume primitif de 100 centimètres cubes. On prend la densité, à 15°, avec un densimètre très sensible, dont une division correspond à un dix-millième et dont les graduations sont comprises entre 1.010 et 1.040.

Le tableau suivant, dû à Balling, donne le poids d'extrait sec pour 100 correspondant à cette densité de la bière ainsi débarrassée de son alcool et de son acide carbonique. Une interpolation donnera les chiffres d'extrait correspondant aux densités intermédiaires.

| DENSITÉ A 15° C. | EXTRAIT SEC 0/0 | DENSITÉ A 15° C. | EXTRAIT SEC 0/0 | DENSITÉ A 15° C. | EXTRAIT SEC 0/0 |
|---|---|---|---|---|---|
| 1,0100 | 2,526 | 1,0205 | 5,231 | 1,0310 | 7,947 |
| 1,0105 | 2,654 | 1,0210 | 5,361 | 1,0315 | 8,076 |
| 1,0110 | 2,781 | 1,0215 | 5,492 | 1,0320 | 8,206 |
| 1,0115 | 2,909 | 1,0220 | 5,622 | 1,0325 | 8,336 |
| 1,0120 | 3,036 | 1,0225 | 5,753 | 1,0330 | 8,466 |
| 1,0125 | 3,165 | 1,0230 | 5,883 | 1,0335 | 8,597 |
| 1,0130 | 3,293 | 1,0235 | 6,014 | 1,0340 | 8,727 |
| 1,0135 | 3,422 | 1,0240 | 6,144 | 1,0345 | 8,857 |
| 1,0140 | 3,550 | 1,0245 | 6,272 | 1,0350 | 8,988 |
| 1,0145 | 3,679 | 1,0250 | 6,401 | 1,0355 | 9,118 |
| 1,0150 | 3,807 | 1,0255 | 6,529 | 1,0360 | 9,248 |
| 1,0155 | 3,936 | 1,0260 | 6,658 | 1,0365 | 9,379 |
| 1,0160 | 4,064 | 1,0265 | 6,786 | 1,0370 | 9,511 |
| 1,0165 | 4,194 | 1,0270 | 6,914 | 1,0375 | 9,642 |
| 1,0170 | 4,323 | 1,0275 | 7,043 | 1,0380 | 9,773 |
| 1,0175 | 4,453 | 1,0280 | 7,171 | 1,0385 | 9,905 |
| 1,0180 | 4,582 | 1,0285 | 7,300 | 1,0390 | 10,036 |
| 1,0185 | 4,712 | 1,0290 | 7,430 | 1,0395 | 10,168 |
| 1,0190 | 4,841 | 1,0295 | 7,559 | 1,0400 | 10,299 |
| 1,0195 | 4,971 | 1,0300 | 7,688 | | |
| 1,0200 | 5,100 | 1,0305 | 7,818 | | |

D'après Schultze, cette table serait quelque peu inexacte, car elle serait basée sur des déterminations directes d'extrait faites à une température trop élevée (Bungener). La table de Schultze donnerait les chiffres précis ; il est d'ailleurs facile de passer des chiffres de Balling à ceux de Schultze, en multipliant les premiers par le coefficient 1,0338.

**4° Dosage des matières minérales.** — On incinère au rouge sombre, jusqu'à cendres blanches, le résidu de l'évaporation de 20 ou 25 centimètres cubes de bière placés dans une capsule de platine tarée, on laisse refroidir dans l'air sec et on pèse.

5° **Calcul de l'extrait primitif ou degré de concentration du moût avant fermentation.** — On nomme ainsi la quantité d'extrait contenue dans le moût de bière avant sa fermentation. On obtient ce chiffre, avec une exactitude suffisante, en ajoutant au poids de l'extrait sec pour 100 le double du poids de l'alcool contenu dans 100 centimètres cubes de bière.

Si on appelle A le degré alcoolique de la bière, E le poids de l'extrait sec, le poids de l'extrait primitif pour 100 sera, par conséquent :

$$E + 2(A \times 0,9).$$

La formule suivante donne une plus grande précision (formule de Holzner) :

$$\text{Extrait primitif pour } 100 = \frac{100\,(E + 2,0665A)}{100 + 1,0665A} \text{ (Blas).}$$

6° **Détermination du degré de fermentation de la bière.** — Ce degré représente, sous une forme conventionnelle, la quantité de matières extractives transformées en alcool et acide carbonique. Sauf pour certaines bières spéciales, telles que les bières bock, ce degré de fermentation ne doit jamais être inférieur à 44 0/0. Il est calculé d'après la formule suivante, en appelant $S_t$ l'extrait primitif exprimé en grammes pour 100 centimètres cubes :

$$\text{Degré de fermentation} = 100 \times \frac{S_t - E}{S_t}$$ (*Manuel suisse des denrées alimentaires*).

7° **Dosage de l'acidité totale.** — On place dans un petit ballon 100 centimètres cubes de bière, on relie celui-ci à un réfrigérant ascendant et on fait bouillir pendant dix minutes, pour chasser tout l'acide carbonique. On laisse refroidir et on titre l'acidité, à l'aide de la soude déci-normale, en se servant comme indicateur soit de la phtaléine du phénol en solution alcoolique pour les bières peu colorées, soit, pour les bières brunes, de papier de tournesol très sensible, en opérant à la touche. L'acidité totale d'une bière s'exprime en acide lactique; par conséquent, le nombre de centimètres cubes de soude $\frac{n}{10}$ qu'il a fallu employer, multiplié par 0,009, donne l'acidité totale pour 100.

8° **Dosage de l'acidité volatile.** — On évapore à consistance sirupeuse et au bain-marie, dans une capsule de porcelaine ou de préférence dans un vase à extrait, 100 centimètres cubes de bière, qu'on ajoute par petites portions successives. On reprend le résidu par l'eau distillée et on dose l'acidité restante, c'est-à-dire l'acidité fixe due à l'acide lactique, comme plus haut.

La différence entre l'acidité totale et l'acidité fixe donne l'acidité volatile due à l'acide acétique et qu'on exprime d'ailleurs en acide acétique. Il suffit, pour cela, de multiplier par 0,006 la différence entre les volumes de soude $\frac{n}{10}$ employés (ces volumes étant exprimés en centimètres cubes).

9° **Dosage du sucre réducteur.** — A côté du maltose et de la dextrine, il existe dans la bière des hydrates de carbone mal définis. Comme il est bien connu que le pouvoir réducteur du maltose est différent de celui du glucose, les résultats que l'on obtient, exprimés en ce dernier sucre, ne sont donc qu'une indication, et, si l'on veut alors avoir la teneur de la bière en sucre réducteur exprimé en maltose anhydre, il faut multiplier le résultat trouvé (en glucose) par 1,64.

On ajoute à 100 centimètres cubes de bière, débarrassée de l'acide carbonique, 10 centimètres cubes de sous-acétate de plomb liquide, on agite et on filtre sur un filtre sec.

Dans la liqueur filtrée, on dose le sucre réducteur à l'aide de la liqueur de Fehling. Pour cela, on place 10 centimètres cubes de liqueur de Fehling dans un gros tube à essai ou dans une capsule de porcelaine, on fait bouillir et, tout en maintenant l'ébullition, on y fait tomber peu à peu, à l'aide d'une burette graduée, la liqueur sucrée jusqu'à ce que le liquide surnageant ne présente plus aucune teinte bleue.

Soit $n$ le nombre de centimètres cubes de liqueur sucrée qu'il a fallu employer. Si la liqueur de Fehling est telle que 10 centimètres cubes sont réduits par $0^{gr},050$ de glucose, la teneur de la bière en sucre réducteur exprimé en glucose par litre sera :

$$\frac{0,050 \times 110 \times 10}{n} = \frac{55}{n},$$

et exprimé en maltose anhydre par litre :

$$\frac{55}{n} \times 1,64 = \frac{90,20}{n}.$$

10° **Dosage de la dextrine.** — On place dans un ballon 50 centimètres cubes de bière, qu'on additionne de 15 centimètres cubes d'acide chlorhydrique (de densité 1,12) et d'eau distillée pour faire un volume total d'environ 150 centimètres cubes. On relie le ballon à un réfrigérant ascendant et on chauffe le tout, pendant au moins deux heures, au bain-marie bouillant. Dans ces conditions, on effectue l'hydrolyse de la dextrine, qu'on transforme ainsi en glucose ; cette hydratation peut être faite en moins d'une heure si on chauffe à l'autoclave à 100°.

On laisse refroidir, on neutralise le liquide par de la soude caustique et on ramène le volume à 200 centimètres cubes. On dose, dans ce liquide, le glucose total comme il est dit plus haut. Du poids de glucose trouvé, on retranche le poids du sucre réducteur (calculé en glucose) existant dans 50 centimètres cubes de bière, et déterminé précédemment. La différence représente donc le glucose correspondant à la dextrine. Ce chiffre de glucose, multiplié par 0,9, puis par 2, donne la dextrine contenue dans 100 centimètres cubes de bière.

On peut également opérer de la façon suivante, qui donne de bons résultats :

La bière décolorée par le sous-acétate de plomb, en vue du dosage du maltose, est examinée au polarimètre. Par suite de cette défécation, le chiffre trouvé doit être augmenté d'un dixième. Soit A la déviation polarimétrique de la bière en degrés saccharimétriques. Le poids en grammes de la dextrine contenue dans 100 centimètres cubes de bière sera :

$$\frac{A - (\text{maltose } 0/0 \times 2,5)}{3,4}.$$

11° **Dosage des matières azotées.** — Pour doser l'azote total dans les bières, on emploie ordinairement la méthode de Kjeldahl, basée sur ce que les substances organiques azotées, chauffées en présence de l'acide sulfurique concentré, se décomposent en acide carbonique, eau et ammoniaque. Tout l'azote passe à l'état d'ammoniaque, qui se combine à l'acide sulfurique. Il suffit de décomposer le sel formé par un alcali, de séparer l'ammoniaque par distillation et de le doser volumétriquement.

Dans un matras de Kjeldahl, sorte de fiole à fond rond et en forme de poire, de 3 à 400 centimètres cubes de capacité, on introduit 20 centimètres cubes de bière, 20 centimètres cubes d'un mélange de 2 parties d'acide sulfurique monohydraté et de 1 partie d'acide sulfurique fumant, et un petit globule de mercure.

On dispose le matras légèrement incliné sur un bec de Bunsen (*fig.* 5), et on place sur le goulot un petit entonnoir dont la douille est taillée en biseau; on chauffe doucement.

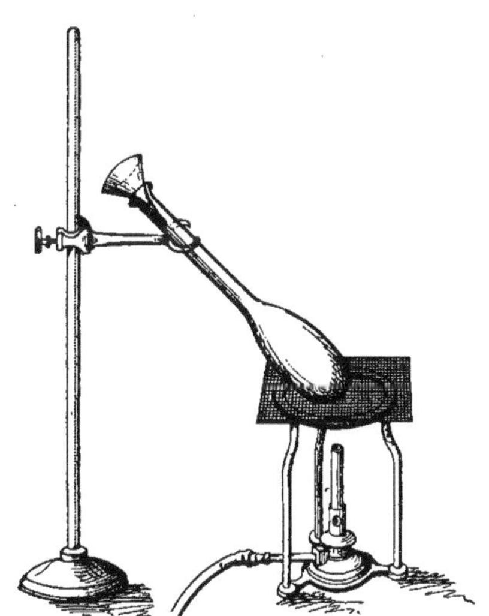

Fig. 5. — Matras de Kjeldahl.

Tout d'abord l'eau s'évapore, le mélange brunit et l'on porte à l'ébullition, qu'on maintient modérée jusqu'à décoloration du liquide. On éteint, on laisse refroidir et on ajoute peu à peu 30 à 40 centimètres cubes d'eau ; on laisse refroidir de nouveau, on ajoute 2 à 3 gouttes de phénolphtaléine et on traite rapidement la liqueur par la soude jusqu'à léger excès, ce qui amène une coloration rose intense du mélange. On y ajoute ensuite un excès de monosulfure de sodium (6 à 8 centimètres cubes environ d'une solution à 10 0/0), pour empêcher la formation de combinaisons ammonio-mercuriques, difficilement décomposables par les alcalis et qui n'assureraient pas la libre distillation de l'ammoniaque.

Maquenne et Roux préfèrent, au monosulfure de sodium, l'hypophosphite de soude, qui précipite le métal à l'état libre et d'une façon absolue, car le sulfure de mercure se dissout dans les sulfures alcalins; la précipitation est alors incomplète et, dès lors, rien ne s'oppose à ce qu'il se reforme des composés ammonio-mercuriques semblables ou identiques à ceux que l'on se proposait de détruire. L'emploi de l'hypophosphite est très simple : il suffit de l'introduire par petite portion dans le liquide sulfurique étendu et encore chaud. La précipitation du mercure s'effectue presque instantanément et d'une manière brusque; on la complète en chauffant le tout jusque vers 60 à 70°, et on refroidit.

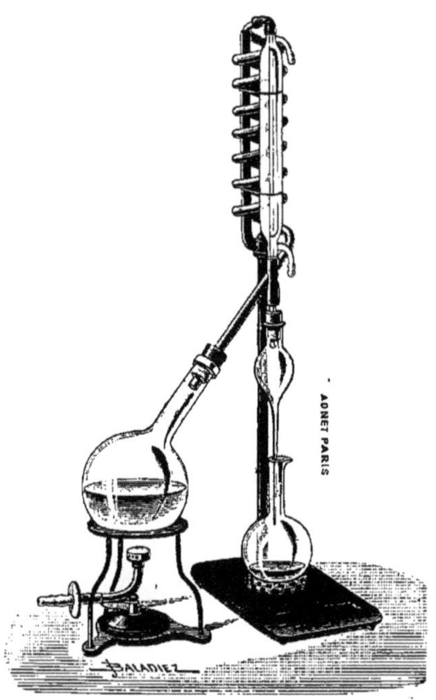

Fig. 6. — Appareil à distiller d'Aubin.

Quelle que soit la méthode employée pour la séparation du mercure, le liquide est rapidement transvasé dans un matras à fond rond de l'appareil à distiller d'Aubin (*fig.* 6); on ajoute encore 20 à 25 centimètres cubes de lessive de soude et quelques grenailles de zinc; puis, on distille. Le liquide distillé est reçu dans un matras où vient aboutir un tube à entonnoir fixé au réfrigérant de l'appareil. Ce matras contient 50 centimètres cubes de liqueur décinormale d'acide sulfurique colorée en rouge par quelques gouttes de teinture de tournesol ; on conduit l'ébullition du liquide du matras de façon à ce que ce tube métallique ne laisse tomber dans le tube à entonnoir qu'une goutte toutes les deux ou trois secondes. On continue la distillation tant que le liquide distillé colore une goutte de réactif de Nessler.

On procède ensuite au dosage de l'acide resté libre ; pour cela, on enlève le tube à entonnoir, que l'on lave au-dessus du matras avec de l'eau distillée, et, à l'aide d'une burette graduée, on verse de la soude décinormale jusqu'à virage au bleu.

Soit $n$ le nombre de centimètres cubes de soude décinormale nécessaire à la saturation de l'acide resté libre sur les 50 centimètres cubes employés; la différence $50-n$ correspond à l'ammoniaque de l'azote total des 20 centimètres cubes de bière, et cette différence $50-n$, multipliée par 0,0014, exprimera la proportion d'azote total de ces 20 centimètres cubes. La teneur en matières azotées sera obtenue en multipliant le chiffre trouvé d'azote par 6,25.

G. Denigès propose d'employer l'oxalate de potasse à la place du mercure comme adjuvant dans la destruction de la matière organique par l'acide sulfurique concentré. En voici la technique :

Dans un matras de Kjeldahl, on introduit 20 centimètres cubes de bière, 10 centimètres cubes d'une solution d'oxalate de potasse à 30 0/0 et 10 centimètres cubes d'acide sulfurique pur.

Lorsque la décoloration est obtenue, on enlève le ballon du feu, on l'agite quelques instants à l'air, et on achève de le refroidir en le posant quelques minutes sur de la ouate.

Après refroidissement, on verse par l'entonnoir 40 centimètres d'eau tiède, et on agite jusqu'à obtention d'un liquide homogène. On refroidit le ballon dans l'eau froide, et on y ajoute, en présence de phénolphtaléine, de la lessive de soude à 1,033 de densité, jusqu'à coloration légèrement rosée que l'on fait aussitôt disparaître par 1 ou 2 gouttes d'acide sulfurique au 1/5e ; on ajoute de l'eau distillée pour parfaire le volume à 100 centimètres cubes à la température de 18°-20°, et, sur la totalité ou sur une partie aliquote, on dose l'ammoniaque comme on l'a indiqué précédemment.

12° **Dosage de la glycérine.** — On utilise généralement, pour ce dosage, soit la méthode de Pasteur, soit celle de Griessmayer. C'est la première qui donne le plus de précision.

a) *Procédé de Pasteur, modifié par Reichardt, Neubauer, Borgmann et Clausnitzer.* — Ce procédé est basé sur la solubilité de la glycérine dans un mélange d'alcool et d'éther.

On évapore aux 2/3, sur le bain-marie et dans une capsule de porcelaine, 50 centimètres cubes de bière débarrassée de l'acide carbonique. On ajoute au liquide 3 grammes de chaux caustique et on continue l'évaporation jusqu'à ce qu'on ait obtenu un sirop qui est alors mélangé avec 10 grammes de sable lavé; la masse est ensuite desséchée jusqu'à ce qu'elle ne puisse plus se détacher des parois de la capsule lorsqu'on l'incline. Le résidu est renfermé en totalité dans une cartouche de papier à filtre, et traité par l'alcool dans un appareil à épuisement. Lorsque cet épuisement est terminé, l'alcool est recueilli et évaporé par distillation et le résidu est repris par 10 centimètres cubes d'alcool absolu ; cette solution, divisée en trois portions, est additionnée d'une quantité totale d'éther de 15 centimètres cubes et, après mélange, abandonnée au repos pendant cinq ou six heures. Le liquide clair est décanté et évaporé. Le résidu est lavé deux ou trois fois avec un mélange de 2 volumes d'alcool à 90° et de 3 volumes d'éther. Les liquides d'épuisement sont évaporés dans une capsule de porcelaine tarée ; le résidu est desséché pendant une heure dans une étuve à eau bouillante, pesé, calciné et pesé de nouveau.

Du premier poids trouvé, on retranche le poids des cendres et la différence représente le poids de la glycérine contenue dans 50 centimètres cubes de bière.

La quantité ainsi trouvée est toujours un peu faible, une petite partie de la glycérine pouvant être entraînée par la vapeur d'eau et par l'alcool. Cette perte est, en moyenne, de 5,91 0/0 du poids du résidu de l'épuisement.

b) *Procédé de Griessmayer.* — Ce procédé permet de doser, en même temps que la glycérine, la résine de houblon et, par conséquent, d'une manière approximative, la quantité de houblon introduite dans la bière, en se basant sur ce que le poids du houblon est, en moyenne, 20 fois celui de la résine.

Trois cents centimètres cubes de bière sont évaporés au bain-marie, à environ 100 centimètres cubes. Le sirop obtenu est versé dans un ballon de 500 centimètres cubes à col étroit et additionné de 200 centimètres cubes d'éther de pétrole. On bouche le ballon et on l'agite trois ou quatre fois pendant cinq minutes; on laisse déposer pendant trois heures et on verse le mélange dans une boule à décantation; on laisse au repos pendant trois ou quatre heures, après quoi on laisse écouler le liquide brun qui forme la couche inférieure.

La masse gélatineuse et l'excès d'éther de pétrole qui surnageaient sont décantés dans une capsule de platine tarée et évaporés à l'air libre.

Le sirop séparé de l'éther de pétrole est épuisé une dernière fois par l'éther de pétrole; dès qu'on l'a décanté, on le rend alcalin par addition d'eau de baryte. Le contenu de la boule à décantation est réuni au produit du premier épuisement.

Après quelques heures de repos, on décante le liquide clair de la capsule de platine, on porte celle-ci au bain-marie et on termine la dessiccation à froid sur l'acide sulfurique. Le résidu de cette évaporation représente la résine de houblon contenue dans les 300 centimètres cubes de bière employés.

Le liquide alcalin est traité par le double de son volume d'un mélange de 2 volumes d'alcool absolu et de 3 volumes d'éther, et ensuite décanté. On refait un nouvel épuisement. Les liquides éthéro-alcooliques sont réunis et chauffés doucement au bain-marie. La solution alcoolique restante est évaporée, par petites portions, très lentement au bain-marie, dans une capsule de porcelaine tarée. Lorsque l'évaporation est terminée, on place la capsule, pendant deux jours, sous une cloche sur l'acide sulfurique ou sur l'acide phosphorique anhydre; puis on pèse. Le poids trouvé représente la glycérine contenue dans les 300 centimètres cubes de bière.

**13° Dosage de l'acide phosphorique.** — On opère ce dosage sur 100 centimètres cubes de bière, qu'on évapore à sec au bain-marie et qu'on calcine. Les cendres obtenues sont additionnées de 5 centimètres cubes d'acide chlorhydrique et de 5 centimètres cubes d'eau distillée. On évapore à sec au bain-marie, on reprend par l'acide chlorhydrique et l'eau en mêmes proportions, on chauffe et on filtre.

La solution filtrée, placée dans un verre, est additionnée d'une petite quantité d'acide citrique (pour éviter la précipitation ultérieure du fer et de l'alumine). On ajoute ensuite un peu de chlorhydrate d'ammoniaque, un excès d'ammoniaque et un peu de chlorure de magnésium. On agite et on laisse reposer pendant douze heures dans un endroit tiède. Dans ces conditions, tout l'acide phosphorique est précipité à l'état de phosphate ammoniaco-magnésien, qui est recueilli, par les méthodes ordinaires de l'analyse chimique, sur filtre, lavé à l'eau ammoniacale au 1/3, séché, calciné et pesé.

Le poids de pyrophosphate de magnésie trouvé, multiplié par 0,63964, donne l'acide phosphorique anhydre $P^2O^5$ correspondant.

**14° Dosage de l'acide carbonique (méthode de Lauger et Schultze).** — On verse, dans un ballon, 200 centimètres cubes de bière ; le ballon est relié à un réfrigérant ascendant à l'extrémité supérieure duquel on fixe un tube en **U** rempli de chlorure de calcium, puis un tube à boules contenant de l'acide sulfurique et, enfin, un appareil à potasse de Geissler. Ce dernier appareil est pesé au préalable. On chauffe lentement la bière à l'ébullition qu'on maintient pendant une demi-heure, puis on fait barboter dans le ballon, pendant une heure, un courant d'air préalablement débarrassé de son acide carbonique par passage sur de la potasse. On pèse à nouveau l'appareil de Geissler ; l'augmentation de poids donne l'acide carbonique contenu dans 200 centimètres cubes de bière.

**15° Examen microscopique.** — Les bières très troubles peuvent être examinées directement au microscope ; pour les bières faiblement troubles ou louches, on laisse reposer un jour ou deux dans un endroit frais et on recueille le dépôt.

Le trouble des bières peut être dû à diverses causes :

a) *Levures.* — Les levures normales ou cultivées se présentent sous forme de cellules arrondies ou ovalaires, tandis que les levures sauvages se présentent sous forme de cellules ovales, plus allongées que les précédentes. Mais la simple observation microscopique peut donner lieu à des erreurs, par suite du polymorphisme des levures; il faudrait alors recourir, selon les indications de la technique bactériologique, à des essais de culture.

b) *Bactéries.* — On constate surtout, en ce cas, la présence de sarcines (microcoques groupés par quatre), ou de bactéries filiformes (*Saccharobacillus pastorianus*), ou de bacilles courts.

c) *Amidon.* — Le trouble de la bière peut parfois être dû à la présence d'amidon transformé en empois ou à la présence de certaines dextrines (amylo et érythrodextrine) provenant d'une saccharification incomplète de l'amidon du malt, pendant les opérations du brassage. On peut constater la présence de ces matières en employant une solution d'iode (iode, 1 gramme; iodure de potassium, 2 grammes ; eau distillée, 1 litre), qui produit une coloration bleue, violette ou brun rouge foncé.

d) *Substances résineuses.* — Les particules résineuses du houblon peuvent parfois se précipiter ; elles se présentent au microscope sous la forme de granulations ou de petites masses à couleur variant du jaune au brun foncé, et s'émiettant facilement ; elles peuvent se caractériser par le fait que l'orseille les colore en rouge et qu'elles se solubilisent dans la potasse caustique à 10 0/0.

**16° Recherche dans la bière des succédanés du houblon.** — *Méthode de Dragendorff, Kubicki et Jundsill* (*Bulletin de la Société de Pharmacie de Bruxelles*, 1874, et *Moniteur scientifique*, 1874 ; d'après *Altérations et Falsifications des Denrées alimentaires* de Villiers et Collin. — On emploie, suivant la nature des substances à rechercher, soit le procédé général proposé par Dragendorff pour la recherche des alcaloïdes, soit le procédé modifié dans lequel on commence par éliminer un certain nombre des parties constituantes de la bière.

Dans le premier procédé, 600 à 1.000 centimètres cubes de bière, évaporés jusqu'à consistance sirupeuse au bain-marie, sont introduits dans un flacon et mis en contact pendant vingt-quatre heures avec 3 à 4 volumes d'alcool pur, à la température ordinaire. Le liquide est ensuite filtré, l'alcool est distillé, le résidu est abandonné pendant douze à vingt heures, puis filtré de nouveau. Le liquide filtré est additionné de quelques gouttes d'acide sulfurique étendu, et épuisé ensuite avec de l'éther de pétrole que l'on a rectifié en agitant le produit du commerce avec le 1/8 de son poids d'axonge ou d'huile d'olive, et recueillant les parties passant à la distillation au-dessous de 60°.

L'éther de pétrole est décanté, puis lavé à l'eau et filtré à travers un filtre sec ; enfin on le divise dans plusieurs verres de montre et l'on évapore à la température ordinaire, de manière à pouvoir constater, sur le résidu, l'odeur caractéristique de quelques succédanés du houblon, odeur qui peut donner quelquefois une première indication ; on peut aussi constater exceptionnellement l'odeur de quantités notables d'alcool amylique. Si, après l'évaporation de cet éther rectifié, il reste un résidu solide appréciable, on épuise la masse par des agitations multiples avec le même dissolvant.

On opère ensuite de même le traitement du liquide aqueux avec la benzine et avec le chloroforme, et, après avoir enfin agité avec de l'éther de pétrole le liquide épuisé par ces derniers, on recherche les alcaloïdes en l'additionnant d'ammoniaque et on l'agite avec la benzine. On recherche enfin la salicine de l'écorce de saule en traitant le liquide aqueux par l'alcool amylique.

La bière normale cède ainsi, aux trois liquides employés, certains éléments provenant soit du moût, soit du houblon. De plus, l'alcool employé peut renfermer des traces variables d'alcool amylique qui se dissolvent dans le pétrole, et peuvent être confondues avec celles qui auraient pu être contenues dans la bière ; l'odeur de cet alcool amylique peut masquer certains produits aromatiques. Enfin quelques substances amères peuvent être altérées par l'évaporation.

Dans le second procédé, qui ne présente pas ces inconvénients, on commence par éliminer, au début, certains éléments normaux de la bière.

On chauffe 600 à 1.000 centimètres cubes de bière, de manière à éliminer la plus grande quantité d'acide carbonique dissous; après refroidissement, on y ajoute de l'acétate de plomb basique, tant qu'il se produit un précipité, que l'on sépare par filtration, après avoir laissé reposer pendant quelque temps. L'excès de plomb est précipité par un léger excès d'acide sulfurique étendu, et le liquide est filtré de nouveau. Dans ces deux filtrations, on doit s'abstenir d'un lavage prolongé à l'eau distillée, qui pourrait redissoudre quelques matières précipitées.

Si le liquide séparé du sulfate de plomb, avant d'avoir été concentré, possède une saveur âcre ou amère, cette saveur indique que la bière doit être considérée comme suspecte.

Après avoir neutralisé la majeure partie de l'acide libre par l'ammoniaque, on évapore au bain-marie aussi rapidement que possible, de manière à obtenir un volume de 180 à 200 centimètres cubes, et l'on commence l'agitation avec l'éther de pétrole rectifié, la benzine et le chloroforme, comme dans la première méthode.

Voyons d'abord les résultats que l'on obtient avec l'un ou l'autre de ces procédés dans le cas de la bière normale.

*A*. Avec le premier procédé, le résidu de l'évaporation de l'éther de pétrole contient, outre des traces d'alcool amylique :

1° Une substance amorphe, à saveur faiblement amère, soluble dans l'alcool et dans l'éther, et ne se dissolvant que partiellement dans l'eau. Cette substance provient en partie du moût et en partie du houblon;

2° Une substance originaire du houblon, un peu plus amère, et précipitant par l'acétate de plomb basique;

3° Une substance originaire du houblon, et qui, au début, se colore par le réactif de Fröhde (100 centimètres cubes d'acide sulfurique concentré pour 1 gramme de molybdate de soude);

4° Une substance originaire du moût qui, par l'acide sulfurique et le sucre, se colore d'abord en rouge.

Trois ou quatre traitements avec l'éther de pétrole suffisent pour obtenir un épuisement complet.

Dans le résidu de la solution benzénique, on rencontre les mêmes substances, mais en quantité plus grande; il en résulte que sa saveur amère est plus prononcée. On y trouve, en outre :

5° Une substance provenant des moûts qui, par l'ébullition avec l'acide chlorhydrique concentré, se colore en noir brunâtre.

6° Une substance originaire du houblon et qui se trouble par le tannin.

L'épuisement est long et exige au moins cinq à six agitations.

Le résidu chloroformique renferme également les substances marquées sous les numéros 1, 2, 5, 6; certaines d'entre elles s'y rencontrent encore plus abondamment. On y constate en outre :

7° Des traces d'une substance originaire du moût, qui précipite par l'iodure de potassium ioduré, l'acide phosphomolybdique et le tannin, et qui est probablement la même que celle citée plus loin;

8° Une substance provenant du moût et qui réduit à chaud la solution ammoniacale d'argent.

L'épuisement est suffisant après cinq agitations.

Enfin, dans la solution benzénique provenant de la solution ammoniacale, on rencontre, en plus grande proportion, les matières indiquées aux numéros 4 et 7, et, en outre :

9° Une substance pouvant cristalliser de sa solution dans l'éther, difficilement soluble dans l'alcool et qui se forme durant la fermentation du moût, indépendamment des principes du houblon. Ce corps donne les réactions des alcaloïdes avec l'iodure de potassium ioduré, l'iodure de mercure et de potassium, l'acide phosphomolybdique et l'acide picrique. Il s'agit là probablement d'un corps identique à l'alcaloïde de la bière, décrit pour la première fois par Lermer [*Dinglers Polyt. Journ.* (4), t. XXXIV, p. 159, 1867]; mais les quantités en sont trop faibles pour qu'on puisse produire aucune réaction spéciale. Sa présence ne trouble nullement les caractères propres à la strychnine, la brucine, l'atropine et l'hyoscyamine.

Le pétrole n'enlève rien à la liqueur sursaturée par l'ammoniaque après l'épuisement en liqueur acide.

*B.* Les résultats obtenus avec le second procédé sont moins abondants et contiennent un moins grand nombre de substances.

L'évaporation de l'éther de pétrole provenant du traitement en liqueur acide ne laisse qu'un résidu presque nul.

Le résidu benzénique est très faible, il n'a pas de saveur amère marquée, il ne précipite pas par l'acétate de plomb. Le réactif de Fröhde le colore seulement en brun.

Il en est de même du résidu chloroformique qui est également insignifiant.

On n'obtient dans les divers traitements aucun des principes mentionnés sous les numéros 2, 3, 4, 6, 7 et 8.

On voit donc qu'il sera préférable de recourir au deuxième procédé, chaque fois que la matière à déterminer n'est pas éliminée par l'acétate de plomb basique, ce qui a lieu généralement.

Caractères des substances amères étrangères. — Au point de vue de leur recherche dans la bière, les substances suivantes ont été examinées : Quassia, *Ledum palustre*, Absinthe, *Menyanthes trifoliata*, *Cnicus benedictus*, *Erythrœa Centaurium*, Gentiane, Écorce de saule, Aloès, Acide picrique, Coloquinte, *Cocculus Indicus*, Semences de colchique, *Daphne mezereum*, Capsicum, Belladone, Jusquiame, Noix vomique (ou strychnine), et les baies de genévrier, qui ne donnent pas à la bière une saveur amère, mais passent pour avoir été introduites quelquefois dans sa préparation.

a) *Quassia* (*deuxième procédé*). — Une bière, contenant pour 600 centimètres cubes la partie soluble de 2 grammes de Quassia, donne après la précipitation par le sel de plomb un liquide filtré dont la saveur amère suffit pour faire soupçonner une falsification.

Le résidu donné par le pétrole est très faible, mais d'une amertume très marquée.

Le résidu benzénique est incolore, peu abondant, mais d'une amertume insupportable. La solution aqueuse précipite abondamment en blanc par le tannin ; elle colore en jaune la solution ammoniacale d'argent, sans toutefois la réduire par la chaleur ; le chlorure d'or ne la trouble pas, et n'est pas réduit, même à chaud. L'acide sulfurique et le réactif de Fröhde dissolvent le résidu, et la solution, d'abord brun foncé, devient verte avec ce dernier réactif.

Cinq agitations successives suffisent pour l'épuisement (l'extrait benzénique obtenu par le premier procédé colore, en outre, l'extrait aqueux en brun quand on élève la température).

Le résidu chloroformique donne des résultats semblables.

Le résidu benzénique provenant de la solution ammoniacale ne renferme rien de particulier et spécialement aucune substance pouvant donner les réactions des alcaloïdes.

On peut donc, pour rechercher le Quassia, faire indifféremment les épuisements en liqueur acidifiée ou non.

Par ce procédé, on a pu constater aussi bien la précipitation par le tannin que l'amertume extrême de la Quassine avec 600 centimètres cubes de bière renfermant la partie soluble de 0,25 de Quassia, proportion qui n'augmente que faiblement l'amertume de la bière.

b) *Romarin sauvage* (Ledum palustre) (*deuxième procédé*). — Le traitement par le pétrole laisse un résidu peu abondant se présentant au microscope sous la forme de gouttelettes oléagineuses, d'une saveur faiblement amère et possédant l'odeur de l'huile de *Ledum.*

L'acide nitrique fumant donne une coloration violacée très fugace.

Deux épuisements suffisent pour extraire la partie soluble.

Le résidu benzénique est résineux, d'une couleur jaune pâle, d'une amertume assez intense, complètement soluble dans l'alcool et l'éther, non cristallisable. Il se dissout en grande partie dans l'eau chaude, et cette solution ne précipite que très peu avec le tannin et pas du tout avec l'acétate basique de plomb ; elle ne réduit pas à chaud la solution ammoniacale d'argent. A froid, elle ne trouble pas le chlorure d'or, mais ce réactif est réduit à chaud et il se dégage l'odeur de l'éricine. Cette même odeur se perçoit nettement quand on fait bouillir le résidu avec de l'acide sulfurique au dixième. L'acide sulfurique concentré dissout le résidu en jaune brunâtre, le réactif de Fröhde lui communique une couleur d'un noir brunâtre, l'acide nitrique fumant le teint en jaune et l'acide chlorhydrique fumant en brun. Avec l'acide sulfurique et le sucre, le résidu devient graduellement d'un beau rouge.

Le résidu chloroformique est plus abondant, presque incolore ; il donne aussi la réaction de l'éricine d'une manière très prononcée, ainsi qu'une belle coloration rouge avec le sucre et l'acide sulfurique. Les autres réactions sont généralement les mêmes ; la solution aqueuse précipite, en outre, par le tannin et par l'acétate de plomb.

On a pu ainsi reconnaître 3 grammes et même 1 gramme de *Ledum* dans 580 centimètres cubes de bière ; avec cette dernière proportion, il faut avoir la précaution de faire en même temps un essai de comparaison avec l'éricoline ou la décoction de *Ledum*. Une addition aussi minime ne modifie plus, du reste, la saveur de la bière.

c) *Absinthe* (*premier procédé*). — Le pétrole laisse un résidu faible, sous la forme de gouttes huileuses se résinifiant lentement, sans réaction caractéristique.

Le résidu benzénique est plus abondant, amorphe, vert, amer, avec un arrière-goût propre à l'absinthine, complètement soluble dans l'alcool et l'éther, partiellement dans l'eau. La solution aqueuse donne avec le tannin un précipité blanc. Pas de précipité par l'acétate de plomb basique. L'acide sulfurique concentré et le réactif de Fröhde déterminent la réaction caractéristique de l'absinthine, c'est-à-dire une coloration brunâtre qui passe successivement au violet bleu.

Résidu chloroformique assez abondant. Mêmes caractères.

La benzine n'enlève rien au résidu additionné d'ammoniaque.

On a pu ainsi caractériser l'absinthe, même ajoutée avant la fermentation, dans la proportion de 10 grammes pour 4 litres de moût et 10 grammes de houblon. On peut encore la retrouver dans la bière ne contenant que la partie soluble de 1 gramme d'absinthe pour 600 centimètres cubes.

Par le *deuxième procédé*, on obtient les résultats suivants :

Le pétrole donne un résidu non amer formé de quelques gouttes huileuses, donnant avec l'acide sulfurique les réactions très nettes de l'absinthine, et constitué par des traces de ce glucoside, qui donne la coloration violette, et par de l'huile essentielle d'absinthe.

Résidu benzénique très abondant, amorphe, vert foncé, très amer. Il est très soluble dans l'alcool et dans l'éther. Il se dissout dans l'eau, et la solution aqueuse donne avec le tannin un précipité blanc; ne précipite pas par l'acétate de plomb basique, ne réduit pas la solution ammoniacale d'argent, mais bien le chlorure d'or, avec lequel elle forme déjà à froid un précipité jaune. Par l'ébullition avec l'acide sulfurique au 1/10$^e$, il se forme un léger trouble, et il se dégage en même temps une odeur faiblement aromatique tout à fait différente de celle de l'éricine. Le résidu se dissout dans l'acide sulfurique et le réactif de Fröhde avec une coloration brune, qui dans un verre de montre devient lentement bleu violet. Pour bien observer cette réaction caractéristique, il faut opérer sur une quantité de résidu aussi grande que possible; il est bon, en outre, lorsque la solution est encore brune, d'y ajouter une goutte d'eau, qui fait apparaître immédiatement la coloration violette. L'acide chlorhydrique concentré de densité 1,135 colore le résidu, d'abord en vert, puis en beau bleu assez pâle. L'acide chlorhydrique fumant ne donne qu'une coloration bleu verdâtre, et l'acide nitrique une couleur brune. L'acide sulfurique et le sucre le colorent en brun.

Les traitements successifs par la benzine donnent un épuisement complet.

Le résidu chloroformique est amorphe, vert foncé, moins amer, et donne les mêmes réactions que le précédent, quoique la réaction avec l'acide sulfurique soit moins nette.

On a pu déceler ainsi $0^{gr},1$ d'absinthe dans 580 centimètres cubes, quoique cette proportion ne change pas la saveur de la bière.

d) *Ményanthe ou trèfle d'eau* (Menyanthes trifoliata). — Le résidu donné par le pétrole (premier procédé) est amorphe, légèrement amer, d'une odeur caractéristique. L'acide sulfurique concentré donne une solution d'une belle couleur rouge, passant graduellement au violet. Le réactif de Fröhde le dissout avec une coloration brun sale. Une partie du résidu est soluble dans l'eau chaude et cette solution est troublée par le tannin.

La benzine dissout une grande proportion d'une substance amorphe colorée en vert, insoluble dans l'éther anhydre, mais qui s'y dissout presque complètement en présence des éléments de la bière, partiellement soluble dans l'eau bouillante. Cette dernière solution est aussi troublée par le tannin ; elle réduit à chaud la solution ammoniacale d'argent. Le résidu, chauffé avec de l'acide chlorhydrique concentré, le colore en brun et il se développe l'odeur caractéristique du trèfle d'eau; cette odeur est plus prononcée quand on chauffe le résidu avec de l'acide sulfurique au dixième, jusqu'à ce que le liquide devienne trouble et que des gouttelettes huileuses soient mises en liberté. Ces réactions appartiennent à la ményanthine.

Le résidu chloroformique est encore plus abondant et semblable au résidu benzénique. La réaction de l'huile de trèfle d'eau et de la solution d'argent ammoniacal, ainsi que la précipitation du tannin, sont encore plus marquées.

Rien de particulier dans le traitement par la benzine après addition d'ammoniaque.

On peut facilement découvrir ainsi 5 grammes de ményanthe dans 600 centimètres cubes de bière.

Par le second procédé, on obtient avec le pétrole un résidu insignifiant, présentant l'odeur du végétal, et que l'acide sulfurique colore peu à peu en brun pâle et non en violet.

Le résidu benzénique est abondant, amorphe, vert pâle, amer, complètement soluble dans l'alcool et dans l'éther, en grande partie soluble dans l'eau chaude. La solution aqueuse précipite le tannin en blanc, donne avec l'acétate de plomb basique un trouble très faible, réduit à chaud la solution ammoniacale d'argent, réduit également le chlorure d'or, qui ne le précipite pas à froid. Avec l'acide sulfurique concentré ou étendu et l'acide chlorhydrique, même réaction qu'avec le résidu benzénique obtenu par le premier procédé; six agitations successives donnent un épuisement complet.

Résidu chloroformique également abondant, et présentant les caractères du précédent, mais la solution aqueuse précipite plus abondamment par l'acétate de plomb basique, et les réactions avec le tannin, la solution ammoniacale d'argent et l'acide sulfurique sont plus nettes. Le résidu traité par le sucre et l'acide sulfurique prend lentement une belle coloration rouge.

Les mélanges préparés avec 3 grammes de ményanthe pour 600 centimètres cubes de bière donnent des résultats très nets. On peut même, en faisant des essais de contrôle, retrouver 1 gramme sur 600 centimètres cubes. Dans cette proportion, le changement de saveur de la bière est insensible.

e) *Chardon bénit* (Cnicus benedictus). — Le premier procédé donne les résultats suivants :

Le pétrole ne donne qu'un résidu très faible, non amer, et sans réaction spéciale.

Résidu benzénique assez abondant, vert, amorphe, amer, partiellement soluble dans l'éther anhydre, et presque complètement en présence de la bière, partiellement soluble dans l'eau, soluble en totalité dans l'alcool.

La partie insoluble dans l'éther se colore en vert avec l'acide chlorhydrique concentré et froid ; le même acide à chaud la colore en brun en mettant en liberté quelques gouttes huileuses. Avec les vapeurs de cet acide, elle se colore d'abord en rouge sang, puis en brun. L'acide sulfurique concentré et le réactif de Fröhde donnent des colorations d'abord d'un rouge sang, puis d'un rouge brunâtre.

Résidu chloroformique encore plus abondant. Il donne les mêmes réactions, quoique son amertume soit moins prononcée.

Le liquide ammoniacal ne cède ensuite rien de caractéristique à la benzine.

Par le second procédé, on obtient des résultats qui diffèrent sous plusieurs rapports.

Le pétrole ne laisse qu'un résidu négligeable.

Le résidu benzénique est abondant, d'une saveur amère peu prononcée, amorphe, complètement soluble dans l'alcool et dans l'éther, en majeure partie soluble dans l'eau chaude. La solution aqueuse ne précipite ni par le tannin, ni par l'acétate de plomb basique, ni par le chlorure d'or. Pas de réduction du chlorure d'or ni de la solution ammoniacale d'argent, même à chaud. Le résidu, chauffé avec de l'acide sulfurique étendu, ne dégage aucune odeur rappelant l'huile de ményanthe. L'acide chlorhydrique concentré ne le colore pas en vert, ni l'acide sulfurique concentré en rouge ; les deux acides ne donnent qu'une nuance brune.

Coloration en brun vert par le réactif de Fröhde, et en rouge cerise pâle par l'acide sulfurique et le sucre. Deux agitations par la benzine suffisent pour l'épuisement.

Résidu chloroformique considérable, d'une saveur plus amère, jaune verdâtre, amorphe, complètement soluble dans l'alcool et dans l'eau chaude. La solution aqueuse précipite en blanc par le tannin et l'acétate de plomb basique. Avec la solution ammoniacale d'argent, coloration jaune à chaud, mais sans réduction. Le chlorure d'or n'y détermine qu'un faible trouble, sans également se réduire à chaud. Avec l'acide sulfurique et le sucre, mêmes réactions qu'avec le résidu benzénique. Le réactif de Fröhde le dissout en se colorant en noir brunâtre. En le chauffant lentement avec l'acide sulfurique étendu de 5 molécules d'eau, on observe un trouble devenant peu à peu brun rougeâtre, et il se dégage une odeur caractéristique rappelant l'acide benzoïque.

Les caractères observés par le premier procédé sont plus nets que ceux donnés par le second. Toutefois ce dernier suffit pour appeler l'attention sur une addition de cette plante, mais la sensibilité n'est pas très grande. La plus petite quantité qu'on puisse reconnaître dans la bière est de 3 grammes pour 600 centimètres cubes de bière.

f) *Petite Centaurée* (Erythrœa Centaurium) (*deuxième procédé*). — Le pétrole laisse un très faible résidu d'une saveur amère.

Le résidu benzénique est plus abondant, vert, amorphe, légèrement amer, presque complètement soluble dans l'alcool et dans l'éther, partiellement soluble dans l'eau. La solution aqueuse donne avec l'acétate de plomb basique un léger trouble, avec le tannin un précipité abondant, de même qu'avec le chlorure d'or, qui n'est pas réduit à chaud. Il ne réduit pas la solution ammoniacale d'argent à l'ébullition. L'acide chlorhydrique concentré le dissout avec une coloration d'un brun verdâtre ; par la chaleur, ce liquide se trouble et devient noir.

Le résidu benzénique obtenu par le premier procédé se dissout dans l'acide chlorhydrique avec une coloration verte et la solution devient brune et trouble lorsqu'on la chauffe.

Chauffé avec l'acide sulfurique au 1/10$^{e}$, il dégage une odeur rappelant l'huile de ményanthe. En le chauffant doucement avec de l'acide sulfurique contenant cinq molécules d'eau, on peut encore percevoir au début l'odeur de l'huile de ményanthe, mais cette odeur se rapproche ensuite de celle de l'acide benzoïque, de même que pour le chardon bénit.

Six agitations avec la benzine suffisent pour l'épuisement.

Le résidu chloroformique est encore plus abondant, d'une couleur jaune brunâtre, amorphe, d'une saveur très amère, soluble dans l'alcool et en grande partie dans l'eau ; ses principales réactions sont les mêmes que celles du résidu benzénique et se produisent même plus nettement. La solution ammoniacale d'argent est partiellement réduite quand on la chauffe avec le résidu.

On peut encore découvrir avec certitude 0,33 0/0 de petite centaurée dans la bière. Dans le cas d'une aussi faible proportion, on fera spécialement les réactions avec le chlorure d'or et le tannin, la solution ammoniacale d'argent et l'acide sulfurique aqueux ; on essayera aussi la réaction de l'acide chlorhydrique, mais cette dernière réussit mieux avec le résidu obtenu par le premier procédé.

g) *Gentiane* (Gentiana lutea). — Il est difficile de la caractériser ; on ne peut, le plus souvent, que constater la falsification, sans obtenir autre chose que des présomptions sur une addition de gentiane.

Par le premier procédé, le pétrole ne donne qu'un résidu insignifiant.

Le résidu benzénique est plus abondant, amorphe, verdâtre, amer, complètement soluble dans l'alcool et l'éther, partiellement soluble dans l'eau. La solution aqueuse ne précipite pas le tannin ; la lessive de potasse et l'eau de baryte dissolvent le résidu, et la solution, d'une couleur jaune, se trouble et devient brunâtre par la chaleur. Le chlorure ferrique n'y détermine à froid aucun changement.

Le résidu chloroformique a toutes les propriétés du précédent; mais il n'est que partiellement soluble dans l'éther, et l'acide nitrique le colore en rouge brun.

Par le deuxième procédé, on obtient également un résidu négligeable avec le pétrole.

Le résidu benzénique est pulvérulent, amorphe, vert jaunâtre, d'une amertume peu prononcée; il est facilement soluble dans l'alcool et l'éther, ainsi que dans l'eau chaude. Cette solution aqueuse donne avec le tannin un précipité floconneux, avec l'acétate de plomb basique un léger trouble, et n'est pas précipitée par le chlorure d'or. Elle ne réduit pas ce réactif à chaud, non plus qu'une solution ammoniacale d'argent. La lessive de soude ne le teint pas en brun, le chlorure ferrique le teint en brun par l'action de la chaleur.

Deux traitements suffisent pour l'épuisement.

Le résidu chloroformique est très abondant et possède une saveur manifestement amère. Il donne toutes les réactions du résidu précédent.

On peut, dans la bière additionnée de 1 0/0 de racine de gentiane, obtenir, par le second procédé, un résidu chloroformique d'une saveur amère, indiquant nettement que l'on n'a pas affaire à une bière normale. Les réactions indiquées plus haut, avec le tannin, le chlorure ferrique et le chlorure d'or, indiqueront l'addition de la gentiane, quoique la confusion soit possible avec d'autres substances amères.

h) *Ecorce de saule.* — Le glucoside contenu dans l'écorce de saule, la salicine, ne peut être isolé ni par le pétrole, ni par la benzine, ni par le chloroforme; on ne peut l'extraire qu'au moyen de l'alcool amylique, que la solution soit acide ou alcaline. La salicine se dissout en rouge foncé dans l'acide sulfurique, mais les matières qui l'accompagnent dans la bière peuvent troubler cette réaction. On peut caractériser, au contraire, très nettement la salicine dans la bière en chauffant le résidu amylique avec l'acide sulfurique au dixième et le bichromate de potasse : il se dégage l'odeur aromatique et très caractéristique de l'aldéhyde salicylique. La quantité minima qui peut être décelée ainsi est de 0,05 de salicine, soit environ 3 grammes d'écorce pour 600 centimètres cubes de bière.

On peut opérer par l'un ou l'autre des deux procédés.

i) *Aloès.* — Les résidus obtenus par les deux procédés donnent des réactions semblables.

Le pétrole donne un résidu insignifiant par le premier procédé et nul par le second.

La benzine laisse un résidu cristallin (aloétine), jaunâtre, faiblement amer, soluble dans la lessive de potasse, comme l'acide chrysophanique, en donnant une solution d'une très belle couleur rouge pourpre. Ce résidu, traité par l'acide nitrique fumant, fournit une substance analogue à l'acide chrysamnique, devenant rouge par la lessive de potasse et violette par le sulfure d'ammonium; cette dernière coloration passe au bleu verdâtre.

Le chloroforme donne un résidu jaune, amorphe, il se colore également en rouge pourpre par la lessive de potasse, mais la coloration est moins belle qu'avec le résidu benzénique.

La solution ammoniacale n'abandonne ensuite rien de particulier à la benzine.

On peut employer les deux procédés, mais le second présente l'avantage de diminuer la proportion d'une matière amorphe contenue dans certaines variétés d'aloès, qui reste dans le résidu benzénique en même temps que le corps cristallisé, sans, du reste, troubler aucunement la réaction de cette dernière avec la lessive de potasse.

On peut, pour l'examen de la bière, s'en tenir à la recherche de l'aloétine extraite par la benzine; quatre traitements suffisent pour l'enlever en totalité.

La réaction de ce corps est encore manifeste dans une bière ne renfermant que 5 centigrammes d'aloès pour 600 centimètres cubes de bière, quantité qui ne peut modifier sa saveur.

j) *Acide picrique.* — Tandis que l'acide picrique peut être enlevé à ses solutions aqueuses, au moins partiellement, par le pétrole, la benzine, on ne peut, soit par le premier procédé, soit par le second, en extraire que de très faibles fractions lorsque ce corps est dissous dans une décoction de houblon ou de bière. On peut cependant aisément reconnaître la présence d'une matière étrangère, par la couleur jaune et la saveur amère du liquide filtré, après traitement par le sous-acétate de plomb.

Malgré la petite quantité de matière dissoute dans le pétrole, ce dernier laisse un résidu très amer et cristallisable.

Il sera préférable, cependant, de faire usage du procédé de recherche employé plus haut.

La réaction de l'acide isopurpurique permet de reconnaître 1 milligramme d'acide picrique dans 360 centimètres cubes de bière.

k) *Coloquinte* (Cucumis Colocynthis). — On doit la rechercher par le premier procédé, la Colocynthine étant précipitable par l'acétate de plomb basique.

La colocynthine peut être isolée par l'agitation avec la benzine. On peut la retrouver ainsi dans une bière contenant 5 centigrammes de coloquinte pour 600 centimètres cubes. Elle est d'une saveur très amère et se dissout en grande partie dans la soude et dans l'acide oxalique. Le tannin la précipite de cette dernière solution en blanc jaunâtre. L'acide azotique n'en dissout qu'une petite quantité et se colore en jaune. L'acide sulfurique concentré la colore en rouge clair, le réactif de Fröhde en rouge cerise.

Par le chloroforme, on peut dissoudre une autre substance amère.

l) *Coque du Levant* (Cocculus Indicus). — Le principe contenu dans les semences est la picrotoxine, substance amère et toxique. La falsification de la bière par la coque du Levant paraît avoir été pratiquée fréquemment, et c'est là, avec la destruction du poisson, la principale application de cette drogue. Dragendorff constate qu'on a introduit en Russie, jusqu'en 1861, plusieurs milliers de kilogrammes, et qu'il ne s'en est pas consommé

500 grammes par an dans les pharmacies. Cette addition, qui ne donne pas seulement de l'amertume à la bière, mais qui passe pour lui communiquer un effet enivrant, doit être soigneusement recherchée.

Par le second procédé, le liquide séparé du sulfate de plomb présente une amertume désagréable qui est déjà un indice de falsification.

Le pétrole et la benzine ne laissent qu'un résidu nul ou insignifiant, sans saveur amère.

Le résidu chloroformique est considérable, coloré en vert, résineux et d'une amertume très prononcée.

Si l'on opère avec la décoction de semences de coque du Levant, ou avec la même mélangée de houblon, le résidu est soluble dans l'alcool et cette solution donne par évaporation spontanée des cristaux de picrotoxine. Ces cristaux ont une forme assez caractéristique : ce sont des prismes incolores, à quatre pans, très flexibles, souvent groupés ou ayant la forme de choux-fleurs. Ces cristaux donnent assez nettement la réaction suivante (Langley) : quand on les mêle avec environ trois fois leur poids d'azotate de potasse, et que l'on mouille le mélange avec de l'acide sulfurique, l'addition d'un grand excès de soude concentrée détermine une coloration rouge brique très fugace.

Mais, lorsque la coque du Levant est mélangée à la bière, les résultats sont beaucoup moins nets. Même pour des doses qui ne sont pas minimes, on ne peut plus obtenir de cristaux de picrotoxine en traitant le résidu par l'alcool. La solution aqueuse ne donne plus la réaction de Langley. Il faut, pour obtenir ces cristaux et pour produire cette réaction, faire subir au résidu des traitements alternatifs par l'eau et le chloroforme. Il est donc utile d'opérer sur une grande quantité de bière (4 à 6 bouteilles, si cela est possible). Toutefois, on peut, si l'on ne dispose pas d'une quantité de bière assez considérable, caractériser la présence de la picrotoxine dans le résidu chloroformique, plus ou moins impur, en faisant une expérimentation physiologique, les poissons présentant une sensibilité toute particulière à l'action de ce poison. D'après Blas, 1 centigramme de picrotoxine suffit pour tuer en dix heures un poisson pesant de 200 à 300 grammes. Dragendorff a constaté sur de petits cyprins de 5 à 7 grammes, placés dans 250 centimètres cubes d'eau, que la mort survenait en deux heures et demie avec 1 centigramme, en sept heures avec 7 milligrammes, en neuf heures avec 1 milligramme, en vingt-quatre heures avec des doses voisines de 0gr,0002.

Il serait préférable d'employer pour la recherche de la picrotoxine dans la bière le procédé de Schmidt modifié par Dragendorff. On ajoute à la bière un excès d'acétate de plomb que l'on élimine par l'hydrogène sulfuré. Le sulfure de plomb ainsi formé décolore le liquide d'une façon très notable, surtout dans les cas des bières brunes. Le précipité, séparé par filtration, peut retenir un peu de picrotoxine qu'on lui enlève ; en le faisant dessécher et l'épuisant par l'éther, on élimine ce dernier par distillation et évaporation et l'on réunit le résidu à la liqueur séparée du sulfure de plomb. Celle-ci est évaporée jusqu'à consistance sirupeuse et additionnée de 4 à 5 volumes d'alcool à 95°, qui précipite une grande partie des corps étrangers. On filtre après vingt-quatre heures, et, après avoir évaporé le liquide alcoolique à siccité, on acidule par de l'acide sulfurique étendu, et l'on épuise par 5 à 10 0/0 d'alcool amylique, qui dissout la picrotoxine. On décante l'alcool, et l'on renouvelle le traitement avec une nouvelle quantité de dissolvant. On chasse l'alcool amylique par évaporation, à une température peu élevée ; le résidu est redissous dans de l'alcool à 50°, et le nouveau liquide filtré est encore évaporé, en chauffant modérément; on le dissout dans de l'eau bouillante acidulée par quelques gouttes d'acide sulfurique ; la solution est décolorée par du noir animal, et le liquide filtré est épuisé par l'éther, qui laisse déposer la picrotoxine. Pour l'obtenir à l'état de pureté, il suffit de la faire recristalliser un certain nombre de fois dans de l'alcool étendu ou de la redissoudre dans de l'eau acidulée par l'acide sulfurique, pour l'enlever de nouveau par l'éther.

Outre les caractères précédents, on peut, si la picrotoxine est assez pure, constater les réactions suivantes :

Elle réduit la liqueur cupropotassique. L'acide sulfurique froid et concentré la dissout, avec production d'une coloration qui varie du jaune d'or au jaune safran; cette solution noircit par la chaleur. Le réactif de Fröhde la dissout également, en la colorant en jaune. L'acide picrique à chaud, additionné de carbonate de potasse, se colore en brun rougeâtre. La solution sulfurique, additionnée d'une parcelle de bichromate de potasse, devient violette, puis brune, réaction comparable à celle de la strychnine, dont la picrotoxine se différencie du reste facilement par ses autres réactions.

m) *Semences de Colchique* (Colchicum autumnale). — On emploiera le second procédé.

Le pétrole ne laisse aucun résidu.

La benzine n'enlève qu'une petite quantité de matière non amère ne donnant pas de réactions caractéristiques.

Le résidu chloroformique est beaucoup plus abondant, verdâtre, amorphe, complètement ou en majeure partie soluble dans l'alcool, l'éther et l'eau ; sa solution aqueuse ne se trouble que légèrement par addition de sous-acétate de plomb ; avec le tannin elle donne un précipité blanc, avec le chlorure d'or un précipité jaunâtre; ce dernier n'est pas réduit à chaud ; l'oxyde de cuivre est réduit en présence de la lessive de potasse. Le résidu se dissout dans l'acide sulfurique avec une coloration brun jaunâtre; la solution sulfurique additionnée d'une goutte d'acide azotique se colore d'abord en vert, puis prend une belle coloration violette. L'acide nitrique d'une densité 1,4 peut immédiatement donner avec le résidu la coloration violette.

Pour constater nettement les colorations caractéristiques données par les acides sulfurique et nitrique, il est utile, pour éviter l'action des substances étrangères provenant du moût, de reprendre le résidu par l'eau, d'agiter la solution aqueuse filtrée par le chloroforme, et d'opérer sur le résidu d'évaporation de ce dernier. On peut ainsi déceler l'addition de 1 gramme de semences de colchique dans 1 litre de bière.

n) *Ecorce de Garou* (Daphne mezereum). — Le pétrole, par le premier procédé, ne donne qu'un faible résidu amorphe, sans saveur amère, sans action sur la peau.

La benzine donne une petite quantité d'un produit verdâtre à saveur amère très prononcée, en partie cristallisable en fines aiguilles, insoluble dans l'éther anhydre. Il se dissout dans la lessive de potasse, avec coloration jaune passant au brun à chaud. L'eau de baryte chauffée avec le résidu se trouble et devient brunâtre. Ces réactions sont dues à la daphnine.

La solution dans le chloroforme laisse un résidu amorphe, jaunâtre, peu amer; ce résidu, dissous dans la benzine, peut être obtenu en partie à l'état cristallisé; il est partiellement soluble dans l'eau, et la solution aqueuse est précipitée en blanc par le tannin. Les autres réactions sont analogues à celle du résidu benzénique.

Par le second procédé, on ne peut retrouver la daphnine, qui est précipitable par l'acétate de plomb basique. La liqueur séparée du sulfate de plomb ne possède, en effet, aucune saveur amère, mais elle peut déterminer, quand on l'applique sur la langue, une irritation et une espèce d'insensibilité.

Le pétrole laisse un résidu incolore, amorphe, sans saveur amère et ne produisant pas sur la langue l'action du principe actif du garou ; il n'est pas coloré par la lessive de potasse.

La benzine laisse un très faible résidu, également incolore et amorphe; Il ne possède pas de saveur amère, mais il peut déterminer l'irritation et l'insensibilité assez persistante de la langue. Il est complètement soluble dans l'alcool et l'éther et partiellement dans l'eau. On peut l'obtenir cristallisé avec l'alcool; l'acétate de plomb basique trouble légèrement la solution aqueuse. Le tannin et le chlorure d'or ne la précipitent pas, et ce dernier n'est pas réduit à chaud. Le chlorure ferrique la trouble légèrement et il se produit une coloration brunâtre qui devient plus foncée par la chaleur. La lessive de potasse ne donne pas la réaction de la daphnine. Deux traitements suffisent pour l'épuisement.

Le résidu chloroformique est très faible, d'une saveur un peu piquante; il présente les propriétés du précédent; l'acétate de plomb basique le trouble plus fortement. Ce résidu chloroformique, dissous dans l'huile, n'exerce aucune action sur la peau.

Par le deuxième procédé, on peut encore déceler une addition de 3 grammes d'écorce de garou dans 600 centimètres cubes de bière. Il sera bon d'employer les deux procédés, le premier pour en retirer la daphnine et vérifier ses réactions, le deuxième pour extraire le principe âcre et constater son action sur la langue.

o) *Piment des jardins* (Capsicum annuum). — Le second procédé donne les résultats suivants :

Le pétrole laisse un résidu très faible, incolore, amorphe, de saveur âcre, soluble en rouge brun dans l'acide sulfurique concentré.

Le résidu benzénique est beaucoup plus abondant, amorphe, presque incolore, d'une saveur très âcre et déterminant la rubéfaction quand on l'applique sur la peau en solution aqueuse. Il est très soluble dans l'alcool et l'éther, et partiellement dans l'eau. La solution aqueuse n'exerce aucune action sur le chlorure d'or ni à froid ni à chaud ; le tannin et l'acétate de plomb ne la précipitent pas; le chlorure ferrique est coloré en brun par la chaleur. Le résidu se dissout en rouge brunâtre dans l'acide sulfurique concentré, l'acide sulfurique et le sucre ne déterminent une coloration rouge intense qu'à la périphérie.

Le principe âcre qui constitue ce résidu (capsicine) n'est pas encore complètement enlevé après sept traitements par la benzine.

Le chloroforme enlève le reste de cette substance en même temps qu'une autre substance précipitant faiblement par le tannin et l'acétate de plomb basique.

On peut ainsi constater l'addition de 0gr,1 de piment dans 600 centimètres cubes de bière.

Après avoir constaté la probabilité de la présence du piment des jardins dans la bière, il est bon d'examiner une autre quantité de bière par le premier procédé et d'y rechercher spécialement les produits provenant du traitement de la liqueur acide par le pétrole et de la liqueur ammoniacale par l'alcool amylique. Voici les résultats que l'on obtient :

Le pétrole et, mieux, la benzine et le chloroforme, en liqueur acide, enlèvent une matière amorphe, molle, très amère et possédant la propriété de rubéfier la peau.

L'alcool amylique enlève ensuite une substance amorphe qui se dissout au bout de quelques heures et rougit dans l'acide sulfurique et dans le réactif de Fröhde.

Après élimination des restes d'alcool amylique par de nouveaux traitements au pétrole, la liqueur alcalinisée par l'ammoniaque cède au pétrole un alcaloïde volatil ; le pétrole, évaporé sur des verres de montre humectés par l'acide sulfurique, laisse une substance sous forme de croix ou de poignards entremêlée de cristaux cubiques et tétraédriques. La solution aqueuse du résidu, même assez étendue, donne les réactions usuelles des alcaloïdes, mais ne précipite pas par le chlorure de platine ni par le tannin.

p), q), r) *Belladone, Jusquiame, Noix vomique.* — Ces substances peuvent être retrouvées par l'un ou par l'autre des deux procédés dans la liqueur provenant des épuisements précédents et alcalinisée par l'ammoniaque ; la benzine enlève l'atropine, l'hyoscyamine, la strychnine et la brucine ; l'atropine et la strychnine peuvent, le plus souvent, en être retirées à l'état cristallisé. Tous ces alcaloïdes donnent avec les principaux réactifs les réactions alcaloïdiques.

Les deux premiers peuvent être facilement distingués par leur action physiologique, en déposant la solution aqueuse aussi concentrée et aussi neutre que possible sur l'œil d'un animal (chien, chat, grenouille), l'autre œil servant de témoin. La dilatation de la pupille se produit rapidement ; au bout d'un temps plus ou moins long, elle s'étend au second œil. Ces essais doivent être faits dans une pièce bien éclairée par la lumière diffuse.

L'atropine et l'hyoscyamine étant traitées par quelques gouttes d'acide nitrique fumant, et le résidu évaporé à siccité au bain-marie, l'addition d'une goutte de solution alcoolique de potasse y détermine une belle coloration violette. Quant à la différenciation des deux alcaloïdes, elle est le plus souvent impossible ; elle ne présente pas, du reste, un bien grand intérêt. Les différences qui existent dans les composés qu'ils peuvent former sont assez faibles et ne peuvent être constatées qu'avec des corps suffisamment purs. Nous signalerons seulement le chlorure de platine, qui ne donne pas de précipité avec l'atropine et qui, employé en quantité suffisante, précipite l'hyoscyamine.

La strychnine sera caractérisée facilement par la réaction de l'acide sulfurique et du bichromate de potasse. Pour produire cette réaction aussi nettement que possible, il est bon d'opérer de la manière suivante : on imbibe, avec une goutte d'une solution aqueuse très étendue de bichromate, la portion du résidu destiné à l'essai, on évapore à sec au bain-marie, et on ajoute l'acide sulfurique après refroidissement. Il se développe une belle coloration bleue, puis violette, qui passe ensuite au rouge cerise avant de disparaître. Dragendorff conseille d'employer non de l'acide concentré, mais l'acide $SO^4H^2.2H^2O$ ; la réaction se produit plus lentement, mais on évite ainsi la coloration d'un certain nombre de substances étrangères, qui pourrait masquer plus ou moins la teinte violette. Une réaction au moins aussi sensible est celle du sulfovanadate de potasse. On obtient une coloration bleu violet très intense, visible avec un millième de milligramme de strychnine ; par addition d'eau, la teinte passe au rouge clair.

La réaction caractéristique de la brucine est celle de l'acide nitrique, qui donne une belle coloration rouge. On opère soit avec de l'acide azotique concentré, soit avec de l'acide sulfurique (de préférence de l'acide $SO^4H^2.2H^2O$) additionné d'une goutte d'acide azotique. La couleur rouge passe assez rapidement à l'orange, puis au jaune.

La recherche des deux alcaloïdes peut être faite sur un même essai ; après avoir ajouté au résidu le mélange d'acide sulfurique et d'acide nitrique, et constaté la coloration rouge, il suffit, après que celle-ci a passé au jaune, d'ajouter une trace de bichromate de potasse, qui y fait naître la coloration bleue de la strychnine.

Si l'on obtient la réaction de la strychnine sans constater celle de la brucine, cela indique que la bière n'est pas falsifiée par la noix vomique, mais par la strychnine ou l'un de ses sels.

Le minimum de sensibilité pour ces divers alcaloïdes est, sur un volume de 600 centimètres cubes de bière, de $0^{gr},0005$ d'atropine ou d'hyoscyamine (ou $0^{gr},06$ de feuilles de belladone et $0^{gr},25$ de feuilles de jusquiame), $0^{gr},0003$ de strychnine et $0^{gr},0005$ de brucine (ou $0^{gr},03$ de noix vomique).

s) *Baies de genévrier*. — Par le premier procédé, le pétrole laisse un résidu très abondant, vert résineux, d'une saveur amère, très soluble dans l'éther, presque insoluble dans l'eau, mais se réunissant dans ce liquide en gouttelettes verdâtres, qui restent à la partie inférieure. Cette substance, qui est également séparée par la benzine et le chloroforme, peut être extraite presque complètement par plusieurs agitations avec le pétrole. Elle se dissout dans l'acide sulfurique avec coloration brune, puis orangée, et devenant d'un brun rouge par addition de sucre; elle se dissout en noir verdâtre dans le réactif de Fröhde; elle se dissout dans la lessive de soude sans se colorer. Chauffée avec l'acide sulfurique étendu, elle dégage une faible odeur de genévrier; avec la solution ammoniacale d'argent, on obtient un trouble abondant, caséeux, sans réduction, même à chaud. Le chlorure d'or et le tannin sont sans action, de même que l'acétate de plomb basique, qui la trouble cependant quelquefois légèrement.

Par le second procédé, on peut aussi isoler cette substance, mais seulement en très petite quantité, et l'on doit se borner à ne rechercher que la réaction de l'acide sulfurique et du sucre et celle de la solution ammoniacale d'argent.

En résumé, disent Villiers et Collin, les matières amères étudiées plus haut, employées comme succédanés du houblon, peuvent être classées en quatre groupes :

1° Les matières amères, qui fournissent les mêmes principes par les deux procédés, et pour lesquelles on peut employer indifféremment l'un ou l'autre : l'absinthe, l'écorce de saule, le capsicum, l'aloès, la belladone, la jusquiame et la noix vomique ou la strychnine;

2° Celles qui doivent être recherchées par le premier procédé, permettant d'extraire des principes mieux caractérisés : le *Cnicus benedictus*, l'*Erythrœa Centaurium*, la coloquinte, le *Daphne mezereum*;

3° Celles qui sont retrouvées plus facilement par le second procédé : le quassia, le *Ledum palustre*, le *Menyanthes trifoliata*, le *Cocculus Indicus*, le colchique;

4° Celles dont la recherche donne par les deux méthodes des résultats incertains : la gentiane, l'acide picrique.

Toutes les recherches effectuées par Dragendorff et Kubicki pour les substances à principes immédiats amers peuvent être résumées dans les tableaux suivants :

## A. — AGITATION EN SOLUTION ACIDE

### RÉSIDU DU PÉTROLE

Amorphe, se colorant avec l'acide sulfurique, d'abord en brun, puis en violet et finalement en rouge violet.... **Traces d'absinthe.**

Amorphe, incolore, à saveur âcre et rougissant la peau ; l'acide sulfurique le colore en brun rougeâtre........ **Traces de capsicine.**

Amorphe, verdâtre ; l'acide sulfurique et le sucre le colorent en rouge ; pas de précipité par la solution ammoniacale d'argent.......... **Résine de baies de Genévrier.**

Cristallin, jaunâtre ; rougit quand on le chauffe avec du cyanure de potassium.......... **Acide picrique.**

### RÉSIDU DE LA BENZINE

*A.* Résidu cristallin. Il n'est pas amer, la lessive de potasse le colore en rouge pourpre ; l'acide sulfurique le colore d'abord en rouge, puis en orange.......... **Aloétine.**

*B.* Résidu amorphe.

- Le résidu, dissous dans l'eau, trouble le chlorure d'or, mais ne le réduit pas.
  - Le tannin ne précipite pas la solution aqueuse ; le résidu a une saveur piquante.
    - L'acide sulfurique le colore en rouge brun. (On essaye de constater la présence de l'alcaloïde volatil.).......... **Capsine.**
    - L'acide sulfurique le colore en brun. (On essaye de constater la daphnine par le premier procédé.).......... **Amer du Garou.**
  - Le tannin précipite la solution aqueuse ; le résidu a une saveur plus ou moins amère.
    - L'acétate de plomb basique le trouble faiblement, l'acide sulfurique et le sucre le colorent à peine en rouge.
      - Le chlorure ferrique colore la solution aqueuse en brun verdâtre quand on la chauffe ; la saveur est à peine amère.......... **Gentiane.**
      - Le chlorure ferrique colore la solution aqueuse en brun, sa saveur est caractéristique et d'une amertume insupportable.......... **Quassine.**
    - L'acétate de plomb basique le précipite abondamment ; l'acide sulfurique et le sucre le colorent progressivement en beau rouge cerise. (On examine une seconde portion de la bière d'après le premier procédé.)..... **Cnicine.**
- Le résidu dissous dans l'eau ne trouble pas à froid le chlorure d'or, mais le réduit à chaud.
  - Le tannin trouble faiblement la solution aqueuse ; celle-ci ne réduit pas la solution ammoniacale d'argent ; le résidu chauffé avec l'acide sulfurique étendu dégage une odeur d'éricine ; le réactif de Fröhde le colore en noir brun, l'acide sulfurique et le sucre en beau rouge.. **Amer du Ledum.**
  - Le tannin précipite la solution aqueuse ; celle-ci réduit la solution ammoniacale d'argent ; chauffé avec l'acide sulfurique au dixième, le résidu dégage une faible odeur d'essence de ményanthe. **Amer de Ményanthe.**

Le résidu en solution aqueuse précipite à froid le chlorure d'or, mais ne le réduit pas à chaud. Chauffé avec de l'acide sulfurique (1 molécule d'acide, plus 5 molécules d'eau), il dégage une faible odeur d'acide benzoïque. (On examine une seconde portion de la bière d'après le premier procédé.).......... **Amer de la Centaurée.**

Le résidu, en solution aqueuse, précipite à froid le chlorure d'or et le réduit par la chaleur. L'acide sulfurique le dissout avec une coloration d'abord brune, puis violette, et devenant rapidement d'un beau violet par l'addition de l'eau. L'acide chlorhydrique, densité de 1,135, le teint d'abord en vert, puis en beau bleu........ **Absinthine.**

### RÉSIDU DU CHLOROFORME

- Il ne précipite ni ne réduit le chlorure d'or.
  - Il ne donne pas de précipité avec le tannin ; sa saveur est piquante ; l'acide sulfurique le colore en rouge brun, brun foncé; il rougit la peau .......... Capsicine.
  - Il précipite avec le tannin.
    - L'acétate de plomb le précipite abondamment. Chauffé avec de l'acide sulfurique étendu, il se trouble d'abord, puis il devient rouge et dégage une odeur faible d'acide benzoïque.......... Cnicine.
    - L'acétate de plomb basique ne le trouble que faiblement ou pas du tout.
      - L'acide sulfurique le teint en brun.
        - Le résidu est amer
          - Amertume très prononcée. Quassine.
          - Amertume peu prononcée. Amer de la Gentiane.
        - Le résidu a une saveur piquante...... Amer du Garou.
      - L'acide sulfurique le colore faiblement en jaune ou pas du tout. (On recherche la colocynthine suivant le premier procédé.).......... Amer de la Coloquinte.
- Il ne précipite pas le chlorure d'or à froid, mais le réduit par la chaleur.
  - Il précipite par le tannin.
    - Il a une action narcotique sur les poissons; sa saveur est amère. (On le purifie pour le soumettre à la réaction de Langley et l'on essaie d'isoler la matière au moyen de l'alcool.).......... Picrotoxine.
    - Il est insipide ou légèrement amer; la lessive de potasse le colore en rouge brun.......... Principe de l'Aloès.
  - Il ne précipite pas par le tannin.
    - Il réduit la solution ammoniacale d'argent; avec l'acide sulfurique étendu et avec le réactif de Fröhde, il dégage une odeur de ményanthe........ Ményanthine.
    - Il ne réduit pas la solution ammoniacale d'argent; avec l'acide sulfurique concentré et le sucre, on obtient à la longue une coloration d'un beau rouge cramoisi; chauffé avec l'acide sulfurique étendu ou avec le réactif de Fröhde, il dégage une forte odeur d'éricine.......... Ericoline.
- Il précipite par le chlorure d'or à froid, mais ne le réduit pas par la chaleur.
  - L'acide nitrique le colore en violet. (On le soumet à une purification.).......... Colchicine.
  - Chauffé avec l'acide sulfurique, il dégage d'abord une odeur qui rappelle celle de l'essence de ményanthe, puis la solution se colore en rouge brun et, en même temps, l'odeur se rapproche de celle de l'acide benzoïque.......... Amer de la Centaurée.
- Le chlorure d'or le précipite à froid et est réduit par la chaleur. L'acide sulfurique lui donne une coloration brune, passant successivement au violet sale.......... Amer de l'Absinthe.

## B. — AGITATION DE LA SOLUTION AMMONIACALE

### RÉSIDU DE LA BENZINE

- Il dilate la pupille.
  - Le chlorure de platine ne précipite pas la solution aqueuse; sa solution dans l'acide sulfurique lui communique, quand on le chauffe, une odeur caractéristique.......... Atropine.
  - Le chlorure de platine, employé en quantité suffisante, le précipite.......... Hyoscyamine.
- Il ne la dilate pas.
  - La solution, dans l'acide sulfurique, se colore en bleu par le bichromate de potasse.......... Strychnine.
  - La solution, dans l'acide sulfurique, se colore en rouge par l'acide nitrique.......... Brucine.

### RÉSIDU DE L'ALCOOL AMYLIQUE

(Ce traitement n'est utile que lorsqu'on présume la présence de la salicine.) Chauffé avec l'acide sulfurique et le bichromate de potasse, il dégage l'odeur de l'aldéhyde salicylique.......... Salicine.

## TABLEAU DES PRINCIPALES FALSIFICATIONS DE LA BIÈRE (Husson)

C. Husson a fait connaitre, en 1879, un procédé de recherche des principales falsifications de la bière, basé à la fois sur un examen chimique et micrographique (Husson, le *Café*, la *Bière* et le *Tabac*, Paris, 1879). Le tableau suivant résume la technique à suivre:

- **I.** La bière traitée par l'éther forme une couche éthérée franchement colorée en jaune.
  - En ajoutant avec précaution à l'éther décanté 2 grammes d'ammoniaque, la couche inférieure prend une teinte
    - Jaune clair.
    - — orange.
    - — brun.
    - Rouge violacé.
      - L'éther décanté, évaporé dans une capsule, laisse un résidu pouvant donner à l'examen microscopique
        - des feuillets cristallins. — Gomme-Gutte.
        - des cristaux dérivant du prisme orthorhomb.. — Acide picrique.
        - des petites aiguilles prises dans une masse résinoïde.......... — Aloès.
        - des petites aiguilles englobées dans des gouttelettes jaunes...... — Patience, Rumex et Rhubarbe.
- **II.** La bière traitée par l'éther ne forme pas de couche éthérée jaune. Celle-ci est incolore ou d'une teinte sale, mal définie. La bière est alors évaporée en consistance sirupeuse et traitée à chaud par l'alcool amylique.
  - L'alcool amylique, décanté et évaporé dans une capsule, donne un résidu qui, examiné au microscope, laisse voir de suite, ou après traitement acétique, un produit cristallin
    - Composé d'aiguilles.
      - Les aiguilles sont larges et souvent brisées... — Lichen des murailles.
      - Les aiguilles sont nombreuses, fines, mais assez longues et réunies en faisceaux.......... — Lichen d'Islande.
      - Les aiguilles sont petites, réunies en groupes très rares. Le résidu, sous l'influence de l'alcool sulfurique (5 grammes d'alcool à 90° + 1 gramme d'acide sulfurique), donne une belle teinte violette ................ — Noix vomique.
    - Composé d'aiguilles et de cristaux dérivant de la forme cubique. — Coque du Levant.
    - Formé de cristaux dérivant simplement du cube.
      - Ne contient pas d'huile essentielle.......... — Quassia amara.
      - Donne par distillation une huile essentielle . — Absinthe.
  - L'alcool amylique évaporé donne un résidu qui, au microscope, laisse voir de petites masses rondes remplies de granulations.
    - Ce résidu, après traitement par les alcools sulfurique et nitrique (5 grammes d'alcool à 90° + 1 gramme d'acide nitrique), donne de gros prismes brisés................. — Coloquinte.
    - Ce résidu, après traitement par les alcools sulfurique, nitrique et chlorhydrique, forme de petites aiguilles...................... — Ményanthe.
  - Après traitement par les alcools sulfurique, nitrique et chlorhydrique, on n'obtient qu'une masse visqueuse ........................ — Gentiane, Petite Centaurée.
  - Après traitement par les alcools sulfurique, nitrique et chlorhydrique, on obtient :
    - de grandes et fines aiguilles.
    - de petites aiguilles réunies en étoiles.
      - l'infusion primitive à froid
        - ne colore pas l'alcool amylique.
        - colore l'alcool amylique.
          - l'infusion primitive
            - ne cède pas à l'éther de matière résinoïde. — Buis.
            - cède à l'éther une matière résinoïde ...... — Houblon.

**17° Recherche de petites quantités d'arsenic dans la bière** (Berntrop). — Des travaux récents ont démontré que certaines bières peuvent, accidentellement, renfermer de petites quantités d'arsenic, telles cependant que l'usage prolongé de ces bières peut provoquer des accidents d'arsenicisme. L'arsenic peut être introduit dans les bières, soit par l'emploi de glucoses préparés avec des acides sulfuriques arsenicaux, soit par l'emploi de malts d'orge touraillés avec des charbons contenant de l'arsenic (Bordas). D'après Petermann, on a trouvé, dans des bières, jusqu'à 70 milligrammes d'arsenic par litre.

La méthode suivante, très pratique, permet de rechercher et même de doser de petites quantités d'arsenic; on a pu, par cette méthode, retrouver 0gr,0005 d'arsenic dans 250 centimètres cubes de liquide.

On additionne 1 litre de bière de quelques gouttes de brome, on agite vigoureusement, et on abandonne pendant douze heures; puis on sursature le liquide par l'ammoniaque, on y ajoute 5 centimètres cubes d'une solution saturée de phosphate de soude et 10 centimètres cubes de mixture magnésienne, et on laisse reposer pendant vingt-quatre heures. Au bout de ce temps, on filtre, on lave le précipité à l'eau ammoniacale, puis on le dissout, sur filtre, dans 50 à 100 centimètres cubes d'acide sulfurique dilué, chaud. La solution sulfurique obtenue est évaporée dans une fiole, en présence d'un peu de salpêtre. Quand les vapeurs sulfuriques se dégagent et que les matières albuminoïdes sont détruites, on introduit peu à peu le liquide dans un appareil de Marsh, en prenant les précautions d'usage.

**18° Recherche des antiseptiques.** — Les principaux antiseptiques que l'expert pourra avoir à rechercher dans la bière sont :

Acide sulfureux, sulfites et bisulfites alcalins ou alcalino-terreux;

Acide borique et borax ;

Fluorures, fluoborates et fluosilicates alcalins;

Acide salicylique;

Saccharine.

La recherche et, s'il y a lieu, le dosage de ces diverses substances sont indiqués au chapitre spécialement consacré aux antiseptiques.

**19° Recherche de la densité originelle**[1] (arrêté ministériel du 24 janvier 1901). — Pour rechercher la densité originelle des bières à l'état de moûts, on doit suivre le mode opératoire ci-dessous :

*A*. Mesurer exactement, à la température de 15°, dans une fiole jaugée, 250 centimètres cubes de bière; les transvaser dans un ballon de verre de 500 centimètres cubes, laver à deux reprises la fiole avec 10 centimètres cubes d'eau distillée et joindre ces eaux de lavage à la bière; relier le ballon à un réfrigérant descendant, distiller, et arrêter la distillation lorsqu'on a recueilli environ 170 à 175 centimètres cubes; compléter le volume de 250 centimètres cubes, à la température de 15°, avec de l'eau distillée.

(1) On appelle ainsi l'excès de poids de 1 litre du moût, ayant fourni la bière essayée, sur celui d'un égal volume d'eau.

Agiter, verser le liquide dans une éprouvette en verre de 30 centimètres de hauteur et de 36 millimètres de diamètre, prendre le titre à 15°, au moyen de l'alcoomètre divisé en cinquièmes de degré ;

Noter le degré à cette température et le rapprocher de la table ci-dessous ; le chiffre correspondant représente la densité ou poids spécifique du moût transformé en alcool.

*B*. Verser, dans la fiole de 250 centimètres cubes, le résidu de la distillation qui se trouve dans le ballon, laver le ballon deux ou trois fois avec 10 ou 15 centimètres cubes d'eau distillée et compléter, avec de l'eau distillée, le volume de 250 centimètres cubes à 15° ;

Agiter, verser le liquide dans l'éprouvette ;

Plonger, dans ce liquide à 15°, le densimètre et noter le degré à cette température.

*C*. Ajouter à la densité trouvée, d'après la table ci-dessous, pour le produit de la distillation, le degré qu'accuse au densimètre le résidu de la distillation ; la somme de ces deux chiffres représente la densité originelle ou le poids spécifique originel de la bière essayée.

TABLEAU INDIQUANT LA CORRESPONDANCE ENTRE LA FORCE ALCOOLIQUE DES BIÈRES ET LE POIDS SPÉCIFIQUE DE LA PORTION DES MOUTS PRIMITIFS TRANSFORMÉS EN ALCOOL.

| (1) | (2) | (1) | (2) | (1) | (2) | (1) | (2) |
|---|---|---|---|---|---|---|---|
| 0,1 | 0,04 | 3,1 | 1,78 | 6,1 | 3,74 | 9,1 | 5,64 |
| 0,2 | 0,09 | 3,2 | 1,84 | 6,2 | 3,81 | 9,2 | 5,71 |
| 0,3 | 0,14 | 3,3 | 1,91 | 6,3 | 3,88 | 9,3 | 5,77 |
| 0,4 | 0,19 | 3,4 | 1,97 | 6,4 | 3,95 | 9,4 | 5,83 |
| 0,5 | 0,24 | 3,5 | 2,03 | 6,5 | 4,02 | 9,5 | 5,88 |
| 0,6 | 0,28 | 3,6 | 2,10 | 6,6 | 4,08 | 9,6 | 5,94 |
| 0,7 | 0,33 | 3,7 | 2,16 | 6,7 | 4,15 | 9,7 | 6,00 |
| 0,8 | 0,39 | 3,8 | 2,22 | 6,8 | 4,21 | 9,8 | 6,07 |
| 0,9 | 0,44 | 3,9 | 2,29 | 6,9 | 4,27 | 9,9 | 6,13 |
| 1,0 | 0,50 | 4,0 | 2,34 | 7,0 | 4,34 | 10,0 | 6,19 |
| 1,1 | 0,55 | 4,1 | 2,41 | 7,1 | 4,40 | 10,1 | 6,26 |
| 1,2 | 0,61 | 4,2 | 2,48 | 7,2 | 4,47 | 10,2 | 6,33 |
| 1,3 | 0,66 | 4,3 | 2,54 | 7,3 | 4,52 | 10,3 | 6,38 |
| 1,4 | 0,72 | 4,4 | 2,61 | 7,4 | 4,58 | 10,4 | 6,44 |
| 1,5 | 0,78 | 4,5 | 2,67 | 7,5 | 4,64 | 10,5 | 6,51 |
| 1,6 | 0,84 | 4,6 | 2,74 | 7,6 | 4,70 | 10,6 | 6,57 |
| 1,7 | 0,90 | 4,7 | 2,79 | 7,7 | 4,76 | 10,7 | 6,63 |
| 1,8 | 0,96 | 4,8 | 2,86 | 7,8 | 4,82 | 10,8 | 6,70 |
| 1,9 | 1,02 | 4,9 | 2,92 | 7,9 | 4,88 | 10,9 | 6,76 |
| 2,0 | 1,09 | 5,0 | 2,98 | 8,0 | 4,95 | 11,0 | 6,82 |
| 2,1 | 1,15 | 5,1 | 3,05 | 8,1 | 5,01 | 11,1 | 6,89 |
| 2,2 | 1,22 | 5,2 | 3,12 | 8,2 | 5,08 | 11,2 | 6,96 |
| 2,3 | 1,28 | 5,3 | 3,18 | 8,3 | 5,15 | 11,3 | 7,02 |
| 2,4 | 1,35 | 5,4 | 3,25 | 8,4 | 5,21 | 11,4 | 7,09 |
| 2,5 | 1,41 | 5,5 | 3,32 | 8,5 | 5,27 | 11,5 | 7,16 |
| 2,6 | 1,48 | 5,6 | 3,39 | 8,6 | 5,34 | 11,6 | 7,23 |
| 2,7 | 1,53 | 5,7 | 3,46 | 8,7 | 5,40 | 11,7 | 7,29 |
| 2,8 | 1,60 | 5,8 | 3,53 | 8,8 | 5,47 | 11,8 | 7,36 |
| 2,9 | 1,66 | 5,9 | 3,60 | 8,9 | 5,53 | 11,9 | 7,43 |
| 3,0 | 1,72 | 6,0 | 3,67 | 9,0 | 5,59 | 12,0 | 7,50 |

(1) Degrés alcooliques des bières.
(2) Degrés au-dessus de 100° du poids spécifique primitif du moût transformé.

20° **Bases d'appréciation.** — Le règlement suisse sur la composition des bières donne les indications ci-dessous comme bases d'appréciation de la pureté des bières; nous rappelons, à ce sujet, que la Suisse ne laisse vendre, sous la simple dénomination de « bière », que la boisson préparée avec de l'orge germée ou malt, du houblon, de la levure et de l'eau, le tout soumis, d'une manière appropriée, au brassage et à la fermentation alcoolique. La bière dans la préparation de laquelle on a remplacé une partie de l'orge par des succédanés ne peut être vendue que sous une désignation spéciale indiquant sa nature; de plus, le houblon ne doit pas être remplacé par d'autres substances et la bière ne doit pas renfermer de succédanés du malt ne contenant pas de matières azotées.

*Extrait primitif.* — Ne doit pas être inférieur à 12 0/0.

*Degre de fermentation.* — Sauf pour les bières Bock et Salvator, ne doit pas être inférieur à 46 0/0.

*Extrait.* — La bière doit contenir plus d'extrait que d'alcool.

*Matières minérales.* — Ne doivent pas dépasser 0,3 0/0.

*Acidité totale* (en acide lactique). — Doit varier entre 0,09 et 0,27 0/0.

*Acidité totale* (en acide acétique). — Doit être au maximum 0,06 0/0.

*Glycérine.* — Ne doit pas dépasser 0,4 0/0.

*Acide phosphorique.* — Sa teneur doit être au moins égale à 0,3 0/0 de l'extrait primitif.

*Azote.* — Sa teneur doit être au moins égale à 0,3 0/0 de l'extrait primitif.

En Belgique, les chiffres extrêmes sont les suivants :

*Densité à 15°.* — 1,001 à 1,027.

*Alcool.* — En poids, 1,6 à 10 0/0; en volume, 2 à 12° (moyenne, 4°).

*Extrait sec.* — 2 à 8 0/0 (moyenne, 4 0/0).

*Extrait primitif.* — 6 à 18 0/0.

*Matières minérales.* — 0,13 à 0,42 0/0.

*Acide phosphorique.* — 0,02 à 0,15 0/0.

*Maltose.* — 1,005 à 1,022 0/0.

*Matières azotées.* — 0,15 à 1 0/0.

*Acidité totale* (en acide lactique). — 0,1 à 1,63 0/0 (moyenne, 0,3 0/0 environ).

*Acidité volatile* (en acide acétique). — Traces à 0,3 0/0 (moyenne, 0,05 0/0 environ).

*Glycérine.* — Au maximum, 0,3 à 0,4 0/0.

*Dextrine.* — 0,6 à 3 0/0.

## DOCUMENTS D'HYGIÈNE ALIMENTAIRE

---

### OBSERVATIONS SUR LA PRÉSENCE DE L'ACIDE SULFUREUX ET DES BISULFITES DANS LA BIÈRE

**Comité consultatif d'hygiène publique**

RAPPORT DE OGIER (10 FÉVRIER 1890). — CONCLUSIONS ADOPTÉES

« Dans ces conditions, le Comité ne croit pas qu'il soit utile, quant à présent, de provoquer des mesures spéciales tendant à proscrire l'emploi de l'acide sulfureux et des bisulfites dans la bière. »

---

### EMPLOI DE L'ACIDE BENZOIQUE POUR LA CONSERVATION DES SUBSTANCES ALIMENTAIRES ET BOISSONS, NOTAMMENT DE LA BIÈRE

**Comité consultatif d'hygiène publique**

RAPPORT DE POUCHET (27 AOUT 1888). — CONCLUSIONS ADOPTÉES

« L'emploi de l'acide benzoïque ne saurait être toléré pour la conservation de la bière ou d'autres substances alimentaires. »

Circulaire ministérielle, 16 octobre 1888.
Circulaire ministérielle relative aux pompes à bière, 22 février 1881.

---

### POMPES A BIÈRE

**Ordonnance concernant les appareils à pression servant au débit de la bière**

Paris, le 22 décembre 1885.

Nous, Préfet de Police,

Considérant que les appareils à pression servant au débit de la bière peuvent présenter des dangers pour la santé publique et qu'il est indispensable d'en réglementer la fabrication et l'emploi ;

Vu les instructions de M. le Ministre de l'Agriculture et du Commerce en date du 22 février 1881 ;

Vu la loi des 16-24 août 1790 et celle des 19-22 juillet 1791 ;

Vu les articles 319, 471 (§ 15), 475 (§ 14) et 477 du Code pénal, ainsi que les lois des 27 mars 1851 et 5 mai 1855 ;

Vu l'arrêté des consuls du 12 messidor an VIII, l'arrêté du 3 brumaire an IX et la loi du 7 août 1850;

Vu l'ordonnance de police du 30 avril 1881 ;

Vu l'avis du Conseil d'hygiène de France et les instructions du Ministre du Commerce en date du 8 décembre 1885;

Ordonnons ce qui suit :

Article premier. — Les tuyaux adducteurs de la bière doivent être soit en verre, soit en étain fin, à l'exclusion absolue de tout autre métal altérable, et notamment du plomb, dont l'emploi est dangereux.

Art. 2. — L'air emmagasiné dans le réservoir de l'appareil pour servir à la pression arrivant au robinet de distribution intimement mélangé avec la bière, il est interdit d'établir une prise d'air pour ce réservoir, soit dans les lieux clos et habités, soit dans les caves où il n'a pas toute la pureté désirable. Cet air doit être emprunté à l'atmosphère, soit sur la voie publique, soit dans des cours spacieuses.

Art. 3. — Il sera adapté à la partie inférieure du récipient d'air un robinet ou même un trou d'homme, pouvant permettre une visite intérieure complète des appareils, lesquels sont très sujets à s'incruster et où il se forme promptement, aux dépens de la levure entraînée par la bière, des dépôts qui entrent en décomposition.

Art. 4. — Le récipient d'air sera muni d'une soupape ou d'un manomètre pour y limiter la pression.

Art. 5. — Il sera fait un nettoyage périodique et fréquent, s'appliquant non seulement aux tuyaux adducteurs de la bière, mais encore aux récipients d'air et, d'une manière plus générale, à toutes les parties des appareils susceptibles de s'encrasser.

Art. 6. — Les appareils à pression d'acide carbonique liquide pour l'élévation de la bière sont autorisés aux conditions suivantes :

1° Les bouteilles destinées à recevoir 8 kilogrammes d'acide carbonique liquide seront contrôlées tous les ans et essayées à la pression de 250 atmosphères;

2° Le réservoir et les bouteilles contenant l'acide carbonique liquide seront renfermés dans une chambre convenablement ventilée et non habitée;

3° Le réservoir et les tuyaux de conduite seront nettoyés en temps utile, ainsi qu'il est prescrit à l'article précédent.

Art. 7. — L'ordonnance de police du 30 avril 1881 sur la matière est rapportée.

. . . . . . . . . . . . . . . . . . . . . . . . . . . . . . . . . . . . . . . .

---

# CIDRE

Par A. BONN

On désigne sous le nom de cidre le produit de la fermentation du jus des pommes ou des poires (poiré).

Les renseignements relatifs à la composition du cidre sont les suivants :

COMPOSITION DE CIDRES AUTHENTIQUES (1) (Documents du Laboratoire municipal).

| COMPOSITION DE CIDRES AUTHENTIQUES | | | | | | | | | | |
|---|---|---|---|---|---|---|---|---|---|---|
| PROVENANCE | ALCOOL EXISTANT P. 100 EN VOLUME | ALCOOL TOTAL P. 100 EN VOLUME | EXTRAIT A 100° PAR LITRE | EXTRAIT RÉDUIT PAR LITRE | SUCRE TOTAL PAR LITRE | ACIDITÉ TOTALE EN ACIDE SULFURIQUE PAR LITRE | ACIDITÉ FIXE PAR LITRE EN ACIDE SULFURIQUE | CENDRES PAR LITRE | CARBONATE DE POTASSE PAR LITRE | PHOSPHATES INSOLUBLES PAR LITRE |
| Cidre pur 1877, fruits de côte : Bois-Guillaume (env. de Rouen). | 6° | 7°,2 | 51,60 | 32,60 | 20,0 | 3,60 | 2,50 | 3,50 | 2,33 | 0,38 |
| Cidre pur (récolte 1876), fruits de Mazure, Yvetot. . . . . | 5°,2 | 5°,6 | 30,90 | 24,40 | 7,50 | 4,07 | 2,40 | 2,50 | » | » |
| Cidre vieux. . . . . . . . . . . | 4°,8 | 5° | 20,90 | 17,50 | 4,40 | 5,36 | 2,59 | 2,50 | 1,40 | 0,25 |
| Cidre pur, 1878. Yvetot, fruits de plaine. . . . . . . . . . . | 4°,4 | 6°,6 | 61,30 | 25,30 | 37,0 | 4,54 | 2,31 | 3,00 | 2,00 | 0,30 |
| Cidre pur, gros cidre 1880 (environs de Bayeux). . . . . . | 3° | 4° | 53,20 | 37,70 | 16,50 | 3,23 | 2,68 | 2,60 | 1,80 | 0,45 |
| Cidre marchand . . . . . . . . | 1° | 3°,1 | 69,70 | 34,70 | 36,00 | 2,68 | 1,11 | 2,54 | 1,51 | 0,62 |
| Cidre 1er choix. . . . . . . . . | 3°,2 | 5°,5 | 81,20 | 43,20 | 39,00 | » | » | 2,30 | » | 0,17 |
| Cidre pur, gros cidre 1880 . . | 2°,5 | 4° | 63,80 | 39,80 | 25,00 | 2,08 | 1,48 | 2,80 | » | » |
| Moyenne. . . . . . . . | 3°,7 | 5°,1 | 54,00 | 31,9 | 23,1 | 3,65 | 2,15 | 2,71 | 1,74 | 0,36 |
| Maximum. . . . . . . | 6° | 7°,2 | 81,20 | 43,20 | 39,00 | 5,36 | 2,68 | 3,50 | 2,2. | 0,62 |
| Minimum . . . . . . . | 1° | 3°,1 | 20,90 | 17,50 | 4,4 | 2,08 | 1,11 | 2,30 | 1,40 | 0,17 |

(1) On désigne, dans ce tableau, sous le nom d'*alcool existant*, l'alcool produit par la fermentation, et par *alcool total*, l'alcool correspondant à la quantité du sucre total contenu primitivement dans le moût.

ANALYSE DES CIDRES PRIMÉS A L'EXPOSITION NATIONALE DES CIDRES ET POIRÉS (1888) (Kayser).

| ANNÉES | DENSITÉ | ALCOOL EN VOLUME PAR LITRE | SUCRE PAR LITRE | TANIN PAR LITRE | GLYCÉRINE PAR LITRE | CENDRES PAR LITRE | MATIÈRES EXTRACTIVES NON DOSÉES PAR LITRE | ACIDITÉ TOTALE PAR LITRE | ACIDITÉ FIXE PAR LITRE | ACIDITÉ VOLATILE PAR LITRE | ACIDE ACÉTIQUE PAR LITRE | ACIDE BUTYRIQUE PAR LITRE |
|---|---|---|---|---|---|---|---|---|---|---|---|---|
| | | | | | | CIDRES DE BRETAGNE | | | | | | |
| 1888 | 1,044 | 39,7 | 54,71 | 1,00 | » | 3,00 | 22,49 | 2,40 | 0,95 | 1,45 | 1,31 | 0,21 |
| 1884 | 1,028 | 37,5 | 42,96 | 1,30 | 1,90 | 2,90 | 17,74 | 3,15 | 2,65 | 0,50 | 0,40 | 0,18 |
| 1884 | 1,066 | 37,5 | 46,06 | 1,34 | 2,25 | 2,90 | 61,95 | 3,23 | 1,58 | 1,65 | 4,65 | » |
| 1887 | 0,998 | 47,5 | 24,15 | 1,60 | 1,00 | 2,40 | 10,44 | 2,48 | 1,36 | 1,12 | 0,91 | 0,31 |
| 1887 | 1,025 | 40,0 | 36,20 | 1,20 | » | 2,50 | 7,10 | 3,57 | 2,43 | 1,14 | 1,14 | » |
| 1887 | 1,020 | 60,0 | 29,00 | 1,80 | » | 2,80 | 16,00 | 2,61 | 1,71 | 0,90 | 0,82 | 0,13 |
| 1887 | 1,017 | 33,4 | 37,33 | 1,82 | » | 2,80 | 15,55 | 1,96 | 1,13 | 0,83 | 0,83 | » |
| 1886 | 1,024 | 17,5 | 43,18 | 1,30 | 0,90 | 2,80 | 29,22 | 2,59 | 1,16 | 1,43 | 1,43 | » |
| 1886 | 1,022 | 15,0 | 56,00 | 1,34 | 0,85 | 2,85 | 11,16 | 2,56 | 0,87 | 1,69 | 1,69 | » |
| 1888 | 1,035 | 12,5 | 68,28 | 0,80 | 1,00 | 3,00 | 28,80 | 1,32 | 0,33 | 0,99 | 0,99 | » |
| | | | | | | CIDRES DE NORMANDIE | | | | | | |
| 1886 | 1,035 | 14,5 | 67,44 | 2,20 | 1,80 | 2,50 | 23,96 | 1,21 | 0,80 | 0,41 | 0,38 | 0,04 |
| 1886 | 1,008 | 33,5 | 46,28 | 2,20 | 1,87 | 2,52 | 68,63 | 2,99 | 1,25 | 1,74 | » | » |
| 1888 | 1,010 | 50,0 | 16,11 | 1,80 | 1,68 | 2,40 | 14,51 | 1,56 | 0,97 | 0,59 | 0,50 | 0,14 |
| 1888 | 1,006 | 51,2 | 14,55 | 1,84 | » | 2,43 | 12,68 | 1,74 | 0,85 | 0,89 | 0,89 | » |
| 1885 | 1,018 | 37,5 | 37,84 | 1,80 | 1,38 | 3,50 | 19,88 | 2,71 | 1,33 | 1,38 | 1,38 | » |
| 1886 | 1,013 | 52,5 | 28,57 | 1,00 | 2,40 | 2,80 | 14,33 | 2,53 | 1,39 | 1,14 | 1,14 | » |
| 1886 | 1,006 | 50,0 | 11,84 | 1,58 | » | 2,20 | 12,48 | 2,33 | 1,62 | 0,71 | 0,71 | » |
| 1888 | 1,030 | 40,5 | 41,35 | 1,60 | » | 2,25 | 20,40 | 2,08 | 1,27 | 0,81 | 0,81 | » |
| 1886 | 1,029 | 35,0 | 31,15 | 1,60 | » | 2,20 | 21,35 | 1,21 | 0,98 | 0,23 | 0,19 | 0,06 |

**Moyennes résultant de l'analyse de divers cidres**

| | | | |
|---|---|---|---|
| Alcool 0/0 en volume | 4°,0 | 5 à 6° | 5 à 6° |
| Extrait à 100° par litre (non réduit) | 29gr,00 | 30gr,00 | 30gr,25 |
| Cendres totales | 2,75 | 2,75 à 2,80 | 2,25 |
| Cendres solubles | » | 2,15 | » |
| Phosphates insolubles | » | » | 0,25 |
| | (Férion) | (Rabot) | (Lailler) |

D'après Lechartier, la composition des cidres est la suivante :

| PROVENANCE | ALCOOL EXISTANT EN VOLUME P. 100 | ALCOOL TOTAL EN VOLUME P. 100 | MATIÈRES SUCRÉES PAR LITRE | DIFFÉRENCE ENTRE L'EXTRAIT ET LE SUCRE | CENDRES PAR LITRE |
|---|---|---|---|---|---|
| Calvados | 1,6 à 6,7 | 5,9 à 9,4 | 2,8 à 65,0 | 17,4 à 30,8 | 2,27 à 3,22 |
| Seine-Inférieure | 2,2 à 6,5 | 6,0 à 8,9 | 21,7 à 78,3 | 18,9 à 34,5 | 1,84 à 4,91 |
| Eure | 3,6 à 4,6 | 5,3 à 7,6 | 6,4 à 68,0 | 20,2 à 21,3 | 2,28 |
| Orne | 3,7 à 6,7 | 6,1 à 7,2 | 1,7 à 43,6 | 15,1 à 24,2 | 2,22 à 2,86 |
| Manche | 6,7 à 7,6 | 7,3 à 8,4 | 1,2 à 17,5 | 16,4 à 19,9 | 1,91 |
| Sarthe | 5,8 à 7,5 | 7,6 à 8,9 | 20,5 à 26,7 | 22,5 à 24,6 | 2,92 à 3,27 |
| Mayenne | 2,4 à 4,5 | 5,7 | 16,9 à 53,4 | 16,7 à 25,5 | 1,84 à 2,05 |
| Ille-et-Vilaine | 2,6 à 7,0 | 5,1 à 7,7 | 4,1 à 35,5 | 12,3 à 20,1 | 1,70 à 2,14 |
| Côtes-du-Nord | 3,4 à 4,9 | 6,4 à 6,6 | 25,3 à 48,4 | 14,7 à 21,3 | 2,09 à 2,72 |

E. Grignon donne la composition suivante comme moyenne d'un certain nombre d'analyses de cidres purs bien fermentés :

| | |
|---|---|
| Alcool | 5°,4 0/0 en volume |
| Extrait à 100° | 30gr,32 par litre |
| Cendres | 2 ,70 |
| Sucre | 6 ,21 |
| Acidité totale, en acide sulfurique | 5 ,21 |

Faible déviation lévogyre.

Le Laboratoire municipal de Paris adopte, comme représentant un type de cidre pur, la moyenne que voici :

| | |
|---|---|
| Alcool 0/0 en volume | 5 à 6° |
| Extrait à 100° par litre | 30gr,00 |
| Cendres par litre | 2 ,80 |
| Acidité fixe, par litre (en acide sulfurique) | 2 ,00 |

ANALYSES DE CIDRES D'ORIGINE AUTHENTIQUE FAITES AU LABORATOIRE MUNICIPAL DE PARIS.

| NUMÉROS | PROVENANCE | DENSITÉ | ALCOOL EXISTANT P. 100 EN VOLUME | ALCOOL TOTAL P. 100 EN VOLUME | EXTRAIT A 100° PAR LITRE | EXTRAIT DIMINUÉ DE LA QUANTITÉ DE SUCRE SUPÉRIEURE A 1gr | SUCRE PAR LITRE | | DÉVIATION AU POLARIMÈTRE | CENDRES PAR LITRE | ALCALINITÉ DES CENDRES EN $CO^3K^2$ PAR LITRE | ACIDITÉ EN $SO^4H^2$ | | OBSERVATIONS |
|---|---|---|---|---|---|---|---|---|---|---|---|---|---|---|
| | | | | | | | AVANT INTERVERSION | APRÈS INTERVERSION | | | | TOTALE | FIXE | |
| | Département du Calvados. | | | | | | | | | | | | | |
| 1 | Blangy-le-Château | 1.0081 | 3,5 | 4,0 | 31,00 | 23,70 | 8,22 | 9,08 | — 1°,52 | 3,08 | 2,65 | 5,35 | 2,74 | Cidre pur jus. Récolte 1891. Analysé en septembre 1892. |
| 2 | Clécy | 1.0143 | 4,4 | 5,6 | 51,28 | 31,60 | 20,60 | 21,30 | — 4°,16 | 2,80 | 2,07 | 5,31 | 2,74 | Cidre pur jus. Récolte 1891. |
| 3 | Saint-Philibert-des-Champs | 1.0210 | 3,8 | 5,6 | 68,16 | 40,46 | 28,70 | 29,40 | — 6°,00 | 3,44 | 2,62 | 5,00 | 2,59 | Id. Id. |
| 4 | Beaumont-en-Auge | 1.0054 | 5,0 | 5,1 | 28,24 | 26,44 | 2,88 | 2,94 | 0°,00 | 4,08 | 3,09 | 6,59 | 2,84 | Id. Id. |
| 5 | Authieux-sur-Calonne | 1.0410 | 1,1 | 4,8 | 114,00 | 64,60 | 59,40 | 60,80 | —11°,20 | 4,32 | 3,68 | 5,58 | 2,94 | Id. Vieux. Récolte 1890. |
| 6 | Saint-Rémy-sur-Orne | 1.0199 | 3,9 | 5,0 | 43,08 | 25,20 | 18,83 | 19,20 | — 4°,00 | 2,48 | 2,04 | 4,20 | 2,49 | Id. Récolte 1891. |
| 7 | Saint-Martin-aux-Chartrains | 1.0124 | 3,7 | 4,9 | 44,60 | 35,80 | 19,80 | 20,00 | — 4°,08 | 2,84 | 2,12 | 4,78 | 2,15 | Id. Id. |
| 8 | Pont-l'Evêque | 1.0064 | 3,4 | 3,5 | 25,56 | 23,42 | 3,14 | 3,40 | — 0°,06 | 3,08 | 2,81 | 5,72 | 2,45 | Id. Id. |
| 9 | La Vilette | 1.0171 | 4,1 | 5,7 | 57,72 | 32,70 | 26,00 | 26,20 | — 5°,20 | 3,24 | 2,26 | 5,41 | 2,89 | Id. Id. |
| 10 | Clécy-le-Boche | 1.0012 | 6,2 | 6,2 | 22,62 | 22,62 | traces | traces | 0°,00 | 3,08 | 2,59 | 4,20 | 1,47 | Id. Id. |
| 11 | Authieux-sur-Calonne | 1.0290 | 3,7 | 6,5 | 92,60 | 46,40 | 46,20 | 46,80 | —10°,00 | 3,44 | 2,29 | 5,88 | 2,74 | Id. Id. |
| | Moyenne | 1.0159 | 3,9 | 5,2 | 52,67 | 33,90 | 21,31 | 21,62 | — 4°,26 | 3,26 | 2,56 | 5,27 | 2,55 | |
| | Maximum | 1.0410 | 6,2 | 6,5 | 114,00 | 64,60 | 59,40 | 60,80 | —11°,20 | 4,32 | 3,68 | 6,59 | 2,94 | |
| | Minimum | 1.0012 | 1,1 | 3,5 | 22,62 | 22,62 | traces | traces | 0 | 2,48 | 2,04 | 4,20 | 1,47 | |
| | Département de la Seine-Inférieure. | | | | | | | | | | | | | |
| 12 | Hameau du Bouquet (près Elbeuf). | 1.0067 | 5,1 | 5,1 | 33,08 | 33,08 | traces | traces | 0°,00 | 5,04 | 3,91 | 7,38 | 4,11 | Poiré pur jus. Vieux. Récolte 1890. |
| 13 | Id. Id. | 1.0174 | 4,4 | 5,5 | 58,48 | 41,70 | 17,70 | 17,70 | — 3°,10 | 4,00 | 3,06 | 7,13 | 4,17 | Id. Nouveau. Id. 1891. |
| 14 | Id. Id. | 1.0010 | 4,7 | » | 16,20 | » | traces | traces | 0°,0 | 3,58 | 2,55 | 5,54 | 2,[illegible]9 | Cidre vieux, *mouillé de moitié*. |
| 15 | Id. Id. | 1.0068 | 3,2 | 4,0 | 27,36 | 13,66 | 14,70 | 15,00 | — 3°,0 | 2,70 | 1,90 | 3,33 | 2,54 | Cidre nouveau, *mouillé aux 2/3*. |

CIDRES ALLEMANDS (d'après Rocques).

| DÉSIGNATION | CIDRES NON MOUSSEUX | | | | | CIDRES MOUSSEUX | | |
|---|---|---|---|---|---|---|---|---|
| | BORSDORFER | BORSDORFER | SPEIERLING | SPEIERLING | EXPORT | TROIS ÉTOILES | 1 | 2 |
| Alcool 0/0 en volume | 5°,45 | 5°,9 | 5°,5 | 6°,5 | 5°,95 | 7°,95 | 6°,9 | 7°,2 |
| Extrait sec à 100° | 15,80 | 17,88 | 15,68 | 19,16 | 18,80 | 86,36 | 110,64 | 98,04 |
| — dans le vide | 22,40 | 24,60 | 22,80 | 25,60 | 25,60 | 94,00 | 122,20 | 110,60 |
| Sucre réducteur | 1,34 | 2,21 | 1,74 | 2,43 | 1,80 | 66,55 | 83,47 | 87,94 |
| Saccharose | néant | néant | néant | néant | néant | » | » | » |
| Cendres totales | 2,21 | 2,94 | 2,29 | 2,99 | 2,99 | » | » | » |
| Acidité en $SO^4H^2$ totale | 2,79 | 3,36 | 3,14 | 3,14 | 3,18 | 3,23 | 3,50 | 3,06 |
| — fixe | 2,15 | 2,69 | 2,35 | 2,74 | 2,58 | 2,74 | 2,94 | 2,60 |
| — volatile | 0,64 | 0,67 | 0,79 | 0,40 | 0,60 | 0,49 | 0,56 | 0,46 |
| Cendres solubles : | | | | | | | | |
| Carbonate de potasse | 1,70 | » | 1,71 | » | » | » | » | » |
| Sulfate de potasse | 0,20 | » | 0,29 | » | » | » | » | » |
| Chlorures | traces | » | traces | » | » | » | » | » |
| Cendres insolubles | 0,22 | 0,29 | 0,23 | 0,27 | 0,28 | » | » | » |
| Acide tartrique | 0,42 | 0,29 | 0,40 | 0,29 | 0,29 | 0,42 | 0,34 | 0,50 |
| Tannin | 0,19 | » | 0,19 | » | » | 0,24 | 0,36 | 0,27 |
| Acide sulfureux libre | » | 0,015 | » | traces | traces | » | » | » |
| — — total | » | 0,054 | » | 0,018 | 0,022 | » | » | » |

CIDRES DIVERS (d'après Rocques).

| DÉSIGNATION | CIDRE MOUSSEUX DE VILLAVICIOSA (Espagne) | CIDRE DE DIFFUSION | |
|---|---|---|---|
| | | CIDRE MOUSSEUX DE REDON | CIDRE DE GOURNAY |
| Alcool | 5°,1 | 5°,25 | 3°,45 |
| Extrait sec à 100° | 68,20 | 62,96 | 17,64 |
| — dans le vide | 76,40 | 71,10 | 23,20 |
| Sucre réducteur | 53,79 | 43,62 | 6,08 |
| Saccharose | néant | néant | néant |
| Cendres totales | 2,50 | 3,16 | 2,10 |
| Acidité en $SO^4H^2$ totale | 3,92 | 2,89 | 2,40 |
| — fixe | 2,86 | 2,06 | 1,61 |
| — volatile | 1,06 | 0,83 | 0,79 |
| Cendres solubles : | | | |
| Carbonate de potasse | 1,79 | 1,89 | 1,26 |
| Sulfate de potasse | 0,24 | 0,58 | 0,50 |
| Chlorures | 0,04 | 0,04 | 0,02 |
| Cendres insolubles | 0,41 | 0,66 | 0,35 |
| Acide tartrique | 0,32 | 0,70 | 0,48 |
| Tannin | 0,06 | 0,54 | 0,40 |

**Cidres anglais.** — D'après A.-H. Allen, l'analyse de 23 variétés de cidres anglais aurait donné comme composition :

| | |
|---|---|
| Densité | 1,002 à 1,032 |
| Alcool | 2,49 à 7,69 0/0 |
| Extrait sec | 2,07 à 8,23 |
| Acidité non volatile (en acide malique) | 0,15 à 0,43 |
| — volatile (en acide acétique) | 0,07 à 0,37 |
| Cendres | 0,22 à 0,36 |

L'acide borique a été retrouvé dans tous ces cidres; il serait un constituant normal de la pomme, et les cidres en contiendraient 0gr,011 à 0gr,017 par litre. Dans une variété de pommes dites « Fox Whelp », Allen a trouvé 0,0076 0/0 d'acide borique.

Eug. Grignon a publié, en 1881, un ouvrage très intéressant sur la composition des cidres, dont nous extrayons les tableaux suivants :

CIDRES DOUX, PUR JUS.

| DOSAGES | SEINE INFÉRIEURE | ORNE | CALVADOS | CALVADOS | CALVADOS | MOYENNE |
|---|---|---|---|---|---|---|
| Alcool 0/0 en volume | 4° | 5° | 3°,5 | 3° | 3°,5 | 3°,8 |
| Extrait à 100° | 60gr,40 | 62gr,70 | 66gr,20 | 68gr,0 | 56gr,30 | 64gr,10 |
| Cendres totales | 2,90 | 2,80 | 2,85 | 2,75 | 3,35 | 2,93 |
| Acidité, en acide sulfurique | 3,77 | 3,08 | 3,86 | 3,10 | 4,34 | 3,63 |
| Sucre | 35,72 | 33,33 | 36,71 | 40,12 | 27,42 | 34,66 |
| Déviation polarimétrique | —1° 15′ | — 1° 10′ | — 1° 14′ | — 1° 18′ | — 57′ | — 1° 11′ |
| Alcool calculé après la fermentation du sucre réducteur (moins 1 gramme) | 6°,1 | 7° | 5°,7 | 5°,4 | 5°,1 | 5°,9 |
| Extrait à 100° diminué du poids du sucre réducteur (moins 1 gramme) | 31gr,68 | 30gr,37 | 30gr,49 | 29gr,78 | 29gr,88 | 30gr,44 |

CIDRES DOUX, MOUILLÉS.

| PROVENANCE / MOUILLAGE | SEINE-INFÉRIEURE 33 0/0 | CALVADOS 30 0/0 | CALVADOS 25 0/0 | PAS-DE-CALAIS 25 0/0 | MOYENNE |
|---|---|---|---|---|---|
| Alcool 0/0 en volume | 3° | 3°,2 | 2°,6 | 2°,8 | 2°,9 |
| Extrait à 100° | 40gr,60 | 41gr,56 | 53gr,60 | 48gr,40 | 46gr,04 |
| Cendres totales | 2,00 | 2,16 | 1,90 | 2,10 | 2,04 |
| Acidité, en acide sulfurique | 2,77 | 3,20 | 3,16 | 2,05 | 2,70 |
| Sucre | 25,42 | 19,40 | 31,72 | 31,71 | 27,06 |
| Déviation polarimétrique | — 49′ | — 26′ | — 1° 1′ | — 59′ | — 49′ |
| Alcool calculé après la fermentation du sucre réducteur (moins 1 gramme) | 4°,5 | 4°,3 | 4°,5 | 4°,7 | 4°,5 |
| Extrait à 100° diminué du poids du sucre réducteur (moins 1 gramme) | 16gr,18 | 23gr,16 | 22gr,88 | 17gr,69 | 19gr,94 |

RÉSULTATS CALCULÉS CORRESPONDANT AUX MÊMES CIDRES DOUX, NON MOUILLÉS.

| DOSAGES | SEINE-INFÉRIEURE | CALVADOS | CALVADOS | PAS-DE-CALAIS | MOYENNE |
|---|---|---|---|---|---|
| Alcool 0/0 en volume...... | 4°,5 | 4°,6 | 3°,5 | 3°,7 | 4°,1 |
| Extrait à 100°............. | 60gr,59 | 59gr,37 | 71gr,46 | 64gr,53 | 63gr,98 |
| Cendres totales........... | 2,98 | 3,08 | 2,53 | 2,80 | 2,84 |
| Acidité, en acide sulfurique. | 4,13 | 4,57 | 4,21 | 2,73 | 3,91 |
| Sucre .................. | 37,94 | 27,71 | 42,29 | 42,28 | 37,55 |
| Alcool calculé après la fermentation du sucre réducteur (moins 1 gramme).. | 6°,8 | 6°,2 | 6° | 6°,2 | 6°,3 |
| Extrait à 100° diminué du poids du sucre réducteur (moins 1 gramme)...... | 23gr,65 | 32gr,66 | 30gr,17 | 23gr,25 | 27gr,43 |

CIDRES SECS, PURS, NON MOUILLÉS.

| PROVENANCE | ALCOOL 0/0 EN VOLUME | EXTRAIT A 100° | CENDRES TOTALES | ACIDITÉ EN ACIDE SULFURIQUE | SUCRE | POLARIMÈTRE | ALCOOL CALCULÉ APRÈS FERMENTATION TOTALE | EXTRAIT DIMINUÉ DU SUCRE MOINS 1 GRAMME |
|---|---|---|---|---|---|---|---|---|
| | degrés | gr. | gr. | gr. | gr. | minutes | degrés | gr. |
| Calvados ....... | 5 | 39,64 | 2,80 | 4,64 | 10,73 | — 13 | 5,6 | 29,91 |
| — ....... | 4 | 40,50 | 2,70 | 4,45 | 14,11 | — 29 | 4,8 | 27,39 |
| — ....... | 3 | 60,10 | 2,70 | 3,80 | 16,10 | — 26 | 3,9 | 45,00 |
| — ....... | 6,2 | 25,10 | 2,50 | 5,34 | 3,30 | — 4 | 6,3 | 22,80 |
| — ....... | 5,7 | 38,80 | 2,90 | 5,34 | 12,96 | — 21 | 6,4 | 26,84 |
| — ....... | 5,7 | 28,30 | 2,50 | 5,34 | 4,10 | — 6 | 5,9 | 25,20 |
| — ....... | 5 | 34,50 | 3,20 | 5,34 | 12,00 | — 24 | 5,7 | 23,50 |
| — ....... | 5 | 37,20 | 3,00 | 5,70 | 12,46 | — 28 | 5,7 | 25,74 |
| — ....... | 5 | 38,30 | 3,50 | 4,90 | 16,84 | — 33 | 6,0 | 22,46 |
| — ....... | 5,3 | 36,30 | 2,90 | 5,34 | 10,78 | — 27 | 5,9 | 26,52 |
| — ....... | 6,2 | 23,10 | 2,70 | 6,68 | 1,40 | — 2 | 6,2 | 22,70 |
| — ....... | 5,6 | 33,50 | 2,70 | 4,90 | 11,85 | — 27 | 6,3 | 22,65 |
| — ....... | 5 | 28,60 | 3,00 | 6,68 | 1,82 | — 4 | 5,0 | 27,78 |
| — ....... | 6,5 | 33,55 | 3,50 | 4,45 | 3,35 | — 16 | 6,7 | 31,20 |
| — ....... | 5 | 30,25 | 2,80 | 7,12 | 3,72 | — 11 | 5,2 | 27,53 |
| — ....... | 5,3 | 28,75 | 2,50 | 4,45 | 7,10 | — 13 | 5,7 | 22,65 |
| Manche ........ | 6,3 | 17,40 | 1,70 | 4,85 | 1,00 | — 3 | 6,3 | 17,40 |
| — ........ | 5,6 | 18,90 | 2,00 | 5,08 | 1,23 | — 7 | 5,6 | 18,67 |
| Orne........... | 6 | 20,00 | 2,20 | 5,54 | 3,38 | — 3 | 6,1 | 17,62 |
| — ........... | 5,2 | 26,65 | 3,00 | 6,00 | 7,80 | — 10 | 5,6 | 19,85 |
| — ........... | 5 | 26,40 | 3,10 | 6,93 | 7,35 | — 11 | 5,4 | 20,05 |
| — ........... | 5,5 | 24,70 | 2,50 | 5,31 | 5,25 | — 5 | 5,8 | 20,45 |
| — ........... | 5 | 21,40 | 2,50 | 6,93 | 2,55 | — 2 | 5,1 | 19,85 |
| — ........... | 5 | 21,60 | 2,40 | 4,39 | 3,26 | — 3 | 5,1 | 19,34 |
| — ........... | 5,4 | 28,40 | 2,90 | 4,85 | 4,94 | — 2 | 5,6 | 24,46 |
| — ........... | 7,2 | 30,10 | 3,10 | 5,54 | 1,78 | — 1 | 7,2 | 29,32 |
| — ........... | 6,7 | 29,90 | 2,70 | 6,24 | 1,61 | — 2 | 6,7 | 29,29 |
| Seine-Inférieure. | 5 | 51,50 | 3,00 | 3,80 | 10,50 | — 24 | 5,6 | 42,00 |
| Ille-et-Vilaine... | 6 | 17,90 | 2,20 | 3,70 | 1,16 | — 3 | 6,0 | 17,74 |
| Mayenne ....... | 5,6 | 18,30 | 2,10 | 2,72 | 1,88 | — 4 | 5,7 | 17,42 |
| MOYENNE... | 5,4 | 30,32 | 2,70 | 5,21 | 6,54 | — 12 | 5,8 | 24,78 |

CIDRES RENOURRIS (cidres conservés en fûts, pendant cinq ou six ans, et additionnés, chaque année, de la quantité de moût nécessaire pour compléter le vide résultant de l'évaporation).

| ÉCHANTILLONS | ALCOOL 0/0 EN VOLUME | ALCOOL A 100° | CENDRES TOTALES | ACIDITÉ EN ACIDE SULFURIQUE | SUCRE | POLARIMÈTRE | ALCOOL CALCULÉ APRÈS FERMENTATION COMPLÈTE | EXTRAIT DIMINUÉ DU SUCRE MOINS 1 GRAMME |
|---|---|---|---|---|---|---|---|---|
| | degrés | gr. | gr. | gr. | gr. | minutes | degrés | gr. |
| 1 | 7,6 | 26,10 | 2,73 | 5,54 | 2,77 | — 3 | 7,7 | 24,33 |
| 2 | 6,1 | 25,68 | 2,00 | 5,08 | 2,72 | — 3 | 6,2 | 23,96 |
| 3 | 8,0 | 24,20 | 2,30 | 3,92 | 3,37 | — 3 | 8,2 | 21,83 |
| 4 | 7,3 | 18,20 | 2,60 | 4,16 | 2,09 | — 2 | 7,4 | 17,11 |
| 5 | 7,2 | 21,70 | 2,70 | 5,31 | 2,71 | — 2 | 7,3 | 19,99 |
| 6 | 6,4 | 25,78 | 2,52 | 5,87 | 3,42 | — 2 | 6,5 | 23,36 |
| 7 | 7,8 | 20,10 | 2,70 | 6,24 | 3,54 | — 2 | 8,0 | 17,56 |
| 8 | 5,4 | 20,90 | 2,10 | 6,70 | 2,24 | — 1 | 5,5 | 19,66 |
| 9 | 7,5 | 21,70 | 2,90 | 6,47 | 2,71 | — 2 | 7,6 | 19,99 |
| 10 | 7,0 | 18,20 | 1,90 | 5,08 | 1,81 | — 1 | 7,0 | 17,39 |
| MOYENNE..... | 7,0 | 22,25 | 2,44 | 5,43 | 2,73 | — 2 | 7,1 | 20,52 |

E. Grignon a effectué un certain nombre d'analyses de cidres additionnés de proportions connues d'eau, et consommés ainsi, sous forme de boissons, dans leur pays de production. Ces analyses donnent les résultats suivants :

CIDRES MOUILLÉS.

| PROVENANCE | MOUILLAGE 0/0 | ALCOOL 0/0 EN VOLUME | EXTRAIT A 100° | CENDRES TOTALES | ACIDITÉ EN ACIDE SULFURIQUE | SUCRE | POLARIMÈTRE | ALCOOL CALCULÉ APRÈS FERMENTATION COMPLÈTE | EXTRAIT DIMINUÉ DU SUCRE MOINS 1 GRAMME |
|---|---|---|---|---|---|---|---|---|---|
| | | degrés | gr. | gr. | gr. | gr. | minutes | degrés | gr. |
| Pas-de-Calais. | 33 | 2,4 | 14,70 | 1,60 | 3,31 | 2,90 | — 4 | 2,5 | 12,80 |
| — | 50 | 2,0 | 10,90 | 1,30 | 3,31 | 1,33 | — 1 | 2,0 | 10,57 |
| — | 25 | 4,0 | 22,10 | 2,10 | 4,16 | 5,55 | — 4 | 4,3 | 17,55 |
| — | 33 | 3,8 | 18,30 | 1,60 | 3,46 | 1,56 | — 1 | 3,8 | 17,74 |
| — | 44 | 3,4 | 14,30 | 1,50 | 3,64 | 2,94 | — 1 | 3,5 | 12,36 |
| Calvados..... | 33 | 4,0 | 18,60 | 1,90 | 4,64 | 4,50 | — 2 | 4,2 | 15,10 |
| — ..... | 40 | 3,5 | 22,80 | 1,50 | 3,54 | 2,10 | — 3 | 3,6 | 21,10 |
| — ..... | 33 | 3,5 | 30,10 | 1,80 | 3,22 | 6,50 | — 7 | 3,8 | 24,60 |
| — ..... | 50 | 3,0 | 19,90 | 1,50 | 3,54 | 3,55 | — 3 | 3,2 | 17,35 |
| — ..... | 15 | 4,5 | 32,80 | 2,50 | 4,64 | 9,99 | — 4 | 5,0 | 23,81 |
| — ..... | 15 | 4,5 | 22,70 | 2,40 | 4,64 | 4,33 | — 3 | 4,7 | 19,37 |
| — ..... | 50 | 2,8 | 10,80 | 1,20 | 3,22 | 1,50 | — 1 | 2,8 | 10,30 |
| — ..... | 20 | 4,5 | 24,50 | 2,10 | 4,17 | 3,80 | — 2 | 4.7 | 18,70 |
| Oise ........ | 40 | 3,4 | 18,60 | 1,80 | 3,22 | 2,50 | — 2 | 3,5 | 17,10 |
| — ........ | 40 | 3,6 | 13,20 | 1,10 | 3,00 | 2,77 | — 1 | 3,7 | 11,43 |
| MOYENNE..... | 34,73 | 3,5 | 19,40 | 1,72 | 3,71 | 3,72 | — 3 | 3,7 | 16,68 |

RÉSULTATS CORRESPONDANT AUX MÊMES CIDRES NON MOUILLÉS.

| PROVENANCE | ALCOOL 0/0 EN VOLUME | EXTRAIT A 100° | CENDRES TOTALES | ACIDITÉ EN ACIDE SULFURIQUE | SUCRE | ALCOOL CALCULÉ APRÈS FERMENTATION COMPLÈTE | EXTRAIT DIMINUÉ DU SUCRE MOINS 1 GRAMME |
|---|---|---|---|---|---|---|---|
| | degrés | gr. | gr. | gr. | gr. | degrés | gr. |
| Pas-de-Calais.. | 3,6 | 21,94 | 2,38 | 4,94 | 4,32 | 3,8 | 18,62 |
| — .. | 4,0 | 21,80 | 2,60 | 6,62 | 2,66 | 4,1 | 20,14 |
| — .. | 5,3 | 29,46 | 2,80 | 5,55 | 7,40 | 5,7 | 23,06 |
| — .. | 5,7 | 27,31 | 2,38 | 5,16 | 2,32 | 5,8 | 25,99 |
| — .. | 6,1 | 25,53 | 2,67 | 6,50 | 5,25 | 6,4 | 21,28 |
| Calvados....... | 6,0 | 27,76 | 2,83 | 6,93 | 6,72 | 6,3 | 22,04 |
| — ...... | 5,8 | 38,00 | 2,50 | 5,90 | 3,50 | 6,0 | 35,50 |
| — ...... | 5,2 | 44,92 | 2,68 | 4,82 | 9,70 | 5,7 | 36,22 |
| — ...... | 6,0 | 39,80 | 3,00 | 7,08 | 7,10 | 6,4 | 33,70 |
| — ...... | 5,3 | 38,35 | 2,81 | 5,46 | 11,70 | 6,0 | 27,65 |
| — ...... | 5,3 | 26,70 | 2,82 | 5,46 | 9,80 | 5,8 | 17,90 |
| — ...... | 5,6 | 21,60 | 2,40 | 6,44 | 3,00 | 5,7 | 19,60 |
| — ...... | 5,6 | 26,87 | 2,62 | 5,21 | 4,75 | 5,8 | 23,12 |
| Oise .......... | 5,7 | 31,00 | 3,00 | 5,37 | 4,16 | 5,9 | 27,84 |
| — .......... | 6,0 | 22,00 | 1,80 | 5,00 | 4,61 | 6,2 | 18,39 |
| MOYENNE....... | 5,4 | 29,53 | 2,61 | 5,76 | 5,79 | 5,7 | 24,74 |

Les 64 analyses précédentes donnent les chiffres limites suivants :

| DOSAGES | MOYENNE | MINIMUM | MAXIMUM |
|---|---|---|---|
| Alcool 0/0 en volume (calculé après fermentation complète) ........... | 6°,0 | 3°,8 | 8°,0 |
| Extrait à 100°, diminué du sucre (moins 1 gramme), par litre............. | 24gr,71 | 17gr,11 | 45gr,00 |
| Cendres, par litre.................. | 2gr,66 | 1gr,70 | 3gr,50 |
| Acidité en acide sulfurique, par litre.. | 5gr,17 | 2gr,72 | 7gr,12 |
| Matières extractives primitives du jus. | 123gr,9 | — | — |

## ANALYSE ET RECHERCHE DES FALSIFICATIONS

1° Détermination de la densité;
2° Dosage de l'alcool;
3° Dosage de l'extrait sec;
4° Dosage des matières minérales;
5° Dosage de l'acidité totale et volatile;
6° Dosage des matières réductrices;
7° Déviation polarimétrique;
8° Recherche et dosage du sucre cristallisable;

9° Dosage des matières pectiques;
10° Recherche et dosage de l'acide tartrique;
11° Dosage du carbonate de potasse dans les cendres;
12° Dosage de l'acide malique total;
13° Dosage du tannin;
14° Recherche des colorants;
15° Recherche de la saccharine et des antiseptiques;
16° Recherche de l'alun;
17° Interprétation des résultats.

## ANALYSE DU CIDRE

1° **Détermination de la densité.**
2° **Dosage de l'alcool.**
3° **Dosage de l'extrait sec.**
4° **Dosage des matières minérales.**
5° **Dosage de l'acidité totale et de l'acidité volatile.**

Ces diverses déterminations se font exactement comme pour la bière et le vin (Voir p. 8, 12, 19 et 20).

6° **Dosage des matières réductrices.** — Ce dosage se fait exactement comme nous l'avons indiqué pour le dosage du sucre réducteur dans la bière (le liquide étant précipité par un dixième de son volume de sous-acétate de plomb liquide). Les résultats sont exprimés en glucose.

7° **Déviation polarimétrique.** — Elle se détermine, comme pour la bière, et après défécation, comme précédemment, en augmentant d'un dixième le chiffre trouvé.

Les cidres purs, naturels, dévient à gauche le plan de la lumière polarisée; un cidre qui dévie à droite doit être considéré comme additionné de saccharose ou de glucose.

8° **Recherche et dosage du sucre cristallisable.** — Si l'on a obtenu une déviation à droite, on doit doser le sucre cristallisable et le glucose en opérant de la façon suivante :

Cinquante centimètres cubes du liquide précipité par le sous-acétate de plomb et filtré sont placés dans une fiole jaugée de 100 centimètres cubes, additionnés de 1 centimètre cube d'acide chlorhydrique pur et chauffés pendant vingt minutes au bain-marie bouillant. On neutralise par une petite quantité de lessive de soude, on laisse refroidir et on complète à 100 centimètres cubes avec de l'eau distillée. On dose le glucose, existant dans cette liqueur, au moyen de la liqueur de Fehling. On obtient ainsi un poids de glucose représentant le glucose existant dans le cidre et le glucose formé par hydrolyse du sucre cristallisable.

Connaissant la proportion de glucose préexistant, la quantité de sucre cristallisable sera, par conséquent :

$$(\text{Glucose total} - \text{glucose existant}) \times 0,95.$$

**9° Dosage des matières pectiques.** — On concentre, au bain-marie bouillant, 100 centimètres cubes de cidre à environ 10 centimètres cubes; on laisse refroidir, on ajoute au résidu 100 centimètres cubes d'alcool à 90° et on laisse reposer plusieurs heures. On décante ensuite le liquide, et, pour purifier les matières pectiques ainsi précipitées, on les redissout dans un peu d'eau, et on les précipite à nouveau par l'alcool à 90°. On recueille sur filtre taré, on lave à l'alcool à 90°, on sèche à l'étuve à 100° et on pèse.

**10° Dosage de l'acide tartrique.** — Très souvent, dans les cidres mouillés, on ajoute de l'acide tartrique. C'est pourquoi le dosage de ce produit est utile. Il est fait en précipitant l'acide tartrique, par un mélange d'éther et d'alcool, à l'état de bitartrate de potasse par le procédé de Berthelot et de Fleurieu.

A cet effet, on place 25 centimètres cubes de cidre dans une fiole conique, on y ajoute 2 centimètres cubes de la solution suivante :

| | |
|---|---|
| Acétate de potasse.......... | 250 grammes |
| Acide acétique cristallisable.. | 500 centimètres cubes |
| Eau distillée............... | Q. S. pour 1.000 c. c. |

puis 100 centimètres cubes d'un mélange à volumes égaux d'alcool absolu et d'éther. On bouche la fiole et on l'abandonne pendant quarante-huit heures dans un endroit frais. Au bout de ce temps, on décante sur un filtre le liquide surnageant, puis on lave les cristaux à l'aide du mélange éthéro-alcoolique jusqu'à ce que le liquide filtré ne soit plus acide.

Le filtre et son contenu sont introduits dans la fiole où on a fait la précipitation ; on y ajoute de l'eau distillée bouillante pour dissoudre le tartre, deux gouttes d'une solution alcoolique de phtaléine du phénol, et, à l'aide d'une burette graduée, on verse de la soude déci-normale jusqu'à coloration rose.

On multiplie le nombre de centimètres cubes employés par 0,01881, puis par 4 pour avoir le tartre correspondant à l'acide tartrique contenu dans 100 centimètres cubes, et on ajoute au nombre obtenu 0,02 représentant le tartre non précipité par le mélange éthéro-alcoolique ou entraîné par les liqueurs de lavage, et on multiplie le résultat obtenu par 0,797 pour avoir l'acide tartrique correspondant.

**11° Dosage du carbonate de potasse dans les cendres.** — Ce dosage donne une indication intéressante, relative à la proportion du bimalate de potasse contenu dans le cidre (Rocques). On l'effectue sur la solution aqueuse des cendres, à l'aide de l'acide sulfurique déci-normal, en prenant l'orangé Poirrier n° 3 comme indicateur.

Si l'on a opéré sur les cendres de 25 centimètres cubes de cidre, le nombre de centimètres cubes d'acide déci-normal employé, multiplié par 0,2764, donne la teneur en carbonate de potasse par litre, et ce chiffre, multiplié par 2,48, donne la teneur en bimalate de potasse par litre.

12° **Dosage de l'acide malique total.** — Ce dosage se fait par le procédé de Berthelot, en ayant soin, si on l'applique aux cidres doux, d'éliminer par la fermentation la majeure partie du sucre.

On concentre au bain-marie, à environ 10 centimètres cubes, 100 centimètres cubes de cidre ; on ajoute au résidu un volume égal d'alcool à 90°, on laisse reposer et on filtre. La liqueur filtrée est saturée par un léger excès d'un lait de chaux très clair. L'acide malique se précipite à l'état de malate de chaux. On filtre, on lave à l'alcool à 90°, on dissout dans de l'eau additionnée de 10 0/0 d'acide azotique, et on fait cristalliser le malate de chaux qu'on recueille et qu'on pèse. Ce poids, multiplié par 0,59, donne l'acide malique correspondant.

13° **Dosage du tannin.** — Ce dosage se fait par l'un des procédés employés pour le vin (Voir p. 27).

14° **Recherche des matières colorantes.** — La méthode à employer pour rechercher les matières colorantes étrangères au cidre est, d'après Ch. Girard, la suivante :

« a) *Couleurs d'aniline.* — Le cidre est alcalinisé par un peu d'ammo-« niaque, puis agité avec quelques centimètres cubes d'alcool amylique « qui, en l'absence de colorants d'aniline, reste incolore, même si, après « l'avoir décanté, on l'acidule par quelques gouttes d'acide acétique.

« b) *Cochenille.* — On acidule 50 centimètres cubes de cidre par environ « 5 centimètres cubes d'acide chlorhydrique, puis on agite doucement avec « 10 centimètres cubes d'alcool amylique. On décante le liquide surnageant, « on le lave à l'eau distillée, puis on en introduit une partie dans un tube « à essai contenant quelques gouttes d'eau. En inclinant légèrement le « tube, on laisse glisser sur les parois une seule goutte d'ammoniaque « qui produira une teinte violette. Si on agite légèrement le liquide, la « teinte violette passe au rouge carmin et se dissout dans les quelques « gouttes d'eau qui sont au fond du tube.

« Un cidre naturel donne, dans ces conditions, une teinte brun rouge « sale.

« Lagorce a utilisé la réaction que donne la cochenille avec l'acétate « d'urane. Il conseille d'ajouter à une autre portion d'alcool amylique bien « neutre une goutte de solution concentrée d'acétate d'urane. La coche-« nille donne une belle coloration verte qui, par agitation, se réunit au « fond du tube.

« c) *Fernambouc.* — Le fernambouc est très légèrement soluble dans « l'alcool amylique en liqueur alcaline. Si le cidre en contient une certaine « quantité, on constatera, douze heures après l'agitation, une légère teinte « dichroïque. On caractérise ce colorant plus facilement en acidulant for-

« tement le cidre par l'acide chlorhydrique, en agitant ensuite avec l'al-
« cool amylique, lavant, décantant et traitant par un peu d'ammoniaque :
« on obtiendra une coloration grenat.

« On peut encore reconnaître le fernambouc en traitant 1 centimètre
« cube de cidre par 10 centimètres cubes de carbonate de soude à 0,5 0/0 ;
« on obtient une teinte lilas passant au grenat par ébullition.

« d) *Caramel.* — Le caramel est très employé, quelquefois seul, sou-
« vent mélangé à la cochenille. Dans ce dernier cas, ce colorant est carac-
« térisé comme il a été dit plus haut, puis à une nouvelle portion de cidre
« on ajoute quelques centimètres cubes d'une solution de tannin au 1/50e et
« une quantité correspondante d'une solution de gélatine à 30 0/0. Il se
« forme une laque qui entraîne les matières colorantes naturelles et étran-
« gères, sauf le caramel, qui communique au liquide surnageant une teinte
« jaune ambré.

« e) *Coquelicot.* — En employant, pour 4 centimètres cubes de cidre, 1 cen-
« timètre cube d'une solution d'alun à 10 0/0 et 3 centimètres cubes
« d'une solution de carbonate de soude également à 10 0/0, on obtient
« une laque rouge carmin, tandis que la cochenille donne une laque lilas
« devenant bleu violacé au contact de l'air.

« f) *Nitrorhubarbe.* — Un cidre qui contient ce colorant donne une laque
« brune lorsqu'il est traité par une solution de protochlorure d'étain.
« La cochenille donne une laque rose violacé.

« La nitrorhubarbe est soluble dans l'éther ; en traitant la solution éthé-
« rée par un peu d'ammoniaque, on obtient une coloration rouge. »

15° **Saccharine et antiseptiques.** — La recherche de la saccharine et des antiseptiques dans le cidre sera décrite dans le chapitre spécialement consacré à ces recherches. Les principaux antiseptiques employés dans les cidres sont :

Acide borique et borax ;
Acide sulfureux, sulfites et bisulfites alcalins ;
Fluorures, fluoborates et fluosilicates alcalins ;
Acide salicylique.

16° **Alun.** — La recherche de l'alun peut être faite par la méthode indiquée pour la recherche de ce produit dans les vins (Voir p. 35).

17° **Interprétation des résultats.** — Lorsqu'il s'agit de cidres pur jus, il serait indispensable, pour déterminer le mouillage, d'avoir analysé les pommes ayant servi à leur fabrication. Si l'essai des pommes n'a pu être effectué, l'alcool en nature ou « en sucre » doit être au moins de 5°,5 ; mais cette appréciation manque souvent de rigueur.

Il n'existe actuellement aucune base fixant le minimum d'extrait, d'acidité, de tannin et de matières minérales pouvant exister dans un cidre.

Un expert-chimiste ne peut donner de conclusions fermes que si les chiffres obtenus sont notablement inférieurs à ceux fournis par les crus de la région (E. Delle).

**Voir à l'Addendum les nouvelles méthodes officielles d'analyse des cidres, publiées en exécution de l'article 11 de la loi du 1er août 1905.**

---

## DOCUMENTS D'HYGIÈNE ALIMENTAIRE

---

### CIDRES. — ADDITION D'ALUN

**Comité consultatif d'hygiène publique**

RAPPORT DE OGIER (30 SEPTEMBRE 1889). — CONCLUSIONS ADOPTÉES

« ... L'addition d'alun aux cidres est une pratique dangereuse pour la santé publique et doit être formellement prohibée. »

---

# ALCOOLS ET SPIRITUEUX

Par A. BONN.

## DÉFINITION

**Alcool.** — On désigne sous le nom d'alcool le liquide obtenu par la distillation des moûts résultant d'une fermentation spéciale (fermentation alcoolique) du glucose.

Il existe des alcools retirés des matières sucrées d'origines diverses (mélasses; racines, fruits, etc.) et des alcools retirés des matières amylacées (grains, pommes de terre, etc.). Ces dernières, avant d'être soumises à la fermentation alcoolique, sont d'abord transformées en glucose par saccharification, soit par l'action d'un acide minéral, soit par l'action du malt.

**Eaux-de-vie.** — On désigne sous ce nom soit l'alcool obtenu par la distillation du vin (cognac), soit plus généralement des liquides constitués par des alcools d'industrie aromatisés à l'aide d'essences artificielles.

**Cognac.** — Le cognac est une eau-de-vie que l'on obtient par la distillation des vins naturels, et que l'on additionne parfois de sucre.

**Rhum.** — Le rhum est retiré, par distillation, des mélasses et autres résidus de cannes à sucre, ayant subi la fermentation alcoolique.

**Kirsch.** — Le kirsch est obtenu par la distillation du suc fermenté des fruits de merisier ou cerisier sauvage.

**Absinthe.** — L'absinthe est obtenue le plus souvent par la distillation de l'alcool sur des feuilles de grande absinthe et sur des semences de fenouil et d'anis, qu'on additionne ensuite d'essences de diverses autres plantes.

**Genièvre.** — On désigne sous le nom de genièvre une liqueur alcoolique préparée soit par distillation de matières fermentées, additionnées ou non de baies de genévrier, soit par simple mélange d'alcool et d'eau dans des proportions déterminées pour obtenir le degré alcoolique voulu.

## COMPOSITION

Il est facile de voir, par les définitions qui précèdent, que la composition des divers alcools ou spiritueux que l'on rencontre dans le commerce est extrêmement variable et sujette à de très grandes oscillations.

Les eaux-de-vie et spiritueux renferment ou peuvent renfermer, en dehors de l'alcool éthylique, les produits suivants (Rocques) :

I. — Alcools...... { propylique. isobutylique. amylique. caprylique. glycol isobutylénique. glycérine.

II. — Acides...... { acétique. butyrique. propionique.

III. — Ethers..... { acétate d'éthyle. propionate d'éthyle. isobutyrate d'éthyle. œnanthylate d'éthyle. acétate d'amyle. isobutyrate d'amyle.

IV. — Aldéhydes.. { éthylique. isobutylique. paraldéhyde. œnanthylique. caproïque. furfurol.

V. — Bases.

VI. — Huiles essentielles.

Nous donnons maintenant, d'après divers auteurs, les principaux renseignements que l'on possède sur la composition de ces produits :

## EAUX-DE-VIE

D'après Depaire, les résultats analytiques d'eaux-de-vie seraient les suivants :

| ORIGINE DES ÉCHANTILLONS | DEGRÉ ALCOOLIQUE (alcool éthylique) | ALCOOL AMYLIQUE PAR LITRE | EXTRAIT SEC PAR LITRE | FURFUROL | ESSENCES AJOUTÉES PAR LITRE |
|---|---|---|---|---|---|
| | degrés | gr. | gr. | | |
| Cognac authentique. | 55,0 | 0,40 | 2,00 | » | » |
| — — . | 50,0 | 0,10 | 1,00 | » | » |
| — — . | 52,0 | 0,10 | 1,00 | » | » |
| — — . | 55,0 | » | 0,95 | » | » |
| Montpellier — . | 55,4 | 0,50 | 1,40 | » | » |
| — — . | 52,0 | 0,40 | 1,75 | » | » |
| — — . | 50,0 | » | 2,00 | » | » |
| Fabrication belge... | 55,0 | 0,90 | 6,42 | Traces | » |
| — — ... | 55,0 | 1,40 | 6,10 | » | » |
| — — ... | 50,0 | 2,80 | 3,25 | » | $4^{cc}$,10 |
| — — ... | 48,0 | 2,70 | 2,50 | » | 4 ,00 |
| — — ... | 52,5 | 3,00 | 15,40 | Traces | 1 ,80 |
| — — ... | 65,0 | 0,60 | 10,22 | » | 1 , 60 |
| — — ... | 65,0 | 0,75 | 5,00 | » | 3 ,00 |
| — — ... | 60,0 | 2,30 | 4,85 | » | 2 ,00 |
| — — ... | 61,0 | 2,10 | 6,10 | » | 4 ,00 |
| — — ... | 59,0 | 0,40 | 8,62 | » | 1 ,80 |
| — — ... | 58,0 | » | 8,60 | » | 1 ,70 |
| — — ... | 55,0 | » | 4,90 | » | 1 ,70 |
| — — ... | 50,0 | 0,35 | 5,84 | » | 2 ,00 |
| Maximum.......... | 65,0 | 3,00 | 15,40 | » | 4 ,10 |
| Minimum.......... | 48,0 | 0,10 | 0,95 | » | 1 ,60 |
| Moyenne........... | 55,1 | 0,94 | 4,89 | » | 2 ,38 |

D'après X. Rocques, l'analyse des eaux-de-vie de la région charentaise, provenant de la distillation des vins de la récolte 1904, donne les résultats suivants (exprimés en grammes par hectolitre d'alcool à 100°) :

| | Maximum | Minimum | Moyenne |
|---|---|---|---|
| Acides.......................... | 377 | 10 | 18,6 |
| Aldéhydes........................ | 33,5 | 8,8 | 14,6 |
| Ethers.......................... | 213,0 | 65,9 | 121,0 |
| Alcools supérieurs................ | 292,4 | 115,0 | 211,4 |
| Total, ou coefficient non alcool....... | 475,6 | 280,1 | 767,5 |
| Somme alcools supérieurs + éthers.... | 429,0 | 435,8 | 338,9 |
| Rapport $\frac{\text{alcools supérieurs}}{\text{éthers}}$........... | 4,4 | 0,7 | 1,9 |
| Furfurol......................... | 4,4 | 0,2 | 2,4 |

Il y a quelques mois, un procès, qui a fait jurisprudence, se jugeait à Londres. Le jugement concluait que toutes les eaux-de-vie contenant moins de 80 grammes d'éthers par hectolitre étaient considérées comme impures, c'est-à-dire coupées avec des alcools d'industrie.

Or, il résulte d'analyses faites à la Station viticole de Cognac par la méthode habituelle (saponification des éthers par la potasse) que des eaux-de-vie de 1904, de pureté *certaine*, ne contiennent pas toujours cette dose :

| | | Éthers par hectolitre |
|---|---|---|
| Genté (Grande Champagne)..... | Échantillons n° 1 | 75gr,0 |
| | — 2 | 134 ,0 |
| Lignières (Grande Champagne).. | — 1 | 93 |
| | — 2 | 124 |
| Saint-André (Borderies)........ | — 1 | 68 |
| | — 2 | 117 ,1 |
| Cherves (Fins Bois)............ | — 1 | 88 |
| | — 2 | 122 ,3 |

L'état de la vendange, les dimensions de l'alambic et la vitesse de la distillation ne sont peut-être pas sans influence sur la proportion des éthers (Guillon).

## GENIÈVRE

D'après Depaire, qui a procédé à l'analyse de plus de 300 échantillons de genièvre, la composition de ce produit oscille entre les limites suivantes :

| | | |
|---|---|---|
| Degré alcoolique........ | 30°,0 à 53°,0 | |
| Alcool amylique......... | 0gr,00 à 2gr,20 | par litre |
| Extrait sec............. | 0gr,10 à 104gr,50 | — |

En ce qui concerne l'extrait sec, dans la très grande majorité des cas, il est compris entre 0gr,100 et 1 gramme par litre, le plus souvent entre 0gr,100 et 0gr,500.

Pour notre part, les genièvres que nous avons eu occasion d'examiner avaient des degrés alcooliques et des teneurs en alcool amylique compris entre les chiffres indiqués par Depaire, et les extraits secs variaient entre 0gr,100 et 0gr,500 par litre.

Les quelques chiffres trouvés par Depaire, supérieurs à 1 gramme d'extrait sec par litre, ont été fournis par des genièvres contenant du sucre.

## COGNACS. — MARCS. — KIRSCHS. — RHUMS

De très nombreuses analyses de ces liqueurs ont été faites par Ch. Girard et les résultats en ont été cités par lui dans son *Traité d'analyse des matières alimentaires*. Nous obtenons, en condensant les chiffres indiqués par cet auteur, les variations de composition suivantes pour ces divers spiritueux :

VARIATIONS DE COMPOSITION DE DIVERS SPIRITUEUX (d'après Ch. Girard).

| DOSAGES | COGNACS | | MARCS | |
|---|---|---|---|---|
| | NATURELS | ARTIFICIELS | NATURELS | ARTIFICIELS |
| Alcool 0/0 en volume.... | 48,1 à 70,5 | 34,6 à 48,3 | 47,7 à 49,5 | 40,8 à 50,3 |
| Extrait par litre, en gr... | 0,26 à 6,64 | 1,72 à 15,6 | 0,180 à 0,740 | 0,040 à 0,320 |
| *Par litre de spiritueux :* | | | | |
| Acidité en gr. | 0,168 à 0,600 | 0,060 à 0,384 | 0,060 à 0,480 | 0,036 à 0,252 |
| Aldéhydes — | 0,063 à 0,153 | 0,008 à 0,047 | 0,170 à 1,795 | 0,105 à 0,392 |
| Furfurol — | 0,0065 à 0,019 | 0,0008 à 0,002 | 0,004 à 0,007 | 0,0007 à 0,002 |
| Ethers — | 0,360 à 0,488 | 0,080 à 0,123 | 0,376 à 0,854 | 0,275 à 0,545 |
| Alcools supérieurs — | 0,564 à 1,428 | 0,021 à 0,087 | 0,800 à 1,000 | 0,100 à 0,308 |
| *Pour 100 d'alcool à 100° :* | | | | |
| Acidité en gr. | 0,0253 à 0,1237 | 0,0124 à 0,0800 | 0,0124 à 0,0969 | 0,0088 à 0,0566 |
| Aldéhydes — | 0,0131 à 0,0231 | 0,0017 à 0,0098 | 0,1894 à 0,3693 | 0,0235 à 0,0891 |
| Furfurol — | 0,0013 à 0,0029 | 0,0001 à 0,0006 | 0,0009 à 0,0015 | 0,0001 à 0,0006 |
| Ethers — | 0,0529 à 0,0869 | 0,0165 à 0,0275 | 0,0788 à 0,1725 | 0,0547 à 0,1330 |
| Alcools supérieurs — | 0,0800 à 0,2153 | 0,0071 à 0,0228 | 0,1677 à 0,2066 | 0,0244 à 0,0613 |
| Somme d'impuretés pour 100 d'alcool à 100°..... | 0,2397 à 0,3986 | 0,0378 à 0,1269 | 0,4946 à 0,7687 | 0,1716 à 0,2741 |

| DOSAGES | KIRSCHS (1) | | RHUMS | |
|---|---|---|---|---|
| | NATURELS | ARTIFICIELS | NATURELS | ARTIFICIELS |
| Alcool 0/0 en volume.... | 47 à 51,2 | 34,4 à 45,0 | 48,3 à 55,0 | 44,6 à 48,0 |
| Extrait par litre, en gr... | 0,160 à 0,176 | 0,200 à 0,800 | 2,56 à 7,93 | 3,48 à 8,72 |
| *Par litre de spiritueux :* | | | | |
| Acidité en gr. | 0,120 à 1,140 | 0,024 à 0,084 | 0,960 à 1,380 | 0,060 à 0,504 |
| Aldéhydes — | 0,057 à 0,058 | néant à 0,015 | 0,103 à 0,147 | 0,016 à 0,060 |
| Furfurol — | 0,003 à 0,005 | néant à 0,001 | 0,004 à 0,023 | 0,002 à 0,006 |
| Ethers — | 0,352 à 1,161 | 0,035 à 0,158 | 1,020 à 1,977 | 0,026 à 0,368 |
| Alcools supérieurs — | 0,400 à 0,450 | 0,0025 à 0,050 | 0,269 à 0,415 | 0,048 à 0,107 |
| *Pour 100 d'alcool à 100° :* | | | | |
| Acidité en gr. | 0,0252 à 0,2220 | 0,0069 à 0,0192 | 0,1896 à 0,2509 | 0,0134 à 0,0900 |
| Aldéhydes — | 0,0110 à 0,0121 | néant à 0,0034 | 0,0215 à 0,0268 | 0,0035 à 0,0108 |
| Furfurol — | 0,0006 à 0,0012 | néant à 0,0002 | 0,0009 à 0,0045 | 0,0004 à 0,0013 |
| Ethers — | 0,0739 à 0,2260 | 0,0101 à 0,0362 | 0,2086 à 0,3596 | 0 0058 à 0,0677 |
| Alcools supérieurs — | 0,0781 à 0,0945 | 0,0072 à 0,0114 | 0,0490 à 0,0860 | 0,0100 à 0,0233 |
| Somme d'impuretés pour 100 d'alcool à 100°..... | 0,2069 à 0,5377 | 0,0242 à 0,0704 | 0,4935 à 0,6873 | 0,0433 à 0,1842 |

(1) Généralement, les kirschs naturels contiennent 0,045 à 0,065 d'acide cyanhydrique par litre, alors que les kirschs artificiels n'en contiennent pas.

TENEURS EN IMPURETÉS DE DIVERS SPIRITUEUX (d'après Rocques)
(en grammes par hectolitre d'alcool à 100°).

| DOSAGES | COGNACS TYPES | | | EAUX-DE-VIE DE MARC TYPES | | | RHUMS TYPES | | |
|---|---|---|---|---|---|---|---|---|---|
| | MAXIMUM | MINIMUM | MOYENNE | MAXIMUM | MINIMUM | MOYENNE | MAXIMUM | MINIMUM | MOYENNE |
| Acides | 138,30 | 8,94 | 77,65 | 169,35 | 12,40 | 82,15 | 295,55 | 189,60 | 240,31 |
| Ethers | 198,84 | 86,90 | 137,18 | 437,31 | 78,80 | 195,92 | 381,96 | 152,77 | 275,01 |
| Aldéhydes | 40,05 | 7,38 | 22,80 | 518,95 | 73,11 | 251,46 | 30,77 | 17,33 | 23,61 |
| Furfurol | 25,25 | 1,01 | 3,94 | 1,50 | traces | 0,45 | 6,94 | 0,90 | 4,23 |
| Alcools supérieurs | 304,59 | 162,05 | 212,64 | 333,46 | 46,82 | 217,73 | 86,00 | 44,94 | 62,60 |
| Ammoniaque | 8,05 | 0,36 | 1,18 | 1,41 | 0,32 | 0,50 | 3,70 | 1,87 | 2,85 |
| Total par hectolitre d'alcool à 100° | 629,06 | 287,78 | 455,39 | 1227,95 | 494,60 | 748,21 | 705,07 | 465,45 | 608,61 |
| Rapport $\frac{\text{alcools sup.}}{\text{éthers}}$ | 2,5 | 0,9 | 1,54 | 2,54 | 0,26 | 1,12 | 0,57 | 0,11 | 0,22 |

ABSINTHES (Hubert).

| ESSENCES | DENSITÉ À 15° | ALCOOL | EXTRAIT PAR LITRE | MATIÈRES RÉDUCTRICES | ACIDITÉ | ALDÉHYDES | FURFUROL | ÉTHERS | ESSENCES |
|---|---|---|---|---|---|---|---|---|---|
| I | 0,9982 | 48°,0 | 1,560 | traces | 0,120 | 0,126 | 0,0006 | 0,035 | 1,506 |
| II | 0,8966 | 67°,6 | 1,720 | traces | 0,288 | 0,155 | 0,0004 | 0,071 | 2,614 |
| III | 0,9246 | 55° | 0,360 | néant | 0,024 | 0,005 | 0,0007 | 0,005 | 2,158 |
| IV | 0,9340 | 50° | 1,080 | traces | 0,096 | 0,025 | 0,0002 | 0,123 | 4,250 |
| V | 0,9453 | 44° | 0,520 | néant | 0,048 | 0,091 | 0,0002 | 0,070 | 3,340 |
| VI | 0,9353 | 50° | 0,800 | néant | 0,072 | 0,100 | 0,0003 | 0,070 | 1,984 |
| VII | 0,9157 | 59° | 0,920 | néant | 0,072 | 0,052 | 0,0002 | 0,070 | 2,700 |
| VIII | — | 49° | 0,898 | — | 0,080 | — | — | — | 1,619 |
| IX | — | 47° | 0,902 | — | 0,111 | — | — | — | 1,810 |
| X | — | 55° | 1,320 | — | 0,092 | — | — | — | 2,340 |
| XI | — | 65°,5 | 1,117 | — | 0,054 | — | — | — | 3,100 |
| XII | — | 57° | 0,970 | — | 0,080 | — | — | — | 1,780 |

APÉRITIFS AMERS (Sanglé-Ferrière et Cuniasse).

| | Amer préparé au laboratoire avec de l'alcool pur et contenant 2 gr. d'essences par litre | Amer alcool impur préparé au laboratoire et contenant 1 gr. d'essences par litre | Amer alcool impur 1 gr. d'essences par litre | Amer alcool très impur 2 gr. d'essences par litre | Amer du commerce contenant une dose anormale d'essences qui surnagent à la surface | Amer du commerce 1 | 2 | 3 | 4 | 5 | 6 | 7 |
|---|---|---|---|---|---|---|---|---|---|---|---|---|
| Degré alcoolique apparent | 46 | 35.5 | 42 | 51,4 | 26 | 31,5 | 17,5 | 18,2 | 26,9 | 27,5 | 21 | 16 |
| Densité à 15° | 0,9418 | 0,9585 | 0,9487 | 0,9316 | 0,9698 | 0,9636 | 0,9784 | 0,9778 | 0,9688 | 0,9682 | 0,9748 | 0,9799 |
| Alcool 0/0 en volume | 46 | 43 | 42,3 | 51,4 | 34,2 | 40,5 | 36 | 31 | 40 | 38 | 34 | 37 |
| Extrait par litre | 5,08 | 7,80 | » | » | 20,90 | 34,70 | 62,3 | 38,9 | 46,5 | 39,8 | 31,9 | 165,5 |
| Couleur | dérivé de la houille | caramel | dérivé de la houille | caramel | caramel | caramel | caramel | caramel | caramel | caramel | caramel | gr. qu. de caramel |
| Degré Savalle sur l'alcool à 50° | 0° | 5° | 9° | 12° | 1° | 0° | 0° | 0°,5 | 0°,5 | 0°,5 | 0° | 0°,5 |
| Matières réductrices, en glucose | » | » | » | » | 9,60 | 17,8 | 29,4 | 20,8 | 28,4 | 20,6 | 25,0 | 41,6 |
| | En milligrammes par 100 centimètres cubes d'alcool à 100° | | | | | | | | | | | |
| Acidité | 26 | 42,7 | 147,5 | 152,9 | 119,2 | 112,5 | 266,6 | 301,9 | 168 | 151,5 | 127 | 162,1 |
| Aldéhydes | 2,2 | 5,5 | 8,5 | 13 | 85,2 | 4,1 | 6,8 | 13,8 | 6,1 | 4,6 | 20 | 17,8 |
| Furfurol | néant | 0,2 | 0,4 | 28 | 0,3 | 0,7 | 0,5 | 0,7 | 0,5 | 0,4 | 0,7 | 0,9 |
| Ethers | 16.7 | 36,5 | 96,3 | 765,5 | 37,7 | 33,5 | 38,6 | 57,2 | 35,2 | 61,6 | 37,7 | 37,7 |
| Alcools supérieurs | néant | 180 | 310 | 483,6 | traces | néant | traces | traces | traces | traces | traces | traces |
| Coefficient d'impuretés | 44,9 | 254,9 | 562,7 | 1443,0 | 242,4 | 150,8 | 312,5 | 373,6 | 209,9 | 218,3 | 185,4 | 218,5 |
| Alcaloïdes | néant | néant | néant | néant | néant | présence | présence | présence | présence | présence | traces | traces |
| Aloïnes | » | » | » | » | » | néant | néant | néant | néant | néant | néant | néant |
| Acétone | » | » | » | présence | » | » | » | » | » | » | » | » |
| Alcool méthylique | » | présence | présence | présence | » | » | » | » | » | » | » | » |
| Essences en grammes par litre | 1,85 | 0,95 | 1,01 | 1,88 | 1,92 | 0,343 | 0,146 | 0,113 | 0,414 | 0,135 | 0,076 | 0,083 |

## ANALYSE ET RECHERCHE DES FALSIFICATIONS

1° Détermination de la densité;
2° Dosage de l'alcool;
3° Dosage de l'extrait sec;
4° Dosage des cendres;
5° Dosage du glucose et du sucre cristallisable;
6° Dosage de l'acidité;
7° Recherche et dosage des impuretés;
8° Dosage des aldéhydes;
9° Dosage du furfurol;
10° Dosage des éthers;
11° Dosage des alcools supérieurs;
12° Dosage des essences;
13° Recherche de l'alcool dénaturé;
14° Dosage de l'acide cyanhydrique;
15° Dosage de l'aldéhyde benzoïque.

### ANALYSE DES ALCOOLS ET SPIRITUEUX

1° **Détermination de la densité.** — La densité se prend, à la température de 15°, avec un densimètre très sensible.

2° **Dosage de l'alcool.** — Pour le dosage de l'alcool, trois cas peuvent se présenter :

*a*) Alcools purs. — Il est inutile, en ce cas, de recourir à la distillation. Le degré alcoolique se prend à l'aide de l'alcoomètre centésimal de Gay-Lussac; il est préférable d'opérer à la température de 15°. Si la lecture n'est pas faite à cette température, on fait la correction à l'aide des tables ci-contre.

## TABLE DES RICHESSES ALCOOLIQUES.

DEGRÉS DE L'ALCOOMÈTRE.

| TEMPÉRATURE. — DEGRÉS DU THERMOMÈTRE / DEGRÉ APPAR NT | 1 | 2 | 3 | 4 | 5 | 6 | 7 | 8 | 9 | 10 | 11 | 12 | 13 | 14 | 15 | 16 | 17 | 18 | 19 | 20 | 21 | 22 | 23 | 24 | 25 |
|---|---|---|---|---|---|---|---|---|---|---|---|---|---|---|---|---|---|---|---|---|---|---|---|---|---|
| 0 | 1,3 | 2,4 | 3,4 | 4,4 | 5,4 | 6,5 | 7,5 | 8,6 | 9,7 | 10,9 | 12,2 | 13,4 | 14,7 | 16,1 | 17,5 | 19 | 20,4 | 21,7 | 23 | 24,3 | 25,7 | 27,1 | 28,5 | 29,9 | 31,1 |
| 1 | » | » | » | » | » | » | » | » | » | » | » | 13,4 | 14,7 | 16 | 17,3 | 18,7 | 20,1 | 21,4 | 22,7 | 24 | 25,4 | 26,8 | 28,1 | 29,4 | 30,6 |
| 2 | » | » | » | » | » | » | » | » | » | » | » | 13,4 | 14,7 | 16 | 17,2 | 18,6 | 19,9 | 21,2 | 22,4 | 23,7 | 25 | 26,4 | 27,6 | 28,9 | 30,2 |
| 3 | » | » | » | » | » | » | » | » | » | » | » | 13,3 | 14,6 | 15,9 | 17,1 | 18,3 | 19,7 | 20,9 | 22,1 | 23,4 | 24,7 | 26 | 27,3 | 28,6 | 29,8 |
| 4 | » | » | » | » | » | » | » | » | » | » | » | 13,3 | 14,5 | 15,8 | 16,9 | 18,1 | 19,4 | 20,7 | 21,9 | 23,1 | 24,4 | 25,7 | 26,9 | 28,1 | 29,3 |
| 5 | 1 | 2,5 | 3,5 | 4,5 | 5,5 | 6,6 | 7,7 | 8,7 | 9,8 | 10,9 | 12,1 | 13,2 | 14,4 | 15,7 | 16,8 | 18 | 19,2 | 20,5 | 21,6 | 22,8 | 24,1 | 25,3 | 26,5 | 27,7 | 28,9 |
| 6 | » | » | » | » | » | » | » | » | » | » | » | 13,1 | 14,3 | 15,6 | 16,7 | 17,8 | 19 | 20,3 | 21,4 | 22,5 | 23,7 | 25 | 26,1 | 27,3 | 28,5 |
| 7 | » | » | » | » | » | » | » | » | » | » | » | 13 | 14,2 | 15,4 | 16,6 | 17,7 | 18,8 | 20 | 21 | 22,1 | 23,4 | 24,7 | 25,8 | 27 | 28,1 |
| 8 | » | » | » | » | » | » | » | » | » | » | » | 13 | 14,1 | 15,3 | 16,4 | 17,5 | 18,6 | 19,7 | 20,7 | 21,8 | 23 | 24,2 | 25,4 | 26,6 | 27,7 |
| 9 | » | » | » | » | » | » | » | » | » | » | » | 12,9 | 14 | 15,1 | 16,2 | 17,3 | 18,4 | 19,5 | 20,5 | 21,6 | 22,7 | 23,9 | 25 | 26,2 | 27,3 |
| 10 | 1,4 | 2,4 | 3,4 | 4,5 | 5,5 | 6,5 | 7,5 | 8,5 | 9,5 | 10,6 | 11,7 | 12,7 | 13,8 | 14,9 | 16 | 17 | 18,1 | 19,2 | 20,2 | 21,3 | 22,4 | 23,5 | 24,6 | 25,8 | 26,9 |
| 11 | 1,3 | 2,3 | 3,4 | 4,4 | 5,4 | 6,4 | 7,4 | 8,4 | 9,4 | 10,5 | 11,6 | 12,6 | 13,6 | 14,7 | 15,8 | 16,8 | 17,9 | 19 | 20 | 21 | 22,1 | 23,2 | 24,3 | 25,4 | 26,5 |
| 12 | 1,2 | 2,4 | 3,3 | 4,3 | 5,3 | 6,3 | 7,3 | 8,3 | 9,3 | 10,4 | 11,5 | 12,5 | 13,5 | 14,6 | 15,6 | 16,6 | 17,6 | 18,7 | 19,7 | 20,7 | 21,8 | 22,9 | 24 | 25,1 | 26,1 |
| 13 | 1,2 | 2,2 | 3,2 | 4,2 | 5,2 | 6,2 | 7,2 | 8,2 | 9,2 | 10,3 | 11,4 | 12,4 | 13,4 | 14,4 | 15,4 | 16,4 | 17,4 | 18,5 | 19,5 | 20,5 | 21,5 | 22,6 | 23,7 | 24,7 | 25,7 |
| 14 | 1,1 | 2,1 | 3,1 | 4,1 | 5,1 | 6,1 | 7,1 | 8,1 | 9,1 | 10,2 | 11,2 | 12,2 | 13,2 | 14,2 | 15,2 | 16,2 | 17,2 | 18,2 | 19,2 | 20,2 | 21,2 | 22,3 | 23,3 | 24,3 | 25,3 |
| 15 | 1 | 2 | 3 | 4 | 5 | 6 | 7 | 8 | 9 | 10 | 11 | 12 | 13 | 14 | 15 | 16 | 17 | 18 | 19 | 20 | 21 | 22 | 23 | 24 | 25 |
| 16 | 0,9 | 1,9 | 2,9 | 3,9 | 4,9 | 5,9 | 6,9 | 7,9 | 8,9 | 9,9 | 10,9 | 11,9 | 12,9 | 13,9 | 14,9 | 15,9 | 16,9 | 17,8 | 18,7 | 19,7 | 20,7 | 21,7 | 22,7 | 23,7 | 24,7 |
| 17 | 0,8 | 1,8 | 2,8 | 3,8 | 4,8 | 5,8 | 6,8 | 7,8 | 8,8 | 9,8 | 10,8 | 11,7 | 12,7 | 13,7 | 14,7 | 15,6 | 16,6 | 17,5 | 18,4 | 19,4 | 20,4 | 21,4 | 22,4 | 23,4 | 24,4 |
| 18 | 0,7 | 1,7 | 2,7 | 3,7 | 4,7 | 5,7 | 6,7 | 7,7 | 8,7 | 9,7 | 10,7 | 11,6 | 12,5 | 13,5 | 14,5 | 15,4 | 16,3 | 17,3 | 18,2 | 19,1 | 20,1 | 21,1 | 22 | 23 | 24 |
| 19 | 0,6 | 1,6 | 2,6 | 3,6 | 4,5 | 5,5 | 6,5 | 7,5 | 8,5 | 9,5 | 10,5 | 11,4 | 12,4 | 13,3 | 14,3 | 15,2 | 16,1 | 17 | 17,9 | 18,8 | 19,8 | 20,8 | 21,7 | 22,7 | 23,6 |
| 20 | 0,5 | 1,5 | 2,4 | 3,4 | 4,4 | 5,4 | 6,4 | 7,3 | 8,3 | 9,3 | 10,3 | 11,2 | 12,2 | 13,1 | 14 | 14,9 | 15,8 | 16,7 | 17,6 | 18,5 | 19,5 | 20,5 | 21,4 | 22,4 | 23,3 |
| 21 | 0,4 | 1,4 | 2,3 | 3,3 | 4,3 | 5,2 | 6,2 | 7,1 | 8,1 | 9,1 | 10,1 | 11 | 11,9 | 12,8 | 13,7 | 14,6 | 15,5 | 16,4 | 17,3 | 18,2 | 19,1 | 20,1 | 21,1 | 22,1 | 22,9 |
| 22 | 0,3 | 1,3 | 2,2 | 3,2 | 4,1 | 5,1 | 6,1 | 7 | 7,9 | 8,9 | 9,9 | 10,8 | 11,7 | 12,6 | 13,5 | 14,4 | 15,3 | 16,2 | 17 | 17,9 | 18,8 | 19,8 | 20,7 | 21,6 | 22,5 |
| 23 | 0,1 | 1,1 | 2,1 | 3,1 | 4,0 | 4,9 | 5,9 | 6,8 | 7,8 | 8,7 | 9,7 | 10,6 | 11,5 | 12,4 | 13,3 | 14,1 | 15 | 15,9 | 16,7 | 17,6 | 18,5 | 19,4 | 20,3 | 21,3 | 22,2 |
| 24 | 0,0 | 1 | 1,9 | 2,9 | 3,8 | 4,8 | 5,8 | 6,7 | 7,6 | 8,5 | 9,5 | 10,4 | 11,3 | 12,2 | 13,1 | 13,9 | 14,8 | 15,7 | 16,5 | 17,4 | 18,2 | 19,1 | 20 | 21 | 21,8 |
| 25 | 0,0 | 0,8 | 1,7 | 2,7 | 3,6 | 4,6 | 5,5 | 6,5 | 7,4 | 8,3 | 9,3 | 10,2 | 11,1 | 12 | 12,8 | 13,6 | 14,5 | 15,4 | 16,2 | 17,1 | 17,9 | 18,8 | 19,7 | 20,6 | 21,5 |
| 26 | 0,0 | 0,7 | 1,6 | 2,6 | 3,5 | 4,4 | 5,4 | 6,3 | 7,2 | 8,1 | 9 | 9,9 | 10,8 | 11,7 | 12,6 | 13,4 | 14,2 | 15,1 | 15,9 | 16,7 | 17,6 | 18,5 | 19,4 | 20,3 | 21,2 |
| 27 | 0,0 | 0,5 | 1,5 | 2,4 | 3,3 | 4,3 | 5,2 | 6,1 | 7 | 7,9 | 8,8 | 9,7 | 10,6 | 11,5 | 12,3 | 13,1 | 13,9 | 14,8 | 15,6 | 16,4 | 17,3 | 18,2 | 19,1 | 20 | 20,8 |
| 28 | 0,0 | 0,3 | 1,3 | 2,2 | 3,1 | 4,1 | 5 | 5,9 | 6,8 | 7,7 | 8,6 | 9,5 | 10,3 | 11,2 | 12 | 12,8 | 13,6 | 14,4 | 15,2 | 16 | 16,9 | 17,9 | 18,8 | 19,6 | 20,5 |
| 29 | 0,0 | 0,1 | 1,1 | 2 | 2,9 | 3,9 | 4,8 | 5,6 | 6,6 | 7,5 | 8,4 | 9,2 | 10,1 | 11 | 11,7 | 12,5 | 13,3 | 14,1 | 14,9 | 15,7 | 16,6 | 17,5 | 18,4 | 19,3 | 20,2 |
| 30 | 0,0 | 0,0 | 0,9 | 1,9 | 2,8 | 3,7 | 4,6 | 5,5 | 6,4 | 7,3 | 8,1 | 9 | 9,8 | 10,7 | 11,5 | 12,3 | 13 | 13,8 | 14,6 | 15,4 | 16,3 | 17,2 | 18,1 | 19 | 19,8 |

DEGRÉS DE L'ALCOOMÈTRE.

| DEGRÉ APPARENT | 26 | 27 | 28 | 29 | 30 | 31 | 32 | 33 | 34 | 35 | 36 | 37 | 38 | 39 | 40 | 41 | 42 | 43 | 44 | 45 | 46 | 47 | 48 | 49 | 50 |
|---|---|---|---|---|---|---|---|---|---|---|---|---|---|---|---|---|---|---|---|---|---|---|---|---|---|
| TEMPÉRATURE. — DEGRÉS DU THERMOMÈTRE | | | | | | | | | | | | | | | | | | | | | | | | | |
| 0 | 32,3 | 33,4 | 34,5 | 35,6 | 36,6 | 37,6 | 38,6 | 39,6 | 40,6 | 41,5 | 42,5 | 43,5 | 44,4 | 45,4 | 46,4 | 47,4 | 48,4 | 49,3 | 50,3 | 51,3 | 52,3 | 53,2 | 54,1 | 55,1 | 56,1 |
| 1 | 31,8 | 32,9 | 34 | 35,1 | 36,1 | 37,1 | 38,1 | 39,1 | 40,1 | 41,2 | 42,2 | 43,1 | 44,1 | 45 | 46 | 47 | 48 | 48,9 | 49,9 | 50,8 | 51,8 | 52,8 | 53,7 | 54,7 | 55,7 |
| 2 | 31,4 | 32,5 | 33,5 | 34,6 | 35,6 | 36,7 | 37,7 | 38,7 | 39,7 | 40,7 | 41,7 | 42,7 | 43,7 | 44,6 | 45,5 | 46,5 | 47,5 | 48,4 | 49,5 | 50,4 | 51,4 | 52,3 | 53,3 | 54,3 | 55,3 |
| 3 | 31 | 32,1 | 33,1 | 34,1 | 35,2 | 36,2 | 37,3 | 38,3 | 39,3 | 40,3 | 41,3 | 42,3 | 43,2 | 44,2 | 45,2 | 46,2 | 47,1 | 48,1 | 49 | 50 | 51 | 52 | 52,9 | 53,9 | 54,8 |
| 4 | 30,6 | 31,6 | 32,7 | 33,7 | 34,7 | 35,7 | 36,7 | 37,7 | 38,8 | 39,8 | 40,8 | 41,8 | 42,8 | 43,8 | 44,8 | 45,8 | 46,7 | 47,7 | 48,7 | 49,6 | 50,6 | 51,5 | 52,5 | 53,5 | 54,5 |
| 5 | 30,1 | 31,2 | 32,3 | 33,3 | 34,3 | 35,3 | 36,3 | 37,3 | 38,3 | 39,3 | 40,3 | 41,4 | 42,4 | 43,4 | 44,3 | 45,3 | 46,2 | 47,2 | 48,4 | 49,2 | 50,2 | 51,1 | 52,1 | 53,1 | 54 |
| 6 | 29,7 | 30,8 | 31,8 | 32,8 | 33,8 | 34,9 | 35,9 | 36,9 | 37,9 | 38,9 | 39,9 | 40,9 | 41,9 | 42,9 | 43,9 | 44,9 | 45,8 | 46,8 | 47,8 | 48,8 | 49,8 | 50,8 | 51,7 | 52,7 | 53,7 |
| 7 | 29,3 | 30,3 | 31,3 | 32,3 | 33,3 | 34,3 | 35,4 | 36,4 | 37,4 | 38,4 | 39,4 | 40,4 | 41,4 | 42,4 | 43,4 | 44,4 | 45,4 | 46,4 | 47,4 | 48,4 | 49,4 | 50,4 | 51,3 | 52,3 | 53,2 |
| 8 | 28,9 | 29,9 | 30,9 | 31,9 | 32,9 | 33,9 | 34,9 | 35,9 | 36,9 | 38 | 39 | 40 | 41 | 42 | 43 | 44 | 45 | 46 | 47 | 47,9 | 48,9 | 49,9 | 50,9 | 51,9 | 52,9 |
| 9 | 28,5 | 29,5 | 30,5 | 31,5 | 32,5 | 33,5 | 34,5 | 35,5 | 36,5 | 37,5 | 38,6 | 39,6 | 40,6 | 41,6 | 42,6 | 43,6 | 44,6 | 45,6 | 46,6 | 47,5 | 48,5 | 49,5 | 50,5 | 51,5 | 52,5 |
| 10 | 28 | 29,1 | 30,1 | 31,1 | 32,1 | 33,1 | 34,1 | 35,1 | 36,1 | 37,1 | 38,1 | 39,1 | 40,1 | 41,1 | 42,1 | 43,1 | 44,1 | 45,1 | 46,1 | 47,1 | 48,1 | 49,1 | 50,1 | 51,1 | 52 |
| 11 | 27,7 | 28,7 | 29,7 | 30,7 | 31,7 | 32,7 | 33,7 | 34,7 | 35,7 | 36,7 | 37,7 | 38,7 | 39,7 | 40,7 | 41,7 | 42,7 | 43,7 | 44,7 | 45,7 | 46,7 | 47,7 | 48,7 | 49,7 | 50,7 | 51,7 |
| 12 | 27,2 | 28,2 | 29,2 | 30,2 | 31,2 | 32,2 | 33,2 | 34,3 | 35,3 | 36,3 | 37,3 | 38,3 | 39,3 | 40,3 | 41,3 | 42,3 | 43,3 | 44,3 | 45,3 | 46,3 | 47,3 | 48,3 | 49,3 | 50,3 | 51,2 |
| 13 | 26,8 | 27,8 | 28,8 | 29,8 | 30,8 | 31,8 | 32,8 | 33,8 | 34,8 | 35,8 | 36,8 | 37,8 | 38,8 | 39,8 | 40,9 | 41,9 | 42,9 | 43,9 | 44,9 | 45,9 | 46,9 | 47,9 | 48,9 | 49,9 | 50,9 |
| 14 | 26,4 | 27,4 | 28,4 | 29,4 | 30,4 | 31,4 | 32,4 | 33,4 | 34,4 | 35,4 | 36,4 | 37,4 | 38,4 | 39,4 | 40,4 | 41,4 | 42,4 | 43,4 | 44,4 | 45,4 | 46,4 | 47,4 | 48,4 | 49,4 | 50,4 |
| 15 | 26 | 27 | 28 | 29 | 30 | 31 | 32 | 33 | 34 | 35 | 36 | 37 | 38 | 39 | 40 | 41 | 42 | 43 | 44 | 45 | 46 | 47 | 48 | 49 | 50 |
| 16 | 25,7 | 26,6 | 27,6 | 28,6 | 29,6 | 30,6 | 31,6 | 32,5 | 33,5 | 34,5 | 35,5 | 36,5 | 37,5 | 38,5 | 39,5 | 40,6 | 41,6 | 42,6 | 43,6 | 44,6 | 45,6 | 46,6 | 47,6 | 48,6 | 49,6 |
| 17 | 25,4 | 26,3 | 27,3 | 28,2 | 29,2 | 30,2 | 31,2 | 32,1 | 33,1 | 34,1 | 35,1 | 36,1 | 37,1 | 38,1 | 39,1 | 40,1 | 41,1 | 42,1 | 43,1 | 44,1 | 45,2 | 46,2 | 47,2 | 48,2 | 49,2 |
| 18 | 25 | 25,9 | 26,9 | 27,8 | 28,8 | 29,8 | 30,8 | 31,7 | 32,6 | 33,6 | 34,6 | 35,6 | 36,6 | 37,6 | 38,6 | 39,7 | 40,7 | 41,7 | 42,7 | 43,7 | 44,8 | 45,8 | 46,8 | 47,8 | 48,8 |
| 19 | 24,6 | 25,5 | 26,4 | 27,3 | 28,3 | 29,3 | 30,3 | 31,2 | 32,2 | 33,2 | 34,2 | 35,2 | 36,2 | 37,2 | 38,2 | 39,3 | 40,3 | 41,3 | 42,4 | 43,4 | 44,4 | 45,4 | 46,4 | 47,4 | 48,4 |
| 20 | 24,3 | 25,2 | 26,1 | 27 | 27,9 | 28,9 | 29,9 | 30,8 | 31,8 | 32,8 | 33,8 | 34,8 | 35,8 | 36,8 | 37,8 | 38,9 | 39,9 | 40,9 | 42 | 43 | 44 | 45 | 46 | 47 | 48 |
| 21 | 23,9 | 24,8 | 25,6 | 26,6 | 27,5 | 28,5 | 29,5 | 30,4 | 31,4 | 32,4 | 33,4 | 34,4 | 35,4 | 36,4 | 37,4 | 38,4 | 39,4 | 40,4 | 41,5 | 42,5 | 43,5 | 44,6 | 45,6 | 46,6 | 47,6 |
| 22 | 23,5 | 24,3 | 25,2 | 26,2 | 27,1 | 28,1 | 29,1 | 30 | 31 | 32 | 33 | 34 | 35 | 36 | 36,9 | 38 | 39 | 40 | 41,1 | 42,1 | 43,1 | 44,1 | 45,1 | 46,1 | 47,1 |
| 23 | 23,1 | 24 | 24,9 | 25,8 | 26,7 | 27,7 | 28,7 | 29,6 | 30,6 | 31,6 | 32,6 | 33,5 | 34,5 | 35,5 | 36,5 | 37,6 | 38,6 | 39,6 | 40,6 | 41,6 | 42,5 | 43,6 | 44,6 | 45,7 | 46,7 |
| 24 | 22,7 | 23,6 | 24,5 | 25,4 | 26,3 | 27,3 | 28,3 | 29,2 | 30,2 | 31,1 | 32,1 | 33,1 | 34,1 | 35,1 | 36,1 | 37,2 | 38,2 | 39,2 | 40,2 | 41,2 | 42,2 | 43,3 | 44,3 | 45,3 | 46,3 |
| 25 | 22,4 | 23,2 | 24,2 | 25,1 | 26 | 26,9 | 27,9 | 28,8 | 29,7 | 30,7 | 31,7 | 32,7 | 33,7 | 34,7 | 35,7 | 36,7 | 37,7 | 38,7 | 39,8 | 40,8 | 41,9 | 42,9 | 43,9 | 44,9 | 46 |
| 26 | 22,1 | 22,9 | 23,8 | 24,7 | 25,6 | 26,5 | 27,5 | 28,4 | 29,3 | 30,3 | 31,3 | 32,3 | 33,3 | 34,3 | 35,3 | 36,3 | 37,3 | 38,3 | 39,4 | 40,4 | 41,5 | 42,5 | 43,5 | 44,5 | 45,5 |
| 27 | 21,7 | 22,6 | 23,5 | 24,3 | 25,2 | 26,1 | 27,1 | 27,9 | 28,9 | 28,9 | 30,9 | 31,9 | 32,9 | 33,9 | 34,8 | 35,9 | 36,9 | 37,9 | 39 | 40 | 41,1 | 42,1 | 43,1 | 44,1 | 45,1 |
| 28 | 21,4 | 22,2 | 23,1 | 23,9 | 24,8 | 25,7 | 26,6 | 27,5 | 28,5 | 29,5 | 30,5 | 31,5 | 32,5 | 33,5 | 34,4 | 35,4 | 36,5 | 37,5 | 38,6 | 39,6 | 40,6 | 41,6 | 42,6 | 43,7 | 44,7 |
| 29 | 21 | 21,8 | 22,7 | 23,6 | 24,4 | 25,2 | 26,2 | 27,1 | 28,1 | 29,1 | 30,1 | 31,1 | 32,1 | 33,1 | 34 | 35 | 36 | 37,1 | 38,1 | 39,1 | 40,2 | 41,2 | 42,2 | 43,3 | 44,3 |
| 30 | 20,7 | 21,5 | 22,4 | 23,2 | 24 | 24,9 | 25,8 | 26,7 | 27,7 | 28,7 | 29,7 | 30,7 | 31,6 | 32,6 | 33,6 | 34,6 | 35,6 | 36,6 | 37,7 | 38,7 | 39,8 | 40,8 | 41,8 | 42,8 | 43,8 |

DEGRÉS DE L'ALCOOMÈTRE.

| DEGRÉ APPARENT / TEMPÉRATURE. — DEGRÉS DU THERMOMÈTRE | 51 | 52 | 53 | 54 | 55 | 56 | 57 | 58 | 59 | 60 | 61 | 62 | 63 | 64 | 65 | 66 | 67 | 68 | 69 | 70 | 71 | 72 | 73 | 74 | 75 |
|---|---|---|---|---|---|---|---|---|---|---|---|---|---|---|---|---|---|---|---|---|---|---|---|---|---|
| 0 | 57,4 | 58 | 59 | 59,9 | 60,9 | 61,9 | 62,9 | 63.9 | 64,9 | 65,8 | 66,8 | 67,8 | 68,8 | 69,8 | 70,8 | 71,7 | 72,7 | 73,7 | 74,7 | 75,7 | 76,6 | 77,6 | 78,6 | 79,6 | 80,6 |
| 1 | 56,7 | 57,6 | 58,6 | 59,6 | 60,6 | 61,6 | 62,5 | 63,5 | 64,5 | 65,5 | 66,5 | 67,5 | 68,5 | 69,4 | 70,4 | 71,3 | 72,3 | 73,3 | 74,3 | 75,3 | 76.2 | 77,2 | 78,2 | 79,2 | 80,2 |
| 2 | 56,3 | 57,2 | 58,2 | 59,2 | 60,2 | 61,2 | 62,1 | 63,1 | 64,1 | 65,1 | 66,1 | 67,1 | 68,1 | 69,1 | 70,1 | 71 | 71,9 | 72,9 | 73,9 | 74,9 | 75,9 | 76,9 | 77,9 | 78,9 | 79,9 |
| 3 | 55,8 | 56,8 | 57,8 | 58,8 | 59,8 | 60,8 | 61,7 | 62,7 | 63,7 | 64,7 | 65,6 | 66,6 | 67,6 | 68,6 | 69,6 | 70,6 | 71,6 | 72,6 | 73,6 | 74,5 | 75,5 | 76,5 | 77,5 | 78,5 | 79,5 |
| 4 | 55,5 | 56,5 | 57,4 | 58,4 | 59,4 | 60,3 | 61,3 | 62,3 | 63,3 | 64,3 | 65,3 | 66,3 | 67,3 | 68,3 | 69,3 | 70,2 | 71,2 | 72,2 | 73,2 | 74,1 | 75,1 | 76,1 | 77,1 | 78,1 | 79,1 |
| 5 | 55 | 56 | 57 | 58 | 59 | 60 | 60,9 | 61.9 | 62,9 | 63,9 | 64,9 | 65,9 | 66,9 | 67,9 | 68,9 | 69,8 | 70,8 | 71,8 | 72,8 | 73,8 | 74,8 | 75,7 | 76,7 | 77,7 | 78,7 |
| 6 | 54,7 | 55,6 | 56,6 | 57,5 | 58,5 | 59,5 | 60,5 | 61,5 | 62,5 | 63,5 | 64,5 | 65,5 | 66,5 | 67,5 | 68,5 | 69,5 | 70,5 | 71,5 | 72,5 | 73,4 | 74,4 | 75,3 | 76,3 | 77,3 | 78,3 |
| 7 | 54,2 | 55,2 | 56,2 | 57,1 | 58,1 | 59,1 | 60,1 | 61,1 | 62,1 | 63,1 | 64,1 | 65,1 | 66,1 | 67,1 | 68,1 | 69,1 | 70,1 | 71,1 | 72 | 73 | 74 | 75 | 76 | 77 | 78 |
| 8 | 53,9 | 54,9 | 55,8 | 56,8 | 57,8 | 58,8 | 59,8 | 60,8 | 61,8 | 62,8 | 63,8 | 64,8 | 65,8 | 66,8 | 67,7 | 68,7 | 69,7 | 70,6 | 71,6 | 72,6 | 73,6 | 74,6 | 75,6 | 76,6 | 77,6 |
| 9 | 53,5 | 54,5 | 55.4 | 56,4 | 57,4 | 58,4 | 59,4 | 60,4 | 61,4 | 62,4 | 63,4 | 64,4 | 65,4 | 66,4 | 67,3 | 68,3 | 69,3 | 70,3 | 71,3 | 72,3 | 73,3 | 74,2 | 75,2 | 76,2 | 77,2 |
| 10 | 53 | 54 | 55 | 56 | 57 | 58 | 59 | 60 | 61 | 62 | 63 | 64 | 65 | 66 | 67 | 67,9 | 68,9 | 69,9 | 70,9 | 71,9 | 72.9 | 73,9 | 74,9 | 75,9 | 76,9 |
| 11 | 52,7 | 53,7 | 54,6 | 55,6 | 56,6 | 57,6 | 58,6 | 59,6 | 60,6 | 61,6 | 62,6 | 63,6 | 64,6 | 65,6 | 66,6 | 67,6 | 68,6 | 69,6 | 70,6 | 71,6 | 72,6 | 73,5 | 74,5 | 75,5 | 76,5 |
| 12 | 52,2 | 53,2 | 54,2 | 55,2 | 56,2 | 57,2 | 58,2 | 59.2 | 60,2 | 61,2 | 62,2 | 63,2 | 64,2 | 65,2 | 66,2 | 67,2 | 68,2 | 69,2 | 70,2 | 71,2 | 72,2 | 73,1 | 74,1 | 75,1 | 76,1 |
| 13 | 51,9 | 52,8 | 53,8 | 54,8 | 55,8 | 56.8 | 57,8 | 58,8 | 59,8 | 60,8 | 61,8 | 62,8 | 63,8 | 64,8 | 65,8 | 66,8 | 67,8 | 68,8 | 69,8 | 70,8 | 71,8 | 72,8 | 73,8 | 74,8 | 75,8 |
| 14 | 51,4 | 52,4 | 53,4 | 54,4 | 55,4 | 56,4 | 57,4 | 58,4 | 59,4 | 60,4 | 61,4 | 62,4 | 63,4 | 64,4 | 65,4 | 66,4 | 67,4 | 68,4 | 69,4 | 70,4 | 71,4 | 72,4 | 73,4 | 74,4 | 75,4 |
| 15 | 51 | 52 | 53 | 54 | 55 | 56 | 57 | 58 | 59 | 60 | 61 | 62 | 63 | 64 | 65 | 66 | 67 | 68 | 69 | 70 | 71 | 72 | 73 | 74 | 75 |
| 16 | 50,6 | 51,6 | 52,6 | 53,6 | 54,6 | 55,6 | 56,6 | 57,6 | 58,6 | 59,6 | 60,6 | 61,6 | 62,6 | 63,6 | 64,6 | 65,6 | 66,6 | 67,6 | 68,6 | 69,6 | 70,6 | 71,6 | 72,6 | 73,6 | 74,6 |
| 17 | 50,2 | 51,2 | 52,2 | 53,2 | 54,2 | 55,2 | 56,2 | 57,2 | 58,2 | 59,2 | 60,2 | 61,2 | 62,2 | 63,2 | 64,2 | 65,2 | 66,2 | 67,2 | 68,2 | 69,2 | 70,2 | 71,2 | 72,2 | 73,2 | 74,2 |
| 18 | 49,8 | 50,8 | 51,8 | 52,8 | 53,8 | 54,8 | 55,8 | 56,8 | 57,8 | 58,8 | 59,8 | 60,8 | 61,8 | 62,8 | 63,8 | 64,8 | 65.8 | 66,8 | 67,8 | 68,8 | 69,8 | 70,8 | 71,8 | 72,8 | 73,8 |
| 19 | 49,4 | 50,4 | 51,4 | 52,4 | 53,4 | 54,4 | 55,4 | 56,4 | 57,4 | 58,4 | 59,4 | 60,4 | 61,4 | 62,5 | 63,5 | 64,5 | 65,5 | 66,5 | 67,5 | 68,5 | 69,5 | 70,5 | 71,5 | 72,5 | 73,5 |
| 20 | 49 | 50 | 51 | 52 | 53 | 54 | 55 | 56 | 57 | 58 | 59 | 60 | 61 | 62 | 63 | 64 | 65,1 | 66,1 | 67,1 | 68,1 | 69,1 | 70,1 | 71,1 | 72,1 | 73,1 |
| 21 | 48,6 | 49,6 | 50,6 | 51,6 | 52,6 | 53,6 | 54,6 | 55,6 | 56,6 | 57,6 | 58,6 | 59,6 | 60,7 | 61,7 | 62,7 | 63,7 | 64,7 | 65,7 | 66,7 | 67,7 | 68,7 | 69,7 | 70,7 | 71,7 | 72,7 |
| 22 | 48,1 | 49,1 | 50,1 | 51,1 | 52,2 | 53,2 | 54,2 | 55.2 | 56,2 | 57,2 | 58,2 | 59,2 | 60,3 | 61,3 | 62,3 | 63,3 | 64,3 | 65,3 | 66,3 | 67,3 | 68,3 | 69,3 | 70,3 | 71,3 | 72,3 |
| 23 | 47,7 | 48,8 | 49,8 | 50,8 | 51,8 | 52,8 | 53,8 | 54,8 | 55,8 | 56,8 | 57,8 | 58,8 | 59,8 | 60,9 | 61,9 | 62,9 | 63,9 | 64,9 | 65,9 | 66,9 | 67,9 | 68,9 | 70 | 71 | 72 |
| 24 | 47,3 | 48,4 | 49,4 | 50,4 | 51,4 | 52,4 | 53,4 | 54,4 | 55,4 | 56,4 | 57,4 | 58,4 | 59,4 | 60,5 | 61,5 | 62,3 | 63,5 | 64,5 | 65,5 | 66,5 | 67,5 | 68,5 | 69,6 | 70,6 | 71,6 |
| 25 | 47 | 48 | 49 | 50 | 51 | 52 | 53 | 54 | 55 | 56 | 57 | 58 | 59 | 60,1 | 61,1 | 62,1 | 63,1 | 64,1 | 65,1 | 66,1 | 67,1 | 68,1 | 69,2 | 70,2 | 71,2 |
| 26 | 46,5 | 47,5 | 48,5 | 49,5 | 50,5 | 51,5 | 52,5 | 53,5 | 54,5 | 55,6 | 56,6 | 57,6 | 58,6 | 59,6 | 60,7 | 61,7 | 62,7 | 63,7 | 64,7 | 65,7 | 66,7 | 67,7 | 68,8 | 69,8 | 70,8 |
| 27 | 46,1 | 47,1 | 48,1 | 49,1 | 50,2 | 51,2 | 52,2 | 53,2 | 54,2 | 55,2 | 56,2 | 57,2 | 58,3 | 59,3 | 60,3 | 61,3 | 62,3 | 63,3 | 64,3 | 65,3 | 66,3 | 67,3 | 68,4 | 69,4 | 70,4 |
| 28 | 45,7 | 46,7 | 47,7 | 48,7 | 49,8 | 50,8 | 51,8 | 52,8 | 53,8 | 54,8 | 55,8 | 56,8 | 57,8 | 58,8 | 59,9 | 60,9 | 61,9 | 62,9 | 63,9 | 64,9 | 66 | 67 | 68 | 69,1 | 70,1 |
| 29 | 45,3 | 46,3 | 47,3 | 48,4 | 49,4 | 50,4 | 51,4 | 52,4 | 53,4 | 54,4 | 55,4 | 56,4 | 57,4 | 58,5 | 59,5 | 60,5 | 61,5 | 62,5 | 63,5 | 64,5 | 65,6 | 66,6 | 67,3 | 68,7 | 69,7 |
| 30 | 44,9 | 45,9 | 47 | 48 | 49 | 50 | 51 | 52 | 53 | 54 | 55 | 56 | 57,1 | 58,1 | 59,1 | 60,1 | 61,1 | 62,1 | 63,1 | 64,1 | 65,2 | 66,2 | 67,7 | 68,3 | 69,3 |

DEGRÉS DE L'ALCOOMÈTRE.

| DEGRÉ APPARENT / TEMPÉRATURE. — DEGRÉS DU THERMOMÈTRE. | 76 | 77 | 78 | 79 | 80 | 81 | 82 | 83 | 84 | 85 | 86 | 87 | 88 | 89 | 90 | 91 | 92 | 93 | 94 | 95 | 96 | 97 | 98 | 99 | 100 |
|---|---|---|---|---|---|---|---|---|---|---|---|---|---|---|---|---|---|---|---|---|---|---|---|---|---|
| 0 | 81,6 | 82,6 | 83,6 | 84,5 | 85,5 | 86,4 | 87,4 | 88,3 | 89,2 | 90,2 | 91,2 | 92,2 | 93,1 | 94 | 95 | 95,9 | 96,8 | 97,7 | 98,6 | 99,5 | » | » | » | » | » |
| 1 | 81,2 | 82,2 | 83,2 | 84,2 | 85,1 | 86,1 | 87 | 88 | 89 | 89,9 | 90,8 | 91,8 | 92,8 | 93,7 | 94,6 | 95,6 | 96,5 | 97,4 | 98,3 | 99,2 | 100 | » | » | » | » |
| 2 | 80,9 | 81,9 | 82,9 | 83,8 | 84,7 | 85,7 | 86,6 | 87,6 | 88,6 | 89,6 | 90,5 | 91,5 | 92,4 | 93,4 | 94,3 | 95,2 | 96,1 | 97 | 97,9 | 98,9 | 99,8 | » | » | » | » |
| 3 | 80,5 | 81,5 | 82,5 | 83,4 | 84,4 | 85,3 | 86,3 | 87,3 | 88,3 | 89,2 | 90,2 | 91,2 | 92,1 | 93 | 94 | 94,9 | 95,8 | 96,7 | 97,7 | 98,6 | 99,5 | » | » | » | » |
| 4 | 80,1 | 81,1 | 82,1 | 83 | 84 | 85 | 86 | 87 | 88 | 88,9 | 89,9 | 90,8 | 91,8 | 92,7 | 93,7 | 94,6 | 95,5 | 96,4 | 97,4 | 98,3 | 99,2 | » | » | » | » |
| 5 | 79,7 | 80,2 | 81,7 | 82,7 | 83,7 | 84,7 | 85,6 | 86,6 | 87,6 | 88,5 | 89,5 | 90,5 | 91,4 | 92,4 | 93,3 | 94,3 | 95,2 | 96,2 | 97,1 | 98 | 98,9 | 99,8 | » | » | » |
| 6 | 79,3 | 80,3 | 81,3 | 82,3 | 83,3 | 84,3 | 85,3 | 86,3 | 87,3 | 88,2 | 89,2 | 90,1 | 91 | 92 | 93 | 93,9 | 94,9 | 95,9 | 96,8 | 97,7 | 98,7 | 99,6 | » | » | » |
| 7 | 79 | 80 | 81 | 82 | 82,9 | 83,9 | 84,9 | 85,9 | 86,9 | 87,9 | 88,8 | 89,8 | 90,7 | 91,7 | 92,6 | 93,6 | 94,6 | 95,6 | 96,5 | 97,4 | 98,4 | 99,3 | » | » | » |
| 8 | 78,6 | 79,6 | 80,6 | 81,6 | 82,6 | 83,6 | 84,6 | 85,6 | 86,5 | 87,5 | 88,5 | 89,4 | 90,4 | 91,3 | 92,3 | 93,3 | 94,3 | 95,3 | 96,2 | 97,1 | 98,1 | 99 | 99,9 | » | » |
| 9 | 78,2 | 79,2 | 80,2 | 81,2 | 82,2 | 83,2 | 84,2 | 85,2 | 86,2 | 87,1 | 88,1 | 89,1 | 90 | 91 | 92 | 93 | 94 | 95 | 95,9 | 96,8 | 97,8 | 98,7 | 99,7 | » | » |
| 10 | 77,9 | 78,9 | 79,9 | 80,9 | 81,9 | 82,8 | 83,8 | 84,8 | 85,8 | 86,8 | 87,8 | 88,7 | 89,7 | 90,7 | 91,7 | 92,7 | 93,7 | 94,7 | 95,6 | 96,5 | 97,5 | 98,5 | 99,4 | » | » |
| 11 | 77,5 | 78,5 | 79,5 | 80,5 | 81,5 | 82,5 | 83,4 | 84,4 | 85,4 | 86,4 | 87,4 | 88,4 | 89,4 | 90,4 | 91,4 | 92,4 | 93,3 | 94,3 | 95,3 | 96,2 | 97,2 | 98,2 | 99,1 | » | » |
| 12 | 77,1 | 78,1 | 79,1 | 80,1 | 81,1 | 82,1 | 83,1 | 84,1 | 85 | 86 | 87 | 88 | 89 | 90 | 91 | 92 | 93 | 94 | 95 | 95,9 | 96,9 | 97,9 | 98,8 | 99,8 | » |
| 13 | 76,8 | 77,8 | 78,8 | 79,8 | 80,8 | 81,8 | 82,8 | 83,8 | 84,8 | 85,7 | 86,7 | 87,7 | 88,7 | 89,7 | 90,7 | 91,7 | 92,7 | 93,7 | 94,6 | 95,6 | 96,6 | 97,6 | 98,6 | 99,5 | » |
| 14 | 76,4 | 77,4 | 78,4 | 79,4 | 80,4 | 81,4 | 82,4 | 83,4 | 84,4 | 85,4 | 86,4 | 87,4 | 88,4 | 89,3 | 90,3 | 91,3 | 92,3 | 93,3 | 94,3 | 95,3 | 96,3 | 97,3 | 98,3 | 99,3 | » |
| 15 | 76 | 77 | 78 | 79 | 80 | 81 | 82 | 83 | 84 | 85 | 86 | 87 | 88 | 89 | 90 | 91 | 92 | 93 | 94 | 95 | 96 | 97 | 98 | 99 | 100 |
| 16 | 75,6 | 76,6 | 77,6 | 78,6 | 79,6 | 80,6 | 81,6 | 82,6 | 83,6 | 84,6 | 85,6 | 86,6 | 87,6 | 88,6 | 89,6 | 90,7 | 91,7 | 92,7 | 93,7 | 94,7 | 95,7 | 96,7 | 97,7 | 98,7 | 99,7 |
| 17 | 75,2 | 76,2 | 77,2 | 78,2 | 79,2 | 80,2 | 81,2 | 82,2 | 83,2 | 84,2 | 85,2 | 86,2 | 87,2 | 88,2 | 89,3 | 90,3 | 91,3 | 92,4 | 93,4 | 94,4 | 95,4 | 96,4 | 97,4 | 98,5 | 99,5 |
| 18 | 74,9 | 75,9 | 76,9 | 77,9 | 78,9 | 79,9 | 80,9 | 81,9 | 82,9 | 83,9 | 84,9 | 85,9 | 86,9 | 87,9 | 88,9 | 89,9 | 91 | 92 | 93 | 94 | 95,1 | 96,1 | 97,1 | 98,2 | 99,2 |
| 19 | 74,5 | 75,5 | 76,5 | 77,5 | 78,5 | 79,5 | 80,5 | 81,6 | 82,6 | 83,6 | 84,6 | 85,6 | 86,6 | 87,6 | 88,6 | 89,6 | 90,7 | 91,7 | 92,7 | 93,7 | 94,8 | 95,8 | 96,9 | 97,9 | 98,9 |
| 20 | 74,1 | 75,1 | 76,1 | 77,1 | 78,1 | 79,1 | 80,1 | 81,2 | 82,2 | 83,2 | 34,2 | 85,2 | 86,2 | 87,2 | 88,2 | 89,2 | 90,3 | 91,3 | 92,4 | 93,4 | 94,5 | 95,5 | 96,6 | 97,6 | 98,6 |
| 21 | 73,7 | 74,7 | 75,8 | 76,8 | 77,8 | 78,7 | 79,7 | 80,8 | 81,8 | 82,8 | 83,8 | 84,8 | 85,9 | 86,9 | 87,9 | 88,9 | 90 | 91 | 92 | 93,1 | 94,1 | 95,2 | 96,3 | 97,3 | 98,4 |
| 22 | 73,3 | 74,3 | 75,4 | 76,4 | 77,4 | 78,4 | 79,4 | 80,4 | 81,4 | 82,4 | 83,4 | 84,4 | 85,5 | 86,5 | 87,6 | 88,6 | 89,6 | 90,7 | 91,8 | 92,8 | 93,9 | 94,9 | 96 | 97 | 98,1 |
| 23 | 73 | 74 | 75 | 76 | 77 | 78 | 79 | 80,1 | 81,1 | 82,1 | 83,1 | 84,1 | 85,1 | 86,1 | 87,2 | 88,3 | 89,3 | 90,4 | 91,4 | 92,4 | 93,5 | 94,6 | 95,7 | 96,7 | 97,8 |
| 24 | 72,6 | 73,6 | 74,6 | 75,6 | 76,6 | 77,6 | 78,6 | 79,7 | 80,7 | 81,7 | 82,7 | 83,7 | 84,7 | 85,7 | 86,8 | 87,9 | 88,9 | 90 | 91,1 | 92,1 | 93,2 | 94,3 | 95,3 | 96,4 | 97,5 |
| 25 | 72,2 | 73,2 | 74,2 | 75,3 | 76,3 | 77,3 | 78,3 | 79,3 | 80,3 | 81,3 | 82,3 | 83,4 | 84,4 | 85,4 | 86,5 | 87,5 | 88,6 | 89,7 | 90,7 | 91,8 | 92,9 | 93,9 | 95 | 96,1 | 97,2 |
| 26 | 71,8 | 72,8 | 73,8 | 74,8 | 75,9 | 76,9 | 77,9 | 78,9 | 79,9 | 80,9 | 81,9 | 82,9 | 84 | 85 | 86,1 | 87,2 | 88,2 | 89,3 | 90,4 | 91,5 | 92,5 | 93,6 | 94,7 | 95,8 | 97 |
| 27 | 71,4 | 72,4 | 73,4 | 74,4 | 75,5 | 76,5 | 77,5 | 78,5 | 79,5 | 80,5 | 81,6 | 82,6 | 83,6 | 84,7 | 85,7 | 86,8 | 87,9 | 89 | 90 | 91,1 | 92,2 | 93,3 | 94,4 | 95,5 | 96,7 |
| 28 | 71,1 | 72,1 | 73,1 | 74,1 | 75,1 | 76,1 | 77,1 | 78,2 | 79,2 | 80,2 | 81,3 | 82,3 | 83,3 | 84,3 | 85,4 | 86,5 | 87,5 | 88,6 | 89,7 | 90,8 | 91,9 | 93 | 94,1 | 95,2 | 96,4 |
| 29 | 70,7 | 71,7 | 72,7 | 73,7 | 74,7 | 75,7 | 76,8 | 77,8 | 78,8 | 79,8 | 80,9 | 81,9 | 83 | 84 | 85 | 86,1 | 87,2 | 88,2 | 89,3 | 90,4 | 91,6 | 92,7 | 93,8 | 94,9 | 96,1 |
| 30 | 70,3 | 71,3 | 72,3 | 73,3 | 74,3 | 75,3 | 76,4 | 77,4 | 78,4 | 79,4 | 80,5 | 81,5 | 82,6 | 83,6 | 84,7 | 85,8 | 86,9 | 87,9 | 89 | 90,1 | 91,2 | 92,4 | 93,5 | 94,6 | 95,8 |

*b*) Spiritueux ne contenant pas ou très peu d'essences (*rhum*, *kirsch*, *cognac*, *genièvre*, *marc*, *etc.*). — Dans un ballon en verre d'environ 400 centimètres cubes, on verse 200 centimètres cubes du liquide mesurés à l'aide d'une fiole jaugée. La fiole est rincée deux fois avec 10 à 15 centimètres cubes d'eau distillée, que l'on verse dans le ballon.

Le ballon est relié à un réfrigérant et on distille pour recueillir environ 180 centimètres cubes dans la fiole jaugée de 200 centimètres cubes. On complète au volume de 200 avec de l'eau distillée, on agite et on prend le degré alcoolique. Il est préférable d'effectuer toutes les opérations (prise d'essai et détermination du degré) à la température de 15°.

Au cas contraire, on fait la correction due à la température au moyen des tables.

*c*) Spiritueux contenant beaucoup d'essences (*absinthe*, *amers*, *etc.*). — Il faut tout d'abord éliminer les essences. On peut procéder à cette élimination en employant l'une des deux méthodes suivantes :

I. *Méthode de J. König.* — Dans une burette de 300 centimètres cubes bouchée à l'émeri, on introduit 30 centimètres cubes d'une solution aqueuse saturée de chlorure de sodium, puis 100 centimètres cubes de l'alcool à analyser; on ajoute de l'eau jusqu'au trait 270, et on agite fortement aussi longtemps que le sel se dépose. Lorsque la solution est complète, on ajoute encore du chlorure de sodium jusqu'à ce qu'il reste quelques cristaux de sel non dissous.

On place ensuite la burette dans une pince et on laisse reposer pendant une demi-heure. Les substances aromatiques se séparent sous forme d'une couche huileuse surnageante et ne renfermant aucune trace d'alcool. On prélève la moitié du liquide sous-jacent, renfermant par conséquent 50 centimètres cubes de l'alcool mis en expérience, et on procède ensuite à la distillation.

II. *Méthode de Sanglé-Ferrière et Cuniasse* (1). — « On prend très « exactement le degré alcoolique apparent du spiritueux à la température « de 15°; puis, on dilue l'absinthe dans des conditions identiques pour les « différents titres.

« Le titre adopté est de 25° avec un volume total de 600 centimètres « cubes. Soit une absinthe au titre apparent T ayant une densité corres- « pondante D. Pour obtenir 600 centimètres cubes d'un mélange d'alcool « et d'eau à 25°, en tenant compte de la contraction, il faudra prendre un « volume d'absinthe :

$$V = \frac{600 \times 25}{T} = \frac{15{,}000}{T},$$

« et y ajouter un volume d'eau déterminé d'après l'équation suivante :

$$x = 582{,}4 - VD.$$

« 582,4 représente le poids de 600 centimètres cubes d'alcool à 25°, ayant « une densité égale à 0,97084.

(1) Sanglé-Ferrière et Cuniasse, *Nouvelle Méthode d'analyse des absinthes* (Paris, 1902).

« EXEMPLE. — Soit une absinthe ayant un titre apparent de 50° et une « densité correspondante de 0,93437. Il faudra prendre :

$$V = \frac{15000}{50} = 300 \text{ centimètres cubes d'absinthe,}$$

« auxquels il y a lieu d'ajouter :

$$\begin{aligned} x &= 582,4 - (300 \times 0,93437) \\ &= 582,4 - 280,3 \\ &= 302^{cc},1 \text{ d'eau.} \end{aligned}$$

« Les 600 centimètres cubes du liquide ainsi obtenus sont placés dans un « ballon ; on y ajoute 40 grammes de noir végétal, bien sec, en poudre « fine.

« On agite, et on laisse vingt-quatre heures en contact.

« On filtre, on prélève 500 centimètres cubes du liquide filtré, et on « distille à feu nu, dans un ballon à col court, en recueillant exactement « 300 centimètres cubes de distillatum. On détermine le degré alcoolique ; « soit $t$ le titre alcoolique trouvé par la distillation de 500 centimètres cubes « du mélange d'absinthe et d'eau mesuré au volume de 300.

« L'alcool contenu dans les 300 centimètres cubes sera, en volume, « $t \times 3$, et l'alcool total de 600 centimètres cubes sera :

$$\frac{t \times 3 \times 6}{5},$$

« correspondant à un volume V d'absinthe ; l'alcool total contenu dans « 100 centimètres cubes d'absinthe sera, par conséquent,

$$\frac{t \times 3 \times 6 \times 100}{5 \times V} = \frac{t \times 360}{V}. \text{ »}$$

3° **Dosage de l'extrait sec.** — Vingt-cinq à 30 centimètres cubes du liquide à examiner sont placés dans une capsule de platine tarée. On chauffe huit heures au bain-marie bouillant, on laisse refroidir dans l'air sec et on pèse.

4° **Dosage des cendres.** — Le résidu précédent obtenu est incinéré au moufle à gaz ; les cendres blanches obtenues sont pesées, après refroidissement dans l'air sec.

5° **Dosage du glucose et du sucre cristallisable.** — On place 100 centimètres cubes du liquide dans une fiole jaugée à deux traits de 100-110 centimètres cubes ; on y ajoute quelques gouttes de sous-acétate de plomb liquide, on affleure à 110 avec de l'eau distillée, on agite et on filtre.

*a*) Dans la liqueur filtrée, on dose le glucose à l'aide de la liqueur de Fehling. Soit $n$ le nombre de centimètres cubes employés pour 10 centimètres cubes de liqueur de Fehling réduits par $0^{gr},050$ de glucose. La quantité de glucose contenue dans 1 litre du spiritueux sera par conséquent :

$$G = \frac{0,050 \times 110 \times 1000}{n \times 100} = \frac{55}{n}.$$

b) Cinquante centimètres cubes de la liqueur filtrée sont placés dans une fiole jaugée de 100 centimètres cubes avec 2 centimètres cubes d'acide chlorhydrique pur. On chauffe vingt minutes au bain-marie bouillant ; on laisse refroidir et on complète à 100 centimètres cubes avec de l'eau distillée. Dans le liquide obtenu, on dose le glucose (formé du glucose direct G et du glucose provenant de l'inversion du sucre cristallisable) à l'aide de la liqueur de Fehling.

Si on a employé $n$ centimètres cubes de liquide pour 10 centimètres cubes de liqueur de Fehling correspondant à $0^{gr},050$ de glucose, la quantité de glucose par litre sera :

$$G' = \frac{0,050 \times 100 \times 110 \times 1\,000}{n \times 50 \times 100} = \frac{110}{n},$$

et la teneur en sucre cristallisable, par litre, sera :

$$S = 0,95\,(G' - G).$$

Pour le dosage du sucre dans les apéritifs amers, Sanglé-Ferrière et Cuniasse recommandent le procédé suivant, estimant que, dans ces liqueurs, le sucre se trouve à l'état de saccharose en partie interverti.

« On prend 10 centimètres cubes d'amer, on chasse l'alcool et on ajoute « 5 centimètres cubes de perchlorure de fer en solution concentrée ; on « chauffe dix minutes au bain-marie, on laisse refroidir, et on sature « l'acidité en ajoutant avec précaution du carbonate de soude en solution « concentrée. On met une petite pincée de noir décolorant, et on com- « plète au volume de 100 centimètres cubes avec de l'eau distillée. Après « filtration, on dose le glucose en prenant 10 centimètres cubes de liqueur « de Fehling. On exprime le résultat trouvé en glucose ou en saccharose. »

6° **Dosage de l'acidité.** — L'acidité *totale* se détermine en plaçant, dans une fiole, 25 centimètres cubes du liquide avec un peu d'eau distillée, et en versant à l'aide d'une burette graduée de la soude déci-normale. S'il s'agit de liquides incolores ou très peu colorés, l'indicateur employé sera la phtaléine du phénol. S'il s'agit de liquides colorés, on prend comme indicateur le papier de tournesol sensible, en opérant par la méthode des touches.

L'acidité étant exprimée en acide acétique par litre, le nombre de centimètres cubes de soude déci-normale employés, multiplié par 40, puis par 0,0060, donnera le résultat cherché.

Le dosage de l'acidité *fixe* se fait en plaçant 25 centimètres cubes de liquide dans une capsule plate, en verre, et l'abandonnant quatre ou cinq jours dans le vide sulfurique. Au bout de ce temps, l'extrait obtenu est repris par un peu d'eau distillée tiède et on procède au titrage comme plus haut.

7° **Recherche et dosage des impuretés (aldéhyde, furfurol, alcools supérieurs).** — Les déterminations qui vont suivre, relatives à la recherche et au dosage des impuretés, se font sur l'alcool distillé, la présence des matières extractives entravant et gênant l'action des réactifs employés pour ces recherches. Il y a, de plus, intérêt à toujours opérer sur des alcools de même titre.

D'après Ch. Girard, Rocques et Mohler, l'alcool à analyser doit être ramené très exactement à 50°, soit en le diluant avec de l'eau, soit, au contraire, en y ajoutant de l'alcool de titre élevé, chimiquement pur.

Chaque fois qu'il aura été nécessaire de modifier le degré de l'alcool avant de le soumettre à des essais, on devra tenir compte du volume obtenu après dilution, pour le calcul des résultats analytiques. D'après les auteurs cités plus haut, si on appelle :

« I, le poids d'une impureté (par exemple l'aldéhyde) par litre d'alcool ramené à 50° ;

« V, le volume obtenu après dilution,

la teneur en même impureté de l'alcool primitif à $t^{\circ}$ sera :

$$\frac{I \times V}{100}.$$

Pour rendre les résultats plus comparables, on peut les reporter à l'alcool à 100° et les exprimer en pour 100 d'alcool absolu.

« Si A représente le poids d'une impureté par litre d'alcool à $t^{\circ}$, le poids « de cette même impureté pour 100 centimètres cubes d'alcool à 100° « sera :

$$\frac{A \times 10}{t}.$$

Les tableaux suivants ([1]) sont très utiles pour les dilutions à faire et dispensent de tout calcul.

I. — QUANTITÉ D'EAU A AJOUTER A 100 CENTIMÈTRES CUBES D'ALCOOL TITRANT DE 100° A 90° POUR L'AMENER A 90°, ET VOLUME OBTENU.

| TITRE DE L'ALCOOL A RÉDUIRE | EAU A AJOUTER | VOLUME OBTENU |
|---|---|---|
| 100 | 13cc,2 | 111cc |
| 99 | 11 ,8 | 109 ,9 |
| 98 | 10 ,4 | 108 ,8 |
| 97 | 9 ,0 | 107 ,6 |
| 96 | 7 ,7 | 106 ,6 |
| 95 | 6 ,4 | 105 ,5 |
| 94 | 5 ,1 | 104 ,3 |
| 93 | 3 ,8 | 103 ,3 |
| 92 | 2 ,5 | 102 ,1 |
| 91 | 1 ,2 | 101 ,0 |
| 90 | 0 | 100 |

([1]) Ch. Girard, *Analyse des matières alimentaires* (Paris, 1904).

II. — QUANTITÉ D'EAU A AJOUTER A 100 CENTIMÈTRES CUBES D'ALCOOL TITRANT DE 100° A 50° POUR L'AMENER A 50°, ET VOLUME OBTENU APRÈS DILUTION.

| DEGRÉ INITIAL | EAU A AJOUTER | VOLUME PRODUIT | DEGRÉ INITIAL | EAU A AJOUTER | VOLUME PRODUIT | DEGRÉ INITIAL | EAU A AJOUTER | VOLUME PRODUIT |
|---|---|---|---|---|---|---|---|---|
| 100 | 107cc,44 | 200cc | 83 | 69cc,53 | 166cc | 66 | 33cc,33 | 132cc |
| 99 | 105 ,06 | 198 | 82 | 67 ,37 | 164 | 65 | 31 ,23 | 130 |
| 98 | 102 ,73 | 196 | 81 | 65 ,22 | 162 | 64 | 29 ,14 | 128 |
| 97 | 100 ,43 | 194 | 80 | 63 ,07 | 160 | 63 | 27 ,04 | 126 |
| 96 | 98 ,14 | 192 | 79 | 60 ,93 | 158 | 62 | 24 ,95 | 124 |
| 95 | 95 ,87 | 190 | 78 | 58 ,79 | 156 | 61 | 22 ,83 | 122 |
| 94 | 93 ,62 | 188 | 77 | 56 ,63 | 154 | 60 | 20 ,76 | 120 |
| 93 | 91 ,40 | 186 | 76 | 54 ,51 | 152 | 59 | 18 ,18 | 118 |
| 92 | 89 ,18 | 184 | 75 | 52 ,38 | 150 | 58 | 16 ,60 | 116 |
| 91 | 86 ,96 | 182 | 74 | 50 ,25 | 148 | 57 | 14 ,52 | 114 |
| 90 | 84 ,76 | 180 | 73 | 48 ,13 | 146 | 56 | 12 ,44 | 112 |
| 89 | 82 ,56 | 178 | 72 | 46 | 144 | 55 | 10 ,36 | 110 |
| 88 | 80 ,37 | 176 | 71 | 43 ,89 | 142 | 54 | 3 ,28 | 108 |
| 87 | 78 ,19 | 174 | 70 | 41 ,78 | 140 | 53 | 6 ,20 | 106 |
| 86 | 76 ,02 | 172 | 69 | 39 ,66 | 138 | 52 | 4 ,13 | 104 |
| 85 | 73 ,85 | 170 | 68 | 37 ,55 | 136 | 51 | 2 ,03 | 102 |
| 84 | 71 ,69 | 168 | 67 | 35 ,44 | 134 | | | |

III. — QUANTITÉ D'ALCOOL A 90° A AJOUTER A 100 CENTIMÈTRES CUBES D'ALCOOL TITRANT DE 30° A 50°, POUR L'AMENER A 50° ET VOLUME OBTENU APRÈS DILUTION.

| DEGRÉ DE L'ALCOOL A REMONTER | VOLUME D'ALCOOL A 90° A AJOUTER | VOLUME OBTENU |
|---|---|---|
| 30 | 47cc,7 | 145cc,9 |
| 31 | 45 ,4 | 143 ,7 |
| 32 | 43 ,1 | 141 ,5 |
| 33 | 40 ,7 | 139 ,3 |
| 34 | 38 ,4 | 137 |
| 35 | 36 | 134 ,8 |
| 36 | 33 ,6 | 132 ,5 |
| 37 | 31 ,3 | 130 ,3 |
| 38 | 28 ,9 | 128 |
| 39 | 26 ,5 | 125 ,6 |
| 40 | 24 ,1 | 123 ,3 |
| 41 | 21 ,8 | 121 ,1 |
| 42 | 19 ,3 | 118 ,7 |
| 43 | 16 ,9 | 116 ,4 |
| 44 | 14 ,5 | 114 ,1 |
| 45 | 12 ,1 | 111 ,8 |
| 46 | 9 ,7 | 109 ,4 |
| 47 | 7 ,3 | 107 ,1 |
| 48 | 4 ,9 | 104 ,7 |
| 49 | 2 ,4 | 102 ,3 |
| 50 | 0 | 100 |

8° **Dosage des aldéhydes.** — Ce dosage se fait comparativement, par la voie colorimétrique, avec une solution type.

La solution type se prépare en partant de l'aldéhyde acétique chimiquement pure (point d'ébullition, 20°,8 ; densité à 15°, 0,791). On en prépare une solution au $\frac{1}{100}$ (en poids) dans l'alcool pur à 50°.

A cause de la grande volatilité de l'aldéhyde, on introduit, dans un ballon taré contenant un poids connu d'alcool à 50° (environ 50 centimètres cubes), 2 à 3 centimètres cubes d'aldéhyde. On pèse à nouveau et, connaissant ainsi le poids d'aldéhyde introduit, il est facile de calculer la quantité d'alcool à 50° à ajouter. Lorsqu'on possède cette solution au centième, on l'amène par dilution avec de l'alcool pur à 50° à une solution au $\frac{1}{20.000}$.

Le réactif à employer est le bisulfite de rosaniline ; la formule indiquée par Gayon et modifiée par Molher est la suivante : Dans 150 centimètres cubes d'une solution aqueuse à 1 pour 1.000 de fuschine, on verse 100 centimètres cubes de bisulfite de soude (densité, 1,3082). On agite, on étend d'environ 400 centimètres cubes d'eau distillée ; puis, on ajoute 15 centimètres cubes d'acide sulfurique chimiquement pur à 66° B., et, après refroidissement, on étend à 1 litre avec de l'eau distillée.

*Dosage.* — Le procédé le plus exact repose sur l'emploi du colorimètre de Duboscq.

On prend 10 centimètres cubes de la solution type à $\frac{1}{20.000}$ et 10 centimètres cubes de l'alcool à 50° à examiner. Ces deux solutions étant placées dans des tubes à essai, on y ajoute 4 centimètres cubes du réactif, on bouche, on agite et on laisse vingt minutes en contact. La présence des aldéhydes se manifeste par une coloration rose. On compare, au colorimètre, l'intensité des deux solutions.

Soit D l'indication fournie par la solution type, et *d* celle fournie par la solution à examiner. La solution au $\frac{1}{20.000}$ correspondant à $0^{mg},05$ d'aldéhyde acétique par litre, la teneur en aldéhyde acétique de l'échantillon d'alcool à 50° examiné sera, en milligrammes par litre :

$$\frac{0,05 \times D}{d}.$$

Si l'on ne dispose pas d'un colorimètre, on peut faire le dosage en préparant une série de solutions types plus ou moins diluées, placées dans des tubes à essai, et en comparant la coloration qu'elles fournissent en présence du bisulfite de rosaniline avec celle donnée par la solution à essayer.

9° **Dosage du furfurol.** — On se sert, pour ce dosage, de l'acétate d'aniline, qui donne avec le furfurol une coloration rouge grenadine. Il est préférable de ne pas préparer à l'avance ce réactif.

Le dosage se fait, comme plus haut, par la voie colorimétrique, en se servant comme solution type d'une solution de furfurol à $0^{gr},005$ par litre dans l'alcool pur à 50°.

Dans deux tubes à essai, on place 10 centimètres cubes de la solution type et 10 centimètres cubes de la solution à examiner ; on ajoute dans chaque tube $0^{cc},5$ d'huile d'aniline chimiquement pure et 2 centimètres cubes d'acide acétique cristallisable. On bouche, on agite, et, au bout de vingt minutes de contact, on mesure l'intensité colorante, en faisant le calcul comme plus haut.

**10° Dosage des éthers.** — Ce dosage peut se faire directement sur l'alcool distillé.

Cinquante centimètres cubes d'alcool sont placés dans un ballon ; on y ajoute 2 gouttes de solution alcoolique de phtaléine du phénol et on neutralise exactement l'acidité avec la soude déci-normale. Cela fait, on ajoute 20 centimètres cubes de soude déci-normale, on relie le ballon à un réfrigérant ascendant et on fait bouillir pendant une heure. On laisse refroidir, et, à l'aide d'acide sulfurique déci-normal, on titre l'excès d'alcali. Soit $n$ le nombre de centimètres cubes d'acide qu'il a fallu employer.

La quantité de soude déci-normale ayant saponifié les éthers sera donc $(20 - n)$.

Les éthers étant évalués en acétate d'éthyle, la teneur par litre sera :

$$(20 - n) \times 0,0088 \times 20 = (20 - n) \times 0,176.$$

**11° Dosage des alcools supérieurs.** — La méthode due à Bardy et appliquée dans les laboratoires des Contributions indirectes nous paraît être celle donnant les meilleurs résultats.

Dans une boule à décantation de 750 centimètres cubes environ, on place 100 centimètres cubes de l'alcool à examiner (opérer sur l'alcool direct), 300 centimètres cubes d'eau salée saturée, environ 50 centimètres cubes d'eau distillée pour dissoudre le sel qui peut être précipité. Cela fait, on ajoute au liquide 70 centimètres cubes de sulfure de carbone, et on agite fortement. On laisse reposer et on décante, avec soin, le sulfure de carbone dans une boule à décantation d'environ 300 centimètres cubes.

On recommence un second traitement avec 50 centimètres cubes de sulfure de carbone et un troisième avec 30 centimètres cubes, en réunissant chaque fois le sulfure de carbone décanté au premier.

Tous les alcools supérieurs (isobutylique et amylique) se trouvent en solution dans le sulfure de carbone. Pour les séparer, on épuise à trois reprises différentes, par agitation, ce sulfure de carbone par 5, 3 et 2 centimètres cubes d'acide sulfurique chimiquement pur à 66° B.

On laisse reposer et on décante avec soin tout l'acide sulfurique qu'on recueille dans un petit vase conique d'environ 125 centimètres cubes. Pour éliminer les traces de sulfure de carbone qu'il pourrait contenir, on fait passer à la surface un courant d'air.

On fait ensuite les éthers acétiques des alcools supérieurs. Pour cela, on ajoute à l'acide sulfurique 15 grammes d'acétate de soude, on relie le vase à un réfrigérant ascendant, et on chauffe pendant vingt minutes au bain-marie bouillant. Dans ces conditions, l'éthérification est complète, et il ne reste plus qu'à déplacer les éthers formés. Pour cela, après refroidissement, on ajoute 100 centimètres cubes d'eau salée (formée de 90 centimètres cubes d'eau salée saturée et de 10 centimètres cubes d'eau); on agite et on verse dans une boule à décantation dont la tige est graduée en dixièmes de centimètre cube. On laisse reposer et on décante le liquide sous-jacent pour amener la couche d'éthers dans la partie graduée. On plonge alors, avant de faire la lecture, la boule dans l'eau à 15°, et on l'y abandonne pendant dix minutes; puis, on procède à la lecture.

Le volume obtenu, multiplié par 0,8, donne la teneur en alcools supérieurs pour 100 centimètres cubes d'alcool.

*Correction.* — Il est bon de s'assurer que les éthers formés ne contiennent pas d'acide acétique. On les recueille dans un becherglass, on y ajoute 1 ou 2 gouttes de solution alcoolique de phtaléine du phénol et on neutralise à l'aide de la soude normale. Supposons, par exemple, qu'il ait fallu employer 5 centimètres cubes de soude normale. La teneur en acide acétique sera donc :

$$0,06 \times 5 = 0,30.$$

La teneur en alcools supérieurs pour 100 sera :

$$(\text{lecture} - 0,3) \times 0,8.$$

12° **Dosage des essences.** — Ce dosage se fait, pour les absinthes, les amers, etc..., par la méthode due à Sanglé-Ferrière et Cuniasse (*Nouvelle Méthode d'analyse des absinthes*, Paris, 1902).

On mesure 100 centimètres cubes d'absinthe que l'on verse dans un petit ballon de 250 centimètres cubes et auxquels on ajoute 10 centimètres cubes d'eau. On distille rapidement et on recueille exactement 100 centimètres cubes.

Cinquante centimètres cubes de cette absinthe distillée sont placés dans une fiole conique bouchée à l'émeri, et additionnés de 25 centimètres cubes d'un mélange à parties égales des deux solutions suivantes :

1° Solution d'iode : 50 grammes d'iode bisublimé pour 1 litre d'alcool à 96° ;

2° Solution mercurique : 60 grammes de bichlorure de mercure pour 1 litre d'alcool à 96°.

On laisse en contact pendant trois heures.

Simultanément la même opération est faite dans une fiole semblable et de même capacité et dans laquelle il avait été préalablement placé 50 centimètres cubes d'alcool à 80° environ ou, mieux, au titre approché de l'absinthe analysée.

Après trois heures, l'action de l'iode étant complète, les bouchons de verre et les parois des fioles sont lavés avec quelques centimètres cubes d'une solution concentrée d'iodure de potassium. On procède alors au titrage de l'iode libre, d'après la méthode de Hübl (Voir *Huiles*), à l'aide d'une solution d'hyposulfite de soude à 24gr,8 par litre et correspondant à la liqueur d'iode normale décime ; on prend, comme indicateur, quelques gouttes d'empois d'amidon.

La différence entre le nombre de centimètres cubes de liqueur d'hyposulfite de soude employée pour décolorer l'alcool témoin et l'absinthe analysée, multipliée par 0,2032, donne le poids d'huiles essentielles en grammes par libre d'absinthe.

D'après ces mêmes auteurs, le chiffre d'absorption de l'iode, en grammes par gramme d'essence, est le suivant :

| | |
|---|---|
| Essence d'angélique (racine), 1902 | 1,8542 |
| — — — 1901 | 1,8842 |
| — de menthe anglaise | 0,5848 |
| — — poivrée | 0,5435 |
| — de citron récente | 3,0600 |
| — — | 3,1293 |
| — — | 3,3020 |
| — de carvi récente | 2,4190 |
| — d'anis de Moravie, 1898 | 1,1648 |
| — — de Russie, 1901, distillée à Paris | 1,6611 |
| — — — 1901 | 1.4170 |
| — — du Tarn, 1901 | 1,3665 |
| — — d'Espagne, 1901 | 1,3204 |
| — de coriandre de Russie, 1901 | 2,5806 |
| — — récente | 2,7184 |
| — de mélisse de France (citronnelle) | 1,8288 |
| — d'orange récente | 3,4747 |
| — de cannelle récente | 1,5748 |
| — de carvi récente | 2,4190 |
| — de fenouil, 1901 | 1,4579 |
| — de petite absinthe, 1900 | 0,9347 |
| — de grande absinthe de Paris | 0,5080 |
| — — d'Algérie, 1901 | 0,5784 |
| — — d'Espagne, 1898 | 0,4673 |
| — — — 1900 | 0,4572 |
| — — du Midi, 1897 | 0,8737 |
| — — — 1899 | 0,9855 |
| — de tanaisie de Paris, 1900 | 0,1117 |
| — de badiane du Tonkin, 1901 | 1,5798 |

13° **Recherche de l'alcool dénaturé.** — Certains spiritueux, très chargés en essences aromatiques, peuvent frauduleusement être préparés avec de l'alcool dénaturé. Le dénaturant actuel de l'alcool étant formé principalement d'alcool méthylique et d'acétone, il y a lieu par conséquent de procéder à la recherche de ces deux produits.

a) Recherche de l'alcool méthylique. — On peut employer deux méthodes, soit celle due à Trillat, soit celle de Sanglé-Ferrière et Cuniasse.

I. *Méthode de Trillat.* — Cinquante centimètres cubes de spiritueux sont étendus avec de l'eau distillée à 100 centimètres cubes, on distille et on recueille les 15 premiers centimètres cubes, qu'on place dans un ballon d'une contenance d'environ 250 centimètres cubes, et on y ajoute le mélange suivant :

| | |
|---|---|
| Bichromate de potasse pulvérisé...... | 15 grammes |
| Acide sulfurique au 1/5.............. | 70 centimètres cubes |
| Eau distillée........................ | 120 — — |

On laisse en contact, à froid, pendant une heure, puis on distille doucement. On rejette les 25 premiers centimètres cubes du liquide distillé, et on recueille ensuite 50 centimètres cubes dans un petit flacon d'environ 100 centimètres cubes bouché à l'émeri. On les additionne de 1 centimètre cube de diméthylaniline pure (bouillant à 192° C.), on agite une à deux minutes, on bouche hermétiquement et on laisse en repos pendant vingt-quatre heures. Pour chasser ensuite l'excès de diméthylaniline, on opère de la façon suivante : on transvase le contenu du flacon dans un petit ballon d'environ 100 centimètres cubes, on ajoute 1 ou 2 gouttes de solution alcoolique de phtaléine du phénol et on verse de la lessive de soude (160 grammes de soude en plaques pour 1 litre d'eau) jusqu'à coloration franchement rose. On ajoute quelques fragments de pierre ponce pour régulariser l'ébullition et on distille. On arrête la distillation lorsque le volume distillé est d'environ 35 centimètres cubes qu'on jette.

On acidifie par l'acide acétique le liquide restant dans le ballon, on y ajoute environ 20 centimètres cubes d'eau distillée, et on verse le tout dans un tube à essai. On y fait tomber alors, goutte à goutte, environ 5 centimètres cubes d'eau contenant, en suspension, du bioxyde de plomb parfaitement exempt de chlore (environ 1 gramme d'oxyde puce pour 100 centimètres cubes d'eau) ; puis on fait bouillir.

La présence d'alcool méthylique se révèle par une belle coloration bleue.

Cette réaction est extrêmement sensible, et peut déceler 0,2 0/0 d'alcool méthylique.

On peut faire un dosage en opérant, comparativement, avec une solution type d'alcool méthylique dans l'alcool éthylique, à 1 0/0 par exemple.

II. *Méthode de Sanglé-Ferrière et Cuniasse.* — Cinquante centimètres cubes de l'alcool distillé de l'absinthe sont additionnés de 1 centimètre cube d'acide sulfurique pur. On y ajoute ensuite 5 centimètres cubes d'une solution aqueuse saturée de permanganate de potasse.

On attend quelques minutes, afin que la coloration du produit soit franchement brune, sans coloration rouge due au permanganate en excès. On sature avec du carbonate de soude pulvérisé ou en solution aqueuse concentrée, jusqu'à réaction légèrement alcaline. On filtre ; sur la solution claire, on verse 2 centimètres cubes d'une solution de phloroglucine à 1 gramme par litre et 1 centimètre cube de potasse concentrée, qui produisent la coloration rouge très nette due à la présence de l'alcool méthylique.

S'il se produisait une faible coloration jaune rosé ou violacé, il n'y aurait pas lieu de s'y arrêter, la coloration obtenue en présence des produits d'oxydation de l'alcool méthylique étant franchement rouge. On peut contrôler le résultat de cet essai par la réaction de l'acide gallique; à cet effet, on acidule la liqueur alcaline filtrée avec un peu d'acide sulfurique dilué. On ajoute quelques centigrammes d'acide gallique en poudre, et on agite pour dissoudre. Quand l'acide gallique est bien dissous, on verse, après précaution, un peu d'acide sulfurique pur qui tombe au fond du tube par différence de densité. On n'agite pas, et, au bout de quelques instants, il se forme au plan de séparation de l'acide et du liquide alcoolique une coloration bleue qui, dans ce cas, confirme la présence de l'alcool méthylique.

*b*) Recherche de l'acétone. — On caractérise l'acétone par la réaction de l'iodoforme.

A cet effet, il faut d'abord éliminer les aldéhydes, qui peuvent gêner en ce sens qu'elles donnent également la réaction de l'iodoforme. On y arrive en faisant bouillir l'alcool distillé avec un peu de soude, pendant une heure, au réfrigérant ascendant.

A 5 centimètres cubes de l'alcool, on ajoute 20 centimètres cubes de soude à 80 grammes par litre et $0^{cc},5$ de solution d'iodure de potassium ioduré ($32^{gr},2$ d'iodure de potassium et $25^{gr},4$ d'iode bisublimé pour 100 centimètres cubes d'eau). On bouche le tube, on agite, on ajoute 15 à 20 centimètres cubes d'eau distillée, et on laisse reposer.

La présence d'acétone se manifeste par un précipité ou un louche jaune d'iodoforme.

La présence simultanée d'alcool méthylique et d'acétone permettra de conclure à la présence, dans le spiritueux analysé, d'alcool dénaturé.

**14° Dosage de l'acide cyanhydrique.** — La présence d'acide cyanhydrique dans un kirsch étant presque caractéristique de l'origine naturelle du kirsch, il y a lieu de toujours le doser.

La méthode suivante, due à Ch. Girard, donne de très bons résultats :

« On mesure 100 centimètres cubes de kirsch que l'on additionne de « 10 gouttes de lessive de potasse (de densité 1,45); on distille de façon à « laisser dans le ballon un résidu d'environ 20 à 30 centimètres cubes.

« L'alcool distillé est ramené au volume primitif et mis de côté pour être « examiné. Après refroidissement, on ajoute au contenu du ballon 2 centi- « mètres cubes d'acide phosphorique sirupeux, pour le rendre franchement « acide ; puis, on distille. L'acide cyanhydrique retenu par la potasse sous « forme de cyanure de potassium est mis en liberté, puis entraîné par « les vapeurs aqueuses. Le produit distillé est recueilli à l'aide d'un tube « plongeant dans un ballon renfermant 20 centimètres cubes d'eau addi-

« tionnée de 10 gouttes de potasse. On continue la distillation jusqu'à ce « qu'il ne reste plus que 10 à 15 centimètres cubes de liquide dans le « ballon ; à ce moment, la totalité de l'acide cyanhydrique est passée à la « distillation et a été retenue par le liquide alcalin. L'acide cyanhydrique « est titré à l'aide d'une solution normale au cinquième de nitrate « d'argent (3gr,40 par litre) ; à cet effet, on ajoute à la liqueur alcaline « 1 ou 2 gouttes d'acide chlorhydrique qui joue le rôle d'indicateur, « et l'on verse la solution argentique à l'aide d'une burette graduée jusqu'à « apparition du léger trouble blanchâtre que produit la précipitation du « chlorure d'argent.

« Pour une prise d'essai de kirsch de 100 centimètres cubes, chaque « centimètre cube de liqueur d'argent correspond à 0gr,0108 d'acide « cyanhydrique par litre. »

Les kirschs authentiques renferment toujours de l'acide cyanhydrique (0gr,25 à 0gr,100 par litre), tandis que les kirschs artificiels n'en contiennent que des traces ou pas du tout.

**15° Dosage de l'aldéhyde benzoïque.** — Ce dosage, dans les kirschs, se fait par la méthode due à Cuniasse et de Raczkowski.

L'aldéhyde benzoïque forme avec le chlorhydrate de phénylhydrazine une combinaison cristallisée, insoluble dans l'alcool faible. On emploie le réactif de Fischer :

| | | |
|---|---|---|
| Chlorhydrate de phénylhydrazine........ | 2 | grammes |
| Acétate de soude cristallisé............. | 3 | — |
| Eau distillée.......................... | 20 | — |

On dissout à chaud et on filtre. Le réactif doit être préparé au moment de son emploi.

L'alcool distillé de l'opération précédente (dosage de l'acide cyanhydrique) est additionné de 5 centimètres cubes du réactif. On ajoute ensuite 100 centimètres cubes d'eau distillée, on agite, on laisse reposer pendant une heure, et on filtre sur un petit filtre sans plis. On lave une ou deux fois avec de l'eau faiblement alcoolisée, puis on traite, à plusieurs reprises, les cristaux maintenus sur le filtre par de petites quantités (10 centimètres cubes environ) d'alcool absolu, en recueillant le filtrat dans une petite capsule de verre tarée. Après dissolution complète, on évapore l'alcool dans l'étuve à 80° ou dans le vide et on pèse.

Le poids de benzylidènephénylhydrazine trouvé, multiplié par 0,540, correspond à la quantité d'aldéhyde benzoïque contenu dans la prise d'essai.

Dans le cas où le dosage du furfurol dans l'alcool en aurait indiqué des quantités notables, il y aurait lieu de faire une correction du poids de benzylidènephénylhydrazine trouvé ; pour cela, on multiplie par 2,32 la quantité de furfurol contenue dans la prise d'essai et on retranche ce produit du poids de benzylidènephénylhydrazine trouvé.

**Représentation des résultats obtenus.** — Pour permettre une meilleure interprétation des résultats analytiques trouvés et une comparaison des chiffres fournis par des spiritueux à divers titres alcooliques, on exprime la proportion de chaque impureté par rapport à 100 centimètres cubes d'alcool à 100°.

Le coefficient d'impureté pour 100 d'alcool à 100° est représenté par la somme des impuretés contenues dans 100 centimètres cubes d'alcool à 100° :

(acidité + aldéhydes + furfurol + éthers + alcools supérieurs).

**Voir à l'Addendum les nouvelles méthodes officielles d'analyse des alcools et spiritueux publiées en exécution de l'article 11 de la loi du 1er août 1905.**

## DOCUMENTS D'HYGIÈNE ALIMENTAIRE

### EMPLOI DU MÉTHYLÈNE ÉPURÉ DANS LA PRÉPARATION DES MÉDICAMENTS

#### Comité consultatif d'hygiène publique

RAPPORT DE OGIER (3 DÉCEMBRE 1900). — CONCLUSIONS ADOPTÉES

« ... La substitution de l'alcool méthylique à l'alcool ordinaire dans la préparation des médicaments est une pratique qui ne doit pas être tolérée. »

CHAPITRE II

# ALIMENTS GRAS

## BEURRE ET GRAISSES ALIMENTAIRES
## (MARGARINE, VÉGÉTALINE OU BEURRE DE COCO)

Par A. BONN

### BEURRE

#### COMPOSITION ET VARIATIONS DE COMPOSITION

Comme celle de tous les produits biologiques, la composition chimique du beurre n'est pas immuable.

D'après Duclaux, le beurre de vache contiendrait :

| | |
|---|---|
| Oléine, palmitine, stéarine...... | 93,00 |
| Butyrine...................... | 4,40 |
| Caproïne...................... | 2,50 |
| Capryline et caprine............ | 0,10 |
| Acide butyrique libre.......... | traces |
| | 100,00 |

Les derniers travaux parus à cet égard semblent démontrer que la composition du beurre n'est pas aussi simple que celle indiquée ci-dessus. Il existerait, dans le beurre, des triglycérides mixtes; les trois radicaux OH de la glycérine seraient saturés par des acides différents (palmitostéarine, oléopalmitobutyrine, etc.).

Les documents qui suivent, et qui sont utiles pour éclairer l'analyste, feront voir à quelles variations de toutes sortes la composition d'un beurre est soumise.

Dans un rapport, présenté le 24 juillet 1897, au Ministre de l'Agriculture par le Comité consultatif des Stations agronomiques et des Laboratoires agricoles, sur les procédés à employer pour reconnaître la fraude dans les beurres, l'auteur du rapport, Müntz, dit : « Si l'expert ne se prononce

« que lorsque le beurre incriminé se trouve être, sous ce rapport (teneur « en acides volatils), en dessous de la limite inférieure des beurres naturels, « il n'est jamais exposé à déclarer falsifié un beurre qui ne l'est pas. »

Plus loin, il dit également :

« Les experts désignés pour l'analyse officielle des beurres, étant fami- « liarisés avec ces méthodes délicates, devront eux-mêmes déterminer leurs « moyennes et leurs limites inférieure et supérieure sur les beurres purs, et « répéter ces opérations sur des échantillons synthétiques, représentant « des produits fraudés, afin de s'assurer du degré de certitude qu'ils « peuvent donner à leurs conclusions. »

Pendant les mois d'octobre et de novembre 1898, la douane française fut appelée à vérifier des beurres importés de Hollande. En une semaine, 80.000 kilogrammes de beurres des Pays-Bas furent reconnus impurs et confisqués, en même temps que des poursuites correctionnelles étaient engagées contre les importateurs (Tribunal correctionnel de Lille, audiences des 25 février et 15 novembre 1899). Cette affaire fut terminée par un acquittement général des prévenus, à la suite des dépositions de chimistes français et hollandais qui vinrent déclarer que les beurres de Hollande, à certaines époques de l'année, avaient une composition anormale qui les rapprochait de celle des beurres margarinés. La situation devenait embarrassante. C'est alors que le Ministre de l'Agriculture, pour élucider la question, décida l'envoi en Hollande d'une mission composée de Henri Coudon et Eug. Rousseaux (novembre 1899). Cette mission préleva des échantillons de beurres chez les fermiers, dans les grandes laiteries coopératives, sur les marchés, préleva des échantillons de lait qu'elle fit baratter devant elle, avec toutes les garanties voulues d'authenticité, et arriva, pour certains beurres, aux mêmes conclusions que celles qui furent données devant le Tribunal de Lille.

A quoi tiennent ces différences dans la composition des beurres?

Au procès qui eut lieu devant le Tribunal de Lille, le Dr Lambling, professeur à la Faculté de Médecine de Lille, disait avec juste raison : « La « question n'est pas d'ordre chimique, mais d'ordre biologique. »

Le journal *l'Industrie laitière*, dans son numéro du 24 septembre 1899, disait : « Le beurre n'étant pas un produit chimique, mais un produit natu- « rel, n'a pas une constitution immuable. »

La composition du lait, et partant celle du beurre, est fonction directe de la race des vaches, de la nourriture qui leur est donnée, de la saison, du moment de la parturition, de leur situation à l'étable ou en pâture, etc. (Julius Kuhn).

C'est là qu'on doit voir la cause de la variation du beurre en ses constantes chimiques.

**Beurres hollandais.** — Dans un travail, publié en 1899, sur *la Composition des beurres hollandais*, par le Dr J.-J.-L. Van Rijn, on trouve des renseignements très intéressants à ce sujet.

Nous exposons ci-dessous les résultats de ce travail.

Sur 346 échantillons, dans lesquels on a dosé les acides volatils exprimés en acide butyrique pour 100, on a :

| | | |
|---|---|---|
| de 3,80 à 4,50 0/0 d'acides volatils.... | 104 échantillons, soit | 30,06 0/0 |
| de 4,60 à 5,50 — .... | 236 — | 68,21 |
| de 5,60 à 6,20 — .... | 6 — | 1,73 |

En ce qui concerne la détermination de l'indice de saponification, sur 377 échantillons dans lesquels ce dosage a été fait, on a :

| | | |
|---|---|---|
| de 210 à 215...... | 25 échantillons, soit | 6,64 0/0 |
| 215,1 à 216...... | 19 — | 5,04 |
| 216,1 à 217...... | 31 — | 8,23 |
| 217,1 à 218...... | 37 — | 9,82 |
| 218,1 à 219...... | 31 — | 8,23 |
| 219,1 à 220...... | 42 — | 11,14 |
| 220,1 à 222...... | 72 — | 19,08 |
| 222,1 à 224...... | 61 — | 16,17 |
| 224,1 à 226...... | 37 — | 9,82 |
| 226,1 à 228...... | 16 — | 4,24 |
| 228,1 à 230...... | 6 — | 1,59 |

Au point de vue de la détermination des acides gras fixes, on a pour 286 échantillons les résultats suivants :

| | | |
|---|---|---|
| de 87 à 88 0/0 d'acides gras fixes... | 3 échantillons, soit | 1,05 0/0 |
| 88,1 à 89 — ... | 28 — | 9,80 |
| 89,1 à 90 — ... | 211 — | 73,77 |
| 90,1 à 91 — ... | 44 — | 15,38 |

Des chiffres qui précèdent, nous tirons comme conclusions, pour la variation de composition des beurres hollandais pendant les mois de septembre, octobre, novembre et décembre :

| | |
|---|---|
| Pour les acides volatils, en acide butyrique.... | 3,80 à 6,20 0/0 |
| Pour l'indice de saponification................ | 210 à 230 |
| Pour les acides gras fixes..................... | 87 à 91 0/0 |

En faisant le même travail avec les données du compte rendu de la mission en Hollande de Coudon et Rousseaux, on arrive aux résultats que nous résumons ci-dessous :

Pour 82 échantillons analysés :

| Indice de saponification | | |
|---|---|---|
| de 210 à 216....... | 4 échantillons, soit | 4,90 0/0 |
| 216,1 à 217....... | 6 — | 7,32 |
| 217,1 à 218....... | 3 — | 3,65 |
| 218,1 à 219....... | 3 — | 3,65 |
| 219,1 à 220....... | 12 — | 14,63 |
| 220,1 à 222....... | 16 — | 19,51 |
| 222,1 à 224....... | 15 — | 18,30 |
| 224,1 à 226....... | 8 — | 9,76 |
| 226,1 à 228....... | 12 — | 14,63 |
| 228,1 à 230....... | 3 — | 3,65 |

Acides gras volatils pour 100 (en acide butyrique) :

| | | | |
|---|---|---|---|
| de 3,80 à 4,00 0/0.... | 5 | échantillons, soit | 6,10 0/0 |
| 4,01 à 4,50 .... | 7 | — | 8,55 |
| 4,51 à 5,00 .... | 26 | — | 31,70 |
| 5,01 à 5,50 .... | 35 | — | 42,67 |
| 5,51 à 5,98 .... | 9 | — | 10,98 |

et, par conséquent, les beurres analysés par Coudon et Rousseaux présentent une variation de composition allant :

| | |
|---|---|
| Pour les acides gras volatils pour 100 en acide butyrique... | de 3,80 à 5,98 |
| Pour l'indice de saponification.......................... | 210 à 230 |

ce qui est le même résultat que celui trouvé par le Dr J.-J.-L. Van Rijn.

Le plus grand « pourcentage » est obtenu par cet auteur :

| | |
|---|---|
| Pour les acides volatils pour 100 en acide butyrique.... | de 4,60 à 5,55 |
| Pour l'indice de saponification......................... | 220 à 222 |
| Pour les acides gras fixes pour 100..................... | 89 à 90 |

et par Coudon et Rousseaux :

| | |
|---|---|
| Pour les acides volatils pour 100 en acide butyrique.... | de 5,01 à 5,50 |
| Pour l'indice de saponification........................ | 220 à 222 |

En résumé, nous pouvons dire que les beurres hollandais présentent les variations de composition suivantes :

| | Minima | Maxima |
|---|---|---|
| Acides volatils pour 100 en acide butyrique. | 3,80 | 6,20 |
| Indice de saponification.................. | 210 | 230 |
| Acides gras fixes pour 100................ | 87 | 91 |

De documents officiels émanant de la Direction de l'Agriculture au Ministère du Waterstaat, du Commerce et de l'Industrie de Hollande, nous extrayons la composition des beurres hollandais, classés par époque et par régions (les chiffres indiqués sont ceux de l'indice Reichert-Meissl-Wollny) :

| PROVINCES | ÉCHANTILLONS ANALYSÉS | 20-22 | 22-23 | 23-24 | 24-25 | 25-26 | 26-27 | 27-28 | 28-29 | 29-30 | 30 et plus |
|---|---|---|---|---|---|---|---|---|---|---|---|
| **I. — 4e *Trimestre* 1904** | | | | | | | | | | | |
| Hollande méridionale | 131 | 4 | 5 | 8 | 16 | 33 | 32 | 22 | 6 | 2 | 3 |
| Drenthe | 447 | — | 1 | 13 | 40 | 66 | 101 | 106 | 83 | 31 | 6 |
| Frise | 534 | — | — | 1 | 10 | 37 | 110 | 207 | 126 | 40 | 3 |
| Groningue | 153 | — | — | — | 1 | 12 | 34 | 57 | 33 | 12 | 4 |
| Gueldre et Overijssel | 333 | — | — | — | 4 | 17 | 54 | 93 | 116 | 48 | 1 |
| Brabant septentrional | 857 | — | — | — | — | — | 11 | 55 | 157 | 301 | 333 |
| Limbourg | 1.095 | — | — | — | — | 1 | 25 | 81 | 162 | 293 | 533 |
| TOTAUX | 3.550 | 4 | 6 | 22 | 71 | 166 | 367 | 621 | 683 | 727 | 883 |
| **II. — 1er *Trimestre* 1905** | | | | | | | | | | | |
| Hollande méridionale | 128 | — | — | — | 1 | 1 | 12 | 33 | 28 | 26 | 27 |
| Drenthe | 427 | — | — | 4 | 11 | 33 | 73 | 101 | 121 | 71 | 13 |
| Frise | 482 | — | — | — | — | 10 | 57 | 86 | 91 | 105 | 133 |
| Groningue | 226 | — | — | — | — | 2 | 10 | 46 | 39 | 52 | 77 |
| Gueldre et Overijssel | 377 | — | — | — | — | 6 | 33 | 52 | 102 | 123 | 61 |
| Brabant septentrional | 819 | — | — | — | — | — | 5 | 27 | 163 | 307 | 317 |
| Limbourg | 1.486 | — | — | — | 4 | 14 | 43 | 64 | 209 | 403 | 749 |
| TOTAUX | 3.945 | — | — | 4 | 16 | 66 | 233 | 409 | 753 | 1.087 | 1.377 |
| **III. — 2e *Trimestre* 1905** | | | | | | | | | | | |
| Hollande méridionale | 209 | — | — | — | — | 2 | 16 | 22 | 43 | 61 | 65 |
| Drenthe | 399 | — | 2 | 8 | 37 | 50 | 78 | 91 | 82 | 37 | 14 |
| Frise | 546 | — | — | — | — | — | 1 | 1 | 40 | 143 | 361 |
| Groningue | 226 | — | — | — | — | — | 3 | 25 | 51 | 76 | 71 |
| Gueldre et Overijssel | 417 | — | — | — | — | — | 2 | 23 | 82 | 180 | 130 |
| Brabant septentrional | 839 | — | — | — | — | — | 3 | 23 | 129 | 307 | 377 |
| Limbourg | 1.545 | — | — | — | — | — | — | 3 | 83 | 432 | 1.027 |
| TOTAUX | 4.181 | — | 2 | 8 | 37 | 52 | 103 | 188 | 510 | 1.236 | 2.045 |
| **IV. — 3e *Trimestre* 1905** | | | | | | | | | | | |
| Hollande méridionale | 254 | 1 | 4 | 13 | 35 | 66 | 59 | 57 | 17 | 2 | — |
| Drenthe | 398 | 2 | 23 | 83 | 119 | 105 | 53 | 11 | 2 | — | — |
| Frise | 613 | — | — | — | 1 | 30 | 168 | 229 | 126 | 57 | 2 |
| Groningue | 199 | — | 1 | 13 | 36 | 60 | 53 | 28 | 7 | 1 | — |
| Gueldre et Overijssel | 492 | — | — | 1 | 8 | 67 | 153 | 180 | 78 | 5 | — |
| Brabant septentrional | 848 | — | — | — | 4 | 14 | 29 | 115 | 221 | 267 | 198 |
| Limbourg | 1.604 | — | — | — | 1 | 15 | 136 | 367 | 541 | 406 | 138 |
| TOTAUX | 4.408 | 3 | 28 | 110 | 204 | 357 | 651 | 987 | 992 | 738 | 338 |

| PROVINCES | ÉCHANTILLONS ANALYSÉS | 20-22 | 22-23 | 23-24 | 24-25 | 25-26 | 26-27 | 27-28 | 28-29 | 29-30 | 30 et plus |
|---|---|---|---|---|---|---|---|---|---|---|---|
| V. — 4e *Trimestre* 1905 | | | | | | | | | | | |
| Hollande méridionale.. | 255 | 6 | 3 | 22 | 43 | 64 | 47 | 41 | 18 | 10 | 1 |
| Drenthe ............... | 383 | — | 3 | 21 | 48 | 90 | 112 | 70 | 33 | 6 | — |
| Frise ................. | 601 | — | — | — | 42 | 151 | 187 | 131 | 77 | 13 | — |
| Groningue ............ | 180 | — | 4 | 18 | 15 | 26 | 42 | 40 | 24 | 8 | 3 |
| Gueldre et Overijssel... | 567 | — | — | 1 | 13 | 60 | 94 | 147 | 178 | 73 | 1 |
| Brabant septentrional.. | 736 | — | — | — | — | — | 1 | 9 | 25 | 91 | 610 |
| Limbourg ............ | 1.618 | — | — | — | — | 5 | 6 | 58 | 190 | 467 | 892 |
| Totaux ........ | 4.340 | 6 | 10 | 62 | 161 | 396 | 489 | 496 | 545 | 608 | 1.507 |
| VI. — 1er *Trimestre* 1906 | | | | | | | | | | | |
| Hollande méridionale.. | 279 | — | — | 2 | 13 | 23 | 53 | 59 | 49 | 35 | 45 |
| Drenthe ............. | 426 | — | — | 8 | 22 | 46 | 107 | 127 | 90 | 20 | 6 |
| Groningue ........... | 222 | — | — | 5 | 6 | 29 | 39 | 48 | 43 | 29 | 23 |
| Frise ................ | 577 | — | — | — | 1 | 35 | 81 | 105 | 122 | 95 | 138 |
| Gueldre et Overijssel.. | 573 | — | 1 | 6 | 10 | 20 | 75 | 108 | 180 | 106 | 67 |
| Brabant septentrional.. | 951 | — | — | — | — | — | — | 19 | 102 | 281 | 549 |
| Limbourg ............ | 1.753 | — | — | — | — | 7 | 41 | 99 | 207 | 344 | 1.055 |
| Totaux ........ | 4.781 | — | 1 | 21 | 52 | 160 | 396 | 565 | 793 | 910 | 1.883 |
| VII. — 2e *Trimestre* 1906 | | | | | | | | | | | |
| Hollande méridionale.. | 339 | — | — | — | — | 7 | 20 | 79 | 89 | 75 | 69 |
| Drenthe ............. | 417 | — | — | — | 4 | 37 | 81 | 107 | 102 | 72 | 24 |
| Frise ................ | 582 | — | — | — | — | — | 7 | 55 | 125 | 156 | 239 |
| Groningue ........... | 214 | — | — | — | 1 | 7 | 34 | 35 | 41 | 50 | 46 |
| Gueldre et Overijssel... | 624 | — | — | — | — | 3 | 13 | 72 | 156 | 257 | 123 |
| Brabant septentrional.. | 994 | — | — | — | — | — | 1 | 25 | 130 | 356 | 482 |
| Limbourg ............ | 2.020 | — | — | — | — | — | 2 | 53 | 344 | 692 | 929 |
| Totaux ........ | 5.190 | — | — | — | 5 | 54 | 158 | 426 | 987 | 1.658 | 1.912 |
| VIII. — 3e *Trimestre* 1906 | | | | | | | | | | | |
| Hollande méridionale.. | 312 | 5 | 5 | 10 | 31 | 64 | 81 | 67 | 36 | 11 | 2 |
| Drenthe ............. | 376 | — | 12 | 56 | 120 | 103 | 60 | 19 | 6 | — | — |
| Frise ................ | 698 | — | — | — | 9 | 78 | 201 | 149 | 128 | 33 | — |
| Groningue ........... | 207 | — | 3 | 17 | 39 | 45 | 57 | 35 | 8 | 2 | 1 |
| Gueldre et Overijssel... | 609 | — | — | 5 | 15 | 79 | 174 | 219 | 91 | 26 | — |
| Brabant septentrional.. | 1.079 | — | — | 1 | 13 | 48 | 148 | 276 | 353 | 190 | 50 |
| Limbourg ............ | 2.069 | — | 2 | 2 | 15 | 115 | 367 | 610 | 557 | 324 | 77 |
| Totaux ........ | 5.350 | 5 | 22 | 91 | 242 | 532 | 1.088 | 1.375 | 1.179 | 586 | 130 |

Si nous condensons les chiffres précités, en classant les beurres en ceux du semestre d'hiver (1er et 4e trimestres) et en ceux du semestre d'été (2e et 3e trimestres), on obtient, pour les produits hollandais, les données suivantes :

| | NOMBRE | 20-22 | 22-23 | 23-24 | 24-25 | 25-26 | 26-27 | 27-28 | 28-29 | 29-30 | 30 et plus |
|---|---|---|---|---|---|---|---|---|---|---|---|
| *I. — Semestre d'hiver.* | | | | | | | | | | | |
| Échantillons analysés. | 16.616 | 10 | 17 | 109 | 300 | 788 | 1.485 | 2.091 | 2.734 | 3.392 | 5.450 |
| | soit 0/0 | 0,06 | 0,10 | 0,66 | 1,83 | 4,80 | 9,05 | 12,75 | 16,67 | 20,69 | 32,94 |
| *II. — Semestre d'été.* | | | | | | | | | | | |
| Échantillons analysés. | 19.039 | 8 | 52 | 209 | 488 | 995 | 2.000 | 2.976 | 3.668 | 4.218 | 4.425 |
| | soit 0/0 | 0,04 | 0,27 | 10[illegible] | 2,54 | 5,18 | 10.40 | 15,48 | 19,08 | 21,94 | 23,01 |
| *III. — Moyenne générale de l'année* | | | | | | | | | | | |
| Échantillons analysés. | 35.655 | 18 | 69 | 318 | 788 | 1 . 83 | 3 485 | 5.067 | 6.402 | 7.610 | 9.875 |
| | soit 0/0 | 0,05 | 0,19 | 0,88 | 2,19 | 4,99 | 9,73 | 14,12 | 17,88 | 21,32 | 27,98 |

**Beurres français.** — Pour les beurres français, les constatations sont sensiblement les mêmes.

Pagnoul, directeur de la Station agronomique du Pas-de-Calais, cite, pour 1901, les analyses complètes de 71 échantillons de beurres purs, d'origine certaine, faites pendant le cours des années 1900 et 1901 ; ces beurres, provenant de l'École d'Agriculture de Berthonval (Pas-de-Calais), ont présenté les variations de composition suivantes :

| | |
|---|---|
| Acides gras volatils pour 100 en acide butyrique. | 4,72 à 7,46 |
| Indice de saponification | 215 à 235 |
| Acides gras fixes pour 100 | 85,90 à 89,40 |

Pendant les années 1898 et 1899, nous avons effectué environ 700 analyses de beurres purs, d'origine certaine et authentique, provenant de laiteries de la région du Nord de la France.

Les variations obtenues dans ces analyses sont les suivantes :

| | |
|---|---|
| Acides gras volatils pour 100 en acide butyrique. | 5,50 à 6,70 |
| Indice de saponification | 218 à 229 |
| Acides gras fixes pour 100 | 86,50 à 89 |

Dans une étude entreprise sur cette intéressante question à l'École d'Agriculture de Berthonval, Malpeaux et Delattre ont examiné quelle était, au point de vue de la variation de composition des beurres fournis par des vaches flamandes, l'influence de :

L'individualité ;
L'âge et l'état de gestation;
La saison ;
L'alimentation.

En ce qui concerne les variations individuelles, ils sont arrivés aux chiffres suivants :

| | |
|---|---|
| Acides gras volatils pour 100 en acide butyrique. | 5,5 à 7,04 |
| Indice de saponification | 217 à 235 |
| Acides gras fixes pour 100 | 86 à 89 |

Les minima d'acides gras volatils et d'indice de saponification et les maxima d'acides gras fixes ont été obtenus en juillet sur des bêtes mises en pâture et recevant en outre 2 kilogrammes de tourteaux de coton.

Les maxima d'acides gras volatils et d'indice de saponification et les minima d'acides gras fixes ont été obtenus en janvier sur des bêtes recevant comme nourriture des betteraves, de la paille, du foin, du son et du tourteau.

En ce qui concerne la nourriture, pour les mêmes bêtes, les auteurs arrivent aux oscillations suivantes :

PULPES

| | |
|---|---|
| Acides gras volatils | 5,32 à 6,04 0/0 |
| Indice de saponification | 219 à 225 |
| Acides gras fixes | 87,60 à 88,60 0/0 |

DRÊCHES

| | |
|---|---|
| Acides gras volatils | 5,56 à 6,72 0/0 |
| Indice de saponification | 219 à 223 |
| Acides gras fixes | 87,10 à 88,60 0/0 |

BETTERAVES

| | |
|---|---|
| Acides gras volatils | 6,30 à 7,04 0/0 |
| Indice de saponification | 224 à 232 |
| Acides gras fixes | 86,30 à 87,60 |

FOURRAGES VERTS

| | |
|---|---|
| Acides gras volatils | 5,14 à 6,30 0/0 |
| Indice de saponification | 219 à 224 |
| Acides gras fixes | 86,90 à 88,40 0/0 |

PATURAGES

| | |
|---|---|
| Acides gras volatils | 5,26 à 6,21 0/0 |
| Indice de saponification | 221 à 226 |
| Acides gras fixes | 87,30 à 88,40 0/0 |

FÉVEROLE

| | |
|---|---|
| Acides gras volatils | 6,37 à 7,46 0/0 |
| Indice de saponification | 225 à 232 |
| Acides gras fixes | 86 à 86,30 0/0 |

FARINE DE LIN

Une bête qui, nourrie à la ration ordinaire (pommes de terre, foin, paille, tourteau), donnait un beurre présentant la composition suivante :

| | |
|---|---|
| Acides gras volatils........ | 5,81 0/0 |
| Indice de saponification.... | 224 |
| Acides gras fixes.......... | 87,40 0/0 |

fournissait, lorsqu'on ajoutait à sa ration 1 kilogramme de farine de lin par jour, un beurre présentant une composition de :

| | |
|---|---|
| Acides gras volatils........... | 4,72 0/0 |
| Indice de saponification....... | 215 |
| Acides gras fixes.............. | 88,90 0/0 |

TOURTEAUX

Les mêmes vaches, nourries avec des tourteaux de coprah, de lin, de coton, de colza, d'œillette, ont fourni les variations suivantes :

| | |
|---|---|
| Acides gras volatils....... | 5,42 à 6,74 0/0 |
| Acides gras fixes......... | 86,30 à 87,85 0/0 |
| Indice de saponification... | 219 à 232 |

En thèse générale, on est tenté d'admettre, en France, comme variation de composition des beurres, d'après Ch. Girard :

| | |
|---|---|
| Acides gras volatils....... | 5,72 à 7,26 0/0 |
| Acides gras fixes......... | 86 à 90 0/0 |
| Indice de saponification... | 217 à 232 |

Nous estimons que le chiffre minimum indiqué (5,72) est trop élevé, étant donné ce qui précède.

**Teneur en eau des beurres.** — D'après Villiers et Collin, cette teneur oscille entre 9 et 16 0/0. Les lois belge et allemande vont jusque 18 0/0. La quantité d'eau que renferme un beurre est en rapport avec le mode de barattage du lait ou de la crème, avec le système de baratte employé, avec la plus ou moins grande acidité de la crème, avec la durée du barattage, avec la température de barattage, etc., etc.

Duclaux cite des beurres authentiques, faits sous ses yeux, contenant 21 0/0 d'eau.

Marcas admet le chiffre de 18 0/0.

Pour notre part, nous estimons qu'on peut déclarer que les beurres contenant plus de 22 0/0 d'eau ne sont pas de qualité normale et marchande, mais qu'il est impossible de les déclarer falsifiés, sans s'exposer à déclarer falsifiés des beurres résultant d'une fabrication mauvaise ou mal soignée ;

on ne peut, pensons-nous, préjuger de l'intention frauduleuse jusqu'à cette limite.

Au premier Congrès international de Chimie appliquée (Bruxelles, 1894), la Section des Denrées alimentaires, présidée par Meissl (Vienne), sur le rapport de Wauters (Bruxelles), a adopté les conclusions suivantes :

« La détermination des quantités d'eau, de sel, de caséine et de lactose « contenues dans le beurre n'offre aucune difficulté et se fait parfaitement « par les procédés analytiques ordinaires. Il est nécessaire, toutefois, « d'opérer sur un échantillon moyen bien préparé. La recherche des corps « gras étrangers peut se faire par les méthodes suivantes, que nous consi- « dérons, dans l'état actuel de nos connaissances, comme les plus pratiques « et les plus certaines :

« 1° Examen de la manière dont le beurre se comporte à la fusion lente;

« 2° Détermination du poids spécifique de la matière grasse à 100° ;

« 3° Examen du beurre au réfractomètre, à l'oléoréfractomètre ou au « butyroréfractomètre ;

« 4° Examen microscopique du produit, de la matière grasse fondue et « du résidu insoluble dans l'éther et dans un alcali ;

« 5° Détermination de la quantité d'acides gras fixes et insolubles dans « l'eau, d'après la méthode primitive de Hehner-Angell ;

« 6° Titrage des acides gras volatils, solubles dans l'eau, d'après le pro- « cédé Reichert-Meissl ;

« 7° Détermination de l'équivalent de saponification, d'après la méthode « de Kœttstorfer ;

« 8° Détermination de l'indice d'iode, d'après la méthode de Hübl ;

« 9° Recherche, au moyen de différents réactifs, des huiles qui peuvent « avoir été employées pour la fabrication de l'oléomargarine. L'analyse « d'un beurre composé exclusivement de margarine ou mélangé d'une « notable quantité de ce produit ne présente aucune difficulté ; cette fal- « sification peut être facilement décelée en employant deux ou trois des « procédés ci-dessus.

« Lorsqu'un beurre fournira, par une ou plusieurs de ces méthodes, des « données anormales qui pourraient faire considérer le produit analysé « soit comme un beurre de composition anormale, soit comme un beurre « additionné de petites quantités de margarine, la section estime que l'ap- « plication simultanée de tous les procédés indiqués pourra déterminer, « dans la plupart des cas, si le beurre examiné est réellement falsifié. »

Les variations de composition des beurres, variations si grandes et que nous avons exposées plus haut, nous démontrent que la caractérisation de petites quantités de margarine n'est pas très aisée et que, dans bien des cas, l'expert peut se demander s'il est en présence ou d'un beurre falsifié par addition de faibles proportions de margarine ou d'un beurre anormal.

C'est pourquoi nous estimons qu'il serait préférable et utile que la législation française sur les beurres fût complétée par une disposition analogue à celle de la législation belge, et qui comporterait :

1° La fixation de chiffres minima au-dessous desquels un beurre, même pur, mais anormal, ne pourrait être mis en vente sous le nom de beurre pur;

2° L'obligation d'additionner la margarine et les graisses alimentaires, ayant subi une préparation permettant leur incorporation dans le beurre, de substances révélatrices, facilement décelables, telles, comme en Belgique, qu'un mélange de fécule et d'huile de sésame qui ne nuisent en aucune façon aux propriétés organoleptiques de la graisse.

**Composition de l'huile de coco et de la margarine.** — Ces deux matières grasses étant les seules généralement employées pour la falsification des beurres, et l'analyse chimique des beurres étant entièrement dirigée dans le but de rechercher la présence de ces corps gras, nous pensons utile de donner la composition chimique de ces matières :

MARGARINE

| | |
|---|---|
| Acides gras volatils pour 100 en acide butyrique.. | 0,10 à 0,20 |
| Acides gras fixes pour 100 ...................... | 94 à 96 |
| Indice de saponification........................ | 189 à 195 |

HUILE DE COCO (huile de coprah, ou végétaline ou cocose)

| | |
|---|---|
| Acides gras volatils pour 100 en acide butyrique.. | 1,90 à 2,75 |
| Acides gras fixes pour 100 ...................... | 87,20 à 87,40 |
| Indice de saponification........................ | 255 à 265 |

## ANALYSE ET RECHERCHE DES FALSIFICATIONS

1° *Dosage de l'eau;*

2° *Détermination de l'indice de Kœttstorfer ou indice de saponification* (nombre de milligrammes de potasse KOH nécessaires pour saponifier 1 gramme de matière grasse);

3° *Détermination de l'indice de Reichert-Meissl Wollny ou indice de R. M. W.* (nombre de centimètres cubes de soude déci-normale nécessaires pour saturer les acides gras volatils fournis par le traitement approprié de 5 grammes de matière grasse);

4° *Détermination de l'indice de Hehner*, ou quantité d'acides gras fixes contenus dans 100 grammes de matière grasse ;

5° *Détermination de l'indice de réfraction ;*

6° *Détermination du point de fusion du beurre et des acides gras fixes;*

7° *Recherche des antiseptiques et des conservateurs.*

En France, la détermination de l'indice de Reichert-Meissl-Wollny est remplacée par le *dosage des acides gras volatils totaux*, exprimés en acide butyrique, pour 100 grammes de matière grasse (méthode de Müntz).

En ce qui concerne la *recherche spéciale de l'huile de coco*, trois méthodes, que nous donnons plus loin, peuvent être employées:

*a*) Méthode de Müntz et Coudon ;

*b*) Méthode de Wysman et Reijst ;
*c*) Méthode de Bömer.

## ANALYSE DU BEURRE

**1° Dosage de l'eau.** — Pour ce dosage, on peut utiliser deux méthodes :

a) *Par dessiccation à l'étuve.* — Dix grammes de beurre sont placés dans une capsule tarée; on fait fondre le beurre à une très douce chaleur, et on verse dans la capsule du sable sec, nouvellement calciné, en quantité suffisante pour faire une pâte. On pèse à nouveau la capsule et on la place à l'étuve à 100-110° pendant six heures. Au bout de ce temps, on laisse refroidir dans l'air sec, et on pèse.

La différence de poids entre les deux pesées donne la quantité d'eau contenue dans 10 grammes de beurre.

b) *Par dessiccation dans le vide sec.* — Dix grammes de beurre sont placés dans une capsule tarée ; à l'aide d'une lame, on les découpe en très fines lanières, et on place le tout au-dessus d'un vase contenant de l'acide sulfurique, sous une cloche à vide. On fait le vide et on abandonne la capsule pendant quarante-huit heures. On fait rentrer l'air, et on pèse la capsule.

La différence de poids représente l'eau contenue dans 10 grammes de beurre.

Cette méthode donne des résultats plus exacts que la première ; elle ne donne, en effet, que l'eau, tandis que, par la dessiccation à l'étuve à 100-110°, il y a un très léger commencement de décomposition du beurre, et le chiffre trouvé est un peu supérieur à celui fourni par la dessiccation dans le vide.

Préparation de l'échantillon pour les dosages ultérieurs. — On place 100 grammes de beurre dans un verre à expériences, et le tout est mis à fondre à l'étuve à une température d'environ 60°. L'eau et la caséine se rassemblent à la partie inférieure du verre. On filtre, sur filtre sec, à l'intérieur de l'étuve, la matière grasse décantée. C'est ce filtrat qui sera employé pour les diverses déterminations.

L'eau de fusion est réservée pour la recherche des antiseptiques.

**2° Indice de saponification ou Indice de Kœttstorfer.** — On appelle ainsi le nombre de milligrammes de potasse, KOH, qu'il faut employer pour saponifier 1 gramme de beurre.

On pèse, dans une capsule de porcelaine tarée, 5$^{gr}$,300 de beurre, qu'on verse dans un ballon à fond rond de 300 centimètres cubes, en ayant soin de ne pas faire couler de beurre sur les parois du ballon. La capsule est pesée, et la différence de poids indique le beurre introduit dans le ballon. Il est nécessaire de peser 5$^{gr}$,300 de beurre, pour pouvoir, par suite du beurre qui restera adhérent aux parois de la capsule, en introduire environ 5 grammes dans le ballon. On verse alors, dans ce ballon, 20 centimètres cubes exactement mesurés d'une solution de potasse alcoolique titrée dont nous indiquons plus loin la préparation; puis, on relie le ballon à un réfrigérant ascendant et on chauffe à une très douce ébullition pendant quinze à vingt minutes. Il est bon, pour régulariser l'ébullition, d'ajouter quelques grains de pierre ponce. Au bout de ce temps, le ballon est placé dans un bain-marie bouillant et on chauffe pour évaporer tout l'alcool. Il est indispensable de chasser tout l'alcool, pour éviter la formation d'éthers lors de la distillation, en milieu acide, des acides volatils.

Lorsque le savon est sec, on verse dans le ballon 100 centimètres cubes d'eau distillée, et on continue à chauffer au bain-marie jusqu'à dissolution complète et obtention d'un liquide limpide. On verse dans le liquide 2 gouttes d'une solution alcoolique de phtaléine du phénol à 3 0/0 et, à l'aide d'une burette graduée, on verse doucement de l'acide sulfurique normal jusqu'à décoloration du liquide. Soit *n* le nombre de centimètres cubes qu'il a fallu employer.

La potasse alcoolique employée étant titrée, on connaît la quantité de potasse KOH contenue dans 20 centimètres cubes. Soit K cette quantité, et P le poids de beurre introduit dans le ballon.

La potasse en excès est représentée par $n \times 0^{gr},056$.

La potasse combinée au beurre est donc : $K - (n \times 0,056)$.

L'indice de saponification du beurre analysé sera, par conséquent :

$$\frac{K - (n \times 0,056)}{P}.$$

*Préparation de la liqueur de potasse.* — La formule suivante, que nous employons depuis plusieurs années, nous a toujours donné d'excellents résultats :

On dissout, dans un ballon ou dans une fiole, 110 grammes de potasse à l'alcool en plaques, dans 100 centimètres cubes d'eau distillée. Lorsque la dissolution est faite et refroidie, on la verse très lentement et en agitant constamment dans 900 centimètres cubes d'alcool absolu. Le carbonate de potasse se trouve ainsi précipité ; on laisse reposer et on filtre sur filtre sec. La solution obtenue est conservée, à l'abri de la lumière, dans un flacon bien bouché.

Pour en déterminer le titre exact (et ce titre doit être contrôlé fréquemment), on en prélève 20 centimètres cubes que l'on met dans une fiole conique, avec 100 centimètres cubes d'eau distillée et 2 gouttes d'une solution alcoolique de phtaléine du phénol. Puis, à l'aide d'une burette graduée, on verse de l'acide sulfurique normal jusqu'à disparition de la teinte rose. Le nombre de centimètres cubes employé, multiplié par 0,056, donne la quantité de potasse (KOH) contenue dans 20 centimètres cubes de liqueur.

3° **Indice de Reichert-Meissl-Wollny ou Indice R. M. W.** — On appelle ainsi le nombre de centimètres cubes de soude déci-normale qu'il faut employer pour saturer les acides volatils solubles contenus dans 5 grammes de beurre.

Pour ce titrage, on emploie le liquide résultant de la détermination de l'indice de saponification. C'est le liquide dans lequel on a titré l'excès de potasse employée pour déterminer l'indice de saponification. On verse dans le ballon 40 centimètres cubes de la solution suivante :

| | |
|---|---|
| Acide phosphorique à 45° Baumé.... | 170 grammes |
| Eau distillée........................ | Q. S. pour 1 litre |

Le savon est décomposé et les acides gras sont mis en liberté. On ajoute quelques grains de pierre ponce, et on relie le ballon à un réfrigérant. On chauffe à l'ébullition et on recueille, dans une fiole jaugée, 110 centimètres cubes de liquide distillé.

La distillation doit être conduite de telle façon que les 110 centimètres cubes distillent en une demi-heure environ.

Le distillat est agité et filtré sur filtre sec. On en recueille 100 centimètres cubes qu'on place dans une fiole conique avec 2 gouttes d'une solution alcoolique de phtaléine du phénol et, à l'aide d'une burette graduée, on verse de la soude déci-normale jusqu'à coloration rose persistante.

Soit $n$ le nombre de centimètres cubes employés. Le titrage ayant été fait sur 100 centimètres cubes de liquide, alors qu'on en a distillé 110, on doit donc augmenter le résultat d'un dixième, et on ramène par le calcul à 5 grammes de beurre.

Si le poids de beurre analysé est P, l'indice R. M. W. sera :

$$\frac{\frac{11n}{10} \times 5}{P} = \frac{55 \times n}{10 \times P}.$$

Les propositions formulées par la septième Conférence internationale pour l'unification des méthodes analytiques des denrées alimentaires, tenue à Luxembourg les 11 et 12 août 1904, tendent à l'adoption, pour la détermination de l'indice R. M. W., de la méthode de saponification de Leffmann-Beam (usitée en Hollande) : 5 grammes de la matière grasse du beurre sont saponifiés dans un ballon avec 2 centimètres cubes de solution de soude caustique [50 grammes de soude pure (NaOH) dans 100 centimètres cubes de solution] en présence de 20 centimètres cubes de glycérine pure (densité = 1,26). La saponification se fait en agitant le ballon sur la flamme directe d'un brûleur jusqu'à clarification instantanée du liquide, auquel on ajoute alors 90 centimètres cubes d'eau distillée bouillante et 50 centimètres cubes d'acide sulfurique dilué à 25 pour 1.000 (en volume). Puis, on fait la distillation et le titrage comme plus haut.

D'après Vandam, les divergences de résultat, par l'emploi des deux méthodes, sont assez grandes ; les indices R. M. W. fournis par les mêmes beurres seraient :

| | | Saponification par | |
|---|---|---|---|
| | | la potasse alcoolique | la glycérine sodée |
| Beurre | 1......... | 31,8 | 30,0 |
| — | 2......... | 29,4 | 27,6 |
| — | 3......... | 29,5 | 27,3 |
| — | 4......... | 29,4 | 27,1 |
| — | 5......... | 29,9 | 28,3 |
| — | 6......... | 30,5 | 28,8 |
| — | 7......... | 27,9 | 26,1 |
| — | 8......... | 31,6 | 29,9 |
| — | 9......... | 31,8 | 30,1 |
| — | 10......... | 33,1 | 30,6 |

4° **Indice de Hehner ou acides gras fixes insolubles pour 100.** — On saponifie, comme précédemment, par la potasse alcoolique, 5 grammes de beurre exactement pesés et placés dans une capsule à fond plat de 12 à 15 centimètres de diamètre. La saponification se fait au bain-marie; lorsque le savon est sec et que tout l'alcool provenant de la solution alcoolique de potasse est évaporé, on ajoute 150 centimètres cubes d'eau distillée, et on continue à chauffer pour faciliter la dissolution.

Puis, on ajoute 20 centimètres cubes d'acide chlorhydrique dilué au quart, et on continue à chauffer pendant une heure, en agitant de temps en temps. On retire alors la capsule du bain-marie et on laisse refroidir.

D'autre part, on prend un filtre à analyse (le numéro 595 Schleicher et Schull donne de bons résultats) de 11 centimètres de diamètre. On le sèche à l'étuve et on le pèse sec dans un pèse-filtre. Le filtre est disposé dans un entonnoir et, après l'avoir humecté d'eau, on y verse le liquide acide baignant les acides gras figés. On lave la capsule une ou deux fois avec de l'eau froide qu'on jette sur le filtre. Celui-ci est alors lavé à l'eau bouillante pour enlever l'excès d'acide et les chlorures; puis on fait tomber avec soin les acides gras dans le filtre. On lave la capsule à l'eau bouillante, et à différentes reprises, en promenant le jet de la pissette sur le haut des parois de la capsule. On verse ces eaux de lavage sur le filtre. On continue le lavage du filtre et de son contenu à l'eau bouillante, jusqu'à ce que l'eau de lavage ne soit plus acide (il faut employer environ 1 litre d'eau).

On laisse refroidir le filtre et, lorsque les acides gras sont solidifiés, on place le filtre, la pointe en bas, dans une capsule tarée. On porte à l'étuve à 100° pendant quatre heures, on laisse refroidir et on pèse. Le poids d'acides gras trouvé, multiplié par 20, donne l'indice de Hehner.

Le temps pendant lequel on fait la dessiccation n'est pas indifférent. On doit, si l'on veut obtenir des résultats concordants, chauffer pendant un temps parfaitement limité et toujours le même; c'est qu'en effet la volatilisation des acides gras, à l'étuve, se poursuit presque indéfiniment.

Les nombres suivants, donnés par Villiers et Collin, le montrent d'une façon très nette :

| | | | | Beurre | Oléo-margarine |
|---|---|---|---|---|---|
| Poids des acides insolubles | pour 100 après | 4 heures | à 100°. | 88,753 | 94,669 |
| — | — | 8 — | — | 84,547 | 93,734 |
| — | — | 1 jour | — | 81,295 | 92,783 |
| — | — | 2 jours | — | 77,941 | 91,799 |
| — | — | 5 — | — | 72,116 | 88,797 |
| — | — | 12 — | — | 64,541 | 85,320 |

5° **Détermination de l'indice de réfraction.** — Il peut être utile, dans certains cas, de déterminer l'indice de réfraction ou la déviation oléo-réfractométrique des beurres. Cette détermination se fait, soit à l'aide du butyro-réfractomètre de Zeiss (employé à l'étranger), soit à l'aide de l'oléo-réfractomètre de Ferdinand Jean et Amagat. On trouvera, au chapitre *Huiles*, la description et le mode d'emploi de cet appareil.

6° **Détermination du point de fusion du beurre et des acides gras fixes.** — Cette détermination, peu employée actuellement, se fait, également, par la méthode décrite au chapitre *Huiles*.

7° **Recherche des antiseptiques et des conservateurs.** — Les principaux antiseptiques et conservateurs que l'expert pourra avoir à chercher dans les beurres sont :

Acide borique et borax ;
Fluorures alcalins ;
Fluoborates alcalins ;
Bicarbonate de soude.

On trouvera, dans le chapitre spécial consacré aux *Antiseptiques*, les méthodes analytiques à employer pour la recherche et, s'il y a lieu, pour le dosage de ces diverses substances.

## MÉTHODES OFFICIELLES D'ANALYSE DES BEURRES

Nous donnons ci-dessous la méthode d'analyse des beurres indiquée dans le « Rapport présenté à M. le Ministre de l'Agriculture par le Comité « consultatif des Stations agronomiques et des Laboratoires agricoles, sur « les procédés à employer pour reconnaître la fraude des beurres » (24 juillet 1897).

C'est dans ce rapport qu'on trouvera exposée la méthode de dosage des acides gras volatils dans les beurres.

Nous devons ajouter que tout récemment d'autres méthodes officielles ont été données par application de la loi du 1^er^ août 1905; on les trouvera à la fin du volume (Voir l'Addendum, page 536).

**Température critique de dissolution dans l'alcool.** — Ce mode d'observation est extrêmement rapide et donne souvent d'utiles indications. Il est basé sur la solubilité du beurre dans l'alcool, notablement plus grande que celle des margarines ou oléo-margarines.

Voici comment on opère : dans un tube en verre mince de 16 millimètres de diamètre et de 12 centimètres de longueur, on verse, à l'aide d'un tube étiré qui doit toujours être le même, 20 gouttes de beurre fondu et filtré et puisé à la température d'environ 40°, et l'on y ajoute, à l'aide d'un autre tube étiré qui est également exclusivement affecté à cet usage, 50 gouttes d'alcool absolu.

En réalité, l'alcool absolu n'existe pas couramment dans les laboratoires, mais on trouve sous ce nom, dans le commerce, de l'alcool qui marque environ 99°,5.

Il convient de se servir toujours du même alcool, car la plus petite différence dans son degré de concentration peut modifier dans une mesure très notable la température critique qu'on veut déterminer. On aura donc une réserve du même alcool qu'on tiendra soigneusement à l'abri du contact de l'air, afin que son degré de concentration ne varie pas, et l'on déterminera avec cet alcool les points critiques de beurres, puis de margarines et d'oléo-margarines, ainsi que des mélanges en proportions variées du beurre et des graisses qui servent à le frauder.

Le beurre à essayer et l'alcool étant introduits dans le tube à essai, on bouche celui-ci à l'aide d'un bon bouchon de liège portant un thermomètre sensible à petit réservoir, ce dernier plongeant complètement dans le mélange d'alcool et de matière grasse, bien placé au centre et ne touchant pas les parois du tube. Le tube à essai est fixé dans une broche en liège légèrement entaillée en un point de sa circonférence et qui sert à boucher l'extrémité d'un verre de lampe cylindrique. Sous ce verre de lampe, servant de manchon et de cheminée, on place un bec de gaz mobile, avec une très petite flamme, et on laisse peu à peu la température s'élever.

De temps en temps on soulève la broche pour agiter le tube à essai de façon à faciliter la dissolution.

Lorsque cette dernière est complète, ce qu'il est très facile d'apercevoir, on laisse la température s'élever encore de 3° ou 4°, puis on retire le bec et on observe la marche descendante du thermomètre, en même temps que la limpidité de la solution, en laissant le tube à essai immobile.

Il arrive un moment où le liquide se trouble d'abord partiellement et aussitôt après dans toute la masse. C'est le point critique qu'il s'agit de déterminer. A la première apparition de louche, on note l'indication du thermomètre ; on la note encore aussitôt que le louche a envahi toute la masse, ce qui se produit à une température inférieure de quelques dixièmes de degré à celle de la première lecture. Mais c'est la première température qu'il convient de remarquer, la seconde servant surtout de contrôle.

On peut, d'ailleurs, faire sur le même mélange plusieurs opérations successives en réchauffant simplement de nouveau un peu au-dessus du point de dissolution complète.

La température ainsi observée est notablement moins élevée avec le beurre pur qu'avec la margarine ou l'oléo-margarine, et l'introduction de ces derniers produits dans le beurre augmente notablement le point critique de dissolution.

Pour fixer les idées, admettons à titre d'exemple que l'alcool dont on dispose soit à 99°,45. La température critique de dissolution du beurre pur sera voisine de 52 à 54°, tandis que celle des divers types de margarines commerciales sera comprise de 64 à 78°. L'introduction d'une quantité même minime de margarine élèvera déjà, dans une mesure appréciable, le point critique de dissolution, qu'on peut déterminer avec autant de facilité que de certitude.

**Dosage des acides gras volatils.** — La composition chimique des beurres diffère surtout de celle des autres graisses animales par la présence des glycérides à acides gras volatils, parmi lesquels l'acide butyrique et l'acide caproïque sont les plus abondants.

La présence constante de ces glycérides dans le beurre peut fournir une méthode d'analyse reposant sur une base scientifique.

En effet, l'introduction dans le beurre d'autres graisses animales abaissera d'autant plus le taux des acides volatils propres au beurre qu'on aura introduit une plus forte proportion de graisses étrangères.

Si la proportion de ces acides volatils qu'on peut retirer du beurre par la saponification était constante, ce serait là le moyen le plus certain de reconnaître la fraude, quelle que fût la quantité de graisse étrangère introduite. Mais cette constance n'est pas absolue, et la variation des acides volatils est comprise entre certaines limites.

Malgré l'incertitude attribuable à ces variations, incertitude qui d'ailleurs ne se produit que si la falsification se fait à faible dose, la détermination des acides volatils qu'on peut retirer d'un beurre par la saponification constitue encore le moyen le plus sûr pour déterminer la fraude des beurres. Si l'expert ne se prononce que lorsque le beurre incriminé se trouve être, sous ce rapport, en dessous de la limite inférieure des beurres naturels, il n'est jamais exposé à déclarer falsifié un beurre qui ne l'est pas.

Une grande importance s'attache donc à la détermination des acides volatils, et cette détermination ne doit jamais être négligée, puisqu'elle fournit la base la plus sérieuse de la recherche des falsifications des beurres.

La méthode à employer est la suivante :

*Fusion et filtration du beurre.* — Le beurre est introduit dans un verre à précipiter, qu'on place dans une étuve à 60°. On laisse le beurre fondre tranquillement sans aucune agitation. Il se forme alors une couche huileuse, limpide, qui surnage sur un liquide aqueux, tenant en suspension de volumineux flocons de caséine. Quelques-uns de ces flocons nagent souvent à la surface du beurre fondu.

La couche de beurre est soigneusement décantée sur un filtre placé dans l'étuve même. On évite complètement l'entraînement, sur le filtre, des gouttelettes d'eau. On a ainsi séparé la matière grasse du beurre, et c'est sur celle-ci que doit porter l'analyse.

Le beurre filtré, encore liquide, est rendu homogène par l'agitation et introduit dans deux ou trois flacons bien propres et secs, qu'on remplit entièrement, qu'on bouche et qu'on conserve à l'abri de la lumière.

Ces précautions sont indispensables si l'on veut conserver le beurre pendant un certain temps, dans le but de vérifier les opérations ayant trait à son examen.

Dans les flacons, le beurre se sépare ordinairement, par le refroidissement, en parties solides et en parties liquides. Quand on veut prélever une partie de ce beurre pour l'examen, il faut lui rendre son homogénéité. On chauffe le flacon entre 40 et 50° pour liquéfier toute la masse de l'échantillon, et l'on agite alors vivement.

Cette préparation préalable de l'échantillon est commune à toutes les opérations pour lesquelles on emploie le beurre fondu et filtré.

*Saponification.* — La saponification du beurre, en vue du dosage des acides gras volatils, se fait de la manière suivante :

Dans un verre cylindrique, à bec, d'un diamètre de 5 centimètres et d'une hauteur de 7 centimètres, et qu'on tare sur le plateau d'une balance pouvant peser au milligramme, on introduit 5 grammes de beurre fondu et parfaitement homogène, à l'aide d'un tube étiré, et en évitant de faire tomber des gouttelettes de beurre sur la paroi intérieure. Il doit en effet être réuni tout entier au fond du verre.

Avant que le beurre soit figé, on ajoute 2$^{cc}$,5 d'une solution concentrée de potasse, dont nous donnons la préparation plus loin. A l'aide d'un agitateur, on fait un mélange intime qui se transforme presque aussitôt en une émulsion épaisse. On continue à agiter pendant vingt minutes afin de mettre toutes les particules de beurre en contact intime avec la potasse. La masse s'échauffe notablement, durcit, et la saponification est complète lorsque le durcissement est obtenu. Il n'est pas nécessaire de faire intervenir la chaleur.

A cette masse de savon, on ajoute 60 centimètres cubes d'eau bouillante et l'on agite pour faire dissoudre, en plaçant le verre sur un bain de sable chaud.

On obtient un liquide parfaitement limpide qu'on introduit dans le ballon à distillation à l'aide d'un petit entonnoir. Ce ballon, d'une capacité de 350 à 400 centimètres cubes, a un col étiré par lequel on le relie à un réfrigérant; on y a soudé un autre tube permettant l'introduction de l'eau. Le verre et l'entonnoir sont lavés soigneusement avec de petites quantités d'eau bouillante, afin que le savon soit intégralement introduit dans le ballon.

Le volume total du liquide ne doit pas dépasser 80 centimètres cubes.

*Mise en liberté des acides gras.* — On met les acides gras en liberté au moyen d'un acide énergique.

Celui qu'il convient d'employer est l'acide phosphorique, en raison de sa fixité. Mais, pour éviter tout entraînement mécanique d'acide phosphorique, qui pourrait influer sur le titrage des acides gras volatils, il convient de n'en ajouter que la proportion nécessaire pour saturer la potasse, avec un très léger excès, pour donner une réaction acide très nette. Il faut donc mesurer l'acide phosphorique à employer.

Pour cela, on étend de 50 centimètres cubes d'eau distillée 2$^{cc}$,5 de la solution de potasse, et l'on détermine la quantité de solution d'acide phosphorique nécessaire pour obtenir une réaction faiblement, mais nettement acide. C'est cette même quantité d'acide phosphorique qu'on emploie pour décomposer le savon contenu dans le ballon.

La solution d'acide phosphorique a d'ailleurs été préparée en dissolvant l'acide phosphorique sirupeux dans deux ou trois fois son volume d'eau.

L'addition de l'acide phosphorique a lieu dans le ballon à distiller où se trouve la solution de savon complètement refroidie ; les acides gras mis en liberté forment alors des flocons laiteux.

Pour régulariser l'ébullition pendant la distillation, on ajoute, après l'acide phosphorique, quelques grains de pierre ponce.

Pour enlever l'acide carbonique absorbé par la potasse et qui rendrait le dosage inexact, on soumet au vide, dans le ballon même, le mélange rendu acide par l'acide phosphorique. On maintient le vide pendant dix à quinze minutes à froid en agitant, pour faciliter le départ de l'acide carbonique.

*Distillation des acides gras.* — On attelle le ballon au réfrigérant en le plaçant lui-même dans un bain de chlorure de calcium d'une concentration telle qu'il marque à l'ébullition environ 120°. Un récipient rempli d'eau (*fig.* 7) est d'ailleurs disposé pour maintenir constant le niveau du bain de chlorure de calcium.

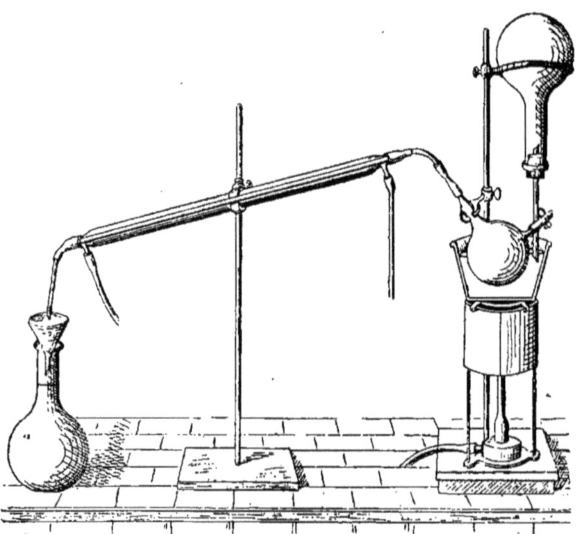

FIG. 7. — Dosage des acides gras volatils.

Le produit de la distillation, condensé par le réfrigérant, se déverse sur un petit filtre en papier Berzélius, qui a été préalablement mouillé par de l'eau et qui est placé sur une carafe jaugée de 400 centimètres cubes.

Ce filtre est destiné à retenir les acides insolubles dans l'eau, qui sont entraînés dans le cours de la distillation.

On sépare ainsi le produit distillé en deux fractions :

1° Les acides solubles dans l'eau, qui comprennent presque exclusivement l'acide butyrique et l'acide caproïque;

2° Les acides insolubles dans l'eau, qui, arrosés constamment par le liquide aqueux condensé, de moins en moins chargé d'acides solubles, sont dépouillés par ce lavage méthodique des acides solubles qu'ils pouvaient retenir.

Ceci étant dit par anticipation, voici comment on conduit la distillation :

Le bain de chlorure de calcium étant maintenu à l'ébullition, on laisse d'abord distiller presque entièrement les 80 centimètres cubes qui avaient servi à dissoudre le savon et opérer les lavages. Quand il ne reste plus dans le ballon qu'environ 5 centimètres cubes d'eau, ce qu'il est très facile de voir, on ajoute par la tubulure latérale, qui porte un caoutchouc et une pince, et à l'aide d'une pipette graduée, environ 20 centimètres cubes d'eau chaude.

Le bout étiré de la pipette est, au préalable, introduit dans le tube de caoutchouc ; on ouvre ensuite la pince et on laisse s'écouler le liquide jusqu'à la partie inférieure de la pipette, en fermant la pince avant que l'écoulement soit complet.

De cette façon le contenu du ballon n'est jamais en communication avec l'air extérieur, et aucun dégagement de vapeurs acides ne peut se produire.

Lorsque le liquide aqueux dans le ballon a de nouveau atteint un volume d'environ 5 centimètres cubes, on répète cette addition de 20 centimètres cubes d'eau, et cela jusqu'à ce que le volume du liquide recueilli soit de 400 centimètres cubes.

L'opération dure près de cinq heures ; on peut en conduire huit ou dix à la fois.

Il est indispensable d'opérer ces introductions d'eau en se servant d'eau distillée préalablement bouillie et ainsi débarrassée d'acide carbonique.

L'appareil doit être disposé de telle façon qu'aucune trace de chlorure de calcium ne puisse s'introduire dans le ballon.

On a ainsi recueilli 400 centimètres cubes d'eau renfermant les acides gras volatils solubles.

*Titrage des acides volatils solubles.* — Le liquide qui a été recueilli et que le filtre a débarrassé des acides insolubles est souvent un peu opalescent, ce qui est dû à des traces d'acides gras insolubles qui ont été entraînés. Il n'y a pas lieu de se préoccuper de cette opalescence, et l'on procède au titrage par l'eau de chaux.

On emploie la phtaléine du phénol, dont on fait une solution à 1 0/0 dans l'alcool; 10 gouttes suffisent pour les 400 centimètres cubes recueillis.

A l'aide d'une pipette jaugée, on verse d'un coup 50 centimètres d'eau de chaux ; puis, on complète le virage avec la même eau de chaux contenue dans une burette graduée.

Le virage est facile à saisir ; on agite vivement, et l'on s'arrête dès que la teinte rose persiste quelques secondes dans la masse entière du liquide.

On lit alors le volume d'eau de chaux versé et l'on exprime les acides volatils en acide sulfurique monohydraté, le titre de l'eau de chaux ayant été pris avec de l'acide sulfurique titré.

*Préparation de la solution de potasse.* — Pour que ce mode opératoire réussisse complètement, il faut opérer avec une solution de potasse très concentrée et débarrassée de sels potassiques.

On emploie la potasse purifiée par dissolution dans l'alcool, exempte ainsi de carbonate et de sulfate. Ce produit se trouve dans le commerce sous le nom de potasse à l'alcool.

On en fait une dissolution saturée à la température de 20° ; comme les produits commerciaux sont plus ou moins secs, on opère de la façon suivante :

Environ 120 grammes de potasse sont dissous, à l'abri de l'air, par l'eau chaude ajoutée par petites quantités, de telle façon que le volume final de la dissolution encore tiède ne dépasse pas 100 centimètres cubes. Cette solution est dans tous les cas assez concentrée. Si elle venait à cristalliser par le refroidissement, on redissoudrait en chauffant au bain-marie, et l'on ajouterait de petites quantités d'eau jusqu'à ce que toute la potasse reste dissoute à la température d'environ 20° et commence à former un dépôt cristallin au-dessous de cette température.

On a ainsi une dissolution de potasse dont l'action sur les matières grasses du beurre et des produits qu'on y introduit frauduleusement est extrêmement rapide.

**Dosage des acides gras fixes.** — Le dosage des acides gras fixes est le complément et le contrôle de celui des acides gras volatils.

Le beurre de vache contenant des glycérides d'acides volatils, les glycérides d'acides fixes sont en proportion moindre que dans les autres graisses.

Pour fixer les idées, si, par exemple, le beurre pur ne donne que 87 0/0 d'acides gras fixes, et que d'autres graisses, telles que les margarines, donnent 95 0/0 d'acides gras fixes, le dosage de ceux-ci fournit un moyen de reconnaître la falsification et même de déterminer la proportion des graisses étrangères ajoutées.

La méthode décrite doit être appliquée dans des conditions toujours identiques.

*Saponification.* — La saponification se fait sur le beurre fondu et filtré, en opérant à froid avec une solution concentrée de potasse, dans des conditions absolument identiques à celles que nous avons décrites à l'occasion du dosage des acides volatils.

Mais ici nous opérons sur 10 grammes de beurre pesés, à 1 milligramme près, dans un verre de Bohême cylindrique à bec, de 250 centimètres cubes de capacité, et en mettant 5 centimètres cubes de la solution de potasse.

Après avoir produit l'émulsion par une agitation continue pendant vingt à trente minutes, on dissout ensuite le savon formé dans environ 150 centimètres cubes d'eau chaude. On continue à chauffer au bain de sable sans porter à l'ébullition, et l'on agite fréquemment jusqu'à ce que le savon soit entièrement dissous. Ce mode opératoire est donc le même que celui que nous avons indiqué pour le dosage des acides volatils.

*Mise en liberté des acides gras.* — La solution limpide qu'on obtient est additionnée de 15 centimètres cubes d'acide sulfurique au cinquième en volume, quantité plus que suffisante pour neutraliser la potasse.

Les acides gras sont mis en liberté sous une forme floconneuse ; on continue à chauffer au bain de sable, en agitant de temps en temps, jusqu'à ce que les acides gras surnagent, la solution aqueuse ayant l'aspect d'une huile parfaitement limpide.

Il faut avoir grand soin de maintenir le bain de sable à une température modérée, afin d'éviter l'ébullition ou une surchauffe du liquide, qui projetterait les acides gras au dehors.

*Lavage des acides gras.* — Ces acides gras doivent être séparés entièrement du liquide aqueux auquel ils sont mélangés, ainsi que les acides gras solubles qu'ils retiennent énergiquement.

Dans ce but, on les reçoit sur un filtre et on les lave à l'eau bouillante.

Le filtre doit être formé par du papier à filtrer épais et résistant et ne présentant pas d'inégalités. Il faut l'examiner par transparence et rejeter tous les papiers qui présenteraient des défectuosités. Il faut bien se garder d'employer du papier Berzélius ou des papiers analogues, qui n'offrent pas assez de solidité.

On coupe un filtre rond de 14 centimètres de diamètre, en laissant sur un point du pourtour une petite oreille de 2 centimètres de largeur et 5 à 6 millimètres de hauteur. On plie le filtre en quatre, de telle façon que l'oreille se trouve sur la partie du filtre qui ne présente qu'une seule épaisseur de papier.

Le filtre est placé dans un entonnoir, dans lequel il s'applique exactement en montant presque jusqu'au bord, de façon que l'oreille fasse saillie au dehors. Le filtre est mouillé avec de l'eau et les plis sont soigneusement collés avec de l'eau contre l'entonnoir.

On verse alors le contenu du verre de Bohême dans le filtre bien mouillé, en appliquant le bec contre l'oreille, ce qui permet d'éviter toute déperdition des acides gras qui pourraient suivre la paroi extérieure du verre. Chaque fois qu'on a versé, on a soin de ne retirer ce dernier qu'après avoir essuyé le bec sur l'oreille.

Lorsque le contenu du verre est tout entier sur le filtre, on lave le verre cinq ou six fois avec de l'eau bouillante, de manière à détacher autant que possible toutes les traces d'acides gras, et l'on verse le tout sur le filtre.

Le lavage sur le filtre doit se faire avec de l'eau très chaude préalablement privée d'air par l'ébullition et dont la température doit autant que possible s'approcher de 100°, mais sans que l'eau soit en ébullition.

Voici la disposition à adopter :

Sur une tablette placée plus haut que le filtre, se trouve un grand matras chauffé par un fourneau et portant, jusqu'au fond, un tube de verre relié à un long tube de caoutchouc dont l'autre extrémité est munie d'un tube de verre étiré et d'une pince.

Comme le tube de verre doit être tenu à la main, il est bon de le fixer dans un morceau de liège qui permet de le tenir sans se brûler.

L'ensemble de ce système forme un siphon qui doit rester amorcé; il sert à amener l'eau chaude qui doit laver les acides gras. Lorsque cette eau n'est pas chauffée à l'ébullition, on n'a point à craindre l'arrivée de bulles de vapeur qui occasionneraient des projections.

Tout étant ainsi disposé, on lave les acides gras en promenant le jet d'eau à leur surface, de façon à les remuer et à enlever ainsi plus facilement les acides solubles.

Ce lavage doit être continué très longtemps, jusqu'à ce qu'on ait obtenu 1 litre et demi d'eau de lavage. On peut alors regarder les acides gras comme pratiquement purgés des acides solubles qu'ils avaient retenus.

Aussitôt que la première eau de lavage s'est écoulée, on plonge l'entonnoir dans un verre rempli d'eau froide, de telle façon que cette eau vienne extérieurement jusqu'au niveau supérieur des acides gras dans le filtre. La solidification se fait en un quart d'heure; on retire l'entonnoir de l'eau; on laisse égoutter; on sort le filtre et on le place, à plat, après l'avoir ouvert. sur des doubles de papier buvard.

Les acides gras sont presque en totalité en une masse conique, mais il en reste aussi une petite quantité adhérente au papier.

Lorsque le filtre est bien ressuyé, on détache avec la lame d'un canif ce qui s'enlève facilement et on le place sur un verre de montre.

Quant au filtre lui-même, on le laisse sécher spontanément à l'air et on l'introduit ensuite dans un tube à épuisement.

Le vase de Bohême dans lequel on a fait la saponification retient lui-même de petites quantité d'acides gras. On le sèche à l'étuve, puis on y passe à deux ou trois reprises de l'éther anhydre qu'on verse sur le filtre contenu dans le tube à épuisement. On continue le lavage de ce dernier avec l'éther.

Les solutions éthérées sont recueillies dans un petit cristallisoir en verre de Bohême soufflé, comme ceux dans lesquels on détermine la matière fixe des vins, et qu'on a au préalable séché et taré.

On laisse l'éther s'évaporer spontanément, puis on porte à l'étuve à eau. chauffée à 100° pendant une heure.

Les acides gras insolubles détachés du filtre se trouvent donc pour la majeure partie dans le verre de montre, et ceux qui auraient pu rester adhérents au verre de Bohême ou au papier dans le petit cristallisoir.

En s'aidant du canif, on ajoute dans ce cristallisoir les acides gras qui étaient placés sur le verre de montre; il est facile d'éviter toute déperdition.

On place alors les acides gras à l'étuve à eau bouillante et on les y laisse exactement pendant douze heures, au bout desquelles on les laisse refroidir et on les pèse.

Le poids obtenu, multiplié par 10, donne la proportion d'acides gras fixes contenus dans 100 parties du beurre essayé.

Lorsqu'on retire de l'étuve la matière encore fondue, il faut s'assurer qu'il n'y a pas au fond des gouttelettes d'eau, ce qui d'ailleurs n'arrive que dans les opérations mal conduites.

Il est indispensable que la température soit rigoureusement de 100° et que le temps de chauffage soit exactement le même, sans quoi on obtiendrait des résultats différents.

Toute la précision de ce mode opératoire repose sur l'exécution stricte des instructions données ci-dessus.

**Indice de saponification.** — Cette détermination a pour but d'évaluer la quantité d'alcali nécessaire à la saponification d'une quantité déterminée de la matière grasse du beurre. Elle consiste à saponifier un poids connu de beurre, préalablement fondu et filtré, par un excès de potasse en solution alcoolique et à déterminer ensuite, par un titrage alcalimétrique, l'excédent de potasse employé.

L'indice de saponification a une constance relative pour les beurres purs et se trouve sensiblement modifié par l'addition de graisses étrangères. Cette méthode est une sorte de contrôle de la détermination des acides volatils.

Dans une fiole à fond plat de 125 centimètres cubes séchée et tarée exactement, on laisse écculer environ 3 centimètres cubes de beurre fondu. Lorsque celui-ci est figé, on pèse à nouveau la fiole, l'excédent de poids donne la quantité de beurre introduit. On ajoute 25 centimètres cubes, exactement mesurés, d'une solution alcoolique de potasse, on porte au bain-marie en agitant jusqu'au moment où toute la matière grasse est entrée en dissolution, ce qui demande de deux à trois minutes; on continue à chauffer pendant deux minutes environ et on procède ensuite au titrage de l'alcali en excès. On se sert, pour cette détermination, d'une solution titrée d'acide chlorhydrique, en employant comme indicateur une solution alcoolique de phtaléine du phénol à 1 0/0 dont on met trois gouttes. La décoloration de ce réactif indique la saturation de la potasse en excès.

D'un autre côté, on a déterminé par un titrage semblable la quantité de la solution chlorhydrique nécessaire pour saturer 25 centimètres cubes de la solution alcoolique de potasse, chauffée également au bain-marie.

La différence entre les deux chiffres trouvés est divisée par le poids, en grammes, de beurre employé ; on a ainsi la quantité d'acide chlorhydrique équivalente à la potasse nécessaire pour saponifier 1 gramme de beurre. On calcule cette quantité de potasse, qui s'exprime en grammes de KOH et qui représente l'indice de saponification, dont la moyenne est très voisine, pour les beurres purs, de 0gr,222.

L'indice de saponification des margarines est en moyenne de 0gr,195 ; dans les beurres falsifiés, cet indice est abaissé d'une proportion d'autant plus forte que la quantité de margarine y est plus élevée.

*Préparation de la solution de potasse.* — Elle se prépare en dissolvant de la potasse en plaques dans le moins d'eau possible, soit à peu près dans son propre poids. La dissolution étant opérée, on la verse dans de l'alcool fort, 98-99°, et on agite vivement; on laisse déposer et on filtre à l'abri du contact de l'air pour enlever le carbonate de potasse et les autres sels insolubles dans l'alcool. Cette dissolution doit contenir environ 40 grammes de potasse (KOH) par litre.

Si elle est trop étendue, il faudrait y ajouter de la lessive de potasse; si elle est trop concentrée, on rajouterait au contraire de l'alcool, de façon à l'amener approximativement au titre voulu.

*Préparation de l'acide chlorydrique titré.* — La liqueur acide qui sert de base à la détermination de l'indice doit être titrée avec le plus grand soin et doit contenir exactement 18gr,25 d'acide chlorhydrique (HCl) par litre. On s'assure, par le dosage de l'acide chlorhydrique à l'état de chlorure d'argent, que le titre est rigoureusement exact.

**Comparaison entre la détermination de l'indice de Reichert-Meissl et le dosage des acides gras volatils par la méthode officielle française.** — L'indice de Reichert-Meissl exprime les acides gras volatils sous la forme du nombre de centimètres cubes de soude déci-normale qu'il faut employer pour saturer les acides volatils fournis par le traitement approprié de 5 grammes de beurre. La méthode officielle française exprime les acides gras volatils, en acide butyrique, pour 100 grammes de beurre.

Dans le premier cas, on recueille 110 centimètres cubes du distillat; dans le second, on en recueille 400.

Les deux dosages ne sont donc pas comparables, même si l'on se contentait de ramener par le calcul l'indice de Reichert-Meissl à 100 grammes de beurre, et à exprimer la soude déci-normale employée en acide butyrique, car il est bien certain que, distillant 400 centimètres cubes de liquide par la méthode française, on entraîne sinon la totalité, du moins la presque totalité des acides volatils, tandis que, dans la méthode de Reichert-Meissl, on n'en entraîne qu'une partie.

Est-il possible d'établir une relation entre ces deux données analytiques et de pouvoir passer, par le calcul, de l'une à l'autre?

Coudon et Rousseaux, opérant sur un certain nombre de beurres, lors de leur mission en Hollande, ont déterminé, dans ces beurres, l'indice de Reichert-Meissl et les acides volatils par la méthode officielle; puis ils ont transformé l'indice de Reichert-Meissl en acide butyrique pour 100 parties de beurre (ramenant l'indice à 100 grammes de beurre et exprimant la soude employée en acide butyrique correspondant). Ils ont trouvé qu'entre les acides volatils pour 100 ainsi calculés et ceux dosés par la méthode officielle il existait une certaine différence, et que le rapport entre ces deux teneurs était compris entre 1,07 et 1,25.

On peut donc, par conséquent, établir un coefficient de transformation de l'indice de Reichert-Meissl, en acides gras volatils pour 100 (méthode officielle).

Soit I l'indice trouvé pour 5 grammes; pour 100 grammes, il sera $I \times 20$

et l'acide butyrique correspondant sera (1 centimètre cube de soude décinormale correspondant à $0^{gr},0088$ d'acide butyrique) : $I \times 20 \times 0,0088$, et, en employant le rapport maximum trouvé par Coudon et Rousseaux, soit 1,25 (pour compenser la perte résultant de l'obtention de 110 centimètres cubes de distillat au lieu de 400 centimètres cubes dans des conditions déterminées), on aura :

$$I \times 20 \times 0,0088 \times 1,25 = I \times 0,22 = \text{acides gras volatils pour 100}$$

en acide butyrique (méthode officielle).

*En un mot, il est possible de transformer l'indice de Reichert-Meissl-Wollny en teneur en acide butyrique pour* 100, *en multipliant cet indice par la constante* 0,22.

## RECHERCHE SPÉCIALE DE L'HUILE DE COCO

La recherche de l'huile de coco, ou végétaline, ou cocose, dans les beurres est assez complexe, et les dosages précédemment exposés sont insuffisants, dans la majorité des cas, pour permettre à l'expert de se prononcer avec certitude.

En effet, si la falsification est faite uniquement avec l'huile de coco pure, on pourra facilement la déceler ; l'huile de coco ayant un indice de saponification très élevé et une teneur relativement faible en acides volatils, la fraude sera indiquée dans le beurre par un indice de saponification plus élevé que ne le comporterait la teneur en acides volatils.

Mais, actuellement, la falsification est faite surtout en se servant de mélanges de margarine et d'huile de coco, l'emploi de la margarine ayant pour but d'abaisser l'indice de saponification, et l'anomalie que nous signalons avec l'emploi de l'huile de coco pure ne se retrouve plus dans ce dernier cas. Il faut donc avoir recours à des méthodes spéciales. Nous donnons ci-dessous trois de ces méthodes.

1. **Méthode de Müntz et Coudon.** — Cette méthode est basée sur les données suivantes : l'huile de coco contient, à côté des acides volatils entraînables par la vapeur d'eau et solubles dans l'eau, des acides volatils également entraînables, mais insolubles dans l'eau ; le beurre pur contient de ces derniers, mais en très petite quantité. Le tableau suivant permettra de s'en rendre compte :

| | Beurre | Huile de coco |
|---|---|---|
| Acides volatils solubles dans l'eau, exprimés en acide butyrique pour 100 | 4,90 à 6,50 | 2,26 à 2,70 |
| Acides volatils insolubles dans l'eau, exprimés en acide butyrique pour 100 | 1,74 à 1,96 | 8,89 à 10,06 |

En cherchant, non les quantités absolues, mais les rapports existant entre les acides volatils solubles et les acides volatils insolubles, on trouve :

| | Beurre pur | Huile de coco |
|---|---|---|
| $\frac{\text{Acides insolubles 0/0}}{\text{Acides solubles 0/0}} \times 100$ ....... | 10 à 15 | 250 à 280 |

La méthode consiste donc à doser, dans des conditions déterminées, les acides volatils solubles et les acides volatils insolubles et à établir le rapport existant entre eux.

Nous décrirons maintenant *in extenso* la méthode de Müntz et Coudon :

*Saponification.* — Dans un verre cylindrique, à bec, d'un diamètre de 5 centimètres, d'une hauteur de 8 centimètres, et qu'on tare sur le plateau d'une balance pouvant peser au milligramme, on introduit 10 grammes de beurre fondu et parfaitement homogène, à l'aide d'un tube étiré, et en évitant de faire tomber des gouttelettes de beurre sur la paroi intérieure. Il doit en effet être réuni tout entier au fond du verre.

Avant que le beurre soit refroidi et figé, on ajoute 5 centimètres cubes d'une solution aqueuse saturée de potasse (1). A l'aide d'un agitateur à bout aplati, on fait un mélange intime qui se transforme presque aussitôt en une émulsion épaisse. On continue à agiter pendant au moins vingt minutes afin de mettre toutes les particules de beurre en contact intime avec la potasse. La masse s'échauffe notablement, et, lorsqu'elle est devenue dure, on place le verre dans une étuve chauffée à 70-80° et on l'y laisse environ vingt minutes, temps plus que suffisant pour que la saponification soit complète.

A l'aide d'un agitateur, on écrase le savon dur, on le réduit en miettes, et on l'introduit dans le ballon à distiller avec 200 centimètres cubes d'eau distillée, exactement mesurée, qui servent à entraîner la matière dans le ballon et à laver complètement le verre. On chauffe doucement le ballon sur un bec Bunsen, en agitant fréquemment et en évitant qu'il ne se produise, par évaporation, une diminution du volume de la solution. Le savon entre entièrement en dissolution.

*Mise en liberté des acides gras.* — On met les acides gras en liberté en saturant la potasse par 30 centimètres cubes d'une solution d'acide phosphorique à 1,15 de densité. Cette solution a été préparée en dissolvant l'acide phosphorique sirupeux à 45° B. dans environ deux fois son volume d'eau.

L'addition de l'acide phosphorique a lieu dans le ballon à distiller où se trouve la solution de savon complètement refroidie ; les acides gras mis en liberté forment alors des flocons laiteux.

Pour régulariser l'ébullition pendant la distillation, on ajoute, après l'acide phosphorique, quelques grains de pierre ponce.

L'acide carbonique absorbé par la potasse rendrait inexact le dosage des acides volatils ; pour l'enlever, on soumet au vide, dans le ballon même, le

(1) Cette solution est obtenue en dissolvant à chaud 120 grammes de potasse purifiée au moyen de l'alcool dans un volume d'eau tel que le volume final du liquide soit de 100 centimètres cubes.

mélange rendu acide par l'acide phosphorique. On maintient le vide pendant dix à quinze minutes à froid, en agitant pour favoriser le départ de l'acide carbonique.

*Distillation des acides gras.* — On attelle le ballon à un réfrigérant ordinaire en verre ; mais, pour régulariser la distillation et opérer un fractionnement plus complet, on interpose entre le ballon à distiller et le réfrigérant un tube de rectification dit tube Le Bel, qui est une modification au serpentin ascendant de Schlœsing.

Comme les quantités absolues et les proportions relatives des acides gras solubles et insolubles qui passent à la distillation varient avec la forme et les dimensions des appareils employés, il est indispensable, pour avoir des résultats comparables d'une opération à une autre, d'opérer toujours avec des ballons et des tubes de rectification de forme et de dimensions identiques. Aussi est-il utile de donner les dimensions et les dispositions des appareils qui servent à Müntz et Coudon pour cette recherche.

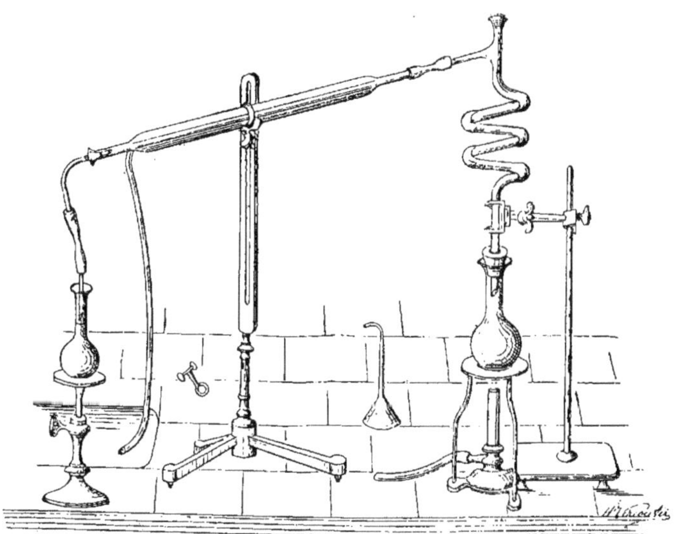

Fig. 8. — Appareil de Müntz et Coudon pour le dosage des acides gras volatils solubles et insolubles.

Le ballon à distiller (*fig.* 8) est en verre de Bohême ; il a 500 centimètres cubes de capacité jusqu'à la naissance du col. Ce dernier a une longueur d'environ 9 centimètres, avec un diamètre d'environ 20 millimètres.

Le tube de rectification est construit au laboratoire même avec une canne entière (1 mètre) en verre de 16 millimètres de diamètre extérieur et 14 millimètres de diamètre intérieur. Pour diminuer la hauteur verticale de ce tube, tout en lui laissant presque toute sa longueur, on l'a replié plusieurs fois sur lui-même. L'extrémité inférieure du tube, taillée en biseau, est fixée, au moyen d'un bouchon de caoutchouc, au col du ballon. Près de la partie supérieure du tube, on a soudé une tubulure latérale qui est directement reliée au réfrigérant. L'orifice supérieur du tube est fermé avec un bouchon de caoutchouc.

La partie utile de ce tube de rectification, c'est-à-dire celle qui est comprise entre le biseau inférieur et la tubulure du haut, a une hauteur verticale de 35 centimètres avec un développement total de 92 centimètres environ.

Le ballon est chauffé directement par la flamme d'un brûleur Bunsen ; mais, pour éviter qu'il y ait surchauffe à la fin de l'opération, on place sous le ballon un anneau de cuivre formé par une plaque ronde d'un diamètre de 13 centimètres, percée au centre d'un trou de 6 centimètres.

La flamme du brûleur est réglée de façon que la distillation dure environ une heure et demie.

Le produit de la distillation condensée par le réfrigérant se déverse dans un ballon jaugé de 200 centimètres cubes. On arrête l'opération lorsque le volume du liquide distillé est exactement de 200 centimètres cubes.

On a dans le ballon jaugé un liquide plus ou moins louche, avec des gouttelettes huileuses à la surface et qui contient les acides solubles passés à la distillation avec une partie des acides insolubles, l'autre étant restée dans le réfrigérant. Pour faciliter la séparation de ces deux sortes d'acides, on laisse reposer du jour au lendemain le distillatum, puis on le jette sur un filtre plat préalablement mouillé. Les acides insolubles restent sur le filtre, les acides solubles passent, et on les recueille dans un verre à précipité de 750 centimètres cubes de capacité. On lave le ballon avec 5 centimètres cubes d'eau qu'on jette sur le filtre.

Ces précautions sont indispensables pour obtenir une séparation très nette des acides volatils solubles et insolubles dans l'eau. Si l'on n'attendait pas un certain temps pour que les acides insolubles se rassemblent, ils pourraient passer en petites quantités à travers le filtre et fausser ainsi les résultats. On est averti de cet accident par le louche ou l'apparence laiteuse qui existe dans le liquide aqueux filtré et qui dénote la présence de particules insolubles en suspension. Pour que l'opération soit bonne, il est indispensable que la solution aqueuse soit parfaitement limpide, ce qu'on obtient facilement en attendant du jour au lendemain avant d'opérer la filtration.

*Titrage des acides volatils solubles.* — Le liquide que le filtre a débarrassé des acides gras insolubles est additionné de six gouttes de phtaléine du phénol en solution alcoolique à 1 0/0, et on procède au titrage par de l'eau de chaux.

A l'aide d'une pipette jaugée, on verse d'un coup 100 centimètres cubes d'eau de chaux ; puis on complète le titrage avec la même eau de chaux contenue dans une burette graduée.

Le virage est facile à saisir ; on agite vivement à l'aide d'une baguette et l'on s'arrête dès que la teinte rose persiste quelques secondes dans la masse entière du liquide.

On lit alors le volume de l'eau de chaux versée et l'on exprime les acides volatils solubles en acide butyrique.

*Titrage des acides volatils insolubles.* — Les acides volatils insolubles passés à la distillation se trouvent en majeure partie sur le filtre où l'on a passé le liquide distillé; mais il en reste dans le ballon jaugé de 200, collés aux parois, ainsi que dans le tube intérieur du réfrigérant, qui peut en retenir parfois des quantités appréciables. Pour les rassembler, on place le ballon jaugé de 200 centimètres cubes sous l'entonnoir qui porte le filtre et on lave ce dernier quatre fois avec 5 centilitres d'alcool chaque fois, en ayant soin de faire tomber l'alcool goutte à goutte avec une pipette, de façon à bien imbiber chaque fois le filtre pour dissoudre la totalité des acides insolubles qu'il a retenus.

Le lavage du filtre étant terminé, on place le ballon de 200 sous le réfrigérant, dont on a, au préalable, obturé l'extrémité inférieure au moyen d'un petit tube de caoutchouc fermé par une pince. On enlève le bouchon de l'orifice supérieur du tube de rectification, et on fait pénétrer, dans la tubulure latérale qui communique avec le réfrigérant, l'extrémité recourbée d'un petit entonnoir en verre soufflé. Avec une pipette, on verse dans l'entonnoir de l'alcool (environ 20 centimètres cubes), qui remplit complètement le tube intérieur du réfrigérant. On laisse l'alcool y séjourner pendant quelques minutes, puis on ouvre la pince et on le fait écouler dans le ballon de 200. On rince encore une fois, de la même façon, le réfrigérant avec 5 ou 6 centimètres cubes d'alcool.

Tous les acides volatils insolubles se trouvent ainsi réunis dans le ballon. On ajoute quatre gouttes de phtaléine du phénol et l'on procède au titrage dans le ballon même en versant peu à peu de l'eau de chaux contenue dans une burette. L'on s'arrête dès que la teinte rose persiste dans la masse entière du liquide, et cette réaction est d'une grande netteté.

On lit alors le volume de l'eau de chaux versée et, par le calcul, l'on exprime les acides volatils insolubles en acide butyrique.

Pour simplifier l'opération et supprimer le lavage du filtre, on pourrait être tenté d'introduire le filtre dans le ballon de 200, d'y ajouter de l'alcool et de titrer directement avec de l'eau de chaux. Müntz et Coudon se sont assurés que, dans les conditions où les observateurs qui les ont précédés se sont placés, le virage n'était jamais net et qu'il présentait toujours une grande incertitude. En présence du papier, le titrage, qu'il soit effectué avec de l'eau de chaux, de l'eau de potasse ou de soude et même avec de la potasse en solution alcoolique, se fait mal, et on ne sait pas à quel point s'arrêter dans le virage. En opérant comme on vient de l'indiquer plus haut, le titrage est facile et d'une grande netteté.

Nous donnons ci-dessous quelques-uns des résultats trouvés par Müntz et Coudon :

| | ACIDES VOLATILS SOLUBLES | ACIDES VOLATILS INSOLUBLES | RAPPORT $\frac{\text{Acid. insolubles}}{\text{Acid. solubles}} \times 100$ |
|---|---|---|---|
| | 0/0 | 0/0 | |
| Beurre pur, laiterie de Champagne-du-Maine (Sarthe)................ | 5,67 | 0,71 | 12,5 |
| Le même avec 50 0/0 de végétaline.. | 3,48 | 2,54 | 73,1 |

| | ACIDES VOLATILS SOLUBLES | ACIDES VOLATILS INSOLUBLES | RAPPORT |
|---|---|---|---|
| | 0/0 | 0/0 | |
| Beurre pur, laiterie de Champagne-du-Maine (Sarthe)................ | 5,67 | 0,71 | 12,5 |
| Même beurre avec 20 0/0 de végétaline. | 4,82 | 1,31 | 27,2 |

| | ACIDES VOLATILS SOLUBLES | ACIDES VOLATILS INSOLUBLES | RAPPORT |
|---|---|---|---|
| | 0/0 | 0/0 | |
| Beurre pur, Normandie............. | 5,88 | 0,62 | 10,6 |
| Même beurre avec 20 0/0 de végétaline. | 5,09 | 1,28 | 25,1 |
| Beurre de Bretagne; laiterie de Kermabon.......................... | 5,56 | 0,56 | 10 |
| Même beurre avec 20 0/0 de végétaline. | 4,81 | 1,40 | 29 |
| Beurre de Saint-Gemme-la-Plaine (Vendée) pur.................. | 5,71 | 0,73 | 12,8 |
| Même beurre avec 20 0/0 d'huile de coco.......................... | 4,84 | 1,32 | 27,2 |

| | ACIDES VOLATILS SOLUBLES | ACIDES VOLATILS INSOLUBLES | RAPPORT |
|---|---|---|---|
| | 0/0 | 0/0 | |
| Beurre pur, environs de Rouen (Seine-Inférieure)........................ | 5,34 | 0,69 | 12,9 |
| Même beurre avec 15 0/0 de végétaline. | 4,71 | 1,19 | 25,2 |
| Beurre pur, laiterie de Champagne-du-Maine (Sarthe)................ | 5,67 | 0,71 | 12,5 |
| Même beurre avec 15 0/0 de végétaline. | 5,03 | 1,10 | 21,9 |
| Beurre pur, laiterie de Kermabon (Morbihan)........................ | 5,56 | 0,56 | 10 |
| Même beurre avec 15 0/0 d'huile de coco.......................... | 5,02 | 1,11 | 22,2 |
| Beurre pur, Guengant (Finistère)..... | 5,52 | 0,63 | 11,4 |
| Même beurre avec 15 0/0 de végétaline. | 4,71 | 1,11 | 23,6 |
| Beurre pur, Saint-Martin-de-Villeneuve (Charente-Inférieure)............ | 5,24 | 0,71 | 13,5 |
| Même beurre avec 15 0/0 cocos Butter. | 4,74 | 1,08 | 22,7 |
| Même beurre avec 15 0/0 coco neutre Fournier et Ferrier.............. | 4,69 | 1,30 | 27,7 |
| Beurre pur, école de Crézancy (Aisne). | 5,14 | 0,71 | 13,8 |
| Même beurre avec 15 0/0 d'huile de coco.......................... | 4,76 | 1,23 | 25,8 |

| | ACIDES VOLATILS SOLUBLES | ACIDES VOLATILS INSOLUBLES | RAPPORT |
|---|---|---|---|
| | 0/0 | 0/0 | |
| Beurre pur, Saint-Gemme-la-Plaine (Vendée) | 5,71 | 0,73 | 12,8 |
| Même beurre avec 12,5 0/0 de végétaline | 5,20 | 1,16 | 22,4 |
| Beurre pur de Saint-Martin-de-Villeneuve (Charente-Inférieure) | 5,24 | 0,71 | 13,5 |
| Même beurre avec 12,5 0/0 de végétaline | 5,19 | 1,08 | 20,7 |
| Beurre pur de Tangon (Charente-Inférieure) | 5,44 | 0,75 | 13,7 |
| Même beurre avec 12,5 0/0 de végétaline | 4,84 | 1,23 | 25,3 |

| | ACIDES VOLATILS SOLUBLES | ACIDES VOLATILS INSOLUBLES | RAPPORT |
|---|---|---|---|
| | 0/0 | 0/0 | |
| Beurre pur, environs de Rouen (Seine-Inférieure) | 5,34 | 0,69 | 12,9 |
| Même beurre avec 10 0/0 de coco | 4,90 | 1,01 | 20,60 |
| Beurre, laiterie de Kermabon (Morbihan) | 5,56 | 0,56 | 10 |
| Même beurre avec 10 0/0 de coco | 5,23 | 1,03 | 19,6 |
| Beurre pur, Saint-Gemme-la-Plaine (Vendée) | 5,73 | 0,66 | 11,6 |
| Même beurre avec 10 0/0 de coco | 5,30 | 1,02 | 19,2 |

| | ACIDES VOLATILS SOLUBLES | ACIDES VOLATILS INSOLUBLES | RAPPORT |
|---|---|---|---|
| | 0/0 | 0/0 | |
| Beurre pur | 5,34 | 0,69 | 12,9 |
| Même beurre avec 15 0/0 de margarine Mouriès et 15 0/0 d'huile de coco du Nord | 3,96 | 0,93 | 23,5 |
| Beurre pur | 5,67 | 0,71 | 12,5 |
| Même beurre avec 15 0/0 de margarine Mouriès et 15 0/0 d'huile de coco du Nord | 4,14 | 0,93 | 22,5 |

| | ACIDES VOLATILS SOLUBLES | ACIDES VOLATILS INSOLUBLES | RAPPORT |
|---|---|---|---|
| | 0/0 | 0/0 | |
| Margarine Mouriès | 0,04 | 0,16 | |
| Même margarine avec 50 0/0 d'huile de coco | 0,92 | 1,52 | 165,2 |

Müntz et Coudon ont trouvé, par l'application de leur méthode pour

40 échantillons de beurres purs, authentiques, les résultats suivants :

| | | |
|---|---|---|
| Acides volatils solubles 0/0 | 4,83 à | 6,01 |
| — insolubles 0/0 | 0,50 à | 0,87 |
| Rapport $\frac{\text{acides insolubles}}{\text{acides solubles}} \times 100$ | 9,1 à | 15,6 |

Ces auteurs ajoutent : « Si les chiffres fournis par les beurres incriminés « dépassent le maximum dans ces deux déterminations (acides insolubles « et rapport), on peut être assuré que le beurre est additionné d'huile de « coco.

« Ainsi, lorsque le chiffre des acides volatils insolubles est voisin « de 1 et que le rapport se rapproche de 20, on peut affirmer l'exis- « tence de l'huile de coco dans la proportion d'au moins 10 0/0. Lorsque « le chiffre des acides volatils insolubles est compris entre 1,1 et 1,2 et « que le rapport s'élève à plus de 22, on peut être certain que la falsifica- « tion a été faite avec au moins 15 0/0 d'huile de coco. Pour une fraude « à 20 0/0, on aurait encore 1,3 à 1,4 d'acides volatils insolubles et un « rapport de 25 à 29, et ainsi de suite, la falsification étant d'autant plus « apparente que la proportion d'huile de coco serait plus élevée. »

Vuaflart, opérant, par cette méthode, sur 35 échantillons de beurres purs authentiques, a trouvé les résultats suivants :

| | | |
|---|---|---|
| Acides volatils solubles 0/0 | 4,69 à | 6,11 |
| — insolubles 0/0 | 0,26 à | 1,00 |
| Rapport $\frac{\text{acides insolubles}}{\text{acides solubles}} \times 100$ | 5,3 à | 18,8 |

Nous estimons, pour notre part, qu'il ne faut pas demander à une méthode plus qu'elle ne peut donner, et qu'en dessous de 1 0/0 d'acides volatils insolubles et de 18,8 à 19 comme rapport, l'expert ne peut pas se prononcer avec certitude, et que le beurre analysé peut être considéré comme suspect, mais pas certainement falsifié.

II. **Méthode de Wysman et Reijst ou méthode des indices argentiques.** — Cette méthode, expérimentée par nous à de très nombreuses reprises, nous a toujours donné d'excellents résultats, très satisfaisants.

Nous la donnons ci-dessous, telle qu'elle a été publiée, en août 1905, par les auteurs :

Les procédés de recherche de l'huile de coco dans les beurres sont tous basés sur la mise en liberté et la caractérisation ou le dosage de certains groupes d'acides gras, en particulier des acides volatils solubles et insolubles contenus dans ces matières grasses. Ces procédés utilisent soit les caractères physiques des acides gras ainsi isolés (solubilité, formes cristallines, etc.), soit leur dosage proprement dit.

Wysman et Reijst ont démontré l'absence, dans l'huile de coco, des acides butyrique, palmitique et stéarique et ont basé leur méthode, pour la recherche de ce corps gras, sur les propriétés des sels argentiques des acides gras (caproïque, caprylique et caprinique).

On sait que, dans le procédé de Reichert-Meissl, on ne distille qu'une certaine partie des acides volatils, partie qui ne peut être chaque fois la même qu'à la condition essentielle d'opérer toujours de la même façon et dans les mêmes conditions. Les recherches de Jansen ont permis d'apprécier, à cet égard, l'influence des divers facteurs qui entrent en ligne de compte.

Pour doser, dans les acides volatils obtenus par le procédé de Reichert-Meissl, la partie précipitable par l'azotate d'argent, Wysman et Reijst conseillent d'opérer comme il suit :

Effectuer la précipitation au moyen d'une quantité connue de solution déci-normale d'azotate d'argent, séparer le précipité obtenu par filtration, le laver et doser dans le filtrat l'excès d'argent à l'aide d'une solution déci-normale de chlorure de sodium, en opérant par la méthode de Mohr.

En exprimant les résultats obtenus en centimètres cubes de solution déci-normale, ramenés à 5 grammes de matière grasse, on parvient de cette façon à scinder l'indice de Reichert-Meissl en deux parties, dont l'une représente la quantité d'acides gras volatils précipitables sous forme de sels d'argent. C'est ce nombre qui représente l'*indice argentique*. Il ne correspond pas tout à fait à ce que Jansen a appelé l'indice caprylique (*caprylsaürcsahl*). Cet auteur veut faire l'analyse complète des sels d'argent séparés et y doser l'acide caprylique. Il pense que c'est seulement de cette façon qu'on peut obtenir des résultats meilleurs qu'avec les procédés pratiques ordinairement employés.

Contrairement à cette opinion, Wysman et Reijst prétendent qu'en envisageant le résultat pratique à obtenir, une méthode permettant le dosage de la totalité des acides volatils précipitables par l'azotate d'argent peut rendre des services très utiles. Et, comme ce n'est pas seulement l'acide caprylique qui est précipité par l'azotate d'argent, l'emploi d'un terme spécial, ne définissant rien, tel que celui d'indice argentique, leur semble préférable. Ils ont trouvé, pour des beurres ayant un indice de Reichert-Meissl de :

31,8, 31,4, 30,28, 29,6, 29,5, 27,9, 27,7, 19,28,

un indice argentique de :

5,06, 5,55, 5,27, 5,11, 4,79, 5,40, 4,62, 2,10

On peut se demander lesquels des acides volatils contenus dans le liquide et obtenus par le procédé de Reichert-Meissl se trouvent dans le précipité argentique.

Si on examine la solubilité du butyrate d'argent, on voit que l'acide butyrique ne peut pas contribuer à cette précipitation; tandis que, au contraire, la solubilité du caprylate et du capronate d'argent est assez petite pour permettre un dosage par la méthode volumétrique de ces deux corps, notamment du premier.

En effet, en appliquant la méthode indiquée à un mélange de 25 centimètres cubes d'acide butyrique déci-normal et de 100 centimètres cubes d'une solution saturée d'acide caprylique, les auteurs ont retrouvé 97 0/0 de ce dernier.

D'un autre côté, l'acide caprinique est à peu près insoluble dans l'eau. On peut donc dire que ce sont presque exclusivement les acides caproïque et caprylique qui contribuent à la détermination de l'indice argentique, et même que ce nombre représentera la presque totalité (plus de 90 0/0) de ces deux acides présents dans le liquide à doser, à moins toutefois que leur concentration ne soit par trop minime.

Pour l'application de l'indice argentique à l'analyse des beurres, Wysman et Reijst estiment qu'il ne faut cependant pas déterminer cet indice uniquement dans le liquide distillé par la méthode de Reichert-Meissl, et chercher ainsi à obtenir des valeurs limites en le déterminant dans un grand nombre de beurres. Car, dès que la teneur en acide caprylique devient un peu élevée, les 110 centimètres cubes du distillat ne sont pas suffisants pour le dissoudre. On peut le constater aisément en saponifiant et distillant, par le procédé de Reichert-Meissl, une matière grasse contenant de l'huile de coco. On voit à la surface du liquide distillé une goutte huileuse qui contient la plus grande partie de l'acide caprylique.

De sorte qu'en filtrant pour le dosage, on élimine l'acide le plus important pour la recherche de l'huile de coco. De plus encore, lorsque cette goutte contient de l'acide caprinique (insoluble dans l'eau), cet acide retient, d'après Jansen, une quantité considérable des autres acides qui, autrement, se seraient dissous dans l'eau. Jansen a démontré l'influence prépondérante de ces circonstances sur le résultat du dosage des acides volatils, exécuté sur des quantités variables de matières grasses, et ramené par le calcul à 5 grammes.

Néanmoins, en faisant le dosage des acides volatils d'après Reichert-Meissl, on peut augmenter le volume du liquide distillé et obtenir, par exemple, 300 centimètres cubes au lieu de 110 centimètres cubes. On se place ainsi dans des conditions telles que l'acide caprylique reste en solution et n'est, par conséquent, pas éliminé par la filtration ultérieure. L'indice argentique sera donc, dans ce volume plus grand, plus élevé que celui obtenu pour 110 centimètres cubes. Le beurre pur, dans l'état actuel de nos connaissances, n'a pas une teneur en acide caprylique tellement élevée que cet acide ne soit pas soluble dans les 110 centimètres cubes de l'indice Reichert-Meissl. Donc, avec un beurre pur, l'indice argentique obtenu avec 300 centimètres cubes ne peut pas être plus élevé que celui obtenu avec 110 centimètres cubes; au contraire, il aurait plutôt tendance à être un peu plus bas, à cause de la plus grande solubilité du précipité argentique dans un plus grand volume de liquide.

En indiquant ci-dessous leur méthode, les auteurs y ajoutent la description du procédé Reichert-Meissl, tel qu'ils l'ont employé, et tel qu'il est usité dans le service de l'inspection des beurres et dans les stations de contrôle des beurres de Hollande :

« Verser, dans un ballon d'environ 300 centimètres cubes, 5 grammes de « beurre fondu et filtré; ajouter quelques morceaux de pierre ponce, « 20 centimètres cubes de glycérine et 2 centimètres cubes d'une solution « de soude caustique, exempte de carbonate (2 centimètres cubes de cette « solution doivent neutraliser 30 à 35 centimètres cubes de l'acide sulfu- « rique dont il est question plus loin). Chauffer, en agitant fréquemment, « sur la flamme directe d'un brûleur à gaz, jusqu'à complète saponification. « Dissoudre le savon obtenu dans 90 centimètres cubes d'eau bouillante, « et, pour mettre les acides gras en liberté, ajouter 5 centimètres cubes « d'acide sulfurique dilué (25 centimètres cubes d'acide sulfurique dans « 1 litre d'eau). Relier à un réfrigérant et distiller 110 centimètres cubes; « ce résultat doit être obtenu en trente à quarante minutes à partir du « moment où la première goutte du distillat tombe dans le ballon ré- « cepteur. Mélanger le distillat par agitation, filtrer sur un filtre sec et re- « cueillir 100 centimètres cubes qu'on titre avec la soude déci-normale en « prenant la phénolphtaléine comme indicateur.

« Le nombre de centimètres cubes employés, augmenté de 1/10, est l'in- « dice de Reichert-Meissl. »

« *Indice argentique.* — Ajouter au liquide filtré et neutralisé 40 cen- « timètres cubes d'une solution déci-normale d'azotate d'argent, filtrer et « laver le précipité jusqu'à obtention de 200 centimètres cubes de liquide, « auxquels on ajoute 50 centimètres cubes d'une solution déci-normale de « chlorure de sodium et deux gouttes d'une solution saturée de chromate « de potasse. Titrer l'excès de chlorure de sodium à l'aide de la solution « déci-normale d'azotate d'argent.

« La différence entre le nombre de centimètres cubes de solution argen- « tique employée en tout et le nombre de centimètres cubes de chlorure « de sodium $\frac{n}{10}$, augmentée de 1/10, s'appelle l'indice argentique.

« Effectuer un autre dosage des acides volatils d'après Reichert-Meissl « pour obtenir 300 centimètres cubes de distillat (pour cela, chaque fois « qu'il aura été distillé environ 100 centimètres cubes, il sera versé par « l'entonnoir à robinet 100 centimètres cubes d'eau dans le ballon à distil- « lation). Agiter le liquide distillé, filtrer sur filtre sec, recueillir 250 cen- « timètres cubes du filtrat, qu'on neutralise par la soude déci-normale, en « prenant la phénolphtaléine comme indicateur. Ajouter à ce liquide « 40 centimètres cubes d'une solution déci-normale d'azotate d'argent, « filtrer, laver jusqu'à obtention d'environ 350 centimètres cubes de liquide « et continuer comme plus haut.

« Le nombre trouvé, augmenté de 1/5, s'appelle le second indice argen- « tique. Lorsque ce second indice sera plus élevé que le premier, il y a lieu « d'admettre la présence d'huile de coco dans le produit analysé. »

Comme exemple de l'application de cette méthode, Wysman et Reijst donnent l'analyse de deux beurres, certainement purs, mais dont le premier, à cause du rapport anormal existant entre l'indice de réfraction et l'indice de Reichert-Meissl, pourrait être considéré comme renfermant de l'huile de coco, et dont le second est remarquable par sa faible teneur en acides volatils :

| | I | II | | I | II |
|---|---|---|---|---|---|
| Indice de réfraction....... | 42,6 | 46,2 | Premier indice argentique. | 4,73 | 2,10 |
| Indice de Reichert-Meissl.. | 25,0 | 19,4 | Second indice argentique.. | 4,62 | 2,00 |

On voit donc que ces deux beurres certainement anormaux se sont comportés normalement vis-à-vis de la méthode des indices argentiques.

Le tableau suivant, dressé par les auteurs de cette méthode, résume l'analyse de 12 échantillons de beurres purs auxquels ils ont ajouté respectivement 5 et 10 0/0 d'huile de coco :

| | Acides gras volatils en c. c. de soude $\frac{n}{10}$ dans le distillat de | | Indice argentique dans le distillat de | | Différence entre le deuxième indice argentique et le premier |
|---|---|---|---|---|---|
| | 110 c. c. Indice R. M. | 300 c. c. | 110 c. c. Premier indice argentique | 300 c. c. Deuxième indice argentique | |
| Beurre n° 1................. | 21,1 | 24,4 | 3,1 | 2,6 | — 0,5 |
| Avec 5 0/0 d'huile de coco. | 18,7 | 25,0 | 5,5 | 6,2 | + 0,7 |
| — 10 0/0............... | 18,9 | 25,1 | 5,4 | 7,8 | + 2,4 |
| Beurre n° 2................. | 21,5 | 26,9 | 4,1 | 3,7 | — 0,4 |
| Avec 5 0/0 d'huile de coco. | 19,7 | 26,9 | 3,6 | 7,1 | + 3,5 |
| — 10 0/0............... | 19,9 | 27,0 | 5,1 | 8,3 | + 3,2 |
| Beurre n° 3................. | 22,55 | 25,1 | 4,8 | 4,45 | — 0,35 |
| Avec 5 0/0 d'huile de coco. | 22,1 | 25,6 | 4,0 | 8,3 | + 4,3 |
| — 10 0/0............... | 21,0 | 25,6 | 4,8 | 9,2 | + 4,4 |
| Beurre n° 4................. | 22,6 | 26,2 | 4,5 | 4,3 | — 0,2 |
| Avec 5 0/0 d'huile de coco. | 22,2 | 27,5 | 4,1 | 8,2 | + 4,1 |
| — 10 0/0............... | 21,7 | 27,4 | 5,1 | 8,4 | + 3,3 |
| Beurre n° 5................. | 23,4 | 27,0 | 4,8 | 4,8 | 0 |
| Avec 5 0/0 d'huile de coco. | 23,1 | 27,4 | 5,6 | 7,4 | + 1,8 |
| — 10 0/0............... | 23,0 | 28,6 | 5,5 | 8,3 | + 2,8 |
| Beurre n° 6................. | 24,4 | 27,6 | 6,2 | 5,9 | — 0,3 |
| Avec 5 0/0 d'huile de coco. | 24,2 | 29,4 | 5,6 | 8,1 | + 2,5 |
| — 10 0/0............... | 22,1 | 28,8 | 5,4 | 8,4 | + 3,0 |
| Beurre n° 7................. | 26,0 | 29,6 | 5,1 | 4,9 | — 0,2 |
| Avec 5 0/0 d'huile de coco. | 25,1 | 30,2 | 6,8 | 7,2 | + 0,4 |
| — 10 0/0............... | 24,65 | 30,3 | 6,8 | 8,2 | + 1,4 |
| Beurre n° 8................. | 26,2 | 30,0 | 6,2 | 6,2 | 0 |
| Avec 5 0/0 d'huile de coco. | 24,6 | 30,2 | 7,15 | 8,4 | + 1,25 |
| — 10 0/0............... | 24,5 | 31,1 | 6,9 | 8,5 | + 1,6 |
| Beurre n° 9................. | 26,4 | 29,8 | 5,8 | 5,7 | — 0,1 |
| Avec 5 0/0 d'huile de coco. | 25,5 | 29,9 | 6,0 | 7,0 | + 1,0 |
| — 10 0/0............... | 25,4 | 30,5 | 5,9 | 8,6 | + 2,7 |
| Beurre n° 10............... | 27,5 | 30,9 | 6,05 | 6,1 | + 0,05 |
| Avec 5 0/0 d'huile de coco. | 26,7 | 31,7 | 6,9 | 9,0 | + 2,1 |
| — 10 0/0............... | 26,2 | 32,3 | 7,6 | 9,4 | + 1,8 |
| Beurre n° 11............... | 27,9 | 31,3 | 5,1 | 5,1 | 0 |
| Avec 5 0/0 d'huile de coco. | 26,7 | 31,6 | 6,2 | 8,1 | + 1,9 |
| — 10 0/0............... | 26,5 | 31,6 | 6,1 | 8,3 | + 2,2 |
| Beurre n° 12............... | 28,4 | 32,4 | 5,9 | 5,95 | + 0,05 |
| Avec 5 0/0 d'huile de coco. | 26,7 | 32,8 | 6,4 | 7,3 | + 0,9 |
| — 10 0/0............... | 26,6 | 32,9 | 6,2 | 8,4 | + 2,2 |

On voit que, sans exception, dans les 12 beurres purs, le second indice argentique est égal au premier ou moindre que lui; dans deux cas seulement, il est supérieur de 0,05. Mais cet écart, très petit, reste dans les limites des erreurs d'analyse.

Au contraire, une addition de 5 0/0 d'huile de coco donne toujours une élévation très remarquable du second indice argentique.

Ainsi que nous avons pu le constater par de très nombreux essais, il est inutile de faire la saponification par la glycérine sodée, pour la détermination des indices argentiques. Dans la pratique, nous faisons le premier indice argentique en employant le liquide dans lequel on a déterminé l'indice R. M. W. Pour le deuxième indice argentique, nous refaisons une nouvelle saponification de 5 grammes de beurre à la potasse alcoolique, puis mettons les acides gras en liberté, comme nous l'avons décrit, et continuons l'opération comme elle est indiquée par Wysman et Reijst.

III. **Méthode de Bömer.** — Cette méthode, très délicate, peut donner des résultats assez nets dans certains cas ; mais les manipulations qu'elle exige sont très longues, très minutieuses, et nous ne pensons pas qu'elle puisse être employée dans la pratique générale.

Le principe de la méthode est le suivant :

On saponifie 50 grammes de beurre par la potasse alcoolique, on dissout le savon formé dans l'eau, et on épuise la solution obtenue par agitation avec de l'éther.

L'éther décanté est distillé, et le résidu de l'évaporation est constitué par de la phytostérine impure qu'on purifie, en renouvelant sur elle les mêmes opérations que précédemment. Le résidu ainsi obtenu est dissous dans quelques gouttes d'éther et la solution est évaporée dans un petit plateau à cristalliser.

On ajoute alors sur le résidu un peu d'anhydride acétique, on chauffe pour chasser l'excès, et l'acétate de phytostéryle ainsi obtenu est dissous dans l'alcool et la solution alcoolique est évaporée très doucement pour laisser cristalliser le produit.

On prend alors, avec toutes les précautions d'usage, le point de fusion de cet éther ainsi obtenu.

Le beurre pur ainsi traité donne de l'acétate de cholestéryle, dont le point de fusion est de 114°,3 à 114°,8, tandis que l'huile de coco donne de l'acétate de phytostéryle, dont le point de fusion est de 125°,6 à 137°. Bömer indique que, lorsque le point de fusion du produit extrait est supérieur à 117°, on peut affirmer la présence de l'huile de coco.

**Voir à l'Addendum les nouvelles méthodes officielles d'analyse des beurres et graisses publiées en exécution de l'article 11 de la loi du 1er août 1905.**

## DOCUMENTS D'HYGIÈNE ALIMENTAIRE

### I. — FABRICATION DE LA MARGARINE. QUALITÉ DES MATIÈRES PREMIÈRES EMPLOYÉES A CETTE FABRICATION

#### Comité consultatif d'hygiène publique de France

RAPPORT DE BROUARDEL, DUBRISAY ET OGIER (19 NOVEMBRE 1900). — CONCLUSIONS ADOPTÉES

« Le Comité estime qu'il y a lieu :

« 1° De soumettre les établissements où se fait la fonte des suifs destinés à la fabrication de la margarine à la même surveillance sanitaire que celle qui est exercée en vertu de la loi du 16 avril 1897 dans les fabriques de margarine et d'oléomargarine ;

« 2° L'emploi de l'huile de coton, convenablement purifiée, dans la fabrication de la margarine ne paraît pas comporter de danger pour la santé publique ;

« 3° Sans présenter de réels dangers, l'addition à la margarine de suif pressé ou stéarine peut contribuer à diminuer la digestibilité de la margarine, qui est déjà, sous ce rapport, inférieure au beurre ordinaire. »

### II. — ADDITION DE CIRE A LA MARGARINE

#### Comité consultatif d'hygiène publique

RAPPORT DE OGIER ET BORDAS (9 DÉCEMBRE 1901). — CONCLUSIONS ADOPTÉES

« L'adjonction de cire animale ou végétale à la margarine, loin d'apporter une amélioration au produit comme le croit l'auteur du brevet, n'aurait au contraire pour résultat que d'en diminuer dans de larges proportions la valeur alimentaire et, en définitive, cette pratique ne présente que des inconvénients. »

### III. — ADDITION DE FLUORURE DE SODIUM AU BEURRE

#### Comité consultatif d'hygiène publique

RAPPORT DE OGIER (9 DÉCEMBRE 1901). — CONCLUSIONS ADOPTÉES

« ... Ce procédé de conservation ne peut que présenter des inconvénients pour la santé publique. »

# FROMAGES

Par A. BONN

On nomme *fromages* des préparations faites avec le caséum du lait plus ou moins modifié, ce caséum étant obtenu soit par addition de ferments ou par acidification du lait.

Les fromages comprennent les fromages gras et les fromages maigres, suivant que le caillé du lait a retenu ou abandonné le beurre. Les fromages gras et maigres se divisent à leur tour en fromages cuits ou faits à chaud et fromages crus ou faits à froid. Ces derniers se subdivisent en fromages mous et frais, en fromages mous et salés, en fromages pressurés et salés.

Voici, d'après divers auteurs, la composition des principaux fromages :

COMPOSITION DES FROMAGES (Ch. Girard).

| | FROMAGE SUISSE | FROMAGE A LA CRÈME | FROMAGE DE BRIE | FROMAGE DE HOLLANDE | FROMAGE DU CANTAL | | FROMAGE DE ROQUEFORT | FROMAGE DE GRUYÈRE |
|---|---|---|---|---|---|---|---|---|
| | | | | | SALERS | CUELHES | | |
| | | | | 0/0 | | | | |
| Eau | 37,87 | 28 | 51,87 | 35 à 40 | 44,8 | 44,2 | 38,84 | 36,00 |
| Caséine | 17,43 | 3 | 18,30 | 30 à 35 | 27,4 | 25,7 | 20,00 | 30,84 |
| Matière grasse | 41,30 | 68 | 24,83 | 24 à 25 | 22,5 | 24,0 | 35,18 | 29,29 |
| Cendres | 3,40 | 1 | 5,00 | 5 à 6 | 3,1 | 3,0 | 1,77 | 3,30 |
| Sel marin | » | » | » | » | 2,2 | 3,1 | 4,21 | 0,57 |
| | 100,00 | 100 | 100,00 | 100 | 100,0 | 100,0 | 100,00 | 100,00 |

I. — COMPOSITION DE DIVERS FROMAGES (Wauters).

| NUMÉRO D'ORDRE | DÉSIGNATION DE L'ÉCHANTILLON | EAU POUR 100 | MATIÈRES GRASSES POUR 100 | AZOTE POUR 100 | MATIÈRES AZOTÉES POUR 100 | MATIÈRES MINÉRALES TOTALES POUR 100 | SEL POUR 100 |
|---|---|---|---|---|---|---|---|
| 1 | Gervais frais...... | 51,50 | 27,40 | 2,91 | 18,19 | 1,92 | 0,54 |
| 2 | Neufchâtel affiné.. | 49,10 | 26,44 | 2,98 | 18,62 | 5,78 | 4,62 |
| 3 | Brie.............. | 50,70 | 26,78 | 2,84 | 17,75 | 4,28 | 3,27 |
| 4 | Camembert....... | 51,40 | 24,90 | 3,13 | 19,56 | 4,06 | 2,86 |
| 5 | Hervé............ | 42,72 | 24,20 | 4,12 | 25,75 | 7,30 | 5,97 |
| 6 | Edam............. | 39,76 | 25,12 | 4,70 | 29,38 | 5,02 | 2,46 |
| 7 | — ............. | 32,20 | 24,22 | 5,92 | 37,00 | 5,46 | 2,86 |
| 8 | Hollande.......... | 39,54 | 25,41 | 4,87 | 30,44 | 4,60 | 1,87 |
| 9 | Chester........... | 30,96 | 36,03 | 5,08 | 31,75 | 2,72 | 0,39 |
| 10 | Cheddar.......... | 32,04 | 37,77 | 4,35 | 27,20 | 2,94 | 0,35 |
| 11 | Roquefort......... | 50,82 | 23,12 | 3,12 | 19,50 | 6,54 | 4,68 |
| 12 | Gruyère.......... | 32,28 | 32,44 | 4,82 | 30,12 | 4,38 | 1,18 |
| 13 | — .......... | 35,20 | 30,10 | 4,82 | 30,12 | 3,80 | 0,60 |
| 14 | Parmesan......... | 31,28 | 27,11 | 4,18 | 26,12 | 4,38 | 0,70 |

II. — DÉTERMINATIONS EFFECTUÉES SUR LA MATIÈRE GRASSE.

| NUMÉRO D'ORDRE | DÉSIGNATION DE L'ÉCHANTILLON | DEGRÉ A L'OLÉO-RÉFRACTOMÈTRE D'AMAGAT | ACIDES GRAS INSOLUBLES ET NON VOLATILS POUR 100 |
|---|---|---|---|
| 4 | Camembert........... | — 29° | 86,82 |
| 5 | Hervé................ | — 30 | 86,72 |
| 6 | Edam................ | — 30 | 87,12 |
| 8 | Hollande............. | — 29 | 87,42 |
| 9 | Chester.............. | — 31 | 86,94 |
| 10 | Cheddar.............. | — 31 | 87,08 |
| 11 | Roquefort............ | — 30 | 86,38 |
| 12 | Gruyère.............. | — 27 | 87,54 |
| 14 | Parmesan............. | — 28 | 87,36 |

## ANALYSE ET RECHERCHE DES FALSIFICATIONS

1° Dosage de l'eau ;

2° Dosage des cendres;

3° Dosage du sel marin ;

4° Dosage de la matière grasse;

5° Examen de la pureté de cette matière grasse ;

6° Dosage du lactose ;

7° Dosage de la caséine ;

8° Détermination du rapport de maturation (rapport, trouvé par Duclaux, entre la caséine insoluble dans l'eau et la matière albuminoïde transformée par la caséase et les microbes de la pâte) ;

9° Dosage de l'amidon ou de la fécule (falsification) ;

10° Falsifications (craie, plâtre, sulfate de baryte, graisses étrangères) ;
11° Recherche des antiseptiques ;
12° Recherche des colorants d'aniline.

## ANALYSE DES FROMAGES

1° **Dosage de l'eau.** — Pour ce dosage, les fromages à pâte dure doivent être finement râpés; on en place 5 grammes dans une capsule tarée et le tout est mis à l'étuve à 100-105° pendant cinq ou six heures. Au bout de ce temps, on laisse refroidir dans l'air sec et on pèse. La différence entre les deux pesées, multipliée par 20, donne l'humidité pour 100.

Pour le dosage de l'humidité dans les fromages à pâte molle, on opère exactement comme nous l'avons dit pour le dosage de l'eau dans les beurres (mélange avec du sable sec, fraîchement calciné, etc.).

2° **Dosage des cendres.** — On incinère doucement, au rouge sombre, 5 grammes de fromage dans une capsule tarée. Lorsque les cendres sont blanches, on laisse refroidir dans l'air sec et on pèse. Le poids trouvé, multiplié par 20, donne la teneur en cendres pour 100.

3° **Dosage du sel marin.** — Les cendres résultant de l'opération précédente sont traitées par l'eau. La solution obtenue est additionnée de 2 gouttes d'une solution aqueuse de chromate de potasse et on titre le chlorure de sodium au moyen d'une solution titrée de nitrate d'argent (procédé de Mohr). Pour ce titrage, il est très commode d'avoir une solution d'azotate d'argent telle que 1 centimètre cube corresponde à $0^{gr},01$ de chlorure de sodium. On utilise alors une solution aqueuse contenant $29^{gr},075$ de nitrate d'argent par litre.

4° **Dosage de la matière grasse.** — On prend 20 grammes de fromage (les fromages à pâte ferme doivent, au préalable, être râpés) qu'on mélange dans un mortier avec du sable sec, pour former une masse pulvérulente. Cette masse est séchée à basse température, puis pulvérisée à nouveau et épuisée par l'éther, pendant six à sept heures, dans l'appareil de Soxhlet (Voir le chapitre *Lait*).

Lorsque l'épuisement est terminé, l'éther est évaporé doucement dans une capsule tarée. Le résidu pesé donne la matière grasse contenue dans 20 grammes de fromage.

5° **Examen de la pureté de la matière grasse.** — On examine la pureté de la matière grasse extraite, exactement comme on procède à l'analyse du beurre. Généralement la détermination de l'indice de Hehner et celle de l'indice R. M. W. sont suffisantes.

6° **Dosage du lactose.** — Les fromages à pâte ferme n'en contiennent que des traces, mais assez souvent les fromages mous en renferment des quantités assez importantes.

Pour doser le lactose, on emploie le résidu de l'épuisement du fromage par l'éther. Ce résidu est épuisé par l'eau bouillante et, sur une portion aliquote de la liqueur obtenue, on procède au dosage par la liqueur de Fehling, exactement comme il est dit au chapitre *Lait* (Voir p. 205).

7° **Dosage de la caséine.** — Dans la maturation, une partie de la caséine se peptonifie en donnant, en outre, de la leucine, de la tyrosine et même souvent une certaine quantité de carbonate d'ammoniaque.

La caséine ainsi transformée est dosée assez fréquemment par différence :

Caséine pour 100 = 100 — (eau pour 100 + matière grasse pour 100
+ cendres pour 100 + lactose pour 100).

Cependant on peut doser la caséine soluble dans l'eau de la façon suivante :

On prend une portion aliquote de la liqueur résultant de l'épuisement par l'eau bouillante du résidu du dosage de la matière grasse. On la divise en deux parties :

*a*) Une partie est placée dans un ballon, additionnée d'acide sulfurique, (10 centimètres cubes) et évaporée à petit volume ; on y ajoute un petit globule de mercure et on continue à chauffer jusqu'à obtention d'un liquide brun très clair. Ce liquide, traité par la méthode de Kjeldahl, donne l'azote total ;

*b*) La seconde partie du liquide sert à doser l'ammoniaque préformée, libre ou combinée, existant dans le fromage. On l'additionne de 10 grammes de magnésie ; on distille, en recevant le produit de la distillation dans une quantité connue (25 centimètres cubes) d'acide sulfurique normal ; on additionne de 2 gouttes de solution alcoolique de phtaléine, et on titre l'excès d'acide sulfurique normal avec la soude normale. Le nombre de centimètres cubes d'acide sulfurique employé, multiplié par 0,014, donne l'azote correspondant à l'ammoniaque.

Cet azote est retranché de l'azote total, et la différence représente l'azote de la caséine soluble. Ce chiffre, multiplié par 6,25, donne la caséine soluble contenue dans la liqueur employée.

*Dosage de la caséine par le procédé Trillat et Sauton.* — On introduit 2 grammes de fromage dans un becherglass d'environ 100 centimètres cubes contenant 10 centimètres cubes d'eau chaude ; on désagrège rapidement, en agitant avec une baguette de verre et en ajoutant peu à peu 50 centimètres cubes d'eau (pour les fromages durs, on broie le fromage dans un petit mortier, en employant de l'eau très légèrement ammoniacale) ; on porte à l'ébullition pendant cinq minutes ; le liquide est ensuite additionné de $0^{cc},5$ de formol commercial (à 40 0/0) ; on maintient à l'ébullition pendant trois minutes, et l'on abandonne ensuite le liquide au repos pendant cinq minutes ; la matière grasse se rassemble à la surface ; on précipite alors la caséine par 5 gouttes d'acide acétique pur ; lorsque la couche surnageante est limpide, on recueille sur un petit filtre taré le prépicité blanc et pulvérulent, qui est dégraissé par l'acétone dans un appareil à épuisement, puis séché à 75-80° et pesé.

La matière grasse peut être ainsi évaluée à part, en recueillant et évaporant l'acétone dans un vase taré.

Cette méthode, appliquée par les auteurs à divers fromages, a donné les résultats suivants, exprimés en caséine pour 100 de fromage brut :

| | |
|---|---|
| Camembert | 18,20 |
| Gruyère | 31,34 |
| Gervais | 6,415 |
| Brie | 22,930 |
| Roquefort (demi-mûr) | 11,65 |
| — (très mûr) | 7,10 |
| Hollande | 31,50 |

8° **Rapport de maturation.** — Duclaux a démontré que le rapport de maturation, c'est-à-dire le rapport existant entre la caséine insoluble dans l'eau et la matière albuminoïde transformée par la caséase et les microbes de la pâte, va en augmentant pendant et après la fabrication du fromage.

Si l'on veut déterminer ce rapport, il faut connaître la matière albuminoïde transformée.

A cet effet, on broie, dans un mortier, 10 grammes de fromage avec un peu d'eau pour obtenir une masse pâteuse, qu'on étend ensuite à 100 centimètres cubes avec de l'eau. On soumet ce liquide à l'action d'un filtre de porcelaine. On recueille 10 centimètres cubes du liquide filtré. On les évapore à sec dans une capsule tarée et on pèse le résidu, qui est ensuite calciné à basse température, jusqu'à cendres blanches. Ces cendres sont pesées, et leur poids, retranché du poids de l'extrait sec, donne le poids de la matière albuminoïde transformée.

Comme on connaît le poids de la caséine insoluble, il est facile de déterminer le rapport de maturation.

9° **Dosage de l'amidon ou de la fécule.** — Certains fromages peuvent être falsifiés par addition de produits amylacés. Pour les doser, on peut utilement employer le procédé décrit par Bruylants, Druyts et de Walque.

Ce procédé consiste à transformer la fécule ou l'amidon en iodure d'amidon, à séparer celui-ci et à doser l'amidon, après son hydratation, par la détermination du glucose formé.

On opère sur 10 grammes de fromage, qu'on épuise par l'éther, pour en enlever toute la matière grasse, afin de dégager les grains de fécule ou d'amidon qui, pouvant rester emprisonnés dans les particules graisseuses, ne subiraient pas l'action de l'iode.

Le fromage, ainsi dégraissé et bien divisé, est délayé dans de l'eau salée (de densité 1,060, correspondant à une solution contenant 8 0/0 de chlorure de sodium); on ajoute ensuite un excès de solution aqueuse d'iode iodurée, et l'on verse dans une grande éprouvette cylindrique.

On laisse déposer l'iodure d'amidon, on décante et on ajoute de nouvelle eau salée sur le dépôt ainsi qu'un peu de solution d'iode. On renouvelle cette opération une fois ou deux.

Le dépôt est alors versé dans un ballon. On y ajoute de l'eau contenant 2 0/0 d'acide chlorhydrique et on chauffe au bain-marie jusqu'à dissolution complète de l'amidon, puis on y ajoute un peu de métasulfite de potassium.

On laisse refroidir, on étend la liqueur à un volume déterminé, par exemple 200 centimètres cubes, et on dose le glucose par la liqueur de Fehling. La quantité de glucose trouvée, multipliée par 0,9, donne la quantité correspondante d'amidon ou de fécule.

10° **Falsifications.** — Les falsifications du fromage consistent en la substitution de matières grasses étrangères (margarine, saindoux, huile de coco, etc.) à la graisse du lait et en l'addition de matières amylacées ou de matières minérales.

La substitution de matières grasses étrangères à la graisse du lait sera décelée par l'analyse de la graisse extraite du fromage (Voir p. 183).

On recherchera l'addition de matières amylacées par un examen microscopique du fromage, préalablement dégraissé; si cet examen indique leur présence, on les dosera par la méthode de Bruylants, Druyts et de Walque, décrite plus haut.

L'addition de matières minérales (craie, plâtre, sulfate de baryte, etc.) sera indiquée par le poids anormal des cendres; on cherchera alors ces matières minérales par les méthodes ordinaires de l'analyse chimique.

11° **Recherche des antiseptiques.** — Les principaux antiseptiques que l'expert peut avoir à chercher dans les fromages sont l'acide borique, les borates et les fluorures alcalins. La recherche de ces produits est indiquée au chapitre spécialement consacré aux antiseptiques.

12° **Recherche des colorants d'aniline.** — En dehors des colorants végétaux, parfaitement inoffensifs, la croûte de certains fromages peut être colorée, principalement en rouge, par des colorants d'aniline. On recherchera ces colorants en épuisant à l'ébullition la croûte, coupée en petits morceaux, par de l'alcool à 90° légèrement aiguisé d'acide chlorhydrique. La solution obtenue est évaporée à sec, au bain-marie, et reprise par l'eau.

Sur le liquide coloré ainsi obtenu, on pourra faire les réactions caractéristiques des colorants d'aniline (Voir p. 36) et, notamment, teindre à l'ébullition, sans mordant, une floche de laine blanche.

# LAIT DE VACHE

Par A. BONN

---

## COMPOSITION ET VARIATIONS DE COMPOSITION

Le lait, en général, peut être défini le liquide complexe sécrété par les glandes mammaires et destiné à servir d'aliment aux jeunes mammifères. Il est formé d'une solution aqueuse de matières protéiques, de sucre de lait et de sels divers tenant en suspension quelques substances albuminoïdes et des globules de beurre finement émulsionné.

De par sa composition chimique, il représente un aliment complet.

La composition du lait varie suivant des influences très nombreuses (race, âge de la vache, date du vêlage, saison, nourriture, travail ou repos, santé, etc.).

Le Conseil départemental d'hygiène de la Seine avait, en 1857, adopté les chiffres suivants pour la composition du lait de vache :

| | |
|---|---|
| Densité à 15° | 1.033,0 |
| Extrait sec | 13,00 0/0 |
| Cendres | 0,60 |
| Beurre | 4,00 |
| Matières albuminoïdes | 3,40 |
| Lactose | 5,00 |

Ce Conseil fixait les limites minima suivantes :

| | |
|---|---|
| Extrait sec | 11,50 0/0 |
| Beurre | 2,70 à 3,00 0/0 |
| Matières albuminoïdes | 4,00 à 4,30 0/0 |
| Lactose | 4,50 0/0 |

Il ajoutait dans son rapport :

« La Commission déclare toutefois que la limite minima qu'elle indique pour « les éléments du lait ne peut pas être considérée comme une limite absolue « propre à fixer le terme où commence la fraude ; qu'il ne suffit pas qu'un lait

« contienne plus de 11,50 0/0 de matières fixes ou de 2,70 0/0 de beurre ou de « 4,50 0/0 de lactose pour être reconnu exempt de fraude et irréprochable, et que « le jugement des chimistes experts, chargés de la vérification du lait, doit résulter « d'une appréciation comparative de toutes les données de leurs analyses; qu'ainsi, « par exemple, on peut considérer comme falsifié non seulement tout échantillon « de lait qui n'aura pas fourni pour l'ensemble des matières fixes qu'il contient « un poids supérieur à 11,50, mais encore tout échantillon qui, donnant plus de « 11,50 de ces matières, ne contiendrait pas au moins 2,70 de beurre et 4,50 de « lactose.

« Ne peut-il pas arriver en effet qu'un lait riche en matières fixes et contenant « une proportion moyenne de beurre puisse être fortement écrémé et réduit ainsi « à une proportion de beurre inférieure à 2,70 0/0, tout en conservant une pro- « portion de matières fixes supérieure à 11,50 ? Dans ce cas, la fraude, c'est-à-dire « la soustraction de la crème, serait signalée par le chiffre du beurre, et son auteur « serait justement condamné comme coupable d'avoir dénaturé sa marchandise, « bien que le lait qu'il aurait fourni contînt des proportions de matières fixes et « de lactose supérieures au minimum.

« D'autre part, supposons qu'un lait, riche en matières fixes et en beurre et « contenant une proportion moyenne de lactose, ait été additionné d'eau dans des « proportions telles que le poids des matières fixes et du beurre n'ait pas été « abaissé par cette addition au-dessous du minimum, tandis que la proportion de « lactose, au contraire, s'y trouve inférieure à 4,50; ne sera-t-on pas autorisé à « conclure que le lait a été additionné d'eau, et qu'il a été l'objet d'une manipu- « lation frauduleuse, puisque sa proportion de lactose est devenue inférieure au « minimum ?

« Ainsi, comme la Commission l'a exposé dans son premier rapport, l'analyse « complète du lait, la connaissance qu'elle donne aux experts de la proportion de « chacun de ses éléments, et la discussion attentive de ces proportions, leur « permet de suivre les falsifications de ce liquide dans toutes les conditions qu'elles « peuvent présenter et de les constater dans des limites très étendues.

« La Commission insiste, d'ailleurs, sur cette considération que, surtout pour le « beurre et les matières fixes, le lait ne peut approcher des limites minima que « dans des circonstances exceptionnelles et lorsqu'il est fourni par des vaches « isolées; qu'en conséquence, ces limites ne peuvent pas être invoquées en faveur « des marchands de lait en gros, qui ne livrent jamais au commerce que des laits « mélangés, provenant de plusieurs vaches. »

**Causes diverses de variation de composition du lait.** — L'analyste doit connaître les principales causes physiologiques, pathologiques ou autres qui sont susceptibles de faire varier la composition des laits. Nous allons entrer, à cet égard, dans quelques détails.

INFLUENCE DU PIS. (Analyses dues à Rajoul.)

| | EXTRAIT SEC 0/0 | BEURRE 0/0 | LACTOSE 0/0 | MATIÈRES ALBUMINOÏDES 0/0 | SELS 0/0 |
|---|---|---|---|---|---|
| *Pis droit antérieur.* | | | | | |
| Premières portions de la traite.. | 10,00 | 1,19 | 5,13 | 3,16 | 0,51 |
| Milieu de la traite.............. | 11,65 | 2,13 | 5,33 | 3,62 | 0,56 |
| Dernières portions de la traite... | 13,31 | 4,31 | 5,13 | 3,33 | 0,53 |
| Traite moyenne................ | 11,65 | 2,54 | 5,20 | 3,37 | 0,53 |
| *Pis droit postérieur.* | | | | | |
| Premières portions de la traite.. | 10,68 | 1,23 | 5,11 | 3,76 | 0,58 |
| Milieu de la traite.............. | 12,61 | 3.17 | 5,17 | 3,55 | 0,71 |
| Dernières portions de la traite... | 14,50 | 5,42 | 5,24 | 3,15 | 0,68 |
| Traite moyenne................ | 12,59 | 3,27 | 5,17 | 3,48 | 0,65 |

HEURE DE LA TRAITE. (Analyses dues à Féry.)

| | BEURRE 0/0 | LACTOSE 0/0 | CASÉINE 0/0 | CENDRES 0/0 | EXTRAIT SEC 0/0 |
|---|---|---|---|---|---|
| Lait du matin.................. | 2,50 | 5,21 | 2,72 | 0,66 | 11,44 |
| Lait du midi................... | 4,72 | 5,32 | 2,72 | 0,57 | 13,53 |
| Lait du soir................... | 3,63 | 5,22 | 2,96 | 0,65 | 12,62 |

Ces analyses se rapportent au lait fourni par 7 vaches de race hollandaise, recevant une alimentation normale et traites à fond.

L'*influence de la race* n'est pas moindre, et des vaches de races différentes placées dans les mêmes conditions, recevant la même nourriture, donnent des laits fournissant à l'analyse des résultats très dissemblables.

C'est ainsi, d'après Fr. d'Hont, qu'on est conduit à cet égard aux chiffres suivants :

Pour des laits mélangés provenant d'étables de vaches de races diverses (résultats de 10 analyses) :

| | |
|---|---|
| Densité à 15°.................. | 1.029,0 à 1.032,0 |
| Extrait sec.................... | 11,58 à 14,10 0/0 |
| Beurre ........................ | 3,30 à 5,05 |
| Caséine........................ | 2,30 à 4,70 |
| Lactose........................ | 3,50 à 5,30 |
| Cendres ....................... | 0,60 à 0,79 |

Pour des laits fournis par des vaches de races indigènes plus ou moins croisées (résultats de 32 analyses) :

| | |
|---|---|
| Densité à 15°.................. | 1.028,0 à 1.034,0 |
| Extrait sec.................... | 11,10 à 14,90 0/0 |
| Beurre ........................ | 2,30 à 6,50 |

Pour la race de Jersey (résultats de 6 analyses) :

| | |
|---|---|
| Extrait sec | 13,30 à 16,70 0/0 |
| Beurre | 3,10 à 7,00 |

Pour la race de Cassel (résultats de 3 analyses) :

| | |
|---|---|
| Extrait sec | 13,17 à 13,62 0/0 |
| Beurre | 3,80 à 4,83 |

Pour la race hollandaise (résultats de 13 analyses) :

| | |
|---|---|
| Extrait sec | 11,02 à 13,88 0/0 |
| Beurre | 2,10 à 4,79 |

D'après Ch. Girard, voici des analyses complètes montrant nettement les modifications de composition suivant les races :

Pour la race flamande :

| | |
|---|---|
| Densité à 15° | 1.029,0 à 1.032,0 |
| Extrait sec | 11,44 à 13,87 0/0 |
| Beurre | 3,69 à 5,08 |
| Caséine | 2,80 à 3,28 |
| Lactose | 4,37 à 4,86 |
| Cendres | 0,58 à 0,65 |

Pour la race normande :

| | |
|---|---|
| Densité à 15° | 1.031,2 à 1.032,2 |
| Extrait sec | 11,77 à 14,74 0/0 |
| Beurre | 3,69 à 3,92 |
| Caséine | 2,82 à 4,16 |
| Lactose | 4,61 à 6,00 |
| Cendres | 0,65 à 0,66 |

Pour la race picarde :

| | |
|---|---|
| Densité à 15° | 1.029,3 à 1.031,0 |
| Extrait sec | 12,43 à 15,11 0/0 |
| Beurre | 3,80 à 6,50 |
| Caséine | 2,87 à 3,15 |
| Lactose | 4,74 à 5,17 |
| Cendres | 0,59 à 0,72 |

Pour la race suisse :

| | |
|---|---|
| Densité à 15° | 1.030,0 à 1.033,0 |
| Extrait sec | 12,00 à 14,24 0/0 |
| Beurre | 3,80 à 5,20 |
| Caséine | 3,02 à 5,36 |
| Lactose | 4,58 à 4,98 |
| Cendres | 0,60 à 0,70 |

L'*influence de la saison* est également appréciable au point de vue de la teneur en beurre. C'est ainsi, d'après Van Engelen, que des mêmes vaches, de race hollandaise, donnent un lait contenant en beurre :

| | |
|---|---|
| En janvier | 3,00 0/0 |
| février | 2,92 |
| mars | 3,00 |
| avril | 2,70 |
| mai | 2,95 |
| juin | 2,72 |
| juillet | 2,86 |
| août | 2,57 |
| septembre | 2,50 |
| octobre | 2,54 |
| novembre | 2,80 |
| décembre | 2,84 |

Pendant les mois d'août, septembre et octobre, ces bêtes ont donné un lait dont le minimum en beurre était de 2 0/0.

L'*influence individuelle* a également sa répercussion sur la teneur du lait en beurre.

C'est ainsi que 6 vaches de même race (flamande) et de la même étable donnent respectivement, le même jour, comme teneur en beurre de leur lait :

3,55 0/0, 3,36 0/0, 3,36 0/0, 2,96 0/0, 4,66 0/0, 3,75 0/0.

Cette influence est un gros facteur à faire entrer en ligne de compte dans l'appréciation de la puissance beurrière. C'est ainsi, dit Dechambre, qu' « on « se trouve en présence d'un considérant qui tient tous les autres sous sa « dépendance. Qu'obtiendrait-on en donnant une alimentation fortement « beurrière à une vache, si celle-ci ne possède pas déjà une aptitude natu- « relle à l'élaboration de la matière grasse? On l'a dit et répété : les femelles « laitières sont des machines à transformation, elles ne valent que par leur « puissance transformatrice ; celle-ci est limitée ; il y a une teneur maxima « en matière grasse que l'alimentation permettra d'atteindre, mais qu'elle « ne fera pas dépasser. »

*Influence de la nourriture.* — D'un très grand nombre d'analyses et d'essais faits à cet égard par Malpeau et Dorez à l'Ecole d'agriculture du Pas-de-Calais, nous voyons que les hydrates de carbone (sucre, mélasse) n'augmentent pas sensiblement la teneur du lait en matières grasses; il en est de même de l'emploi d'aliments riches en graisses (tourteaux, farine de lin). Une nourriture très aqueuse, pauvre en matières azotées, augmente la quantité de lait, mais diminue sa richesse en beurre.

Les drêches de brasserie donnent une teneur en beurre sensiblement la même que lorsque les bêtes sont nourries avec des betteraves (3,18 à 3,72 0/0 avec la drêche contre 3,28 à 3,81 0/0 avec les betteraves, pour quatre mêmes bêtes, de même race). Il en est de même pour une alimentation contenant des pulpes de sucrerie.

*Influence du vêlage.* — Nous avons analysé le lait fourni par une vache bretonne, âgée de sept ans, ayant vêlé dans la nuit du 23 au 24 janvier 1905, recevant comme nourriture de la drêche de bière, du son, des betteraves et du tourteau de lin, — nourriture à laquelle on ajoutait de temps à autre des graines de lin ; — le lait analysé provenait de la traite du matin, la traite ayant été faite à fond.

| DATES | DENSITÉ A 15° | EXTRAIT SEC 0/0 | BEURRE 0/0 | LACTOSE 0/0 | CENDRES 0/0 | MATIÈRES ALBUMINOIDES 0/0 |
|---|---|---|---|---|---|---|
| 24 janvier 1905....... | 1.050,0 | 19,80 | 1,20 | 2,64 | 0,80 | 15,16 |
| 25 — ....... | 1.045,0 | 13,50 | 1,35 | 3,30 | 0,68 | 8,17 |
| 26 — ....... | 1.033,8 | 12,30 | 2,00 | 3,71 | 0,75 | 5,84 |
| 27 — ....... | 1.032,2 | 12,10 | 2,60 | 3,43 | 0,70 | 5,37 |
| 28 — ....... | 1.032,0 | 11,65 | 2,40 | 3,62 | 0,70 | 4,93 |
| 29 — ....... | 1.033,0 | 11,89 | 2,80 | 3,40 | 0,71 | 4,98 |
| 30 — ....... | 1.031,8 | 11,71 | 2,90 | 3,62 | 0,68 | 4,51 |
| 31 — ....... | 1.030,4 | 12,19 | 3,60 | 3,60 | 0,72 | 4,27 |
| 1er février 1905....... | 1.031,6 | 12,49 | 3,60 | 4,56 | 0,70 | 3,63 |
| 2 — ....... | 1.031,2 | 12,51 | 3,70 | 4,77 | 0,70 | 3,34 |
| 3 — ....... | 1.030,6 | 11,89 | 3,30 | 4,56 | 0,68 | 3,35 |
| 4 — ....... | 1.030,2 | 11,67 | 3,20 | 4,56 | 0,68 | 3,23 |
| 5 — ....... | 1.031,2 | 11,64 | 3,00 | 4,77 | 0,65 | 3,22 |
| 6 — ....... | 1.030,2 | 11,94 | 2,80 | 5,81 | 0,67 | 2,66 |
| 7 — ....... | 1.030,4 | 11,72 | 3,10 | 4,77 | 0,65 | 3,20 |
| Moyenne............ | 1.033,5 | 12,60 | 2,77 | 4,07 | 0,69 | 5,05 |
| Maximum........... | 1.050,0 | 19,80 | 3,70 | 5,81 | 0,80 | 15,16 |
| Minimum........... | 1.030,2 | 11,64 | 1,20 | 2,64 | 0,65 | 2,66 |

On voit donc, d'après ces résultats analytiques, qu'au début du vêlage la composition du lait est très loin de celle généralement admise ; la teneur en caséine est très élevée, celle en lactose et en beurre est très basse, et ce n'est guère que huit jours environ après le vêlage qu'on peut considérer le liquide sécrété par les glandes mammaires comme étant véritablement du lait.

**Causes accidentelles de modifications dans la composition du lait. — Ecrémage spontané du lait.** — Le lait abandonné à lui-même pendant un certain temps se sépare comme toute émulsion. A la surface, la crème, produit très riche en beurre, vient se rassembler pendant que les couches inférieures du lait s'appauvrissent d'autant en matière grasse. Ce phénomène présente une grande importance pour les prélèvements faits en vue d'expertises judiciaires, et pour lesquels il est nécessaire de bien agiter, avant le prélèvement, le récipient contenant le lait. Nous avons voulu étudier quelle était la limite de cet écrémage, en quelque sorte naturel, et nous avons fait les essais suivants :

Un lait homogène, dont la teneur en beurre était connue, a été mis dans cinq éprouvettes à pied de 1 litre. Ces éprouvettes ont été abandonnées à elles-mêmes pendant un temps déterminé (deux, trois, quatre, cinq et six heures). Au bout de ces temps, nous avons prélevé des échantillons à différentes hauteurs dans l'éprouvette (crème, couche supérieure au-dessous de la crème, partie médiane, fond de l'éprouvette), et ces échantillons ont fait l'objet des déterminations suivantes : densité, beurre, extrait sec. Pour la crème, nous avons dosé seulement le beurre.

La teneur en beurre du lait initial étant connue, il était facile de calculer le « pourcentage » de l'appauvrissement ou de l'enrichissement en beurre de ces échantillons.

Nous consignons, dans le tableau ci-dessous, les résultats de ces expériences (la température au moment des essais était de 17° C.):

| | BEURRE 0/0 | DENSITÉ | EXTRAIT SEC 0/0 | ÉCRÉMAGE 0/0 | ENRICHISSEMENT 0/0 |
|---|---|---|---|---|---|
| Lait mis en expérience ... | 2,80 | 1032,6 | 11,74 | » | » |
| Après 2 heures de repos : | | | | | |
| Crème | 4,00 | — | — | » | 42,85 |
| Dessus | 2,90 | 1032,2 | 11,80 | » | 3,57 |
| Milieu | 2,70 | 1032,5 | 11,65 | 3,58 | » |
| Fond | 2,70 | 1033,2 | 11,81 | 3,58 | » |
| Après 3 heures de repos : | | | | | |
| Crème | 7,00 | — | — | » | 150,00 |
| Dessus | 2,70 | 1032,8 | 11,71 | 3,58 | » |
| Milieu | 2,70 | 1032,7 | 11,69 | 3,58 | » |
| Fond | 2,50 | 1033,0 | 11,52 | 10,72 | » |
| Après 4 heures de repos : | | | | | |
| Crème | 11,00 | — | — | » | 292,85 |
| Dessus | 2,70 | 1032,8 | 11,71 | 3,58 | » |
| Milieu | 2,70 | 1032,7 | 11,70 | 3,58 | » |
| Fond | 2,40 | 1032,8 | 11,35 | 14,29 | » |
| Après 5 heures de repos : | | | | | |
| Crème | 12,00 | — | — | » | 328,57 |
| Dessus | 2,50 | 1033,1 | 11,55 | 10,72 | » |
| Milieu | 2,40 | 1033,2 | 11,45 | 14,29 | » |
| Fond | 2,30 | 1033,4 | 11,38 | 17,86 | » |
| Après 6 heures de repos : | | | | | |
| Crème | 14,00 | — | — | » | 400,00 |
| Dessus | 2,40 | 1033,1 | 11,44 | 14,29 | » |
| Milieu | 2,30 | 1033,2 | 11,32 | 17,86 | » |
| Fond | 1,80 | 1034,2 | 10,96 | 35,72 | » |

**Expertises judiciaires.** — De tout ce qui précède est-il possible, d'après l'analyse d'un échantillon de lait prélevé au moment de sa mise en vente ou de sa livraison, de conclure avec certitude à la falsification de ce lait, surtout par l'écrémage?

Nous ne le pensons pas et nous estimons qu'il est *indispensable* de procéder de la façon suivante :

Au moment du prélèvement, il y a toujours lieu d'agiter dans tous les sens le récipient contenant le lait, afin de rendre la masse bien homogène. Supposons le lait reconnu falsifié à l'analyse. Deux cas peuvent se présenter :

Le vendeur est en même temps producteur, ou bien le vendeur n'est qu'un intermédiaire et prend livraison de la marchandise chez un fermier.

I. *Vendeur producteur.* — Un prélèvement de contrôle sera fait, le plus rapidement possible, à l'étable, sur la même traite (matin, midi ou soir) et sur les mêmes bêtes que celles ayant fourni le lait incriminé, en faisant traire les bêtes à fond.

*a*) Le prélèvement de contrôle a fourni un lait de composition normale, ne correspondant pas à celle du lait saisi au moment de la vente : le lait vendu doit être considéré comme falsifié;

*b*) Le prélèvement de contrôle à l'étable a donné, au contraire, un lait présentant la même composition que le lait saisi au moment de la vente : le lait vendu n'était pas falsifié.

II. *Vendeur non producteur.* — Un prélèvement sera opéré au moment de la livraison faite par le producteur au vendeur. Si ce prélèvement fournit un lait pur, la falsification doit être évidemment imputée au vendeur.

Si, au contraire, ce prélèvement est opéré sur un lait suspect ou douteux, nous tombons dans le cas précédent, et un prélèvement de contrôle doit être fait, le plus rapidement possible, à l'étable, sur la même traite et les mêmes bêtes que celles ayant fourni les laits incriminés et en faisant traire à fond. Si ce contrôle donne un lait de même composition que les laits précédemment prélevés, il n'y a pas de falsification.

Si, au contraire, ce contrôle fournit un lait de composition normale, la falsification devient imputable au producteur.

Enfin, nous estimons qu'il est utile de faire interroger les producteurs sur les points suivants :

De combien de vaches provient le lait saisi?

Race de ces vaches ;

Quelle nourriture leur est donnée ?

Depuis combien de temps ont-elles vêlé ?

Parmi ces vaches, y en a-t-il de malades? (Dans l'affirmative, faire préciser leur nombre et la nature de leur maladie.)

Ces renseignements peuvent fournir d'utiles indications à l'expert, en vue des conclusions qu'il doit formuler.

## ANALYSE ET RECHERCHE DES FALSIFICATIONS

1° Détermination de la densité à 15° ;
2° Dosage de la matière grasse ;
3° Dosage de l'extrait sec ;
4° Dosage des matières minérales (cendres) ;
5° Dosage du sucre de lait ou lactose ;
6° Dosage de la caséine ;
7° Détermination de la densité du sérum du lait à 15° ;
8° Dosage de l'extrait sec et des matières minérales de ce sérum ;
9° Dosage de la lécithine ;
10° Recherche de l'addition de matières grasses étrangères ;
11° Examen microscopique ;
12° Recherche des antiseptiques.

### ANALYSE DU LAIT

Il est absolument indispensable, avant de procéder à l'analyse d'un échantillon de lait, de bien rendre homogène le liquide par une agitation prolongée, de façon à rétablir l'émulsion de façon parfaite.

1° **Détermination de la densité.** — Cette détermination peut être effectuée soit au moyen de la balance de Mohr, soit au moyen du picnomètre, soit enfin par le densimètre.

a) *Densimètre.* — Il est indispensable d'employer des lactodensimètres dont les traits de graduation soient suffisamment éloignés les uns des autres (au moins 6 millimètres). Lorsque la densité est prise, on note la température et on ramène la densité observée à la température de 15° C., soit en diminuant ou en augmentant d'une unité pour 5° de température (correction additive pour une température supérieure à 15°, soustractive au-dessous de 15°), soit en se servant des tables ci-dessous.

LAIT NON ÉCRÉMÉ.

| INDICATIONS DU THERMOMÈTRE | INDICATIONS DU LACTODENSIMÈTRE | | | | | | | | | | | | | | | | | | | | | |
|---|---|---|---|---|---|---|---|---|---|---|---|---|---|---|---|---|---|---|---|---|---|---|
| | 14 | 15 | 16 | 17 | 18 | 19 | 20 | 21 | 22 | 23 | 24 | 25 | 26 | 27 | 28 | 29 | 30 | 31 | 32 | 33 | 34 | 35 |
| 0 | 12,9 | 13,9 | 14,9 | 15,9 | 16,9 | 17,8 | 18,7 | 19,6 | 20,6 | 21,5 | 22,4 | 23,3 | 24,3 | 25,2 | 26,1 | 27,0 | 27,9 | 28,8 | 29,7 | 30,6 | 31,5 | 32,4 |
| 1 | 12,9 | 13,9 | 14,9 | 15,9 | 16,9 | 17,8 | 18,7 | 19,6 | 20,6 | 21,5 | 22,4 | 23,3 | 24,3 | 25,3 | 26,2 | 27,1 | 28,0 | 28,9 | 29,8 | 30,7 | 31,6 | 32,5 |
| 2 | 12,9 | 13,9 | 14,9 | 15,9 | 16,9 | 17,8 | 18,7 | 19,7 | 20,7 | 21,6 | 22,5 | 23,4 | 24,4 | 25,4 | 26,3 | 27,2 | 28,1 | 29,0 | 29,9 | 30,8 | 31,7 | 32,6 |
| 3 | 13,0 | 14,0 | 15,0 | 16,0 | 17,0 | 17,9 | 18,8 | 19,7 | 20,7 | 21,7 | 22,6 | 23,5 | 24,5 | 25,5 | 25,4 | 27,3 | 28,2 | 29,1 | 30,0 | 30,9 | 31,8 | 32,7 |
| 4 | 13,0 | 14,0 | 15,0 | 16,0 | 17,0 | 17,9 | 18,8 | 19,7 | 20,7 | 21,7 | 22,7 | 23,6 | 24,6 | 25,6 | 26,5 | 27,4 | 28,3 | 29,2 | 30,1 | 31,0 | 31,9 | 32,8 |
| 5 | 13,1 | 14,1 | 15,1 | 16,1 | 17,1 | 18,0 | 18,9 | 19,8 | 20,8 | 21,8 | 22,8 | 23,7 | 24,7 | 25,7 | 26,6 | 27,5 | 28,4 | 29,3 | 30,3 | 31,2 | 32,1 | 33,0 |
| 6 | 13,1 | 14,1 | 15,1 | 16,1 | 17,1 | 18,1 | 19,0 | 19,9 | 20,9 | 21,9 | 22,9 | 23,8 | 24,8 | 25,8 | 26,7 | 27,6 | 28,5 | 29,5 | 30,4 | 31,3 | 32,2 | 33,1 |
| 7 | 13,1 | 14,1 | 15,1 | 16,1 | 17,1 | 18,1 | 19,0 | 20,0 | 21,0 | 22,0 | 23,0 | 23,9 | 24,9 | 25,9 | 26,8 | 27,7 | 28,6 | 29,6 | 30,5 | 31,4 | 32,3 | 33,2 |
| 8 | 13,2 | 14,2 | 15,2 | 16,2 | 17,2 | 18,2 | 19,1 | 20,1 | 21,1 | 22,1 | 23,1 | 24,0 | 25,0 | 26,0 | 26,9 | 27,8 | 28,7 | 29,7 | 30,6 | 31,6 | 32,5 | 33,4 |
| 9 | 13,3 | 14,3 | 15,3 | 16,3 | 17,3 | 18,3 | 19,2 | 20,2 | 21,2 | 22,2 | 23,2 | 24,1 | 25,1 | 26,1 | 27,0 | 27,9 | 28,8 | 29,8 | 30,8 | 31,8 | 32,7 | 33,6 |
| 10 | 13,4 | 14,4 | 15,4 | 16,4 | 17,4 | 18,4 | 19,3 | 20,3 | 21,3 | 22,3 | 23,3 | 24,2 | 25,2 | 26,2 | 27,1 | 28,1 | 29,0 | 30,0 | 31,0 | 32,0 | 32,9 | 33,8 |
| 11 | 13,5 | 14,5 | 15,5 | 16,5 | 17,5 | 18,5 | 19,4 | 20,4 | 21,4 | 22,4 | 23,4 | 24,3 | 25,3 | 26,3 | 27,2 | 28,2 | 29,2 | 30,2 | 31,2 | 32,2 | 33,1 | 34,0 |
| 12 | 13,6 | 14,6 | 15,6 | 16,6 | 17,6 | 18,6 | 19,5 | 20,5 | 21,5 | 22,5 | 23,5 | 24,5 | 25,5 | 26,5 | 27,4 | 28,4 | 29,4 | 30,4 | 31,4 | 32,4 | 33,3 | 34,2 |
| 13 | 13,7 | 14,7 | 15,7 | 16,7 | 17,7 | 18,7 | 19,6 | 20,6 | 21,6 | 22,6 | 23,6 | 24,6 | 25,6 | 26,6 | 27,6 | 28,6 | 29,6 | 30,6 | 31,6 | 32,6 | 33,5 | 34,4 |
| 14 | 13,8 | 14,8 | 15,8 | 16,8 | 17,8 | 18,8 | 19,8 | 20,7 | 21,8 | 22,8 | 23,8 | 24,8 | 25,8 | 26,8 | 27,8 | 28,8 | 29,8 | 30,8 | 31,8 | 32,8 | 33,8 | 34,7 |
| 15 | 14,0 | 15,0 | 16,0 | 17,0 | 18,0 | 19,0 | 20,0 | 21,0 | 22,0 | 23,0 | 24,0 | 25,0 | 26,0 | 27,0 | 28,0 | 29,0 | 30,0 | 31,0 | 32,0 | 33,0 | 34,0 | 35,0 |
| 16 | 14,1 | 15,1 | 16,1 | 17,1 | 18,1 | 19,1 | 20,1 | 21,2 | 22,2 | 23,2 | 24,2 | 25,2 | 26,2 | 27,2 | 28,2 | 29,2 | 30,2 | 31,2 | 32,2 | 33,2 | 34,2 | 35,2 |
| 17 | 14,2 | 15,2 | 16,3 | 17,3 | 18,3 | 19,3 | 20,3 | 21,4 | 22,4 | 23,4 | 24,4 | 25,4 | 26,4 | 27,4 | 28,4 | 29,4 | 30,4 | 31,4 | 32,4 | 33,4 | 34,4 | 35,4 |
| 18 | 14,4 | 15,4 | 16,5 | 17,5 | 18,5 | 19,5 | 20,5 | 21,6 | 22,6 | 23,6 | 24,6 | 25,6 | 26,6 | 27,6 | 28,6 | 29,6 | 30,6 | 31,7 | 32,7 | 33,7 | 34,7 | 35,7 |
| 19 | 14,6 | 15,6 | 16,7 | 17,7 | 18,7 | 19,7 | 20,7 | 21,8 | 22,8 | 33,8 | 24,8 | 25,8 | 26,9 | 27,9 | 28,9 | 29,9 | 30,9 | 32,0 | 33,0 | 34,0 | 35,0 | 35,0 |
| 20 | 14,8 | 15,8 | 16,9 | 17,9 | 18,9 | 19,9 | 20,9 | 22,0 | 23,0 | 24,0 | 25,0 | 26,0 | 27,1 | 28,2 | 29,2 | 30,2 | 31,2 | 32,3 | 33,3 | 34,3 | 35,3 | 36,3 |
| 21 | 15,0 | 16,0 | 17,1 | 18,1 | 19,1 | 20,1 | 21,1 | 22,2 | 23,2 | 24,2 | 25,2 | 26,2 | 27,3 | 28,4 | 29,4 | 30,4 | 31,4 | 32,5 | 33,6 | 34,6 | 35,6 | 36,6 |
| 22 | 15,2 | 16,2 | 17,3 | 18,3 | 19,3 | 20,3 | 21,3 | 22,4 | 23,4 | 24,4 | 25,4 | 26,4 | 27,5 | 28,6 | 29,6 | 30,6 | 31,6 | 32,7 | 33,8 | 34,9 | 35,9 | 36,9 |
| 23 | 15,4 | 16,4 | 17,5 | 18,5 | 19,5 | 20,5 | 21,5 | 22,6 | 23,6 | 24,6 | 25,6 | 26,6 | 27,7 | 28,8 | 29,9 | 30,9 | 31,9 | 33,0 | 34,1 | 35,2 | 36,2 | 37,2 |
| 24 | 15,6 | 16,6 | 17,7 | 18,7 | 19,7 | 20,7 | 21,7 | 22,8 | 23,8 | 24,8 | 25,7 | 26,8 | 27,9 | 29,0 | 30,1 | 31,2 | 32,2 | 33,3 | 34,4 | 35,5 | 36,5 | 37,5 |
| 25 | 15,8 | 16,8 | 17,9 | 18,9 | 19,9 | 20,9 | 21,9 | 23,0 | 24,1 | 25,1 | 26,1 | 27,1 | 28,2 | 29,3 | 30,4 | 31,5 | 32,5 | 33,6 | 34,7 | 35,8 | 36,8 | 37,8 |
| 26 | 16,0 | 17,0 | 18,1 | 19,1 | 20,1 | 21,1 | 22,1 | 23,2 | 24,3 | 25,3 | 26,3 | 27,3 | 28,4 | 29,5 | 30,6 | 31,7 | 32,7 | 33,8 | 34,9 | 36,0 | 37,1 | 38,1 |
| 27 | 16,2 | 17,2 | 18,3 | 19,3 | 20,3 | 21,3 | 22,3 | 23,4 | 24,5 | 25,5 | 26,5 | 27,5 | 28,6 | 29,7 | 30,8 | 31,9 | 33,0 | 34,1 | 35,2 | 36,3 | 37,4 | 38,4 |
| 28 | 16,4 | 17,4 | 18,5 | 19,5 | 20,5 | 21,5 | 22,5 | 23,6 | 24,7 | 25,7 | 26,7 | 27,7 | 28,9 | 30,0 | 31,1 | 32,2 | 33,3 | 34,4 | 35,5 | 36,6 | 37,7 | 38,7 |
| 29 | 16,6 | 17,6 | 18,7 | 19,7 | 20,7 | 21,7 | 22,7 | 23,8 | 24,9 | 26,0 | 27,0 | 28,0 | 29,2 | 30,3 | 31,4 | 32,5 | 33,6 | 34,7 | 35,8 | 36,9 | 38,0 | 39,1 |
| 30 | 16,8 | 17,8 | 18,9 | 20,0 | 21,0 | 22,0 | 23,0 | 24,1 | 25,2 | 26,3 | 27,3 | 28,3 | 29,5 | 30,6 | 31,7 | 32,8 | 33,9 | 35,1 | 36,2 | 37,3 | 38,4 | 39,5 |

LAIT ÉCRÉMÉ.

| INDICATIONS DU THERMOMÈTRE | INDICATIONS DU LACTODENSIMÈTRE 18 | 19 | 20 | 21 | 22 | 23 | 24 | 25 | 26 | 27 | 28 | 29 | 30 | 31 | 32 | 33 | 34 | 35 | 36 | 37 | 38 | 39 | 40 |
|---|---|---|---|---|---|---|---|---|---|---|---|---|---|---|---|---|---|---|---|---|---|---|---|
| 0 | 17,2 | 18,2 | 19,2 | 20,2 | 21,1 | 22,0 | 22,9 | 23,8 | 24,8 | 25,8 | 26,8 | 27,8 | 28,7 | 29,7 | 30,7 | 31,7 | 32,6 | 33,5 | 34,4 | 35,3 | 36,2 | 37,1 | 38,1 |
| 1 | 17,2 | 18,2 | 19,2 | 20,2 | 21,1 | 22,0 | 22,9 | 23,8 | 24,8 | 25,8 | 26,8 | 27,8 | 28,7 | 29,7 | 30,7 | 31,7 | 32,6 | 33,5 | 34,4 | 35,4 | 36,3 | 37,2 | 38,2 |
| 2 | 17,2 | 18,2 | 19,2 | 20,2 | 21,1 | 22,0 | 22,9 | 23,8 | 24,8 | 25,8 | 26,8 | 27,8 | 28,7 | 29,7 | 30,7 | 31,7 | 32,6 | 33,5 | 34,4 | 35,5 | 36,4 | 37,3 | 38,3 |
| 3 | 17,2 | 18,2 | 19,2 | 20,2 | 21,1 | 22,0 | 22,9 | 23,8 | 24,8 | 25,8 | 26,8 | 27,8 | 28,7 | 29,7 | 30,7 | 31,7 | 32,7 | 33,6 | 34,6 | 35,6 | 36,5 | 37,4 | 38,4 |
| 4 | 17,2 | 18,2 | 19,2 | 20,2 | 21,1 | 22,1 | 23,0 | 23,9 | 24,9 | 25,9 | 26,9 | 27,9 | 28,8 | 29,8 | 30,8 | 31,8 | 32,8 | 33,7 | 34,7 | 35,7 | 36,6 | 37,5 | 38,5 |
| 5 | 17,3 | 18,3 | 19,3 | 20,3 | 21,3 | 22,2 | 23,1 | 24,0 | 25,0 | 26,0 | 27,0 | 28,0 | 28,9 | 29,9 | 30,9 | 31,9 | 32,9 | 33,8 | 34,8 | 35,8 | 36,7 | 37,6 | 38,6 |
| 6 | 17,3 | 18,3 | 19,3 | 20,3 | 21,3 | 22,3 | 23,2 | 24,1 | 25,1 | 26,1 | 27,1 | 28,1 | 29,0 | 30,0 | 31,0 | 32,0 | 33,9 | 33,8 | 34,8 | 35,8 | 36,8 | 37,7 | 38,7 |
| 7 | 17,3 | 18,3 | 19,3 | 20,3 | 21,3 | 22,3 | 23,2 | 24,1 | 25,1 | 26,1 | 27,1 | 28,1 | 29,1 | 30,1 | 31,1 | 32,1 | 33,0 | 33,9 | 34,9 | 35,9 | 36,9 | 37,8 | 38,8 |
| 8 | 17,3 | 18,3 | 19,3 | 20,3 | 21,3 | 22,3 | 23,2 | 24,1 | 25,1 | 26,1 | 27,1 | 28,1 | 29,1 | 30,1 | 31,1 | 32,1 | 33,1 | 34,0 | 35,0 | 36,0 | 37,0 | 37,8 | 38,9 |
| 9 | 17,4 | 18,4 | 19,4 | 20,4 | 21,4 | 22,4 | 23,3 | 24,2 | 25,2 | 26,2 | 27,2 | 28,2 | 29,2 | 30,2 | 31,2 | 32,2 | 33,2 | 34,1 | 35,1 | 36,1 | 37,1 | 38,0 | 39,1 |
| 10 | 17,5 | 18,5 | 19,5 | 20,5 | 21,5 | 22,5 | 23,4 | 24,3 | 25,3 | 26,3 | 27,3 | 28,3 | 29,3 | 30,3 | 31,3 | 32,3 | 33,3 | 34,2 | 35,2 | 36,2 | 37,2 | 38,2 | 39,2 |
| 11 | 17,6 | 18,6 | 19,6 | 20,6 | 21,6 | 22,6 | 23,5 | 24,4 | 25,4 | 26,4 | 27,4 | 28,4 | 29,4 | 30,4 | 31,4 | 32,4 | 33,4 | 34,3 | 35,3 | 36,3 | 37,3 | 38,3 | 39,3 |
| 12 | 17,7 | 18,7 | 19,7 | 20,7 | 21,7 | 22,7 | 23,6 | 24,5 | 25,5 | 26,5 | 27,5 | 28,5 | 29,5 | 30,5 | 31,5 | 32,5 | 33,5 | 34,4 | 35,4 | 36,4 | 37,4 | 38,4 | 39,4 |
| 13 | 17,8 | 18,8 | 19,8 | 20,8 | 21,8 | 22,8 | 23,7 | 24,6 | 25,6 | 26,6 | 27,6 | 28,6 | 29,6 | 30,6 | 31,6 | 32,6 | 33,6 | 34,6 | 35,6 | 36,6 | 37,6 | 38,6 | 39,6 |
| 14 | 17,9 | 18,9 | 19,9 | 20,9 | 21,9 | 22,9 | 23,9 | 24,8 | 25,8 | 26,8 | 27,8 | 28,8 | 29,8 | 30,8 | 31,8 | 32,8 | 33,8 | 34,8 | 35,8 | 36,8 | 37,8 | 38,8 | 39,8 |
| 15 | 18,0 | 19,0 | 20,0 | 21,0 | 22,0 | 23,0 | 24,0 | 25,0 | 26,0 | 27,0 | 28,0 | 29,0 | 30,0 | 31,0 | 32,0 | 33,0 | 34,0 | 35,0 | 36,0 | 37,0 | 38,0 | 39,0 | 40,0 |
| 16 | 18,1 | 19,1 | 20,1 | 21,1 | 22,1 | 23,1 | 24,1 | 25,1 | 26,1 | 27,1 | 28,1 | 29,1 | 30,1 | 31,2 | 32,2 | 33,2 | 34,2 | 35,2 | 36,2 | 37,2 | 38,2 | 39,2 | 40,2 |
| 17 | 18,2 | 19,2 | 20,2 | 21,2 | 22,2 | 23,2 | 24,2 | 25,2 | 26,3 | 27,3 | 28,3 | 29,3 | 30,3 | 31,4 | 32,4 | 33,4 | 34,4 | 35,4 | 36,4 | 37,4 | 38,4 | 39,4 | 40,4 |
| 18 | 18,4 | 19,4 | 20,4 | 21,4 | 22,4 | 23,4 | 24,4 | 25,4 | 26,4 | 27,5 | 28,5 | 29,5 | 30,5 | 31,6 | 32,6 | 33,6 | 34,6 | 35,6 | 36,6 | 37,6 | 38,6 | 39,6 | 40,6 |
| 19 | 18,6 | 19,6 | 20,6 | 21,6 | 22,6 | 23,6 | 24,6 | 25,6 | 26,7 | 27,7 | 28,7 | 29,7 | 30,7 | 31,8 | 32,8 | 33,8 | 34,8 | 35,8 | 36,9 | 37,9 | 38,9 | 39,9 | 40,9 |
| 20 | 18,8 | 19,8 | 20,8 | 21,8 | 22,8 | 23,8 | 24,8 | 25,8 | 26,9 | 27,9 | 28,9 | 29,9 | 30,9 | 32,0 | 33,0 | 34,0 | 35,0 | 36,0 | 37,1 | 38,2 | 39,2 | 40,2 | 41,2 |
| 21 | 18,9 | 19,9 | 20,9 | 21,9 | 22,9 | 23,9 | 24,9 | 25,9 | 27,0 | 28,1 | 29,1 | 30,1 | 31,2 | 32,2 | 33,2 | 34,2 | 35,2 | 36,2 | 37,3 | 38,4 | 39,4 | 40,4 | 41,4 |
| 22 | 19,1 | 20,1 | 21,1 | 22,1 | 23,1 | 24,1 | 25,1 | 26,1 | 27,2 | 28,3 | 29,3 | 30,3 | 31,3 | 32,4 | 33,4 | 34,4 | 35,4 | 36,4 | 37,5 | 38,6 | 39,7 | 40,7 | 41,7 |
| 23 | 19,3 | 20,3 | 21,3 | 22,3 | 23,3 | 24,3 | 25,3 | 26,3 | 27,4 | 28,5 | 29,5 | 30,5 | 31,5 | 32,6 | 33,6 | 34,6 | 35,6 | 36,6 | 37,7 | 38,9 | 39,9 | 41,0 | 42,0 |
| 24 | 19,5 | 20,5 | 21,5 | 22,5 | 23,5 | 24,5 | 25,5 | 26,5 | 27,6 | 28,7 | 29,7 | 30,7 | 31,7 | 32,8 | 33,9 | 34,9 | 35,9 | 36,9 | 38,0 | 39,2 | 40,2 | 41,3 | 42,3 |
| 25 | 19,7 | 20,7 | 21,7 | 22,7 | 23,7 | 24,7 | 25,7 | 26,7 | 27,8 | 28,9 | 29,9 | 30,9 | 31,9 | 33,0 | 34,1 | 35,2 | 36,2 | 37,2 | 38,3 | 39,4 | 40,5 | 41,6 | 42,6 |
| 26 | 19,9 | 20,9 | 21,9 | 22,9 | 23,9 | 24,9 | 25,9 | 26,9 | 28,0 | 29,1 | 30,1 | 31,1 | 32,1 | 33,2 | 34,3 | 35,4 | 36,4 | 37,4 | 38,5 | 39,7 | 40,7 | 41,8 | 42,9 |
| 27 | 20,1 | 21,1 | 22,1 | 23,1 | 24,1 | 25,1 | 26,1 | 27,1 | 28,2 | 29,3 | 30,3 | 31,3 | 32,3 | 33,4 | 34,5 | 35,6 | 36,7 | 37,7 | 38,8 | 39,9 | 41,0 | 42,1 | 43,2 |
| 28 | 20,3 | 21,3 | 22,3 | 23,3 | 24,3 | 25,3 | 26,3 | 27,3 | 28,4 | 29,5 | 30,5 | 31,5 | 32,5 | 33,6 | 34,7 | 35,8 | 36,9 | 38,0 | 39,1 | 40,2 | 41,3 | 42,4 | 43,5 |
| 29 | 20,5 | 21,5 | 22,5 | 23,5 | 24,5 | 25,5 | 26,5 | 27,5 | 28,6 | 29,7 | 30,7 | 31,7 | 32,7 | 33,9 | 35,0 | 36,1 | 37,2 | 38,3 | 39,4 | 40,5 | 41,6 | 42,0 | 43,8 |
| 30 | 20,7 | 21,7 | 22,7 | 23,7 | 24,7 | 25,7 | 26,7 | 27,7 | 28,8 | 29,9 | 31,0 | 31,9 | 32,7 | 34,1 | 35,2 | 36,3 | 37,4 | 38,5 | 39,7 | 40,8 | 41,9 | 43,0 | 44,1 |

b) *Balance de Mohr*. — Cette balance comprend (*fig.* 9) : 1° un fléau à bras égaux, dont l'un est divisé, au moyen d'entailles dans le métal, en 10 parties égales, destinées à recevoir les poids cavaliers ; 2° un flotteur en verre, suspendu par un fil de platine et contenant un thermomètre ; 3° un plateau en laiton, muni de deux crochets et servant de tare au flotteur ; 4° une éprouvette à pied, en verre, de 60 centimètres cubes de capacité ; 5° des poids cavaliers. Ces poids, au nombre de quatre, sont ainsi construits : l'un, A, est égal au poids du volume d'eau distillée, à 15°, déplacée par le flotteur ; le second, B, est égal au 1/10e du premier ; le troisième, C, au 1/100e ; le quatrième, D, au 1/1000e.

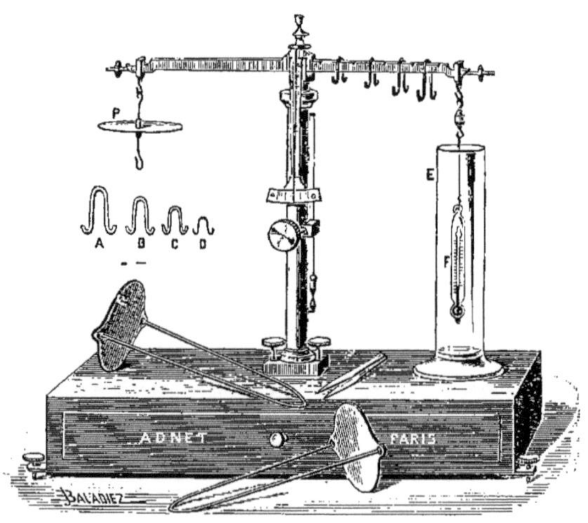


Fig. 9. — Balance de Mohr.

Pour prendre avec cet appareil la densité du lait, on opère ainsi qu'il suit : le lait étant placé dans l'éprouvette, on y plonge entièrement le flotteur, puis on place le grand cavalier A au crochet placé à l'extrémité du fléau, lequel soutient le flotteur. Ce cavalier représente le poids du volume d'eau déplacée par le flotteur, soit l'unité 1 ; les décimales sont fournies par les cavaliers B, C, D, qu'on place dans les diverses entailles, jusqu'à ce que l'équilibre soit rétabli. Si les cavaliers B, C, D ont été, par exemple, respectivement placés dans les entailles numérotées 0, 3, 2, la densité du lait sera 1032 ; on note la température indiquée par le thermomètre contenu dans le flotteur, et on fait la correction de température pour ramener à 15°, comme il est dit précédemment.

2° **Dosage de la matière grasse.** — On peut, pour ce dosage, employer soit la *méthode par extraction*, soit la *méthode d'Adam*, soit la *méthode de Röse-Gottlieb* ou la *méthode acido-butyrométrique de Gerber*. C'est cette dernière que nous employons depuis longtemps et qui nous a toujours donné d'excellents résultats ; elle est à la fois très simple et très rapide.

a) *Méthode par extraction.* — Le principe de cette méthode est d'épuiser le lait, mélangé avec une substance absorbante et desséché, par un dissolvant des graisses (en général l'éther), d'évaporer le dissolvant et de peser le résidu obtenu.

La technique suivante donne de très bons résultats : verser, au moyen d'une pipette graduée, 20 centimètres cubes de lait dans une soucoupe; ajouter du plâtre, de manière à former une pâte ferme; dessécher le tout à l'étuve à 100° jusqu'à couleur blanche; enlever la masse, la pulvériser grossièrement et la mettre dans un appareil à déplacement, soit l'appareil de Soxhlet, soit celui de Dupré. On met de l'éther dans le ballon de l'appareil; on relie l'appareil à un réfrigérant ascendant; on place le ballon dans une capsule contenant de l'eau et on chauffe doucement; l'épuisement doit durer environ une heure.

Au bout de ce temps, on laisse refroidir, on recueille l'éther dans une capsule tarée et on évapore doucement au bain-marie. Lorsque tout l'éther est évaporé, on laisse quelques minutes encore sur le bain-marie, ou mieux à l'étuve à 100°, on laisse refroidir et on pèse. L'augmentation de poids donne la quantité de beurre contenue dans les 20 centimètres cubes de lait, et le résultat, multiplié par 50, donne le poids du beurre contenu dans 1 litre de lait.

Le Dr Henseval recommande l'emploi du papier à filtrer comme substance absorbante du lait, de préférence au sable ou au plâtre. Son mode opératoire est le suivant :

On absorbe, à l'aide d'une feuille de papier enroulée et maintenue par un fil de cuivre, une quantité de lait variant de 8 à 10 grammes, en opérant dans une fiole tarée et en plongeant le papier dans le lait. On sèche à l'étuve et on extrait, comme plus haut, par l'éther, dans l'appareil de Soxhlet. Les résultats qu'il obtient sont plus élevés que ceux fournis par l'épuisement, dans les mêmes conditions, du mélange de lait et de sable ou de lait et de plâtre.

| | Sable | Papier |
|---|---|---|
| Lait entier......... | 3,24 0/0 | 3,31 0/0 |
| — écrémé........ | 0,09 | 0,24 |

b) *Méthode d'Adam.* — Le principe de cette méthode est d'amener en solution éthéro-alcoolique la matière grasse du lait et de lire le volume occupé par cette matière grasse, ou mieux de peser le beurre après évaporation du dissolvant.

On emploie les réactifs suivants :

1° De l'acide acétique à 15 0/0, qu'on prépare en introduisant 150 centimètres cubes d'acide acétique cristallisable dans une fiole jaugée de 1 litre, dont on complète le volume avec de l'eau distillée;

2° De l'éther pur à 65°;

3° Une liqueur composée de 10 volumes d'alcool ammoniacal à 75° et de 11 volumes d'éther pur à 65°. L'alcool ammoniacal se prépare en introduisant 833 centimètres cubes d'alcool rectifié à 90° et 30 centimètres cubes d'ammoniaque du Codex dans un ballon jaugé de 1 litre dont on complète le volume avec de l'eau distillée.

L'appareil (Voir *fig.* 10), appelé galactotimètre, se compose d'une boule supérieure A, partagée vers son milieu par un trait circulaire, jaugeant 32 centimètres cubes à partir du robinet ; cette boule est surmontée d'un col fermé par un bouchon en liège fin coupé en biseau ; la boule *a*, plus petite, jaugeant 10 centimètres cubes, porte à sa partie inférieure un tube étroit terminé par un robinet ; — ce petit tube est divisé en 70° représentant chacun 1 gramme de beurre par litre de lait.

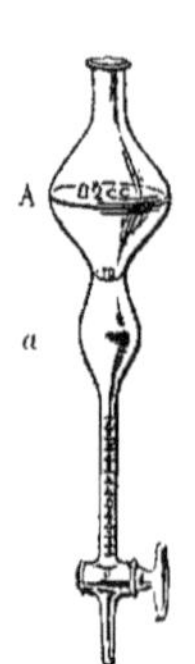

Fig. 10. Galactotimètre d'Adam.

On introduit, dans l'appareil, 10 centimètres cubes de lait par le robinet, dont on plonge la pointe dans le vase contenant celui-ci, et en aspirant par la partie supérieure.

On verse ensuite par le col de l'appareil la liqueur éthéro-alcoolique ammoniacale jusqu'au trait 32 centimètres cubes. On bouche, puis on retourne l'appareil de manière à faire passer, sans secousse, tout le liquide dans la grande boule où s'accomplit le mélange. On répète cette opération jusqu'à ce qu'on obtienne une liqueur bien homogène et que les parois de l'appareil soient bien nettes.

On place alors le galactotimètre sur une éprouvette, et on le laisse reposer ; après cinq ou six minutes, la séparation est complète. Le liquide est partagé en deux couches, celle contenant le beurre est claire et se trouve à la partie supérieure, celle qui se trouve à la partie inférieure est opaline et renferme tous les autres principes. On soutire ensuite le liquide inférieur à un demi-centimètre près ; on rebouche l'appareil, on le roule vivement entre les deux mains, et on le laisse reposer de nouveau. Il se forme une nouvelle couche opaline que l'on soutire comme précédemment ; en répétant cette opération deux ou trois fois, on arrive à la séparation presque complète des deux couches.

On verse alors dans l'appareil environ 10 centimètres cubes d'eau distillée qu'on fait couler doucement de façon à ce qu'elle ne tombe pas directement dans le liquide, mais s'étale sur les parois de l'appareil, qu'on fait tourner lentement pendant qu'on verse l'eau.

Grâce à ces précautions, on évite de troubler le liquide. L'eau chargée des matières enlevées aux parois vient occuper la partie inférieure de l'appareil ; au-dessus se trouve le liquide butyreux. On laisse reposer afin que la séparation soit complète et on soutire l'eau.

Il ne reste, à ce moment, dans l'instrument, que la solution éthéro-alcoolique de beurre et la faible quantité d'eau qui se trouve dans le trou du robinet. Si l'on veut faire le dosage par la pesée, il faut éliminer l'eau, recueillir la solution butyreuse dans une capsule tarée, en porcelaine ou en platine, pour procéder à l'évaporation, qui doit se faire lentement. On termine la dessiccation du beurre par un séjour d'une heure à 100°.

Si on veut faire le dosage volumétrique, on versera de l'acide acétique à 15 0/0 jusqu'au trait 32 de la boule A, en prenant les précautions indiquées plus haut pour l'addition de l'eau ; puis on plonge l'instrument dans un bain-marie dont on élève lentement la température jusqu'à 90°. A ce moment, à la surface du liquide acide, la matière grasse forme un liquide oléagineux.

On retire l'appareil du bain, on le laisse un peu refroidir, et l'on fait écouler le liquide acide par le robinet jusqu'à ce que le beurre soit descendu au milieu de la petite boule ; puis l'on replace l'instrument dans le bain, dont on maintient la température à 90° jusqu'à ce que le beurre soit parfaitement limpide. Alors seulement on peut conclure de son poids d'après le volume occupé par le beurre.

On laisse refroidir, car à cette température le robinet refuse généralement de fonctionner, puis on l'entr'ouvre doucement jusqu'à ce que le beurre arrive dans le petit tube gradué. Avant de faire la lecture, on replace l'appareil dans le bain, qu'on amène à 80° par refroidissement. Au bout de cinq ou six minutes, la température est équilibrée et on lit de haut en bas sur l'échelle le nombre de divisions occupées par le beurre, dont chacune représente 1 gramme par litre de lait, calculé sur sa densité maxima à cette température. Si, par exemple, la colonne de beurre occupe 45 divisions, c'est que le lait contient 45 grammes de beurre par litre.

c) *Méthode de Röse-Gottlieb.* — Cette méthode est assez usitée à l'étranger ; elle est relativement simple.

Dans une petite éprouvette graduée, on introduit 10 centimètres cubes de lait, 1 centimètre cube d'ammoniaque à 20 0/0, 10 centimètres cubes d'alcool absolu, 25 centimètres cubes d'éther sulfurique et enfin 25 centimètres cubes d'éther de pétrole (à point d'ébullition inférieur à 60° C.). On mélange après chaque addition et on laisse reposer six heures. On lit très exactement le volume de la solution éthérée, on en siphonne la majeure partie et on lit le volume restant. La différence entre les deux lectures indique, par conséquent, le volume siphonné qui est placé dans une capsule tarée, évaporé doucement. On pèse le résidu, et un calcul très simple indique la teneur en beurre pour 100.

d) *Méthode de Gerber.* — Cette méthode, dite également méthode acido-butyrométrique, est une méthode très rapide, à peu près universellement employée. Elle donne des résultats précis et permet de faire plusieurs dosages en même temps.

Elle repose sur le principe suivant : dissolution de presque tous les éléments du lait, autres que le beurre, par l'acide sulfurique additionné d'une petite quantité d'alcool amylique, — puis séparation du beurre, en une couche réfringente et transparente, à l'aide de la chaleur et de la force centrifuge.

L'acide sulfurique employé n'a pas besoin d'être chimiquement pur, il suffit qu'il soit limpide et ait une densité de 1,820 à 1,825 à 15° C. (65°,5 B.) ; l'alcool amylique doit être incolore, avoir une densité de 0,815 à 15° C. et un point d'ébullition compris entre 128 et 130° C. (Il faut s'assurer que l'alcool amylique employé, centrifugé avec de l'eau et de l'acide sulfurique, ne forme aucune couche huileuse.)

Le centrifugeur de Gerber (Voir *fig.* 11) peut être mû soit par une courroie, soit par une corde, une manivelle, une turbine à eau ou à vapeur, ou un moteur électrique; par l'un quelconque de ces procédés, la vitesse obtenue est suffisante pour obtenir une séparation de la couche butyreuse de la couche acide.

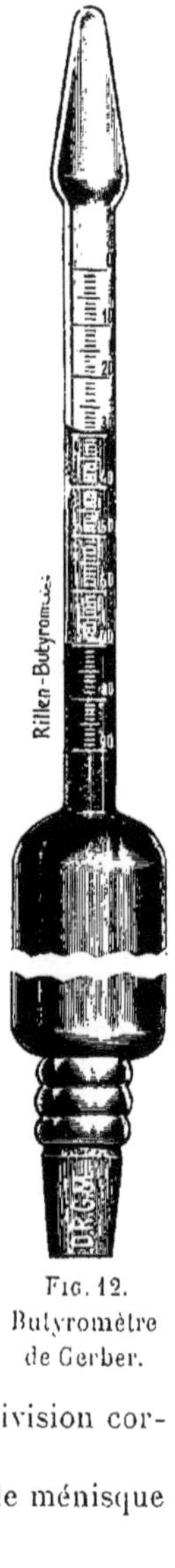

Le tube spécial, dit butyromètre (Voir *fig.* 12), porte 90 divisions égales; chaque degré indique 0,1 0/0 de matière grasse, en poids. Les divisions sont suffisamment écartées pour permettre de lire facilement les demi-degrés, correspondant, par conséquent, à 0,05 0/0. Les rétrécissements circulaires du goulot du butyromètre sont destinés à empêcher la projection du bouchon.

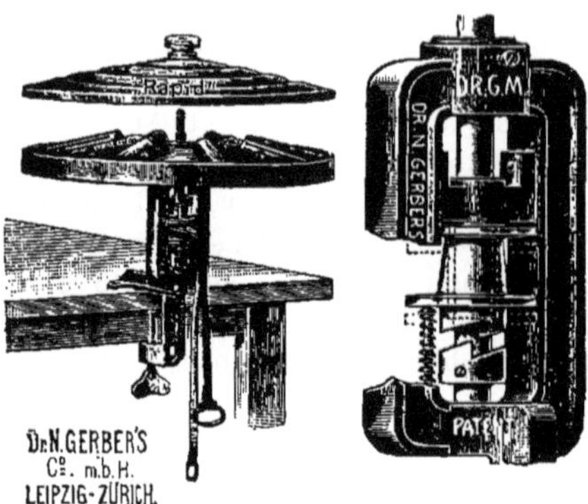


Fig. 11. — Centrifugeur de Gerber.

On verse dans le tube 10 centimètres cubes d'acide sulfurique, puis, à l'aide d'une pipette spéciale, 11 centimètres cubes de lait, en ayant soin de le laisser couler le long des parois et de ne pas le verser brusquement dans l'acide ; enfin, on ajoute 1 centimètre cube d'alcool amylique ; on bouche avec le bouchon de caoutchouc ; on agite vivement. Le lait étant dissous, on place le tube pendant deux ou trois minutes dans un bain-marie chauffé à 60-70° C., puis ensuite le tube est placé dans le centrifugeur et on centrifuge pendant quatre à cinq minutes. Au bout de ce temps, le tube est replacé pendant quelques minutes dans le bain-marie à 60-70° C., et on procède à la lecture.

Fig. 12. Butyromètre de Gerber.

Pour cela, on prend le butyromètre à la main, en le tenant à la hauteur de l'œil, le bouchon à la partie inférieure; on règle la position du bouchon de telle façon que le point le plus bas de la couche de beurre se trouve au niveau d'une division principale de l'échelle graduée, et on prend note de la division correspondant au ménisque supérieur.

Par exemple, si le ménisque inférieur est à la division 70, et le ménisque supérieur à la division 34, la teneur en beurre sera :

70 — 34 = 36 grammes par litre, ou 3,60 0/0.

S'il s'agit de doser le beurre dans un lait condensé sucré ou non, le Dr Gerber recommande de diluer une partie du lait avec 9 parties d'eau à

20-30° C., et, lorsque le mélange est refroidi à 15°, d'opérer comme précédemment.

Le Dr Henseval donne les résultats suivants de dosage du beurre dans divers laits, par les différentes méthodes usitées :

*Lait entier.*

| | Gerber | Soxhlet sable | Soxhlet papier | Röse-Gottlieb |
|---|---|---|---|---|
| I.... | 3,10 | 3,06 | 3,18 | 3,15 |
| II... | 3,40 | 3,39 | 3,42 | 3,48 |
| III.. | 2,80 | 2,75 | 2,86 | 2,91 |
| IV.. | 3,60 | 3,54 | 3,58 | 3,62 |
| V... | 4,10 | 4,04 | 4,14 | 4,10 |
| VI.. | 2,90 | 2,92 | 2,96 | 2,93 |

*Lait écrémé.*

| | Gerber | Soxhlet (papier) | Röse-Gottlieb |
|---|---|---|---|
| I (centrifugation). | 0,12 | 0,18 | 0,21 |
| II — . | 0,16 | 0,22 | 0,19 |
| III — . | 0,20 | 0,32 | 0,34 |
| IV (spontanément) | 0,60 | 0,65 | 0,70 |
| V — | 0,72 | 0,75 | 0,75 |

L'*emploi du crémomètre* pour apprécier la pureté d'un lait, au point de vue de sa teneur en beurre, ne fournit jamais de renseignements, même approximatifs. Nous donnons ci-dessous, à l'appui de ce fait, un tableau extrait d'un rapport de Ogier et Bordas, approuvé par le Comité consultatif d'hygiène publique dans sa séance du 22 avril 1901, qui démontre que, selon la température ambiante, les mêmes degrés crémométriques sont fournis par des laits de teneur très différente en beurre :

| Observations faites en juin | | Observations faites en novembre | | Observations faites en juin | | Observations faites en novembre | |
|---|---|---|---|---|---|---|---|
| Volume de crème au crémomètre | Beurre correspondant pour 100 | Volume de crème au crémomètre | Beurre correspondant pour 100 | Volume de crème au crémomètre | Beurre correspondant pour 100 | Volume de crème au crémomètre | Beurre correspondant pour 100 |
| 5 degrés | 2,40 | 5 degrés | 2,12 | 10 degrés | 2,36 | 10 degrés | 2,95 |
| — | 2,55 | — | 2,63 | — | 2,40 | — | 3,18 |
| — | 2,66 | — | 2,85 | — | 2,62 | — | 3,37 |
| — | 2,68 | — | 2,99 | — | 3,16 | — | 3,49 |
| — | 2,76 | — | 3,13 | — | 3,18 | — | 3,51 |
| — | 2,82 | — | 3,17 | — | 3,24 | — | 3,55 |
| — | 3,01 | — | 3,21 | — | 3,32 | — | 3,70 |
| — | 3,03 | — | 3,38 | — | 3,39 | — | 3,72 |
| — | 3,13 | — | 3,39 | — | 3,55 | — | 3,97 |
| — | 3,16 | — | 3,41 | — | 3,42 | — | 3,98 |
| — | 3,20 | — | 3,44 | — | 3,60 | — | 4,00 |
| — | 3,21 | — | 3,46 | — | 3,63 | — | 4,05 |
| — | 3,28 | — | 3,52 | — | 3,65 | — | 4,07 |
| — | 3,32 | — | 3,50 | — | 3,79 | — | 4,15 |
| — | 3,49 | — | 3,72 | — | 3,80 | — | 4,19 |
| — | 3,50 | — | 3,86 | — | 3,99 | — | 4,30 |
| — | 3,56 | — | 3,96 | — | 4,20 | — | 4,41 |
| — | 3,85 | — | 4,00 | — | 4,40 | | |
| — | 3,86 | — | 4,10 | — | 4,60 | | |
| — | 4,05 | — | 4,75 | — | 4,65 | | |
| — | 4,51 | | | | | | |
| — | 4,61 | | | | | | |

3° **Dosage de l'extrait sec.** — L'extrait sec d'un lait peut être obtenu soit directement par pesée, soit indirectement par le calcul, en fonction de la densité à 15° et de la teneur en beurre.

Nous estimons que la dernière de ces deux méthodes ne doit être employée que comme contrôle de la première.

*a*) La détermination de l'extrait sec *par pesée* se fait en évaporant pendant six heures, au bain-marie bouillant, 10 centimètres cubes de lait placés dans une capsule de platine tarée. On laisse refroidir la capsule dans l'air sec, et on pèse. Le chiffre obtenu, multiplié par 10, donne l'extrait sec du lait pour 100.

On a soin, pendant les premiers temps de l'évaporation, de percer avec une aiguille la pellicule de matières albuminoïdes desséchées qui se forme à la surface et qui empêche la dessiccation complète.

*b*) La détermination *par le calcul* peut se faire à l'aide de l'une des deux formules suivantes :

I. En appelant :

P, le poids spécifique du lait ;
E, le poids de l'extrait sec de 100 centimètres cubes de lait;
B, le poids du beurre contenu dans 100 centimètres cubes de lait,

on a :

$$E = \frac{1000(P - 1) + 5B}{4}.$$

II. La formule de Fleischmann, qui est :

$$P = 1 + 0{,}00378E - 0{,}00448B,$$

donne, en la calculant par rapport à E :

$$E = \frac{(P + 0{,}00448B) - 1}{0{,}00378}.$$

Enfin, on peut utiliser le calculateur automatique, établi par le Dr Ackermann, et qui permet par une simple lecture, connaissant la densité et la teneur en beurre, de déterminer l'extrait sec pour 100. Ce calculateur est formé de trois disques concentriques (le plus petit représente la densité, celui du milieu la teneur en beurre, le plus grand l'extrait sec). On place le chiffre de la densité en regard du chiffre indiquant la teneur en beurre, et une flèche, portée par le disque du milieu et qui se déplace sur le plus grand disque, donne l'extrait sec.

Les résultats obtenus par ces diverses méthodes sont un peu différents.

Nous les citons, ci-dessous, pour sept échantillons de lait analysés par nous :

| NUMÉROS | DENSITÉ A 15° | BEURRE 0/0 | EXTRAIT SEC POUR 100 | | | |
|---|---|---|---|---|---|---|
| | | | FORMULE I | FORMULE II | CALCULATEUR | PESÉE |
| 1 | 1033,0 | 2,80 | 11,75 | 12,04 | 11,88 | 11,89 |
| 2 | 1032,0 | 2,40 | 11,00 | 11,31 | 11,15 | 11,65 |
| 3 | 1028,6 | 1,00 | 8,40 | 8,75 | 7,90 | 8,31 |
| 4 | 1026,2 | 4,10 | 11,67 | 11,78 | 11,74 | 11,84 |
| 5 | 1023,4 | 3,30 | 9,97 | 10,10 | 9,65 | 10,05 |
| 6 | 1029,4 | 4,00 | 12,35 | 11,98 | 12,42 | 12,67 |
| 7 | 1030,2 | 3,20 | 11,55 | 11,78 | 11,67 | 12,08 |

4° **Dosage des matières minérales (cendres).** — Ce dosage se fait en incinérant, au rouge sombre et au moufle, l'extrait sec du lait. Il ne faut pas trop chauffer, car les cendres ont tendance à fondre, en englobant de petites particules de charbon. Lorsque les cendres sont bien blanches, on laisse refroidir la capsule dans l'air sec et on pèse.

Le poids trouvé, multiplié par 10, donne la teneur en matières minérales pour 100.

5° **Dosage du sucre de lait ou lactose.** — Ce dosage peut se faire de deux façons, soit par lecture au saccharimètre, soit par réduction de la liqueur de Fehling.

a) *Par lecture au saccharimètre* (méthode de Patein). — On prépare tout d'abord du réactif nitromercurique de la façon suivante : on prend 220 grammes d'oxyde rouge de mercure, qu'on additionne de 3 à 400 grammes d'eau et de la quantité d'acide azotique exactement nécessaire pour les dissoudre à une douce chaleur (environ 180 à 190 centimètres cubes) ; après refroidissement, on ajoute quelques gouttes de lessive de soude jusqu'à apparition d'un précipité jaunâtre, on complète au volume de 1 litre avec de l'eau distillée, on agite et on filtre.

A 100 centimètres cubes de lait placés dans une fiole, on ajoute 10 centimètres cubes du réactif nitromercurique, on agite vivement et on filtre. Le liquide clair obtenu est placé dans un tube saccharimétrique de 20 centimètres de longueur, doublé de verre et examiné au saccharimètre. (Si on n'a pas de tube doublé de verre, il suffit d'agiter pendant quelques minutes le liquide filtré avec 4 à 5 grammes de poudre de zinc et de filtrer ; le mercure est alors complètement éliminé, sans changement appréciable du volume du liquide qui peut être examiné, alors, dans un tube de cuivre ordinaire.)

Le degré saccharimétrique lu, augmenté de 1/10 (pour corriger la dilution de 100 centimètres cubes de lait à 110 centimètres cubes avec le réactif nitromercurique), multiplié par 1,96, donne la teneur de 1 litre de sérum en lactose anhydre ; multiplié par 2,07, il donne la teneur en lactose hydraté.

Dans l'extrait sec d'un lait, le lactose se trouve à l'état anhydre (Esbach et Denigès) ; il est donc préférable d'exprimer le lactose trouvé à l'état anhydre. Pour exprimer le résultat trouvé en lactose par litre de lait, on emploiera la formule suivante :

$$x = \left(\frac{D - E}{1000 - 0,605 \times P}\right) \times P,$$

dans laquelle :

> $x$ représente la teneur en lactose de 1 litre de lait ;
> D, la densité du lait à 15° ;
> E, le poids de l'extrait sec de 1 litre de lait ;
> P, la teneur en lactose de 1 litre de sérum.

b) *Par réduction de la liqueur de Fehling* (méthode Denigès). — Dans une fiole jaugée de 100 centimètres cubes, on verse 10 centimètres cubes de lait, 3 centimètres cubes d'une solution aqueuse à 5 0/0 de métaphosphate de soude, puis 60 à 70 centimètres cubes d'eau ; on agite et on ajoute 0cc,3 d'acide acétique ou mieux 0cc,5 d'acide chlorhydrique (c'est d'ailleurs cet acide qu'il faut uniquement employer pour le dosage du lactose dans les laits de femme, d'ânesse ou de jument).

On complète au volume de 100 centimètres cubes avec de l'eau distillée, on agite et on filtre. Le liquide filtré est placé dans une burette graduée, et versé peu à peu dans un tube contenant 10 centimètres cubes de liqueur de Fehling, qu'on maintient constamment en ébullition. On verse du liquide jusqu'à ce que la réduction soit complète.

Supposons que la liqueur de Fehling employée corresponde, pour 10 centimètres cubes, à 0gr,050 de glucose ou à 0gr,0635 de lactose anhydre, et qu'il ait fallu employer $n$ centimètres cubes du liquide filtré. La teneur du lait en lactose anhydre, par litre, sera donnée par la formule suivante :

$$x = \frac{0,0635 \times 100 \times 100}{n} = \frac{635}{n}.$$

6° **Dosage de la caséine et de l'albumine.** — Le mode opératoire à employer est le suivant :

On place, dans une fiole conique, 20 centimètres cubes de lait, on y ajoute 80 centimètres cubes d'eau et 3 ou 4 gouttes d'acide acétique cristallisable. On agite, on fait bouillir et on filtre sur filtre taré. On lave le précipité à l'eau bouillante, on sèche à l'étuve à 100-110° et on pèse.

Le poids trouvé représente pour 20 centimètres cubes de lait :

Caséine + beurre + matières minérales insolubles.

Le filtre est alors épuisé par l'éther, dans l'appareil de Soxhlet par exemple. L'éther, évaporé dans une capsule tarée, laisse comme résidu le beurre, et ce dosage sert donc de contrôle au dosage du beurre, fait précédemment.

Le filtre et son contenu sont séchés, pesés et calcinés dans une capsule tarée. Le poids des cendres trouvé est ajouté au poids du beurre, et cette somme retranchée de la première pesée donne le poids de caséine et d'albumine contenus dans 20 centimètres cubes de lait.

Une méthode de dosage de la matière albuminoïde dans le lait a été récemment indiquée par Trillat et Sauton. Leur procédé est basé sur la propriété, mise en évidence par Trillat, que possède l'aldéhyde formique d'insolubiliser, sans en faire varier le poids, les matières albuminoïdes du lait.

Cinq centimètres cubes de lait, étendus à 25 centimètres cubes avec de l'eau distillée, sont portés à l'ébullition pendant cinq minutes ; le liquide est ensuite additionné de 5 gouttes de formol commercial (il est important de remarquer que cette addition ne doit être faite qu'après l'ébullition du lait). On laisse bouillir encore pendant deux à trois minutes ; on abandonne au repos pendant cinq minutes, puis on traite le liquide par 5 centimètres cubes d'acide acétique à 1 0/0, on agite. Il se forme un précipité pulvérulent, qu'on recueille sur un filtre taré dès que le liquide surnageant est parfaitement limpide. Après avoir lavé à l'eau distillée, on introduit le filtre et son contenu dans un appareil à épuisement, où l'on extrait la matière grasse par l'acétone, qui permet un dégraissage plus rapide que l'éther. On dessèche à l'étuve à 75-80°, et on pèse. L'opération totale s'effectue en moins de deux heures. La matière grasse peut être dosée en évaporant l'acétone.

La méthode est applicable aux laits conservés au bichromate de potasse.

Nous estimons qu'il y a intérêt, dans une analyse complète de lait, de faire ce dosage, et non pas, comme le fait se pratique quelquefois, d'évaluer la caséine par différence :

Caséine = extrait sec — (lactose + beurre + matières minérales),

puisqu'on fait alors supporter à ce dosage les erreurs d'analyse des autres dosages.

7° **Densité du lacto-sérum.** — Ainsi que l'a montré le Dr Lescœur, la détermination de la densité du lacto-sérum est très utile pour la recherche du mouillage des laits. Nous l'avons essayée sur plus de trois mille échantillons et avons toujours obtenu des résultats concordants avec les données d'une analyse complète.

Les laits purs fournissent un sérum ayant une densité comprise entre 1,029 et 1,031 à 15° ; au-dessous de 1,028, il y a présomption de mouillage. De même, l'extrait sec du sérum d'un lait pur est compris entre 67 et 71 grammes par litre.

Le sérum d'un lait mouillé fournit un poids d'extrait sec inférieur à 67 grammes.

On peut préparer le lacto-sérum de deux façons :

*a*) On ajoute au lait une trace de présure sèche ou ferment lab, on agite et on maintient le liquide pendant quelque temps à la température de 30 à 35°. Quand la coagulation est faite, on laisse refroidir et on jette sur filtre.

*b*) On place 100 centimètres cubes de lait dans une fiole conique, on ajoute 1 centimètre cube d'acide acétique à 20 0/0, on agite, on place la fiole pendant trois à quatre minutes sur le bain-marie bouillant, on laisse refroidir et on jette sur filtre.

La densité est prise à l'aide d'un petit densimètre spécial ayant, comme graduation, les densités comprises entre 1,020 et 1,035. La lecture doit se faire au sommet du ménisque.

L'appareil étant gradué à la température de 15°, on doit, si le liquide n'est pas à cette température, faire une correction, pour laquelle le tableau de correction des densités des laits écrémés peut servir.

8° **Dosage de l'extrait sec et des matières minérales du sérum.** — La détermination de ces deux données analytiques se fait exactement comme pour le lait (Voir plus haut).

9° **Dosage de la lécithine.** — Depuis quelque temps l'attention des hygiénistes et des médecins a été attirée sur la présence de la lécithine dans le lait, et sur l'importance de ce produit au point de vue alimentaire.

D'après Bordas et S. de Raczkowski, le dosage de la lécithine dans le lait se fait de la façon suivante :

On ajoute, à 100 centimètres cubes de lait, 10 gouttes d'acide acétique cristallisable et 100 centimètres cubes d'alcool à 95°. On agite, on filtre, et on lave la fiole de précipitation et le filtre avec de l'alcool absolu.

Les liquides alcooliques sont mélangés et évaporés. Le résidu de l'évaporation est repris par l'éther. L'éther est décanté et évaporé. Sur le résidu obtenu, on ajoute une petite quantité de lessive de soude et on chauffe pour saponifier la matière grasse. Lorsque la saponification est faite, on étend d'un peu d'eau distillée, on chauffe et on filtre.

Le liquide filtré est évaporé à sec, et sur le résidu sec on ajoute par petites quantités de l'acide nitrique pur et, par petites pincées, du permanganate de potasse cristallisé, en chauffant doucement, jusqu'à coloration rose persistante. A ce moment, toute la matière organique est détruite. On ajoute un peu d'eau au liquide, puis du molybdate d'ammoniaque en solution aqueuse, et on chauffe au bain-marie. On laisse reposer douze heures. Tout l'acide phosphorique de la lécithine se trouve ainsi précipité à l'état de phosphomolybdate d'ammoniaque, qui est recueilli sur filtre et lavé avec de l'eau légèrement nitrique. Le phosphomolybdate est dissous sur filtre par de l'ammoniaque, et, dans le liquide obtenu, on précipite l'acide phosphorique à l'état de phosphate ammoniaco-magnésien, en ajoutant du chlorhydrate d'ammoniaque et du sulfate de magnésie. Ce précipité est recueilli sur filtre, lavé, séché et calciné par les méthodes ordinaires de l'analyse chimique.

Le poids de pyrophosphate de magnésie ($P^2O^7Mg^2$) obtenu, multiplié par 7,27, donne le poids de lécithine distéarique contenue dans 100 centimètres cubes de lait.

**10° Recherche de l'addition de matières grasses étrangères.** — Divers auteurs ont signalé l'addition, au lait écrémé, de matières grasses étrangères qu'on peut y introduire par émulsion. Ces matières grasses seraient principalement l'axonge et le beurre de coco.

Quesneville a décrit une méthode très simple et très pratique permettant de découvrir cette addition et de doser la matière grasse ajoutée; on peut d'ailleurs, avec cette méthode, isoler suffisamment de la graisse étrangère pour en faire une analyse complète, suivant les procédés décrits au chapitre *Beurre* et au chapitre *Huiles*.

Le principe de la méthode est le suivant : dans le lait, chaque molécule de beurre est entourée d'une enveloppe de matières albuminoïdes; on est en présence d'une sorte de cellule dont le noyau est le beurre. Le corps gras étranger, par contre, n'est qu'à l'état d'émulsion et ne peut pas se présenter sous forme d'une cellule graisseuse. Il suffit donc d'avoir un solvant des graisses, sans action sur la matière albuminoïde, et qu'on pourra, ultérieurement, séparer par simple volatilisation. Ce solvant est constitué par la benzine.

Nous résumons ci-dessous le mode opératoire employé et décrit par Quesneville.

On commence par préparer une liqueur ammoniaco-sodée, dont la densité devra être de 1.000 à + 15° ; à cet effet, on mélange :

| | |
|---|---|
| Lessive de soude (D = 1,34 à 15°).... | 32 centimètres cubes |
| Ammoniaque (D = 0,93 à 15°)....... | 228 — |

A 1 litre de lait, placé dans un ballon, on ajoute par petites portions, et en remuant, 16 centimètres cubes de la liqueur ammoniaco-sodée. On place un thermomètre dans le ballon, et on porte dans un bain-marie. Dès que le liquide arrive à 40°, on retire du bain-marie, et on verse dans un entonnoir à robinet. On laisse reposer jusqu'au lendemain, et on décante avec précaution, et très lentement, le lacto-sérum.

La crème, restée dans l'entonnoir, est agitée avec 100 centimètres cubes de benzine pure cristallisable. On laisse reposer, on décante la benzine, on en mesure le volume et on l'évapore dans une capsule tarée. Le poids de matière grasse trouvé est, par une simple règle de trois, ramené au volume de 100 centimètres cubes de benzine employés.

En opérant ainsi sur un certain nombre d'échantillons de lait, le D^r Quesneville a pu établir qu'un lait pur, renfermant de 40 à 45 grammes de beurre par litre, abandonnait au maximum 1 gramme de beurre à la benzine.

Par contre, si on opère avec un lait partiellement écrémé, et dont, par exemple, 15 grammes de beurre ont été remplacés par 15 grammes d'axonge, on trouve que la benzine a enlevé 13 grammes de matière grasse étrangère au beurre, c'est-à-dire la presque totalité de l'axonge introduite.

Avec un lait dans lequel on avait introduit 6gr,40 de beurre de coco, on a obtenu, par le traitement indiqué ci-dessus, 6gr,04 de matière grasse étrangère.

**11° Examen microscopique.** — L'examen microscopique du lait doit toujours être fait en vue de la recherche de la fécule ou de l'amidon, du colostrum, des globules de pus ou de sang.

Il serait à désirer que l'analyse d'un lait fût complétée par un examen bactériologique destiné à rechercher les bacilles pathogènes qui peuvent y exister (tuberculose, fièvre typhoïde, etc.).

La fécule ou l'amidon se reconnaîtront à la forme caractéristique des cellules et à leur propriété de se colorer en bleu par l'eau iodée.

Le pus pourra être révélé, au microscope, par l'aspect caractéristique de ses globules (Voir *fig.* 13), à surface pointillée, à bords inégaux marginés et présentant toujours des noyaux à leur centre. Assez souvent on rencontre, à côté des globules de pus, des bactéries pyogènes (*Staphylococcus* ou *Streptococcus pyogenes aureus*).

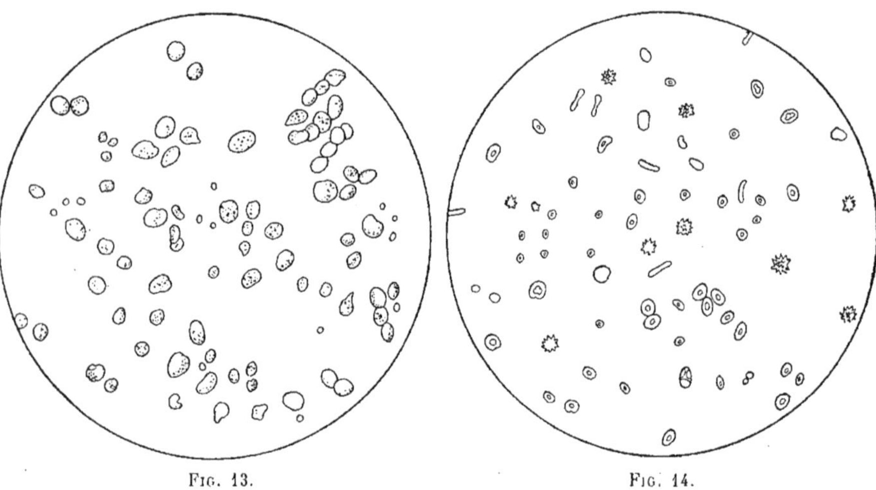

FIG. 13. FIG. 14.

Lorsque le sang est en quantité appréciable, le lait a souvent une coloration rosée. Le microscope permettra facilement de caractériser le sang, par la couleur et la forme aplatie en disque des globules légèrement biconcaves avec une légère dépression centrale (Voir *fig.* 14).

**12° Recherche des antiseptiques.** — Les principaux antiseptiques qu'on peut avoir à rechercher dans un lait sont :

Le bicarbonate de soude ;

L'acide borique et le borax ;

Le bichromate de potasse;
Le formol;
L'eau oxygénée.

La recherche de ces divers produits se trouve décrite dans le chapitre spécial réservé aux antiseptiques.

### ANALYSE DES LAITS CAILLÉS

On peut avoir, parfois, à procéder à l'analyse de laits caillés. L'agitation, en ce cas, est insuffisante pour rendre la masse parfaitement homogène.

La méthode suivante, due à Dubois, donne d'excellents résultats :

1° Le flacon contenant le lait est solidement bouché, puis chauffé pendant 10 minutes au bain-marie à la température de 35-40° ; au bout de ce temps, on agite vigoureusement pendant cinq à six minutes ;

2° On mesure 100 centimètres cubes d'eau distillée et on verse, dans une fiole jaugée de 200 centimètres cubes, alternativement de cette eau et du lait à analyser, en imprimant à la fiole jaugée un léger mouvement giratoire. On ajoute le reste des 100 centimètres cubes d'eau, et avec le lait on complète au volume de 200 centimètres cubes à 1 centimètre cube près. On bouche, on retourne la fiole, à plusieurs reprises, très lentement pour mélanger et chasser l'air émulsionné. On ajoute alors une goutte d'éther pour abattre la mousse qui s'est formée, on complète exactement au volume de 200 centimètres cubes avec de l'eau et on agite.

On a donc, ainsi, dédoublé le lait. C'est sur ce liquide qu'on procédera aux diverses déterminations analytiques.

1° **Densité.** — Dans une fiole tarée, on verse 50 centimètres cubes de ce liquide et on pèse.

Si on a trouvé, par exemple, que les 50 centimètres cubes pesaient 50gr,752, la densité du lait sera :

$$(50,752 - 25) \times 0,04 = 1,030.$$

2° **Acidité.** — Dans les laits caillés, on trouve de l'acide lactique qui s'est formé aux dépens du lactose. Il faut donc doser cet acide lactique et le transformer, par le calcul, en lactose anhydre correspondant.

Pour cela, on place dans une fiole 20 centimètres cubes du lait dédoublé, 2 gouttes d'une solution alcoolique de phtaléine du phénol, et, à l'aide d'une burette graduée, on verse de la soude déci-normale, jusqu'à coloration rose persistante. Soit $n$ le nombre de centimètres cubes qu'il a fallu employer. L'acidité L du lait non dédoublé en acide lactique, par litre, sera :

$$L = n \times 0,009 \times 100 = n \times 0,9.$$

3° **Lactose.** — Le dosage du lactose se fait comme nous l'avons dit précédemment (Voir p. 205). Soit $s$ le poids trouvé en lactose anhydre par litre de lait non dédoublé. Le poids total de lactose anhydre contenu dans 1 litre du lait non dédoublé, sera :

$$S = s + (L - 1{,}50) \times 0{,}95.$$

On retranche, de l'acidité L, 1,50, qui représente l'acidité normale du lait frais, en acide lactique, par litre.

4° **Extrait sec.** — L'extrait sec se fait au bain-marie sur 20 centimètres cubes de lait dédoublé, comme il est dit plus haut (Voir p. 204). Pour avoir l'extrait sec réel du lait non fermenté, on ajoute au poids d'extrait sec trouvé, par litre, le poids d'acide lactique formé (L — 1,50).

**Différenciation des laits crus et des laits bouillis.** — Il peut être intéressant, dans certains cas, de voir si on a affaire à un lait cru ou à un lait bouilli. On met à profit, pour cette constatation, la propriété que possède le gaïacol de donner, en présence d'eau oxygénée, avec les oxydases du lait, une coloration rouge ; l'ébullition du lait détruisant les oxydases, la coloration ne se produira pas avec un lait bouilli.

On fait cette recherche de la façon suivante :

Dans un tube à essai, on verse 10 centimètres cubes de lait, 2 centimètres cubes d'une solution de gaïacol à 1 0/0 et une vingtaine de gouttes d'eau oxygénée. On agite ; au bout d'une ou deux minutes, si on est en présence d'un lait cru, il se développe une coloration rougeâtre. Avec les laits bouillis, on n'obtient aucune coloration.

**Nouvelle méthode d'analyse des laits** (Bordas et Touplain). — Cette méthode est basée sur l'emploi des centrifugeurs à grande vitesse. Le centri-

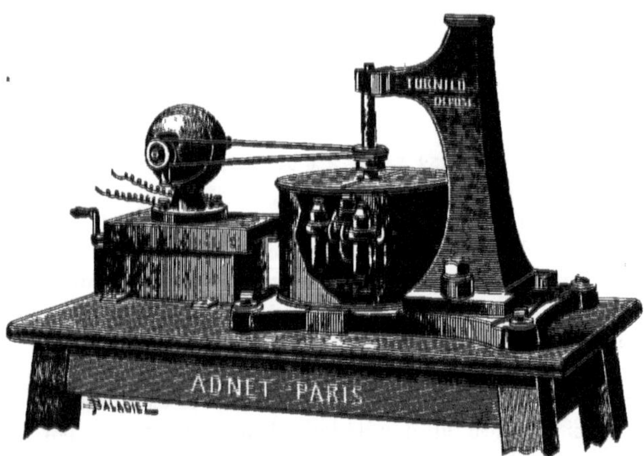


Fig. 15. — Centrifugeur à grande vitesse de Bordas et Touplain.

fugeur construit par ces auteurs (Voir *fig.* 15) donne des vitesses de 2.000 à 2.550 tours à la minute. On fait usage de tubes de verre d'une capacité d'environ 40 centimètres cubes. Ces tubes sont supportés par des gaines en cuivre placées entre les branches d'un support étoilé en bronze. Le tout est complètement emprisonné dans une enveloppe en tôle, de manière à diminuer la résistance de l'air. En mouvement, les tubes prennent une position horizontale, et il n'est pas nécessaire de les boucher pour retenir le liquide qu'ils contiennent.

Le mode opératoire est le suivant :

Les réactifs nécessaires sont :

*a*) Alcool à 65°, acidifié par $\frac{1}{1.000}$ d'acide acétique cristallisable ;

*b*) Alcool à 50-55° ;

*c*) Liqueur de Fehling.

1° *Dosage du lactose.* — Vingt-cinq centimètres cubes d'alcool à 65° acidifié sont introduits dans le tube en verre taré du centrifugeur. On mesure exactement 10 centimètres cubes de lait que l'on fait couler, goutte à goutte, dans le réactif, en évitant autant que possible de remuer le mélange. La caséine, en se coagulant, entraîne toute la matière grasse. Pour obtenir une bonne séparation, on centrifuge une minute à peine. A ce moment seulement on rend homogène, par agitation, le liquide surnageant. On laisse au repos une demi-heure au plus, pour donner à la caséine le temps de se précipiter complètement, surtout pour les laits anciens. On centrifuge de dix à quinze minutes, et on décante de suite le lactosérum dans une fiole jaugée de 100 centimètres cubes.

Le coagulum de caséine et de beurre est lavé, deux fois au maximum, dans le tube, en le divisant avec précaution dans 20 à 25 centimètres cubes d'alcool à 50-55°. On centrifuge chaque fois et on décante comme précédemment.

Les liquides décantés servent au dosage du lactose, comme d'habitude, par réduction de la liqueur de Fehling. Dans ces conditions, on enlève dans le premier liquide décanté environ 80 0/0 du lactose. Le premier lavage enlève ensuite les 20 autres pour 100. C'est seulement dans le cas d'un lait très riche en beurre et en caséine, comme celui de brebis par exemple, qu'il est nécessaire de faire un deuxième lavage.

2° *Dosage du beurre et de la caséine.* — L'extraction du beurre se fait sur le coagulum provenant de l'opération précédente. Par agitation, on fait trois épuisements au maximum avec, chaque fois, 20 centimètres cubes d'éther sulfurique. Dans le premier épuisement, on ajoute 10 centimètres cubes d'alcool à 96° aux 20 centimètres cubes d'éther employés. On centrifuge pour séparer la caséine du liquide éthéré. L'éther est recueilli dans un vase taré à l'effet d'y être évaporé.

On pèse le beurre après dessiccation.

Dans le tube du centrifugeur, il reste de la caséine en poudre fine, pouvant se dessécher rapidement. On enlève d'abord la majeure partie de l'éther en plongeant le tube dans de l'eau de 30 à 35° de température. On termine la dessiccation à 100°.

La caséine obtenue est pesée dans le tube même du centrifugeur, qui a été taré préalablement. On diminue du poids trouvé de caséine la quantité de ses cendres. Au lieu de faire ces cendres, il suffit de multiplier le poids trouvé par le coefficient 0,925 pour obtenir la quantité réelle de caséine. Enfin, on complète tous ces dosages en faisant les cendres du lait sur 10 centimètres cubes.

Des dosages ont été faits sur des laits très différents comme composition. Le tableau ci-dessous résume les résultats obtenus.

| NATURE DU LAIT ET NUMÉROS PAR ÉCHANTILLONS | | EXTRAIT SEC | CENDRES | BEURRE | CASÉINE | LACTOSE | TOTAUX POUR 100 CENTIMÈTRES CUBES DE LAIT |
|---|---|---|---|---|---|---|---|
| Lait de brebis | 1... | 17,10 | 0,92 | 6,55 | 5,11 | 4,40 | 16,98 |
| | 2... | 15,64 | 0,84 | 5,33 | 4,52 | 4,92 | 15,61 |
| | 3... | 17,25 | 0,84 | 6,42 | 4,89 | 5,28 | 17,43 |
| | 4... | 17,95 | 0,85 | 6,63 | 5,67 | 4,68 | 17,83 |
| | 5... | 20,96 | 1,00 | 8,73 | 6,24 | 4,87 | 20,84 |
| | 6... | 18,75 | 0,92 | 7,11 | 5,69 | 4,98 | 18,70 |
| | 7... | 20,42 | 1,00 | 8,04 | 6,52 | 4,84 | 20,40 |
| | 8... | 23,40 | 1,00 | 9,85 | 7,66 | 4,70 | 23,21 |
| | 9... | 18,73 | 0,88 | 7,38 | 5,80 | 4,63 | 18,69 |
| Lait de vache | 1... | 12,03 | 0,62 | 3,38 | 3,48 | 4,62 | 12,10 |
| | 2... | 11,78 | 0,67 | 3,09 | 3,48 | 4,78 | 12,02 |
| | 3... | 12,10 | 0,70 | 3,30 | 3,75 | 4,50 | 12,25 |
| | 4... | 11,70 | 0,70 | 2,80 | 3,80 | 4,60 | 11,90 |
| | 5... | 11,95 | 0,65 | 3,48 | 3,28 | 4,62 | 12,03 |
| | 6... | 13,05 | 0,65 | 4,52 | 3,24 | 4,79 | 13,20 |
| | 7... | 12,29 | 0,75 | 3,12 | 3,51 | 4,83 | 12,21 |

## ADDENDUM

**Recherche d'un mélange de lait condensé dilué ou de lait stérilisé avec du lait frais.** — Nous donnons, d'après H. Droop Richmond et L.-K. Boseley, les moyens préconisés par ces auteurs pour la recherche d'un mélange de lait condensé dilué ou de lait stérilisé avec du lait frais.

Trois méthodes peuvent être employées pour déterminer un semblable mélange : la première est basée sur l'état particulier dans lequel se trouve l'albumine ; celle-ci, dans les laits condensés ou stérilisés, a subi une modification plus ou moins grande, et paraît s'être transformée, tout au moins en partie, de sa forme soluble en une forme colloïdale ; la deuxième méthode est basée sur ce fait que, lorsqu'un lait a été chauffé pendant un temps assez long, le pouvoir rotatoire du sucre de lait a changé d'une façon très appréciable, tandis que le pouvoir réducteur sur la liqueur cuivrique n'a pas sensiblement varié; la troisième méthode est basée sur la manière dont se comporte la crème, qui ne surnage qu'avec une extrême lenteur. Après trois heures d'expérience, on ne remarque aucune trace de crème sur les laits condensés ou stérilisés, et, au bout de six heures, la couche observée n'est que d'environ un dixième de celle que l'on obtient avec un lait frais. Il suffit donc de conserver un lait au repos pendant vingt-quatre heures ou plus, si c'est nécessaire, et d'observer la quantité de crème formée à la surface; celle-ci doit être beaucoup moindre dans le cas de lait mélangé que celle produite dans les mêmes conditions par un lait frais; de plus, la crème surnageant un semblable lait doit contenir une très forte proportion de matières grasses, environ 40 0/0, tandis que la crème d'un lait frais n'en contient qu'un poids inférieur à 30 0/0.

Ces résultats sont mentionnés dans les tableaux suivants :

| NUMÉROS DES ÉCHANTILLONS | MATIÈRES GRASSES DANS LE LAIT 0/0 | CRÈME 0/0 | CRÈME POUR 1 0/0 MATIÈRES GRASSES | MATIÈRES GRASSES DANS LA CRÈME | MATIÈRES GRASSES DANS LE LAIT ÉCRÉMÉ 0/0 |
|---|---|---|---|---|---|
| *Lait stérilisé après six heures d'expérience.* | | | | | |
| 1 | 4,30 | 1,30 | 0,30 | 23,3 | 4,05 |
| 2 | 3,80 | 0,70 | 0,18 | 22,3 | 3,67 |
| 3 | 4,25 | 1,80 | 0,42 | 20,6 | 3,95 |
| 4 | 4,10 | 1,90 | 0,46 | 24,7 | 3,70 |
| 5 | 5,35 | 2,80 | 0,52 | 31,4 | 4,60 |
| Lait condensé dilué | 3,62 | 0,30 | 0,08 | » | » |
| *Lait stérilisé après vingt-quatre heures d'expérience.* | | | | | |
| 1 | 4,30 | 7,0 | » | 46,8 | 1,10 |
| 2 | 3,80 | 6,0 | » | 41,8 | 1,37 |
| 3 | 4,25 | 8,8 | » | 39,0 | 0,90 |
| 4 | 4,10 | 8,7 | » | 41,0 | 0,58 |
| 5 | 5,35 | 11,1 | » | 41,4 | 0,85 |
| Lait condensé dilué | 3,62 | 0,8 | » | » | 3,48 |
| *Lait frais après six heures d'expérience.* | | | | | |
| 1 | 4,05 | 9,2 | 2,27 | 17,4 | 2,70 |
| 2 | 4,20 | 11,2 | 2,66 | 16,5 | 2,65 |
| 3 | 3,90 | 9,8 | 2,51 | 15,9 | 2,60 |
| 4 | 3,70 | 9,8 | 2,69 | 18,0 | 2,15 |
| 5 | 4,45 | 13,5 | 3,03 | 16,8 | 2,30 |

Les échantillons n$^{os}$ 1 à 5 proviennent des mêmes vaches dans chacun des trois cas.

Les laits condensés, ramenés à leur volume initial avec de l'eau, ont tous les caractères analytiques du lait stérilisé, et il n'existe pas de méthode pratique pour les distinguer lorsqu'ils entrent dans un mélange complexe.

Pour distinguer un lait frais d'un lait condensé ou stérilisé, la manière d'opérer est la suivante :

1° Dans une éprouvette graduée, on verse 100 centimètres cubes de lait, on laisse reposer six heures, en maintenant la température à 15°; on note la quantité de crème pour 100. S'il y a moins de 2,5 0/0 de crème pour 1 0/0 de beurre contenu dans le lait, on peut considérer celui-ci comme douteux;

si la quantité de crème est moindre de 2 0/0 pour chaque 1 0/0 de matière grasse, il est très probable que l'on se trouve en présence de lait stérilisé ;

2° On détermine pondéralement l'albumine soluble par coagulation à chaud du sérum provenant du dosage de la caséine ;

3° On détermine le sucre de lait par le polarimètre ou par la liqueur cupro-potassique. Si l'on observe dans ces deux déterminations une différence supérieure à 0,2 0/0, il est très probable que l'on a un mélange avec du lait stérilisé ; cependant, lorsque la proportion de ce dernier est moindre de 30 0/0, la méthode peut être douteuse.

La proportion de lait stérilisé peut être déterminée par la proportion d'albumine soluble au moyen de la formule suivante :

$$\text{Lait stérilisé pour } 100 = \frac{0{,}4 - \text{albumine soluble pour } 100 \times 100}{0{,}4}.$$

On a établi cette formule en admettant que le lait frais contient 1,4 0/0 d'albumine, tandis que, dans le lait stérilisé, l'albumine est transformée.

La formule suivante sert à déterminer la proportion de lait stérilisé dans l'essai à la crème :

$$\text{Lait stérilisé pour } 100 = \frac{2{,}5 - \dfrac{\text{crème}}{\text{beurre}}}{2{,}2}.$$

Ces deux formules peuvent donc se contrôler l'une l'autre.

**Calcul de l'écrémage d'un lait.** — Si nous appelons B la teneur pour 100 en beurre du lait analysé et $n$ la teneur pour 100 en beurre du lait de contrôle (1), nous pouvons poser la proportion suivante :

$$\frac{n}{\text{B}} = \frac{100}{x};$$

d'où nous tirons :

$$x = \frac{100 \times \text{B}}{n}.$$

La quantité de beurre enlevée au lait, c'est-à-dire l'écrémage pour 100, sera donc :

$$100 - x.$$

**Calcul du mouillage d'un lait.** — 1° *D'après la teneur en extrait dégraissé (poids de l'extrait sec pour 100 diminué du poids du beurre pour 100).* — Il a été constaté par Gros, directeur du Laboratoire municipal et chef des Travaux de Chimie à l'Ecole de Médecine et de Pharmacie de Clermont-Ferrand, à la suite de milliers d'analyses, que, dans les laits purs (écrémés ou non, mais non additionnés d'eau), le chiffre fourni par l'extrait dégraissé est toujours égal à 9.

Nous avons pu également faire cette constatation sur plus de trois mille analyses de laits.

(1) Le lait de contrôle est celui qui provient du prélèvement fait à l'étable chez le vendeur producteur (Voir p. 194).

Ce chiffre de 9, qui est une véritable constante des laits purs, s'abaisse avec l'addition d'eau et tend de plus en plus à se rapprocher de 0 avec la teneur de plus en plus grande en eau.

En désignant par E le chiffre d'extrait dégraissé pour 100 contenu dans le lait analysé, et par $x$ la teneur pour 100 de cet échantillon en lait pur, nous pouvons poser l'égalité suivante :

$$\frac{9}{E} = \frac{100}{x};$$

d'où :

$$x = \frac{100 \times E}{9}.$$

La quantité d'eau pour 100 ajoutée au lait sera donc :

$$100 - x.$$

2° *D'après les indications fournies par le sérum du lait.* — Dans tous les laits purs (écrémés ou non, mais non additionnés d'eau), la densité à 15° du sérum est comprise entre 1,029 et 1,031, et l'extrait sec pour 100 est compris entre 6,70 et 7,10.

Avec l'addition d'eau, ces chiffres deviennent :

| | | | | | |
|---|---|---|---|---|---|
| Mouillage | à 10 0/0 | Densité à 15° | = 1027,5 | Extrait sec 0/0 | = 6,40 |
| — | à 20 0/0 | — | = 1025,1 | — | = 5,90 |
| — | à 30 0/0 | — | = 1023,0 | — | = 5,45 |
| Etc. | | | | | |

Il est donc facile également, par les mêmes calculs que ceux exposés plus haut, de contrôler le mouillage de l'échantillon analysé.

**Calcul du mouillage et de l'écrémage.** — Si nous appelons E le chiffre d'extrait dégraissé pour 100 contenu dans le lait analysé, B la teneur pour 100 en beurre de ce même lait, $n$ la teneur pour 100 en beurre du lait de contrôle, nous avons, comme plus haut.

*Mouillage :*

$$100 - \left(\frac{100 \times E}{9}\right) = m.$$

Le lait analysé peut donc être considéré comme formé de :

$m$ parties d'eau
et de $(100 - m)$ — de lait pur.

La quantité de beurre contenu dans 100 parties du lait pur est donc :

$$\frac{B \times 100}{(100 - m)} = a.$$

En comparant la proportion de beurre ainsi déterminée à celle $b$ trouvée à l'analyse d'un lait témoin, l'écrémage est donc donné par la formule :

$$\frac{b}{a} = \frac{100}{x}, \qquad \text{d'où} \qquad x = \frac{100 \times a}{b}.$$

L'*écrémage* est donc de :

$$100 - x.$$

Exemple. — Soit un lait donnant à l'analyse les résultats suivants :

| | |
|---|---|
| Extrait sec pour 100........ | 8,70 |
| Beurre pour 100........... | 1,50 |
| Extrait dégraissé .......... | 7,20 |

La quantité d'eau ajoutée sera :

$$100 - \left(\frac{100 \times 7,20}{9}\right) = 20\ 0/0.$$

Le liquide analysé est donc formé de : 80 parties de lait pur et 20 parties d'eau.

La quantité de beurre existant dans 100 parties de ce lait est donc :

$$\frac{1,50 \times 100}{80} = 1,87.$$

Si le lait de comparaison contient 4 0/0 de beurre, l'écrémage sera donc :

$$100 - \left(\frac{100 \times 1,87}{4}\right) = 100 - 46 = 54\ 0/0.$$

En résumé, le lait analysé est mouillé à 20 0/0 et écrémé à 54 0/0.

---

**Voir à l'Addendum les nouvelles méthodes officielles d'analyse des laits, publiées en exécution de l'article 11 de la loi du 1er août 1905.**

---

## DOCUMENTS D'HYGIÈNE ALIMENTAIRE

---

### LAIT. — EMPLOI DU BICARBONATE DE SOUDE POUR SA CONSERVATION

#### Comité consultatif d'hygiène publique

RAPPORT DE PROUST (23 JANVIER 1888). — CONCLUSIONS ADOPTÉES

« L'addition du bicarbonate de soude au lait, aliment de premier ordre, très souvent prescrit aux malades et aux enfants malades, ne doit être ni autorisée ni tolérée. »

Circulaire ministérielle relative à ce rapport : 25 mai 1888.

---

## DANGERS QUE PRÉSENTE POUR LA SANTÉ PUBLIQUE LA VENTE DU LAIT ÉCRÉMÉ

### Comité consultatif d'hygiène publique

RAPPORT DE OGIER ET BORDAS (22 AVRIL 1901). — CONCLUSIONS ADOPTÉES

« Le lait écrémé est un lait dénaturé ; dans les conditions ordinaires de l'alimentation, l'hygiène ne saurait en admettre l'emploi. »

# HUILES ET GRAISSES

Par A. BONN

---

Les huiles comestibles sont extraites des graines généralement par expression ou par tous autres procédés appropriés.

Les constantes physico-chimiques des huiles comestibles sont très rapprochées et très voisines les unes des autres, comme il est facile de s'en rendre compte par le tableau qui suit. Il est nécessaire, dans l'analyse chimique de ces huiles, faite en vue de la recherche des falsifications par mélange avec d'autres huiles, d'y associer certaines recherches (réactions colorées, etc.) donnant des indications caractéristiques des huiles recherchées.

Les constantes dont la détermination est nécessaire pour l'analyse chimique des huiles sont exposées dans le tableau ci-dessous.

La définition de quelques-unes est utile pour la compréhension du texte.

**Indice de saponification ou indice de Kœttstorfer.** — Nombre de milligrammes de potasse nécessaires pour saponifier 1 gramme d'huile.

**Indice d'iode.** — Quantité d'iode fixée par 100 grammes d'huile.

**Indice de Hehner.** — Quantité d'acides gras insolubles pour 100.

**Essai de Maumené.** — Essai indiquant la quantité de chaleur dégagée par le mélange d'un poids déterminé d'acide sulfurique avec un poids déterminé de l'huile examinée.

CARACTÈRES PHYSICO-CHIMIQUES DES PRINCIPALES HUILES COMESTIBLES (Demoussy).

| NOMS DES HUILES | DENSITÉ A 15° | POINT DE SOLIDIFICATION | INDICE DE SAPONIFICATION | INDICE D'IODE | INDICE DE HEHNER 0/0 | ESSAI DE MAUMENÉ DEGRÉS C. | INDICE DE RÉFRACTION | | OLÉO-RÉFRACTOMÈTRE | ACIDES GRAS MÉLANGÉS | | | | |
|---|---|---|---|---|---|---|---|---|---|---|---|---|---|---|
| | | | | | | | A 15° | A 60° | | DENSITÉ | POINT DE SOLIDIFICATION | POINT DE FUSION | INDICE DE SAPONIFICATION | INDICE D'IODE |
| Chènevis | 0,925 | degrés — 15 à — 27 | 192 | 148 | » | 96 | » | » | + 30 à + 34 | » | degrés 15 | degrés 19 | » | 125 |
| Noix | 0,926 | — 15 à — 27 | 194 | 145 | » | 101 | 1,4804 | » | + 35 à + 36 | » | 16 | 18 | » | 150 |
| Pavot-œillette | 0,925 | — 18 | 193 | 136 | 95,3 | 87 | 1,4773 | 1,4586 | + 29 à + 30 | » | 16,2 | 20,5 | 199 | 139 |
| Coton | 0,922 | 0 à — 1 | 195 | 107 | 96 | 76 | 1,474 | 1,457 | + 16 à + 23 | 0,921 | 35 | 38 | 204 | 112 |
| Sésame | 0,923 | — 4 à — 6 | 190 | 106 | 95 | 65 | 1,474 | 1,456 | + 17 à + 18 | » | 23 | 26 | 200 | 111 |
| Arachide | 0,917 | — 3 à — 7 | 192 | 98 | 95 | 50 | 1,473 | 1,454 | + 4 à + 7 | » | 25 | 30 | 201 | 96 |
| Olive | 0,917 | » | 190 | 82 | 95 | 43 | 1,470 | 1,454 | + 1 à + 3 | » | 22 | 26 | 193 | 88 |
| Grignons d'olive | 0,920 | » | 188 | 81 | » | » | » | » | » | » | » | » | » | » |
| Faines | 0,922 | — 18 | 193 | 107 | 95 | 64 | » | » | + 18 | » | 17 | 24 | » | 114 |

## ANALYSE DES HUILES ET DES GRAISSES

### A. — Huiles

1° **Détermination de la densité.** — Elle se fait avec un densimètre sensible, en prenant en même temps la température de l'huile.

La densité est exprimée à la température de 15° ; si la température à laquelle on note la densité n'est pas 15°, on doit faire une correction (additive pour une température supérieure à 15°, soustractive au cas contraire), calculée à l'aide des coefficients suivants, établis pour 1° (P.-S. Girard) :

| | |
|---|---|
| Huile de chènevis | 0,000825 |
| — de noix | 0,000739 |
| — de pavot-œillette | 0,000695 |
| — de coton | 0,000629 |
| — de sésame | 0,000624 |
| — d'arachide | 0,000653 |
| — d'olive | 0,000629 |

On peut également employer la méthode du flacon ou celle de la balance de Mohr ou de Dalican, qui sont suffisamment connues pour qu'il ne soit pas utile de les décrire ici.

2° **Points de fusion et de solidification.** — Ces deux déterminations ne donnent que des renseignements en général peu précis et sur lesquels il est difficile de se baser pour donner des conclusions certaines. Il est plus exact, au lieu d'opérer sur l'huile, de faire ces deux essais sur les acides gras.

*Préparation des acides gras.* — On verse dans une capsule 50 grammes de corps gras, et on chauffe à 120°. On verse alors, sur la matière grasse et en agitant vivement, un mélange de 40 centimètres cubes de soude caustique à 36° B. et de 25 centimètres cubes d'alcool à 90°. On continue à remuer jusqu'à ce que le savon formé se solidifie. On verse alors 1 litre d'eau chaude, et on fait bouillir pendant quarante-cinq minutes en remplaçant l'eau au fur et à mesure de son évaporation.

On cesse de chauffer et on décompose le savon formé par l'acide sulfurique étendu $\left(\text{en général au } \frac{1}{4}\right)$, que l'on ajoute par petites portions.

On chauffe à nouveau jusqu'à ce que les acides gras soient devenus parfaitement limpides. L'eau est enlevée avec une pipette et les acides gras sont lavés, une ou deux fois, dans la capsule même, avec de l'eau bouillante. Il ne reste plus qu'à les couler dans un verre et les laisser refroidir.

Il est bon de ne déterminer le point de fusion des acides gras que deux jours après leur préparation, par suite de certains phénomènes de surfusion qui peuvent le modifier fortement.

On aspire, dans un petit tube capillaire en verre très mince, une petite quantité des acides gras fondus, on ferme à la lampe une des extrémités du tube et on laisse refroidir. A l'aide d'une petite bague de caoutchouc, on relie ce tube contre le réservoir d'un thermomètre à mercure et on place le tout dans un bain d'eau ou d'huile de vaseline. On chauffe très doucement et en remuant constamment. Lorsque la colonne d'acides gras est devenue parfaitement limpide, on note la température, qui est le point de fusion.

Le point de solidification se détermine d'après la méthode de Dalican (détermination du titre des suifs) :

Les acides gras, obtenus comme il est dit plus haut, sont fondus et versés dans un tube à essai de 16 centimètres de long et de $3^{cm},5$ de diamètre, de façon à le remplir à moitié. On fait passer le tube à travers un bouchon fermant incomplètement un bocal en verre de 2 litres, et on suspend dans la matière grasse un thermomètre donnant le cinquième de degré, en ayant bien soin qu'il ne touche pas les parois du tube. Dès qu'il commence à se former des cristaux, on agite la masse en faisant décrire au thermomètre trois tours de droite à gauche, puis trois tours de gauche à droite, et on continue à agiter circulairement avec le thermomètre. La masse se trouble, et, en observant alors le thermomètre, on voit le mercure baisser, puis monter de quelques dixièmes de degré et rester stationnaire avant de redescendre. C'est ce point qu'il faut noter et qui constitue le point de solidification.

3° **Indice de réfraction.** — L'indice de réfraction d'une huile ou d'un autre corps gras se prend soit avec le réfractomètre d'Abbe-Zeiss, soit avec l'oléo-réfractomètre de Amagat et F. Jean. La première méthode est utilisée à l'étranger (Belgique, Hollande, Allemagne, etc.), la seconde est utilisée en France.

Oléoréfractomètre. — Cet appareil ne donne pas l'indice de réfraction vrai d'une huile ou d'un corps gras, mais il indique la déviation par rapport à une huile-type.

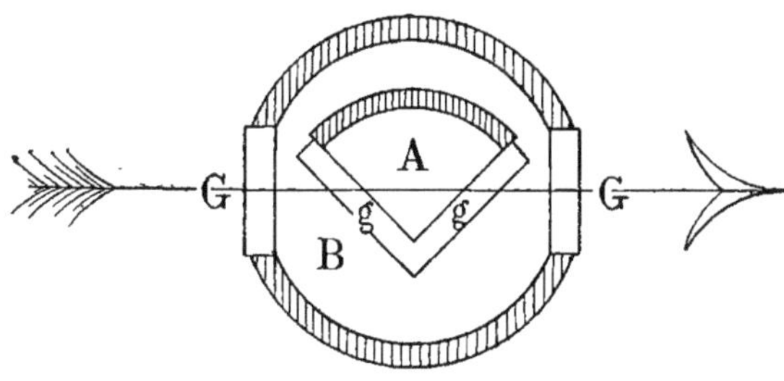


Fig. 16.

Le principe de l'appareil est le suivant, d'après la brochure accompagnant l'appareil.

Un faisceau parallèle fourni par un collimateur à volet traverse une cuve B (*fig.* 16) fermée par des glaces G, G, parallèles ; au centre de cette cuve est disposé un prisme creux métallique fermé par deux glaces *g*, *g*.

La matière à essayer est placée en A ; la cuve B est remplie d'huile-type.

Si la matière placée en A a le même indice que l'huile-type, il est clair que le faisceau lumineux traversera le système sans déviation.

Si, au contraire, la matière à essayer a un indice de réfraction différent, le rayon lumineux sera dévié à droite ou à gauche selon que l'indice sera plus grand ou plus petit, et cette déviation différentielle sera d'autant plus grande que la différence entre les deux indices sera plus grande.

D'autre part, les dimensions des diverses parties de l'appareil ont été choisies de telle sorte que cette déviation différentielle se fasse à l'intérieur d'un micromètre sur lequel on lira dès lors facilement le déplacement de l'image du volet du collimateur et, par suite, un chiffre correspondant à la réfraction donnée par le liquide examiné.

Il est essentiel de remarquer que l'emploi d'une huile déterminée, l'huile-type, comme liquide compensateur dans la cuve extérieure, met l'expérimentateur à l'abri des erreurs provenant des différences légères d'appréciation de la température. En effet, la réfraction de cette huile varie avec la température, mais dans le même sens que celle des autres corps gras.

Les huiles sont examinées à la température de 22° ; les corps gras concrets le sont à la température de 45°. A cet effet, le micromètre (*fig.* 17) porte deux échelles horizontales :

En haut, A, pour la température de 22° C. ;

En bas, B, pour la température de 45° C.

On emploie comme source lumineuse la flamme d'un bec Bunsen rendu éclairant par une petite nacelle de platine contenant du chlorure de sodium.

*Réglage de l'appareil* (*fig.* 17). — a) *Température de* 22°, *échelle* OA (*fig.* 17). — La cuve extérieure et le prisme sont remplis d'huile-type et le bain-marie rempli d'eau qu'on porte à la température de 22°. L'oléo réfractomètre étant pointé dans la direction de la source lumineuse, on fait rentrer ou sortir l'oculaire pour la mise au point, c'est-à-dire jusqu'à ce qu'on puisse lire nettement les divisions de l'échelle. Le champ apparaît comme un cercle séparé en deux plages bien tranchées, l'une claire, l'autre sombre, formé par l'image du volet du collimateur.

En agissant sur les deux vis à l'extrémité du collimateur, on déplace le volet et, par suite, son image sur le micromètre ; on arrête la ligne noire de séparation des deux plages sur le zéro de l'échelle A correspondant à la température de 22°.

On assure le volet dans cette position par un blocage convenable des deux vis ; après quoi, on évacue l'huile-type du prisme, on passe l'intérieur du prisme à l'éther en se servant d'un tampon d'ouate à l'extrémité d'une petite tige, on introduit l'huile à examiner, puis on fait la lecture.

b) *Température de* 45°, *échelle* OB (*fig.* 18). — On remplit la cuve extérieure avec de l'huile-type et on y plonge un thermomètre. On verse alors dans le bain-marie de l'eau à 60-65° et on remue l'huile-type circulairement jusqu'à ce que le thermomètre marque 45°. A ce moment, on vide en partie l'eau du bain-marie et on y ajoute de l'eau froide pour amener la température à 45°; on ferme l'appareil et on allume la petite lampe à alcool.

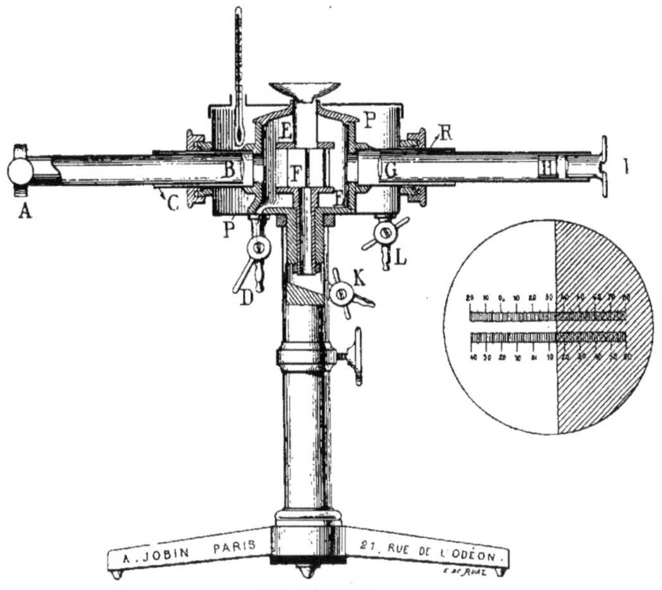


Fig. 17 et 18.

A, Collimateur avec volet mobile au moyen de deux vis et verre rouge pour obtenir de la lumière monochromatique.
B, Objectif du collimateur.
C, Tube recevant le collimateur.
D, Cuve du bain-marie, et L, son robinet de vidange.
E, Cuve intérieure, pour l'huile-type, et D, son robinet de vidange.
F, Prisme recevant la matière à examiner, et K, son robinet de vidange.
G,H,I, Lunette d'observation.
G, Objectif.
H, Micromètre divisé.
I, Oculaire.
R, Tube recevant la lunette.

On chauffe, d'autre part, une petite quantité d'huile-type à 47-48°, et on la verse dans le prisme ; on agite avec le thermomètre et, quand la température est à 45°, celle du bain-marie étant à 45-46°, on fait le réglage du zéro comme plus haut.

4° **Température critique de dissolution ou Indice Crismer.** — Cet indice indique la température au-dessus de laquelle un corps gras et un solvant approprié (généralement l'alcool absolu) forment un mélange homogène.

Dans un tube à essai ordinaire, on verse $0^{cc},5$ de graisse ou d'huile filtrée et 1 centimètre cube d'alcool absolu. Le tube est fermé par un bouchon donnant passage à un thermomètre dont le réservoir baigne dans le liquide, sans toucher les parois du tube.

Le tube à essai est alors chauffé doucement à la flamme, en l'agitant verticalement de temps en temps, jusqu'au moment où le mélange des deux liquides est devenu limpide. A ce moment, on cesse de chauffer et on continue à agiter verticalement le tube; dès qu'on voit le mélange se troubler, on note la température.

**5° Indice de saponification ou Indice de Kœttstorfer.**

**6° Indice de Hehner, ou acides gras fixes pour 100.**

Ces deux déterminations se font exactement comme nous l'avons indiqué pour l'analyse du beurre.

**7° Indice d'iode ou Indice de Hübl.** — Pour déterminer cet indice, les solutions suivantes sont nécessaires :

| | | |
|---|---|---|
| *A*. | Iode bisublimé .................. | 50 grammes |
| | Alcool à 95° ..................... | 1 litre |
| *B*. | Bichlorure de mercure cristallisé.. | 60 grammes |
| | Alcool à 95° ..................... | 1 litre |
| *C*. | Iodure de potassium ............. | 100 grammes |
| | Eau distillée ..................... | 1 litre |
| *D*. | Solution d'empois d'amidon à 2 0/0. | |
| *E*. | Hyposulfite de soude ............ | 24gr,80 |
| | Eau distillée ..................... | 1 litre |

On opère de la façon suivante :

On prend deux flacons bouchés à l'émeri, de 250 centimètres cubes; dans l'un, on met 0gr,50 d'huile et 10 centimètres cubes de chloroforme, puis 20 centimètres cubes de la solution d'iode et 20 centimètres cubes de la solution de bichlorure de mercure. Dans le second flacon, servant de témoin, on introduit 10 centimètres cubes de chloroforme, 20 centimètres cubes de la solution d'iode et 20 centimètres cubes de la solution de bichlorure de mercure.

On bouche, on laisse en contact pendant exactement deux heures. Au bout de ce temps, on verse dans chaque flacon 20 centimètres cubes de la solution d'iodure de potassium et 100 centimètres cubes d'eau distillée, puis 2 à 3 centimètres cubes de la solution d'empois d'amidon, et on titre l'excès d'iode dans chaque flacon en y versant, à l'aide d'une burette graduée, de la solution d'hyposulfite de soude. La différence entre les deux titres indique la quantité d'iode absorbée par le corps gras.

Soit $n$ le nombre de centimètres cubes de la solution d'hyposulfite qu'il a fallu employer pour le flacon témoin, et $n'$ pour le flacon contenant l'huile. L'indice d'iode sera donné par la formule suivante :

$$(n - n') \times 0{,}00127 \times 200 \quad \text{ou} \quad (n - n') \times 0{,}254.$$

**8° Echauffement sulfurique ou essai Maumené.** — La quantité de chaleur dégagée par le mélange d'une huile et de l'acide sulfurique étant variable par suite des circonstances de l'expérience (densité de l'acide, forme du vase, etc.), il importe d'opérer toujours dans les mêmes conditions.

On se sert d'un verre à expériences dans lequel on pèse 20 grammes d'acide sulfurique pur à 66° B. et 20 grammes d'huile. On verse cette dernière avec précaution sur les parois du verre, de façon à ce qu'elle ne se mélange pas avec l'acide.

Cela fait, on plonge dans le liquide un thermomètre et on note la température $t$; puis on agite fortement avec le thermomètre, pour bien mélanger l'huile et l'acide, et on note la température maximum atteinte $t'$.

L'échauffement sulfurique sera $(t' - t)$.

**9° Réactions spéciales de quelques huiles.** — *a*) Huile de sésame. — On peut l'identifier par deux procédés : soit par l'acide chlorhydrique furfurolé, soit par l'acide chlorhydrique sucré.

La première réaction, due à Villavechia et Fabris, se fait de la façon suivante : On place dans un tube à essais 0cc,1 d'une solution alcoolique de furfurol à 2 0/0, 10 centimètres cubes d'acide chlorhydrique pur et 10 centimètres cubes de l'huile à essayer. On bouche et on agite fortement pendant une demi-minute. Une coloration rouge de l'acide indique la présence de l'huile de sésame; cette réaction permet de déceler 1 0/0 d'huile de sésame dans un mélange.

La seconde réaction, due à Baudouin, se fait en plaçant, dans un tube à essai, 10 centimètres cubes d'acide chlorhydrique de densité 1,19, contenant 1 0/0 de sucre, et 20 centimètres cubes d'huile; on bouche et on agite pendant une minute. La coloration rouge de l'acide indique la présence de l'huile de sésame.

*b*) Huile de coton. — *Réaction d'Halphen.* — On introduit, dans un tube à essai, volumes égaux de l'huile à essayer, d'alcool amylique et de sulfure de carbone contenant 1 0/0 de soufre. On chauffe le tube au bain-marie bouillant pendant environ trois quarts d'heure. Une coloration rouge ou orangée indique la présence d'huile de coton; cette coloration est d'autant plus intense et se produit d'autant plus vite que la teneur en huile de coton est plus élevée.

*Réaction de Bechi.* — On chauffe au bain-marie bouillant 5 centimètres cubes du corps gras avec 25 centimètres cubes d'alcool et 5 centimètres cubes d'une solution d'azotate d'argent à 1 0/0 dans l'alcool absolu. Si, au bout de vingt minutes, le liquide est devenu noir, on est en présence d'huile de coton. Cette réaction est moins précise que la première, car, d'une part, certaines huiles de crucifères donnent également une réduction, et, d'autre part, certaines huiles de coton se montrent sans action sur le nitrate d'argent.

*c*) Huile d'arachide (*procédé Renard-Kreis modifié*). — On saponifie au bain-marie, dans une capsule de porcelaine, 20 grammes d'huile par 25 centimètres cubes d'une solution alcoolique de potasse à 20 0/0; on évapore à sec et on dissout le savon dans environ 150 centimètres cubes d'eau chaude. Lorsque la solution est limpide, on ajoute, pour décomposer le savon, 50 centimètres cubes d'acide chlorhydrique dilué au quart et on chauffe jusqu'à ce que la couche d'acides gras soit limpide. On jette sur un filtre mouillé, on lave les acides gras à l'eau bouillante, et on les laisse se figer.

Les acides gras sont enlevés du filtre et dissous, à chaud, dans 100 centimètres cubes d'alcool à 90°; puis on ajoute, toujours à chaud dans cette solution, de l'acétate de plomb en poudre fine jusqu'à ce que quelques gouttes du liquide, additionnées d'eau et filtrées, donnent un précipité par l'acide sulfurique. La quantité d'acétate de plomb à employer est d'environ 15 grammes.

Le liquide clair est alors additionné de 300 centimètres cubes d'éther et abandonné au repos pendant environ douze heures. L'oléate de plomb reste en solution, tandis que les sels de plomb des acides gras se séparent. On décante le liquide clair, on filtre le résidu et on le lave avec un peu d'éther. Les sels de plomb restés sur filtre sont alors chauffés à l'ébullition avec 250 centimètres cubes d'acide chlorhydrique à 5 0/0, jusqu'à limpidité de la couche huileuse obtenue. On laisse figer, on jette sur filtre et on lave à l'eau bouillante, dans laquelle on ajoute de temps à autre une ou deux gouttes d'acide chlorhydrique. Le lavage doit être continué jusqu'à disparition des sels de plomb (ce que l'on constate en essayant l'eau de lavage avec une solution aqueuse d'iodure de potassium). Puis on laisse refroidir et on dissout à chaud les acides gras dans 100 centimètres cubes d'alcool à 90°, et on abandonne au repos à environ 15°.

Il se forme un précipité cristallin d'acide arachidique qu'on purifie par deux ou trois cristallisations successives dans l'alcool à 90°. Finalement, la solution alcoolique évaporée abandonne l'acide arachidique pur, qu'on fond et dont on prend le point de fusion, qui est de 74-75°.

Le produit de la première cristallisation peut être desséché et pesé ; son poids, multiplié par 110, donne approximativement le titre du mélange en huile d'arachide.

### MÉTHODE GÉNÉRALE D'ESSAI DE LA PURETÉ DES HUILES D'OLIVES (Tambon)

On saponifie à froid l'huile à analyser par la soude alcoolique, en présence de l'éther sulfurique, qui agit comme délayant et dissolvant : 100 parties d'éther pour 60 parties d'alcool à 90°. Après plusieurs macérations (trois généralement sont suffisantes, suivies de décantation et de filtration), on obtient :

1° Un liquide éthéro-alcoolique contenant, outre la partie insaponifiable, tous les sels à acides gras liquides, les matières colorantes, les aldéhydes, les résines, les essences, etc.;

2° Un savon insoluble, constitué par les sels de soude à acide gras concret de l'huile examiné.

Le liquide éthéro-alcoolique est traité par l'acide sulfurique dilué au dixième, afin de décomposer les savons, puis lavé largement avec l'eau distillée; le résidu qu'on obtient est désigné sous le nom d'extrait A. C'est dans ce groupe qu'on pourra caractériser les huiles étrangères à l'huile d'olive, sauf l'huile d'arachide.

1° *Huile de sésame.* — Elle se caractérise par la réaction avec l'acide chlorhydrique sucré (à froid) ou l'acide chlorhydrique glucosé (à chaud). Il se produit, dans ces conditions, une coloration rouge.

2° *Huile de coton.* — On dissout une partie de l'extrait A dans l'alcool absolu, et on chauffe à 85° avec une solution alcoolique de nitrate d'argent. L'huile de coton, même démargarinée, produit une réduction du nitrate d'argent. La réaction, ainsi conduite, permet de déceler 1 0/0 d'huile de coton.

3° *Huile de colza.* — L'extrait A contient la totalité de l'essence sulfurée renfermée dans l'huile de colza. On caractérise par la formation de sulfure d'argent, en chauffant cet extrait dans un creuset d'argent.

4° *Huile d'œillette.* — On la décèle par la réaction de Cailletet sur l'extrait A (coloration rouge brique, avec un mélange à parties égales d'acides sulfurique et nitrique).

5° *Huile d'arachide.* — Le savon insoluble sert à caractériser l'huile d'arachide. Ce savon est décomposé par l'acide sulfurique dilué au 1/10; les acides margarique et arachidique sont mis en liberté; on caractérise ce dernier par sa cristallisation dans l'alcool à 90°, la détermination de son point de fusion et l'examen des cristaux (fines aiguilles, feuilles dentelées, etc.).

### RECHERCHE SPÉCIALE DES HUILES DE COTON, DE CAPOC ET DE BAOBAB DANS L'HUILE D'OLIVE

Les huiles de capoc et de baobab réduisent le nitrate d'argent en solution alcoolique et donnent également la réaction d'Halphen : elles peuvent donc ainsi être confondues avec l'huile de coton. Ces deux huiles étant aujourd'hui des produits commerciaux, il importait donc de trouver un procédé permettant de les différencier de l'huile de coton. La méthode suivante, due à Milliau, donne des résultats très précis :

On verse, dans un tube à essai, 5 centimètres cubes des acides gras fondus, lavés et déshydratés, obtenus par la saponification de l'huile et la décomposition, par un acide, du savon formé. On y ajoute 5 centimètres cubes d'une solution d'azotate d'argent à 1 0/0 dans l'alcool absolu ; on agite vivement et on observe la coloration produite, sans faire intervenir la chaleur.

Les acides gras de l'huile de capoc, mélangée dans la proportion même de 1 0/0 et au-dessous à l'huile d'olive ou à d'autres huiles, donnent une réduction intense (brun café) au bout de vingt minutes environ.

Les acides gras déshydratés de l'huile de coton, mélangée à de l'huile d'olive dans la proportion de 10, 15, 20 0/0 et au-dessus, ne donnent lieu, dans ces conditions, à aucune coloration. Il est nécessaire, pour l'obtenir, de chauffer.

L'huile de baobab donne la même réaction que l'huile de capoc.

## *B.* — Graisses alimentaires

Ces graisses (margarine, saindoux, gras de bœuf, huile de coco, etc.) sont analysées exactement comme le beurre et comme les huiles. Il peut être utile souvent de rechercher, dans quelques-unes, les huiles de coton, de sésame, etc. Cette recherche se fait comme il est indiqué plus haut. Nous donnons ci-dessous les principales caractéristiques de ces graisses :

| DOSAGES | MARGARINE | SAINDOUX | GRAS DE BOEUF | HUILE DE COCO |
|---|---|---|---|---|
| Densité à 15°..................... | 0,930 | 0,931 à 0,932 | 0,930 | 0,921 |
| Point de fusion .................... | 42 à 45° | 32 à 33° | 46° | 27 à 28° |
| — de solidification ............. | 38 à 41° | 26° | 36° | 22°,5 |
| — de fusion des acides gras..... | 47 à 49° | 35° | 49°,5 | 22 à 23° |
| — de solidification des acides gras | 43 à 44° | 34° | 43°,5 | 19°,8 |
| Déviation à l'oléoréfractomètre .... | — 17° | — 12°,5 | — 16° | — 54° |
| Acides gras fixes pour 100 (Hehner). | 95 à 96 | 96,15 | 96 à 96,50 | 87,40 |
| Indice de Reichert-Meissl-Wollny.. | 1 à 4 | 0,5 à 1,0 | 0,5 à 1,0 | 12,5 |
| — de saponification.......... | 190 à 195 | 195 à 196 | 196 | 258 à 268 |
| — d'iode.................. | 55 | 59 | 37 à 40 | 8,9 |

**Voir à l'Addendum les nouvelles méthodes d'analyse des huiles publiées en exécution de l'article 11 de la loi du 1er août 1905.**

# CHAPITRE III

# MATIÈRES ALIMENTAIRES AMYLACÉES

## FARINES

Par E. GÉRARD

### I. — FARINE DE FROMENT

La farine est le produit de la mouture des grains de céréales ; mais, dans le langage courant, ce nom sans autre désignation s'applique surtout à la farine de froment. Pour les autres céréales, on spécifie la nature de la farine : farine d'orge, d'avoine, etc.

La réduction du grain en farine est une opération industrielle mécanique qui se fait par des systèmes de mouture différents : mouture par les meules de pierre, par les meules métalliques et par les cylindres.

L'opération qui suit la mouture est le *blutage*, qui a pour but de séparer la farine des sons et même aussi, par des appareils perfectionnés, la séparation des *gruaux* à remoudre. On comprend sous ce nom de *gruaux*, ou encore de *semoules*, des amas de cellules amylacées.

Une autre opération, dite le *sassage*, sert à tamiser les divers produits de la mouture.

On arrive ainsi, par un travail méthodique, à séparer la *fleur* de *farine*, farine très blanche, très fine, de la partie centrale, plus dense, du grain de blé, partie centrale qui, après mouture, fournit la *farine* dite *gruaux blancs*. Le mélange de la fleur de farine et de cette dernière constitue la farine ordinaire.

La couche externe du grain donne une farine plus grossière, moins blanche : c'est la *farine grise*.

En général, 100 parties de blé donnent à la mouture :

| | |
|---|---|
| Farine très blanche.......... | 70 0/0 |
| — grise.................. | 5 0/0 |
| Sons et déchets.............. | 25 0/0 |

**Composition de la farine.** — La farine de froment est surtout constituée par de l'amidon et du gluten avec des proportions plus faibles de matières grasses, de sucres, de cellulose, de dextrine et de sels minéraux.

Le gluten est un mélange de matières azotées de nature protéique insolubles dans l'eau (gluten-caséine), de gliadine (gluten-fibrine) et de mucédine. En outre de ces composés albuminoïdes insolubles, il existe aussi une petite quantité d'*albumine soluble dans l'eau*, analogue à l'albumine végétale.

Voici, d'après J. König, la composition moyenne de différentes qualités de farine de froment :

| | EAU 0/0 | MATIÈRES AZOTÉES 0/0 | MATIÈRES GRASSES 0/0 | SUCRE 0/0 | GOMME ET DEXTRINE 0/0 | AMIDON 0/0 | CELLULOSE 0/0 | CENDRES 0/0 |
|---|---|---|---|---|---|---|---|---|
| Farine fine (fleur de farine)........... | 12,63 | 10,68 | 1,13 | 2,35 | 3,06 | 69,33 | 0,30 | 0,52 |
| Farine ordinaire.... | 12,58 | 11,60 | 1,59 | 1,86 | 4,09 | 66,34 | 0,92 | 1,02 |
| Farine de gruaux... | 13,06 | 9,43 | 0,24 | | 75,92 | | 0,64 | 0,72 |

La farine de gruaux obtenue, comme nous l'avons vu, avec la partie centrale du grain de blé, est donc moins riche en matières grasses et surtout en matières azotées et, par suite, en gluten, qui constitue la majeure partie des substances azotées totales.

La composition moyenne des farines françaises, d'après les *Documents du Laboratoire municipal de Paris*, est la suivante :

| | EAU 0/0 | MATIÈRES AZOTÉES 0/0 | MATIÈRES GRASSES 0/0 | AMIDON DEXTRINE ET SUCRE 0/0 | LIGNEUX 0/0 | CELLULOSE 0/0 |
|---|---|---|---|---|---|---|
| Farine française (1re qualité)....... | 13,34 | 10,18 | 0,94 | 74,75 | 0,31 | 0,48 |
| Farine française (qualité moyenne). | 12,65 | 11,82 | 1,36 | 72,28 | 0,98 | 0,98 |

Il est intéressant de reproduire, comme nous le faisons dans le tableau suivant, la composition centésimale de deux échantillons de farines extraites du même blé, à l'aide de deux systèmes d'engins différents, dans le laboratoire de E. Fleurent, et analysées par cet auteur.

ANALYSE DE FARINES EXTRAITES
PAR LES CYLINDRES ET PAR LES MEULES MÉTALLIQUES (E. FLEURENT)

| EXTRACTION | | HUMIDITÉ | GLUTEN | MATIÈRES AZOTÉES TOTALES | MATIÈRES GRASSES | ACIDE PHOSPHORIQUE | DÉBRIS |
|---|---|---|---|---|---|---|---|
| Cylindres | 60...... | 12,86 | 8,56 | 9,26 | 0,96 | 0,456 | 0,138 |
| | 70...... | 12,60 | 8,58 | 9,57 | 1,11 | 0,5[illegible]3 | 0,242 |
| | 74...... | 12,92 | 8,73 | 9,50 | 1,16 | 0,537 | 0,267 |
| Meules métalliques | 60...... | 13,84 | 8,19 | 9,37 | 1,17 | 0,610 | 0,426 |
| | 70...... | 13,80 | 8,71 | 9,57 | 1,31 | 0,624 | 0,483 |
| | 78...... | 13,70 | 8,68 | 9,63 | 1,31 | 0,623 | 0,540 |

Pour la composition moyenne des farines de première qualité et des farines basses, mélange de farines grises et bises, Bruylants donne les chiffres suivants :

1° FARINES DE PREMIÈRE QUALITÉ.

| ANALYSE DE 20 ÉCHANTILLONS | AMIDON ET DEXTRINE | GLUTEN | AZOTE | EAU | CENDRES | GRAISSE | CELLULOSE |
|---|---|---|---|---|---|---|---|
| Maximum.... | 75,10 | 14,00 | 2,240 | 16,00 | 0,495 | 0,982 | 0,652 |
| Minimum.... | 70,80 | 9,95 | 1,585 | 13,65 | 0,265 | 0,782 | 0,321 |
| Moyenne..... | 73,50 | 11,60 | 1,849 | 14,95 | 0,392 | 0,895 | 0,540 |

2° FARINES BASSES (MÉLANGE DE FARINES GRISES ET BISES).

| ANALYSE DE 10 ÉCHANTILLONS | AMIDON ET DEXTRINE | GLUTEN | AZOTE | EAU | CENDRES | GRAISSE | CELLULOSE |
|---|---|---|---|---|---|---|---|
| Maximum.... | 68,04 | 15,40 | 2,464 | 16,00 | 2,38 | 2,02 | 2,62 |
| Minimum.... | 65,20 | 12,00 | 1,900 | 14,30 | 1,69 | 1,15 | 1,73 |
| Moyenne..... | 67,35 | 13,95 | 2,239 | 14,87 | 2,05 | 1,74 | 2,25 |

La valeur nutritive des farines n'est pas en rapport direct avec la qualité commerciale : en effet, les farines blanches sont généralement moins riches en gluten, en matières grasses et en composés minéraux que les farines de qualité inférieure. Voici, à cet égard, le tableau comparatif, dressé par Bruylants, de la composition des divers éléments se trouvant dans cinq espèces de farines provenant d'un même mélange de froment :

| NATURE DE LA FARINE | AMIDON ET DEXTRINE | GLUTEN | AZOTE | EAU | GRAISSE | CENDRES | INSOLUBLE |
|---|---|---|---|---|---|---|---|
| Farine supérieure (0000)... | 74,40 | 10,49 | 1,678 | 14,14 | 0,87 | 0,29 | 0,67 |
| — première (00)...... | 73,95 | 10,84 | 1,735 | 14,22 | 0,82 | 0,38 | 0,88 |
| — seconde (0)........ | 71,05 | 11,84 | 1,894 | 15,00 | 0,98 | 0,61 | 1,05 |
| — troisième.......... | 70,20 | 12,34 | 1,975 | 15,00 | 1,10 | 0,89 | 1,40 |
| — basse.............. | 68,28 | 13,80 | 2,208 | 15,65 | 1,60 | 1,19 | 1,60 |

Dans des expériences de mouture militaire entreprises en 1900, A. Balland a analysé les diverses phases de la mouture et, dans le travail très documenté de cet auteur, nous relevons la composition des principaux produits obtenus :

| | EAU | MATIÈRES AZOTÉES | MATIÈRES GRASSES | MATIÈRES AMYLACÉES | CELLULOSE | CENDRES |
|---|---|---|---|---|---|---|
| Farine de 1er jet.......... | 12,70 | 8,60 | 1,35 | 76,40 | 0,30 | 0,65 |
| Gruaux blancs à rebluter ... | 12,70 | 9,21 | 1,15 | 75,84 | 0,45 | 0,65 |
| Farines de gruaux blancs... | 12,70 | 9,82 | 1,40 | 75,03 | 0,50 | 0,55 |
| Premiers gruaux blancs à remoudre.............. | 12,80 | 9,51 | 1,85 | 74,39 | 0,80 | 0,65 |
| Deuxièmes gruaux blancs à remoudre.............. | 13,80 | 11,21 | 2,70 | 68,54 | 1,65 | 2,10 |
| Gruaux bis................ | 14,00 | 12,90 | 4,85 | 61,85 | 3,35 | 3,05 |
| Farines de gruaux bis...... | 13,00 | 10,75 | 2,00 | 72,05 | 1,05 | 1,15 |
| Farine panifiable à 80 0/0... | 12,80 | 9,21 | 1,38 | 75,11 | 0,65 | 0,85 |

## ANALYSE DE LA FARINE DE BLÉ

1° **Dosage de l'eau.** — On prélève un échantillon moyen de 5 grammes de farine que l'on met dans une capsule de platine tarée et on dessèche à l'étuve chauffée à 100-110° jusqu'à ce que la capsule, mise à refroidir dans un dessiccateur, ne varie plus de poids.

La perte de poids observée, multipliée par 20, donne la quantité d'eau contenue dans 100 grammes de farine.

2° **Dosage des cendres.** — La capsule de platine contenant la farine desséchée dans l'opération précédente est, tout d'abord, chauffée doucement sur un bec de Bunsen ; lorsque la farine a brûlé, on porte la capsule au moufle en ayant soin de ne pas chauffer au-dessus du rouge sombre. On laisse refroidir et on épuise la masse charbonneuse par de l'eau distillée bouillante. On décante le liquide, que l'on met à part, et on termine l'incinération du charbon. On laisse refroidir la capsule et on y ajoute le liquide provenant de l'épuisement du charbon primitif ; on évapore au bain-marie jusqu'à siccité et on reporte la capsule au moufle pour compléter l'incinération et obtenir des cendres blanches. La capsule est mise dans le dessiccateur et on pèse après refroidissement.

L'augmentation de poids de cette capsule, multipliée par 20, donne la proportion des cendres de 100 grammes de farine.

3° **Dosage de l'acidité.** — Balland, le premier, a montré que la farine, même récemment moulue, possède un certain degré d'acidité qui va en augmentant au fur et à mesure que la farine vieillit. Cet auteur estime que cette acidité se développe aux dépens de la matière grasse et que, si on prend les diverses parties du grain de blé, l'acidité augmente du centre à la périphérie : par suite, la fleur de farine est moins acide que les farines de seconde qualité. La panification devient de plus en plus difficile au fur et à mesure que cette acidité s'accroît. La détermination du degré d'acidité est donc un facteur important pour apprécier la valeur commerciale d'une farine.

Pour cette détermination, on prend 5 grammes de farine que l'on met dans un flacon à large ouverture bouché à l'émeri. On ajoute 50 centimètres cubes d'alcool à 95° bien neutre, et on agite. Il est utile, comme Marion et Manget le recommandent, de mettre dans le flacon de petites billes de verre pour assurer un contact aussi intime que possible entre la farine et l'alcool. On filtre, on prélève 25 centimètres cubes du filtrat sur lesquels on fait un dosage acidimétrique avec une solution de soude déci-normale en présence de phtaléine du phénol comme indicateur.

Le nombre de centimètres cubes de soude déci-normale employée, multiplié par 0,0049 et ensuite par 2, exprime l'acidité correspondant à 5 grammes de farine. Ce résultat, multiplié par 20, représente l'acidité exprimée en acide sulfurique ($SO^4H^2$) de 100 grammes de farine.

D'après Balland, l'acidité des farines nouvelles oscille entre 0gr,015 et 0gr,040 (en $SO^4H^2$) pour 100 grammes de farine. L'acidité des farines altérées peut atteindre 0gr,120 pour les blés tendres et 0gr,070 pour les blés durs.

4° **Dosage du gluten.** — Le gluten est l'élément important des farines duquel dépend leur valeur pour la boulangerie.

D'après E. Fleurent, le gluten est formé de divers composés albuminoïdiques : la gliadine, matière agglutinative; la gluténine, matière pulvérulente et inerte ; la conglutinine, dont les propriétés sont intermédiaires entre celles des deux premières.

Le dosage du gluten est d'autant plus important dans l'analyse des farines que l'on a introduit dans la culture française des variétés de blés étrangers qui, au lieu de donner des farines titrant 8 à 9,5 0/0, n'en contiennent que 6 à 7 0/0 seulement, teneur absolument insuffisante pour les nécessités de la boulangerie (E. Fleurent).

Le dosage du gluten s'effectue généralement par la méthode dite mécanique, qui consiste à prendre un poids déterminé de farine, et on fait, avec de l'eau, une pâte d'une consistance telle qu'elle ne colle pas aux doigts. On malaxe ensuite ce pâton sous un filet d'eau pour lui enlever tout son amidon. On exprime entre les mains la masse de gluten jusqu'à ce qu'il ne s'écoule plus d'eau et on pèse le gluten ainsi humide.

Aimé Girard, Arpin, E. Fleurent, Rœser, Balland et bien d'autres auteurs ont montré que l'évaluation du gluten à l'état humide donnait lieu à des erreurs pouvant varier, suivant les auteurs, de 1 à 2 0/0, en raison du degré de dessiccation plus ou moins grand que le gluten a subi entre les mains de l'opérateur. Il est, dès lors, maintenant établi que le gluten doit être pesé après dessiccation à l'étuve.

Ce dosage par un procédé mécanique a été l'objet de différentes critiques, mais E. Fleurent a montré, dans un travail très long et très documenté, que l'extraction du gluten peut se faire intégralement et sans perte en opérant dans des conditions bien déterminées dont voici les principales :

Le malaxage doit se faire sous un robinet d'eau rendue légèrement calcaire par du bicarbonate de chaux dans la proportion de 0gr,100 par litre;

La température de l'eau ne doit pas dépasser 16° ;

Il ne faut pas prolonger l'action de l'eau plus de douze à quatorze minutes : dix à onze minutes pour la séparation du gluten, deux à trois minutes pour le lavage ;

Si la farine est trop acide, on enlève l'excès d'acidité par un lavage à l'éther ou par addition de bicarbonate de soude ;

Il faut éviter d'employer une eau contenant du chlorure et du sulfate de calcium, qui augmentent les pertes de gluten.

Ceci étant établi, la technique du dosage du gluten donnée par E. Fleurent est la suivante :

Sous un robinet d'eau rendue calcaire par le bicarbonate de chaux dans la proportion de 0,100 par litre, on dispose, sur une cuvette, un tamis en soie n° 40 ou 60 préalablement mouillé. On place, dans un bol en porcelaine, 33gr,33 de farine. Avec un agitateur et 14 ou 15 centimètres cubes d'eau, on fait une pâte qui n'adhère pas aux doigts, on nettoie l'agitateur avec la main droite et on malaxe la pâte de façon à y incorporer toute la farine contenue dans le bol. La pâte est alors roulée entre les mains sans qu'elle s'attache. On présente alors le pâton sous toutes ses faces, en le tenant dans la main droite, à l'eau qui s'écoule en mince filet du robinet. Le gluten se sépare, s'agglomère, et l'eau entraîne l'amidon avec quelquefois un peu de gluten et de débris divers. L'amidon traverse le tamis, qui retient, au contraire, le gluten et les débris grossiers. Cette opération du lavage sous le filet d'eau doit durer de dix à onze minutes.

Le gluten débarrassé de l'amidon forme alors une masse élastique, emplastique. On le débarrasse des dernières traces de matière amylacée en réunissant tout le gluten (y compris les parcelles retenues par le tamis) dans le creux de la main et, avec les doigts de la main gauche, on le travaille vivement deux à trois minutes sous le courant d'eau dont on a augmenté l'écoulement, jusqu'à ce que l'eau n'entraîne plus d'amidon et s'écoule bien claire.

On tare un verre de montre dont le fond est enduit d'une légère couche de vaseline, on y dépose la masse de gluten obtenue et on sèche à l'étuve chauffée à 105-110°. Lorsque l'on s'est assuré que le poids ne varie plus, ce que l'on obtient généralement après huit heures d'étuve, on pèse. Le résultat trouvé, multiplié par 3, donne la proportion de gluten sec contenu dans 100 grammes de farine.

Le gluten des céréales autres que le froment ne s'agglomère qu'imparfaitement, aussi il n'est guère possible d'en déterminer la quantité par la méthode mécanique. Dans ce cas, il vaut mieux avoir recours au dosage de l'azote total par la méthode de Kjeldahl.

5° **Dosage de l'amidon.** — a) *Procédé de Zipperer.* — Ce procédé consiste à hydrolyser la matière amylacée par les acides dilués et à doser les sucres réducteurs formés. Voici comment on opère :

On chauffe 2 grammes de farine avec 100 centimètres cubes d'eau distillée à la température de 140-150° pendant trois heures ; dans ces conditions, l'amidon est complètement dissous. On peut effectuer le chauffage soit au bain d'huile, soit dans un autoclave ordinaire en enfermant le liquide amidonné dans un flacon, ou dans un tube (tube de Leune) muni d'une fermeture automatique comprenant un bouchon de porcelaine garni d'une rondelle de caoutchouc s'appuyant exactement sur le goulot du flacon ou du tube au moyen d'un levier métallique constitué par un fil de cuivre nickelé. Après avoir chauffé, on filtre, on lave le résidu avec de l'eau distillée jusqu'à ce que la liqueur filtrée ne se colore plus par l'iode. On ajoute 20 centimètres cubes d'acide chlorhydrique concentré et on chauffe pendant trois heures le mélange mis dans un matras muni d'un réfrigérant ascendant. Dans ces conditions, la saccharification de l'amidon est complète. On filtre, si cela est nécessaire ; on neutralise avec de la lessive de soude, et on procède au dosage des sucres réducteurs, provenant de l'hydrolyse, au moyen de la liqueur de Fehling titrée.

Le résultat, exprimé en glucose, multiplié par 0,9, donne la proportion d'amidon contenu dans 2 grammes de farine. On rapporte le chiffre trouvé à 100 grammes de farine.

b) *Procédé H. Witte.* — Le dosage de l'amidon par hydrolyse donne toujours des résultats un peu trop élevés par suite de la transformation, en pentoses réductrices, des pentosanes existant toujours dans les farines ; de plus, les liqueurs hydrolysées ont l'inconvénient de filtrer difficilement. Aussi H. Witte propose-t-il le procédé suivant, qui n'est qu'une modification de la méthode de Baumert et H. Bod :

On pèse 2 grammes de farine, qu'on malaxe dans un petit mortier avec un peu d'eau, et on transvase le pâton dans le flacon muni d'une fermeture métallique semblable à celle décrite dans l'opération précédente. On nettoie le mortier et le pilon avec un flocon d'amiante et un peu d'eau et on met environ 50 centimètres cubes d'eau. On ferme le flacon et on chauffe pendant deux heures dans un autoclave à vapeur à 4 atmosphères ; après refroidissement à 100°, le contenu du flacon est transvasé dans un flacon d'Erlenmeyer dans lequel on a mis quelques rognures de zinc, et on fait bouillir pendant dix minutes : la solution est amenée au volume de 250 centimètres cubes, on filtre sur une épaisse couche d'amiante avec l'aide du vide. On rejette les premières portions filtrées et on prélève 25 centimètres cubes du liquide clair (correspondant à $0^{gr},20$ de farine), on les additionne de 5 centimètres cubes de lessive de soude à 10 0/0 et de 1 gramme d'amiante fine, et on précipite par 120 centimètres cubes d'alcool à 96°. — On laisse déposer un moment, on filtre sur un tube filtrant d'amiante de 2 à 3 centimètres de diamètre. On fait passer sur le précipité un mélange de 25 centimètres cubes d'alcool et de 15 centimètres cubes d'eau ; puis on lave successivement avec un mélange de 25 centimètres cubes d'alcool et de 15 centimètres cubes d'eau, un mélange de 25 centimètres cubes d'alcool, 10 centimètres cubes d'eau et 5 centimètres cubes d'acide chlorhydrique à 10 0/0, un mélange de 25 centimètres cubes d'alcool et de 15 centimètres cubes d'eau, 25 centimètres cubes d'alcool, enfin avec un peu d'éther. Après avoir essoré, le tube est porté à l'étuve à 120°, et on y fait passer lentement un courant d'air séché sur $SO^4H^2$ ; la dessiccation est terminée en vingt minutes ; on pèse rapidement et on calcine l'amidon dans un courant d'air. La perte de poids correspond à l'amidon de 0gr,20 de farine ; en multipliant le résultat par 500, on a la proportion d'amidon pour 100 grammes de farine.

6° **Dosage de la matière grasse.** — On prend 5 grammes de farine que l'on dessèche à l'étuve ; le produit sec est alors épuisé au lixiviateur de Soxhlet avec de l'éther sec et mieux avec de l'éther de pétrole bouillant entre 58 et 60°. On évapore la liqueur éthérée obtenue dans une capsule tarée. Le résidu, constitué essentiellement par de la matière grasse, surtout si l'on a effectué l'épuisement avec l'éther de pétrole, est desséché à 100°, puis on pèse. Le résultat trouvé, multiplié par 20, donne la teneur en matière grasse de 100 grammes de farine.

7° **Dosage de l'azote total.** — On effectue ce dosage par la méthode de Kjeldahl (Voir p. 73), en opérant sur 1 gramme de farine et en ayant soin de chauffer très doucement tout d'abord, en raison de la mousse abondante qui se forme.

La quantité d'azote trouvée, multipliée par le coefficient 6,25, donne la quantité de matières albuminoïdes totales de 1 gramme de farine. On rapporte le chiffre trouvé à 100 parties. Les 9/10 environ des substances albuminoïdes sont, nous l'avons déjà vu, constitués par le gluten.

8° **Appréciation de la valeur boulangère des farines.** — *Méthode de E. Fleurent.* — Nous avons vu précédemment que le gluten du froment est composé de trois substances albuminoïdes différentes : la gliadine, la gluténine et la conglutine. Or, cet auteur a montré que les variations des proportions relatives de la gliadine et de la gluténine influent sur la valeur boulangère de la farine et impriment à la pâte une allure différente, pendant la fermentation, dans la fabrication du pain.

Les farines qui donnent les pains les mieux préparés et les plus assimilables sont celles dont le gluten sera formé de 25 parties de gluténine et de 75 parties de gliadine. E. Fleurent a donné là un moyen véritablement scientifique d'apprécier la valeur d'une farine destinée à la boulangerie ; il suffira donc de doser, dans le gluten extrait d'une farine, les proportions respectives de ses deux composants, gluténine et gliadine. Nous reproduisons *in extenso* la technique indiquée par E. Fleurent, avec les conclusions que l'on peut tirer des résultats :

« On prépare d'abord de l'alcool à 70° dans lequel on dissout une quantité « de potasse caustique équivalente à 3gr-3gr,5 de potasse vraie (KOH) par « litre. On prend le titre exact de cette solution au moyen de l'acide sul- « furique déci-normal et on calcule ce titre en carbonate de potasse ($CO^3K^2$). « Cela fait, on extrait, à la façon ordinaire, le gluten de 33gr,33 de la farine

« à examiner. On place ce gluten dans un mortier, on le recouvre de la « solution alcoolique de potasse précédente et on triture doucement pen- « dant quelques minutes, de façon à commencer l'imprégnation de la masse « élastique par la liqueur caustique. On décante ensuite le liquide en excès « dans un flacon de 200 centimètres cubes environ, à large ouverture et « bouchant à l'émeri ; on pilonne alors énergiquement le gluten resté dans « le mortier et on en complète ainsi la pénétration par la solution alcoo- « lique de potasse. On verse, dans le flacon, la masse qui commence à se « désagréger et on la recouvre de la même liqueur alcaline. On s'arrange « de façon à employer en tout exactement 80 centimètres cubes de cette « liqueur. Puis, on lave le mortier avec de l'alcool à 70° sans potasse, on « verse le liquide de lavage dans le flacon, on ajoute des perles ou des « fragments de verre, on bouche et on agite vivement aussi longtemps et « aussi fréquemment que possible.

« Dans ces conditions, sous l'action des chocs répétés, on voit la désa- « grégation du gluten s'opérer rapidement, et, en agitant de temps en « temps, en une heure elle est complètement terminée. On a alors entre « les mains un liquide opaque, ne contenant plus de morceaux de grosseur « appréciable, mais tenant au contraire en suspension la gluténine pulvé- « rulente insoluble, et en dissolution la gliadine.

« Dans le flacon même, on fait alors passer jusqu'à refus un courant « d'acide carbonique qui a pour but, en saturant la potasse, d'aider à la « séparation de la gluténine légèrement émulsionnée. On décante alors le « liquide, à l'aide d'un entonnoir qui retient les perles ou fragments de « verre, dans une fiole jaugée de 150 centimètres cubes (ou de 200); on « lave le flacon avec de l'alcool à 70° sans potasse, et on complète jusqu'au « trait de jauge.

« Cela fait, on filtre pour séparer la gluténine et on prélève 50 centi- « mètres cubes de la liqueur filtrée qu'on évapore à sec en terminant la « dessiccation à 105°. On peut ainsi peser l'extrait obtenu qui représente « la gliadine contenue dans 50 centimètres cubes de liquide, plus une cer- « taine quantité de carbonate de potasse.

« En appelant A la quantité de carbonate de potasse contenue dans « 1 centimètre cube de la liqueur alcoolique primitive, il est facile de voir « que la quantité à retrancher, pour 50 centimètres cubes de la liqueur com- « plétée à 150 centimètres cubes, sera donnée par le calcul suivant :

$$\frac{A \times 80 \times 50}{150}.$$

« En retranchant donc le chiffre obtenu par ce calcul du poids de « l'extrait, on obtient la quantité de gliadine contenue dans 50 centimètres « cubes, et, en multipliant ce chiffre par 9, on a la quantité de gliadine ren- « fermée dans 100 grammes de farine.

« Si on retranche ce chiffre de gliadine du chiffre qui indique la teneur « en gluten pour 100, teneur déterminée à part, on a ainsi la quantité de « gluténine.

« On rapporte alors ces deux quantités à 100 de gluten. C'est ainsi par « exemple que, dans une farine contenant 7,47 0/0 de gluten, on a trouvé ce « gluten constitué par :

| | |
|---|---|
| Gluténine ................ | 1,85 |
| Gliadine ................ | 5,62 |

« ce qui donne pour la composition centésimale de ce gluten :

| | |
|---|---|
| Gluténine................ | 24,75 |
| Gliadine................. | 75,25 |

« De nombreuses analyses ont permis à l'auteur d'établir que la compo- « sition centésimale du gluten des farines de blés tendres, mises actuelle- « ment en vente sur le marché, varie entre les limites suivantes :

| | |
|---|---|
| Gluténine............. | 18 à 40 |
| Gliadine ............... | 82 à 60 |

« L'analyse étant ainsi faite, on en tirera les conclusions d'après les « règles suivantes :

« 1° Quelle que soit la quantité de gluten contenue dans une farine, celle- « ci fournira un pain d'autant meilleur au point de vue de son développe- « ment, et par conséquent de sa facile digestion, que son gluten se rappro- « chera plus de la composition centésimale suivante : gluténine, 25 ; « gliadine, 75 ; soit le rapport $\frac{1}{3}$ ;

« 2° Le pain fait avec une farine dans laquelle la quantité de gluténine « atteint 20 et la quantité de gliadine 80 0/0 du gluten total, soit le rap- « port $\frac{1}{4}$, se développe bien à la fermentation, mais s'aplatit et redevient « compact pendant la cuisson ; pour une telle farine, la quantité d'eau « qu'on emploie normalement pour le travail est toujours trop élevée, et la « pâte ne peut être faite qu'avec un excès du produit ;

« 3° Lorsque le gluten d'une farine atteint la composition centésimale : « gluténine, 34 ; gliadine, 66 ; soit à peu près le rapport $\frac{1}{2}$, la pâte obtenue « ne se développe ni à la fermentation, ni au four ; le pain reste compact « et indigeste.

« Si l'on admet comme type le pain fait avec la farine dont le gluten « présente la composition centésimale indiquée en premier, le pain fait « avec une farine dont le gluten s'écarte de 2 0/0 au-dessus ou au-dessous « de cette composition présente déjà des différences qu'un expert peut « facilement apprécier. »

## ALTÉRATIONS ET FALSIFICATIONS

### ALTÉRATIONS

La farine conservée dans un endroit humide s'agglomère en grumeaux appelés *marrons:* elle subit, sous l'influence prolongée de l'air humide, une altération se manifestant surtout par une augmentation de l'acidité, due à la formation d'acides libres aux dépens de la matière grasse. Par une altération plus profonde, la farine peut dégager une odeur putride, résultant de la fermentation des matières azotées et, en particulier, du gluten. Ce dernier élément, lors de l'analyse par la méthode mécanique, ne s'agglomère que difficilement et la masse obtenue est sans consistance.

Les farines altérées peuvent présenter une odeur de moisi due à leur envahissement par diverses bactéries, bacilles, microcoques, et surtout par des moisissures (*Penicillium*, *Mucor*, etc.), qui trouvent dans la farine tous les éléments nécessaires à leur développement.

Les farines vieillies et conservées dans de mauvaises conditions sont quelquefois envahies par divers parasites dont voici les principaux :

1° La larve du *Tenebrio molitor*, de l'ordre des Coléoptères ; cette larve est connue sous le nom de *ver de la farine ;*

2° La *Pyrale de la farine* ou *Asopia farinalis*, insecte de l'ordre des Lépidoptères ;

3° La *Vrillette de la farine* ou *Anobium paniceum*, insecte de l'ordre des Coléoptères ;

4° L'*Aleurobie de la Farine* ou *Acarus farinæ*, de la classe des Arachnides.

La présence, dans la farine, de graines étrangères récoltées en même temps que le blé constitue l'une des altérations les plus fréquentes. Quelques-unes de ces semences proviennent de plantes jouissant de certaines propriétés nocives, comme l'*Ivraie* (*Lolium temulentum*, L.), la *Nielle* (*Agrostemma Githago*, L.), le *Mélampyre* (*Melampyrum arvense*, L.) plus connu sous le nom vulgaire de Blé de vache.

Mais la plus fréquente et en même temps la plus dangereuse altération est la présence, dans la farine, de l'ergot de seigle, sclérote du *Claviceps purpurea*, champignon qui se développe aussi bien sur le blé que sur le seigle.

Bien d'autres semences étrangères peuvent être mélangées au blé et être moulues en même temps que lui, comme les graines de la vesce, du caille-lait, de la luzerne, du coquelicot, de la renoncule des champs, etc.

Ajoutons que la farine de froment pourra contenir aussi :

1° Des spores de certains champignons du genre *Tilletia* vivant sur le blé et produisant ce que l'on appelle la *carie* du blé ;

2° Des spores du *Puccinia graminis*, champignon appartenant aux Urédinées, qui envahit la feuille du blé qui se tache de rouille : d'où le nom de maladie de la Rouille du blé ;

3° Des spores d'un autre champignon, l'*Ustilago segetum*, qui se développe sur la fleur de blé.

Enfin, les farines peuvent être altérées à la suite de certains traitements qu'on leur fait subir pour les blanchir : action du peroxyde d'azote, de l'électricité, etc. Balland, d'une part, et E. Fleurent, de l'autre, sont d'accord pour reconnaître que ces procédés artificiels de blanchiment ont pour résultat d'altérer la matière grasse des farines ainsi traitées, d'augmenter leur acidité au point qu'elles présentent les caractères des farines vieillies.

**Recherche des altérations.** — Tout d'abord une farine de bonne qualité doit être pulvérulente, molle, douce au toucher ; elle doit s'agglomérer facilement quand on la comprime entre les mains. Son odeur est franche, agréable, sa saveur est douceâtre sans aucun arrière-goût âcre ni acide.

L'acidité d'une bonne farine, exprimée en $SO^4H^2$, est généralement comprise entre 0,015 et 0,040 0/0; une acidité exagérée est toujours le premier indice d'une altération (Balland). Les farines anciennes et altérées par vieillissement présentent, en outre de leur hyperacidité, une odeur rance due à une décomposition partielle de la matière grasse ; traitées par l'eau avec malaxage, on en retire difficilement le gluten, qui se désagrège très facilement.

A. Zega a donné un moyen de différencier les bonnes farines de celles qui sont altérées ou de qualité inférieure, et dont voici la technique :

On prépare tout d'abord une solution alcoolique concentrée de fuchsine dont on prend 3 centimètres cubes que l'on dilue à 200 centimètres cubes avec de l'eau distillée, puis on fait passer dans cette liqueur un courant d'acide sulfureux jusqu'à décoloration. On fait une nouvelle dilution de ce mélange au 1/10.

On prélève 1 gramme de farine à examiner, que l'on agite avec 10 centimètres cubes d'eau distillée, et on ajoute 1 centimètre cube de réactif fuchsiné. Si la farine de froment est pure et de bonne qualité, on n'obtient aucune coloration; dans le cas contraire et suivant le degré d'altération, la farine prend une coloration rouge plus ou moins intense.

Pour la *recherche des insectes parasites*, on prend surtout les boules agglomérées de la farine (marrons), on les étale, on les écrase légèrement sur une couche de papier blanc et on examine soit à la loupe ou au microscope avec un faible grossissement.

Pour déceler la présence des différents cryptogames, on opère également sur les marrons de la farine que l'on délaie dans une solution aqueuse de potasse au 1/10; on prend une goutte de liquide que l'on dépose sur une lame de verre et on recouvre d'une lamelle.

Dans les farines altérées par les moisissures, on perçoit facilement de longs filaments mycéliens articulés (*Penicillium*) ou ramifiés (*Mucor*). Mais, si l'on veut, et ceci est très important, distinguer des grains d'amidons les spores des végétaux cryptogamiques, il faut faire une préparation microscopique colorée en employant la technique suivante due à Gueguen :

On prépare, tout d'abord, le réactif colorant dit *bleu lactique* en faisant dissoudre au mortier et à froid :

| | |
|---|---|
| Bleu coton................ | 0gr,15 |
| Acide lactique............ | 100 grammes |

On filtre au bout de vingt-quatre heures.

(Le bleu coton est plus connu dans le commerce sous le nom de bleu de Chine.)

On délaie une parcelle de farine, sur une lame porte-objet, dans une goutte de réactif; on recouvre d'une lamelle, et l'on chauffe lentement sur une petite flamme jusqu'à émission de vapeurs. Après refroidissement, on examine à un faible grossissement (environ 100 diamètres), ce qui permet de parcourir rapidement toute la préparation. Les spores et les filaments mycéliens apparaissent en bleu foncé au milieu des grains d'amidon restés incolores et transparents : on complète l'examen à l'aide d'un grossissement plus considérable.

La farine souillée par la *carie* du blé laisse voir au microscope des spores brunes, réticulées de 18 à 20 μ de diamètre.

La *rouille* du blé se reconnaît à ses deux sortes de spores : les *urédospores*, corps ovoïdes, oblongs, pédicellés, contenant une poussière rougeâtre, et les *téleutospores*, masses ovoïdes cloisonnées, suivant leur petit diamètre, en deux parties, et la membrane de ces spores est très colorée et très épaisse.

Les spores du *charbon du blé* se reconnaissent, au milieu des grains d'amidon, en raison de leur petitesse, de leur membrane lisse et de leur couleur d'un brun noir.

La recherche des graines étrangères provenant de plantes récoltées en même temps que le blé doit surtout porter sur l'*ivraie* et la *nielle*, en raison des troubles qu'elles peuvent occasionner chez les personnes mangeant du pain fabriqué avec des farines ainsi souillées. La farine d'ivraie se reconnaît au microscope à ses grains d'amidon, très petits, de 2 à 7 μ de diamètre, polyédriques; ils ont quelque ressemblance avec l'amidon de riz, mais ces derniers sont en grains un peu plus gros.

Les grains de la nielle donnent une farine présentant une âcreté considérable qu'elle communique à la farine de blé. Son amidon, vu au microscope, est très petit, de 1 à 2 μ de diamètre ; les grains sont irrégulièrement polyédriques, réunis souvent en amas allongés ou ovoïdes.

Nous verrons plus loin que l'on peut rechercher l'ivraie et la nielle dans la farine de blé par des procédés chimiques.

La présence de l'ergot de seigle dans les farines doit être recherchée avec soin par l'analyste, en raison des accidents très graves d'ergotisme convulsif ou même gangréneux que détermine une semblable altération. Tout d'abord une farine souillée par l'ergot de seigle présente une odeur désagréable et une saveur âcre qui attire l'attention. Le microscope peut servir à découvrir cette altération et, à cet égard, la méthode suivante, donnée par F. Musset pour cette recherche, donne les meilleurs résultats :

Dans une éprouvette cylindrique, on introduit 5 grammes de farine et

60 centimètres cubes d'un mélange de 10 parties de chloroforme et de 1 partie d'alcool absolu. On agite pendant quelques instants et on abandonne le tout au repos. Le seigle ergoté surnage ; on l'enlève par décantation avec une petite quantité de liquide ; on ajoute de l'alcool au produit décanté : le seigle ergoté gagne le fond du vase dans lequel on opère. On le recueille et on l'étend sur un couvre-objet ; on sèche et on examine, dans le xylol, à un grossissement de 800 diamètres.

En interceptant la source de lumière de manière à produire l'obscurité dans le microscope, les débris du seigle ergoté apparaissent avec une couleur jaune tirant sur le vert.

Recherche par les procédés chimiques. — 1° *Recherche de l'ergot de seigle, de la nielle et de la vesce par l'essai de Vogel.* — On agite, à une chaleur modérée, 2 grammes de farine avec 10 centimètres cubes d'alcool à 70° renfermant, pour 100 parties, 5 parties d'acide chlorhydrique concentré. On laisse reposer et l'on observe la coloration du liquide au-dessus du dépôt.

Avec de la farine de froment ou de seigle, le liquide reste complètement blanc ; une teneur de 5 0/0 en farine de nielle le colore en jaune orangé, et une proportion de 5 à 10 0/0 de farine de vesce lui donne une teinte rouge rosé. Une quantité plus forte de ces impuretés provoque une coloration violette ; 5 0/0 d'ergot de seigle produit une teinte rose chair.

2° *Recherche de l'ergot de seigle.* — a) *Procédé Hoffmann.* — On fait macérer, pendant cinq à six heures, 10 grammes de farine dans un mélange de 20 grammes d'éther et de 10 gouttes d'acide sulfurique dilué au quart. On filtre et on lave à l'éther jusqu'à ce que l'on ait recueilli 20 centimètres cubes de liquide filtré. Ce dernier est additionné de 10 à 15 gouttes d'une solution, saturée à froid, de bicarbonate de soude, puis on agite vigoureusement le mélange. La présence du seigle ergoté se manifeste par la production d'une coloration violette.

Cette méthode permet de reconnaître avec certitude une proportion de 0gr,01 0/0 d'ergot de seigle.

b) *Procédé de Jacoby.* — On mélange volumes égaux de farine suspecte et d'éther acétique, on ajoute de l'acide oxalique et on fait bouillir. Après refroidissement, le liquide est rouge si la farine contient de l'ergot de seigle.

c) *Dosage de l'ergot de seigle dans la farine.* — R. Bernhart donne la méthode suivante qui permet le dosage de l'ergot de seigle dans la farine :

On fait bouillir 100 grammes de farine avec 500 centimètres cubes d'acide chlorhydrique à 2 0/0 jusqu'à hydrolyse complète de l'amidon, c'est-à-dire jusqu'à ce que l'on n'obtienne plus de coloration bleue avec une solution aqueuse d'iode. On laisse déposer, puis on filtre le liquide clair sur un filtre desséché et pesé qui reçoit à la fin le résidu insoluble. Ce dernier est ensuite épuisé par le tétrachlorure de carbone pour enlever la matière grasse. Le résidu est alors enlevé du filtre au moyen d'une spatule, puis mis dans un vase d'Erlenmeyer où on le traite par une solution de sulfate de cuivre ammoniacal. La concentration de cette solution doit être suffisante pour dissoudre la cellulose. Lorsque toute la cellulose est dissoute, le mélange est additionné de 10 fois son volume d'eau et le résidu, qui a résisté à ces divers traitements, est recueilli sur le filtre précédent ; on lave, on dessèche à 100° et on pèse. La différence obtenue entre le poids du résidu provenant de 100 grammes de farine contenant de l'ergot et le poids du résidu formé dans les mêmes conditions par traitement d'une même quantité de farine pure, multipliée par 8,333, donne le pourcentage d'ergot de seigle contenu dans la farine examinée.

Lorsque la farine contient à la fois de la nielle (*Agrostemma githago*, L.), l'opération doit être conduite d'une façon différente : la prise d'échantillon de la farine est mise à bouillir, pendant deux heures, avec de l'acide chlorhydrique à 5 0/0 ; on filtre, le résidu est soumis à une ébullition d'une heure avec de la soude à 3 0/0. La partie insoluble est dissoute dans l'acide chlorhydrique concentré. La solution acide est diluée avec 5 fois son volume d'eau glacée et on laisse reposer pendant plusieurs jours dans un endroit frais. On obtient un précipité blanc volumineux que l'on recueille sur un filtre d'amiante, on dessèche et on pèse. Le poids de ce précipité, multiplié par 43,38, donne la quantité d'ergot contenue dans la prise d'essai.

Nous avons dit précédemment que certaines farines étaient *blanchies à l'aide de composés oxygénés de l'azote*. Or, E. Fleurent a montré que la matière grasse de la farine fixe le peroxyde d'azote et qu'en se basant sur la différence de coloration des savons obtenus avec la matière grasse avant et après nitration, on peut reconnaître les farines blanchies par ce procédé. Pour cela on extrait, au moyen de la benzine, la matière grasse de 50 grammes de farine suspecte. Après évaporation du dissolvant à basse température, on redissout l'huile dans 3 centimètres cubes d'alcool amylique, on transvase dans un tube à essai et l'on ajoute 1 centimètre cube d'alcool dans lequel on a dissous 10 grammes de potasse par litre. Dans le cas d'une farine normale, on n'observe aucun changement de la coloration jaune ; dans le cas de farine blanchie, la couleur passe au rouge orangé d'autant plus foncé que la farine a fixé plus de peroxyde d'azote. Cette réaction est assez sensible pour déceler l'addition de 5 0/0 de farine blanchie à de la farine normale.

H. Schaw recherche les composés oxygénés de l'azote dans les farines de la façon suivante :

On traite par l'alcool à 95°, au réfrigérant à reflux, une certaine quantité de farine ; après refroidissement, on lave encore la farine avec l'alcool. Les liquides alcooliques sont réunis et évaporés presque à siccité. Le résidu est repris par un mélange d'alcool et d'éther ; le liquide éthéro-alcoolique est évaporé jusqu'à consistance de sirop, puis étendu en couche mince sur les parois de la capsule. On dépose, en plusieurs endroits de la couche étalée, une goutte de solution sulfurique de diphénylamine. Il se produit une tache bleue si la farine a été blanchie par les composés oxygénés de l'azote. Les farines naturelles ne donnent pas cette réaction.

### FALSIFICATIONS

Les farines de blé peuvent être additionnées de substances minérales diverses, comme le sulfate de chaux, le plâtre, les os pulvérisés, l'alun, etc.; on a même signalé des farines auxquelles on avait ajouté frauduleusement une sciure de bois spéciale se présentant en poudre blanc jaunâtre, fine, légère et provenant du travail de certains bois durs. Il est vrai de dire que ces sortes de falsifications sont assez rares. L'adultération la plus fréquente est l'addition à la farine de farines étrangères, comme le riz, le maïs, le seigle, l'avoine, l'orge, ou de farines de légumineuses (féveroles, haricots), ou de fécule de pomme de terre.

**Recherche des falsifications.** — *a*) RECHERCHE DES SUBSTANCES MINÉRALES. — On peut tout d'abord procéder à l'essai préliminaire suivant : on agite, dans un grand tube à essai, 2 à 4 grammes de la farine suspecte avec 30 ou 40 centimètres cubes de chloroforme. On laisse déposer; la farine reste au-dessus du chloroforme, tandis que les substances minérales gagnent le fond du tube. On décante et on examine, au point de vue analytique, la nature du sédiment.

Cet essai peut, dans certains cas, rendre des services; mais, dans une expertise, il est préférable, pour la recherche des substances minérales ajoutées, de faire les cendres de 10 grammes de farine en opérant comme nous l'avons dit précédemment. Si le poids des cendres est supérieur au taux moyen des cendres de farines ordinaires, soit 0,90 à 1 0/0, on procède à l'analyse minérale méthodique de ce résidu de l'incinération. Toutefois on devra se garder de conclure à l'addition de matières minérales dans le cas où l'on aurait affaire à des farines de qualité inférieure, des farines bises par exemple, dont le poids des cendres est supérieur à la moyenne indiquée (Voir p. 232).

Pour déceler la présence de l'*alun* ajouté aux farines dans le but d'augmenter le pouvoir panificateur de la farine, on peut avoir recours à la méthode suivante :

On fait macérer 5 grammes de bois de campêche dans 100 centimètres cubes d'alcool à 96°, et on filtre le liquide. On remplit un tube à essai jusqu'au tiers avec de la farine, que l'on humecte avec un peu d'eau; on ajoute quelques centimètres cubes d'alcool et quelques gouttes de teinture de campêche fraîchement préparée. On secoue vivement le tout; puis on achève de remplir le tube avec une solution saturée de chlorure de sodium, en ayant soin de ne pas agiter. La présence d'alun dans la proportion de 0,05 à 0,10 0/0 se traduit par une coloration bleue; si la quantité n'est que de 0,01 0/0, il se produit encore une coloration violette (*Bull. du service de surveillance des denrées alimentaires de Belgique*, 1904).

Pour déceler, dans la farine, l'addition de *sciure de bois*, on arrive à un résultat par l'essai de Paganini, dont voici la technique :

On étend la farine en couche mince et légèrement comprimée et on verse une goutte de solution aqueuse de paraphénylènediamine à 0,20 0/0 et quelques gouttes d'acide acétique. Les fragments du ligneux, constituant la sciure de bois, prennent seuls une coloration rouge orangé.

Ce réactif est préférable au réactif de Wiener (solution de phloroglucine dans l'acide chlorhydrique ou dans l'alcool), qui sert de base à un certain nombre de procédés destinés à déceler la sciure de bois dans la farine, en donnant une coloration rouge carmin aux éléments ligneux, à la lignine. Mais, par ce moyen d'une extrême sensibilité, on colore en même temps les parcelles de son, de telle sorte que les farines pures peuvent présenter un pointillé rouge suspect.

*b*) Recherche des farines étrangères. — On peut procéder à cette recherche soit par les procédés chimiques, soit par l'examen au microscope. Il faut reconnaître que les méthodes chimiques ne suffisent pas toujours pour révéler l'addition de farines étrangères; du reste, l'examen microscopique permet seulement de déterminer la nature de la farine ajoutée frauduleusement.

Examen chimique. — De tous les procédés de recherches basés sur l'essai chimique, celui de Volpino donne souvent des résultats satisfaisants. Il est basé sur ce fait que les farines de seigle, d'orge, de maïs et de riz renferment des quantités déterminées d'albumine insoluble qui ne peut être recueillie sur les doigts, sous le filet d'eau, comme le gluten de la farine de blé. Cela tient à ce qu'il n'y a pas la matière colloïde, la gliadine, qui donne au gluten du blé sa propriété agglutinative. D'après l'auteur, le maïs renferme 6gr,5 d'albumine insoluble pour 100 grammes; l'orge et le riz, 6 grammes; le seigle, 5 grammes, tandis que différents échantillons de farine de blé ont donné 0,02 à 0,06 d'albumine insoluble pour 100. Voici comment on opère :

On prend 30 grammes de la farine suspecte dont on forme un pâton avec le moins d'eau possible; on en retire le gluten suivant le procédé ordinaire, en recueillant dans un cristalli oir l'eau que l'on filtre sur une toile pour recueillir les fragments de gluten échappés des doigts; on la filtre de nouveau sur un tampon d'amiante sous l'action du vide. La substance déposée sur le filtre est séchée pendant une heure à l'étuve à 100°; on en prélève 2 grammes pour déterminer l'azote d'après la méthode de Kjeldahl; en multipliant par 6 la quantité d'azote, on obtient la proportion d'albumine.

Or, on peut considérer comme falsifiée une farine qui, après l'extraction du gluten, donne 20 centigrammes, ou plus, d'albumine insoluble pour 100.

L'examen microscopique seul indique à quelle espèce de farine est due la falsification. Si, par exemple, le microscope révèle dans un mélange la farine de riz et si le chiffre de l'albumine insoluble, après l'extraction du gluten, est égal à 1,25, la formule

$$\frac{6}{100} = \frac{1,25}{x}$$

permettra de trouver la valeur de $x$, ou la proportion de farine de riz dans le mélange, soit

$$x = 20,83\ 0/0.$$

Au cas où l'examen microscopique n'indiquerait pas la nature de la farine ajoutée, il y aurait lieu de remplacer la quantité d'albumine insoluble pour 100 du riz, ou 6, par la moyenne de cette quantité pour les quatre farines, orge, seigle, maïs, riz, soit 5,88.

A. Balland a publié, en 1899, un travail très important sur la falsification des farines et dont les résultats peuvent, dans certains cas, être utiles aux chimistes.

Cet auteur a ajouté à de la farine de froment des proportions variables de farines étrangères, et il a déterminé la composition de ces différents mélanges, qu'il a comparée avec celle de la farine de blé de bonne qualité et pure. Voici les conclusions de ces recherches :

« L'addition de farine de seigle, de sarrasin, de riz, d'orge, de maïs, de « fèves et de fécule de pomme de terre aux farines de blé a pour effet « direct d'abaisser dans celles-ci le taux du gluten dans des proportions « souvent suffisantes pour révéler la fraude.

« Le seigle, l'orge et le riz, qui, par leur composition chimique, diffèrent « peu du blé, n'apportent pas de modifications sensibles dans l'analyse : « si le poids du gluten diminue, celui de la matière azotée totale n'est « presque pas influencé.

« Le maïs élève le poids des matières grasses, et les fèves celui de « l'azote. La fécule, qui ne contient ni azote, ni graisse, ni cellulose, amène « une diminution de ces produits.

« La présence du seigle, du sarrasin, du maïs et des fèves fait monter « rapidement l'acidité des farines. »

Examen microscopique. — La recherche des farines étrangères dans la farine de blé est basée sur les caractères microscopiques différentiels de leurs grains d'amidon.

Tout d'abord, il faut savoir bien reconnaître, au microscope, l'amidon du blé. Cet examen doit se faire sur l'amidon séparé mécaniquement lors du dosage du gluten (Voir p. 235). La liqueur aqueuse, provenant du lavage du pâton, est, après repos, décantée. On prélève une petite quantité du dépôt que l'on dépose sur une lame porte-objet, on ajoute une goutte d'eau glycérinée et on recouvre d'une lamelle. Au microscope, l'*amidon de blé* se présente (*fig.* 19) en petits grains arrondis, lenticulaires ou elliptiques, de 25 à 30 $\mu$ de diamètre, avec un hile punctiforme peu apparent. A côté de ces grains, on en voit d'autres encore plus petits, de 5 à 8 $\mu$ de diamètre, et arrondis. Vient-on à écraser les grains d'amidon, on perçoit, à la périphérie, des fissures se dirigeant vers le centre du grain.

1° *Recherche de la farine de riz.* — La falsification de la farine de blé par la farine de riz est la plus fréquente. La proportion de cette adultération est quelquefois très faible ; aussi doit-on avoir recours à une technique un peu spéciale pour la déceler. Arpin conseille d'effectuer cette recherche de la açon suivante :

On prend un échantillon moyen de farine avec lequel on prépare un pâton en employant la moitié de son poids d'eau. On malaxe sous un filet d'eau comme pour en extraire le gluten. Les eaux de lavage recueillies sont agitées et réparties dans plusieurs verres coniques à expérience. On laisse déposer pendant douze heures; on perçoit alors trois couches distinctes formées dans le liquide : l'une dense se trouvant au fond du vase, une seconde couche supérieure très peu cohérente et, entre les deux, une troisième couche intermédiaire peu épaisse et jaune grisâtre. Or cette couche intermédiaire contient surtout les téguments du blé et les grains agglomérés du riz. On sépare donc mécaniquement la couche supérieure, puis on fait écouler dans un autre vase la couche intermédiaire, dont on fait plusieurs prélèvements pour l'examen microscopique.

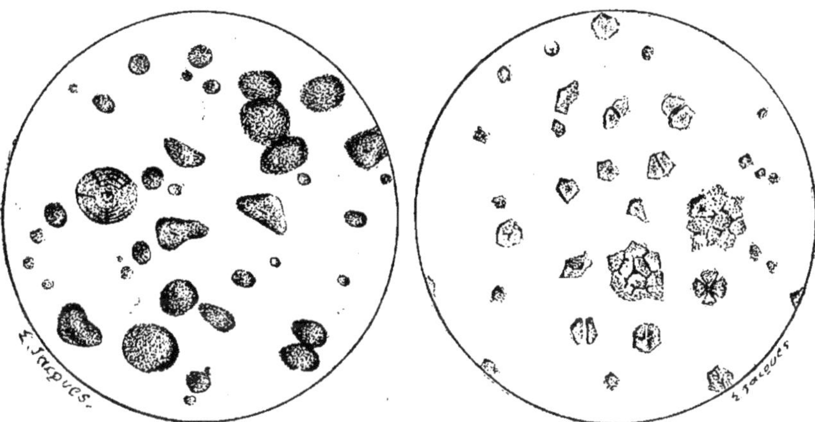

Fig. 19. — Amidon de blé.

Fig. 20. — Amidon de riz.

L'*amidon de riz* se présente, sous le champ du microscope, en grains très petits (*fig.* 20), de 4 à 5 μ de diamètre, quelquefois arrondis, mais le plus souvent polyédriques et généralement pentagonaux, avec un hile punctiforme. Les grains sont fréquemment agglomérés, réunis plusieurs ensemble, et formant de petites masses ovoïdes.

Gastine vient, tout récemment, de donner une méthode très sensible et très sûre permettant de mettre en évidence, dans les farines de blé, les plus faibles traces de riz, 1 à 2 0/0 par exemple, chiffres très inférieurs aux taux des fraudes usuelles.

La méthode consiste à imprégner la farine suspecte d'une solution colorante, à la dessécher ensuite lentement, à l'exposer durant quelques minutes à la température de 110-130°, enfin à l'examiner au microscope dans une goutte d'essence transparente ou dans le baume du Canada.

La substance colorante à employer peut être le bleu d'aniline, le bleu lumière, le bleu C4B, le vert d'aniline, le violet de méthyle, etc. ; la concentration la plus convenable est de 0gr,05 pour 100 centimètres cubes d'alcool à 33 0/0. Voici alors comment on effectue la recherche : on dépose sur une lame porte-objet deux gouttes de la solution colorante, dans lesquelles on délaye une très petite quantité de farine, en étalant la liqueur jusqu'au diamètre de la lamelle qui plus tard recouvrira la préparation ; on évapore à 28°-30° sur l'un des étages inférieurs de la tablette chauffante de Malassez ; lorsque l'eau a disparu, on achève la dessiccation vers 50° ; au bout de quelques minutes, on porte à 110°-130°, en se rapprochant du bec qui chauffe la tablette supérieure ; on verse, sur la lame, une goutte d'essence de cèdre ou de baume du Canada ; on recouvre d'une lamelle en chauffant pendant un instant pour étaler le baume, s'il s'agit d'une préparation durable ; enfin, on laisse refroidir, et l'on examine au microscope.

Les préparations doivent être transparentes, avec fond incolore, et contenir assez peu de farine pour offrir des vides nombreux.

Dans ces conditions, le hile des grains d'amidon se montre avec une grande netteté sous forme d'une ponctuation de couleur rouge, au moins pour certaines variétés. Les grains polyédriques d'amidon de riz apparaissent avec un hile rougeâtre très distinct et relativement gros pour leur taille ; l'amidon de blé ne présente que rarement, au contraire, un hile apparent. Dans les farines de riz, les grains isolés d'amidon sont exceptionnels, mais l'apparition du hile n'est pas moins significative. On observe, d'une part, des cellules amylacées ovoïdes, ou grains composés, où le dessin régulier et symétrique des ponctuations rosées marque d'une façon caractéristique l'existence du riz. D'autre part, on rencontre des fragments plus ou moins gros, souvent aplatis, comprenant un nombre variable de ces cellules amylacées, où la même symétrie des ponctuations, vues à la surface et en profondeur par transparence, signale avec autant de précision ces éléments plus complexes de la farine du riz. Ces caractères, déjà visibles avec un grossissement de 150 à 200 diamètres, sont surtout nets avec un grossissement de 600 à 650. Les grains montrent alors un aspect uniforme tout à fait typique, ainsi que les plaques ou fragments de la farine de riz.

L'amidon du riz ou du blé ne se colore pas, mais bien la substance azotée qui enveloppe les grains. Il en résulte une coloration sensible pour les fragments de farine de riz, qui comprennent plusieurs épaisseurs de cellules amylacées. Les grains moyens et gros d'amidon de blé sont à peine cernés par la couleur, mais les groupes de petits grains, où la substance azotée intersticielle est plus abondante, se colorent notablement, ainsi que l'aleurone. Les fragments de cellules d'assise protéique du blé ou du riz ont aussi leurs grains fortement colorés, mais il est facile de distinguer ces ponctuations, relativement grosses et irrégulièrement groupées, de celles qui appartiennent aux grains composés d'amidon de riz, dont la disposition très symétrique est caractéristique (Gastine).

2° *Recherche de la farine de maïs.* — Au microscope, les grains d'amidon de maïs (*fig.* 21) sont polyédriques, plus volumineux que ceux du riz ; ils sont pentagonaux ou hexagonaux et quelquefois circonscrits dans une sphère. Le hile est central et assez gros ; il est quelquefois étoilé dans les grains écrasés.

3° *Recherche de la farine de seigle.* — L'amidon du seigle (*fig.* 22) est en grains discoïdes, un peu plus gros que ceux du blé, auxquels ils ressemblent; leur diamètre est de 40 à 45 μ, les grains de seigle apparaissent souvent bombés irrégulièrement. Les grains écrasés offrent au centre une déchirure étoilée, on trouve aussi dans des grains plus gros des incisures venant de la périphérie.

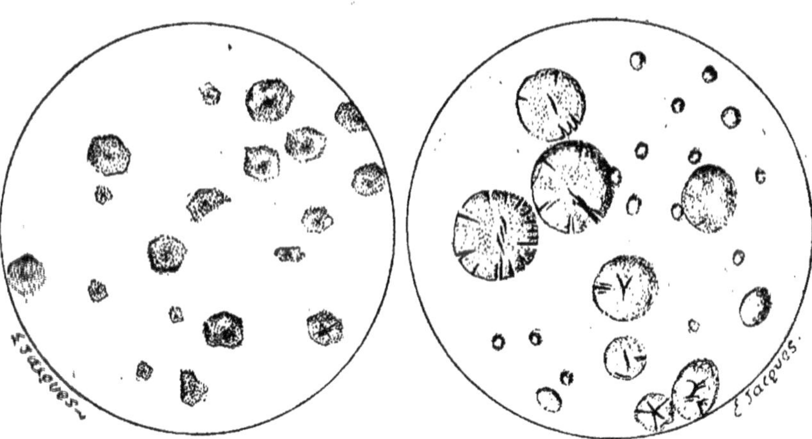

FIG. 21. — Amidon de maïs. FIG. 22. — Amidon de seigle.

4° *Recherche de la farine d'avoine.* — Les grains d'amidon de l'avoine (*fig.* 23) sont polyédriques, à hile punctiforme, tantôt simples, tantôt réunis en masses ovoïdes ou cylindriques donnant alors une masse d'un aspect réticulé.

5° *Recherche de la farine d'orge.* — Bien que la farine d'orge soit rarement mélangée à la farine de blé, il est utile de connaître l'aspect microscopique de son amidon. Ce dernier se présente en grains ressemblant, comme grosseur et comme forme, à l'amidon du blé, mais leur contour est irrégulier, et on y distingue des couches concentriques avec un hile linéaire ou quelquefois étoilé.

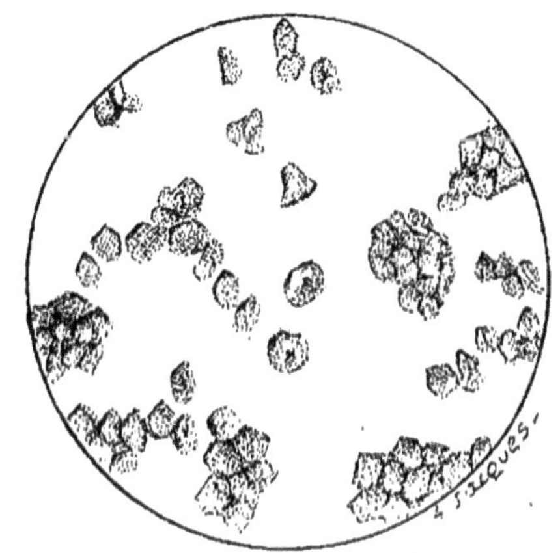

FIG. 23. — Amidon d'avoine.

6° *Recherche des farines de légumineuses.* — Dans certaines régions de la France, on a l'habitude d'ajouter à la farine de blé 1 à 2 0/0 de farine de légumineuses (féveroles ou haricots) (Balland). De fait, on tolère, dans les transactions commerciales, cette addition au taux que nous venons d'indiquer. En tous cas, le mélange en proportion plus élevée de la farine de légumineuses à la farine de blé est facilement révélé, car le gluten obtenu, au lieu d'avoir la couleur grisâtre ordinaire, est nuancé de rose verdâtre. De plus, l'analyse chimique complète de la farine suspecte dévoile facilement cette adultération. L'examen microscopique vient confirmer les résultats analytiques.

Au microscope, la farine des légumineuses se reconnaît facilement à son grain d'amidon. C'est ainsi que l'amidon de haricot et de fève (*fig.* 24) est en grains ovoïdes, réniformes ou ronds, souvent très gros; leur diamètre peut atteindre 50 $\mu$; ordinairement, les grains arrondis sont plus petits. Le hile, très apparent, est constitué par une fente souvent arborisée sur les bords; on distingue, au milieu du grain, des stries ovalaires d'hydratation.

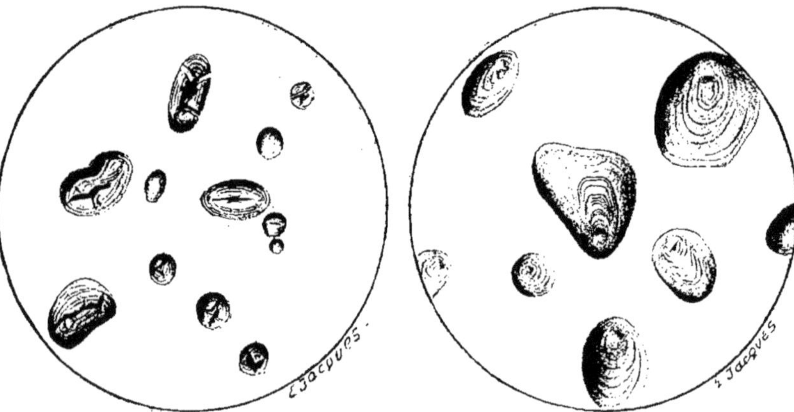

FIG. 24. — Amidon d'haricot. FIG. 25. — Fécule de pomme de terre.

7° *Recherche de la fécule de pomme de terre.* — La fécule de pomme de terre est facile à déceler dans la farine de blé en raison de ses caractères microscopiques : elle est en grains (*fig.* 25) très gros, ovoïdes ou pyriformes, de 40 à 45 $\mu$ de diamètre. Le hile est très petit, excentrique, il est situé à la partie la plus étroite du grain; des stries ovalaires viennent entourer le hile à leur extrémité; elles semblent, par leur disposition, imbriquées les unes sur les autres.

## II. — COMPOSITION DES FARINES DE RIZ, DE MAIS, DE SEIGLE, D'AVOINE, D'ORGE ET DE DIVERSES LÉGUMINEUSES

### 1° *Farine de riz.*

Voici la composition d'une farine fine, d'après J. König:

| | |
|---|---|
| Eau | 12,29 0/0 |
| Matières azotées | 7,39 |
| — grasses | 0,69 |
| — amylacées | 78,95 |
| Cellulose | 0,10 |
| Cendres | 0,58 |

A. Balland (*les Aliments*, 1907) donne pour une semoule de fabrication française les chiffres suivants :

| | |
|---|---|
| Eau | 10,80 0/0 |
| Matières azotées | 7,34 |
| — grasses | 0,30 |
| — amylacées | 80,96 |
| Cellulose | 0,40 |
| Cendres | 0,20 |

### 2° *Farine de maïs* (Composition d'après J. König).

| | Farine de maïs pour 100 | Farine de gruau de maïs pour 100 |
|---|---|---|
| Eau | 12,99 | 11,03 |
| Matières azotées | 9,62 | 8,84 |
| — grasses | 3,14 | 1,05 |
| — amylacées | 71,70 | 78,04 |
| Cellulose | 1,41 | 0,36 |
| Cendres | 1,14 | 0,68 |

D'après A. Balland :

| | Farine de maïs blanc pour 100 | Farine de maïs jaune pour 100 |
|---|---|---|
| Eau | 12,50 | 9,20 |
| Matières azotées | 9,19 | 9,64 |
| — grasses | 2,95 | 3,80 |
| — amylacées | 72,76 | 75,26 |
| Cellulose | 0,90 | 0,60 |
| Cendres | 1,70 | 1,50 |

### 3° *Farine de seigle* (Composition d'après J. König). Moyenne de 35 analyses.

| | |
|---|---|
| Eau | 12,58 0/0 |
| Matières azotées | 9,62 |
| — grasses | 1,44 |
| Sucre | 3,00 |
| Gomme et dextrine | 5,89 |
| Amidon | 64,95 |
| Cellulose | 1,35 |
| Cendres | 1,17 |

D'après A. Balland :

| | |
|---|---|
| Eau | 14,20 0/0 |
| Matières azotées | 5,69 |
| — grasses | 1,35 |
| — amylacées | 77,45 |
| Cellulose | 0,45 |
| Cendres | 0,86 |

4° *Farine d'avoine* (Composition d'après J. König).

| | Farine d'avoine pour 100 | Farine de gruau d'avoine pour 100 |
|---|---|---|
| Eau | 12,79 | 9,65 |
| Matières azotées | 13,29 | 13,44 |
| — grasses | 7,47 | 5,92 |
| Sucres | 63,13 | 2,26 |
| Gomme et dextrine | | 3,08 |
| Amidon | | 61,67 |
| Cellulose | 1,35 | 1,86 |
| Cendres | 2,02 | 2,12 |

5° *Farine d'orge* (d'après J. König).

| | Gruau d'orge pour 100 | Crème d'orge pour 100 |
|---|---|---|
| Eau | 14,06 | 11,63 |
| Matières azotées | 12,29 | 9,09 |
| — grasses | 2,44 | 1,44 |
| Sucres | 3,11 | 4,63 |
| Gomme et dextrine | 6,52 | |
| Amidon | 58,84 | 70,69 |
| Cellulose | 0,89 | 1,00 |
| Cendres | 1,85 | 1,52 |

6° *Farines de diverses légumineuses* (d'après J. König).

| | Farine de haricot pour 100 | Farine de pois pour 100 |
|---|---|---|
| Eau | 10,57 | 11,28 |
| Matières azotées | 23,23 | 25,72 |
| — grasses | 2,14 | 1,78 |
| Amidon | 58,92 | 57,18 |
| Cellulose | 1,78 | 1,26 |
| Cendres | 3,36 | 2,78 |

## ANALYSE

La pratique des différents dosages à effectuer sur ces farines se fait exactement comme pour la farine de blé. Toutefois le dosage du gluten est remplacé par la détermination de l'azote total, dont on exprime le résultat en matières azotées en multipliant le chiffre d'azote obtenu par 6,25.

Nous avons déjà dit précédemment que les différentes farines, autres que celle du froment, contenaient un gluten peu riche en gliadine et ne s'agglomérant pas ; l'absence de cette matière colloïde, qui donne au gluten du blé sa propriété agglutinative, empêche le dosage de ce composé par voie mécanique.

---

**Voir à l'addendum les nouvelles méthodes d'analyse des farines publiées en exécution de l'article 11 de la loi du 1er août 1905.**

---

## DOCUMENTS D'HYGIÈNE ALIMENTAIRE

### ARRÊTÉ

CONCERNANT L'INTERDICTION DE L'EMPLOI DU PLOMB DANS LES MOULINS

Paris, le 30 juin 1891.

Nous, Préfet de Police,

Vu les lois des 16-24 août 1790 et 22 juillet 1791 ;

Les arrêtés des consuls des 12 messidor an VIII, 3 brumaire an IX et la loi du 7 août 1850 ;

L'avis exprimé par le Comité consultatif d'Hygiène publique de France et les instructions de M. le Ministre de l'Intérieur en date du 15 avril 1891 ;

Arrêtons :

ARTICLE PREMIER. — Sont interdits :

1° L'emploi du plomb, soit en nature, soit mélangé au ciment pour boucher les fentes et crevasses des meules servant à la fabrication des farines alimentaires ;

2° La soudure ou l'étamage, avec un alliage renfermant plus de 5 0/0 de plomb, des ustensiles employés dans les moulins (gouttières, tuyaux, godets, etc.) et qui se trouvent en contact avec la farine.

ART. 2. — Les maires et les commissaires de police du ressort de la Préfecture de police sont chargés d'assurer l'exécution du présent arrêté qui sera affiché dans l'endroit le plus apparent de tout moulin.

*Le Préfet de Police,*
H. LOZÉ.

Par le Préfet de Police :
*Le Secrétaire général,*
H. SOINOURY.

N. B. — Le Préfet de Police rappelle que l'addition de sels de plomb à la farine pour la blanchir constitue une falsification nuisible, qui, aux termes de l'article 2 de la loi du 27 mars 1851, est passible d'une amende de 50 à 500 francs et d'un emprisonnement de trois mois à deux ans.

---

## PATES ALIMENTAIRES

Par Ed. GÉRARD

Les pâtes alimentaires comprennent le *macaroni*, le *vermicelle*, les *nouilles* et les *pâtes*, dites d'*Italie*, spécialement réservées pour le potage.

Toutes ces pâtes, quelle que soit leur forme, sont faites avec de la farine de blé, ou mieux avec de la semoule de blé, délayée dans de l'eau chaude. On ajoute souvent à ce mélange une certaine proportion de gluten dans le but de faciliter la cuisson. La pâte faite par pétrissage est transformée en vermicelle en la forçant à passer à travers des trous fins et circulaires qui la mettent en fils. — Pour le macaroni, la pâte est soumise à la pression à travers un espace annulaire constitué par un tube dont la lumière centrale est obturée par un mandrin. Les nouilles sont obtenues en pressant la pâte dans des fentes linéaires. Les pâtes d'Italie sont fabriquées de la même façon, c'est-à-dire que la pâte pressée s'échappe par des trous de formes variées qui impriment ainsi aux pâtes la forme de croix, de lettres, d'étoiles, etc. Toutes ces pâtes sont ensuite desséchées le plus rapidement possible.

**Composition des pâtes.** — Nous relevons dans *les Aliments* de Balland la composition suivante de quelques échantillons de macaroni, de nouilles et de pâtes d'Italie :

| | Macaroni fabriqué à Paris | Nouilles | Pâtes d'Italie |
|---|---|---|---|
| Eau | 11,60 0/0 | 11,90 0/0 | 12,20 0/0 |
| Matières azotées | 10,98 | 11,58 | 12,12 |
| — grasses | 0,45 | 0,60 | 0,35 |
| — amylacées | 76,05 | 75,21 | 74,61 |
| Cellulose | 0,28 | 0,26 | 0,18 |
| Cendres | 0,64 | 0,45 | 0,54 |

Pour la composition moyenne des pâtes alimentaires, J. König donne les chiffres suivants :

| | |
|---|---|
| Eau | 11,89 0/0 |
| Matières azotées | 10,88 |
| — grasses | 0,62 |
| — amylacées | 75,55 |
| Cellulose | 0,42 |
| Cendres | 0,64 |

Nous reproduisons un tableau, dressé par Bruylants, résumant un certain nombre d'analyses de pâtes alimentaires faites par cet auteur et qui peut être très utile pour l'analyste en raison des chiffres maxima et minima trouvés :

| DÉSIGNATION | RÉSULTATS | AMIDON DEXTRINE ET GLUCOSE | GLUTEN | AZOTE | EAU | GRAISSE | CENDRES | CELLULOSE |
|---|---|---|---|---|---|---|---|---|
| Macaronis et vermicelles indigènes (14 analyses) | Maximum... | 74,03 | 16,21 | 2,770 | 12,45 | 1,38 | 0,57 | 0,75 |
| | Minimum... | 68,05 | 11,21 | 1,798 | 11,97 | 0,87 | 0,41 | 0,30 |
| | Moyenne.... | 71,89 | 13,35 | 2,655 | 12,25 | 1,16 | 0,47 | 0,49 |
| Petites pâtes indigènes (6 analyses) | Maximum... | 73,12 | 14,39 | 2,300 | 12,45 | 1,30 | 0,47 | 0,70 |
| | Minimum... | 70,82 | 11,98 | 1,900 | 12,10 | 0,99 | 0,41 | 0,22 |
| | Moyenne.... | 72,16 | 12,78 | 2,044 | 12,35 | 1,12 | 0,46 | 0,55 |
| Pâtes italiennes (6 analyses) | Maximum... | 72,18 | 16,11 | 2,767 | 12,45 | 1,52 | 0,52 | 0,42 |
| | Minimum... | 68,95 | 13,60 | 2,175 | 11,95 | 1,07 | 0,37 | 0,24 |
| | Moyenne.... | 70,47 | 14,85 | 2,370 | 12,26 | 1,33 | 0,42 | 0,33 |

## ANALYSE DES PATES ALIMENTAIRES

L'analyse des pâtes alimentaires comprend la détermination de l'*acidité*, le dosage de l'*eau*, des *cendres*, de l'*azote total*, des *matières grasses* et de *l'amidon*. Toutes ces opérations s'effectuent comme pour les farines.

On fabrique également des pâtes, dites *aux œufs*, pour lesquelles divers auteurs ont proposé de déterminer la quantité de lécithine d'après le taux d'acide phosphorique contenu dans l'extrait alcoolique ou éthéré de ces pâtes, dans le but de connaître la quantité d'œufs ajoutés. Mais cette détermination, du reste difficilement applicable, ne donne aucune indication précise ; elle permet tout au plus de s'assurer que des œufs entrent dans la composition de la pâte.

## ALTÉRATIONS ET FALSIFICATIONS

Les pâtes alimentaires s'altèrent en vieillissant ; elles deviennent plus ou moins acides et elles peuvent être envahies par des moisissures.

La falsification la plus fréquente consiste à remplacer, pour leur préparation, la farine de froment par un mélange de diverses farines (farines de maïs, de riz, etc.).

Les pâtes sont quelquefois additionnées de matières colorantes étrangères (curcuma, jaune de naphtol ou dérivé sulfo-conjugué du naphtol) pour leur donner une teinte plus ou moins jaune. On peut aussi y ajouter du bicarbonate de soude ou de l'alun pour les préserver de l'acidification et de leur envahissement par les moisissures.

Enfin, dans quelques fabriques, on emploie l'anhydride sulfureux ou le bisulfite de soude pour décolorer et conserver les pâtes alimentaires.

**Recherche des altérations et falsifications.** — L'eau de cuisson des pâtes doit être à peine acide; une acidité très nette est l'indice soit d'une altération par vieillissement, ou de l'emploi de farines altérées.

Pour déceler les farines étrangères, on triture un peu de la pâte avec de l'eau, on décante le liquide aqueux opalescent que l'on examine au microscope pour la caractérisation des divers grains d'amidon, comme dans le cas des farines (Voir p. 248).

Pour la recherche des matières colorantes et, en particulier, du jaune de naphtol, on traite la pâte par l'alcool bouillant, on acidifie la liqueur alcoolique par l'acide chlorhydrique et on y plonge des filaments de laine qui se colorent en jaune dans le cas d'addition du dérivé sulfo-conjugué du naphtol. Si la pâte est colorée artificiellement par du curcuma, la solution alcoolique donnera, après évaporation, un résidu jaunâtre devenant rouge brun par l'acide chlorhydrique.

La recherche de l'alun s'effectue par la réaction à la teinture de campêche, comme il est dit pour les farines (Voir p. 246).

Le bicarbonate de soude est facilement décelé dans le liquide aqueux de l'épuisement de la pâte ; ce liquide, acidulé par l'acide chlorhydrique, dégage de l'acide carbonique qu'il suffit de caractériser d'après les procédés analytiques ordinaires.

Quant au bisulfite employé pour décolorer et conserver les pâtes alimentaires, on le met en évidence grâce à la production d'hydrogène sulfuré, quand on traite la pâte par le zinc et l'acide chlorhydrique.

---

**Voir à l'Addendum les nouvelles méthodes d'analyse des pâtes alimentaires publiées en exécution de l'article 11 de la loi du 1er août 1905.**

---

## DOCUMENTS D'HYGIÈNE ALIMENTAIRE

### COLORATION DES PATES ALIMENTAIRES

#### Comité consultatif d'hygiène publique

RAPPORTS DE WURTZ (27 MARS ET 4 DÉCEMBRE 1882). — CONCLUSIONS ADOPTÉES

« ... En conséquence, nous ne pensons pas que le dinitronaphtol (jaune de Martius) puisse être appliqué sans inconvénient à la coloration des pâtes alimentaires, et nous avons l'honneur de proposer au Comité de prier M. le Ministre d'en interdire l'emploi. »

#### Comité consultatif d'hygiène publique

RAPPORT DU Dr DUBRISAY (23 JUIN 1884). — CONCLUSIONS ADOPTÉES

« ... Il n'y a pas lieu de revenir sur les décisions qui interdisent l'emploi du jaune Victoria (dinitrocrésylate de soude) pour la coloration des pâtes alimentaires. »

#### Comité consultatif d'hygiène publique

RAPPORT DE OGIER (7 JANVIER 1901). — CONCLUSIONS ADOPTÉES

« ... L'emploi des dérivés jaunes sulfo-conjugués du naphtol pour la coloration des pâtes alimentaires peut être autorisé. »

Circulaire ministérielle relative à cet emploi : 16 février 1901.

## PAIN

Par En. GÉRARD

Le pain est le résultat de la cuisson d'une pâte faite avec de la farine et de l'eau, avec addition d'un peu de sel et de levain ou d'une levure spéciale. La cuisson n'a lieu que lorsque la pâte est *levée*, c'est-à-dire lorsqu'elle a subi un commencement de fermentation déterminée par la levure ou le levain.

Par suite de la cuisson et de la fermentation préalable, l'amidon se transforme en empois et subit tous les degrés de gélatinisation, depuis l'amidon simplement éclaté jusqu'à l'amidon soluble ou amylodextrine (Boutroux). D'autre part, les matières sucrées de la farine entrent partiellement en fermentation avec production d'un peu d'alcool et d'acide carbonique.

Le pain frais, abandonné à lui-même, devient rassis, c'est-à-dire que sa mie, en particulier, s'émiette. Lindet a montré que le pain, en devenant rassis, contenait moins d'amylodextrine que le pain frais; celle-ci rétrograde en repassant à l'état d'amidon. Par suite de cette rétrogradation, le pain frais perd de son onctuosité et de sa ténacité, il s'émiette, c'est-à-dire qu'il devient rassis. Or, dans cette transformation que l'on pourrait attribuer à la dessiccation du pain, la perte en eau est tout au plus de 2 0/0.

Le pain blanc est le produit résultant de la panification des farines blanches contenant très peu de son; au contraire, le pain bis est celui qui provient de farines blutées à un taux très élevé.

**Composition.** — Voici, d'après J. König, la composition de deux sortes de pain :

| | Pain blanc de luxe pour 100 | Pain blanc ordinaire pour 100 |
|---|---|---|
| Eau | 33,66 | 37,27 |
| Matières azotées | 6,81 | 8,44 |
| — grasses | 0,54 | 0,91 |
| Sucres | 2,01 | 3,19 |
| Amidon, etc | 55,79 | 47,80 |
| Cellulose | 0,31 | 1,12 |
| Cendres | 0,88 | 1,27 |

Dans son excellent livre sur *les Aliments*, A. Balland a reproduit les nombreuses analyses qu'il a effectuées sur les différentes variétés de pain. Nous y relevons, relativement à l'examen des pains de choix de la boulangerie de Paris, les résultats suivants :

| | PAIN LONG, DIT FLÛTE | | PAIN LONG FENDU | | PAIN BOULOT | |
|---|---|---|---|---|---|---|
| | A L'ÉTAT NORMAL | A L'ÉTAT SEC | A L'ÉTAT NORMAL | A L'ÉTAT SEC | A L'ÉTAT NORMAL | A L'ÉTAT SEC |
| Eau | 31,60 | 0,00 | 34,30 | 0,00 | 34,50 | 0,00 |
| Matières azotées | 5,99 | 8,75 | 6,79 | 10,34 | 6,83 | 10,43 |
| — grasses | 0,24 | 0,35 | 0,10 | 0,16 | 0,12 | 0,18 |
| — amylacées | 61,59 | 90,06 | 58,12 | 88,45 | 57,95 | 88,48 |
| Cellulose | 0,14 | 0,20 | 0,10 | 0,15 | 0,11 | 0,16 |
| Cendres | 0,44 | 0,64 | 0,59 | 0,90 | 0,49 | 0,75 |

**Caractères généraux et organoleptiques d'un pain de bonne qualité.** — Le pain de bonne qualité est homogène, formé de cavités régulières, sans *marrons;* il est élastique sous la pression, et non mou; son goût est agréable; il doit avoir une odeur de farine grillée et non celle de moisi ou de fermenté. La croûte est jaunâtre à la partie supérieure et brunâtre en dessous; elle doit être adhérente à la mie, qui est blanche ou blanc jaunâtre. Cette dernière, légèrement comprimée entre les doigts, est élastique, elle ne doit pas s'agglomérer en pâte.

## ANALYSE DU PAIN

1° **Dosage de l'humidité.** — Pour doser l'humidité, il est bon de peser le pain à examiner et d'en séparer le plus complètement possible la mie et la croûte. On détermine séparément la proportion d'eau contenue dans ces deux parties par un séjour de sept heures à l'étuve à 105°. On obtient ainsi la teneur en humidité de la croûte et de la mie et, par suite, celle du pain entier (A. Pagniello).

D'après A. Balland, un pain rassis est à peu près formé de 1/3 de croûte et de 2/3 de mie. Or, dans une analyse, cet auteur a trouvé pour la croûte 24,66 0/0 d'eau, pour la mie 47,82 0/0 et pour le pain entier 39,24 0/0.

En général, on peut admettre que la proportion d'eau, dans un pain frais, ne doit pas dépasser 40 0/0.

2° **Dosage de l'acidité.** — L'acidité du pain se détermine comme pour les farines.

V. Sokoloff détermine l'acidité de la façon suivante : 50 grammes de pain sont arrosés de 200 centimètres cubes d'eau bouillante; puis, au bout d'une heure, on y ajoute 300 centimètres cubes d'eau distillée froide et 10 gouttes d'une solution de phénolphtaléine. On laisse déposer un instant, on décante 100 centimètres cubes de liquide aqueux, représentant 10 grammes de pain, et on fait le titrage acidimétrique avec une solution de soude déci-normale. Le nombre de centimètres cubes de soude nécessaire à l'apparition de la teinte rosée, multiplié par 0,0049 et ensuite par 10, donne l'acidité, exprimée en acide sulfurique monohydraté ($SO^4H^2$), de 100 grammes de pain.

Dans ses expériences sur le pain, A. Balland trouve que l'acidité de 100 grammes de pain à l'état normal est représentée par 0,21 (en $SO^4H^2$).

3° Le dosage des *cendres*, des *matières azotées*, des *matières grasses*, de l'*amidon*, s'effectue comme pour les farines.

Le taux des *cendres* du pain est toujours plus élevé que celui des farines, en raison de la petite quantité de sel que l'on ajoute à la pâte. Déduction faite du chlorure de sodium ajouté, le poids des cendres ne doit jamais dépasser 2,5 0/0.

## ALTÉRATIONS ET FALSIFICATIONS

**Altérations.** — Le pain préparé avec du vieux levain a une saveur aigre, acidule, désagréable. D'autre part, le pain insuffisamment cuit s'altère rapidement, il acquiert une odeur de moisi résultant de son envahissement par des moisissures ou des champignons. Les spores qui donnent naissance à ces végétations cryptogamiques ne proviennent pas, suivant certains auteurs, de la farine, mais sont apportées par les poussières de l'air sur le pain qui, trop hydraté, constitue un excellent milieu de culture solide. Toutefois il semble bien que certaines bactéries, qui contribuent à l'altération du pain, proviennent de la farine, et que la température de la cuisson qui, à l'intérieur de la mie, atteint à peine 100°, est insuffisante pour stériliser le pain.

Les moisissures et les champignons qui, à la suite de leur ingestion avec le pain, sont susceptibles d'occasionner des troubles dans l'économie et même des accidents d'intoxication, sont le *Penicillium glaucum*, le *Mucor mucedo*, l'*Aspergillus glaucus*, l'*Oïdium aurantiacum* qui produit sur le pain des taches rouge orangé, le *Rhizopus nigricans* (taches noires), etc.

Le pain peut même être altéré par la présence de certaines bactéries : c'est ainsi que Juckenack a montré que le pain envahi par le *Bacillus mesentericus* (Flügge) devient filant, c'est-à-dire qu'il se transforme en une masse glaireuse d'odeur désagréable.

Enfin toutes les farines étrangères que nous avons énumérées comme pouvant être mélangées au blé au moment de sa récolte (Voir *Farine*, p. 241) peuvent se trouver dans le pain auquel elles communiquent une certaine nocivité.

Nous rappellerons, en particulier, l'altération possible du pain par la farine mélangée de seigle ergoté.

**Falsifications.** — La fraude la plus fréquente dont le pain est l'objet est la présence d'une quantité d'eau supérieure à celle qui existe normalement et qui, généralement, a été ajoutée en excès avant la panification. Pour faciliter l'incorporation de cet excès d'eau, on mélange, à la farine de froment, de la farine de riz ou de la fécule de pomme de terre. Ajoutons, en outre, qu'on additionne souvent frauduleusement la farine de blé de farines d'un prix inférieur (Voir p. 246).

Pour faciliter la levée de la pâte, le pain est quelquefois additionné de sels minéraux susceptibles de donner, pendant la cuisson et sous l'influence de la légère acidité du mélange, de l'acide carbonique, comme le carbonate d'ammoniaque, le bicarbonate de soude, la craie, etc. Tous ces sels sont aussi ajoutés dans le but de saturer l'hyperacidité des vieilles farines employées à la préparation du pain.

Enfin, dans le but d'avoir un pain plus blanc, on mélange à la pâte un peu de sulfate de cuivre, d'alun ou de borax.

*Recherche des altérations et falsifications.* — La détermination de l'acidité permet à l'analyste de savoir si l'altération d'un pain est due à l'emploi, dans la fabrication, de *vieilles farines* ou de *levain ancien*.

La recherche des *végétations* cryptogamiques s'effectue sur les taches que l'on observe soit sur la croûte, soit sur la mie, et dont on prélève une petite quantité pour l'examen microscopique.

On peut mettre à profit, pour déceler dans le pain la présence du *seigle ergoté*, l'essai de Vogel ou celui d'Hoffmann (Voir *Farine*, p. 244).

La sophistication du pain par addition de farines étrangères est assez délicate à déceler par ce fait que les grains d'amidon sont déformés par la chaleur de la cuisson. Toutefois on arrive à un assez bon résultat en procédant à l'examen microscopique de la façon suivante :

On délaie un peu de mie de pain dans l'eau tiède. On décante le liquide opalescent qui surnage et le laisse déposer. On prélève une petite quantité du dépôt que l'on dépose sur une lame porte-objet et on observe au microscope. On pourra ainsi retrouver des grains d'amidon non déformés et reconnaître leur origine (Voir *Farines*, p. 248).

La recherche des *sels minéraux* s'effectue généralement sur les cendres du pain, à l'exception des carbonates qui, malgré la température de la cuisson, ne sont pas entièrement décomposés et qu'on peut déceler dans l'eau où on a mis tremper le pain à examiner : un dégagement d'acide carbonique sous l'influence de l'acide chlorhydrique les met facilement en évidence.

On décèlera la présence du *borax* dans les cendres comme il est indiqué pour les vins.

Quant au *sulfate de cuivre*, il suffit, pour le rechercher, de reprendre les cendres par de l'acide chlorhydrique à chaud. On filtre et au filtrat, on ajoute un excès d'ammoniaque, qui donne une teinte bleue dans le cas du cuivre.

On peut reconnaître l'addition d'*alun* dans le pain en effectuant sur 5 grammes de farine l'essai, au moyen de la teinture de campêche, que nous avons décrit à propos des farines (Voir p. 246).

Du reste, il est bon de compléter cette recherche par un dosage d alumine dans les cendres du pain. Voici comment on opère :

On incinère 10 grammes de pain de façon à ce que les cendres soient absolument blanches. On dissout le produit de l'incinération dans l'acide chlorhydrique. On filtre, on neutralise presque complètement par l'ammoniaque en ayant soin de laisser une très faible acidité, on ajoute successivement de l'acétate de soude et du perchlorure de fer sans en mettre un excès et on porte un instant à l'ébullition. On obtient un précipité d'alumine et de phosphate de fer qu'on recueille sur un filtre. On lave avec soin par l'eau bouillante ; on transporte le précipité dans une capsule et on le fait digérer, au bain-marie, avec une solution de soude pure au 1/10 qui dissout l'alumine. Après une nouvelle filtration, on sursature la liqueur alcaline par l'acide chlorhydrique, on ajoute du chlorhydrate d'ammoniaque et de l'ammoniaque en léger excès, et on porte à l'ébullition seulement pendant quelques instants. On recueille sur un filtre le précipité d'alumine qu'on lave à l'eau bouillante, on dessèche et on calcine dans un creuset de platine en ayant soin de chauffer à la fin jusqu'au rouge vif. On pèse et on obtient le poids d'alumine ($Al^2O^3$) de 10 grammes de pain.

Or, à l'état normal, le pain ne renferme que des traces d'alumine, et, si les résultats de l'analyse décelaient une quantité assez considérable de ce composé, c'est que le pain a été additionné d'alun.

---

**Voir à l'Addendum les nouvelles méthodes d'analyse du pain publiées en exécution de l'article 11 de la loi du 1er août 1905.**

# PATISSERIES

Par A. BONN

---

## A. — ALTÉRATIONS

Depuis plusieurs années, l'attention des hygiénistes et des chimistes-experts est attirée tout spécialement par l'apparition, relativement fréquente, d'accidents parfois fort graves, consécutifs à l'ingestion de gâteaux à la crème (Saint-Honoré, choux à la crème, éclairs, etc.). Ces accidents, dont quelques-uns furent mortels, revêtent toujours la forme gastro-intestinale, et leur tableau clinique peut être décrit de la façon suivante : quatre à vingt-quatre heures après le repas apparaissent des malaises, des vertiges, des nausées, des vomissements bilieux, puis glaireux, des coliques, des diarrhées avec selles fréquentes et fétides, quelquefois hémorragiques ; pouls petit, pâleur extrême, yeux excavés, dilatation pupillaire intense, facies grippé de la péritonite, sueurs profuses, troubles cardiaques, tendances syncopales, teinte subictérique de la peau ; augmentation du volume du foie ; légère hyperthermie (38 à 39°) ; troubles nerveux : prostration, délire.

Ces diverses manifestations d'intoxication se prolongent cinq, six jours et plus, mais s'amendent peu à peu en laissant après eux de l'inappétence, des troubles gastro-intestinaux, de la céphalalgie, de la courbature, de l'ac thénie qui disparaissent ensuite graduellement (Hugounenq).

Diverses hypothèses ont été envisagées pour expliquer les causes de ces accidents ; les crèmes sont faites avec du lait, de la farine, des œufs, du sucre et de la vanille.

*a*) **Présence dans les crèmes suspectes de poisons métalliques (cuivre, plomb).** — Le cuivre et le plomb, qu'on supposait exister dans la crème par suite du contact plus ou moins prolongé de cette dernière, soit avec des récipients en cuivre, soit avec des récipients étamés par des étains plombifères, n'ont jamais été rencontrés en quantité appréciable dans les gâteaux suspects pour pouvoir expliquer ces phénomènes toxiques.

*b*) **Emploi d'œufs de canes.** — D'après Carles, les intoxications constatées pourraient être attribuées à l'emploi, pour la confection des crèmes, d'œufs de canes, beaucoup plus sujets à la contamination que les œufs de poules.

Les canards fréquentent les eaux bourbeuses des mares, où pullulent de nombreux agents de fermentations variées, souvent putrides. Ils s'accouplent dans ces mares, d'où il peut résulter une contamination possible de leurs organes génitaux, et par suite l'infection des œufs.

*c*) **Emploi de vanilles gâtées.** — D'après Peyrouteau, les vanilles fraîches seraient inoffensives, mais les vanilles vieilles, avariées, givrées, provoquent, même à faible dose, chez le cobaye, des accidents gastro-intestinaux, surtout si elles sont mélangées à de la crème. D'après cet auteur, elles formeraient, au contact de cette dernière, des alcaloïdes toxiques analogues à la muscarine ou à la phalloïdine des champignons.

*d*) **Développement de substances alcaloïdiques ou présence d'agents pathogènes.** — Dans diverses crèmes ayant provoqué des accidents, Hugounenq a trouvé, en les traitant par la méthode de Stas (pour la recherche des alcaloïdes), des substances présentant nettement, vis-à-vis des réactifs généraux (Mayer, Dragendorff, Bouchardat, etc.), des réactions d'alcaloïdes ou de ptomaïnes.

Les substances ainsi isolées par lui sont cependant peu actives et n'ont guère d'action sur les animaux d'expérience.

Il estime que les accidents constatés ont pour cause une altération microbienne, soit de la crème toute faite, soit du lait ou des œufs ayant servi à la confectionner.

1° *Œufs.* — On a quelquefois constaté l'emploi, en pâtisseries, de blancs d'œufs absolument gâtés provenant d'industries telles que la mégisserie, la ganterie, etc., où on n'utilise que les jaunes. Mais cet emploi est heureusement très rare, et ne suffirait pas, à notre avis, à justifier les nombreux cas d'empoisonnement constatés.

2° *Lait.* — Netter et Ribadeau-Dumas, se basant sur la grande analogie qui existe entre la symptomatologie et les lésions dans les empoisonnements par les gâteaux à la crème et les infections carnées, estiment qu'il s'agit également, pour ces intoxications, d'une infection.

Ayant examiné le sang de personnes ayant ressenti des accidents plus ou moins graves à la suite de l'ingestion de gâteaux à la crème, ils ont constaté que ce sang agglutinait d'une façon marquée divers bacilles (bacilles de Gærtner, de Tempelhof, paratyphiques A et B) dont le rôle est établi dans les infections carnées.

Klein, sur 39 échantillons de lait de diverses provenances, en a trouvé 10 renfermant des bacilles ayant tous les caractères de ceux des infections carnées.

La même constatation a été faite par de Morgan dans le contenu intestinal et la muqueuse intestinale de certains animaux.

En résumé, Netter et Ribadeau-Dumas pensent que les intoxications par les gâteaux à la crème sont causées par la présence, dans ces derniers, d'agents pathogènes introduits, non par les œufs, mais par le lait ou la crème.

## B. — FALSIFICATIONS

Les falsifications que l'on peut constater dans les pâtisseries sont de deux sortes :

*a*) Substitution de graisses étrangères, en particulier de la vaseline, au beurre ou à la margarine ;

*b*) Addition à la pâte de divers produits minéraux (chromate de plomb, chromate de zinc, sel d'étain).

**Recherche de la vaseline.** — Le gâteau à examiner est trituré dans un mortier, avec du sable sec, puis le mélange obtenu est séché à l'étuve. Après dessiccation, et nouvelle pulvérisation s'il y a lieu, on place le produit dans l'allonge de l'appareil Soxhlet, et on l'épuise pendant environ deux heures par la benzine cristallisable.

La benzine est ensuite évaporée au bain-marie, et c'est sur le résidu, qui contient toute la matière grasse, qu'on cherche la vaseline en se basant sur le fait qu'elle est insaponifiable. La graisse est traitée à chaud par une solution alcoolique de potasse, telle que celle qui sert à déterminer l'indice de saponification des beurres (Voir p. 152). On évapore à sec pour chasser tout l'alcool et, sur le savon sec ainsi obtenu, on verse de l'eau, et on chauffe pour dissoudre.

Si la graisse extraite ne contient pas de vaseline, la solution savonneuse obtenue est parfaitement limpide.

Si, au contraire, on est en présence de vaseline, on obtient une solution plus ou moins trouble, sur laquelle surnagent souvent des gouttelettes huileuses. La solution est alors transvasée dans une boule à décantation et, après refroidissement, agitée avec de l'éther. On laisse reposer, on décante, on lave à deux ou trois reprises l'éther avec un peu d'eau distillée, puis on le recueille, on le filtre et on l'évapore à sec dans une petite capsule.

Le résidu de cette évaporation est constitué par la vaseline, qu'on caractérise facilement en la chauffant à une assez forte température. Il se développe alors une odeur très nette de pétrole.

La méthode que nous venons d'indiquer est une méthode quantitative, et elle permet ainsi, en opérant sur un poids connu de gâteau, de déterminer la proportion totale de matière grasse, et la teneur en vaseline ou en hydrocarbures.

**Recherche et dosage du chromate de plomb ou du chromate de zinc.** — Le chromate de plomb et le chromate de zinc sont employés pour colorer en jaune la pâte de certaines pâtisseries (brioches, gâteaux aux œufs, etc.).

Les gâteaux à examiner sont coupés en petits morceaux, séchés, puis calcinés. Il est inutile de les calciner complètement, il suffit de charbonner très fortement la masse. Après refroidissement, le charbon est pulvérisé, placé dans un petit vase d'Iéna et additionné d'eau régale. On évapore à sec au bain de sable, on reprend par une petite quantité d'acide azotique et d'eau bouillante, et on jette sur filtre ; on lave à plusieurs reprises le charbon à l'eau bouillante. Les liquides obtenus sont recueillis, additionnés de lessive de soude jusqu'à apparition d'un précipité persistant qu'on redissout dans quelques gouttes d'acide azotique, et soumis ensuite à l'action prolongée d'un courant d'hydrogène sulfuré.

Si le gâteau contenait du chromate de plomb, il se forme un précipité noir de sulfure de plomb, qui est placé sur un filtre à analyse, lavé à l'eau bouillante et séché.

Le précipité est ensuite détaché du filtre, recueilli dans un creuset de porcelaine taré au-dessus duquel on fait brûler le filtre et qui reçoit ainsi les cendres. On ajoute 2 ou 3 gouttes d'acide azotique, 2 ou 3 gouttes d'acide sulfurique et on chauffe d'abord doucement, puis plus fortement jusqu'à disparition de fumées blanches. Le sulfate de plomb ainsi obtenu est pesé. Son poids, multiplié par 1,0662, donne la quantité correspondante de chromate de plomb.

Si le liquide n'a pas précipité par l'hydrogène sulfuré en solution acide, on recherche le zinc, en opérant de la façon suivante : on fait bouillir pour chasser l'hydrogène sulfuré, on neutralise par la soude, et on acidifie ensuite légèrement par l'acide acétique ; dans ce liquide, on fait de nouveau, à chaud, passer un courant d'hydrogène sulfuré. S'il y a du zinc, il se forme un précipité blanc de sulfure de zinc qu'on recueille sur filtre à analyse, qu'on lave avec une solution aqueuse de chlorhydrate d'ammoniaque saturée d'hydrogène sulfuré ; puis on sèche et on calcine légèrement au creuset de Rose, dans un courant d'hydrogène, on laisse refroidir et on pèse. Le poids de sulfure de zinc trouvé, multiplié par 1,8659, donne la quantité correspondante de chromate de zinc.

Il est bon, dans les liqueurs débarrassées du précipité de sulfure de plomb ou de sulfure de zinc, de constater la présence du chrome. On fait bouillir les liqueurs pour chasser tout l'hydrogène sulfuré, et on y ajoute ensuite un léger excès d'ammoniaque. Le précipité obtenu est recueilli, lavé et chauffé dans un tube avec un peu de potasse concentrée et de l'oxyde puce de plomb. Il se forme ainsi du chromate de plomb, soluble dans la potasse, qui se colore en jaune.

La solution obtenue précipite en jaune par addition d'acide acétique.

**Recherche et dosage du sel d'étain (chlorure stanneux).** — Le sel d'étain a souvent été employé dans la fabrication des pains d'épices de qualité inférieure, en vue de blanchir la pâte faite avec de la farine de seigle et des mélasses fortement colorées.

Plusieurs méthodes peuvent être employées pour le dosage, dans les pains d'épices, du sel d'étain ajouté.

Les divers procédés dont on se sert en toxicologie pour la destruction des matières organiques et le dosage des produits métalliques peuvent être utilisés (Gautier, Pouchet, Ogier, etc.).

Un procédé pratique est le suivant, que nous employons depuis plusieurs années :

Le pain d'épice est coupé en petits morceaux, séché, broyé, mélangé avec une petite quantité de carbonate de soude sec et chauffé, sans incinérer, pour charbonner très fortement la masse, qui, après refroidissement, est pulvérisée, attaquée par l'eau régale faiblement nitrique. On évapore presque à sec au bain de sable, on reprend par l'acide chlorhydrique et par l'eau bouillante, on filtre, on lave à l'eau bouillante le résidu, et les liqueurs faiblement acides sont soumises, à chaud, à l'action d'un courant d'hydrogène sulfuré.

Le précipité de sulfure d'étain formé est recueilli sur un filtre à analyse, lavé à l'eau bouillante, séché et transformé, dans un creuset de porcelaine, en acide stannique par l'action de quelques gouttes d'acide azotique, et chauffage, puis calcination.

Le poids d'oxyde d'étain trouvé ($SnO^2$), multiplié par 1,2582, donne la quantité correspondante de chlorure stanneux anhydre.

Vandevelde signale la méthode suivante, qui lui a donné de très bons résultats :

On introduit 10 grammes de pain d'épice, préalablement séché et grossièrement pulvérisé, avec 50 centimètres cubes d'acide nitrique de densité 1,40, dans une fiole conique d'environ 300 centimètres cubes.

On chauffe doucement pour amorcer la réaction ; puis, une fois que l'attaque violente du début est accomplie, on arrose la masse avec 50 centimètres cubes d'acide nitrique, et on introduit une seconde portion de 10 grammes de pain d'épice. Puis, quand la réaction s'est de nouveau ralentie, on ajoute une troisième fois 50 centimètres cubes d'acide nitrique et on chauffe très doucement.

Au bout de douze heures, les 20 grammes de substance ont disparu et la fiole contient un liquide limpide au fond duquel se trouve un très faible précipité de silice et, dans le cas de la présence de l'étain, une quantité plus ou moins grande d'acide stannique.

On verse alors le contenu de la fiole dans une capsule de porcelaine, et on évapore au bain-marie jusqu'à consistance sirupeuse ; on reprend par l'eau, et on recueille sur un filtre à analyse. Le précipité est lavé à l'eau distillée, séché et calciné dans un creuset de platine, en présence d'une petite quantité de fluorure d'ammonium pur, pour chasser éventuellement la silice (le fluorure d'ammonium n'a aucune action sur l'acide stannique). On laisse refroidir et on pèse. Le poids d'oxyde d'étain trouvé, multiplié par 1,2582, donne la teneur correspondante en chlorure stanneux anhydre.

Cette méthode demande environ vingt-quatre heures ; elle évite les longs traitements à l'hydrogène sulfuré, suivis du repos des liquides, ainsi que les lavages lents et difficiles des précipités.

---

**Voir à l'Addendum les nouvelles méthodes d'analyse des pâtisseries publiées en exécution de l'article 11 de la loi du 1er août 1905.**

## DOCUMENTS D'HYGIÈNE ALIMENTAIRE

### PATISSERIES

EMPLOI DE LA VASELINE, DE LA PÉTRÉOLINE, DE LA NEUTRALINE ET AUTRES PRODUITS SIMILAIRES DANS LA FABRICATION DES GATEAUX

**Comité consultatif d'hygiène publique**

RAPPORT DU Dr DUBRISAY (18 MARS 1885). — CONCLUSIONS ADOPTÉES

« 1° Il y a lieu d'interdire l'emploi de la vaseline, de la pétréoline, de la neutraline et de tout autre produit similaire dans la fabrication des gâteaux et en général de toutes les matières alimentaires ;

« 2° Il y a lieu de rechercher, avec M. le Ministre de la Justice, si l'introduction de la vaseline dans la pâtisserie ne constitue pas un des délits prévus par la loi de 1851. »

Circulaire ministérielle du 10 juillet 1885.

### PAIN D'ÉPICES

FALSIFICATION AU MOYEN DE L'ADDITION DE PROTOCHLORURE D'ÉTAIN

**Comité consultatif d'hygiène publique**

RAPPORT DE POUCHET (21 MARS 1892). — CONCLUSIONS ADOPTÉES

« Le Comité considère l'addition de sel d'étain à la pâte servant à la fabrication du pain d'épices comme une falsification nuisible à la santé du consommateur et qui doit être sévèrement poursuivie. »

Circulaires ministérielles des 10 mai et 17 juin 1892.

## CHAPITRE IV

# ALIMENTS NERVINS ET ALIMENTS D'ÉPARGNE

## CAFÉ

Par Ed. GÉRARD.

Le café est la graine du caféier (*Coffea arabica*, L.), arbre de la famille des Rubiacées. Le caféier n'est pas, comme son nom semble l'indiquer, originaire de l'Arabie, mais de l'Abyssinie.

Deux autres espèces de caféier donnent des cafés commerciaux : le *Coffea mauritiana* (Lamk.), dit aussi café marron, provenant de la Réunion, et le *Coffea liberica* (Hiern), caféier de Libéria cultivé au Brésil, dans les Indes anglaises.

Tous les *Coffea* cultivés en Amérique y ont été importés, et cette contrée occupe maintenant la première place comme centre de production. H. Leconte estime que le nouveau monde fournit les 5/6 du café livré à la consommation et, sur les 747 millions de kilogrammes récoltés annuellement, 568 proviennent du Brésil.

La culture du café est maintenant devenue générale dans les deux mondes, dans les pays situés entre les tropiques au voisinage de l'équateur.

Le fruit du caféier est une baie rouge de la grosseur d'une petite cerise contenant deux graines enveloppées chacune d'une mince enveloppe se détachant facilement par simple dessiccation.

**Sortes commerciales.** — Il existe de nombreuses sortes commerciales, de café, qui peuvent se résumer, au point de vue commercial, en trois types principaux : 1° cafés Moka ; 2° cafés Bourbon ; 3° cafés Martinique. Dans ces trois types, on fait entrer des cafés provenant de pays différents, mais se rapprochant par leur forme, leur saveur, leur âge, etc.

Les cafés Moka sont formés de grains petits, arrondis, jaunâtres ; ils sont constitués par les cafés de Moka, des environs d'Aden et par les cafés de Mysore (Indes).

Les cafés Martinique sont en grains assez gros, arrondis à leurs extrémités et verdâtres; ce type de café est maintenant très rare et, sous le nom de café Martinique, on vend des cafés de la Guadeloupe et de Porto-Rico.

En dehors de ces trois types principaux, il existe bien d'autres sortes commerciales venant du Brésil (cafés Rio, Santos, Bahia), du Mexique, des Antilles, de Madagascar, de Ceylan, de Cochinchine, de Java, etc.

Le café de la Grande-Comore, qui croît spontanément dans cette île, avait tout d'abord été considéré par Baillon comme une espèce nouvelle. Frœhner croit que ce café est fourni plutôt par une simple variété de *Coffea arabica*. Quoi qu'il en soit, G. Bertrand a analysé cette variété de café, et il a pu s'assurer qu'elle ne contenait pas la plus petite trace de caféine.

**Composition chimique du café vert.** — Le café vert contient de la *caféine* unie à un tannin spécial, l'*acide cafétannique*, de la *matière grasse*, des *matières azotées* autres que la caféine, des *sucres*, de la *cellulose*, de la *dextrine*, une petite quantité d'*huile essentielle* et enfin des *cendres*. En outre, les cafés verts contiennent une proportion d'eau qui varie de 10 à 12 0/0.

**Torréfaction du café.** — Le café destiné à préparer l'infusé qui sert à l'alimentation doit être, au préalable, torréfié, c'est-à-dire qu'on le soumet à un grillage s'effectuant entre 230 et 250°, dans le but de développer certains principes odorants et de modifier certains éléments constitutifs du café. C'est ainsi que, sous l'influence de cette torréfaction, une partie de l'acide cafétannique combiné à la caféine se dédouble, que les matières sucrées et les autres hydrates de carbone s'altèrent partiellement en se caramélisant. Quant aux principes odorants qui prennent naissance, ils sont encore peu connus; on a signalé, comme produit odorant formé pendant la torréfaction, le caféol, qui ne serait autre chose que l'éther méthylique de la saligénine.

Nous consignons dans ce tableau la composition d'un café torréfié et non torréfié appartenant à une même sorte (d'après J. König) :

| | EAU 0/0 | SUBSTANCES AZOTÉES 0/0 | CAFÉINE 0/0 | MATIÈRES GRASSES 0/0 | SUCRE 0/0 | DEXTRINE 0,0 | TANNIN 0/0 | EXTRACTIF (autres substances non azotées) 0/0 | CELLULOSE 0/0 | CENDRES 0/0 | EXTRAIT AQUEUX 0/0 |
|---|---|---|---|---|---|---|---|---|---|---|---|
| Café vert..... | 10,73 | 12,64 | 1,07 | 11,80 | 7,62 | 0,86 | 9,62 | 20,30 | 24,01 | 3,02 | 30,84 |
| Café torréfié.. | 2,38 | 14,13 | 1,16 | 13,85 | 1,31 | 1,31 | 4,63 | 39,88 | 18,07 | 4,65 | 28,66 |

Le tableau suivant relate la composition de diverses sortes de café, d'après les analyses de A. Juckenack et A. Hilger :

ANALYSES DE A. JUCKENACK ET A. HILGER.

| SORTES DE CAFÉ | | ANNÉE DE L'ANALYSE | EAU 0/0 | SUBSTANCES AZOTÉES 0/0 | CAFÉINE 0/0 | EXTRAIT ÉTHER DE PÉTROLE 0/0 | CENDRES 0/0 | ACIDE PHOSPHORIQUE 0/0 |
|---|---|---|---|---|---|---|---|---|
| Guatémala | vert.. | 1896 | 11,47 | 11,34 | 0,86 | 13,99 | 3,30 | 0,42 |
| | grillé. | | 1,29 | » | 0,83 | 16,01 | 4,03 | 0,52 |
| Java I | vert.. | 1896 | 10,68 | 12,78 | 0,83 | 11,72 | 4,05 | 0,53 |
| | grillé. | | 1,52 | » | 0,86 | 13,49 | 4,99 | 0,66 |
| Nouvelle Grenade | vert.. | 1896 | 11,85 | 9,98 | 0,99 | 12,79 | 3,44 | 0,48 |
| | grillé. | | 1,53 | » | 1,02 | 14,20 | 4,25 | 0,60 |
| Santos | vert.. | 1896 | 11,86 | 13,72 | 0,72 | 14,11 | 3,74 | 0,50 |
| | grillé. | | 1,42 | » | 0,69 | 15,79 | 4,50 | 0,62 |
| Préanger | vert.. | 1896 | 10,31 | 13,09 | 1,12 | 11,02 | 3,75 | 0,52 |
| | grillé. | | 2,03 | » | 1,07 | 12,14 | 4,60 | 0,64 |
| Java II | vert.. | 1896 | 9,80 | 12,21 | 1,04 | 10,63 | 3,89 | 0,52 |
| | grillé. | | 2,03 | » | 0,98 | 11,68 | 4,80 | 0,64 |
| Moyenne de ces diverses analyses | | café vert. | 11,00 | | 0,92 | 12,39 | 3,70 | 0,50 |
| | | café grillé | 1,64 | | 0,91 | 13,89 | 4,53 | 0,61 |

Des analyses de café plus récentes, dues à L.-A. Warnier, semblent indiquer que l'amélioration de la culture du caféier a heureusement modifié la composition de cet aliment.

Voici les chiffres des analyses de cet auteur, portant sur les cafés torréfiés et non torréfiés du *Coffea arabica* et du *Coffea liberica*, cultivés à Java. *Ces chiffres sont calculés sur 100 parties de substance sèche.*

CAFÉS DE JAVA.

| | EAU | CAFÉINE | AZOTE TOTAL | CENDRES |
|---|---|---|---|---|
| *Coffea arabica* torréfié.......... | 5,64 | 1,57 | 2,77 | 4,83 |
| — non torréfié...... | 11,25 | 1,16 | 2,83 | 4,46 |
| *Coffea liberica* torréfié.......... | 3,28 | 2,19 | 2,89 | 4,37 |
| — non torréfié...... | 11,40 | 1,59 | 2,73 | 4,02 |

Comme moyenne de composition des cafés de diverses sortes résultant de nombreuses analyses faites par des chimistes différents, J. König donne les chiffres suivants :

| | EAU 0/0 | SUBSTANCES AZOTÉES 0/0 | CAFÉINE 0/0 | EXTRAIT ÉTHÉRÉ 0/0 | SUCRE 0/0 | DEXTRINE 0/0 | TANNIN 0/0 | CELLULOSE 0/0 | CENDRES 0/0 | EXTRAIT AQUEUX 0/0 |
|---|---|---|---|---|---|---|---|---|---|---|
| Café vert........ | 10,73 | 12,64 | 1,07 | 11,80 | 8,62 | 0,86 | 9,02 | 24,01 | 3,02 | 30,84 |
| Café grillé...... | 2,38 | 14,13 | 1,16 | 13,85 | 1,10 | 1,31 | 4,63 | 18,07 | 4,65 | 28,66 |

Balland, à la suite de nombreuses analyses de cafés verts, cite les chiffres suivants extrêmes qu'il a observés :

| | Minimum p. 100 | Maximum p. 100 |
|---|---|---|
| Eau................ | 7,20 | 13,50 |
| Matières azotées..... | 6,15 | 15,58 |
| — grasses..... | 3,98 | 11,60 |
| Cellulose............ | 8,64 | 16,65 |
| Cendres............. | 2,10 | 5,10 |
| Caféine............. | 0,70 | 2,05 |

Tous ces documents analytiques seront utiles à consulter lorsqu'il s'agira de donner son avis sur un café expertisé. On a pu s'assurer que la proportion des différents principes susceptibles d'être dosés est éminemment variable avec la sorte commerciale envisagée. D'ores et déjà on peut dire qu'un café de bonne qualité doit renfermer à peu près 1 0/0 de caféine, pour ne considérer que l'élément le plus important de cet aliment.

**Caractères microscopiques de la poudre de café.** — La poudre de café, examinée au microscope, présente à la fois les éléments du tégument recouvrant l'amande et ceux de l'albumen, c'est-à-dire de l'amande proprement dite.

Le tégument se reconnaît à ses longues fibres à canalicules obliques et l'albumen à ses larges cellules irrégulièrement polygonales contenant des gouttelettes huileuses (Voir *fig.* 26).

## ANALYSE DU CAFÉ

1° **Dosage de l'eau.** — On prend 5 grammes de café finement pulvérisé que l'on met dans une capsule de platine tarée, et on dessèche à l'étuve chauffée à 100-102° jusqu'à poids constant.

2° **Dosage des cendres.** — La capsule de platine, contenant le café desséché dans l'opération précédente, est d'abord chauffée doucement sur un bec de Bunsen; puis on élève la température jusqu'au rouge sombre. On laisse refroidir et on épuise le charbon obtenu par l'eau bouillante pour enlever la majorité des sels solubles; on filtre. Le résidu charbonneux est alors soumis à une incinération complète dans un moufle et, lorsque les cendres sont blanches, on laisse refroidir la capsule. On ajoute dans cette dernière les liqueurs aqueuses de l'épuisement, on évapore à siccité au bain-marie et on calcine légèrement. On pèse après refroidissement. Par cette manière d'opérer, on évite toute perte de chlorure par volatilisation.

**3° Dosage de la caféine.** — 1° PROCÉDÉ E. LÉGER. — Cette méthode de dosage de la caféine dans les cafés est une modification du procédé indiqué par Warin pour le dosage des alcaloïdes dans la noix de kola.

Nous avons eu maintes fois l'occasion de mettre en pratique la technique indiquée par E. Léger : elle nous a toujours donné entière satisfaction.

On prend une quantité de poudre de café, passée au tamis de crin, correspondant à 15 grammes de produit séché à 100°, et on mélange au mortier avec 10 grammes de magnésie calcinée et 15 centimètres cubes d'eau. La poudre humide et homogène est introduite dans un ballon de 500 centimètres cubes de capacité. On bouche le ballon et on laisse en contact pendant deux heures. On ajoute alors 150 centimètres cubes de chloroforme, puis on pèse le ballon et son contenu. Ce ballon est relié à un réfrigérant à reflux et le tout est chauffé au bain-marie jusqu'à ébullition du chloroforme, que l'on maintient pendant une heure. On laisse refroidir et on rétablit le poids primitif par une addition convenable de chloroforme. Le tout est bien mélangé et jeté sur un filtre à plis contenu dans un entonnoir de verre disposé au-dessus d'un ballon jaugé de 100 centimètres cubes. Pendant la filtration, on a soin de recouvrir l'entonnoir d'une plaque de verre afin de réduire au minimum la volatilisation du chloroforme.

Quand l'écoulement du liquide chloroformique est terminé, on frappe légèrement sur l'entonnoir maintenu couvert, afin de tasser la poudre et de provoquer l'écoulement d'une nouvelle quantité de liquide chloroformique. On recueille ainsi 100 centimètres cubes de filtrat correspondant à 10 grammes de poudre de café. La solution chloroformique est distillée en deux fois dans un ballon de 125 centimètres cubes et on dessèche le résidu à 100°. Sur ce dernier, on ajoute 24 centimètres cubes d'eau distillée, on bouche le ballon avec un bouchon de caoutchouc et on le porte dans un bain d'eau à 60-65°, on agite fortement, on laisse refroidir, on jette sur un filtre à plis qui retient la graisse solidifiée, et l'on recueille 20 centimètres cubes de solution aqueuse incolore de caféine. Cette solution est épuisée dans une ampoule à robinet par 60 centimètres cubes de chloroforme employés en trois fois. Les solutions chloroformiques décantées sont distillées dans une fiole conique de 90 centimètres cubes tarée. On sèche à 100° et on pèse. Soit P le poids de caféine contenu dans le ballon.

La quantité A de caféine pour 100 parties de café *desséché à* 100° est donnée par l'équation :

$$A = \frac{P \times 24 \times 10}{20} = P \times 12.$$

C'est-à-dire qu'il suffira de multiplier par 12 le poids de caféine obtenu.

Cette méthode nouvelle donne de bons résultats ; elle est d'une technique facile et à la portée de tous les analystes.

Néanmoins nous pensons qu'il peut être utile de faire connaître des procédés de dosage de la caféine dans le café qui, tout en étant moins récents, ont aussi leurs avantages.

2° Procédé de Grandval et Lajoux. — a) *Dosage de la caféine dans le café vert.* — On met dans une capsule de porcelaine 5 grammes de café vert réduit en poudre ; d'autre part, on fait un mélange de 5 grammes d'éther à 66° et de 1 gramme d'ammoniaque, qu'on agite vivement dans un tube et qu'on jette immédiatement sur la poudre ; on facilite l'imprégnation au moyen d'un petit pilon de verre ou de porcelaine.

La poudre humectée est alors épuisée par le chloroforme, dans un lixiviateur de Soxhlet muni d'un réfrigérant disposé à reflux. L'épuisement est arrêté lorsqu'une goutte de chloroforme, prise à l'orifice du tube du digesteur, ne laisse plus de résidu après évaporation sur un verre de montre. On distille la liqueur chloroformique en inclinant le réfrigérant en sens inverse ; le résidu est chauffé au bain-marie afin d'enlever les dernières traces de chloroforme. On ajoute au résidu 1 centimètre cube d'acide sulfurique au 1/10 pour obtenir une caféine incolore. Ce mélange de caféine brune et d'acide sulfurique est épuisé par l'eau bouillante employée par petites quantités. Chaque portion de liquide est versée sur un petit filtre de papier Berzélius sans plis, préalablement humecté d'eau. Pendant les filtrations, on a soin de tenir l'entonnoir fermé au moyen d'une plaque de verre, sinon la caféine cristalliserait sur le bord supérieur du filtre. Le liquide filtré est sursaturé d'ammoniaque et évaporé à siccité au bain-marie. Le résidu sec est repris par le chloroforme jusqu'à épuisement complet ; les liqueurs chloroformiques sont filtrées et évaporées dans une capsule tarée ; on a ainsi la caféine à peu près incolore, exempte de tannin.

Le poids de caféine obtenu dans ce dosage, multiplié par 20, donne la quantité de cet alcaloïde contenue dans 100 parties de café vert.

b) *Dosage de la caféine dans le café torréfié.* — On procède comme dans le cas du café vert jusqu'au moment où le résidu, acidulé par l'acide sulfurique, a été épuisé par l'eau bouillante. La liqueur acide provenant de la filtration est brune ; on l'introduit dans une ampoule à décantation, on l'alcalinise avec de la soude diluée et on agite avec du chloroforme. On laisse reposer et on décante ; on reprend le liquide aqueux une deuxième et, au besoin, une troisième fois par le chloroforme, en un mot jusqu'à ce qu'une goutte de liqueur chloroformique ne laisse aucun résidu après évaporation sur un verre de montre. Les solutions chloroformiques, évaporées dans une capsule tarée, donnent la caféine suffisamment pure.

4° **Dosage de la cellulose et de la lignine.** — Procédé König. — On fait bouillir, dans un appareil muni d'un refrigérant à reflux, 3 grammes de poudre de café desséchée avec 200 centimètres cubes de glycérine de densité 1,23 contenant 2 0/0 d'acide sulfurique. Après refroidissement, on ajoute de l'eau au mélange de façon à obtenir 500 centimètres cubes de liquide et on porte de nouveau à l'ébullition. On filtre ensuite le liquide bouillant à travers un filtre d'amiante. Le résidu, laissé sur le filtre, est lavé avec 400 centimètres cubes d'eau chaude, puis avec de l'alcool et enfin avec un mélange d'alcool et d'éther jusqu'à ce que les liqueurs de lavage passent incolores. Le filtre et son contenu sont desséchés à 110°, puis pesés. Le filtre est incinéré, on pèse à nouveau. La différence entre la première et la seconde pesée donne la somme de la cellulose et de la lignine.

Ceci établi, on oxyde la lignine, mélangée à la cellulose, par l'eau oxygénée et l'ammoniaque; on peut ainsi déterminer le poids de la cellulose. Pour cela, on répète sur 3 autres grammes de café desséché l'épuisement à la glycérine et acide sulfurique.

Le mélange de lignine et de cellulose, recueilli comme précédemment sur le filtre d'amiante, est mis dans un vase d'Erlenmeyer et soumis à l'action de 100 centimètres cubes d'eau oxygénée à 3 0/0 et de 10 centimètres cubes d'ammoniaque à 24 0/0. Au bout de douze heures, on ajoute 10 centimètres cubes d'eau oxygénée à 30 0/0 et on répète cette addition 4 à 5 fois ou, au moins, jusqu'à ce que la substance cellulosique soit blanche. Puis on verse à nouveau 5 centimètres cubes d'ammoniaque à 24 0/0 et 3 à 5 fois ce volume d'eau oxygénée. On chauffe pendant deux heures au bain-marie, puis on filtre sur un second filtre d'amiante, et on termine le dosage comme précédemment. On obtient ainsi le poids de cellulose de 3 grammes de café desséché; par différence entre la somme de la cellulose et de la lignine de la première opération et la quantité de cellulose de cette deuxième opération, on a la proportion de lignine pour la prise d'essai considérée.

5° **Dosage de la matière grasse.** — On prend 10 grammes de café finement pulvérisé que l'on dessèche avec soin à 100°; puis, après avoir, au besoin, mélangé la poudre avec du sable sec, on épuise par de l'éther sec, dans un lixiviateur de Soxhlet. La totalité de la liqueur éthérée, ou une partie aliquote de cette liqueur, est évaporée, et le résidu obtenu est repris par de l'éther de pétrole bouillant entre 45° et 50°. La solution filtrée est évaporée dans une capsule tarée; on dessèche par un séjour d'une heure dans l'étuve à 100° et on pèse.

Le poids trouvé, multiplié par 10, donne la teneur en matière grasse de 100 parties de café.

6° **Dosage des matières sucrées réductrices.** — Le café, débarrassé de la matière grasse et provenant de l'opération précédente, est épuisé à plusieurs reprises par de l'eau bouillante. Les solutions aqueuses filtrées sont additionnées de leur volume d'alcool à 90° pour précipiter les matières albuminoïdes et les dextrines que l'on sépare par le filtre. Les liqueurs claires sont évaporées pour chasser l'alcool, on reprend par de l'eau de façon à obtenir un volume de 150 centimètres cubes. Puis, on ajoute goutte à goutte du sous-acétate de plomb en léger excès. On filtre, on lave le précipité plombique avec de l'eau distillée, on élimine l'excès de plomb par un peu de carbonate de soude ou de phosphate de soude et on filtre à nouveau. Le filtrat est amené au volume de 200 centimètres cubes et on procède au titrage des sucres réducteurs contenus dans cette liqueur aqueuse, au moyen de la liqueur de Fehling.

7° **Dosage de l'azote total.** — On dose l'azote de 1 gramme de café finement pulvérisé par la méthode de Kjeldahl.

On peut traduire la quantité d'azote trouvé *p* en matières albuminoïdes en multipliant *p* par 6,25, bien que les substances albuminoïdes du café soient encore mal connues et qu'une fraction de l'azote provienne de la caféine.

8° **Dosage du chlore des cendres.** — Dans certains cas et, en particulier, lorsque le café a été avarié par l'eau de mer, il est important de doser, dans les cendres, la proportion des chlorures qu'elles renferment.

Pour cela, on épuise par l'eau bouillante les cendres provenant de l'incinération de 10 grammes de café ; les liquides aqueux filtrés sont acidifiés par l'acide azotique et précipités par un excès de solution d'azotate d'argent. On recueille le chlorure d'argent que l'on lave, que l'on incinère après la dessiccation en prenant les précautions ordinaires en pareil cas.

Le poids du chlorure d'argent trouvé, multiplié par 0,2474, donne la quantité de chlore renfermé dans les cendres de 10 grammes de café. Or les cendres d'un café de bonne qualité ne doivent pas contenir plus de 0gr,60 0/0 de chlore.

## ALTÉRATIONS ET FALSIFICATIONS DU CAFÉ

1° **Altérations.** — Les *cafés verts* peuvent être avariés par l'eau de mer, ou altérés et décolorés par suite de la fermentation, ou envahis par des parasites. Or, ces diverses altérations se reconnaîtront en ce que les cafés verts doivent donner des cendres ne contenant pas plus de 0,60 0/0 de chlore ; en outre, les grains doivent être de couleur et de grosseur égales, durs, ne pas renfermer de parties noirâtres et n'être pas piqués. La quantité d'eau doit être, au maximum, de 12 à 15 0/0.

Les *cafés torréfiés en grains* peuvent être altérés par mouillage : Balland, en effet, a montré qu'un café torréfié, abandonné pendant un mois dans une cave, peut absorber jusqu'à 30 0/0 d'eau. Or la teneur maxima, en eau, devra être tout au plus de 4 0/0.

2° **Falsifications.** — Le *café vert* altéré est souvent traité, pour le rendre marchand, par la vapeur d'eau ou recoloré par une légère torréfaction ou par l'addition de matières colorantes artificielles (bleu de Prusse, indigo, ocre jaune, curcuma, jaune de chrome, etc.). Le café vert peut être additionné de grains artificiels faits de toutes pièces avec des graines étrangères.

Le *café torréfié en grains* peut être enrobé, afin de conserver son arome, par de la matière grasse (huile), de la vaseline, de la gomme laque ou du copal. Les grains peuvent encore être lustrés ou glacés avec des matières sucrées qui, ajoutées au moment de la torréfaction, donnent aux cafés de mauvaise qualité le brillant que le grillage produit chez les cafés de qualité supérieure.

Le *café torréfié moulu* est plus facilement l'objet de nombreuses falsifications : tout d'abord, on peut y ajouter des cafés épuisés (marc) ou des déchets de café et surtout d'autres poudres végétales torréfiées. Ces succédanés du café peuvent se ranger dans les quatre grandes catégories suivantes : racine de chicorée et racines de plantes similaires, scorsonère, betterave, carotte, etc. ; farines de légumineuses ; farines de céréales ; fécule, poudre de glands doux torréfiés, de figues grillées, de noyaux de pêche, de prune, de dattes, de coquilles de noix, la sciure de bois, etc. Enfin, le café moulu peut être additionné de substances minérales pour compenser la perte de poids qui résulte de la torréfaction.

Nous allons successivement donner les procédés de recherche des diverses falsifications du café vert, des cafés torréfiés en grains et moulus.

*a*) Recherche des matières colorantes dans le café vert. — On frotte doucement les grains de café entre des doubles de papier à filtrer blanc humide, les matières colorantes étrangères se fixeront sur le papier.

Pour la recherche de l'indigo, on traite les grains par le chloroforme, celui-ci enlève la matière colorante qu'il abandonne par évaporation. Ce résidu se dissout en bleu dans l'acide sulfurique et la solution se décolore par le chlore.

Le curcuma se reconnait en traitant le café par l'alcool bouillant qui dissout la curcumine ; on filtre et on plonge dans le liquide un papier à filtrer que l'on dessèche ; on touche alors au moyen d'une solution d'acide borique, il se produit une tache brune en présence du curcuma ; cette tache devient verte en présence de soude caustique (L. Delage).

Pour identifier le bleu de Prusse, on lave les grains à l'eau qui entraîne la matière colorante, on évapore l'eau : le bleu de Prusse perd sa coloration en présence de la potasse ou de la soude ; par l'acide chlorhydrique, la coloration reparaît.

*b*) Recherche de l'enrobage du café torréfié en grains. — Pour déceler l'enrobage par la *matière grasse* et par la *vaseline*, on traite 5 grammes de café en grains par de l'éther sec, on filtre, on lave le café sur le filtre par une nouvelle quantité d'éther. On évapore les liqueurs éthérées. Le résidu de l'évaporation est additionné d'une solution alcoolique de potasse et on chauffe au bain-marie jusqu'à dessiccation de la masse. Puis, on reprend par l'eau : si le café est additionné de matière grasse, on obtient une solution de savon moussant fortement par l'agitation et précipitant abondamment par addition d'acide chlorhydrique. Dans le cas d'un café naturel, la solution de savon est très peu concentrée en raison de la petite quantité de substances grasses propres au café, et elle ne se trouble que faiblement par addition d'acide.

Si la solution alcaline du savon est laiteuse, c'est que le café a été enrobé par de la vaseline, corps non saponifiable, soluble dans l'éther, mais insoluble dans l'eau.

*c*) Recherche de l'enrobage et du lustrage du café par la gomme

LAQUE ET LE COPAL. — *Cafés enrobés et lustrés à la gomme laque et au copal.* — Vandam a donné un procédé de recherche de la gomme laque et du copal en se basant sur le degré de solubilité dans différents dissolvants de ces deux produits que le commerce livre spécialement pour l'enrobage. Ses recherches ont porté sur une gomme laque brune en plaques fondant entre 150 et 160° et sur une espèce de copal tendre provenant des Indes, préparé exclusivement pour la torréfaction des cafés et dont le point de fusion était de 180-190°. Or ces corps sont *presque entièrement solubles dans l'alcool à 92°; ils sont à peu près insolubles dans l'eau et la benzine;* ils présentent une différence au point de vue de leur solubilité dans l'éther sulfurique.

Grâce à ces données, Vandam recherche la gomme laque et le copal dans les cafés enrobés de la façon suivante :

Vingt grammes de café sont additionnés de 50 centimètres cubes d'alcool à 92°. On porte à l'ébullition en agitant et on verse immédiatement l'alcool bouillant sur un filtre chauffé à 70° environ. On renouvelle cet épuisement à l'alcool, mais avec 25 centimètres cubes d'alcool. Au troisième épuisement, on jette le café avec l'alcool sur le filtre. Après filtration, on lave encore avec 25 à 50 centimètres cubes d'alcool bouillant. On recueille le liquide filtré dans un ballon taré.

Lorsque le café est pur, la filtration est rapide et le filtrat est de couleur jaune paille. Si, au contraire, le café est laqué ou verni au copal, la filtration est lente; la liqueur claire plus ou moins brune se trouble souvent en se refroidissant. C'est qu'en effet les résines, se dissolvant rapidement dans l'alcool bouillant, se reprécipitent en partie par le refroidissement et obstruent dans une certaine mesure les pores du filtre. C'est pourquoi il est utile d'opérer la filtration dans un entonnoir chauffé à 70° environ.

Le liquide contenu dans le ballon taré est distillé et on évapore à siccité. Le résidu de l'évaporation est lavé à la benzine bouillante et on jette sur un filtre taré. Après épuisement à la benzine, le résidu resté dans le ballon ou se trouvant sur le filtre est lavé à l'eau bouillante. On obtient ainsi dans le ballon et sur le filtre les matières résineuses *solubles dans l'alcool*, mais *insolubles dans la benzine et dans l'eau.*

Cette méthode a donné à Vandam, pour les *cafés non enrobés* au moyen de résines ou de gommes-résines, un résidu à peine sensible, comme le montre le tableau suivant :

| NUMÉROS | NATURE DES CAFÉS | RÉSIDU ALCOOLIQUE LAVÉ A LA BENZINE ET A L'EAU POUR 20 GRAMMES DE CAFÉ |
|---|---|---|
| 1 | » | 0,010 |
| 2 | Java et Saint-Dominique | 0,012 |
| 3 | » | 0,019 |
| 4 | Santos ordinaire peu torréfié | 0,006 |
| 5 | — — fortement torréfié | 0,006 |
| 6 | » | 0,016 |
| 7 | Torréfié en 1888 | 0,009 |
| 8 | Hollandais | 0,011 |
| 9 | Santos supérieur | 0,013 |
| 10 | — | 0,016 |
| 11 | Enrobé au sucre | 0,022 |
| 12 | — à l'huile | 0,020 |
| 13 | — à la vaseline | 0,015 |
| 14 | Santos supérieur (vieux de trois mois) | 0,016 |
| 15 | Brésil Santos supérieur | 0,016 |
| 16 | Café très avarié | 0,016 |
| 17 | Saint-Dominique trié pur | 0,012 |
| 18 | Centre-Amérique (originaire) | 0,011 |
| 19 | Afrique Moka (très ordinaire) | 0,011 |
| 20 | Brésil Santos ordinaire | 0,013 |
| 21 | — originaire | 0,015 |
| 22 | — — | 0,017 |
| 23 | Java ordinaire, trié | 0,020 |
| 24 | Moka d'Afrique | 0,011 |
| 25 | Haïti trié | 0,007 |

Pour les *cafés enrobés au moyen de la gomme laque ou du copal*, on obtient comme résidu la plus grande partie de la matière de l'enrobage.

Voici les chiffres de Vandam :

| NUMÉROS | NATURE DES CAFÉS | RÉSIDU ALCOOLIQUE LAVÉ A LA BENZINE ET A L'EAU POUR 20 GRAMMES DE CAFÉ |
|---|---|---|
| 26 | Laqué (même café que n° 1) | 0,195 |
| 27 | — (même café que n° 3) | 0,234 |
| 28 | — très peu (même café que n° 6) | 0,096 |
| 29 | — depuis cinq ans | 0,343 |
| 30 | Enrobé copal tendre | 0,372 |
| 31 | Même que 15 enrobé par 2,5 0/0 de copal tendre | 0,392 |
| 32 | — par copal tendre (autre espèce de copal). | 0,077 |
| 33 | — — et par gomme laque.. | 0,204 |
| 34 | Même que 18 plus 0,5 0/0 de gomme laque | 0,092 |
| 35 | — plus 1,5 0/0 — | 0,253 |

Pour différencier le copal d'avec la gomme laque, Vandam lave le résidu par l'éther. En cas d'enrobage par le copal, une forte partie du résidu se dissout.

Les numéros 31, 34 et 35, traités de cette façon, donnent les résultats suivants :

| NUMÉROS | NATURE DU CAFÉ | NATURE ET QUANTITÉ DE LA MATIÈRE D'ENROBAGE | RÉSIDU | | |
|---|---|---|---|---|---|
| | | | INSOLUBLE DANS LA BENZINE | INSOLUBLE DANS L'ÉTHER | SOLUBLE DANS L'ÉTHER |
| 31 | Même que n° 15.. | 2,5 0/0 dammar | 0,392 | 0,079 | 0,313 |
| 34 | Même que n° 18.. | 0,5 0/0 gomme laque | 0,092 | 0,085 | 0,007 |
| 35 | — | 1,5 0/0 — | 0,253 | 0,217 | 0,036 |

Vandam fait remarquer que les chiffres qu'il a ainsi trouvés, pour les résidus insolubles dans la benzine et dans l'eau, correspondent bien à la proportion de substances d'enrobage ajoutées. En effet, si, pour les numéros 31, 34 et 35, on tient compte : 1° de la quantité d'insoluble dans le café pur (0,016 pour le numéro 31 et 0,011 pour les numéros 34 et 35) ; 2° des parties non dissoutes dans l'alcool et de celles qui sont entraînées par la benzine et l'eau de lavage (soit 27,5 0/0 pour le copal tendre et 18,8 0/0 pour la gomme laque), on obtient :

| NUMÉROS | QUANTITÉS A TROUVER PAR LE CALCUL | QUANTITÉS TROUVÉES |
|---|---|---|
| 31 | $0{,}016 + 0{,}500 - \frac{27{,}5 \times 0{,}5}{100} = 0{,}3785$ | 0,392 |
| 34 | $0{,}011 + 0{,}100 - \frac{18{,}8 \times 0{,}1}{100} = 0{,}0922$ | 0,092 |
| 35 | $0{,}011 + 0{,}300 - \frac{18{,}8 \times 0{,}3}{100} = 0{,}2546$ | 0,253 |

L'auteur de la méthode estime dès lors que, pour évaluer la quantité de matière d'enrobage dont le café est enduit, il faut ajouter, aux résultats de l'essai, 25 à 30 0/0 en cas d'enrobage par le copal tendre et 15 à 20 0/0 pour l'enrobage par la gomme laque.

Vandam fait observer que cette règle ne peut avoir rien d'absolu, car il existe des espèces très diverses de ces corps servant à l'enrobage, dont les propriétés peuvent varier dans des limites assez larges au point de vue de leur degré de solubilité dans les différents solvants employés.

Quoi qu'il en soit, le procédé Vandam permet d'isoler la plus grande partie de la gomme laque et du copal tendre employés à l'enrobage du café. Il permet, en outre, de diagnostiquer celui des deux corps employés et, au besoin, d'en apprécier approximativement la quantité.

*d*) Recherche du lustrage et du glaçage du café par les matières sucrées. — On prend 20 grammes de café en grains bien entiers que l'on agite dans un flacon avec 250 à 300 centimètres cubes d'eau ; on décante le liquide que l'on filtre. — On concentre au volume de 100 centimètres cubes environ et on voit si la solution réduit la liqueur de Fehling. D'autre part, on évapore à siccité le restant du liquide aqueux. Dans le cas où le café a été glacé par addition de sucre au moment de la torréfaction, on obtient une réduction très nette de la liqueur cupropotassique et le résidu de l'évaporation est brunâtre et d'odeur de caramel.

*e*) Recherche des matières minérales dans le café torréfié. — On décélera l'addition des substances minérales au café moulu par la détermination des cendres, dont le poids ne doit pas être supérieur à 5 0/0.

Lorsque le café est additionné de matières minérales insolubles, on projette une forte pincée de poudre de café à examiner dans un vase contenant de l'eau. Le café reste à la surface et les substances minérales gagnent le fond. On décante et on caractérise la matière de ce sédiment en suivant la marche générale de l'analyse.

J. Gonnet a eu l'occasion de constater l'addition, au café torréfié *en grains*, d'un mélange de sucre et d'un produit minéral à forte densité qui est de l'hématite. Voici comment on peut constater cette adultération, si, dans le dosage des cendres, on obtient un résultat trop élevé :

On prend 200 grammes de café en *grains* et on le fait bouillir dans une capsule de porcelaine. L'eau désagrège l'oxyde de fer et celui-ci se précipite au fond du récipient. Après repos d'une demi-heure, on enlève le café : on lave; on décante. Il ne reste plus qu'à calciner pour trouver l'oxyde de fer, qu'on dose s'il y a lieu.

*f*) Recherche du café épuisé (marc de café) dans le café moulu. — L'addition de marc de café au café moulu se reconnaîtra à la diminution des cendres et de la teneur en caféine. La proportion de cette base xanthique ne doit pas être bien inférieure à 1 0/0.

*g*) Recherche des succédanés du café. — Les résultats de l'analyse chimique d'un café mettront déjà l'analyste sur la voie d'une altération du café par ses succédanés ; il sera même possible, dans certains cas, comme nous le verrons plus loin, de déterminer la nature de la substance étrangère ajoutée. A ce dernier égard, il sera préférable toutefois d'avoir recours à l'examen microscopique.

1° *Recherche des succédanés par les procédés chimiques.* — Tout d'abord l'addition de succédanés au café fera baisser la teneur en caféine, si la substitution n'est que partielle. Si la substitution est totale, on pourra, grâce à de récents travaux parus sur la composition des succédanés du café les plus employés, reconnaître leur nature. C'est ainsi que F. Duchacek a étudié comparativement la composition d'un café véritable de Ceylan, récolté en 1903 et ensuite torréfié, et la composition d'un *café de malt*, d'un *café de figues*, d'un *café de chicorée*.

Les résultats sont consignés dans le tableau suivant :

TENEUR CENTÉSIMALE DANS LA SUBSTANCE PRIMITIVE.

| | CAFÉ VÉRITABLE | CAFÉ DE MALT | CAFÉ DE FIGUES | CAFÉ DE CHICORÉE |
|---|---|---|---|---|
| Humidité | 1,96 | 2,07 | 7,83 | 5,99 |
| Matière sèche | 98,04 | 97,93 | 92,17 | 94,01 |
| Matières solubles dans l'eau | 26,02 | 41,93 | 70,99 | 69,67 |
| Matières insolubles dans l'eau | 72,02 | 56,00 | 21,18 | 24,34 |
| Azote total | 1,74 | 1,86 | 1,19 | 1,08 |
| Azote soluble dans l'eau | 1,10 | 0,36 | 0,71 | 1,08 |
| Azote insoluble dans l'eau | 0,64 | 1,50 | 0,48 | 0,00 |
| *Matières solubles dans l'eau :* | | | | |
| Matières albuminoïdes (Az × 6,25) | 6,87 | 2,26 | 4,44 | 6,75 |
| Sucres | 1,43 | 1,73 | 35,70 | 18,23 |
| Dextrine | 0,90 | 15,82 | 2,30 | 1,40 |
| Caféine | 1,12 | 0,00 | 0,00 | 0,00 |
| Cendres | 2,44 | 1,22 | 3,00 | 3,62 |
| Autres matières non azotées | 13,26 | 20,90 | 25,55 | 39,67 |
| TOTAL | 26,02 | 41,93 | 70,99 | 69,67 |
| *Matières insolubles dans l'eau :* | | | | |
| Matières albuminoïdes (Az × 6,25) | 4,00 | 9,36 | 3,00 | 0,00 |
| Matières grasses | 15,05 | 5,24 | 3,07 | 2,23 |
| Cellulose | 20,92 | 7,50 | 5,27 | 8,13 |
| Lignine | 7,18 | 2,10 | 0,91 | 4,21 |
| Cendres | 1,21 | 1,97 | 1,47 | 2,26 |
| Autres matières non azotées | 23,66 | 29,83 | 7,46 | 7,51 |
| TOTAL | 72,02 | 56,00 | 21,18 | 24,34 |

On voit par ce tableau que le café de figues et le café de chicorée se distinguent par leur teneur relativement considérable en substances solubles dans l'eau, tandis que le café ne cède à l'eau que 1/4 de son poids.

Le café de malt et le véritable café sont les plus riches en matières albuminoïdes. Par sa teneur en matières grasses, en cellulose, en lignine, le café véritable surpasse les succédanés analysés.

On trouve le plus de sucre dans le café de figues et dans le café de chicorée, tandis que le café véritable et le café de malt sont pauvres en sucres. Une grande quantité de dextrine caractérise le café de malt.

Inutile d'ajouter que la différence la plus importante réside dans la caféine, qui donne sa valeur au café véritable et qui la distingue de tous les succédanés en usage.

L. Delaye donne le procédé suivant pour la recherche des falsifications du café :

On réduit le café en poudre aussi fine que possible, puis on en projette une forte pincée dans un vase de Berlin rempli d'eau. Le café véritable contenant une forte proportion de matière grasse n'est pas mouillé par l'eau, qu'il colore à peine : il reste à la surface du liquide; les succédanés, au contraire, gagnent le fond du verre en communiquant à l'eau une teinte plus ou moins foncée. Si on constate que certains produits gagnent le fond du vase, on recueille ce dépôt que l'on traite par l'eau bouillante, on filtre, on décolore au charbon animal et on divise le filtratum en deux parties : à la première, on ajoute de l'eau iodée qui donne une coloration bleue en présence des céréales. L'autre partie est traitée par un sel ferrique, il se produit une coloration bleu foncé en présence de glands doux ; l'acide cafétannique véritable colore seulement les sels ferriques en vert sale.

2° *Recherche des succédanés par l'examen microscopique.* — Pour procéder à cet examen, on étale le café moulu sur une feuille de papier et on regarde à la loupe. On met de côté tous les fragments suspects, on les pulvérise plus finement et on les monte dans la glycérine.

Nous avons vu précédemment (Voir p. 274) les caractères anatomiques des éléments du café moulu. Nous allons décrire successivement les caractères histologiques des succédanés les plus employés et, en particulier, de la chicorée, qui est le produit d'adultération le plus employé.

*Chicorée.* — La nature ligneuse de la chicorée la fait facilement reconnaître grâce à ses gros vaisseaux rayés et ponctués du bois et à ses larges cellules parenchymateuses de la partie corticale (*fig.* 26).

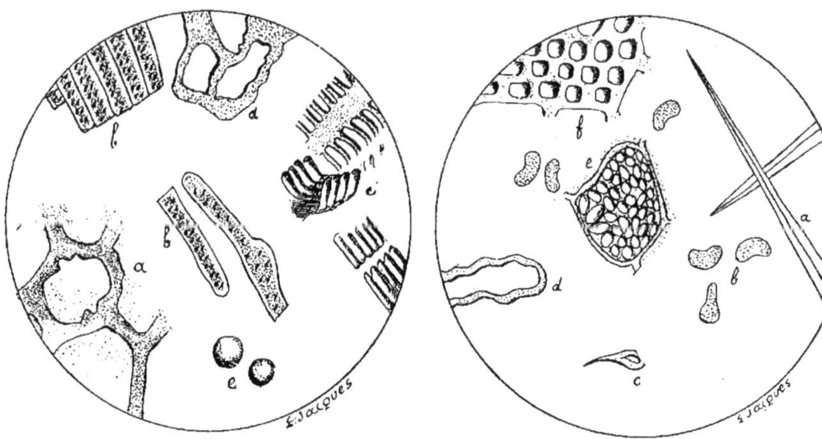

Fig. 26. — Café et chicorée.

*a*, Cellules de l'albumen du café.
*b*, Fibres à canalicules obliques du café.
*c*, Gros vaisseaux rayés de la chicorée.
*d*, Grandes cellules parenchymateuses de la chicorée.
*e*, Gouttelettes huileuses.

Fig. 27. — Café et orge grillée.

*a*, Fibres.
*b*, Amidon.
*c*, Poils.
*d*, Grandes cellules ondulées.
*e*, Cellules gorgées d'amidon.
*f*, Cellules à gluten.

*Orge grillée.* — L'orge grillée apparaît, sous le champ du microscope sous forme de grandes cellules parenchymateuses provenant de l'albumen et remplies de grains d'amidon discoïdes, dont quelques-uns sont libres au milieu de la préparation. On peut également distinguer de longues fibres du péricarpe et des poils coniques unicellulaires (*fig.* 27).

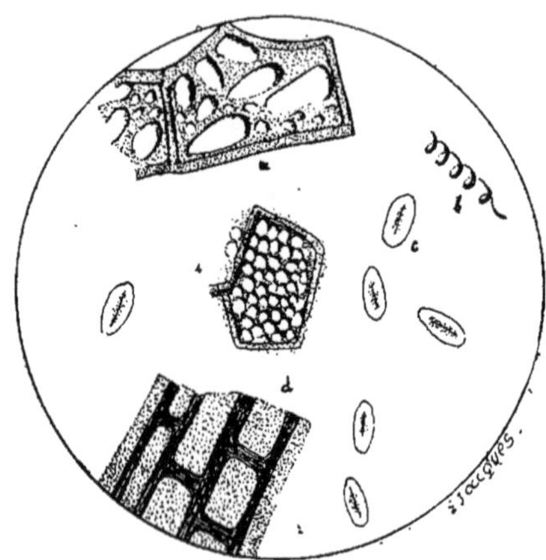

Fig. 28. — Café et glands doux.
*a*, Cellules remplies d'amidon. *b*, Cellules spiralées. *c*, Grains d'amidon. *d*, Massif parenchymateux.

*Glands doux.* — Les glands doux grillés (*fig.* 28) présentent également de grandes cellules parenchymateuses avec des débris du massif parenchymateux ; ces cellules sont remplies de grains d'amidon dont le hile est linéaire. On aperçoit aussi des débris de vaisseaux spiralés déroulés.

*Farines de légumineuses.* — Les différentes farines de légumineuses (féveroles, haricots, pois) se reconnaissent, au microscope, à leur forme bien particulière (Voir *Farines*) que la torréfaction n'a guère modifiée.

---

## DOCUMENTS D'HYGIÈNE ALIMENTAIRE

---

### FALSIFICATION DES CAFÉS

#### Comité consultatif d'hygiène publique

RAPPORT DE CHATIN (21 MAI 1880). — CONCLUSIONS ADOPTÉES

« 1° Il est interdit de donner le nom de café à toutes substances autres que la graine du caféier ;

« 2° Il est interdit de vendre, sous le nom de café et sous quelque forme que ce soit, tout mélange de café et de substances étrangères, telles que caramel, céréales, glands, etc.

« Les contraventions à ces prescriptions tombent sous le coup de la loi de 1851 sur les fraudes des denrées alimentaires. »

## Comité consultatif d'hygiène publique

RAPPORT DE DUBRISAY (SÉANCE DU 16 JANVIER 1888). — CONCLUSIONS ADOPTÉES

« Il y a lieu d'interdire :

« 1° De donner le nom de café à toute substance autre que la graine de caféier;

« 2° De vendre, sous le nom de café et sous quelque forme que ce soit, tout mélange de café et de substances étrangères quelconques;

« 3° De mettre en vente des cafés, sains ou avariés, recouverts d'une couche de teinture, quelle qu'en soit la composition.

« 4° Le mouillage, soit à l'eau pure, soit à l'eau additionnée de glycérine, vaseline, huile de coco ou autre, est prohibé.

« 5° Le procédé de mouillage dit à la sève de café doit être prohibé comme dangereux. »

# THÉ

Par Ed. GÉRARD

Le thé est la feuille du *Thea chinensis* (Sims), de la famille des Ternstrœmiacées, arbre originaire de la Chine et de l'Assam, cultivé ensuite dans toute la Chine, le Japon, la Cochinchine, l'Inde, le Brésil, à Ceylan, au Malabar, à Java, etc.

**Sortes commerciales.** — Les diverses sortes commerciales de thé proviennent toutes du *Thea chinensis* ; les différences observées dans les feuilles sont dues à des modifications résultant du climat, du genre de culture, de l'époque, de la récolte, de l'âge des feuilles et des préparations qu'on leur fait subir.

Les sortes commerciales se divisent en deux grandes classes :

*a*) Les thés verts ;

*b*) Les thés noirs.

Les *thés verts* sont desséchés rapidement, immédiatement après la récolte, pour conserver leur couleur vert foncé ; les feuilles sont ensuite soumises à une légère torréfaction sur des plaques de tôles chauffées et, enfin, roulées à la main sur des aires planes.

Les thés verts donnent une infusion faiblement colorée en jaune, peu aromatique, à saveur astringente et amère.

Les *thés noirs* sont formés par les feuilles soumises tout d'abord à une dessiccation lente en présence de l'air et de la lumière diffuse : c'est l'opération du flétrissage. Ensuite, on les abandonne à un commencement de fermentation qui amène des modifications profondes dans les constituants chimiques de la feuille en raison des oxydases qu'elle renferme ; ces modifications intéressent surtout la substance tannique. Les feuilles recroquevillées présentent alors une couleur brun foncé et un arome plus fin que le thé vert ; cette variété de thé sera d'autant plus agréable que les phénomènes d'oxydation seront plus intenses.

Les thés noirs donnent une infusion nettement jaune ou jaune brun, aromatique et peu astringente.

Les meilleures sortes commerciales sont :

Pour les thés verts :

Thé Hyson ou Hyswin, ou Hayswin ;

Thé poudre à canon ;

Thé impérial perlé ;

Thé Schoulang, Téhulan ou Tschulan ;

Thé Hyson-junior.

Pour les thés noirs :

Thé Pekoë ;

Thé Pekoë orange ;

Thé Silver Pekoë ;

Thé Congo ou Congou ;

Thé Pouchong ;

Thé Souchong ;

Thé Boug ou Bouhea.

**Caractères généraux de la feuille de thé.** — Les feuilles de thé sont ovales, lancéolées, pointues et revêtues d'un léger duvet ; leur bord est dentelé, surtout dans les 3/4 supérieurs du limbe ; ces dentelures présentent cette particularité qu'elles sont très aiguës et recourbées, ressemblant ainsi à une petite griffe de chat. De la nervure médiane de la feuille se détachent presque à angle droit des nervures secondaires qui se réunissent, à une certaine distance du bord de la feuille, par une série de petits arcs formant ainsi une ligne continue parallèle à ce bord.

Les feuilles de thé âgées ont un aspect un peu différent, elles sont plutôt elliptiques, plus fermes, glabres et luisantes.

La feuille du thé chinois est, à l'état développé, longue et lancéolée, pointue ou terminée en pointe courte, tandis que la feuille de thé d'Assam est ovale, terminée non en pointe, mais par une courbure.

**Structure anatomique de la feuille de thé.** — Nous donnerons successivement les caractères histologiques de l'épiderme supérieur, du parenchyme compris entre les deux lames épidermiques, de l'épiderme inférieur et de la nervure.

Pour pratiquer cet examen au microscope, les feuilles sont trempées, au préalable, pendant une demi-heure à une heure, dans de l'eau portée à 80° ; puis, sur la feuille étalée sur une lame de verre, on enlève avec une aiguille des lambeaux de l'épiderme supérieur et de l'épiderme inférieur, et on les examine dans quelques gouttes du liquide de Groënland, formé, à parties égales, d'alcool à 95°, de glycérine et d'eau.

Les coupes transversales du limbe et de la nervure sont obtenues par section, au moyen du rasoir, du tissu végétal placé entre deux lames de moelle de sureau.

Pour rendre aux tissus leur apparence et leurs dimensions premières, C. Brunotte recommande le procédé du Dr Lemaire, qui consiste à placer les coupes dans une petite capsule contenant de l'eau additionnée de quelques gouttes d'une solution au $\frac{1}{10}$ de potasse et à chauffer légèrement. On lave à l'eau distillée pour enlever l'excès d'alcali et on colore les coupes à la fuchsine ammoniacale [1], qui fait apparaître en rouge le suber, la cuticule et toutes les membranes lignifiées.

Pour colorer les membranes cellulosiques et le protoplasma, on emploie une solution d'hématoxyline [2]. Les préparations sont ensuite examinées dans le liquide de Groënland.

Nous empruntons à l'excellent travail de notre collègue C. Brunotte la description de la structure anatomique de la feuille de thé.

I. *Épiderme supérieur* (*fig.* 29). — L'épiderme supérieur ne porte ni poils, ni stomates. Il est formé d'une seule assise de cellules à parois épaisses et recouvertes d'une cuticule également épaisse. Ces cellules sont rectangulaires en section transversale; vues de face, elles sont polygonales, leurs côtés sont assez régulièrement droits.

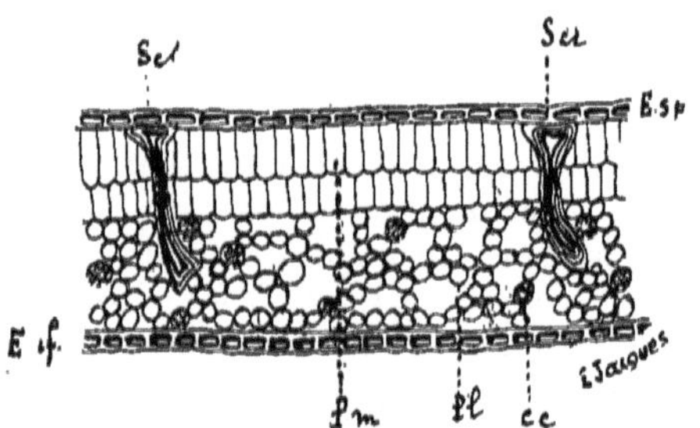

Fig. 29. — Coupe de la lame foliaire de la feuille du *Thea chinensis* (d'après C. Brunotte).

*Esp*, Epiderme supérieur.
*Eif*, Epiderme inférieur.
*Scl*, Cellule sclérifiée.
*cc*, Cellule cristalligène.
*Pm*, Parenchyme mural ou en palissade.
*Pl*, Parenchyme lacuneux.

II. *Parenchyme* (*fig.* 29). — Immédiatement au-dessous de l'épiderme supérieur existe un parenchyme serré très riche en chlorophylle. Ce tissu en palissade est formé de deux rangs de cellules : le premier rang est composé de cellules longues, rectangulaires, de deux à trois fois plus longues que larges, et le deuxième, de cellules presque carrées. Cette lame, sans méats, occupe un peu moins de la moitié du parenchyme total. Vient ensuite un tissu lacuneux formé de cellules isodiamétriques contenant, les unes des grains de chlorophylle, les autres des cristaux d'oxalate de chaux. Tous ces cristaux sont maclés.

Le parenchyme en palissade et le parenchyme à méats sont parcourus par des cellules rameuses à parois lignifiées et à cavité très réduite. Ces cellules rameuses prennent naissance immédiatement en dessous de l'épiderme, où elles sont solidement fixées par des prolongements latéraux, à gauche et à droite. Elles s'étendent dans les deux tiers de l'épaisseur totale de la feuille.

III. *Épiderme inférieur* (*fig.* 29). — L'épiderme inférieur est composé d'un rang de cellules rectangulaires, en section transversale, à contour

(1) La solution de fuchsine ammoniacale se prépare en ajoutant, à une solution alcoolique de fuchsine, suffisamment d'ammoniaque pour obtenir une décoloration complète.

(2) La solution d'hématoxyline s'obtient en dissolvant de l'hématoxyline dans l'eau et ajoutant une quantité suffisante d'alun pour faire virer au violet.

sinueux, vues de face. Il possède des stomates nombreux (très grands relativement aux cellules épidermiques voisines) et des poils unicellulaires assez abondants sur certaines feuilles, rares sur d'autres. Ces poils (*fig.* 30) sont insérés au centre d'un cercle formé par des cellules disposées en séries radiales dont les plus petites occupent les points les plus proches du centre. Lorsque les poils disparaissent, pour une cause quelconque, les cellules entourant le point d'insertion restent toujours ainsi disposées en rosette. Certains poils ont leur cavité interne atrophiée à la base même ; chez d'autres, la cavité se prolonge fort avant dans le poil, qui même a quelquefois la paroi assez peu épaissie. Ces poils sont répandus uniformément sur toute la surface inférieure de la feuille.

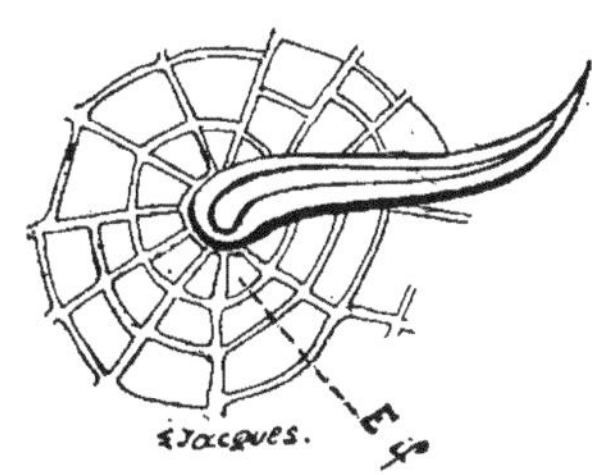


Fig. 30. — Lambeau d'épiderme de la feuille du thé au niveau de l'insertion d'un poil (d'après C. Brunotte).

*Eif*, Epiderme inférieur.

Les deux lames épidermiques, supérieure et inférieure, sont à peu près d'égale dimension en épaisseur.

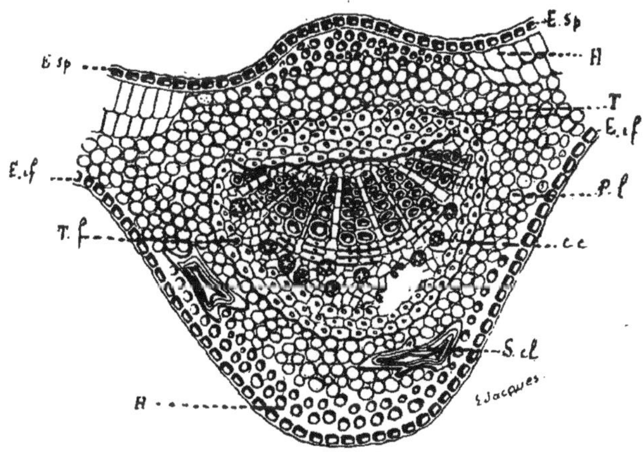


Fig. 31. — Nervure de la feuille du *Thea chinensis* (d'après C. Brunotte).

*Esp*, Epiderme supérieur.
*Eif*, Epiderme inférieur.
*Pl*, Parenchyme lacuneux.
*cc*, Cellule cristalligène.
*Scl*, Cellule sclérifiée.
H, Hypoderme ou tissu de renforcement de l'épiderme.
T, Tissu de protection extérieur au système libéro-ligneux de la nervure.

IV. *Nervure* (*fig.* 31). — La nervure est biconvexe : elle est beaucoup plus saillante en dessous qu'en dessus de la feuille. Son épiderme est formé de cellules polygonales allongées, à parois épaissies. Immédiatement sous cet épiderme se trouve un hypoderme formé de deux à trois rangs de cellules, à parois épaisses, à cavités petites, s'unissant entre elles sans laisser de méats. A ce premier tissu en succède un autre, lacuneux, formé d'éléments polygonaux. Ce tissu s'étend jusqu'au système libéro-ligneux; il contient quelques cristaux en macles d'oxalate de chaux. Il est traversé par des cellules particulières, très grandes, rameuses, ponctuées et lignifiées.

Le système libéro-ligneux forme un arc concave-convexe. Il est limité à sa partie inférieure par deux ou trois couches de fibres libériennes entourant tout le parenchyme libérien. Ces fibres, à contour polygonal, ont leurs parois fortement épaissies, ponctuées et lignifiées. Leur lumen est resté grand. Le parenchyme libérien, qui succède à ce premier tissu, contient des cristaux assez nombreux et toujours en macles. Au-dessus du liber se trouve le bois, formé de lames rayonnantes fibro-vasculaires, amincies vers la face supérieure et séparées entre elles par des rayons médullaires, petits, aplatis et formés d'un seul rang de cellules placées bout à bout. La concavité supérieure, laissée entre les deux extrémités latérales du faisceau, est occupée par un tissu lignifié formé d'éléments identiques aux fibres libériennes inférieures.

Telle est la structure histologique de la feuille du thé arrivée à son développement complet. Son caractère le plus saillant est la présence des cellules sclérenchymateuses dans son tissu.

Toutes les feuilles commerciales que l'on rencontre ne possèdent pas ce caractère au même degré. Dans les feuilles de 3 centimètres et au-dessus, on trouve ces sclérites dans le limbe et sous le faisceau de la nervure, ainsi que nous venons de le décrire.

Dans les feuilles de taille moyenne, de 2 centimètres à 2 centimètres et demi, le limbe ne possède aucun des éléments sclérifiés, qui sont répartis seulement dans le collenchyme de la nervure.

Enfin, les feuilles récoltées, lorsqu'elles sont en bourgeons de 1 centimètre à 1 centimètre et demi, ne possèdent aucune de ces cellules, soit dans le limbe, soit dans la nervure : leur tissu est peu différencié. En revanche, ces feuilles sont recouvertes, à leur face inférieure, de très nombreux poils identiques à ceux que nous avons signalés sur la feuille âgée et qui les feront facilement reconnaître (C. Brunotte).

**Composition chimique du thé.** — Les feuilles de thé contiennent des bases xanthiques, dont la plus importante est la caféine appelée aussi théine, d'autres matières azotées, du tannin, de la cellulose, de la gomme, des dextrines, de l'huile essentielle, des corps gras et résineux, de la cire, des sels, etc.

En général, les thés verts sont plus riches en tannin et en caféine que les thés noirs.

COMPOSITION CHIMIQUE, d'après A. Pellens.

TABLEAU I (Résultats pour 100 parties de thé).

| SORTES DE THÉ | TANNIN | EXTRAIT SOLUBLE DANS L'EAU | CENDRES TOTALES | CENDRES SOLUBLES DANS L'EAU | CAFÉINE |
|---|---|---|---|---|---|
| Thé noir (Souchong et Ponchong). | 9,11 | 38,3 | 5,88 | 2,85 | Au moins 1,0 |
| Fleur de thé (Congo). | 9,75<br>11,34 | 37,7<br>40,0 | 5,70<br>5,27 | 2,41<br>2,59 | |
| Thé jaune. | 12,66 | 40,8 | 5,68 | 2,64 | |
| Thé vert (Haysan et Gun-Powder). | 12,44 | 41,8 | 5,79 | 2,95 | |

TABLEAU II (Résultats pour 100 parties de thé).

| SORTES DE THÉ | HUMIDITÉ | TANNIN | EXTRAIT AQUEUX | CENDRES TOTALES | CENDRES SOLUBLES DANS L'EAU | THÉINE | RÉSINES GRAISSES CHLOROPHYLLE CIRE | REMARQUES |
|---|---|---|---|---|---|---|---|---|
| Congo Ningchon (port d'exportation, Schangaï). | 4,575 | 8,070 | 36,05 | 5,320 | 4,045 | 2,503 | 0,424 | Feuilles pures, beaucoup de manganèse. |
| Impérial (Fonchong). | 4,56 | 9,9525 | 36,37 | 5,280 | 3,400 | 2,403 | 0,405 | Feuilles pures, beaucoup de manganèse. |
| Java (Batavia). | 4,580 | 9,7045 | 42,75 | 5,050 | 3,150 | 2,533 | 0,427 | Peu de manganèse, beaucoup de tiges : se trouble par refroidissement. |
| Orange Pecco indien (Calcutta). | 4,576 | 9,4365 | 42,75 | 5,420 | 3,520 | 3,213 | 0,378 | Pas de manganèse, renferme beaucoup de tiges. |

Voici, d'après J. König, la composition moyenne des thés, avec les teneurs maxima et minima, résultant de 158 analyses :

| | EAU 0/0 | SUBSTANCES AZOTÉES 0/0 | CAFÉINE 0/0 | EXTRAIT ÉTHÉRÉ 0/0 | TANNIN 0/0 | CENDRES SOLUBLES DANS L'EAU 0/0 | CENDRES INSOLUBLES DANS L'EAU 0/0 | EXTRAIT AQUEUX 0/0 |
|---|---|---|---|---|---|---|---|---|
| Chiffres moyens.. | 8,46 | 24,13 | 2,79 | 8,24 | 12,35 | 2,97 | 2,96 | 38,76 |
| — minima.. | 3,93 | 18,19 | 1,09 | 3,61 | 4,8 | 1,55 | 1,28 | 27,48 |
| — maxima.. | 11,97 | 38,65 | 4,67 | 15,15 | 25,20 | 5,02 | 5,59 | 55,73 |

COMPOSITION DES THÉS NOIRS (d'après A. Domergue et Cl. Nicolas).

| SORTES COMMERCIALES | EAU 0/0 | CENDRES | | | | | EXTRAIT | CAFÉINE | CENDRES SULFURIQUES | MANGANÈSE |
|---|---|---|---|---|---|---|---|---|---|---|
| | | 0/0 | COULEUR | INSOLUBLES | SOLUBLES | COULEUR DE LA SOLUTION | | | | |
| Assam | 8,76 | 5,65 | Vertes | 1,66 | 4 | Rose vineux | 53,85 | 4,39 | » | |
| Fleurs de Peckoe 1res | 9,14 | 5,20 | Verdâtres | 1,28 | 3,92 | Rose | 48,18 | 4,25 | 6,45 | |
| — 2es | 10,70 | 5,46 | Gris verdâtre | 1,86 | 3,60 | — | 43,60 | 3,78 | 7,05 | |
| Congou Manning | 9 | 6,14 | Blanc verdâtre | 2,54 | 3,60 | — | 45,25 | 3,20 | 7,75 | |
| Peckoe Congou 1er | 10,68 | 6,34 | Verdâtres | 2,54 | 3,80 | — | 55,73 | 2,74 | 7,75 | |
| Peckoe Orange 1er | 10,80 | 5,78 | Vert malachite | 2,12 | 3,66 | — | 49,03 | 3,49 | 7,65 | |
| Souchong extra 1er | 9,86 | 5,40 | — | 2 | 3,40 | — | 35,10 | 2,56 | 6,85 | |
| Peckoe Congou 2e | 9 | 5,76 | Gris verdâtre | 2,10 | 3,66 | — | 40,60 | 3 | 7,35 | |
| Souchong extra 2e | 10,60 | 5,40 | Vert malachite | 2,20 | 3,20 | — | 37,55 | 2,27 | 7,20 | De 0gr,022 |
| Congou extra 1er | 9,22 | 5,70 | Blanc verdâtre | 2,40 | 3,30 | — | 38,75 | 2,75 | 8,25 | à 0gr,065 |
| Souchong Java | 9,74 | 6,16 | Vert malachite | 2,50 | 3,66 | — | 39,50 | 3 | 8,35 | pour 100 |
| Souchong extra 3e | 11,74 | 5,80 | Gris vert | 2,60 | 3,20 | — | 31,30 | 2,73 | 7,40 | |
| Souchong supérieur | 11 | 5,70 | — | 2,66 | 3,04 | — | 29,55 | 2,72 | 7,50 | |
| Peckoe orange 2e | 8,60 | 5,26 | Vert malachite | 2,26 | 3,00 | — | 42,55 | 2,33 | 7,15 | |
| Souchong superfin | 8,96 | 5,56 | Gris vert | 2,70 | 2,86 | — | 31 | 2,68 | 7,85 | |
| Souchong surfin | 9,20 | 5,66 | — | 2,55 | 3,11 | — | 31,40 | 2,35 | 8,55 | |
| Souchong fin | 8,96 | 6,18 | Gris rosé | 4,12 | 2,06 | Incolore | 29,35 | 1,20 | 9,15 | |
| Congou extra 2e | 9,30 | 6,28 | Gris noirâtre | 4,32 | 1,96 | — | 33,10 | 1,60 | 9,10 | |
| Congou fin | 9,34 | 5,88 | — | 4,02 | 1,86 | — | 33,35 | 0,91 | 7,90 | |

## ANALYSE DU THÉ

1° **Dosage de l'eau.** — On met 5 grammes de thé dans une capsule de verre tarée et on laisse séjourner à l'étuve chauffée à 100-105° jusqu'à poids constant. La perte de poids, multipliée par 20, donne la quantité d'eau contenue dans 100 grammes de thé examiné.

2° **Dosage des cendres.** — a) *Dosage des cendres totales.* — On incinère, au four à moufle, 5 grammes de thé placés dans une capsule de platine tarée. Après disparition de toute trace de charbon, on laisse refroidir dans un dessiccateur et on pèse. Ce résultat obtenu, déduction faite de la tare de la capsule, multiplié par 20, donne la proportion des cendres totales pour 100 grammes de thé.

b) *Dosage des cendres solubles dans l'eau.* — Les cendres totales résultant de l'opération précédente sont reprises par l'eau jusqu'à épuisement complet. On évapore les liqueurs filtrées dans la capsule de platine tarée, on incinère légèrement et on pèse après refroidissement. L'augmentation de poids de la capsule, multipliée par 20, donne la quantité des cendres, solubles dans l'eau, de 100 grammes de thé.

3° **Dosage de l'extrait aqueux.** — On épuise 5 grammes de thé par l'eau bouillante, on jette le tout sur un filtre taré et on continue l'épuisement du thé jusqu'à ce que le filtrat passe incolore. On dessèche à 100° le filtre et son contenu et on pèse. Le chiffre obtenu, diminué de la tare du filtre et de la proportion d'eau contenue dans les 5 grammes de thé, retranché de 5 donne un résultat qui, multiplié par 20, indique la quantité d'extrait aqueux fourni par 100 grammes de thé.

4° **Dosage de la caféine.** — a) *Procédé Hilger et Juckenack, modifié par A. Pellens.* — Vingt grammes de thé sont mis en macération dans un becherglas avec de l'eau froide pendant plusieurs heures, puis on porte à l'ébullition pendant deux heures en remplaçant l'eau au fur et à mesure de son évaporation. Le liquide refroidi à 60-70° est mélangé intimement avec 73 centimètres cubes d'une solution d'acétate d'alumine basique à 8 0/0 et, toujours en remuant, additionné de 1 gramme de bicarbonate de soude. Le tout est porté à l'ébullition pendant dix minutes. Le mélange est abandonné au refroidissement ; on porte à 1.020 grammes et on filtre. A 750 grammes de la liqueur filtrée on ajoute 1 gramme d'hydrate d'alumine fraîchement précipité et une très petite quantité d'une bouillie obtenue avec de l'eau et des morceaux de papier à filtrer, On évapore à siccité ce mélange au bain-marie et on dessèche le résidu pendant trois heures dans l'étuve à 100° Le mélange sec est ensuite épuisé au lixiviateur de Soxhlet, pendant sept à huit heures, avec du tétrachlorure de carbone. Grâce à l'addition de papier à filtrer à l'extrait du thé, on obtient une matière très divisée se prêtant très bien à un épuisement complet.

Après distillation du tétrachlorure de carbone et évaporation des dernières traces du dissolvant au bain-marie, on obtient un résidu blanc jaunâtre que l'on sèche jusqu'à poids constant dans une étuve portée à 100-105°. Le poids de l'extrait ainsi desséché étant déterminé, on dissout celui-ci dans un mélange à parties égales d'eau et d'alcool à 96°, on filtre sur du noir animal, on évapore au bain-marie et on dessèche. On obtient ainsi la caféine pure en aiguilles blanches et soyeuses. La différence entre le poids de cette caféine et le poids de l'extrait primitif au tétrachlorure de carbone donne la teneur en cires, graisses, résines et chlorophylle.

b) *Procédé E. Léger.* — Léger s'est servi, pour le dosage de la caféine dans le thé, de la méthode quelque peu modifiée employée par Warin pour le dosage des alcaloïdes de la noix de kola.

On prend une quantité de poudre de thé correspondant à 15 grammes de produit desséché à 100° et on mélange au mortier avec 10 grammes de magnésie calcinée et 15 centimètres cubes d'eau. La poudre humide et homogène est introduite dans un ballon de 500 centimètres cubes de capacité. On bouche le ballon, et on laisse en contact pendant deux heures. On ajoute alors 150 centimètres cubes de chloroforme, puis on pèse le ballon et son contenu. Ce ballon est relié à un réfrigérant à reflux, et le tout est chauffé au bain-marie jusqu'à ébullition du chloroforme que l'on maintient pendant une heure. On laisse refroidir, on rétablit le poids primitif par une addition convenable de chloroforme. Le tout est bien mélangé et jeté sur un filtre à plis contenu dans un entonnoir de verre disposé au-dessus d'une éprouvette graduée ou d'un ballon jaugé de 100 centimètres cubes. Pendant la filtration, l'entonnoir sera recouvert d'une plaque de verre, afin de réduire au minimum la volatilisation du chloroforme.

Quand l'écoulement du liquide chloroformique aura cessé, on frappera légèrement sur l'entonnoir maintenu couvert, ce qui aura pour effet de tasser la poudre et d'amener l'écoulement d'une nouvelle quantité de liquide chloroformique. On recueillera ainsi 100 centimètres cubes de filtrat, correspondant à 10 grammes de poudre de thé. La solution chloroformique sera distillée en deux fois dans un ballon de 125 centimètres cubes jusqu'à ce qu'il ne reste plus dans le ballon qu'un résidu sirupeux coloré en vert. Sur ce résidu, on ajoute 20 centimètres cubes d'éther de pétrole et 25 centimètres cubes du mélange suivant : acide chlorhydrique pur, 10 centimètres cubes; eau distillée, 40 centimètres cubes. Après avoir bouché le ballon avec un bouchon de caoutchouc, on agite le tout et on verse le produit dans une boule à robinet. On laisse déposer ; la solution acide est soutirée dans une deuxième boule ; on agite la solution verte restée dans la première boule successivement avec 15 centimètres cubes, puis avec 10 centimètres cubes du mélange acide en se servant d'abord de ces solutions acides pour rincer le ballon. Chaque fois, les liqueurs acides seront réunies dans la deuxième boule où l'on versera 5 centimètres cubes d'éther de pétrole. On agite, on laisse déposer et on soutire la solution acide et incolore de caféine dans la première boule préalablement vidée et rincée. On sursature par l'ammoniaque et on agite avec 60 centimètres cubes de chloroforme employés en trois fois.

Les solutions chloroformiques réunies dans une autre boule seront agitées avec 2 centimètres cubes d'eau distillée. Enfin, on distille en deux fois la solution chloroformique incolore de caféine dans une fiole conique tarée de 90 centimètres cubes. On sèche à 100° et on pèse. Le poids de caféine trouvé, multiplié par 10, donnera la proportion de cet alcaloïde contenue dans 100 grammes de thé.

c) *Procédé Domergue et Nicolas.* — Dans un décret, en date du 6 octobre 1900, relatif à l'admission temporaire des thés destinés à la fabrication de la caféine, l'Etat a prescrit la méthode de Domergue et Nicolas pour la détermination de la teneur en alcaloïde. Voici cette méthode :

On pèse 5 grammes de feuilles de thé grossièrement pulvérisées qu'on fait bouillir pendant quelques minutes dans 60 grammes d'eau distillée. Dans cette solution bouillante, on verse 100 centimètres cubes d'une solution d'acétate mercurique à 3 0/0; on fait bouillir encore le thé pendant quelques instants; on jette le tout sur un filtre mouillé, et l'on épuise par l'eau bouillante jusqu'à ce que l'eau de lavage passe incolore.

On obtient environ 300 centimètres cubes de liquide qu'on évapore au bain-marie. Lorsque le volume évaporé atteint 20 centimètres cubes environ, on ajoute 2 grammes de magnésie et 15 grammes de verre pilé ou de sable quartzeux lavé et calciné. Le mélange est desséché complètement au bain-marie, et la masse obtenue est épuisée, dans l'appareil de Soxhlet, au moyen d'un mélange à poids égaux de benzine et de chloroforme. La solution est évaporée, et l'on obtient ainsi la caféine, souillée seulement par une très faible quantité de matière cireuse.

5° **Dosage du tannin.** — De tous les procédés indiqués pour le dosage du tannin, le suivant est le plus rapide, tout en étant très exact :

On épuise, à trois reprises différentes, 2 grammes de thé par de l'eau bouillante, en employant chaque fois 100 centimètres cubes d'eau. On réunit les liqueurs aqueuses filtrées et on les additionne, à l'ébullition, de 30 centimètres cubes d'une solution aqueuse d'acétate neutre de cuivre à 1 pour 30: le tannin est précipité à l'état d'acéto-tannate de cuivre. Au bout de vingt-quatre heures, on filtre sur un filtre dont on connaît la teneur en cendres. Le liquide filtré doit être coloré en vert, ce qui indique que le sel cuivrique a bien été ajouté en excès. Le précipité recueilli est lavé à l'eau chaude, desséché à 100° et calciné dans un creuset de porcelaine taré. Le résidu de la calcination est, après refroidissement, mouillé dans le creuset même, avec quelques gouttes d'acide azotique; on évapore doucement l'excès d'acide et on calcine facilement. Il reste alors de l'oxyde de cuivre bien pur. On pèse le creuset après refroidissement. Par différence entre les deux pesées, on obtient le poids d'oxyde de cuivre, qui, multiplié par 1,3061, donne la quantité de tannin des 2 grammes de thé mis en expérience.

**Falsifications du thé.** — Les différentes variétés commerciales de thé peuvent être l'objet de nombreuses falsifications : addition de substances minérales pour augmenter son poids, mélange au thé véritable, ou quelquefois même substitution complète, de feuilles provenant d'autres plantes, mise en vente de thé épuisé ou de thés avariés, colorés artificiellement, pour les thés verts, par un mélange de sulfate de chaux et de bleu de Prusse, ou d'indigo, de curcuma et de sulfate de chaux, et, pour les thés noirs, par de l'extrait de campêche, de cachou, etc.

Les matières minérales ajoutées au thé seront reconnues par la proportion élevée des cendres obtenues à l'incinération : une analyse méthodique de ces cendres permettra à l'analyste de déterminer la nature des substances qui ont servi à la falsification.

Les thés verts rehaussés en couleur par le bleu de Prusse et l'indigo donneront une coloration bleue lorsqu'on frotte les feuilles entre des doubles de papier blanc.

Les thés colorés par les extraits de campêche donnent un infusé brun noirâtre qui, traité par l'acide sulfurique, devient vert clair et se colore en noir intense par le chromate de potasse (A. Pellens).

Pour déceler la coloration artificielle des thés noirs par le cachou, on fait une infusion, laquelle se trouble par refroidissement par suite de la précipitation de la catéchine. Certains thés de bonne qualité donnent parfois un précipité semblable formé par du tannate de caféine; pour s'assurer alors de la falsification par le cachou, on traite l'infusé par de l'acétate de plomb, on filtre et on additionne le filtrat d'azotate d'argent ; s'il y a du cachou, il se forme un précipité jaune brun floconneux, tandis qu'une infusion de thé véritable ne donne qu'un précipité jaune clair non floconneux (A. Pellens).

Les thés épuisés se reconnaissent aux résultats analytiques : la quantité d'extrait aqueux, de tannin et de caféine est considérablement diminuée, la proportion des cendres solubles dans l'eau est très faible. Ajoutons que l'infusé préparé avec un thé épuisé se trouble rapidement et ne possède ni l'arome ni le goût du thé.

P. Kley a indiqué, pour reconnaître si un thé a déjà été épuisé par l'eau, une méthode qui permet d'opérer sur une feuille ou une fraction de feuille de thé. Le produit est pulvérisé avec une quantité égale de chaux et un peu d'eau ; on sèche à 100° et on épuise le mélange par quelques gouttes d'alcool que l'on évapore dans une cellule formée d'une petite plaque de mica et d'une lame de verre séparées par un anneau d'amiante. En chauffant avec précaution la plaque inférieure, la caféine se sublime sur la lamelle supérieure; il suffit de souffler sur cette lame pour amener la cristallisation de la caféine hydratée.

Quant à l'addition au thé véritable des feuilles d'autres plantes, c'est la falsification la plus fréquente. Un simple examen à la loupe pourra le plus souvent faire reconnaître cette fraude. Pour cela, les feuilles, ramollies dans l'eau bouillante, seront examinées entre deux plaques de verre. L'aspect général de la feuille de thé que nous avons décrit précédemment mettra bien vite l'analyste sur la voie d'une semblable falsification. On complétera la recherche par un examen microscopique de la structure anatomique de la feuille. On prélèvera alors, après examen à la loupe, les feuilles suspectes ne présentant pas les caractères extérieurs de la feuille de thé et les fragments de végétaux paraissant étrangers. L'étude microscopique sera faite sur ces divers prélèvements d'après les indications de Brunotte relativement à la technique histologique à employer (Voir p. 289).

Dans cet examen, il n'est pas absolument nécessaire de connaître la composition histologique de toutes les feuilles ou fragments de végétaux susceptibles d'être employés à la falsification du thé ; les caractères anatomiques de la feuille de thé étant bien connus, la fraude sera suffisamment établie lorsqu'on découvrira des éléments étrangers à la feuille de thé.

Dans sa thèse, parue en 1883, sur *les Falsifications du thé*, C. Brunotte a publié une table dichotomique basée sur les différences les plus faciles à constater, de la structure histologique des feuilles signalées comme pouvant servir aux falsifications. Nous reproduisons cette table, véritable clef dichotomique, qui permet la recherche pratique et la détermination de chaque espèce.

TABLE DICHOTOMIQUE DE C. BRUNOTTE.

| | | |
|---|---|---|
| 1. | Absence complète de poils ou de glandes pédicellés aux deux faces... | 2. |
| | Poils ou glandes pédicellés à la face inférieure seulement............ | 4. |
| | Poils ou glandes aux deux faces.................................. | 12. |
| 2. | Cristaux en macles ou en enveloppe de lettre, système libéro-ligneux principal fermé.................................................. | 3. |
| | Cristaux en raphides, système libéro-ligneux ouvert. | *Epilobium angustifolium.* |
| | Pas de cristaux, glandes dans le parenchyme. | *Laurus nobilis.* |
| 3. | Deux anneaux libéro-ligneux latéraux, au-dessus du système principal de la nervure. | *Populus tremula.* |
| | Deux anneaux libéro-ligneux superposés au-dessus du grand faisceau central et sur la ligne médiane de cette nervure. | *Populus nigra.* |
| 4. | Poils unicellulaires.............................................. | 5. |
| | Poils pluricellulaires............................................ | 11. |
| 5. | Poils tuberculeux. Faisceau fermé. Epiderme supérieur plus épais que l'épiderme inférieur. | *Œsculus hippocastanum.* |
| | Poils à parois lisses.............................................. | 6. |
| 6. | Un rang de cellules en palissade. Système libéro-ligneux central fermé. | *Fagus sylvatica.* |
| | Deux ou plusieurs rangs de cellules en palissade.................. | 7. |
| 7. | Des cellules lignifiées dans le mésophylle......................... | 8. |
| | Pas de cellules lignifiées dans le mésophylle...................... | 9. |
| 8. | Parenchyme en palissade occupant le tiers du parenchyme total. Pas de cristaux dans le liber. | *Camellia japonica* (feuille âgée). |
| | Parenchyme en palissade occupant la moitié du parenchyme total. Cristaux dans le liber. | *Thea chinensis.* |

9. Faisceau libéro-ligneux possédant des fibres libériennes à sa face externe, celle-ci formant des îlots ou une lame continue lignifiée.......... 10.
Pas de tissu lignifié à la face externe du faisceau. *Camellia japonica* (feuille jeune).

10. Épiderme supérieur plus épais que l'épiderme inférieur. *Rosa canina.*
Les deux épidermes de même épaisseur. *Malus communis.*

11. Système principal libéro-ligneux fermé, pas de cristaux dans le liber. *Quercus pedunculata.*
Système libéro-ligneux ouvert, cristaux dans le liber. *Prunus Maleb.*

12. Poils tous de même forme.......................................... 13.
Poils de plusieurs formes : les uns simples, pointus, les autres à extrémités arrondies ou glanduleux.................................. 17.

13. Poils unicellulaires ou pluricellulaires, mais à cellules placées bout à bout.................................................... 14.
Poils dits scarieux. Fibres rameuses dans le parenchyme. *Olea europea.*

14. Base de ces poils toujours nue.................................... 15.
Base de ces poils enchâssée au milieu de concrétions de carbonate de chaux. *Lithospermum officinale.*

15. Système principal libéro-ligneux fermé. *Salix capræa.*
Système principal libéro-ligneux ouvert.......................... 16.

16. Tissu de protection du faisceau lignifié. *Cratægus oxyacantha.*
Tissu extérieur au parenchyme libérien du faisceau non lignifié. *Prunus spinosa.*

17. Cristaux dans le limbe et la nervure.............................. 18.
Pas de cristaux.................................................. 20.

18. Une seule rangée de cellules en palissade. Cristaux pulvérulents. *Sambucus nigra.*
Une ou deux rangées de cellules en palissade. Cristaux toujours en raphides. *Epilobium hirsutum.*
Deux rangées de cellules en palissade. Cristaux en macles et en enveloppe de lettre.................................................. 19.

19. Faisceau ouvert avec tissu lignifié extérieur au liber. *Ulmus campestris.*
Faisceau ouvert, tissu extérieur à la face du parenchyme libérien, non lignifié, mais cellulosique. *Fragaria vesca.*

20. Stomates aux deux faces de la feuille, système libéro-ligneux ouvert. *Veronica officinalis.*
Stomates à la face inférieure seulement, système libéro-ligneux fermé. *Fraxinus excelsior.*

# CACAOS ET CHOCOLATS

Par A. BONN

---

Le *cacao* est fourni par un petit arbre originaire de l'Amérique du Sud, le *Theobroma cacao* L., de la famille des Malvacées-Byttnériacées. Le fruit de cet arbre, appelé *cabosse*, est volumineux, oblong, et renferme de nombreuses graines noyées au milieu d'une pulpe acidule jaunâtre. Ces graines sont ovoïdes, lisses, comprimées avec une double enveloppe. L'amande est lisse, brunâtre, grasse.

On trouve dans le commerce : 1° les *cacaos terrés*, c'est-à-dire des graines qui ont subi une certaine fermentation dans des caisses remplies de sable et qui ont été ensuite desséchées. Sous l'influence de cette fermentation, certains produits aromatiques se développent, l'âcreté et l'amertume disparaissent et l'enveloppe se détache facilement sous l'influence d'une légère torréfaction ;

2° Les *cacaos non terrés*, sous forme de graines violacées, privées de la pulpe qui les entoure par une légère fermentation ; l'enveloppe y adhère fortement.

**Sortes commerciales.** — Les principales sortes commerciales sont les suivantes :

1° Cacaos caraques [cacao Puerto-Cabello, Varinas, Maracaïbo, Guatémala (variété Socomesco), de la Trinité, etc.] ;

2° Cacaos du Brésil (cacao Para, Maragnan, Bahia, Surinam, Berbice, Cayenne, etc.);

3° Cacao des Iles (cacao Martinique, Guadeloupe, Jamaïque, de la Réunion, etc.).

**Composition chimique.** — D'après Weigmann et Zipperer, la composition chimique des cacaos est la suivante :

COMPOSITION DES AMANDES DE CACAOS.

| ANALYSES DE WEIGMANN | NOMS DES SORTES | EAU | MATIÈRES GRASSES | MATIÈRES AZOTÉES TOTALES | THÉOBROMINE | AMIDON HYDRATES DE CARBONE | CELLULOSE | CENDRES | SILICE | AZOTE TOTAL |
|---|---|---|---|---|---|---|---|---|---|---|
| Amandes crues entières. | Caraque | 7,77 | 45,54 | 14,13 | 1,48 | 19,40 | 6,19 | 4,91 | 2,06 | 2,26 |
| | Puerto-Cabello | 8,08 | 46,61 | 13,50 | 1,51 | 22,92 | 4,43 | 4,28 | 0,18 | 2,16 |
| | Trinidad | 7,87 | 44,62 | 14,06 | 1,31 | 25,39 | 4,55 | 3,48 | 0,10 | 2,25 |
| | Ariba | 8,25 | 45,15 | 15,37 | — | 5,83 16,96 | 4,48 | 3,88 | 0,14 | 2,46 |
| | Machala | 8,17 | 45,93 | 14,06 | — | 5,69 17,50 | 4,36 | 4,09 | 0,22 | 2,25 |
| | Port-au-Prince | 7,77 | 46,35 | 14,56 | — | 5,97 15,53 | 5,19 | 4,15 | 1,48 | 2,33 |
| | Surinam | 7,53 | 44,74 | 13,69 | 1,66 | 26,46 | 4,30 | 3,16 | 0,13 | 2,19 |
| Amandes torréfiées entières. | Caraque | 6,73 | 45,95 | 13,66 | 1,62 | 22,75 | 5,40 | 4,49 | 1,02 | 2,17 |
| | Puerto-Cabello | 5,95 | 46,55 | 13,68 | 1,52 | 24,75 | 4,74 | 4,28 | 0,05 | 2,19 |
| | Trinidad | 6,32 | 45,06 | 13,68 | 1,44 | 26,40 | 4,92 | 3,55 | 0,07 | 2,19 |
| | Ariba | 8,17 | 45,53 | 15,75 | — | 22,45 | 4,17 | 3,83 | 0,10 | 2,52 |
| | Machala | 7,97 | 46,21 | 13,56 | — | 24,17 | 4,01 | 3,85 | 0,23 | 2,17 |
| | Port-au-Prince | 7,14 | 48,35 | 14,31 | — | 21,64 | 4,35 | 3,80 | 0,41 | 2,29 |
| | Surinam | 5,26 | 45,53 | 14,25 | 1,75 | 26,69 | 4,80 | 3,33 | 0,14 | 2,28 |
| Amandes torréfiées, décortiquées, réduites en pâte. | Caraque | 5,03 | 50,37 | 14,05 | 1,57 | 22,76 | 3,60 | 3,87 | 0,32 | 2,25 |
| | Puerto-Cabello | 4,93 | 50,83 | 13,25 | 1,65 | 24,53 | 3,60 | 3,88 | 0,08 | 2,18 |
| | Trinidad | 4,49 | 54,17 | 13,50 | 1,25 | 21,38 | 3,51 | 2,88 | 0,07 | 2,16 |
| | Ariba | 4,16 | 49,86 | 15,81 | — | 22,81 | 3,48 | 3,74 | 0,14 | 2,53 |
| | Machala | 3,46 | 54,64 | 13,62 | 1,40 | 21,55 | 3,11 | 3,49 | 0,13 | 2,18 |
| | Port-au-Prince | 3,10 | 55,51 | 14,19 | 1,75 | 19,85 | 3,57 | 3,41 | 0,34 | 2,27 |
| | Surinam | 3,92 | 55,81 | 13,37 | 1,74 | 20,97 | 2,92 | 2,93 | 0,08 | 2,14 |

COMPOSITION DES AMANDES ET DES COQUES DE CACAOS.

| ANALYSES DE ZIPPERER | NOMS DES SORTES | EAU | MATIÈRES GRASSES | THÉOBROMINE | AUTRES MATIÈRES AZOTÉES | ROUGE DE CACAO | AMIDON | CELLULOSE | CENDRES |
|---|---|---|---|---|---|---|---|---|---|
| | AMANDES DE CACAO | | | | | | | | |
| Amandes crues décortiquées. | Caraque | 6,50 | 50,31 | 0,77 | 17,22 | 10,76 | 7,65 | 2,61 | 4,17 |
| | Puerto-Cabello | 8,40 | 53,01 | 0,54 | 13,32 | 7,85 | 10,05 | 2,51 | 4,32 |
| | Trinidad | 6,20 | 51,57 | 0,40 | 15,80 | 9,46 | 11,07 | 2,63 | 2,87 |
| | Ariba | 8,35 | 50,39 | 0,35 | 19,44 | 8,91 | 5,78 | 2,66 | 4,12 |
| | Machala | 6,32 | 52,68 | 0,33 | 12,04 | 13,72 | 8,39 | 2,41 | 4,11 |
| | Port-au-Prince | 6,94 | 53,66 | 0,32 | 13,28 | 11,3[illegible] | 8,96 | 2,53 | 2,92 |
| | Surinam | 7,07 | 50,86 | 0,50 | 21,44 | 8,31 | 6,41 | 2,69 | 2,72 |
| Amandes torréfiées décortiquées. | Caraque | 7,48 | 49,24 | 0,50 | 19,62 | 6,85 | 9,85 | 2,54 | 3,92 |
| | Puerto-Cabello | 6,58 | 48,40 | 0,52 | 18,56 | 8,25 | 10,96 | 2,65 | 4,08 |
| | Trinidad | 7,85 | 48,14 | 0,42 | 20,38 | 7,69 | 8,72 | 2,68 | 4,12 |
| | Ariba | 8,52 | 50,07 | 0,38 | 16,84 | 8,61 | 9,10 | 2,59 | 3,89 |
| | Machala | 6,25 | 52,09 | 0,31 | 15,58 | 7,84 | 11,59 | 2.59 | 3,75 |
| | Port-au-Prince | 6,27 | 46,90 | 0,36 | 19,20 | 7,19 | 12,64 | 2,62 | 4,82 |
| | Surinam | 4,04 | 49,88 | 0,54 | 21,68 | 8,08 | 10,19 | 2,71 | 2,88 |
| | COQUES DE CACAO | | | | | | | | |
| Coques non torréfiées. | Caraque | 11,90 | 4,15 | 0,30 | — | 3,80 | — | 17,99 | 16,73 |
| | Puerto-Cabello | 12,04 | 4,00 | 0,32 | — | 9,15 | — | 15,98 | 8,99 |
| | Trinidad | 13,09 | 4,74 | 0,40 | — | 4,87 | — | 18,04 | 7,78 |
| | Surinam | 13,[illegible]2 | 4,17 | 0,33 | — | 5,1 | — | 14,85 | 7,31 |

Les constantes analytiques de la matière grasse (beurre de cacao) sont les suivantes (Demoussy) :

| | | |
|---|---|---|
| | Densité à 15° | 0,950 |
| | Point de solidification | 23° |
| | Point de fusion | 32° |
| | Indice de saponification | 194 |
| | Indice d'iode | 36 (d'après Ströhl oscille entre 34 et 41) |
| | Indice de Hehner | 94 |
| | Oléoréfractomètre | — 19° |
| Acides gras mélangés | Point de solidification | 46° |
| | Point de fusion | 50° |
| | Indice de saponification | 190 |
| | Indice d'iode | 37 |

Les cacaos solubles (cacaos en poudre) du commerce sont des cacaos dégraissés, et dont quelques-uns, dans le but de les rendre plus solubles, sont additionnés de sels de potassium.

D'après König, la composition pour 100 de quelques cacaos commerciaux dégraissés est la suivante :

| SORTES DE CACAOS DÉGRAISSÉS | Nos D'ORDRE | EAU | MATIÈRES GRASSES | MATIÈRES AZOTÉES TOTALES | THÉOBROMINE | AMIDON | AUTRES MATIÈRES NON AZOTÉES | CELLULOSE | CENDRES | AZOTE TOTAL |
|---|---|---|---|---|---|---|---|---|---|---|
| Cacaos allemands dégraissés. | 1 | 6,86 | 32,55 | 18,91 | — | 17,11 | 17,79 | | 5,18 | 3,02 |
| | 2 | 6,50 | 32,31 | 20,29 | — | 13,56 | 19,44 | | 5,37 | 3,25 |
| | 3 | 6,81 | 24,95 | 22,50 | 2,12 | 15,20 | 20,71 | 4,64 | 5,22 | 3,60 |
| | 4 | 6,67 | 23,31 | 23,62 | 2,25 | 14,26 | 18,72 | 4,72 | 5,04 | 3,78 |
| | 5 | 5,10 | 21.81 | 22,31 | — | 17,34 | 22,50 | 5,42 | 5,47 | 3,57 |
| | 6 | 7,62 | 26,23 | 19,81 | — | 13,30 | 22,79 | 4,67 | 5,58 | 3,17 |
| | 7 | 7,10 | 21,68 | 25,18 | — | 13,84 | 20,45 | 6,05 | 5,70 | 4,03 |
| | 8 | 6,49 | 28,07 | 21,94 | 1,64 | 16,82 | 14,63 | 6,68 | 5,37 | 3,51 |
| Cacaos hollandais dégraissés. | 1 | 8,00 | 28,26 | 17,50 | 1,78 | 11,09 | 26,24 | 4,21 | 4,70 | 2,80 |
| | 2 | 3,81 | 28,45 | 23,12 | 1,26 | 15,08 | 18,43 | 5,85 | 5,26 | 3,70 |
| | 3 | 5,42 | 29,27 | 18,97 | — | 13,38 | 20,24 | 4,88 | 7,84 | 3,17 |
| | 4 | 4,27 | 32,30 | 20,50 | 0,95 | 11,85 | 13,18 | 8,78 | 9,12 | 3,28 |

Voici, d'après A. Eminger, cité par J. König, les proportions de caféine et de théobromine contenues dans les principales variétés commerciales de cacao :

| | Théobromine pour 100 | Caféine pour 100 |
|---|---|---|
| Puerto-Cabello | 1,05 | 0,16 |
| Maracaïbo | 1,84 | 0,15 |
| Canca | 2,03 | 0,36 |
| Caracas | 1,43 | 0,07 |
| Ceylan | 2,06 | 0,30 |
| Java | 2,34 | 0,05 |
| Trinité | 1,98 | 0,09 |
| Para | 1,08 | 0,20 |
| Grenade | 1,90 | — |
| Surinam | 1,83 | — |
| Guayaquil Ariba | 1,20 | — |
| — Machala | 0,88 | — |
| Cameroun | 1,83 | 0,12 |
| Saint-Thomé | 2,09 | — |
| Bahia | 2,04 | 0,16 |
| Samana | 1,82 | — |
| Cap Haïti | 2,07 | — |
| Domingo | 1,98 | — |

Le *chocolat* est formé par un mélange intime, réduit en pâte, de sucre et de cacao, additionné ou non d'aromates tels que cannelle, vanille, etc...

Le Codex indique, pour la préparation du chocolat, les deux formules suivantes :

I. — *Chocolat à la cannelle*

| | |
|---|---|
| Cacao | 54,39 |
| Sucre | 45,33 |
| Cannelle | 0,28 |
| | 100,00 |

II. — *Chocolat à la vanille*

| | |
|---|---|
| Cacao | 52,45 |
| Sucre | 43,70 |
| Sucre vanillé (à 10 0/0 de vanille) | 3,85 |
| | 100,00 |

D'après les tableaux de König, la composition pour 100 de quelques échantillons de chocolat est la suivante :

| SORTES DES CHOCOLATS | NUMÉROS D'ORDRE | EAU | MATIÈRES GRASSES | MATIÈRES AZOTÉES TOTALES | THÉOBROMINE | SUCRE | AMIDON | AUTRES MATIÈRES NON AZOTÉES | CELLULOSE | CENDRES |
|---|---|---|---|---|---|---|---|---|---|---|
| Chocolats allemands. | 1 | 2,50 | 27,31 | 6,62 | 0,66 | 48,59 | 4,59 | 5,40 | 1,30 | 1,69 |
| | 2 | 2,06 | 28,55 | 6,89 | 0,79 | 37,86 | 5,85 | 14,68 | 2,10 | 2,01 |
| | 3 | 2,11 | 25,54 | 6,75 | 0,68 | 45,37 | 5,83 | 11,25 | 1,50 | 1,65 |
| | 4 | 2,19 | 24,10 | 6,93 | 0,69 | 47,29 | 5,83 | 12,48 | 1,50 | 1,68 |
| | 5 | 1,93 | 22,50 | 8,18 | 0,56 | 55,31 | 4,44 | 5,50 | 0,70 | 1,44 |
| | 6 | 1,88 | 24,12 | 5,81 | 0,80 | 45,67 | 6,49 | 12,14 | 2,05 | 1,84 |
| Chocolats français. | 1 | 1,22 | 21,40 | 4,57 | 1,26 | 59,07 | 1,83 | — | — | 1,79 |
| | 2 | 1,28 | 22,20 | 4,57 | 1,33 | 57,47 | 1,83 | — | — | 1,75 |
| | 3 | 0,98 | 23,80 | 4,99 | 1,43 | 56,34 | 0,97 | — | — | 1,87 |
| Chocolats espagnols. | 1 | 1,50 | 20,50 | 6,45 | 1,82 | 54,00 | 1,33 | — | — | 2,43 |
| | 2 | 1,20 | 24,80 | 8,67 | 2,64 | 41,46 | 1,84 | — | — | 3,23 |
| | 3 | 1,33 | 26,60 | 8,21 | 2,50 | 41,40 | 1,74 | — | — | 3,06 |

Le tableau suivant, dû à Depaire, donne la composition d'un certain nombre de chocolats vendus en Belgique et dont quelques-uns sont falsifiés par addition d'amidon ou de fécule :

| PRIX DES ÉCHANTILLONS LE KILOGR. | EAU 0/0 | CENDRES 0/0 | SUCRE 0/0 | CACAO 0/0 | BEURRE DE CACAO 0/0 | INDICE DE RÉFRACTION A 45° (Abbe) | POINT DE FUSION | AMIDON AJOUTÉ 0/0 | MATIÈRE CELLULOSIQUE 0/0 | AZOTE TOTAL 0/0 |
|---|---|---|---|---|---|---|---|---|---|---|
| francs | | | | | | degrés | degrés | | | |
| 4,00 | 0,98 | 1,67 | 57,20 | 48,20 | 22,30 | 42 | 32,5 | 0 | 5,56 | 1,25 |
| 5,50 | 1,20 | 1,19 | 60,00 | 40,00 | 22,15 | 42 | 31,0 | 0 | 8,40 | 1,20 |
| 4,00 | 0,70 | 1,12 | 58,00 | 42,00 | 21,95 | 43 | 32,0 | 0 | 8,45 | 1,24 |
| 4,00 | 0,72 | 1,52 | 58,00 | 42,00 | 23,70 | 42 | 32,0 | 2,25 | 8,42 | 1,08 |
| 3,00 | 0,92 | 1,75 | 58,00 | 42,00 | 18,65 | 42 | 32,0 | 6,10 | 8,73 | 1,70 |
| 3,40 | 0,90 | 1,35 | 53,95 | 46,05 | 24,00 | 43 | 30,0 | 0 | 8,22 | 1,40 |
| 3,00 | 0,95 | 1,47 | 55,00 | 45,00 | 21,00 | 42 | 31,5 | 6,00 | 7,36 | 1,75 |
| 4,00 | 0,94 | 1,35 | 57,20 | 42,80 | 22,65 | 42 | 32,0 | 0 | 4,13 | 1,76 |
| 3,00 | 0,63 | 1,27 | 53,90 | 46,10 | 23,90 | 43 | 32,0 | 5,00 | 10,21 | 1,40 |
| 3,75 | 0,75 | 1,60 | 50,30 | 49,70 | 21,20 | 44 | 33,0 | 0 | 5,23 | 1,43 |
| 4,00 | 0,80 | 1,80 | 61,60 | 38,40 | 23,00 | 42 | 31,0 | 0 | 8,00 | 1,42 |
| 3,50 | 0,55 | 1,35 | 55,00 | 45,00 | 23,32 | 42 | 32,5 | 0 | 6,04 | 1,40 |
| 11,00 | 1,20 | 1,78 | 58,30 | 47,70 | 24,39 | 42 | 31,0 | 0 | 8,64 | 1,35 |
| 12,00 | 0,80 | 1,34 | 55,00 | 45,00 | 22,10 | 43 | 32,0 | 5,00 | 9,01 | 1,52 |
| 3,00 | 0,70 | 1,22 | 58,00 | 42,00 | 22,60 | 42 | 31,5 | 5,00 | 7,72 | 1,42 |
| 3,50 | 0,92 | 1,27 | 50,90 | 49,10 | 22,80 | 43 | 32,0 | 0 | 6,10 | 1,94 |
| 3,00 | 0,96 | 1,34 | 58,00 | 42,00 | 22,91 | 43 | 31,5 | 0 | 7,20 | 1,44 |
| 3,00 | 0,80 | 1,47 | 50,30 | 49,70 | 22,05 | 42 | 31,0 | 3,00 | 7,50 | 1,56 |
| 4,00 | 0,90 | 1,20 | 60,00 | 40,00 | 22,15 | 42 | 31,0 | 0 | 8,30 | 1,64 |
| 3,00 | 0,83 | 1,28 | 55,00 | 45,00 | 22,22 | 44 | 32,0 | 4,00 | 7,21 | 1,41 |

Nous indiquons ci-dessous la composition de quelques échantillons de chocolats purs, fabriqués dans la région du Nord et analysés au Laboratoire municipal de Lille :

| NUMÉROS D'ORDRE | EAU 0/0 | CENDRES 0/0 | SUCRE 0/0 | MATIÈRE GRASSE 0/0 |
|---|---|---|---|---|
| 1 | 1,30 | 1,60 | 63,40 | 20,18 |
| 2 | 1,45 | 1,08 | 66,00 | 21,07 |
| 3 | 0,82 | 1,50 | 65,00 | 21,52 |
| 4 | 1,30 | 1,05 | 65,40 | 20,83 |
| 5 | 0,90 | 1,60 | 65,00 | 19,57 |
| 6 | 0,55 | 1,87 | 58,40 | 20,20 |
| 7 | 0,75 | 1,37 | 63,00 | 20,00 |
| 8 | 0,82 | 1,50 | 61,00 | 19,09 |
| 9 | 1,26 | 1,40 | 60,00 | 22,20 |
| 10 | 0,83 | 1,05 | 56,00 | 22,80 |
| 11 | 0,91 | 1,10 | 58,00 | 23,10 |
| 12 | 1,30 | 1,14 | 59,10 | 22,15 |
| 13 | 0,90 | 1,30 | 61,00 | 18,60 |
| 14 | 1,00 | 0,90 | 65,00 | 22,06 |
| 15 | 1,00 | 0,90 | 65,00 | 20,56 |
| 16 | 0,90 | 1,20 | 62,00 | 19,18 |
| 17 | 0,60 | 1,10 | 67,40 | 20,36 |
| 18 | 0,85 | 1,10 | 56,00 | 19,45 |
| Moyenne... | 0,96 | 1,26 | 62,03 | 20,71 |
| Maximum.. | 1,45 | 1,87 | 67,40 | 23,10 |
| Minimum.. | 0,55 | 0,90 | 56,00 | 18,60 |

## ANALYSE ET RECHERCHE DES FALSIFICATIONS

1° Dosage de l'eau ;
2° Dosage des cendres ;
3° Analyse des cendres ;
4° Dosage de la matière grasse ;
5° Recherche de la pureté de la matière grasse ;
6° Dosage de l'amidon ;
7° Dosage de la cellulose ;
8° Dosage des bases xanthiques (théobromine et caféine) ;
9°, 10° et 11° Dosage du sucre et des amidons ou fécules ajoutés dans les chocolats ;
12° Recherche du bois de santal dans le cacao ;
13° Détermination des coques dans le cacao ;
14° Examen microscopique ;
15° Méthode nouvelle (Bordas et Touplain) pour l'analyse des cacaos et des chocolats ;
16° Détermination des matières étrangères contenues dans les cacaos et les chocolats ;
17° Bases d'appréciation.

## ANALYSE DU CACAO ET DU CHOCOLAT

1° **Dosage de l'eau.** — Dix grammes du produit finement pulvérisé sont placés dans une capsule tarée, pendant deux heures, à l'étuve à 100-110°. Après refroidissement dans l'air sec, on pèse, et la perte de poids trouvée, multipliée par 10, donne l'humidité pour 100.

2° **Dosage des cendres.** — Le résidu de l'opération précédente est incinéré au moufle jusqu'à obtention de cen dres blanches; on laisse refroidir dans l'air sec, on pèse. Le poids trouvé, multiplié par 10, donne la teneur en cendres pour 100.

3° **Analyse des cendres.** — Il est utile d'examiner les cendres au point de vue de la recherche d'addition d'alcalis, car, en vue d'augmenter leur solubilité, on ajoute assez souvent des carbonates alcalins aux poudres de cacao.

Les cendres obtenues plus haut sont épuisées par l'eau distillée bouillante. Dans la solution, on ajoute 1 ou 2 gouttes d'une solution aqueuse d'orangé Poirrier n° 3, et on verse, à l'aide d'une burette graduée, de l'acide sulfurique déci-normal jusqu'à légère coloration rose. Le nombre de centimètres cubes employés, multiplié par 10, puis par 0,0053, donne l'alcalinité en carbonate de soude pour 100.

4° **Dosage de la matière grasse.** — Vingt-cinq grammes de cacao ou de chocolat, finement pulvérisé, sont placés dans l'allonge de l'appareil de Soxhlet et épuisés, pendant trois ou quatre heures, par l'éther. La liqueur éthérée est alors placée dans une capsule tarée et doucement évaporée.

Le résidu est pesé et multiplié par 4 pour avoir la teneur en matière grasse pour 100.

*Méthode de Leys.* — On introduit, dans un ballon d'environ 125 centimètres cubes, 10 grammes de poudre de cacao ou de chocolat finement râpé; on y ajoute 75 centimètres cubes de benzine pure cristallisable. On bouche hermétiquement et on laisse en contact pendant vingt-quatre heures en agitant de temps à autre. Au bout de ce temps, on décante la partie claire du mélange sur un filtre spécial, formé d'une allonge cylindrique dont la partie étroite est bouchée par un tampon de coton sur lequel on verse une hauteur de 1 centimètre d'un mélange à parties égales de talc pulvérisé et d'amidon bien sec; cette première couche est suivie d'une autre formée de sable, sur une hauteur de 1 à 2 centimètres, et terminée par une mince feuille de coton.

Le liquide ainsi filtré s'écoule absolument limpide. On en prélève 25 centimètres cubes qu'on évapore dans une capsule tarée, pendant deux heures, au bain-marie.

Soit Q le poids de matière grasse trouvée; la quantité de matière grasse contenue dans les 10 grammes de la prise d'essai sera :

$$P = Q \frac{75}{25 - (Q \times 1,05)}$$

(1,05 est le *volume spécifique* du corps gras).

Cette méthode peut s'appliquer au dosage de la matière grasse dans des chocolats au lait, des chocolats fourrés, des pâtisseries, etc., en prenant la précaution, si la substance à épuiser est humide ou pâteuse, de la malaxer avec de l'alun calciné jusqu'à obtention d'une poudre homogène et sèche.

5° **Recherche de la pureté de la matière grasse.**— Diverses matières grasses sont employées pour frauder le beurre de cacao, telles que le suif de veau, certaines huiles et principalement l'huile de coco ou végétaline.

On procédera à l'analyse de la matière grasse extraite du chocolat ou du cacao, exactement comme il est dit au chapitre *Huiles* (point de fusion, indice de saponification, indice de Hehner, indice d'iode, déviation à l'oléo-réfractomètre, etc.) (Voir page 222).

6° **Dosage de l'amidon.** — On effectue ce dosage par saccharification. On épuise 10 grammes de cacao ou de chocolat successivement par l'éther de pétrole, l'éther, l'alcool, l'eau et enfin l'eau alcalinisée par la soude à 1 ou 2 pour 1.000. Le résidu obtenu, lavé à l'eau, est placé dans un ballon avec 150 centimètres cubes d'eau et 2 grammes d'acide chlorhydrique pur. On relie le ballon à un réfrigérant ascendant et on fait bouillir pendant trois ou quatre heures. Au bout de ce temps, on laisse refroidir, on filtre sur filtre taré, en recueillant le liquide dans une fiole jaugée de 250, on lave, on neutralise par la soude, on ajoute une petite quantité de sous-acétate de plomb liquide, on complète à 250 avec de l'eau distillée, on agite et on filtre.

Dans le liquide filtré, on dose le glucose à l'aide de la liqueur de Fehling, par la méthode habituelle.

La quantité de glucose trouvée pour les 10 grammes du produit, multipliée par 10, puis par 0,9, donne la teneur en amidon pour 100.

7° **Dosage de la cellulose.** — Le produit resté sur filtre taré dans la précédente opération est constitué par la cellulose brute. On le lave à l'eau bouillante, on le sèche à l'étuve à 110° et on le pèse, puis on l'incinère jusqu'à cendres blanches et on pèse les cendres; le poids des cendres trouvé est retranché du poids de la cellulose brute, et la différence, multipliée par 10, donne la cellulose pour 100.

8° **Dosage de la théobromine** (*procédé Maupy*). —Cinq grammes de cacao finement broyés sont introduits dans un flacon avec 60 grammes d'éther de pétrole léger. On laisse en contact pendant douze heures, puis on décante l'éther de pétrole, et on sèche le cacao. On peut, pour ce dosage, utiliser le résidu de l'épuisement, par l'éther, du cacao ou du chocolat (dosage de la matière grasse).

Le cacao dégraissé est trituré dans un mortier avec 2 grammes d'eau distillée, puis introduit humide dans un matras avec 20 grammes du mélange suivant :

| | |
|---|---|
| Phénol pur............ | 15 grammes |
| Chloroforme........... | 85 — |

On relie le matras à un réfrigérant ascendant et on fait bouillir pendant une heure. Après refroidissement, on filtre; le résidu extrait du filtre est soumis à deux décoctions successives d'une demi-heure avec 15 grammes de chloroforme pur. Les liqueurs chloroformiques recueillies sont distillées. Après refroidissement, on ajoute 40 grammes d'éther à 66°; on agite et on abandonne au repos pendant six heures; la théobromine se précipite, tandis que la caféine, des traces de matière grasse et la matière colorante restent en dissolution. On décante l'éther et on recueille le précipité sur un filtre taré, on le lave avec quelques centimètres cubes d'éther, on sèche et on pèse.

Dosage des bases xanthiques (théobromine et caféine). — a) *Procédé Dekker.* — Dix grammes de poudre de cacao et 5 grammes de magnésie calcinée sont chauffés avec 50 centimètres cubes d'eau, pendant une heure, dans un ballon d'environ 250 centimètres cubes muni d'un réfrigérant ascendant. On filtre chaud, de préférence à la trompe. Le résidu est bouilli un quart d'heure avec 150 centimètres cubes d'eau, et le liquide est filtré.

Les liquides filtrés, réunis, sont évaporés à sec, en présence de sable, et le résidu est finement pulvérisé. Cette poudre est bouillie trois fois, avec chaque fois 100 centimètres cubes de chloroforme, au réfrigérant ascendant. Le chloroforme est filtré chaud et distillé. Le résidu est séché, pendant une demi-heure, à 100°. Il représente les bases xanthiques.

On peut, dans ces bases, séparer la caféine et la théobromine, en traitant le résidu par 50 centimètres cubes de benzine, quantité qui ne dissout que un demi-milligramme de théobromine, mais dissout toute la caféine. On laisse en contact pendant vingt-quatre heures en agitant fréquemment; puis on filtre et on évapore 25 centimètres cubes du filtrat dans une capsule tarée. Le résidu de l'évaporation représente la moitié de la caféine contenue dans la prise d'essai de 10 grammes de cacao.

b) *Procédé J. Fromme.* — Dans un ballon de 1 litre, préalablement taré, on fait bouillir pendant une demi-heure, au réfrigérant à reflux, 6 grammes de cacao pulvérisé, broyé avec 200 grammes d'un mélange de 197 grammes d'eau et de 3 grammes d'acide sulfurique dilué. On ajoute ensuite 400 grammes d'eau, 8 grammes de magnésie calcinée, et on fait bouillir encore une heure. Après refroidissement, on remplace exactement l'eau évaporée, on laisse déposer et on filtre. On évapore à sec 500 grammes de filtrat, soit 5 grammes de cacao, et on obtient ainsi un résidu. On le broie avec quelques gouttes d'eau et, au moyen de 10 centimètres cubes d'eau, on l'introduit dans un entonnoir séparateur où on l'épuise, à huit reprises différentes, par 50 centimètres cubes de chloroforme chaud. On filtre sur un filtre sec en recevant la solution dans un petit ballon taré. On dessèche à 100° jusqu'à constance de poids et on pèse.

9° **Dosage du sucre.** — La méthode suivante, que nous employons depuis plusieurs années, nous a toujours donné des résultats très précis et très exacts :

On pèse $8^{gr},145$ (demi-pesée officielle des sucres) de chocolat finement râpé, on les triture dans un mortier avec une petite quantité d'eau chaude (à 50-60°) pour faire une pâte liquide qu'on fait passer dans une fiole jaugée de 100 centimètres cubes. On rince le mortier avec de l'eau distillée qu'on verse dans la fiole. Lorsque le liquide de la fiole est à la température ordinaire, on y ajoute 3 à 4 centimètres cubes de sous-acétate de plomb liquide, on affleure à 100 avec de l'eau distillée, on agite et on filtre.

Le liquide clair, filtré, est examiné au saccharimètre, et la déviations accharimétrique lue, multipliée par 2, donne la teneur du chocolat en sucre cristallisable pour 100.

10° **Dosage du sucre vrai dans les chocolats** (Leys). — En faisant le dosage du saccharose dans les chocolats par la méthode ordinaire de défécation au sous-acétate de plomb, on n'obtient guère que le sucre apparent, car on néglige ainsi le volume de la partie insoluble.

Leys opère de la façon suivante : on fait deux pesées de 5 et 10 grammes de chocolat, qu'on dissout chacune séparément, on défèque par le sous-acétate de plomb, et on complète chaque volume à 100 centimètres cubes. On filtre et on examine les deux liquides au polarimètre. En désignant par $\alpha$ et $\alpha'$ les angles lus, et par $Q_1$ la quantité de sucre vrai contenue dans 10 grammes de chocolat, on a :

$$Q_1 = 0,752 \left(\frac{\alpha\alpha'}{\alpha' - \alpha}\right).$$

D'après Leys, des chocolats dans lesquels on a dosé le sucre, par la méthode habituelle et par sa méthode, ont donné :

| Sucre apparent pour 100 | Sucre vrai pour 100 |
|---|---|
| 61,66 | 59,57 |
| 49,10 | 45,18 |
| 59,85 | 57,47 |
| 59,10 | 56,17 |
| 64,67 | 61,71 |
| 60,16 | 58,07 |
| 62,86 | 58,49 |
| 58,35 | 55,97 |
| 61,13 | 59,22 |
| 54,89 | 50,50 |

**11° Dosage du sucre réel, du sucre réducteur et de l'amidon.** — MÉTHODE DE ROBIN. — *Mise en dissolution des sucres.* — Douze grammes de chocolat râpé sont déposés dans un petit mortier en verre ou en porcelaine de 7 à 8 centimètres de diamètre intérieur et muni d'un bec ; on mesure dans une éprouvette 115 centimètres cubes d'eau distillée, dont on verse 6 à 10 centimètres cubes sur la prise d'essai ; on mélange avec le pilon, de manière à obtenir une pâte un peu fluide ; on ajoute une nouvelle portion d'eau, et l'on triture encore pendant une demi-minute.

La matière est décantée dans une fiole conique de 250 centimètres cubes, ayant une ouverture de 25 à 30 millimètres.

Le mortier est lavé 4 à 5 fois avec ce qui reste d'eau dans l'éprouvette, en prenant soin de détacher avec le pilon les parcelles de chocolat restées adhérentes.

On agite la fiole conique, qui renferme la totalité des sucres en solution dans 115 centimètres cubes d'eau ; avec une pipette jaugée, on y fait tomber 5 centimètres cubes de solution de sous-acétate de plomb à 5 0/0, ce qui porte à 120 centimètres cubes le volume d'eau tenant en dissolution les sucres de 12 grammes de chocolat ; on agite ; on laisse reposer durant quelques minutes, afin de permettre au précipité de se rassembler ; on décante la plus grande partie du liquide sur un filtre à plis de Berzélius de 15 centimètres de diamètre, après quoi on y fait passer le précipité.

Lorsque le liquide est complètement filtré, ce qui demande seulement quelques minutes, l'entonnoir supportant le filtre est mis de côté, ainsi que la fiole conique, pour le cas où l'on devrait chercher à évaluer l'amidon frauduleusement incorporé au chocolat.

*Dosage des sucres.* — La solution sucrée obtenue comme ci-dessus sert à déterminer :

1° La déviation saccharimétrique directe *d* observée dans un tube de 20 centimètres, en ayant soin de noter la température T à laquelle cette déviation est observée ;

2° La déviation saccharimétrique après inversion *d'* prise au tube de 22 centimètres et à une température aussi voisine que possible de celle ci-dessus ;

3° La quantité de sucre réducteur que renferment 100 grammes de chocolat, exprimée en sucre inverti.

*Inversion.* — Cinquante centimètres cubes de liqueur sucrée sont additionnés de 5 centimètres cubes d'acide chlorhydrique pur et portés doucement à 70°, température qu'on maintient pendant dix minutes.

Après refroidissement, le volume de 55 centimètres cubes est exactement complété avec de l'eau distillée.

Comme le liquide se colore sensiblement, on l'additionne d'une légère pincée de noir Girard et, après décoloration et filtration, on examine au tube de 22 centimètres, afin de compenser la dilution due aux 5 centimètres cubes d'acide ajoutés.

*Dosage du sucre réducteur.* — Il est dosé en employant 10 centimètres cubes de liqueur de Fehling, qui correspondent à 0gr,025 de sucre inverti, et en utilisant, bien entendu, la liqueur sucrée telle quelle. Le résultat est exprimé pour 100 de chocolat.

EXEMPLE. — $8^{cc},6$ de liqueur sucrée ont été nécessaires pour décolorer 10 centimètres cubes de liqueur de Fehling ; on a :

$$\text{Sucre inverti pour } 100 = \frac{0,025 \times 120 \times 100}{8,6 \times 12} = \frac{300}{103,2} = 2,89.$$

*Calcul des sucres.* — On emploie les formules indiquées dans l'ouvrage de Ch. Girard sur *les Matières alimentaires* (*Analyse*).

EXEMPLE. — Les déterminations effectuées ont donné :

$d$ = déviation saccharimétrique avant inversion ;
$d'$ = — — après —
T = température à laquelle ces déviations ont été lues ;
2,89 = sucre réducteur en sucre inverti pour 100 de chocolat.

Il faut d'abord multiplier par 10 les déviations observées, pour les rapporter à 100 de chocolat ; en supposant :

$$d = 35; \quad d' = 11; \quad T = 18°; \quad D = 350; \quad D' = 110,$$

et après avoir cherché, dans la table qui se trouve à la page 107 de l'ouvrage précité, les coefficients correspondant à T = 18°, soit :

$$A = 0,1202,$$
$$B = 0,7024,$$
$$C = 0,038,$$
$$E = 0,110,$$

on aura :

Saccharose pour 100 = 0,1202 (350 + 110) = 55,29 ;
Sucre inverti pour 100 = (0,7024 × 2,89) — (0,038 × 350) + (0,11 × 110) = 0,83 ;
Glucose pour 100 = 0,96 (2,89 — 0,83) = 1,98.

On remarquera que la quantité de glucose trouvée ici ne pourrait faire considérer l'échantillon comme ayant été adultéré, cette proportion de 1,98 0/0 étant trop faible ; on pourrait même, dans des cas analogues, admettre que tout le sucre réducteur est du sucre inverti et l'exprimer comme tel.

*Dosage des matières saccharifiables.* — Ce dosage n'a généralement d'intérêt que lorsque l'examen microscopique, pratiqué sur une petite quantité de chocolat préalablement dégraissée par la benzine, a révélé la présence d'un amidon étranger.

Le précipité plombique qui a été obtenu par la défécation et qui a été mis de côté est lavé en remplissant le filtre une dizaine de fois avec de l'eau distillée froide ; on lave aussi deux ou trois fois la fiole conique dans laquelle a été effectuée la défécation. Lorsque le précipité est bien égoutté, le filtre est rassemblé sur lui-même et introduit dans la fiole conique.

Dans une éprouvette, on mesure 80 centimètres cubes d'eau et 10 centimètres cubes d'acide chlorhydrique pur; on verse dans la fiole conique à peu près la moitié de ce mélange, et l'on agite afin de désagréger le filtre et de libérer le précipité; on lave la paroi du ballon, en introduisant ce qui reste de liqueur acide; la fiole conique étant alors munie d'un petit réfrigérant ascendant, on porte le liquide jusqu'à commencement d'ébullition; dès que ce point est atteint, on ne donne plus à la flamme du bec Bunsen que 3 à 4 centimètres de hauteur en s'arrangeant pour que son extrémité soit éloignée de 5 centimètres environ de la toile métallique qui supporte le ballon, et l'on abandonne à l'ébullition qu'on maintient très douce pendant trois heures au moins. Après cette ébullition prolongée, le contenu de la fiole est jeté sur un entonnoir muni d'un filtre de 12 centimètres de diamètre, et l'on recueille le liquide dans un ballon jaugé de 500 centimètres cubes; on lave huit à dix fois avec de l'eau distillée et l'on complète à 500 centimètres cubes; après avoir agité, un volume d'environ 60 centimètres cubes est versé dans un verre contenant un peu de noir animal destiné à le décolorer.

La liqueur filtrée est employée au dosage du sucre réducteur à l'aide de 10 centimètres cubes de liqueur de Fehling correspondant à $0^{gr},025$ de sucre inverti et à $0^{gr},022$ d'amidon.

Celui-ci est calculé pour 100 de chocolat ainsi qu'il suit :

Si $10^{cc},5$ de liquide, par exemple, ont été nécessaires pour décolorer la liqueur de Fehling, on aura :

$$\text{Amidon pour } 100 = \frac{0,022 \times 500 \times 100}{10,5 \times 12} = \frac{1100}{126} = 8^{gr},73.$$

Il semble, à première vue, qu'il suffirait de retrancher du poids de l'amidon trouvé celui contenu dans les chocolats purs pour obtenir, par différence, celui frauduleusement ajouté, mais les teneurs des cacaos en amidon sont variables, d'où la nécessité d'établir une moyenne qui servira de base (Voir plus loin).

Ce dosage sera, du reste, corroboré par des examens microscopiques répétés, qui devront indiquer la présence d'une notable quantité d'amidon étranger.

D'un autre côté, les proportions de sucre et de cacao que renferment les chocolats sont assez différentes suivant les marques; mais il est possible d'éviter l'erreur qui se rattacherait à cette cause, au moins dans une très large mesure.

Pour cela on peut ainsi raisonner : connaissant la saccharose et les sucres réducteurs que contiennent 100 parties de chocolat, le poids du cacao sera sensiblement égal à :

$$100 - (\text{saccharose} + \text{réducteurs});$$

connaissant alors la quantité de cacao pour 100 de chocolat nalysé, on aura le poids de l'amidon ajouté à 100 de chocolat en se basant sur le chiffre 9,67, teneur moyenne des matières saccharifiables exprimées en amidon que contiennent 100 parties de cacao, moyenne déterminée comme il est indiqué plus bas.

EXEMPLE. — Si l'on a trouvé, pour un chocolat, 54,90 comme somme du saccharose réel et des sucres réducteurs, on aura :

$$100 - 54,90 = 45,10$$

de cacao renfermé dans l'échantillon à examiner, et comme amidon ajouté, si l'on a, par exemple, trouvé 8,73 d'amidon total dans ledit échantillon, on aura :

$$8,73 - (45,1 \times 0,097) = 4,36\ 0/0.$$

*Teneur moyenne des chocolats purs en amidon.* — Pour établir le chiffre moyen de 9,67, Robin a effectué le dosage des matières saccharifiables de 10 échantillons de chocolats de marques différentes et que l'analyse lui avait montrés être essentiellement constitués par du cacao et du sucre.

Il a calculé les matières saccharifiables en amidon, rapportant à 100 de cacao pur, en se basant, comme il est dit plus haut, sur ce que :

$$100 - (\text{saccharose} + \text{réducteurs}) = \text{cacao};$$

puis il a pris la moyenne des 10 résultats.

*Vérification de la méthode.* — Afin de vérifier si cette façon d'évaluer l'amidon ajouté est convenable, Robin a ajouté des poids connus d'amidon pur et préalablement desséché à l'étuve à des chocolats de marques diverses; voici les résultats obtenus pour 100 de chocolat :

| Amidon ajouté | Amidon retrouvé |
|---|---|
| 5 | 4,74 |
| 5 | 4,04 |
| 10 | 8,96 |
| 4 | 3,51 |

**12° Recherche du bois de santal dans le cacao.** — L'examen microscopique permet de déceler facilement le bois de santal dans la poudre de cacao. Pour l'y découvrir par voie chimique, on procède de la manière suivante:

Dans une éprouvette, on agite 2 à 3 grammes de substance suspecte avec environ 10 centimètres cubes d'alcool absolu et on filtre. Lorsqu'on a affaire à du cacao pur, l'extrait alcoolique est presque incolore, tout au plus faiblement jaunâtre, et une lessive de soude diluée y donne naissance à un précipité blanc, tandis que le perchlorure de fer alcoolique ou aqueux ne donne aucune réaction. En présence du bois de santal, la soude et le perchlorure de fer produisent dans l'extrait alcoolique filtré une coloration violette intense (Riechelmann et Leuscher).

**13° Détermination des coques dans le cacao moulu.** — Dans une capsule en porcelaine, on triture 2 grammes de poudre de cacao non dégraissé avec 100 centimètres cubes d'eau, et, en remuant constamment, on chauffe, jusqu'à ce que toute la poudre soit imprégnée d'eau et que la mousse ait disparu. Après un repos de cinq minutes, on décante le liquide surnageant qu'on remplace par de l'eau fraîche, opération qu'on répète jusqu'à ce que l'eau de lavage soit limpide. Le résidu est introduit dans un creuset de Gooch, desséché et pesé. Son poids, multiplié par 1,43, donne la quantité de coques dans la prise d'essai (P. Drawe).

**14° Examen microscopique de la poudre de cacao.** — Cet examen doit toujours être pratiqué, aussi bien pour la poudre de cacao que pour le chocolat, sur le produit préalablement dégraissé par deux ou trois épuisements à froid avec de l'éther.

*Caractères de la poudre de cacao.* — La poudre de cacao renferme surtout les éléments de l'amande et en petite quantité ceux de l'enveloppe. Les cellules de l'albumen sont grandes, polygonales, à parois minces : les unes sont colorées à l'intérieur, les autres renferment des corpuscules huileux finement divisés avec des grains d'amidon très petits, ovoïdes et le plus souvent réunis deux par deux, ou par trois ou quatre, et se colorant en bleu par l'eau iodée. Le tégument est représenté par des cellules épaisses scléreuses des trachées provenant des vaisseaux.

La présence de *coques* de cacao sera décelée par l'abondance des cellules à pigment brun, des trachées, et surtout par les cellules scléreuses allongées.

Si le cacao est additionné de *poudre de tourteau d'amande*, on percevra bien, comme pour le cacao pur, des cellules semblables à celles de l'albumen, mais contenant des grains d'aleurone non susceptibles d'être colorés en bleu par l'eau iodée, et des cellules scléreuses ponctuées.

L'addition de matières féculentes diverses sera reconnue par la diagnose des grains d'amidon, qui, quelle que soit la nature de la farine ajoutée, seront plus gros et faciles à différencier de l'amidon contenu normalement dans la poudre de cacao.

**15° Méthode nouvelle pour l'analyse des cacaos et des chocolats (Bordas et Touplain) ; méthode basée sur l'emploi des centrifugeurs à grande vitesse (2.000 tours à la minute)** (Voir chapitre *Lait*, p. 212). — *A.* Analyse des cacaos. — 1° *Dosage de l'eau* (comme il est dit plus haut).

2° *Matière grasse.* — Trois grammes de cacao sont râpés aussi finement que possible et placés dans le tube en verre du centrifugeur.

On fait ensuite trois épuisements successifs, d'abord avec 30 centimètres cubes, puis 20 centimètres cubes et enfin 10 centimètres cubes d'éther. L'éther est décanté chaque fois dans une capsule tarée sans entraîner la moindre parcelle de l'insoluble. Celui-ci adhère complètement au verre. L'éther une fois évaporé, on pèse la matière grasse après dessiccation. L'opération demande une demi-heure en tout, et on peut faire autant de dosages que le centrifugeur porte de tubes.

Les résultats, comparés à l'épuisement par l'éther dans l'appareil de Soxhlet, sont les suivants :

| SORTES DE CACAO | MATIÈRES GRASSES 0/0 | | | |
|---|---|---|---|---|
| | AU CENTRIFUGEUR | | | AU SOXHLET AVEC L'ÉTHER |
| | ÉTHER SULFURIQUE | SULFURE DE CARBONE | ÉTHER DE PÉTROLE | |
| Bahia. | 1er épuisement 50,3<br>2e — 4,1<br>3e — 0,1 | 1er épuisement 49,6<br>2e — 4,3<br>3e — 0,2 | 1er épuisement 49,65<br>2e — 4,00<br>3e — 0,35 | |
| | TOTAL... 54,5 | TOTAL... 54,1 | TOTAL.. 54,0 | 54,3 |

3° *Matière insoluble dans l'eau.* — L'insoluble dans l'éther est épuisé par l'eau froide de la même façon que dans le dosage précédent ; on fait également trois traitements à l'eau avec 40 centimètres cubes chaque fois, on évite les émulsions en agitant modérément.

L'insoluble est introduit dans une capsule de platine tarée, au moyen d'un jet de pissette contenant de l'alcool à 96°, on le dessèche à 100° et on le pèse.

4° *Matière soluble dans l'eau.* — Les liquides décantés précédemment sont amenés à un volume connu. On détermine l'extrait sur une partie aliquote, d'où l'on en déduit la quantité pour 100.

5° *Matière insoluble dans le mélange de :*

| | |
|---|---|
| Eau................ | 1 volume |
| Alcool............ | 1 — |
| Éther.............. | 1 — |

On prend 3 grammes de cacao que l'on épuise, à trois reprises différentes, par 40 centimètres cubes de ce mélange. On fait cet épuisement en remuant avec un agitateur le mélange contenu dans le tube. La séparation de l'insoluble se fait comme précédemment. On le pèse après dessiccation à 100°.

Les résultats suivants ont été fournis par diverses variétés de cacao, à l'état de fèves décortiquées, grillées et fondues :

| SORTES DE CACAO | CENDRES | HUMIDITÉ | MATIÈRE GRASSE | TRAITEMENT A L'EAU — CACAO DÉGRAISSÉ ET SEC | | | TRAITEMENT PAR LE MÉLANGE ÉTHER-ALCOOL — CACAO DÉGRAISSÉ ET SEC | | |
|---|---|---|---|---|---|---|---|---|---|
| | | | | INSOLUBLE | SOLUBLE | TOTAL | INSOLUBLE | SOLUBLE | TOTAL |
| Sancheize..... | 3,25 | 3,50 | 52,53 | 33,20 | 10,77 | 43,97 | 32,06 | 11,91 | 43,97 |
| Bahia......... | 3,00 | 3,90 | 54,50 | 32,50 | 9,10 | 41,60 | 31,90 | 9,70 | 41,60 |
| Haïti......... | 3,47 | 3,30 | 54,70 | 32,60 | 9,40 | 42,00 | 31,66 | 10,34 | 42,00 |
| Sainte-Lucie.. | 3,20 | 2,90 | 55,20 | 32,60 | 9,30 | 41,90 | 31,20 | 10,70 | 41,90 |
| Trinité....... | 3,30 | 2,90 | 54,50 | 32,73 | 9,87 | 42,60 | 31,70 | 10,90 | 42,60 |
| Grenada...... | 2,90 | 2,86 | 55,26 | 32,73 | 9,15 | 41,88 | 31,20 | 10,68 | 41,88 |
| Maragnan..... | 2,60 | 2,48 | 56,14 | 32,10 | 9,28 | 41,38 | 31,28 | 10,10 | 41,38 |
| Carapano..... | 3,54 | 3,00 | 54,00 | 32,73 | 10,27 | 43,00 | 31,65 | 11,35 | 43,00 |
| Porto-Plata.... | 3,27 | 2,95 | 54,43 | 32,73 | 9,89 | 42,62 | 31,25 | 11,37 | 42,62 |
| Petit-Caraque.. | 3,81 | 3,27 | 52,56 | 33,30 | 10,87 | 44,17 | 32,30 | 11,87 | 44,17 |
| Guadeloupe... | 3,20 | 3,20 | 54,03 | 33,20 | 9,57 | 42,77 | — | — | — |
| MOYENNES... | 3,41 | 3,11 | 54,37 | 32,85 | 9,67 | 42,52 | 31,65 | 10,98 | 42,63 |

Les cacaos laissent donc sensiblement le même résidu après traitement à l'eau ou au mélange éthéro-alcoolique. Par conséquent il est possible de déterminer deux coefficients permettant de calculer la quantité de cacao sec, l'un en fonction de l'insoluble dans l'eau, l'autre en fonction de l'insoluble dans le mélange éthéro-alcoolique.

On peut dire que :

32,85 de matière sèche insoluble dans l'eau correspondent à 100 de cacao humide, ou :

$$\frac{32,85 \times 100}{100 - 3,11} = 33,9$$

de matière sèche insoluble dans l'eau correspondant à 100 de cacao sec.

Donc :

1°
$$\frac{100}{33,90} = 2,95.$$

2,95 est le coefficient à multiplier par l'insoluble dans l'eau pour avoir la quantité de cacao sec.

En faisant le même raisonnement avec l'insoluble dans le mélange éthéro-alcoolique, on a :

2°
$$\frac{100}{32,66} = 3,06, \text{ autre coefficient.}$$

D'autre part, les cacaos à l'état sec et dégraissé sont composés dans la proportion de :

32,85 d'insoluble dans l'eau
9,67 de matières solubles dans l'eau
pour 42,52 de cacao sec et dégraissé (ou tourteau).

Donc, on a :

1° $$\frac{42,52}{32,85} = 1,30,$$

coefficient à multiplier par l'insoluble dans l'eau pour avoir la quantité correspondante de cacao dégraissé et sec.

En considérant les matières insolubles et solubles dans le mélange éthéro-alcoolique, on a :

31,65 d'insoluble dans le mélange éthéro-alcoolique
10,98 de soluble — —
pour 42,63 de cacao dégraissé et sec (ou tourteau).

Donc, on a :

2° $$\frac{42,63}{31,65} = 1,35,$$

coefficient à multiplier par l'insoluble dans le mélange éthéro-alcoolique pour avoir la quantité correspondante de cacao dégraissé et sec.

En résumé on a :

I. { 2,95 × insoluble dans l'eau = cacao sec.
3,06 × insoluble dans le mélange eau-éther-alcool = cacao sec.

II. { 1,30 × insoluble dans l'eau = cacao dégraissé et sec.
1,35 × insoluble dans le mélange eau-éther-alcool = cacao dégraissé et sec.

Les limites entre lesquelles ces différents coefficients peuvent varier sont, pour le coefficient 2,95, entre 2,91 et 3,03, — et pour le coefficient 1,30, entre 1,29 et 1,33.

L'analyse de cacaos solubles démontre qu'ils rentrent dans la catégorie des autres cacaos, et que le coefficient 1,30 leur est applicable.

*Composition des cacaos.* — Trois cas peuvent se présenter :

1° Cacaos additionnés de matières étrangères solubles ou insolubles ;

2° Cacaos débeurrés en partie ;

3° Cacaos additionnés de beurre de cacao ou d'une autre graisse.

1° *Addition de matières solubles ou insolubles.* — L'analyse donne :

S, matières solubles dans l'eau ;
I, matières insolubles dans l'eau.

On sait que :

$$I \times 1,30 = S + I \text{ ou tourteau.}$$

On peut avoir :

1° $$I \times 1,30 - S > I.$$

I est alors trop fort, on peut admettre qu'il y a addition de matières insolubles. L'examen analytique et microscopique de l'insoluble devra être fait. L'insoluble dans l'eau donne toujours de 3,35 à 3,60 de cendres. Le dosage de l'amidon donnera une bonne indication.

2° $$I \times 1,30 < S + I.$$

I est alors trop faible par rapport aux matières solubles ; dans ce cas, ces dernières devront être examinées.

2° *Débeurrage des cacaos;* 3° *Addition de matières grasses.* — On doit vérifier que le tourteau, ou cacao privé de son beurre, présente bien une composition normale, c'est-à-dire que :

$$I \times 1,30 = S + I.$$

Supposons que nous connaissions la proportion centésimale de l'insoluble dans l'eau (I) d'un cacao, ainsi que son humidité, on a :

$$(I \times 2,95) + H^2O = 100,$$
$$I \times 2,95 = (100 - H^2O) = A.$$

On a les deux cas suivants à examiner :

$$I \times 2,95 > A = \text{dégraissage},$$
$$I \times 2,95 < A = \text{addition de graisse}.$$

*Calcul du débeurrage.* — On a soumis industriellement au débeurrage un cacao présentant la composition suivante :

| | |
|---|---|
| Beurre de cacao | 54,16 |
| Tourteau sec | 43,54 |
| Humidité | 2,30 |
| Sucre | 0 |

Quatre-vingt-dix kilogrammes de ce cacao ont été traités à la presse hydraulique et ont donné $67^{kg},800$ de cacao dégraissé et $21^{kg},62$ de beurre, opération pouvant être représentée comme il suit :

| | | | | | pour 100 |
|---|---|---|---|---|---|
| Cacao dégraissé | $67^{kg},8$ | 75,83 | Humidité | = | 2,30 |
| | | | Beurre (54,16 — 24,17) | = | 29,99 |
| | | | Tourteau [75,83 — (29,99 + 2,3)] | = | 43,54 |
| Beurre de cacao | $21^{kg},62$ | 24,17 | | | 24,17 |
| | $89^{kg},42$ | 100,00 | | | 100,00 |

Soit :

| | |
|---|---|
| Humidité | 3,03 |
| Beurre | 39,55 |
| Tourteau | 57,42 |
| | 100,00 |

Ces chiffres indiquent que :

1° On a retiré au cacao 24,17 0/0 de beurre ou :

$$\frac{24,17 \times 100}{100 - 2,30} = 25\ 0/0, \text{ si on le considère comme sec.}$$

2° Un produit que l'on nomme dans le commerce cacao soluble est composé, d'après ce qui précède, de :

| | | |
|---|---|---|
| Humidité | 3,03 | 100 |
| Beurre | 39,55 | |
| Tourteau | 57,42 | |

L'analyse de ce dernier a donné :

| | | | |
|---|---|---|---|
| Humidité | 3,5 | | |
| Beurre | 38,46 | | 38,46 |
| Tourteau | 58,26 | Soluble dans l'eau | 13,60 |
| | | Insoluble | 44,66 |
| | 100,22 | | 96,72 |

Étant donné la composition analytique de ce cacao, nous allons rechercher dans quelle proportion on a dégraissé le cacao qui a servi à le former.

Il faut vérifier préalablement la composition du tourteau. Sachant que

$I \times 1{,}30 = I + S$, on a : $44{,}66 \times 1{,}30 = 58{,}06$ de tourteau.

Ce chiffre étant sensiblement identique à celui trouvé plus haut (58,26), on peut considérer que le tourteau présente une composition normale. Ceci étant établi, appliquons la formule :

$$I \times 2{,}95 = (100 - H^2O) = A.$$

Par exemple A = 96,72 dans le cas qui nous occupe. D'où :

$$44{,}66 \times 2{,}95 = 131{,}75 > A.$$

C'est une indication du dégraissage du cacao.

Dès lors on peut dire que :

44,66 d'insoluble correspondent à 131,75 de cacao normal et sec
et 44,66 — 96,72 de cacao dégraissé et sec.

On a donc enlevé :

à 131,75 de cacao normal et sec : 131,75 — 96,72 = 35,03 de beurre ;
à 100 — .............. $x$

$$x = \frac{35{,}03 \times 100}{131{,}75} = 25{,}58 \text{ 0/0 de beurre.}$$

D'où la formule générale du débeurrage :

$$x = \frac{100\,(2{,}95I - A)}{2{,}95I},$$

dans laquelle I = insoluble dans l'eau, et A = $(100 - H^2O)$.

*B*. Analyse des chocolats. — Cette analyse comporte :

1° *Dosage du cacao*. — On emploie le réactif suivant :

| | |
|---|---|
| Eau........................ | 1 volume |
| Alcool à 96°................. | 1 — |
| Ether...................... | 1 — |

Prendre 3 grammes de chocolat finement râpé que l'on place dans le tube en verre du centrifugeur ; on ajoute à trois reprises différentes 40 centimètres cubes du mélange éthéro-alcoolique. On opère comme il a été dit pour les cacaos.

L'insoluble qui reste adhérent au fond du tube est introduit au moyen d'un jet d'alcool à 96° dans une capsule tarée. Après évaporation de l'alcool et dessiccation, l'insoluble est pesé.

En multipliant ce résidu :

1° Par 1,35, on a la quantité de cacao sec et dégraissé ;

2° Par 3,06, on a la quantité de cacao sec.

2° *Dosage de la matière grasse*. — Le dosage se fait au centrifugeur sur 5 grammes, en épuisant comme précédemment par 75 centimètres cubes, puis 50 centimètres cubes d'éther. On pèse le beurre après évaporation du solvant et dessiccation à 100°. En multipliant par 20, on a la quantité pour 100 de beurre.

3° *Dosage du sucre et du glucose*. — Le résidu de l'opération précédente est traité par l'eau sans agitation brusque, afin de dissoudre le sucre et de ne pas introduire d'émulsion. On fait trois épuisements avec 75 centimètres cubes d'eau chaque fois. Les solutions aqueuses sont réunies dans un ballon jaugé de 250 centimètres cubes. On prélève 100 centimètres cubes correspondant à 2 grammes de chocolat que l'on place dans une fiole jaugée de 100-110 centimètres cubes. On défèque au sous-acétate de plomb et on affleure à 110. On filtre et on dose le glucose sur ce liquide, à la liqueur de Fehling.

Du liquide déféqué on prélève 50 centimètres cubes, correspondant à 1 gramme de chocolat, que l'on place dans un ballon jaugé de 100 centimètres cubes avec 1 centimètre cube d'acide chlorhydrique, et on fait l'inversion au bain-marie. On complète ensuite à 100 centimètres cubes et on titre à la liqueur de Fehling.

a) *Avant inversion*. — Pour 10 centimètres cubes de Fehling employés, par exemple, correspondant à 0,05 de glucose, on a :

$$\frac{0,05 \times 110 \times 100}{N^{cc} \times 2^{gr}} = G.$$

b) *Après inversion*. — Pour 10 centimètres cubes de Fehling employés, correspondant à 0,05 de glucose, on a :

$$\frac{0,05 \times 100 \times 100}{N^{cc} \times 1^{gr}} = G';$$

$$(G' - G) \times 0,95 = \text{saccharose pour } 100$$

4° *Dosage des matières solubles autres que le glucose et le sucre.* — Se dosent en faisant l'extrait sur une partie aliquote de la solution aqueuse obtenue précédemment.

5° *Dosage des matières insolubles dans l'eau.* — Le résidu obtenu après traitement à l'éther et à l'eau est pesé après dessiccation. Il représente l'insoluble dans l'eau. On sait que :

Insoluble dans l'eau × 1,30 = cacao dégraissé et sec;
Insoluble dans l'eau × 2,95 = cacao sec.

6° *Dosage de l'amidon.* — Trois grammes de chocolat sont traités par le mélange éthéro-alcoolique, comme il est indiqué au dosage du cacao seul. On dose l'amidon par saccharification sur le résidu obtenu.

**16° Détermination des matières étrangères contenues dans les cacaos et les chocolats.** — Bordas et Touplain ont indiqué une méthode de séparation des matières étrangères contenues dans les cacaos et les chocolats et reposant également sur l'emploi des centrifugeurs à grande vitesse.

« Le procédé consiste à préparer une série de liquides de densité variant « de 1,340 à 1,600, dans lesquels se précipitent ou surnagent les poudres « qui y sont mélangées.

« En s'adressant au tétrachlorure de carbone et en diminuant la densité « au degré voulu à l'aide de la benzine, on obtient une série de liquides de « densité connue, qui permettent de résoudre le problème.

« Il est nécessaire, bien entendu, de débarrasser, par exemple, le cho- « colat ou le cacao de sa matière grasse, ainsi que des matières solubles « dans l'eau; il faut opérer avec l'insoluble convenablement pulvérisé et « séché ; on facilite la précipitation en utilisant le centrifugeur.

« On conçoit, sans qu'il soit nécessaire d'insister, que, par de simples « décantations, on puisse séparer les parties surnageantes de celles qui « sont précipitées au fond du tube centrifugeur.

« On recueille le produit sur un filtre ; on pèse après avoir au préalable « procédé à un examen microscopique.

« Voici quelques chiffres obtenus :

| Pour les densités de : | Insolubles des : | Caractères : |
|---|---|---|
| 1,340 | Tourteaux d'arachides | Précipite |
| 1,435 | — | Surnage |
| 1,400 | Germes de cacao | Précipite |
| 1,440 | — | Surnage |
| 1,440 | Cacao pur | Précipite |
| 1,500 | — | Surnage |
| 1,500 | Coques | Précipite |
| 1,530 | — | Surnage |
| 1,510 | Fécule de pommes de terre | Précipite |
| 1,525 | — — | Surnage |
| 1,600 | Matières ocreuses ou minérales | Précipite |

« On voit donc que, en partant d'un liquide d'une densité de 1,440, on

« peut séparer les tourteaux d'arachides et les germes du cacao des « coques, des fécules et matières minérales, de même qu'avec un liquide « d'une densité de 1,500 on peut séparer le cacao des coques, de la fécule « et des matières minérales, et ainsi de suite. »

**17° Bases d'appréciation de la pureté des cacaos et des chocolats.** — En dehors des documents analytiques que nous donnons plus haut, il nous paraît intéressant d'indiquer les chiffres exigés par le règlement belge.

*1° Cacao.*

| | |
|---|---|
| Eau | 2 à 8 0/0 |
| Cendres | 2 à 5 0/0 (les coques en contiennent 10 à 12 0/0) |
| Alcalinité au maximum | 0,53 0/0 en carbonate de soude |
| Matière grasse | 45 à 56 0/0 (au moins 20 0/0 pour les cacaos en poudre) |
| Amidon | 7 à 10 0/0 |
| Cellulose | 3 à 4 0/0 (les coques en contiennent 15 à 16 0/0) |

*2° Chocolat.*

| | |
|---|---|
| Eau | 1 à 2 0/0 |
| Cendres | 1 à 3 0/0 |
| Matières grasses | 20 à 28 0/0 |
| Amidon | 1,3 à 6 0/0 |
| Cellulose | 1 à 2 0/0 |
| Sucre | 50 à 65 0/0 |

*Calcul de la quantité d'une graisse ajoutée à un chocolat.* — Supposons qu'un chocolat contienne 65 0/0 de sucre. Il doit contenir :

$$100 - 65 = 35 \text{ 0/0 de cacao entier.}$$

Le cacao entier contient, au maximum, 56 0/0 de matière grasse ; le chocolat contiendra donc, au plus :

$$\frac{35 \times 56}{100} = 19{,}60 \text{ 0/0 de matière grasse.}$$

Si l'on en trouve davantage par le dosage, c'est qu'il y a eu addition de graisse étrangère.

Supposons qu'on ait trouvé 24 0/0 de matière grasse. On trouve pour le cacao dégraissé :

$$35 - 24 = 11 \text{ 0/0.}$$

Or le cacao entier peut être considéré comme formé de 56 0/0 de matière grasse et de 44 0/0 de cacao dégraissé. Donc, à 11 parties de cacao dégraissé correspondent

$$\frac{56 \times 11}{44} = 14 \text{ parties de matière grasse, au maximum.}$$

On a trouvé 24 0/0 de matière grasse. La proportion ajoutée est donc, au moins, de

$$24 - 14 = 10 \text{ 0/0.}$$

# CHAPITRE V

# ALIMENTS SUCRÉS

## SUCRES, MIELS, CONFITURES SIROPS & BONBONS

Par A. BONN

Nous ne nous occupons, dans ce chapitre, que des sucres utilisés dans l'alimentation (cassonades, sucres cristallisés et raffinés).

**Miels.** — Le *miel* est la matière sucrée produite par l'abeille (*Apis mellifica*) et provenant de la transformation du nectar des fleurs recueilli par l'abeille, qu'elle digère et qu'elle régurgite ensuite dans les alvéoles de cire constituant les gâteaux des ruches.

Sortes commerciales. — Les différentes sortes commerciales de miel répondent à des qualités différentes variant avec les régions où on récolte ce produit. Ces différentes sortes sont :

1° Le *miel de Narbonne*, presque blanc, assez dur, grenu, d'odeur et de saveur agréables ;

2° Le *miel du Gâtinais*, moins grenu, plus coloré, d'une saveur agréable, mais d'une odeur moins aromatique que le miel de Narbonne ;

3° Le *miel de Normandie*, assez consistant, quelque peu grenu et jaunâtre, à odeur faiblement cireuse ;

4° Les *miels de Bourgogne* et *de Champagne*, généralement durs, assez colorés et de saveur peu agréable ;

5° Les *miels de Picardie*, *de Bretagne*, *des Landes*, produits de qualité inférieure contenant du *couvain* (débris animaux), fermentant facilement ; ils sont colorés et d'odeur forte.

La récolte d'un miel donne généralement deux qualités différentes : 1° le *miel vierge*, dit *miel de goutte*, produit s'écoulant spontanément des rayons exposés au soleil ou chauffés légèrement ; 2° le *miel ordinaire*, obtenu en exprimant, dans des sacs de crin, les gâteaux de cire divisés.

Composition. — Le miel est un mélange, en proportions variables, de glucose, de lévulose et d'une petite quantité de sucre cristallisable (saccharose) avec de petites quantités d'acides libres, de composés aromatiques et colorants et d'une petite quantité de substances azotées.

D'après Bishop, les divers miels contiendraient pour 100 (les déviations sont exprimées en degrés saccharimétriques, pour un tube de 20 centimètres) :

| | Sucres réducteurs | Sucre cristallisable | Déviation de la solution au dixième | |
|---|---|---|---|---|
| | | | directe | après interversion |
| Gâtinais | 65,75 | 6,18 | — 9°,05 | — 10°,75 |
| Autriche-Hongrie | 67,17 | 7,58 | — 13°,70 | — 15°,40 |
| Rosario | 75,00 | 2,24 | — 11°,80 | — 13°,10 |
| Chili | 73,05 | 4,55 | — 14°,15 | — 14°,85 |
| Italie | 70,37 | 5,77 | — 8°,55 | — 12° |
| Tyrol | 65,75 | 5,07 | — 14°,25 | — 13°,20 |
| Miel récolté en partie aux raffineries | 62,61 | 10,11 | — 0°,85 | — 8°,45 |
| Miel pur, pris dans le commerce | 73,43 | 3,20 | — 9°,65 | » |
| Normandie, dit miel de colza | 79,39 | 0,00 | — 9°,25 | » |
| Environs de Verdun | 71,21 | 6,46 | — 4°,30 | » |

Hermann Stadlinger admet, pour les miels, les variations de composition suivantes :

| | | |
|---|---|---|
| Sucre interverti | 70 à 80 0/0 | |
| Saccharose | 10 » | au plus |
| Dextrine | 10 » | au plus |
| Cendres | 0,1 à 0,8 » | |
| Matière non sucrée | 5 » | et plus |
| Acide formique | 0,2 » | |
| Matières azotées | 0,8 » | |
| Eau | 20 » | au plus |

Ces chiffres correspondent très sensiblement à ceux indiqués par les règlements suisses.

**Confitures.** — Les confitures, gelées ou marmelades peuvent être définies des produits préparés à l'aide des fruits ou de leur jus et de sucre.

Nous donnons ci-après la composition de divers sucs de fruits.

**Sirops.** — Les sirops sont des préparations liquides obtenues en dissolvant du sucre dans des véhicules appropriés (eau, infusions, sucs, décoctions, etc.).

**Bonbons.** — Les bonbons sont des produits fabriqués avec des sucres, et quelquefois de la gomme, aromatisés et teintés.

COMPOSITION DE JUS DE FRUITS (Truchon et Martin Claude)
(Résultats en grammes par litre)

| DÉSIGNATION | DENSITÉ | SUCRE INVERTI | SACCHAROSE | DEGRÉS SACCHARIMÉTRIQUES | | ACIDITÉ CALCULÉE EN ACIDE TARTRIQUE | MATIÈRES PRÉCIPITABLES PAR L'ALCOOL | MATIÈRES MINÉRALES | POTASSE $K^2O$ | ACIDE PHOSPHORIQUE $P^2O^5$ | ACIDE CITRIQUE | ACIDE TARTRIQUE |
|---|---|---|---|---|---|---|---|---|---|---|---|---|
| | | | | AVANT INVERSION | APRÈS INVERSION | | | | | | | |
| Cerises hâtives.. | 1040,4 | 83,60 | » | — 9° | — 9° | 4,95 | 3,40 | 3,00 | 0,44 | 0,33 | faibles traces | présence |
| — de saison. | 1055,4 | 96,49 | » | — 16°,5 | — 16°,5 | 8,46 | 2,40 | 3,88 | 0,97 | 0,21 | néant | — |
| Fraises précoces. | 1026,2 | 45,18 | » | — 7° | — 7° | 9,15 | 10,00 | 5,96 | 0,46 | 0,60 | présence | traces |
| — de saison. | 1048,2 | 99,98 | » | — 21° | — 21° | 11,52 | 13,80 | 5,72 | 0,97 | 0,26 | — | présence |
| Framboises ..... | 1050,3 | 88,19 | » | — 15° | — 15° | 17,82 | 9,60 | 4,32 | 0,86 | 0,32 | — | — |
| Groseilles rouges. | 1040,0 | 63,68 | » | — 11° | — 11° | 28,50 | 8,60 | 5,40 | 1,25 | 0,47 | — | — |
| — blanches. | 1049,8 | 87,43 | » | — 15°,3 | — 15°,3 | 25,65 | 7,20 | 4,44 | 1,01 | 0,25 | — | néant |
| Cassis .......... | 1065,5 | 116,60 | » | — 25° | — 25° | 31,44 | 10,80 | 7,20 | 1,63 | 0,66 | — | présence |
| Pêches ......... | 1054,0 | 33,50 | 19,80 | + 2°,5 | — 4° | 6,84 | 7,60 | 4,70 | 0,76 | 0,46 | — | — |
| Poires.......... | 1055,0 | 85,80 | » | — 10°,2 | — 10°,2 | 2,04 | 2,60 | 3,56 | 1,68 | 0,16 | — | néant |
| Coings.......... | 1048,0 | 75,90 | » | — 7°,4 | — 7°,4 | 9,60 | 4,60 | 4,20 | 1,81 | 0,37 | — | présence |
| Pommes ........ | 1068,0 | 102,80 | 6,60 | — 8° | — 13°,5 | 7,44 | 6,80 | 3,72 | 2,09 | 0,19 | — | néant |

COMPOSITION DE QUELQUES SUCS DE FRUITS (König).

| ESPÈCES | 100cc DE SUC CONTIENNENT : | | | | | | | | | | |
|---|---|---|---|---|---|---|---|---|---|---|---|
| | EXTRAIT SEC | SUCRE INVERTI | SUCRE DE CANNE | ACIDITÉ EN ACIDE TARTRIQUE | MATIÈRES PECTIQUES | MATIÈRES MINÉRALES | POTASSE | CHAUX | MAGNÉSIE | ACIDE PHOSPHORIQUE | ACIDE SULFURIQUE |
| | gr. | gr. | gr. | gr. | gr. | gr. | gr. | gr. | gr. | gr. | gr. |
| Groseilles sans la grappe { blanches | 12,96 | 7,84 | » | 2,39 | 0,90 | 0,38 | 0,204 | 0,016 | 0,016 | 0,079 | 0,005 |
| Groseilles sans la grappe { rouges | 12,68 | 6,89 | » | 2,71 | 1,08 | 0,50 | 0,212 | 0,021 | 0,015 | 0,052 | 0,005 |
| Cerises { douces | 18,00 | 13,82 | 0,68 | 0,88 | 0,15 | 0,42 | 0,220 | » | 0,009 | 0,031 | 0,005 |
| Cerises { grillottes | 16,00 | 10,06 | » | 2,28 | » | 0,60 | 0,392 | » | 0,014 | 0,052 | 0,007 |
| Fraises des bois | 8,11 | 4,15 | 0,17 | 1,23 | 0,56 | 0,76 | » | » | » | » | » |
| Abricots | 15,28 | 3,89 | 7,03 | 1,96 | » | 0,80 | » | » | » | » | » |
| Myrtilles fraîches | 12,36 | 7,76 | » | 1,20 | » | 0,38 | 0,22 | 0,024 | 0,016 | 0,076 | » |
| | p. 100 | p. 100 | p. 100 | p. 100 | | | | | | | |
| Fraises des jardins | » | 6,89 | 1,37 | 1,03 | » | » | » | » | » | » | » |
| Framboises cultivées | » | 6,97 | » | 1,59 | » | » | » | » | » | » | » |
| Myrtilles | » | 6,66 | » | 1,11 | » | » | » | » | » | » | » |
| Cerises | » | 12,00 | » | 1,43 | » | » | » | » | » | » | » |
| Groseilles à maquereau | » | 8,33 | » | 0,79 | » | » | » | » | » | » | » |
| Mûres rouges | » | 13,88 | » | 2,06 | » | » | » | » | » | » | » |
| Id. sauvages | » | 7,26 | » | 0,76 | » | » | » | » | » | » | » |
| Abricots | » | traces | 5,95 | 1,29 | » | » | » | » | » | » | » |
| Coings | » | 9,60 | » | 1,92 | » | » | » | » | » | » | » |
| | | gr. | gr. | | | | | | | | |
| Groseilles { grosses précoces | » | 4,61 | 2,23 | » | » | » | » | » | » | » | » |
| Groseilles { moyennes tardives | » | 6,99 | 2,40 | » | » | » | » | » | » | » | » |
| Id. blanches | » | 5,57 | 2,04 | » | » | » | » | » | » | » | » |
| Id. à maquereau | » | 7,25 | 1,55 | » | » | » | » | » | » | » | » |

Composition de certains fruits (Truchon et Martin Claude)
(Résultats en grammes par 100 grammes de fruits).

| DÉSIGNATION | SUCRE INVERTI | SAC-CHAROSE | DEGRÉS SACCHARIMÉTRIQUES AVANT INVERSION | DEGRÉS SACCHARIMÉTRIQUES APRÈS INVERSION | MATIÈRES MI-NÉRALES | POTASSE $K^2O$ | ACIDE PHOSPHO-RIQUE $P^2O^5$ | ACIDE CITRIQUE | ACIDE TAR-TRIQUE |
|---|---|---|---|---|---|---|---|---|---|
| Abricots ..... | 2,64 | 4,15 | + 29°,9 | — 4°,8 | 0,59 | 0,126 | 0,05 | présence | présence |
| Reine-Claude. | 8,80 | 0,80 | — 7° | — 14° | 0,57 | 0,115 | 0,06 | — | traces |
| Mirabelles.... | 6,57 | 3,04 | + 5° | — 20° | 0,59 | 0,217 | 0,07 | — | — |

D'après Buignet, la nature et la proportion des sucres existant dans certains fruits sont les suivantes :

| FRUITS | POUR 100 DES FRUITS — SUCRE DE CANNE | POUR 100 DES FRUITS — SUCRE INTERVERTI | POUR 100 DU SUCRE TOTAL — SUCRE DE CANNE | POUR 100 DU SUCRE TOTAL — SUCRE INTERVERTI | ACIDE 0/0 DES FRUITS |
|---|---|---|---|---|---|
| Ananas (Montserrat) | 11,33 | 1,98 | 85,10 | 14,90 | 0,547 |
| Pêches mûries complètement sur l'arbre... | » | » | 70,75 | 29,25 | » |
| — vertes, au début de la maturité..... | 4,22 | 1,77 | 70,45 | 29,55 | 3,940 |
| Abricots | 6,04 | 2,74 | 68,80 | 31,20 | 1,864 |
| Prunes de mirabelle | 5,24 | 3,43 | 60,40 | 39,60 | 1,288 |
| Fraises (Colina d'Ehrardt).. | 6,33 | 4,98 | 56,00 | 44,00 | 0,550 |
| Oranges | 4,22 | 4,36 | 49,10 | 50,90 | 0,448 |
| Pêches hâtives (mûries hors de l'arbre).... | 0,92 | 1,07 | 46,20 | 53,80 | 0,783 |
| Pommes de reinette grise nouvelles........ | 5,28 | 8,72 | 37,70 | 62,30 | 1,148 |
| — — d'Angleterre.......... | 2,19 | 5,45 | 28,70 | 71,30 | 0,633 |
| Citrons | 0,41 | 1,06 | 27,90 | 72,10 | 4,706 |
| Framboises | 2,01 | 5,22 | 27,80 | 72,20 | 1,380 |
| Prunes de Reine-Claude | 1,23 | 4,33 | 22,10 | 77,90 | 1,208 |
| Pommes de reinette grise, conservées ..... | 3,20 | 12,63 | 20,20 | 79,80 | 0,403 |
| Poires nouvelles (Madeleine) | 0,68 | 7,16 | 8,70 | 91,30 | 0,[illegible]87 |
| Pommes de Calville (conservées) | 0,43 | 5,82 | 6,90 | 93,10 | 0,253 |
| Poires de Saint-Germain, conservées....... | 0,36 | 8,42 | 4,10 | 95,90 | 0,115 |
| Raisin de serre | » | 17,26 | » | 100,00 | 0,245 |
| Raisin conservé | » | 16,50 | » | 100,00 | 0,403 |
| Figues violettes du Midi | » | 11,55 | » | 100,00 | 0,057 |
| Cerises anglaises | » | 10,00 | » | 100,00 | 0,661 |
| Raisin nouveau de Fontainebleau | » | 9,42 | » | 100,00 | 0,558 |
| Bigarreaux | » | 8,25 | » | 100,00 | 0,608 |
| Groseilles blanches | » | 6,40 | » | 100,00 | 1,574 |
| Fraises (Princesse royale) | » | 5,86 | » | 100,00 | 0,750 |
| Raisin vert | » | 1,60 | » | 100,00 | 2,485 |

COMPOSITION DE SUCS DE FRUITS DE PROVENANCES DIVERSES (pour 100 en poids) (König).

| ESPÈCES ET PROVENANCES | DENSITÉ | EAU | SUCRE INVERTI | SUCRE DE CANNE | MATIÈRES PRÉCIPITABLES PAR L'ALCOOL A 90° | CENDRES | POTASSE | ACIDE PHOSPHORIQUE | ACIDE SULFURIQUE | LA MATIÈRE SÈCHE RENFERME SUCRE DE FRUITS | SUCRE DE CANNE |
|---|---|---|---|---|---|---|---|---|---|---|---|
| Framboises (pharmacien) . | 1,2971 | 39,00 | 20,50 | 39,25 | 0,169 | 0,383 | 0,164 | 0,016 | 0,049 | 33,61 | 65,41 |
| Id. (d'un ménage). | 1,1513 | 54,40 | 21,18 | 24,34 | 0,023 | 0,032 | 0,023 | 0,007 | traces | 46,41 | 53,38 |
| Id. (d'un épicier). | 1,2867 | 41,59 | 22,54 | 35,50 | 5,245 | 0,123 | 0,041 | 0,028 | d° | 38,58 | 60,77 |
| Groseilles (d'un épicier). . | 1,2518 | 46,35 | 21,84 | 27,58 | 0,901 | 0,329 | 0,149 | 0,020 | 0,069 | 46,30 | 51,41 |
| Id. (d'un ménage) . | 1,8885 | 50,42 | 23,66 | 25,63 | 0,145 | 0,144 | 0,013 | 0,014 | traces | 47,72 | 51,69 |
| Fraises (d'un épicier). . . | 1,2584 | 40,37 | 20,57 | 38,62 | 0,284 | 0,100 | 0,069 | 0,009 | 0,033 | 34,49 | 64,77 |
| Cerises (d'un épicier). . . | 1,2474 | 46,18 | 15,26 | 37,44 | 0,943 | 0,174 | 0,035 | 0,023 | 0,012 | 28,35 | 69,57 |

COMPOSITION DE QUELQUES SUCS DE CITRONS (pour 100 en poids) (König).

| CITRONS ACIDES | | | | | CITRONS DOUX | | | | |
|---|---|---|---|---|---|---|---|---|---|
| DENSITÉ | ACIDE ACÉTIQUE | EXTRAIT | CENDRES | ACIDE SULFURIQUE | DENSITÉ | ACIDE ACÉTIQUE | EXTRAIT | CENDRES | ACIDE SULFURIQUE |
| 1,03516 | 7,776 | 8,990 | 0,262 | 0,002 | 1,03604 | 7,168 | 8,915 | 0,465 | 0,002 |
| 1,03472 | 7,648 | 8,976 | 0,314 | 0,002 | 1,03784 | 7,680 | 9,412 | 0,473 | 0,002 |
| 1,03520 | 7,782 | 9,270 | 0,353 | 0,002 | 1,02648 | 6,605 | 8,583 | 0,390 | 0,002 |
| 1,02356 | 4,081 | 7,154 | 0,110 | 0,001 | 1,03492 | 7,155 | 9,530 | 0,340 | 0,001 |
| | | | | | 1,03888 | 7,399 | 9,670 | 0,437 | 0,001 |
| MOYENNES | | | | | MOYENNES | | | | |
| 1,03213 | 6,822 | 8,597 | 0,259 | 0,002 | 1,03484 | 7,201 | 9,002 | 0,524 | 0,002 |

COMPOSITION DE SIROPS DE FRUITS CONSIDÉRÉS COMME PURS (Kranck et Von der Becke).

| NATURE DES DOSAGES | FRAISES (CONFISERIE) | FRAMBOISES (PHARMACIE) | GROSEILLES (CONFISERIE) | CERISES (CONFISERIE) |
|---|---|---|---|---|
| Densité. . . . . . . . . . . . . . . . | 1,2584 | 1,297 | 1,2518 | 1,2474 |
| Eau pour 100. . . . . . . . . . . | 40,37 | 39,0 | 46,35 | 46,18 |
| Glucose . . . . . . . . . . . . . . . | 20,57 | 20,5 | 24,85 | 25,26 |
| Saccharose. . . . . . . . . . . . . | 38,62 | 39,95 | 27,58 | 37,44 |
| Dextrines précipitées par l'alcool . . | 0,284 | 0,169 | 0,901 | 0,943 |
| Cendres . . . . . . . . . . . . . . . | 0,160 | 0,383 | 0,329 | 0,174 |
| Potasse . . . . . . . . . . . . . . . | 0,069 | 0,164 | 0,449 | 0,065 |
| Acide phosphorique.. . . . . . . . | 0,009 | 0,016 | 0,020 | 0,023 |
| Acide sulfurique. . . . . . . . . . | 0,033 | 0,049 | 0,069 | 0,012 |

## ANALYSE ET RECHERCHE DES FALSIFICATIONS

*A.* Sucres commerciaux (cassonades, sucres cristallisés et raffinés) :
Dosage de l'humidité;
— des cendres;
— du sucre cristallisable;
— du glucose ;
— de l'inconnu.

*B.* Mélasses (méthode officielle de Clerget) :
Détermination de la richesse saccharine absolue ;
Recherche et dosage du sel d'étain.

*C.* Mélanges de sucres :
*a*) Saccharose et glucose;
*b*) Saccharose et sucre interverti;
*c*) Saccharose, glucose et lévulose.

*D.* Miels :
Détermination du poids spécifique d'une solution ;
Dosage de l'eau;
— des matières minérales ;
— de l'acidité ;
— des sucres;
Détermination de la matière sèche totale ;
— — non sucrée;
— du pouvoir rotatoire avant et après interversion;
Recherche de l'amidon et de la fécule, de la dextrine, de la gomme, de la gélatine ;
Essais divers de pureté;
Recherche de la saccharine et des antiseptiques.

*E.* Confitures :
Dosage de l'eau;
— des sucres ;
— de l'acidité;
Recherche de la gélatine;
— de la gélose;
— des matières colorantes;
— de la saccharine et des antiseptiques.

*F.* Sirops :
Dosage des sucres :
Recherche et dosage de la dextrine;
— de la gomme;
Dosage des acides;
Recherche des matières colorantes;
— de la vanilline ;
— de la saccharine et des antiseptiques.

*G.* Bonbons :
Dosage des sucres;
Recherche de la gomme ;
— de la gélatine;
— des matières colorantes.

## SUCRES COMMERCIAUX

### (CASSONADES, SUCRES CRISTALLISÉS ET RAFFINÉS)

1° **Dosage de l'humidité.** — Dix grammes de sucre, pulvérisé s'il y a lieu, sont pesés dans une capsule de platine tarée, et placés pendant quatre heures à l'étuve à 100-105° ; puis la capsule est mise à refroidir dans l'air sec et pesée rapidement. La perte de poids indique l'humidité pour 10 grammes de sucre.

2° **Dosage des cendres.** — On obtient ce dosage par la détermination des cendres sulfuriques. A cet effet on place, dans une fiole jaugée de 100 centimètres cubes, 20 grammes de sucre, on dissout dans l'eau distillée et on complète, après dissolution, le volume à 100 centimètres cubes avec de l'eau distillée. On agite et on filtre ; 25 centimètres cubes du filtrat (soit 5 grammes de sucre) sont placés dans une capsule de platine tarée et mis à évaporer, à consistance très sirupeuse, au bain-marie bouillant. On ajoute alors, sur le résidu, environ 10 gouttes d'acide sulfurique pur à 66° B., et on continue à chauffer quelques instants au bain-marie, en inclinant la capsule pour que l'acide mouille toute la masse. La masse charbonne fortement. On place alors la capsule au moufle, en ayant soin de la mettre sur le bord du moufle et de la couvrir, pour éviter les projections, d'un couvercle de platine. On chauffe jusqu'à cendres blanches, on laisse refroidir dans l'air sec et on pèse.

Le poids des cendres sulfuriques trouvées est diminué de 1/10, puis multiplié par 20 ; et on obtient ainsi le pourcentage du sucre en cendres.

3° **Dosage du sucre cristallisable.** — Le dosage du sucre cristallisable se fait par la lecture au saccharimètre, au tube de 20 centimètres, de la solution obtenue en dissolvant, dans 100 centimètres cubes d'eau, le « poids normal » du sucre cristallisable, déféquant et filtrant.

« *Poids normal.* — Une lame de quartz de 1 millimètre d'épaisseur, interposée sur le parcours d'un rayon de lumière polarisée, le fait dévier de 21°,67 vers la gauche ou vers la droite, suivant qu'il est lévogyre ou dextrogyre.

« On appelle poids normal d'une substance active le poids de cette substance qui, dissoute dans un liquide inactif, donne une solution qui, amenée à un volume de 100 centimètres cubes et observée ensuite sous une épaisseur de 20 centimètres, produit une déviation de 21°,67, c'est-à-dire égale à celle que produirait 1 millimètre de quartz.

« Si nous appelons :

$[\alpha_D]$, le pouvoir rotatoire de la substance dissoute observée en lumière monochromatique jaune correspondant à la raie D du spectre ;

C, la proportion de substance active contenue dans 100 centimètres cubes de solution ;

$\alpha$, la rotation observée;
$l$, l'épaisseur en décimètres de la solution sous laquelle a été faite l'observation,

« nous avons :

$$[\alpha]_D = \frac{100\alpha}{lC},$$

« d'où :

$$C = \frac{100\alpha}{l[\alpha]_D};$$

« en faisant $\alpha = 21,67$ et $l = 2$ (lecture au tube de 20 centimètres), on a le « poids normal :

$$P = \frac{2167}{2[\alpha]_D};$$

« pour les saccharimètres français, les poids normaux sont :

| | |
|---|---|
| Saccharose..................... | 16gr,29 |
| Glucose....................... | 20gr,44 (S. de Raczkowski) » |

*Dosage.* — On met, dans une fiole jaugée de 100 centimètres cubes, 16gr,29 de sucre, on y ajoute environ 50 centimètres cubes d'eau distillée, et on dissout, à froid, par agitation. Lorsque la dissolution est faite, on ajoute un peu de sous-acétate de plomb liquide (0cc,1 à 1 centimètre cube selon la couleur de la solution). On peut ajouter ensuite 1 ou 2 gouttes d'une solution hydro-alcoolique de tannin à 10 0/0 pour précipiter l'excès de plomb. On affleure à 100 centimètres cubes avec de l'eau distillée, on agite et on filtre. Le liquide filtré est observé au saccharimètre, au tube de 20 centimètres, et on obtient, par simple lecture, la teneur en sucre cristallisable pour 100.

4° **Dosage du glucose.** — Le glucose peut se doser, dans la liqueur précédente, à l'aide de la liqueur de Fehling. On met, dans un tube, de 2 à 10 centimètres cubes de liqueur de Fehling, selon la teneur présumée en glucose, on fait bouillir et, à l'aide d'une burette graduée, on verse de la solution sucrée précédente, goutte à goutte, en maintenant l'ébullition, jusqu'à décoloration ou teinte très légèrement jaune du liquide surnageant.

Soit $g$ la teneur en glucose correspondant au volume de liqueur de Fehling employé; $n$, le nombre de centimètres cubes de liqueur sucrée qu'il a fallu employer.

La teneur en glucose pour 100 du sucre analysé sera par conséquent :

$$G = \frac{g \times 100 \times 100}{n \times 16,29} = \frac{10000g}{n \times 16,29}.$$

Si la liqueur de Fehling employée est au titre généralement admis (10 centimètres cubes correspondant à 0gr,050 de glucose), le tableau suivant dispense de tout calcul. Il est établi pour une prise d'essai de 10 centimètres cubes de liqueur de Fehling ; mais, quel que soit le volume pris, il est facile de le ramener à 10 centimètres cubes.

DOSAGE DU GLUCOSE DANS LES SUCRES

($16^{gr},29$ de sucre dans 100 c. c.). 10 c. c. liqueur de Fehling = $0^{gr},050$ glucose.

| CENTIMÈTRES CUBES DE LIQUEUR SUCRÉE | GLUCOSE 0/0 | CENTIMÈTRES CUBES DE LIQUEUR SUCRÉE | GLUCOSE 0/0 | CENTIMÈTRES CUBES DE LIQUEUR SUCRÉE | GLUCOSE 0/0 |
|---|---|---|---|---|---|
| 1,0 | 30,69 | 5,7 | 5,38 | 10,4 | 2,95 |
| 1,1 | 27,90 | 5,8 | 5,29 | 10,5 | 2,92 |
| 1,2 | 25,57 | 5,9 | 5,20 | 10,6 | 2,89 |
| 1,3 | 23,61 | 6,0 | 5,11 | 10,7 | 2,86 |
| 1,4 | 21,92 | 6,1 | 5,03 | 10,8 | 2,84 |
| 1,5 | 20,46 | 6,2 | 4,95 | 10,9 | 2,81 |
| 1,6 | 19,18 | 6,3 | 4,87 | 11,0 | 2,79 |
| 1,7 | 18,05 | 6,4 | 4,79 | 11,1 | 2,76 |
| 1,8 | 17,05 | 6,5 | 4,72 | 11,2 | 2,74 |
| 1,9 | 16,15 | 6,6 | 4,65 | 11,3 | 2,71 |
| 2,0 | 15,34 | 6,7 | 4,58 | 11,4 | 2,69 |
| 2,1 | 14,61 | 6,8 | 4,51 | 11,5 | 2,66 |
| 2,2 | 13,95 | 6,9 | 4,44 | 11,6 | 2,64 |
| 2,3 | 13,34 | 7,0 | 4,38 | 11,7 | 2,62 |
| 2,4 | 12,78 | 7,1 | 4,32 | 11,8 | 2,60 |
| 2,5 | 12,27 | 7,2 | 4,26 | 11,9 | 2,57 |
| 2,6 | 11,80 | 7,3 | 4,20 | 12,0 | 2,55 |
| 2,7 | 11,36 | 7,4 | 4,14 | 12,1 | 2,53 |
| 2,8 | 10,96 | 7,5 | 4,09 | 12,2 | 2,51 |
| 2,9 | 10,58 | 7,6 | 4,03 | 12,3 | 2,49 |
| 3,0 | 10,23 | 7,7 | 3,98 | 12,4 | 2,47 |
| 3,1 | 9,90 | 7,8 | 3,93 | 12,5 | 2,45 |
| 3,2 | 9,59 | 7,9 | 3,88 | 12,6 | 2,43 |
| 3,3 | 9,30 | 8,0 | 3,83 | 12,7 | 2,41 |
| 3,4 | 9,02 | 8,1 | 3,78 | 12,8 | 2,39 |
| 3,5 | 8,76 | 8,2 | 3,74 | 12,9 | 2,37 |
| 3,6 | 8.52 | 8,3 | 3,69 | 13,0 | 2,36 |
| 3,7 | 8,29 | 8,4 | 3,65 | 13,1 | 2,34 |
| 3,8 | 8,07 | 8,5 | 3,61 | 13,2 | 2,32 |
| 3,9 | 7,87 | 8,6 | 3,56 | 13,3 | 2,30 |
| 4,0 | 7,67 | 8,7 | 3,52 | 13,4 | 2,29 |
| 4,1 | 7,48 | 8,8 | 3,48 | 13,5 | 2,27 |
| 4,2 | 7,30 | 8,9 | 3,44 | 13,6 | 2,25 |
| 4,3 | 7,13 | 9,0 | 3,41 | 13,7 | 2,24 |
| 4,4 | 6,97 | 9,1 | 3,37 | 13,8 | 2,22 |
| 4,5 | 6,82 | 9,2 | 3,33 | 13,9 | 2,20 |
| 4,6 | 6,67 | 9,3 | 3,30 | 14,0 | 2,19 |
| 4,7 | 6,53 | 9,4 | 3,26 | 14,1 | 2,17 |
| 4,8 | 6,39 | 9,5 | 3,23 | 14,2 | 2,16 |
| 4,9 | 6,26 | 9,6 | 3,19 | 14,3 | 2,14 |
| 5,0 | 6,13 | 9,7 | 3,16 | 14,4 | 2,13 |
| 5,1 | 6,01 | 9,8 | 3,13 | 14,5 | 2,11 |
| 5,2 | 5,90 | 9,9 | 3,10 | 14,6 | 2,10 |
| 5,3 | 5,79 | 10,0 | 3,06 | 14,7 | 2,09 |
| 5,4 | 5,68 | 10,1 | 3,03 | 14,8 | 2,07 |
| 5,5 | 5,58 | 10,2 | 3,00 | 14,9 | 2,05 |
| 5,6 | 5,48 | 10,3 | 2,97 | 15,0 | 2,04 |

5° **Dosage de l'inconnu.** — Ce qu'on est convenu d'appeler, dans l'analyse des sucres, l'inconnu, représente les traces de matières colorantes naturelles, les impuretés, etc. Il est donné par la formule :

Inconnu 0/0
= 100 — (humidité 0/0 + cendres 0/0 + sucre cristallisable 0/0 + glucose 0/0).

## MÉLASSES

### (MÉTHODE OFFICIELLE DE CLERGET)

Les analyses complètes de mélasse sont beaucoup plus du domaine des analyses industrielles que de celui des denrées alimentaires.

Pour l'expert, il peut être utile de déterminer, dans des mélasses, la richesse saccharine absolue, et, dans certains cas, de rechercher et de doser, s'il y a lieu, le sel d'étain ou chlorure stanneux. Certaines mélasses, en effet, destinées à la fabrication du pain d'épice, sont artificiellement blanchies à l'aide de ce produit, et l'expert, lorsqu'il a trouvé qu'un échantillon de pain d'épice contient du sel d'étain, peut avoir, lors de l'instruction judiciaire ouverte, à rechercher si la mélasse employée ne contenait pas de sel d'étain ; car, dans le cas de l'affirmative, la bonne foi du fabricant de pain d'épice serait ainsi établie.

1° **Richesse saccharine absolue (méthode de Clerget).** — On opère, pour avoir davantage de liquide, sur 2 fois et demie le « poids normal », soit par conséquent :

$$16,29 \times 2,5 = 40^{gr},72 \text{ de mélasse,}$$

qu'on pèse dans une capsule de porcelaine tarée. On ajoute un peu d'eau bouillante pour dissoudre et on transvase dans une fiole jaugée de 250 centimètres cubes en ayant soin de bien rincer à l'eau chaude la capsule et l'entonnoir qui sert à transvaser la solution de la capsule dans la fiole. On laisse refroidir, on ajoute du sous-acétate de plomb en quantité suffisante, on affleure à 250 centimètres cubes avec de l'eau distillée, on agite et on filtre.

Cinquante centimètres cubes de filtrat sont placés dans un verre avec environ 1 gramme de noir animal lavé, on agite fortement, on laisse cinq minutes en contact et on filtre. La liqueur filtrée obtenue est examinée au saccharimètre, au tube de 20 centimètres. Soit A la déviation lue.

Dans cette liqueur filtrée, on recherche et on dose, s'il y a lieu, le glucose par la méthode indiquée plus haut.

Quatre-vingt centimètres cubes de la première liqueur sont mis dans une fiole à fond plat d'environ 150 centimètres cubes de capacité, avec 8 centimètres cubes d'acide chlorhydrique pur. La fiole est fermée par un bouchon de liège présentant deux ou trois fentes latérales et donnant passage à un thermomètre plongeant dans le liquide. On place la fiole dans l'eau et on chauffe jusqu'à ce que le thermomètre marque 70°. On retire la fiole, on laisse refroidir. Le liquide s'est fortement coloré. On le décolore soit en le laissant en contact avec un peu de noir animal lavé et filtrant, soit de préférence en y mettant quelques grenailles de zinc; l'hydrogène qui se dégage décolore le liquide, puis on filtre. Le liquide obtenu est lu au saccharimètre, au tube de 22 centimètres, à la température de 19-21°.

Soit B la déviation observée.

Pour calculer la richesse saccharine absolue, deux cas se présentent :

*a*) La mélasse ne renferme pas de glucose. On aura :

$$\text{R. S. A.} = 0{,}613\text{A} - 1{,}209\text{B}.$$

La déviation B étant lévogyre est donc affectée du signe —, et arithmétiquement la formule devient :

$$\text{R. S. A.} = 0{,}613\text{A} + 1{,}209\text{B}.$$

*b*) La mélasse renferme du glucose. On aura :

$$\text{R. S. A.} = 0{,}7575(\text{A} - \text{B}) + \frac{19}{20}\,\text{glucose},$$

et pour la même raison que plus haut :

$$\text{R. S. A.} = 0{,}7575(\text{A} + \text{B}) + \frac{19}{20}\,\text{glucose}.$$

Les tableaux suivants dispensent de tout calcul, pour le cas des mélasses non glucosées.

| A | 0,613A | A | 0,613A | A | 0,613A | A | 0,613A |
|---|---|---|---|---|---|---|---|
| 25,0 | 15,325 | 27,1 | 16,612 | 29,2 | 17,899 | 31,3 | 19,186 |
| 25,1 | 386 | 27,2 | 673 | 29,3 | 961 | 31,4 | 248 |
| 25,2 | 447 | 27,3 | 734 | 29,4 | 18,022 | 31,5 | 309 |
| 25,3 | 509 | 27,4 | 796 | 29,5 | 083 | 31,6 | 370 |
| 25,4 | 570 | 27,5 | 857 | 29,6 | 144 | 31,7 | 432 |
| 25,5 | 631 | 27,6 | 918 | 29,7 | 206 | 31,8 | 493 |
| 25,6 | 692 | 27,7 | 980 | 29,8 | 267 | 31,9 | 554 |
| 25,7 | 754 | 27,8 | 17,041 | 29,9 | 328 | 32,0 | 616 |
| 25,8 | 815 | 27,9 | 102 | 30,0 | 390 | 32,1 | 677 |
| 25,9 | 876 | 28,0 | 164 | 30,1 | 451 | 32,2 | 738 |
| 26,0 | 938 | 28,1 | 225 | 30,2 | 512 | 32,3 | 799 |
| 26,1 | 999 | 28,2 | 286 | 30,3 | 574 | 32,4 | 861 |
| 26,2 | 16,060 | 28,3 | 347 | 30,4 | 635 | 32,5 | 922 |
| 26,3 | 121 | 28,4 | 409 | 30,5 | 696 | 32,6 | 983 |
| 26,4 | 183 | 28,5 | 470 | 30,6 | 757 | 32,7 | 20,045 |
| 26,5 | 244 | 28,6 | 531 | 30,7 | 819 | 32,8 | 106 |
| 26,6 | 305 | 28,7 | 593 | 30,8 | 880 | 32,9 | 167 |
| 26,7 | 367 | 28,8 | 654 | 30,9 | 941 | 33,0 | 229 |
| 26,8 | 428 | 28,9 | 715 | 31,0 | 19,003 | 33,1 | 290 |
| 26,9 | 489 | 29,0 | 777 | 31,1 | 064 | 33,2 | 351 |
| 27,0 | 551 | 29,1 | 838 | 31,2 | 125 | 33,3 | 413 |

| A | 0,613A | A | 0,613A | A | 0,613A | A | 0,613A |
|---|---|---|---|---|---|---|---|
| 33,4 | 20,474 | 38,1 | 23,355 | 42,8 | 26,236 | 47,5 | 29,117 |
| 33,5 | 535 | 38,2 | 416 | 42,9 | 297 | 47,6 | 178 |
| 33,6 | 596 | 38,3 | 477 | 43,0 | 359 | 47,7 | 240 |
| 33,7 | 658 | 38,4 | 539 | 43,1 | 420 | 47,8 | 301 |
| 33,8 | 719 | 38,5 | 600 | 43,2 | 481 | 47,9 | 362 |
| 33,9 | 780 | 38,6 | 661 | 43,3 | 542 | 48,0 | 424 |
| 34,0 | 842 | 38,7 | 723 | 43,4 | 604 | 48,1 | 485 |
| 34,1 | 903 | 38,8 | 784 | 43,5 | 665 | 48,2 | 546 |
| 34,2 | 964 | 38,9 | 845 | 43,6 | 726 | 48,3 | 608 |
| 34,3 | 21,025 | 39,0 | 907 | 43,7 | 788 | 48,4 | 669 |
| 34,4 | 087 | 39,1 | 968 | 43,8 | 849 | 48,5 | 730 |
| 34,5 | 148 | 39,2 | 24,029 | 43,9 | 910 | 48,6 | 791 |
| 34,6 | 209 | 39,3 | 090 | 44,0 | 972 | 48,7 | 853 |
| 34,7 | 270 | 39,4 | 125 | 44,1 | 27,063 | 48,8 | 914 |
| 34,8 | 332 | 39,5 | 213 | 44,2 | 094 | 48,9 | 975 |
| 34,9 | 393 | 39,6 | 274 | 44,3 | 156 | 49,0 | 30,037 |
| 35,0 | 455 | 39,7 | 336 | 44,4 | 217 | 49,1 | 098 |
| 35,1 | 516 | 39,8 | 397 | 44,5 | 278 | 49,2 | 159 |
| 35,2 | 577 | 39,9 | 458 | 44,6 | 339 | 49,3 | 220 |
| 35,3 | 638 | 40,0 | 520 | 44,7 | 401 | 49,4 | 282 |
| 35,4 | 700 | 40,1 | 581 | 44,8 | 462 | 49,5 | 343 |
| 35,5 | 761 | 40,2 | 642 | 44,9 | 523 | 49,6 | 405 |
| 35,6 | 822 | 40,3 | 703 | 45,0 | 585 | 49,7 | 466 |
| 35,7 | 884 | 40,4 | 761 | 45,1 | 646 | 49,8 | 527 |
| 35,8 | 945 | 40,5 | 822 | 45,2 | 707 | 49,9 | 588 |
| 35,9 | 22,006 | 40,6 | 887 | 45,3 | 768 | 50,0 | 650 |
| 36,0 | 068 | 40,7 | 949 | 45,4 | 830 | 50,1 | 711 |
| 36,1 | 129 | 40,8 | 25,010 | 45,5 | 891 | 50,2 | 772 |
| 36,2 | 190 | 40,9 | 071 | 45,6 | 952 | 50,3 | 834 |
| 36,3 | 252 | 41,0 | 133 | 45,7 | 28,014 | 50,4 | 895 |
| 36,4 | 313 | 41,1 | 194 | 45,8 | 075 | 50,5 | 956 |
| 36,5 | 374 | 41,2 | 255 | 45,9 | 136 | 50,6 | 31,017 |
| 36,6 | 435 | 41,3 | 317 | 46,0 | 198 | 50,7 | 079 |
| 36,7 | 497 | 41,4 | 378 | 46,1 | 259 | 50,8 | 140 |
| 36,8 | 558 | 41,5 | 439 | 46,2 | 320 | 50,9 | 201 |
| 36,9 | 619 | 41,6 | 500 | 46,3 | 381 | 51,0 | 263 |
| 37,0 | 681 | 41,7 | 562 | 46,4 | 443 | 51,1 | 324 |
| 37,1 | 742 | 41,8 | 623 | 46,5 | 504 | 51,2 | 385 |
| 37,2 | 803 | 41,9 | 684 | 46,6 | 565 | 51,3 | 446 |
| 37,3 | 864 | 42,0 | 746 | 46,7 | 627 | 51,4 | 508 |
| 37,4 | 926 | 42,1 | 807 | 46,8 | 688 | 51,5 | 569 |
| 37,5 | 979 | 42,2 | 868 | 46,9 | 749 | 51,6 | 630 |
| 37,6 | 23,048 | 42,3 | 930 | 47,0 | 811 | 51,7 | 692 |
| 37,7 | 110 | 42,4 | 991 | 47,1 | 872 | 51,8 | 753 |
| 37,8 | 171 | 42,5 | 26,052 | 47,2 | 933 | 51,9 | 814 |
| 37,9 | 232 | 42,6 | 113 | 47,3 | 994 | 52,0 | 876 |
| 38,0 | 294 | 42,7 | 175 | 47,4 | 29,056 | | |

| B | 1,209 B | B | 1,209 B | B | 1,209 B | B | 1,209 B |
|---|---|---|---|---|---|---|---|
| 8,0 | 9,672 | 10,3 | 12,452 | 12,6 | 15,233 | 14,9 | 18,014 |
| 8,1 | 792 | 10,4 | 573 | 12,7 | 354 | 15,0 | 135 |
| 8,2 | 913 | 10,5 | 694 | 12,8 | 475 | 15,1 | 256 |
| 8,3 | 10,034 | 10,6 | 815 | 12,9 | 596 | 15,2 | 376 |
| 8,4 | 155 | 10,7 | 936 | 13,0 | 717 | 15,3 | 497 |
| 8,5 | 276 | 10,8 | 13,057 | 13,1 | 838 | 15,4 | 618 |
| 8,6 | 397 | 10,9 | 178 | 13,2 | 958 | 15,5 | 739 |
| 8,7 | 518 | 11,0 | 299 | 13,3 | 16,079 | 15,6 | 860 |
| 8,8 | 639 | 11,1 | 420 | 13,4 | 200 | 15,7 | 981 |
| 8,9 | 760 | 11,2 | 540 | 13,5 | 321 | 15,8 | 19,102 |
| 9,0 | 881 | 11,3 | 661 | 13,6 | 442 | 15,9 | 223 |
| 9,1 | 11,002 | 11,4 | 782 | 13,7 | 563 | 16,0 | 344 |
| 9,2 | 122 | 11,5 | 903 | 13,8 | 684 | 16,1 | 464 |
| 9,3 | 243 | 11,6 | 14,024 | 13,9 | 805 | 16,2 | 585 |
| 9,4 | 364 | 11,7 | 145 | 14,0 | 926 | 16,3 | 706 |
| 9,5 | 485 | 11,8 | 266 | 14,1 | 17,046 | 16,4 | 827 |
| 9,6 | 606 | 11,9 | 387 | 14,2 | 167 | 16,5 | 948 |
| 9,7 | 727 | 12,0 | 508 | 14,3 | 288 | 16,6 | 20,069 |
| 9,8 | 848 | 12,1 | 629 | 14,4 | 409 | 16,7 | 190 |
| 9,9 | 969 | 12,2 | 749 | 14,5 | 530 | 16,8 | 311 |
| 10,0 | 12,090 | 12,3 | 870 | 14,6 | 651 | 16,9 | 432 |
| 10,1 | 211 | 12,4 | 991 | 14,7 | 772 | 17,0 | 553 |
| 10,2 | 331 | 12,5 | 15,112 | 14,8 | 893 | | |

2° **Recherche et dosage du sel d'étain (chlorure stanneux).** — Il est indispensable, pour opérer cette recherche et, s'il y a lieu, le dosage du sel d'étain, de détruire toute la matière organique. Nous faisons cette destruction par la méthode décrite et employée par Ogier pour la destruction des viscères en vue des recherches toxicologiques, méthode que nous résumons ci-dessous :

Cinq cents grammes de mélasse sont placés dans une fiole à fond plat de 2 litres, avec environ 500 centimètres cubes d'eau distillée et 50 grammes de chlorate de potasse pur. La fiole est fermée par un bouchon à trois trous donnant passage à un tube de sûreté, à un tube à dégagement relié à un tube plongeant dans une éprouvette contenant de l'eau distillée, et à un tube plongeant dans le liquide et relié à un appareil producteur de gaz acide chlorhydrique pur. Ce gaz chlorhydrique est produit par l'action de l'acide sulfurique pur sur la solution d'acide chlorhydrique chimiquement pure du commerce ; le gaz sortant du ballon dans lequel se fait la réaction passe dans un flacon laveur contenant un peu de l'acide chlorhydrique chimiquement pur.

Le gaz chlorhydrique arrivant dans la fiole contenant la mélasse rencontre le chlorate de potasse, et, lorsque la concentration est suffisante, des gaz chlorés se forment et l'attaque commence. La masse s'échauffe assez fortement ; lorsque l'attaque est terminée, on jette sur filtre et on lave la fiole et le filtre avec le liquide contenu dans l'éprouvette.

Le liquide est additionné d'une petite quantité d'acide sulfureux pur dissous et porté à l'ébullition, puis soumis à l'action prolongée d'un courant d'hydrogène sulfuré pur.

S'il se forme un précipité, il est recueilli sur filtre, lavé à l'eau bouillante; puis on introduit le filtre et son contenu dans une petite fiole avec de l'acide azotique pur concentré. On porte à l'ébullition, on concentre. Si la mélasse contient du sel d'étain, il se forme un précipité d'oxyde stannique insoluble, qui est recueilli sur filtre, lavé, séché, calciné et pesé par les méthodes ordinaires de l'analyse chimique quantitative.

Le poids d'oxyde d'étain trouvé, multiplié par 1,766, puis par 2, donne la teneur de la mélasse en sel d'étain ($SnCl^2,2H^2O$).

### MÉLANGES DE SUCRES

I. **Saccharose et glucose.** — On peut faire l'analyse de ce mélange, soit uniquement par la liqueur de Fehling, soit en employant la liqueur de Fehling et le polarimètre.

a) *Par la liqueur de Fehling.* — On dissout un poids déterminé, 10 grammes par exemple, du produit sucré dans l'eau, on défèque au sous-acétate de plomb, on affleure à 100 centimètres cubes, on agite et on filtre.

Dans la liqueur filtrée, on dose le glucose par la liqueur de Fehling, comme il est dit plus haut, et on ramène par le calcul à la teneur en glucose pour 100. Soit G cette teneur.

Puis, on fait l'interversion; pour cela, on place 50 centimètres cubes du liquide filtré dans une fiole jaugée de 100 centimètres cubes, avec 1 à 2 centimètres cubes d'acide chlorhydrique pur, on chauffe vingt minutes au bain-marie bouillant, on laisse refroidir, on complète le volume de 100 centimètres cubes avec de l'eau distillée; on agite et on dose à la liqueur de Fehling. On ramène, par le calcul, à la teneur pour 100. Cette teneur représente le glucose plus le sucre interverti, soit G'.

La teneur du mélange en sucre cristallisable pour 100 sera :

$$S = (G' - G)\,0,95.$$

b) *Par la liqueur de Fehling et le polarimètre* (d'après *Villiers et Collin*). — On dose, comme précédemment, le glucose par la liqueur de Fehling. Soit G le poids trouvé.

On détermine la déviation A au polarimètre.

Si on appelle :

$\alpha$, le pouvoir rotatoire du glucose ;
$\alpha'$, celui du saccharose ;
$l$, la longueur en décimètres du tube polarimétrique ;
S, le poids de saccharose,

on a :

$$A = \frac{\alpha l G}{100} + \frac{\alpha' l S}{100};$$

d'où :

$$S = \frac{100A - \alpha l G}{\alpha' l}.$$

Pour le saccharose, on peut admettre comme pouvoir rotatoire, pour des solutions à 10 0/0, $\alpha = + 66°,5$, et, d'après Tollens, pour des concentrations de :

| | | |
|---|---|---|
| 1 0/0 | $\alpha_D = +$ | 66°711 |
| 10 | » | 66°,566 |
| 20 | » | 66°,444 |
| 30 | » | 66°,395 |
| 40 | » | 66°,267 |
| 50 | » | 66°,059 |
| 60 | » | 65°,771 |

Pour le glucose, on admet comme pouvoir rotatoire, d'après Tollens, pour des concentrations de :

| | | |
|---|---|---|
| 1 0/0 | $\alpha_D = +$ | 52°,735 |
| 10 | » | 52°,932 |
| 20 | » | 53°,231 |
| 30 | » | 53°,615 |
| 40 | » | 54°,085 |
| 50 | » | 54°,640 |
| 60 | » | 55°,281 |

II. **Saccharose et sucre interverti.** — L'analyse se fera également, soit par la liqueur de Fehling seule, soit par l'emploi simultané de la liqueur de Fehling et du polarimètre.

a) *Par la liqueur de Fehling.* — En admettant, comme approximation suffisante, que les pouvoirs réducteurs du glucose et du sucre interverti soient les mêmes, on opérera exactement comme nous l'avons indiqué plus haut.

b) *Par la liqueur de Fehling et le polarimètre* (d'après *Villiers et Collin, Falsifications et Altérations des matières alimentaires*, p. 798). — On opère également comme plus haut, et, en appelant :

$\alpha'$, le pouvoir rotatoire du saccharose ;
$\alpha''$, celui du sucre interverti ;
P, le poids de sucre interverti, dosé par la liqueur de Fehling,

on a :

$$S = \frac{100A - \alpha'' l P}{\alpha' l}.$$

Pour une concentration de 10 à 20 0/0, le pouvoir rotatoire du sucre interverti est :

à 15°, — 23°,1 ;
à 17°,5, — 22°,4.

D'après S. de Raczkowski, le pouvoir rotatoire serait, pour des concentrations moyennes de 14 0/0, $t$ étant la température :

$$\alpha_D = -27,9 + 0,33t.$$

**III. Saccharose, glucose et lévulose.** — C'est le cas qu'on rencontre dans les confitures.

D'après Villiers et Collin (*Falsifications et Altérations des matières alimentaires*, p. 798), l'analyse se fera de la façon suivante :

« Soient $x$, $y$ et $z$, $\alpha$, $\alpha'$ et $\alpha''$, les poids de glucose, de lévulose et des ucre « cristallisable dissous dans 100 centimètres cubes et leurs pouvoirs rotatoires respectifs. On pourra procéder de deux façons :

« 1° On détermine la somme $p$ du glucose et du lévulose par la liqueur de « Fehling, après dilution convenable :

$$x + y = p\,;$$

« de même après interversion.

« La différence des deux résultats, multipliée par 0,95, donne immédiatement le poids $z$ du saccharose.

« On détermine enfin la déviation A de la solution primitive :

$$A = \frac{\alpha l x}{100} + \frac{\alpha' l y}{100} + \frac{\alpha'' l z}{100}.$$

« d'où l'on tire :

$$x = \frac{100A - l(\alpha' p + \alpha'' z)}{l(\alpha - \alpha')},$$

$$y = p - x.$$

Le pouvoir rotatoire du lévulose peut, d'après Jungfleisch et Grimbert, pour des concentrations inférieures à 40 0/0 et pour des températures comprises entre 0 et 40°, être donné par la formule suivante.

$$\alpha_D = -(103{,}4 - 0{,}56t + 0{,}108p),$$

formule dans laquelle $t$ représente la température, et $p$ le nombre de grammes de lévulose dissous dans 100 centimètres cubes.

D'après Robin, le pouvoir rotatoire serait :

$$\alpha_D = -100 \pm 0{,}7\,(t - 15),$$

$t$ étant la température au-dessus ou au-dessous de 15°.

D'après S. de Raczkowski, le pouvoir rotatoire serait, pour des concentrations moyennes de 14 0/0 :

$$\alpha_D = -101{,}22 + 0{,}56t.$$

« 2° On détermine les déviations polarimétriques A et A', avant et après « interversion, et la somme $p$ du glucose et du lévulose par la liqueur de « Fehling avant interversion.

« On a les trois équations :

$$x + y = p,$$

$$A = \frac{\alpha l x}{100} + \frac{\alpha' l y}{100} + \frac{\alpha'' l z}{100},$$

$$A' = \frac{\alpha l x}{100} + \frac{\alpha' l y}{108} + \frac{2 \times 0{,}95 \times 100}{(\alpha + \alpha')\, l z}.$$

« On en tire :

$$z = \frac{190(A - A')}{l(1,9\alpha'' - \alpha - \alpha')},$$

$$x = \frac{100A - l(\alpha' p + \alpha'' z)}{l(\alpha - \alpha')},$$

$$y = p - x.$$

« Villiers et Collin supposent que l'on se serve d'un tube de 2 décimètres.
« Si la richesse en glucose et en sucre de canne ne dépasse pas sensiblement « 10 grammes pour 100 centimètres cubes, on pourra regarder comme sen- « siblement constants les pouvoirs rotatoires de ces deux sucres, soit :

$$\alpha_D = + 52°,8141,$$

$$\alpha''_D = + 66°,64782 ;$$

« en remplaçant $\alpha$ et $\alpha''$ par ces valeurs, et $\alpha'$ par la formule :

$$\alpha'_D = -[103,4 - 0,56t + 0,108(p - x)],$$

« la formule qui représente le poids du glucose devient :

$$x = \frac{50A + [103,4 - 0,56t + 0,108(p - x)]p - 66,64782z}{156,2141 - 0,56t + 0,108(p - x)};$$

« si la déviation a été observée à une température de 20°,

$$x = \frac{50A + [92,2p + 0,108(p - x)]p - 66,64782z}{145,0141 + 0,108(p - x)}$$

« On pourra calculer $x$ en négligeant le terme 0,108 $(p - x)$ au numé- « rateur et au dénominateur. On aura ainsi une première approximation, « qui donnera, si $p$ et $z$ ne dépassent pas 10, un résultat exact à la seconde « décimale près :

$$x = \frac{50A + 92,2p - 66,64782z}{145,0141}.$$

« En remplaçant cette première valeur $x$ dans le terme 0.108 $p - x$, « la formule précédente donnera un résultat exact à la quatrième déci- « male près. »

## MIELS

1° **Détermination du poids spécifique.** — On détermine ce poids spécifique en faisant une solution de miel dans deux fois son poids d'eau. Le poids spécifique ne doit pas être inférieur à 1,1200.

2° **Dosage de l'eau.** — On place 10 grammes de miel dans une capsule de platine tarée. On y ajoute du sable sec fraîchement calciné et on remue le tout, pour faire une pâte homogène, à l'aide d'une petite baguette de verre. On pèse à nouveau et on chauffe pendant six heures à l'étuve à 105-110° ;

on laisse refroidir dans l'air sec et on pèse. La différence de poids donne l'eau pour 10 grammes de miel.

3° **Dosage des matières minérales.** — On calcine au rouge sombre, jusqu'à obtention de cendres blanches, 10 grammes de miel dans une capsule de platine tarée. On laisse refroidir dans l'air sec et on pèse.

4° **Dosage de l'acidité.** — On fait une solution aqueuse de 10 grammes de miel, on y ajoute 2 ou 3 gouttes d'une solution alcoolique de phtaléine du phénol, et on verse, à l'aide d'une burette graduée, de la soude décinormale jusqu'à coloration rose persistante. Le nombre de centimètres cubes employés, multiplié par 0,0046, puis par 10, donne l'acidité, exprimée en acide formique, pour 100.

5° **Dosage des sucres.** — Ce dosage se fera comme nous l'avons indiqué plus haut pour le cas d'un mélange de glucose, lévulose et sucre cristallisable. Les dosages de $p$, $p'$ et $z$ se font sur la solution déféquée de 20 grammes de miel, étendue à 500 centimètres cubes; la déviation polarimétrique, sur une solution au 1/10. L'interversion se fait comme il est dit en I, *a* (*Analyse d'un mélange de glucose et de saccharose*).

6° **Détermination de la matière sèche totale.** — La matière sèche totale peut être représentée par la formule :

100 — eau pour 100.

7° **Détermination de la matière sèche et non sucrée.** — La matière sèche non sucrée est donnée par la formule :

matière sèche totale — sucres totaux

8° **Détermination du pouvoir rotatoire avant et après interversion.** — On observe la déviation polarimétrique d'une solution aqueuse de miel au dixième, après défécation et filtration. On fait la même observation après interversion de la liqueur (chauffage, comme il est indiqué plus haut pour les mélasses, de 100 centimètres cubes de liquide avec 10 centimètres cubes d'acide chlorhydrique, et examen au tube de 22 centimètres). Une déviation à droite peut faire supposer l'addition de glucose.

9° **Recherche de l'amidon et de la fécule.** — L'examen microscopique, en ajoutant à la préparation une goutte d'eau iodée, permettra de reconnaître facilement la présence et la nature des matières amylacées ajoutées.

10° **Recherche et dosage de la dextrine, de la gomme, de la gélatine** (*Ranwez*). — On dissout 20 grammes de miel dans 40 grammes d'eau; on filtre s'il y a lieu, et on ajoute au liquide clair 10 fois son volume d'alcool fort; on recueille le précipité sur un filtre taré, on lave à l'alcool, on sèche et on pèse. On prélève une partie du précipité que l'on introduit dans un tube à essai, on ajoute un peu de chaux vive et on chauffe.

La gélatine donne un dégagement d'ammoniaque; une autre partie du précipité, dissoute dans l'eau, est insolubilisée par une dissolution de tannin.

Le miel ne contient normalement que 0,12 à 0,36 0/0 de matières précipitant dans ces conditions.

11° **Essais divers** (*d'après Hermann Stadlinger*). — a) *Azotate d'argent.* — Si, dans la solution aqueuse, l'azotate d'argent donne un précipité de chlorure d'argent, on peut soupçonner l'addition de mélasse.

b) *Azotate de baryte.* — Si, dans la solution aqueuse, l'azotate de baryte donne un précipité de sulfate de baryte, on peut soupçonner l'addition de glucose, qui peut être confirmée si on obtient un précipité en ajoutant, à 1 centimètre cube de solution aqueuse de miel à 33 0/0, 5 centimètres cubes d'alcool fort.

c) *Réaction de Ley.* — A 5 centimètres cubes de solution aqueuse de miel à 33 0/0, on ajoute 5 gouttes d'une solution ammoniacale argentique (obtenue en précipitant par la soude une solution de 5 grammes d'azotate d'argent, lavant l'oxyde obtenu et le dissolvant dans la quantité suffisante d'ammoniaque au 1/10, pour obtenir 57gr,50 de solution). Le mélange est chauffé cinq minutes au bain-marie, dans un vase fermé, à l'abri de la lumière.

Les miels purs donnent une coloration rouge brun; les miels falsifiés donnent une coloration jaune vert caractéristique.

d) *Réaction de Beckmann à la baryte.* — Cette réaction permet de déceler la dextrine provenant du glucose ajouté. A 5 centimètres cubes de solution aqueuse de miel à 20 0/0, on ajoute 3 centimètres cubes d'eau de baryte à 2 0/0 de $BaO^2H^2$) et 17 centimètres cubes d'alcool méthylique. Les miels purs donnent un précipité à peine sensible; les miels glucosés donnent un précipité très abondant s'attachant aux parois.

e) *Réaction de Beckmann à l'acétate de plomb.* — Cette réaction permet de déceler la mélasse. A 5 centimètres cubes de solution aqueuse de miel à 20 0/0, on ajoute 2gr,5 de sous-acétate de plomb et 22cc,5 d'alcool méthylique. Les miels contenant des mélasses donnent un abondant précipité blanc jaunâtre d'une combinaison plombique de raffinose.

12° **Antiseptiques.** — L'expert peut avoir à rechercher dans un miel comme antiseptiques, en dehors de la saccharine, les acides borique, salicylique et benzoïque.

Cette recherche sera décrite au chapitre spécialement réservé aux antiseptiques.

## CONFITURES

**1° Dosage de l'eau ;**

**2° Dosage de l'acidité ;**

**3° Dosage des sucres ;**

ces dosages se font comme nous l'avons indiqué plus haut pour le miel.

En ce qui concerne le dosage de l'acidité, si la solution aqueuse obtenue trop colorée ne permet pas de voir le virage de la phtaléine, on prendra comme indicateur le papier de tournesol, en opérant par le procédé de la touche.

Pour le dosage des sucres, il faut toujours envisager le cas d'un mélange de glucose, de lévulose et de sucre cristallisable. En effet, les travaux de Buignet, de Villiers et de Collin ont démontré que, dans les fruits, il y a une quantité égale de glucose et de lévulose. Si donc on trouve une teneur en glucose supérieure à celle en lévulose, on peut conclure à la falsification par addition de glucose.

« Voici quelques exemples des résultats obtenus pour les sucres conte-
« nus dans un certain nombre d'analyses :

« 1° *Confitures préparées avec du sucre de canne pur.*

| | Solutions au dixième | | | |
|---|---|---|---|---|
| | Cerise | Fraise | Groseille | Framboise |
| Sucre réducteur avant interversion ($p$). | 4gr,672 | 4gr,520 | 3gr,612 | 3gr,010 |
| — — après — ($p'$). | 7 ,352 | 6 ,512 | 6 ,540 | 6 ,460 |
| Saccharose [$z = 0,95\ (p' - p)$]........ | 2 ,546 | 1 ,8924 | 2 ,7816 | 3 ,2775 |
| Déviation à 20°...................... | + 1° 33′ | + 0° 44′ | + 2° 18′ | + 3° 8′ |
| Glucose.............................. | 2gr,339 | 2gr,256 | 1gr,813 | 1gr,489 |
| Lévulose............................. | 2 ,333 | 2 ,264 | 1 ,799 | 1 ,521 |

« 2° *Confitures additionnées de glucose.*

| | Solutions au dixième | |
|---|---|---|
| | Cerise | Groseille |
| Sucre réducteur avant interversion ($p$)...... | 3gr,040 | 3gr,140 |
| — — après — ($p'$)...... | 6 ,230 | 4 ,550 |
| Saccharose [$z = 0,95\ (p' - p)$]............. | 3 ,0305 | 1 ,3395 |
| Déviation à 20°......................... | + 5° 58′ | + 7° 22′ |
| Glucose................................. | 2gr,595 | 3gr,921 |
| Lévulose................................ | 0 ,415 | 0 ,781 |
| Dextrine................................ | traces | quantité notable |

« Dans le premier échantillon, on ne trouve que 4,45 de lévulose pour 100
« en présence de 25,95 de glucose. Si l'on fait abstraction des traces de
« dextrine, on obtient, en retranchant du poids du glucose une quantité

« égale à celui du lévulose, la proportion du glucose en excès :

$$25,95 - 4,45 = 21^{gr},50.$$

« Le poids du sucre interverti est égal à :

$$2 \times 4,45 = 8,90,$$

« correspondant à $8^{gr},455$ de sucre de canne. Les sucres qui entrent dans « la composition de cette confiture sont donc constitués par

$$30,305 + 8,455 = 38^{gr},760$$

« de sucre de canne en partie interverti et par $21^{gr},50$ de glucose. La somme « du glucose et du sucre de canne est égale à $60^{gr},260$, et le glucose entre « dans la proportion de 35,7 0/0 des sucres totaux.

« Dans le second échantillon, qui contient des quantités notables de « dextrine, le résultat obtenu pour le lévulose est négatif, ce qui montre « que le poids de glucose calculé est trop considérable. Si l'on voulait « avoir le poids de glucose réel, il faudrait précipiter la dextrine, mais les « résultats obtenus suffisent pour montrer qu'il s'agit d'une confiture « additionnée de glucose commercial dans une proportion telle que le « poids de glucose introduit constitue la plus grande partie des sucres « totaux. (Villiers et Collin.) »

4° **Recherche de la gélatine.** — A 20 grammes de confitures, on ajoute par petites portions 100 centimètres cubes d'alcool à 90°. On laisse déposer pendant deux à trois heures et on décante.

Une partie du précipité est dissoute dans l'eau chaude et la solution obtenue est répartie en deux tubes. Dans l'un, on ajoute une solution de tannin; dans l'autre, une solution d'acide picrique. La gélatine donne, dans le premier tube, un précipité volumineux de tannate de gélatine, et dans le second, un précipité de picrate de gélatine.

La partie restante du précipité est chauffée dans un tube avec de la chaux vive; la gélatine donne, dans ces conditions, un dégagement d'ammoniaque qu'on caractérisera par son odeur, et à l'aide d'un papier de tournesol rouge.

Si la confiture contenait des fruits entiers ou en fragments, il faudrait au préalable les enlever en dissolvant au bain-marie la confiture dans son volume d'eau et en passant, à chaud, à travers un linge fin.

5° **Recherche de la gélose (agar-agar).** — En 1879, Ménier avait signalé l'emploi, pour la falsification des confitures, de la gélose et indiqué, pour la recherche de ce produit, un procédé basé sur ce que les algues qui la fournissent retiennent, pendant leur période de végétation, une certaine quantité de diatomées, entre autres : le *Grammatophora marina*, les *Cocconeis* et l'*Arachnoïdiscus japonicus* (*fig.* 40) dont la forme est tout à fait caractéristique.

La méthode employée pour la recherche de la gélose par le Laboratoire municipal de Paris est la suivante :

On soumet à la dialyse 100 grammes de confitures; les substances qui restent sur la membrane du dialyseur sont filtrées, ce qui permet d'isoler la gélose insoluble; le filtre et son contenu sont brûlés au moyen d'un mélange de 1 partie d'acide sulfurique et de 3 parties d'acide nitrique; lorsque l'attaque est terminée, on étend d'eau, et on laisse reposer pendant vingt-quatre heures; on décante doucement et l'on examine le résidu au microscope. Si l'on y découvre la présence de l'*Arachnoïdiscus japonicus* (Voir *fig.* 32), on peut nettement conclure à la présence de la gélose dans les confitures examinées.

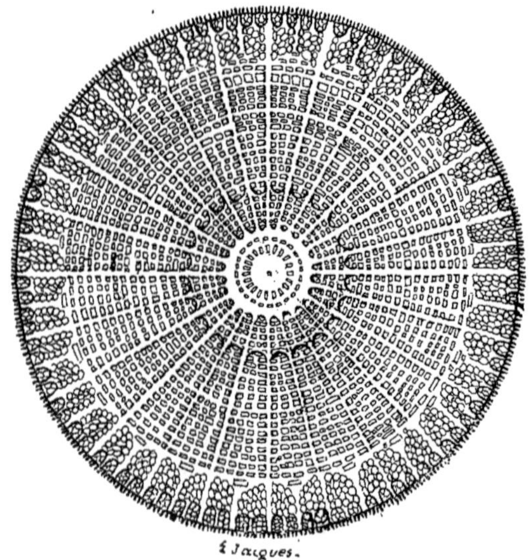

FIG. 32. — Arachnoïdiscus japonicus.

Desmoulière a signalé que certains échantillons de gélose ne contenaient pas de diatomées, et il a pu se rendre compte que, chez certains fabricants de confitures, la gélose est dissoute dans l'eau bouillante avant d'être employée et que la solution est filtrée sur des chausses feutrées au papier. Dans ces conditions, il n'est plus possible de conclure, par suite de l'absence de diatomées, à la non-addition de gélose dans la confiture examinée. Cet auteur a alors indiqué un nouveau procédé de recherche de la gélose que voici :

« A. *Confitures contenant de la gélatine.* — On met 30 grammes de confitures dans une capsule en porcelaine de 250 centimètres cubes; on ajoute 10 centimètres cubes d'eau et l'on chauffe pendant quelques instants au bain-marie en agitant ; lorsque le mélange est bien liquide, on retire la capsule du bain-marie et l'on y ajoute peu à peu, en agitant, 150 centimètres cubes d'alcool à 95°; on abandonne au repos pendant douze heures; on décante avec soin la liqueur surnageante, désormais inutile; on verse sur le précipité adhérent aux parois de la capsule 50 centimètres cubes environ d'eau distillée; on porte à l'ébullition pendant quelques minutes, en agitant; on verse de l'eau de chaux jusqu'à réaction franchement alcaline au tournesol; on fait bouillir pendant deux ou trois minutes; on retire du feu; on passe sur une toile fine, afin de séparer le précipité gélatineux de pectate de chaux; on traite la liqueur limpide par une solution d'acide oxalique à 1/20, jusqu'à réaction neutre au tournesol ou très légèrement alcaline (un excès d'acide oxalique nuirait dans la suite); on concentre au bain-marie jusqu'à 30 centimètres cubes environ; on verse dans la capsule 2 centimètres cubes de formol (solution du commerce); on agite et l'on évapore à siccité; on reprend le contenu de la capsule par 50 centimètres cubes d'eau; on fait bouillir pendant quelques minutes, en agitant constamment, et l'on filtre sur un filtre placé dans un entonnoir à filtration chaude.

« Si l'on ne dispose pas d'un entonnoir à filtration chaude, on opère avec presque autant de rapidité en filtrant sur un filtre à plis fait de préférence avec les filtres Schleicher et Schüll, à condition de mettre l'entonnoir sur une fiole posée sur le couvercle d'un bain-marie; on concentre au bain-marie le filtratum jusqu'au volume de 7 ou 8 centimètres cubes au maximum, en ayant soin d'agiter de temps en temps, de manière à redissoudre les substances qui se déposent sur les bords de la capsule; on verse dans un tube à essai, et l'on abandonne au refroidissement. Si les confitures examinées contiennent de la gélose, on obtient une gelée consistante permettant de retourner le tube sans en renverser le contenu.

« B. *Confitures ne contenant pas de gélatine.* — On opère comme précédemment en ayant soin de concentrer la liqueur débarrassée du pectate de chaux (et traitée par l'acide oxalique) jusqu'à réduction à 50 centimètres cubes; on filtre dans l'entonnoir à filtration chaude ou sur un filtre à plis, et l'on concentre au bain-marie jusqu'à réduction à 7 ou 8 centimètres cubes au maximum. Le produit obtenu, mis dans un tube à essai et abandonné au refroidissement, fournit comme précédemment, si les confitures renferment de la gélose, une gelée consistante permettant de retourner le tube sans en renverser le contenu.

« Si les confitures à examiner contiennent des fruits entiers ou des fragments de fruits, on a soin de les éliminer, soit en prélevant une portion de confitures qui en est exempte, soit en faisant bouillir avec de l'eau les confitures, passant bouillant sur une toile et concentrant le filtratum jusqu'à ce qu'une petite portion, mise sur une assiette, se prenne en gelée par le refroidissement; on se trouve ainsi ramené au cas général. »

6° **Recherche des matières colorantes.** — Les matières colorantes employées dans la fabrication des confitures artificielles étant les mêmes que celles employées pour les sirops et pour les bonbons, nous traiterons cette question à la fin de ce chapitre.

**7° Recherche des antiseptiques.** — En outre de la saccharine, les antiseptiques à rechercher dans les confitures sont les mêmes que dans les miels. On trouvera cette recherche dans le chapitre spécial.

## SIROPS

Les sirops de sucre, dits sirops simples, renferment toujours de petites quantités de sucre réducteur. Ce sucre réducteur provient, ainsi que l'a montré P. Yvon, des sucres servant à les préparer. De travaux faits par cet auteur, il résulte que les sucres raffinés en pains contiennent toujours de très petites quantités de glucose, provenant de la purification elle-même, et que les sucres sciés mécaniquement, ainsi que les poudres résultant de cette opération (semoules, glaces, demi-glaces), en renferment davantage. Cette teneur en glucose peut atteindre jusqu'à 1 pour 1.000.

Les sirops faits à froid (formule du Codex : 180 parties de sucre pour 100 parties d'eau) contiennent moins de sucre réducteur que les sirops faits à chaud (formule du Codex : 170 parties de sucre pour 100 parties d'eau). En effet, l'ébullition du sirop à l'air libre suffit pour intervertir une petite quantité de sucre.

D'après Yvon, le sirop de sucre doit présenter les caractères suivants :

*Densité.* — Sirop fait à froid (180 00) 1,315 à 15° ;
— chaud (170 00) 1,328 à 15° ;
— — (165 00) 1,319 à 15°.
Le Codex indique une densité voisine de 1,32 à 15°.

*Glucose.* — Le sirop récemment préparé ne doit pas renfermer, par litre, plus de 1 gramme de glucose (dosé à la liqueur de Fehling).

*Déviation.* — Dix grammes de sirop amenés au volume de 100 centimètres cubes par addition d'eau distillée et examinés au polarimètre, au tube de 20 centimètres, à la température de 15°, doivent donner :

avant inversion, une déviation de + 8° 34',
après inversion, une déviation de — 2° 58',

si l'inversion est faite à l'aide de l'acide chlorhydrique ; et de — 2° 34' si l'inversion est faite à l'aide de l'acide acétique à 5 0/0 ou de l'acide sulfurique à 10 0/0 (Yvon).

**1° Dosage des sucres.** — Il faut également opérer ce dosage, comme il est dit plus haut, en envisageant le cas d'un mélange de glucose, de lévulose et de saccharose, et en opérant sur les quantités indiquées pour les miels et les confitures.

**2° Recherche et dosage de la dextrine.** — La recherche de la dextrine dans un sirop est importante, car sa présence est l'indice d'une substitution partielle ou quelquefois totale du glucose commercial au saccharose.

On met à profit, pour cette recherche et ce dosage, la propriété qu'a la dextrine de précipiter de ses solutions par l'alcool fort.

Vingt grammes de sirop sont additionnés de 400 centimètres cubes d'alcool à 95°, on laisse reposer, on filtre sur un filtre taré, on lave à l'alcool, on sèche et on pèse (les sirops purs donnent dans ces conditions 0,1 à 1 0/0 de précipité). On peut caractériser la dextrine, après pesée, en dissolvant un peu de précipité dans l'eau, et ajoutant dans la solution froide quelques gouttes d'eau iodée. La dextrine donnera une coloration rouge vineux assez intense.

3° **Recherche et dosage de la dextrine et de la gomme dans les sirops de gomme.** — On précipite 20 grammes de sirop par 400 centimètres cubes d'alcool à 95°, on laisse reposer, on filtre sur un filtre taré, on lave à l'alcool, on sèche et on pèse. Le précipité ainsi obtenu contient la dextrine et la gomme.

« On dissout 1 gramme de ce précipité pesé dans 10 centimètres cubes « d'eau, on ajoute 4 gouttes d'une solution concentrée de perchlorure de « fer et quelques décigrammes de carbonate de chaux ; on agite vivement « tant qu'il se dégage de l'acide carbonique et l'on jette le tout sur un « filtre. La dextrine passe dans la liqueur filtrée et peut être précipitée à « nouveau par l'alcool, recueillie sur un filtre taré, et pesée après lavage à « l'alcool et dessiccation. La gomme est retenue sur le filtre à l'état de « combinaison avec le fer; on dissout dans de l'acide chlorhydrique le mé- « lange restant sur le filtre et l'on traite la solution par de l'alcool concen- « tré. La gomme précipitée est recueillie, redissoute dans l'eau et préci- « pitée une seconde fois par l'alcool acidulé, puis desséchée et pesée. « (Villiers et Collin.) »

4° **Dosage des acides tartrique, citrique et malique dans les sirops acides du Codex (sirops tartrique, citrique, etc.).** — On concentre, à environ 20 centimètres cubes, 100 centimètres cubes d'une solution aqueuse à 20 0/0 de sirop. On ajoute 200 centimètres cubes d'alcool à 95°, on laisse reposer douze heures et on filtre. Le liquide filtré est évaporé, repris par l'eau, additionné d'acétate basique de plomb jusqu'à réaction alcaline. On filtre et on lave le précipité. On introduit alors ce précipité dans un verre, au moyen d'eau chaude ; on traite par un courant d'hydrogène sulfuré, on jette sur filtre et on lave le précipité de sulfure de plomb à l'aide d'eau bouillante. Le filtrat est évaporé à environ 50 centimètres cubes, neutralisé par la potasse, additionné d'une solution concentrée d'acétate neutre de calcium et abandonné au repos pendant douze heures. On recueille le précipité de tartrate de chaux sur un filtre, et on lave de manière à recueillir 100 centimètres cubes. On calcine le filtre et on dose la chaux; on fait une correction en ajoutant au résultat 0gr,0286 d'acide tartrique retenu dans 100 centimètres cubes d'eau de lavage du tartrate de chaux.

On évapore le filtrat à environ 20 centimètres cubes, et le précipité éventuel est du citrate de chaux que l'on recueille et que l'on dose par la teneur en chaux.

On évapore à nouveau le dernier filtrat à environ 20 centimètres cubes et on ajoute 3 volumes d'alcool à 96° ; on précipite ainsi les sels de calcium des acides tartrique et citrique restés en solution, ainsi que les malates et les succinates. On recueille le précipité, on calcine et on calcule en acide malique.

5° **Recherche des matières colorantes.** — Voir plus bas.

6° **Recherche de la vanilline dans les sirops aromatisés** (*Tiemann et Haimann*). — Le sirop est agité avec de l'éther. L'éther décanté est lavé, puis traité par le bisulfite de soude. La couche inférieure est décantée, puis additionnée d'un excès d'acide chlorhydrique. Quand le bisulfite est décomposé, on chasse l'excès d'acide sulfureux par un courant d'air sec, puis on agite à nouveau avec de l'éther. L'éther est décanté et évaporé, et, si le sirop contenait de la vanilline, on perçoit nettement l'odeur de cette dernière dans le résidu d'évaporation.

7° **Recherche de la saccharine et des antiseptiques.** — Voir le chapitre spécial.

## BONBONS

1° **Dosage des sucres.** — Le dosage des sucres dans les bonbons doit être fait selon la méthode indiquée en I, *a* (*Mélange de saccharose et de glucose*), en opérant sur 20 grammes de bonbons pulvérisés, qu'on dissout dans l'eau ; on défèque la solution par le sous-acétate de plomb, on ajoute quelques gouttes de solution hydro-alcoolique de tannin à 10 0/0, on complète au volume de 500 centimètres cubes avec de l'eau distillée, on agite et on filtre.

2° **Recherche de la gomme.** — La solution aqueuse concentrée, additionnée d'une petite quantité de carbonate de chaux et de quelques gouttes de perchlorure de fer neutre, donne un précipité jaune caillebotté.

3° **Recherche de la gélatine.** — Cette recherche se fait comme pour les confitures, en opérant sur la solution aqueuse concentrée des bonbons à examiner.

## EXTRACTION DES MATIÈRES COLORANTES DANS LES PRODUITS DE CONFISERIE

*Procédé Halphen.* — Ce procédé consiste à dessécher les matières alimentaires après les avoir additionnées de sable et à les traiter ensuite par l'alcool.

Si ces substances sont liquides ou à l'état de pâte, on les mélange avec leur volume de sable ; si elles sont solides et insolubles, on les délaie avec un peu d'eau. On dessèche ensuite complètement le mélange ; cette dessiccation doit quelquefois être réalisée à la température ordinaire, pour éviter la décomposition possible de certains dérivés azoïques peu stables vers 100°; mais, dans un très grand nombre de cas, on peut l'effectuer au bain-marie. La masse sèche, pulvérisée dans un mortier ou plus simplement écrasée avec une spatule, est introduite dans un petit flacon à col large et humectée avec de l'acide acétique cristallisable, dont on ajoute un volume suffisant pour qu'il dépasse un peu la matière solide; après avoir rendu le mélange homogène avec un agitateur, on bouche le flacon et on abandonne dix minutes. Au bout de ce temps, on additionne le mélange d'environ 2 fois son volume d'alcool à 90°, on rend homogène par agitation et on laisse reposer. Après dix minutes de contact, on décante le liquide sur un filtre, sur lequel on fait tomber ensuite le résidu solide que l'on conserve après l'avoir laissé égoutter, pour y rechercher les laques de cochenille.

Dans le liquide filtré, en pourra rechercher les matières colorantes dérivées de la houille de la manière suivante : après l'avoir neutralisé par du carbonate de soude, on acidifie légèrement une portion, on y plonge une floche de soie; on y ajoute environ 2 volumes d'eau et l'on fait bouillir assez longtemps pour que, l'alcool étant évaporé en totalité, le volume soit réduit à la moitié environ de celui de la portion du liquide filtré prélevée pour cet essai.

Dans une autre portion du liquide filtré, préalablement alcalinisée par le carbonate de soude, on fait également un essai de teinture.

Les floches sont soigneusement savonnées et séchées entre des doubles de papier et examinées. Le lavage au savon et le rinçage à l'eau font disparaître les colorations plus ou moins brunes dues aux matières colorantes naturelles et, s'il y a eu addition d'un colorant de la houille, celui-ci reste fixé sur la soie avec sa teinte propre.

En l'absence d'un colorant de la houille, la floche n'est pas colorée ou ne présente qu'une teinte à peine jaunâtre.

Si cet essai préliminaire a donné un résultat positif, on pourra soumettre le reste du liquide alcoolique, provenant du traitement d'une plus grande quantité de matières, aux essais généraux (Voir tableaux de Otto Witt et Ed. Weingaertner).

## RECHERCHE DES MATIÈRES COLORANTES VÉGÉTALES

**Essais préliminaires (Ranwez).** — *a*) On fait bouillir la solution aqueuse du produit de confiserie avec quelques fils de laine blanche dégraissée ; on recueille la laine et on la lave à l'eau. Elle ne doit pas être colorée; une coloration indiquerait une matière colorante étrangère.

*b*) La solution traitée par l'acétate basique de plomb fournit un précipité gris ardoise et le liquide surnageant est presque incolore ou bleuâtre.

Une teinte rouge du liquide indique un colorant étranger.

*c*) La solution est agitée avec de l'alcool amylique. Si, après repos, ce dernier est teinté, c'est l'indication d'un colorant étranger.

**Recherche des principaux colorants végétaux (Robin).** — *Orseille.* — Le liquide est agité avec de l'éther. On décante et on traite l'éther, coloré en jaune, par l'ammoniaque. La coloration passe au violet; l'addition d'acide acétique fait virer le violet au rouge. Traitée par l'alun et le carbonate de soude, la liqueur colorée à l'orseille donne un liquide filtré rose, tandis que la laque est noirâtre avec une pointe de rose.

*Campêche.* — L'éther est également coloré en jaune, mais l'addition d'ammoniaque fait passer la couleur au rouge à peine violacé. Le bichromate de potasse donne une coloration violette mélangée de jaune verdâtre.

*Cochenille* (*Zeits. f. off. Ch.*, d'après *Ph. Centralhalle*, oct. 1902). — La solution est agitée avec de l'alcool amylique. Si, après acidulation, l'alcool est coloré en orangé et s'il n'y a pas de matière colorante de la houille, il y a très probablement de la cochenille. On lave la solution alcoolique à plusieurs reprises avec de l'eau, et on ajoute à une partie de celle-ci de l'acétate d'urane qui donne, avec la cochenille, une coloration vert émeraude. On alcalinise l'autre partie par l'ammoniaque, on obtient alors la couleur rouge pourpre de la cochenille.

Les réactions de quelques colorants végétaux sont les suivantes :

COLORANTS VÉGÉTAUX ROUGES (Robin).

| NATURE DES COLORANTS | AMMONIAQUE | ALUN ET CARBONATE DE SOUDE A 20 0/0 | | MÉLANGE DE CARBONATE DE SOUDE ET D'ACÉTATE D'ALUMINE |
|---|---|---|---|---|
| | | LAQUE | LIQUEUR FILTRÉE | |
| Airelle myrtille.. | Gris verdâtre. | Bleu verdâtre, rosé sur les bords. | » | Bleu violet. |
| Betterave ....... | Jaune brun sale ou rosé. | Vert sale ou rosé. | » | Grenat. |
| Cassis .......... | Vert foncé. | Bleu verdâtre. | Vert bouteille. | Violet bleu. |
| Campêche ...... | Rouge violacé. | Bleu violacé ou rosé. | » | Violacé. |
| Fernambouc .... | Groseille. | Rose. | Rosée. | Lilas vineux. |
| Framboises ..... | Vert bleuâtre. | Rosée. | Vert bleuâtre. | Lilas violacé. |
| Groseilles....... | Jaune brun verdâtre. | Gris pointe de lilas. | Gris marron, pointe de vert bouteille. | Roux marron. |
| Mauve noire..... | Vert foncé, puis jaune. | Vert foncé. | » | Bleu mauve. |
| Mûres de haies .. | Vert jaunâtre. | Blanc ou rose violet. | Bleutée. | Violet verdâtre. |
| Phytolacca...... | Lilas. | Violet. | » | Liquide violet passant au jaune par l'ammoniaque. |
| Sureau ......... | Vert franc. | Bleu violacé. | » | Violet virant au bleu par acétate de cuivre. |

Colorants végétaux jaunes (Robin).

| Colorants | Ammoniaque | Acide chlorhydrique | Alun et carbonate de soude à 20 0/0 | |
|---|---|---|---|---|
| | | | Laque | Liqueur filtrée |
| Graine de Perse. | Jaune rouge. | Précipité jaune brun. | Orange. | » |
| — d'Avignon. | Jaune rouge. | Précipité jaune brun. | Orange. | » |
| Bois jaune...... | Jaune plus clair. | Jaune orange. | Orange. | » |
| Quercitron...... | Devient plus clair. | Précipité jaune clair. | Jaune rouge avec pointe de vert. | » |
| Gaude.......... | Jaune d'or. | La nuance fonce. | Jaune verdâtre. | » |
| Bois de fustet... | Rouge jaunâtre. | Devient plus jaune. | Jaune clair. | » |
| Curcuma. ...... | Brun rouge. | Préc. cramoisi. | Jaune clair. | » |

Examen de la matière colorante de certains fruits (Truchon et Martin Claude).

| Désignation | Coloration en liqueur acide (acidité naturelle du jus) | | Coloration en liqueur ammoniacale | | Touché à l'acide sulfurique après évaporation de l'alcool amylique acide |
|---|---|---|---|---|---|
| | Du jus | De l'alcool amylique | Du jus | De l'alcool amylique | |
| Cerises hâtives... | Rouge. | Jaune. | Vert. | Incolore. | Jaune. |
| — de saison. | Rouge. | Incolore. | Vert. | Incolore. | Jaune. |
| Fraises précoces.. | Rouge. | Rose. | Vert. | Incolore. | Rose. |
| — de saison. | Rouge. | Rouge. | Vert. | Incolore. | Rose (teint soie en rose rouge). |
| Framboises....... | Rouge. | Rouge. | Vert. | Incolore. | |
| Groseilles rouges. | Rouge. | Incolore. | Vert. | Incolore. | |
| — blanches. | Blanc. | Incolore. | Brun. | Incolore. | |
| Cassis........... | Rouge noir. | Rouge. | Vert foncé. | Incolore. | Brun clair (teint soie en rose). |
| Pêches........... | Jaune. | Incolore. | Brun. | Jaune rosé. | Incolore. |
| Poires........... | Jaune. | Incolore. | Brun. | Incolore. | |
| Coings........... | Jaune. | Incolore. | Brun. | Incolore. | |
| Pommes......... | Jaune. | Incolore. | Brun. | Incolore. | |
| Abricots......... | Jaune. | Incolore. | Brun. | Incolore. | |
| Reines-Claude.... | Jaune. | Incolore. | Brun. | Incolore. | |
| Mirabelles....... | Jaune. | Incolore. | Brun. | Incolore. | |

**Recherche des principaux colorants d'aniline.** — Cette recherche se fait selon la méthode indiquée pour les vins; mais, à côté des colorants rouges et roses qu'on peut rencontrer dans ces derniers, on peut trouver, dans les divers produits de confiserie, des colorants jaunes, bleus, verts, violets, dont nous donnons ci-dessous les principales réactions.

TABLEAU DE OTTO W

| COLORANTS | ACTION DE $SO^4H^2$ CONCENTRÉ | ACTION DE $SO^4H^2$ + EAU | ACTION DE HCl |
|---|---|---|---|
| *Rouges.* | | | |
| Safranine | Coloration verte. | Bleu, puis violet, puis rouge. | Coloration bleu |
| *Jaunes et Orange.* | | | |
| Phosphine ou chrysaniline | » | » | » |
| Flavaniline | » | » | » |
| Auramine | » | Se décolore à l'ébullition. | Bouillie avec aci étendu, se décolo |
| Chrysoïdine | Col. brun jaunâtre, ou rougeâtre. | Devient rouge. | » |
| Vésuvine (brun Bismarck) | Coloration brune. | » | Rouge brun + ea devient jaune. |
| Uranine et chrysoline (fluorescéines) | Coloration jaune. | » | Sol. aqueuse + H détruit la fluore cence et p^te jau |
| Acide picrique | Rien. | » | Rien. |
| Jaune martius | Précip. blanchâtre. | » | Précip. blanchât |
| Jaune naphtol S | » | » | » |
| Aurantia | Rien. | » | Précipité jaun |
| Chrysamine G et R | Col. rouge fuchsine. | Préc. brun ou olive. | » |
| Jaune brillant | » | Devient violet. | » |
| Chrysophénine | Col. viol. rougeâtre. | Précipité bleu. | » |
| Jaune solide R et G | Coloration jaune. | Devient rouge brun, puis orangé. | » |
| Jaune de diphénylamine et orangé IV | Coloration violette. | Devient rougeâtre et précipité bleu. | » |
| Jaune N (Poirrier) | Col. vert bleuâtre. | Color. violette, puis préc. bleu ardoise. | » |
| Jaune de métanile | Col. violet sale. | Devient rouge fuchsine. | » |
| Lutéoline | Col. vert jaunâtre. | Devient violette, puis précipité gris. | » |
| Citronine, jaune indien et curcumine | Col. rouge carmin. | Devient jaune. | » |
| Alizarine S (nitroalizarine) | Col. jaune d'or. | Dev. jaune paille. | Coloration jaun |

| ACTION DES ALCALIS | COULEUR DE LA SOLUTION ÉTHÉRÉE | COULEUR DE LA SOLUTION DANS L'ALCOOL AMYLIQUE | OBSERVATIONS ET REMARQUES |
|---|---|---|---|
| » | + $AzH^3$ est très peu soluble. | + $AzH^3$, solut. rose rouge, et fluor. orange. | Solution aqueuse + alcool = fluorescence orange. |
| Préc. floconneux jaune. | + $AzH^3$, j. avec dichroïsme vert. | » | Assez facilement soluble dans l'eau. |
| — blanc laiteux. | + $AzH^3$, incol., mais fluoresc. bleu verdâtre. | » | » |
| — blanc laiteux. | Incolore. | » | Solution aq. jaune + HCl et à l'ébul., se décolore peu à peu. |
| » | » | » | Teint la laine en jaune. |
| » | » | + $AzH^3$, jaune d'or virant au rouge brun par l'ac. acétique. | Teint la laine en orangé brunâtre. |
| Fluorescence verte. | » | » | Solution aqueuse brun jaune avec fluorescence verte que les acides font disparaître. |
| La couleur se fonce. | » | » | Solution aq. jaune, goût amer. |
| » | + HCl, j. clair. | » | Solution aqueuse, jaune d'or. |
| » | Sol. aqueuse agitée avec éther, ne donne rien. | » | Solution jaune d'or. |
| En excès, précipité rouge foncé. | » | » | Solution aqueuse rouge, devient jaune par dilution. |
| » | » | » | Soluble surtout à chaud. |
| » | » | » | Solution aqueuse jaune orangé. |
| » | » | » | Solution aqueuse jaune orangé. |
| » | » | » | Solution aqueuse jaune. |
| » | » | » | Solution aqueuse jaune. |
| » | » | » | Solution aqueuse jaune, pas très soluble. |
| » | » | » | Solution aqueuse orange. |
| » | » | » | Solution aqueuse jaune. |
| » | » | » | Solut. aqueuse jaune et trouble; si on chauffe sur lame de platine, formation de serpents de Pharaon. |
| Sol. aqueuse concentrée + soude, devient violette; + $AzH^3$, devient rouge. | » | » | Solution jaune brun. |

| COLORANTS | ACTION DE $SO^4H^2$ CONCENTRÉ | ACTION DE $SO^4H^2$ + EAU | ACTION DE HCl |
|---|---|---|---|
| *Verts.* | | | |
| Vert brillant (vert Victoria)... | Coloration jaune. | Devient vert faible. | Coloration jaune |
| Vert malachite.............. | » | Devient verte. | — |
| Vert méthyle (vert à l'iode)... | Col. jaune ou brune. | Devient verte. | Coloration jaune |
| Vert sulfo, vert lumière, vert helvétia, vert acide. | Aj. à sol. aqueuse, donne color. plus foncée; si excès, devient jaune. | » | Comme $SO^4H^2$.. |
| *Bleus.* | | | |
| Bleu de méthylène........... | Coloration vert pré. | » | P[té] vert, puis pâli |
| Bleu nouveau............... | Col. verte ou viol. | Devient bleue, puis violette. | » |
| Bleu Victoria................ | Col. jaune brunâtre. | Reprend sa couleur. | Col. jaune brunât |
| Bleus alcalins............... | Col. rouge brun. | Précipité bleu. | Précipité bleu. |
| Bleu soluble (bleu coton)..... | » | » | » |
| Benzoazurine G.............. | Col. bleu verdâtre. | Préc. bleu franc. | » |
| Benzoazurine R.............. | Coloration bleue. | Préc. bleu violet. | » |
| Azobleu (bleu azoïque)....... | » | Préc. bleu violet. | » |
| Bleu d'alizarine S........... | Col. jaune d'or. | Dev. jaune paille. | Dissout en jaun |
| Carmin d'indigo............. | » | » | » |
| Indulines solubles........... | Précipite en bleu la solution aqueuse. | » | Précipite en bleu s solution aqueuse |
| *Violets.* | | | |
| Violet de méthyle........... | Col. jaune brun. | Vert, puis bleu, puis violet. | Col. jaune brun |
| Violet Hoffmann (violet neutre) | Col. violet sale. | Bleu, puis viol. sale. | Coloration bleue |
| Mauvéine (violet Perkin)..... | Coloration grise. | Gris vert, puis bleu, puis violet. | » |
| Violet cristallisé............ | Colorat. orangée. | Ne change pas. | Col. orangée. |
| Violet acide................. | » | Bleu vert, p. violet. | » |
| Azoviolet (violet azoïque)..... | Col. bleu indigo. | Devient bleu violet. | » |

| ACTION DES ALCALIS | COULEUR DE LA SOLUTION ÉTHÉRÉE | COULEUR DE LA SOLUTION DANS L'ALCOOL AMYLIQUE | OBSERVATIONS ET REMARQUES |
|---|---|---|---|
| ...réc. rose ou gris faible. | » | » | Solution aqueuse verte, un peu jaunâtre. |
| ...réc. rose ou gris faible. | » | » | Très soluble dans l'eau, avec une belle couleur verte. |
| ...se déc. sans précipité. | » | » | Solution aqueuse bleu verdâtre ; un écheveau de laine, teint avec cette couleur, devient violet si on chauffe à 110°. |
| ...écolorent entièrement la sol. aqueuse. | » | » | Solution aqueuse verte, ne teint qu'au bain acide. |
| Précipité violet rouge. | » | » | Soluble, résiste longtemps à l'action des hypochlorites. |
| ...oude=préc. brun noir. | » | » | Solution aqueuse bleu violacé. |
| Précipité rouge brun. | » | + $AzH^3$, très sol. | Solution aqueuse bleu violet. |
| Décolorent presque ...ntièrement la solution aqueuse. | » | » | Teint la laine en solution ammoniacale, qui, lavée et plongée dans bain acide, devient bleu foncé. |
| ...e précipitent pas la solution aqueuse. | » | » | Ne teint la laine qu'en bain acide. |
| » | » | » | Solution aqueuse bleue. |
| » | » | » | Solution aqueuse violette. |
| Dissolvent en rouge. | » | » | Solution aqueuse violet rouge. |
| ...$AzH^3$ dissout en rouge, ...aOH dans sol. aqueuse donne violet. | » | » | Solut. aqueuse jaune brunâtre. |
| ...$zH^3$ et poudre de zinc donnent liq. incolore ...ont la nuance reparaît à l'air. | | | Sol. dans l'eau ; ne teint qu'en bain acide. L'acide nitrique étendu décolore définitivement à chaud. |
| Colorent sol. aqueuse en nuances allant du rouge au violet. ...$zH^3$ et poudre de zinc comme pour carmin d'indigo. | » | » | Sol. dans l'eau, l'acide nitrique ne décolore pas, même à chaud. |
| Préc. brun violacé. | » | + $AzH^3$, passe un peu, l'acide acétique avive. | Sol. dans l'eau ; passe très bien en violet dans l'alcool amylique ; + HCl, la liqueur se colore en vert bleu. |
| Précipité brun. | » | » | Pas très soluble dans l'eau. |
| Précipité violet. | » | » | Assez peu soluble dans l'eau. |
| » | » | » | Sol. aqueuse violet pur ; + HCl, la coloration devient orangée. |
| ...$zH^3$ déc. sol. aqueuse. | » | » | Solution violette. |
| » | » | » | Solution rouge violet. |

**Voir à l'Addendum les nouvelles méthodes d'analyse desconfitures, sirops, miels, limonades et sucres, publiées en exécution de l'article 11 de la loi du 1er août 1905.**

## DOCUMENTS D'HYGIÈNE ALIMENTAIRE

### SUCRERIES

#### ALLUMETTES-BONBONS DITES ALLUMETTES DE SANTÉ ET SIMULANT LES ALLUMETTES CHIMIQUES

**Comité consultatif d'hygiène publique**

RAPPORT DU Dr DUBRISAY (22 FÉVRIER 1886). — CONCLUSIONS ADOPTÉES

« La vente des allumettes-bonbons, dites allumettes de santé, constitue un danger pour la santé publique et la sécurité générale. »

#### VENTE DE PASTILLES, IMITATION DE GOMME

**Comité consultatif d'hygiène publique**

RAPPORT DE OGIER (26 DÉCEMBRE 1887). — CONCLUSIONS ADOPTÉES

« ... Ces pastilles (simili-gomme, imitation de gomme), dont l'apparence et les dénominations sont de nature à induire le public en erreur, sont presque exclusivement formées de gélatine, substance qui n'a aucune des propriétés utiles de la gomme, et elles constituent, par conséquent, un produit qui ne saurait être recommandé. »

Circulaires ministérielles relatives à la coloration à l'aide de substances toxiques : 7 mai 1889 et 29 décembre 1890.

**Préfecture de police, Paris**

ORDONNANCE DU 15 JUIN 1862

Article premier. — Il est expressément défendu de se servir d'aucune substance minérale, excepté le bleu de Prusse, l'outremer, la craie (carbonate de chaux) et les ocres, pour colorer les bonbons, dragées, pastillages, les liqueurs, et toute espèce de sucreries et pâtisseries.

Il est également défendu d'employer, pour colorer les bonbons, liqueurs, etc., des substances végétales nuisibles à la santé, notamment la gomme-gutte et l'aconit napel.

Les mêmes défenses s'appliquent aux substances employées à la clarification des sirops et des liqueurs.

Art. 2. — Il est défendu d'envelopper ou de couler des sucreries dans des papiers blancs lissés ou coloriés avec des substances minérales, excepté le bleu de Prusse, l'outremer, les ocres et la craie.

Il est défendu de placer des bonbons et fruits confits dans des boîtes garnies, à l'intérieur ou à l'extérieur, de papiers coloriés avec des substances prohibées par la présente ordonnance, et de les recouvrir avec des découpures de ces papiers.

Il en sera de même des fleurs ou autres objets artificiels servant à la décoration des bonbons.

Art. 3. — Il est défendu de faire entrer aucune préparation fulminante dans la composition des enveloppes de bonbons.

Il est également défendu de se servir de fils métalliques comme supports de fleurs, de fruits et autres objets en sucre et en pastillage.

Art. 4. — Les bonbons enveloppés porteront le nom et l'adresse du fabricant ou marchand ; il en sera de même des sacs dans lesquels les bonbons ou sucreries seront livrés au public.

Les flacons contenant des liqueurs colorées devront porter les mêmes indications.

Art. 5. — Il est interdit d'introduire, dans l'intérieur des bonbons et pastillages, des objets de métal ou d'alliage métallique de nature à former des composés nuisibles à la santé.

Les feuilles métalliques appliquées sur les bonbons ne devront être qu'en or ou en argent fin.

Les feuilles métalliques introduites dans les liqueurs devront être également en or ou en argent fin.

Art. 6. — Les sirops qui contiendront de la glucose (sirop de fécule, sirop de froment) devront porter, pour éviter toute confusion, les dénominations communes de « sirop de glucose » ; outre cette indication, ces bouteilles porteront l'étiquette suivante : « liqueur de fantaisie à l'orgeat, à la groseille », etc.

. . . . . . . . . . . . . . . . . . . . . . . . . . . . . .

## ORDONNANCE CONCERNANT LA COLORATION DES SUBSTANCES ALIMENTAIRES, LES PAPIERS ET CARTONS SERVANT A LES ENVELOPPER ET LES VASES DESTINÉS A LES CONTENIR

Paris, le 31 décembre 1890.

Nous, Préfet de Police,

Vu :

1° Les lois des 16-24 août 1790 et 22 juillet 1791 ;

2° Les arrêtés des consuls des 12 messidor an VIII, et 3 brumaire an IX, et la loi du 7 août 1850 ;

3° Les ordonnances de police des 21 mai 1885 et 5 février 1889 ;

4° Les circulaires ministérielles des 17 décembre 1888 et 16 janvier 1889, relatives à l'emploi des feuilles d'étain pour envelopper les substances alimentaires ;

5° L'avis émis par le Comité consultatif d'hygiène publique de France et les instructions de M. le Ministre de l'Intérieur, des 7 mai 1889, 29 août et 29 septembre 1890 ;

Ordonnons ce qui suit :

Article premier. — L'emploi des couleurs ci-après désignées est interdit pour la coloration de toute substance entrant dans l'alimentation à quelque titre que ce soit :

*Couleurs minérales.* — Composés de cuivre. — Cendres bleues, bleu de Montagne.

Composés de plomb. — Massicot, minium, mine orange. — Carbonates de plomb (blanc de plomb, céruse, blanc d'argent). — Oxychlorures de plomb (jaune de Cassel, jaune de Turner, jaune de Paris). — Antimoniate de plomb (jaune de Naples). — Sulfate de plomb. — Chromates de plomb (jaune de chrome, jaune de Cologne).

Chromate de baryte. — Outremer jaune.

Composés d'arsenic. — Arsénite de cuivre, vert de Scheele, vert de Schweinfürth.

Sulfure de mercure. — Vermillon.

*Couleurs organiques.* — Gomme-gutte. — Aconit napel.

Matières colorantes dérivées des goudrons de houille, telles que fuchsine, bleu de Lyon, flavaniline, bleu de méthylène ; phtaléines et leurs dérivés substitués : éosine, érythrosine.

Matières colorantes renfermant, au nombre de leurs éléments, la vapeur nitreuse, telles que jaune de naphtol, jaune Victoria.

Matières colorantes préparées à l'aide de composés diazoïques, telles que tropéolines, rouges de xylidine.

Art. 2. — A titre exceptionnel, il est permis d'employer, pour la coloration des bonbons, des pastillages, des sucreries, des glaces, des pâtes de fruits et de certaines liqueurs qui ne sont pas naturellement colorées, telles que la menthe verte, les couleurs ci-après dérivées des goudrons de houille, en raison de leur emploi restreint et de la très minime quantité de substances colorantes que ces produits renferment :

*Couleurs roses.* — Eosine (tétrabromo-fluorescéine).

Erythrosine (dérivés méthylés et éthylés de l'éosine).

Rose Bengale, phloxine (dérivés iodés et bromés de la fluorescéine chlorée).

Rouges de Bordeaux, ponceau (résultant de l'action des dérivés sulfo-conjugués du naphtol sur les diazoxylènes).

Fuchsine acide (sans arsenic et préparée par le procédé Coupier).

*Couleurs jaunes.* — Jaune acide, etc. (dérivés sulfo-conjugués du naphtol).

*Couleurs bleues.* — Bleu de Lyon, bleu lumière, bleu Coupier, etc. (dérivés de la rosaniline triphénylée ou de la diphénylamine).

*Couleurs vertes.* — Mélange de bleu et de jaune ci-dessus.

Vert malachite (éther chlorhydrique du tétraméthyldiamidotriphénylcarbinol).

*Couleurs violettes.* — Violet de Paris ou de méthylaniline.

Art. 3. — L'emploi des couleurs ci-après désignées est interdit pour la coloration des papiers et cartons servant à envelopper toute substance entrant dans l'alimentation, de quelque nature qu'elle soit.

*Couleurs minérales.* — Composés de cuivre. — Cendres bleues, bleu de Montagne.

Composés de plomb. — Massicot, minium, mine orange. — Carbonates de plomb (blanc de plomb, céruse, blanc d'argent). — Oxychlorures de plomb (jaune de Cassel, jaune de Turner, jaune de Paris). — Antimoniate de plomb (jaune de Naples). — Sulfate de plomb. — Chromates de plomb (jaune de chrome, jaune de Cologne).

Chromate de baryte. — Outremer jaune.

Composés d'arsenic. — Arsénite de cuivre, vert de Scheele, vert de Schweinfürth.

*Couleurs organiques.* — Gomme-gutte. — Aconit napel.

. . . . . . . . . . . . . . . . . . . . . . . . . . . . . . . .

# CHAPITRE VI

# CONDIMENTS ET AROMATES

## VINAIGRE

Par A. BONN

**Définition et composition.** — Le vinaigre est un condiment qui renferme surtout de l'acide acétique et que l'on obtient par la fermentation acétique (à l'aide du *Mycoderma aceti*) de liquides alcooliques, tels que le vin, l'alcool, le cidre, la bière, ou de substances susceptibles de donner de l'alcool après fermentation, comme le sucre, le miel, les moûts de certains fruits, etc.

De par son étymologie même, le mot *vinaigre*, sans autre qualificatif, doit être réservé au vinaigre obtenu par la fermentation acétique du vin. Les liquides résultant de l'acétification d'autres liqueurs alcooliques doivent être désignés sous le nom du produit qui a été employé (vinaigre d'alcool, vinaigre de bière, etc.).

**Composition générale des vinaigres de vin.** — Les constituants principaux du vinaigre de vin sont :

De l'acide acétique étendu ;

Des traces d'alcool, d'aldéhyde et d'acétate d'éthyle ;

Les matières salines qu'on rencontre dans les vins (bitartrate de potasse, tartrate de chaux, sulfates, chlorures et phosphates alcalins).

Pour compléter ces données, nous indiquons ci-dessous la composition de divers vinaigres.

VINAIGRE DE VIN (Ch. Girard).

| ÉCHANTILLONS ANALYSÉS EN | | VINAIGRES DE VIN | | | | | | | |
|---|---|---|---|---|---|---|---|---|---|
| | | DENSITÉ A 15° | EXTRAIT A 100° PAR LITRE | SUCRE PAR LITRE | TARTRE PAR LITRE | CENDRES PAR LITRE | ACIDITÉ PAR LITRE EN ACIDE ACÉTIQUE | RAPPORT ENTRE L'ACIDITÉ ET L'EXTRAIT | OBSERVATIONS |
| 1891. . . | 1 | 1,0165 | 15,52 | 0,72 | 3,13 | 2,08 | 66,6 | 4,2 | |
| | 2 | 1,0138 | 15,96 | 0,73 | 2,76 | 2,72 | 44,4 | 2,8 | |
| | 3 | 1,0210 | 31,96 | 4,16 | 1,93 | 5,52 | 60,0 | 1,8 | Provient d'un vin très plâtré. |
| | 4 | 1,0145 | 13,80 | 3,62 | 0,65 | 1,60 | 56,4 | 4,0 | |
| 1892. . . | 5 | 1,0152 | 23,00 | 1,37 | 0,95 | 6,88 | 46,2 | 2,0 | Id. |
| | 6 | 1,0169 | 14,36 | 1,58 | 1,30 | 2,60 | 71,4 | 4,9 | |
| | 7 | 1,0187 | 16,52 | 2,11 | 0,80 | 2,76 | 73,8 | 4,4 | |
| | 8 | 1,0180 | 16,32 | 1,72 | 2,55 | 2,52 | 72,0 | 4,4 | |
| | 9 | 1,0210 | 25,96 | 4,62 | 1,48 | 1,68 | 66,6 | 2,5 | |
| | 10 | 1,0173 | 18,96 | 3,96 | 3,57 | 2,72 | 60,0 | 3,1 | |
| | 11 | 1,0171 | 15,64 | 1,75 | 3,21 | 2,32 | 77,0 | 4,6 | |
| | 12 | 1,0182 | 16,38 | 2,27 | 0,87 | 2,88 | 68,4 | 4,1 | |
| | 13 | 1,0129 | 14,56 | 1,37 | 1,10 | 4,40 | 50,4 | 3,4 | Id. |
| | 14 | 1,0145 | 20,04 | 0,68 | 2,08 | 5,48 | 59,4 | 2,9 | Id. |
| | 15 | 1,0182 | 17,12 | 2,38 | 0,87 | 2,96 | 68,4 | 3,9 | |
| 1893. . . | 16 | 1,0167 | 18,60 | 4,03 | 1,60 | 3,00 | 58,2 | 3,1 | |
| | 17 | 1,0192 | 19,84 | 2,94 | 2,68 | 3,04 | 70,2 | 3,5 | |
| | 18 | 1,0200 | 18,60 | 2,35 | 0,87 | 3,36 | 70,8 | 3,8 | |
| | 19 | 1,0213 | 25,36 | 1,46 | 1,02 | 4,16 | 72,6 | 2,8 | Id. |
| | 20 | 1,0183 | 17,60 | 1,51 | 0,80 | 3,60 | 66,0 | 3,7 | |
| 1893. . . | 21 | 1,0189 | 17,44 | 1,21 | 1,48 | 2,52 | 72,0 | 4,1 | |
| | 22 | 1,0188 | 21,28 | 1,15 | 0,80 | 4,08 | 67,2 | 3,1 | Id. |
| Moyenne. . | | 1,0175 | 19,31 | 2,16 | 1,65 | 3,21 | 63,3 | 3,5 | |
| Maximum . | | 1,0213 | 31,96 | 4,62 | 3,57 | 6,88 | 73,8 | 4,9 | |
| Minimum . | | 1,0129 | 13,80 | 0,68 | 0,65 | 1,60 | 44,4 | 1,8 | |

VINAIGRE D'ALCOOL (Ch. Girard).

| VINAIGRES D'ALCOOL | | | | | | | | |
|---|---|---|---|---|---|---|---|---|
| ÉCHANTILLONS ANALYSÉS EN | | DENSITÉ A 15° | EXTRAIT A 100° PAR LITRE | SUCRE PAR LITRE | TARTRE PAR LITRE | CENDRES PAR LITRE | ACIDITÉ PAR LITRE EN ACIDE ACÉTIQUE | RAPPORT ENTRE L'ACIDITÉ ET L'EXTRAIT |
| 1891.... | 1 | 1,0082 | 3,00 | 0 | 0 | 0,80 | 52,2 | 17,4 |
| | 2 | 1,0094 | 3,12 | 0 | 0 | 0,84 | 57,0 | 18,2 |
| 1892.... | 3 | 1,0131 | 5,76 | Traces | 0 | 0,40 | 75,6 | 13,1 |
| | 4 | 1,0109 | 4,16 | Traces | 0 | 0,44 | 62,4 | 15,0 |
| | 5 | 1,0122 | 5,00 | Traces | 0 | 0,32 | 79,80 | 15,9 |
| | 6 | 1,0109 | 3,20 | Traces | 0 | 0,24 | 67,8 | 21,0 |
| | 7 | 1,0111 | 3,12 | Traces | 0 | Traces | 68,4 | 21,0 |
| | 8 | 1,0118 | 4,56 | Traces | 0 | 0,52 | 70,2 | 15,3 |
| | 9 | 1,0084 | 1,84 | Traces | 0 | Traces | 49,8 | 27,0 |
| 1893.... | 10 | 1,0092 | 3,60 | Traces | 0 | 0,40 | 54,0 | 15,0 |
| | 11 | 1,0087 | 1,64 | Traces | 0 | 0,88 | 54,0 | 32,9 |
| | 12 | 1,0113 | 3,28 | Traces | 0 | 0,64 | 76,80 | 21,5 |
| Moyenne... | | 1,0100 | 3,54 | Traces | 0 | 0,45 | 63,4 | 19,4 |
| Minimum .. | | 1,0131 | 5,76 | » | » | 0,88 | 79,80 | 32,9 |
| Maximum .. | | 1,0082 | 1,64 | » | » | Traces | 49,8 | 13,1 |

VINAIGRE DE DATTES (Ch. Girard).

| VINAIGRES DE DATTES | | | | | | | | |
|---|---|---|---|---|---|---|---|---|
| ÉCHANTILLONS ANALYSÉS EN | | DENSITÉ A 15° | EXTRAIT A 100° PAR LITRE | SUCRE PAR LITRE | TARTRE PAR LITRE | CENDRES PAR LITRE | ACIDITÉ PAR LITRE EN ACIDE ACÉTIQUE | RAPPORT ENTRE L'ACIDITÉ ET L'EXTRAIT |
| 1891.... | 1 | 1,0190 | 26,80 | 3,20 | 1,25 | 4,72 | 64,20 | 2,3 |
| | 2 | 1,0170 | 22,96 | 2,60 | 0,95 | 4,64 | 63,00 | 2,7 |
| 1893.... | 3 | 1,0195 | 23,44 | 2,17 | 1,63 | 4,00 | 66,00 | 2,8 |
| Moyenne... | | 1,0185 | 24,40 | 2,65 | 1,28 | 4,44 | 64,40 | 2,6 |
| Minimum .. | | 1,0195 | 26,80 | 3,20 | 1,63 | 4,72 | 66,00 | 2,8 |
| Maximum .. | | 1,0170 | 22,96 | 2,17 | 0,95 | 4,00 | 63,00 | 2,3 |

Nous donnons ci-dessous, d'après Theunis, la composition de différents vinaigres. Nous avons ajouté à ces tableaux les moyennes, maxima et minima, ainsi que le rapport entre l'acidité et l'extrait.

VINAIGRES DE BIÈRE (Theunis).

| NUMÉROS D'ORDRE | DENSITÉ | ACIDITÉ EN ACIDE ACÉTIQUE PAR LITRE | EXTRAIT EN GRAMMES PAR LITRE | MATIÈRES AZOTÉES EN GRAMMES PAR LITRE | CENDRES EN GRAMMES PAR LITRE | ACIDE PHOSPHORIQUE ANHYDRE EN GRAMMES PAR LITRE | ALCOOL EXPRIMÉ EN VOLUME POUR 100 | RAPPORT ENTRE L'ACIDITÉ ET L'EXTRAIT |
|---|---|---|---|---|---|---|---|---|
| 1 ....... | 1,0130 | 25,0 | 24,50 | 3,04 | 1,40 | 0,42 | 2,96 | 1,02 |
| 2 ....... | 1,0150 | 38,0 | 29,95 | 4,69 | 1,66 | 0,63 | 1,10 | 1,26 |
| 3 ....... | 1,0215 | 65,0 | 25,50 | 2,32 | 1,25 | 0,46 | 0,51 | 2,54 |
| 4 ....... | 1,0220 | 65,0 | 26,72 | 1,78 | 1,18 | 0,55 | Traces | 2,43 |
| 5 ....... | 1,0220 | 54,0 | 28,13 | 1,50 | 1,42 | 0,52 | d° | 1,91 |
| 6 ....... | 1,0245 | 75,0 | 30,75 | 2,00 | 1,15 | 0,48 | d° | 2,43 |
| 7 ....... | 1,0250 | 80,0 | 30,15 | 2,25 | 1,92 | 0,55 | Point | 2,65 |
| 8 ....... | 1,0250 | 77,0 | 31,50 | 2,10 | 1,55 | 0,62 | Point | 2,44 |
| 9 ....... | 1,0290 | 75,0 | 41,25 | 1,70 | 1,74 | 0,60 | » | 1,81 |
| 10 ....... | 1,0300 | 78,0 | 53,20 | 4,02 | 2,50 | 0,85 | » | 1,46 |
| 11 ....... | 1,0455 | 80,0 | 56,42 | 1,31 | 2,54 | 0,90 | » | 1,41 |
| Moyenne.. | 1,0247 | 64,70 | 34,37 | 2,42 | 1,66 | 0,59 | 1,52 | 1,94 |
| Maximum. | 1,0455 | 80,00 | 56,42 | 4,69 | 2,54 | 0,90 | 2,96 | 2,65 |
| Minimum . | 1,0130 | 25,00 | 24,50 | 1,31 | 1,15 | 0,42 | Point | 1,02 |

VINAIGRE DE VIN (Theunis).

| NUMÉROS D'ORDRE | DENSITÉ | ACIDITÉ EN ACIDE ACÉTIQUE PAR LITRE | EXTRAIT EN GRAMMES PAR LITRE | MATIÈRES AZOTÉES EN GRAMMES PAR LITRE | CENDRES EN GRAMMES PAR LITRE | TARTRE EN GRAMMES PAR LITRE | ALCOOL EXPRIMÉ EN VOLUME POUR 100 | RAPPORT ENTRE L'ACIDITÉ ET L'EXTRAIT |
|---|---|---|---|---|---|---|---|---|
| 1 ....... | 1,0075 | 44,0 | 8,35 | 0,80 | 1,00 | 0,15 | » | 5,26 |
| 2 ....... | 1,0077 | 41,0 | 9,22 | 1,14 | 2,70 | 0,22 | » | 4,44 |
| 3 ....... | 1,0085 | 51,0 | 8,70 | 0,68 | 0,65 | Traces | » | 5,86 |
| 4 ....... | 1,0100 | 68,0 | 7,60 | 0,77 | 1,30 | 0,45 | 1,3 | 8,94 |
| 5 ....... | 1,0130 | 75,0 | 9,10 | 0,74 | 1,10 | 0,33 | » | 8,24 |
| 6 ....... | 1,0145 | 85,0 | 9,60 | 0,70 | 2,50 | 0,35 | 2,95 | 8,85 |
| 7 ....... | 1,0170 | 80,0 | 10,90 | 0,49 | 1,25 | 0,22 | Traces | 7,34 |
| 8 ....... | 1,0180 | 78,0 | 12,15 | 1,05 | 1,50 | 0,48 | d° | 6,41 |
| 9 ....... | 1,0200 | 72,0 | 18,80 | 1,75 | 2,50 | 0,49 | d° | 3,83 |
| 10 ....... | 1,0220 | 85,0 | 15,15 | 1,22 | 1,52 | 0,53 | d° | 5,61 |
| Moyenne.. | 1,0138 | 67,9 | 10,95 | 0,93 | 1,60 | 0,32 | 0,70 | 6,47 |
| Maximum. | 1,0220 | 85,0 | 18,80 | 1,75 | 2,70 | 0,53 | 2,95 | 8,94 |
| Minimum . | 1,0075 | 41,0 | 8,35 | 0,49 | 0,65 | Traces | Traces | 3,83 |

Vinaigres de fruits (Theunis).

| Numéros d'ordre et désignation | Densité | Acidité en acide acétique par litre | Extrait en grammes par litre | Matières azotées en grammes par litre | Cendres en grammes par litre | Alcool exprimé en volume pour 100 | Rapport entre l'acidité et l'extrait |
|---|---|---|---|---|---|---|---|
| 1 Dattes.... | 1,0110 | 48,5 | 10,45 | 0,52 | 2,53 | » | 4,64 |
| 2 d° .... | 1,0120 | 45,0 | 11,22 | 1,89 | » | » | 4,01 |
| 3 d° .... | 1,0145 | 80,7 | 9,80 | 0,89 | 1,56 | » | 8,23 |
| 4 Groseilles. | 1,0126 | 10,5 | 18,30 | 2,00 | 4,50 | » | 0,57 |
| 5 Dattes.... | 1,0200 | 69,0 | 20,18 | 1,49 | 3,76 | » | 3,41 |
| 6 d° .... | 1,0210 | 71,0 | 20,50 | 1,20 | 2,72 | » | 3,46 |
| 7 Pommes.. | 1,0220 | 55,0 | 27,50 | 3,88 | » | » | 2,00 |
| Moyenne.... | 1,0161 | 54,24 | 16,85 | 1,69 | 3,01 | » | 3,76 |
| Maximum... | 1,0220 | 80,7 | 27,50 | 3,88 | 4,00 | » | 8,23 |
| Minimum... | 1,0110 | 10,5 | 9,80 | 0,52 | 1,56 | » | 0,57 |

Vinaigre d'alcool (Theunis).

| Numéros d'ordre | Densité | Acidité en acide acétique par litre | Extrait en grammes par litre | Matières azotées en grammes par litre | Cendres en grammes par litre | Alcool exprimé en volume pour 100 | Rapport entre l'acidité et l'extrait |
|---|---|---|---|---|---|---|---|
| 1.......... | 1,0105 | 63,0 | 8,30 | 1,38 | 1,50 | 0,8 | 7,59 |
| 2.......... | 1,0105 | 75,0 | 6,40 | 0,70 | 1,10 | 1,3 | 11,71 |
| 3.......... | 1,0105 | 75,0 | 6,38 | 0,48 | 0,90 | » | 11,75 |
| 4.......... | 1,0110 | 72,0 | 7,68 | » | 0,31 | » | 9,37 |
| 5.......... | 1,0135 | 80,0 | 7,50 | 0,91 | 0,72 | » | 10,66 |
| 6.......... | 1,0160 | 74,0 | 12,28 | » | 0,85 | » | 6,02 |
| 7.......... | 1,0165 | 75,0 | 12,50 | » | 0,90 | » | 6,00 |
| Moyenne... | 1,0126 | 73,42 | 8,72 | 0,86 | 0,89 | 1,05 | 9,01 |
| Maximum... | 1,0165 | 80,0 | 12,50 | 1,38 | 1,50 | 1,3 | 11,75 |
| Minimum... | 1,0105 | 63,0 | 6,38 | 0,48 | 0,31 | 0,8 | 6,00 |

Vinaigre d'acide acétique (Theunis).

| Numéros d'ordre | Densité | Acidité en acide acétique par litre | Extrait en grammes par litre | Rapport entre l'acidité et l'extrait |
|---|---|---|---|---|
| 1.............. | 1,0035 | 27,5 | 1,55 | 17,74 |
| 2.............. | 1,0040 | 27,8 | 2,05 | 13,56 |
| 3.............. | 1,0044 | 26,0 | 2,10 | 12,37 |
| 4.............. | 1,0045 | 26,0 | 2,65 | 9,81 |
| 5.............. | 1,0045 | 27,0 | 2,20 | 12,27 |
| 6.............. | 1,0055 | 33,0 | 2,40 | 13,75 |
| 7.............. | 1,0060 | 35,4 | 2,60 | 13,61 |
| Moyenne........ | 1,0046 | 28,95 | 2,22 | 13,30 |
| Maximum....... | 1,0060 | 35,4 | 2,65 | 17,74 |
| Minimum....... | 1,0035 | 26,0 | 1,55 | 9,81 |

## ANALYSE ET RECHERCHE DES FALSIFICATIONS

**Déterminations indispensables.** — 1° Détermination de la densité à 15°;

2° Dosage de l'extrait sec;

3° Dosage des matières minérales (cendres);

4° Dosage de l'acidité totale, exprimée en acide acétique;

5° Dosage du bitartrate de potasse (crème de tartre);

6° Recherche et dosage des acides minéraux libres et des acides organiques libres, autres que l'acide acétique.

Ces déterminations sont suffisantes pour permettre la constatation de la pureté d'un vinaigre de vin. Si ces chiffres et le rapport existant entre l'acidité totale et l'extrait sec indiquent la présence de vinaigres autres que le vinaigre de vin, il faut compléter l'analyse par les examens suivants :

7° Recherche des vinaigres étrangers au vinaigre de vin :

*a*) Vinaigre de bois;

*b*) Vinaigre d'alcool;

8° Recherche de l'alcool méthylique;

9° Détermination de l'origine.

Nous dirons ensuite un mot de l'altération des vinaigres.

### ANALYSE DU VINAIGRE

1° **Détermination de la densité.** — Elle se fait, à la température de 15°, avec un densimètre sensible gradué de 1.000 à 1.030.

2° **Dosage de l'extrait sec.** — On évapore 25 centimètres cubes de vinaigre dans une capsule de platine tarée, qu'on chauffe pendant six heures au bain-marie bouillant; on laisse refroidir dans l'air sec et on pèse.

3° **Dosage des matières minérales.** — On incinère au rouge sombre, jusqu'à cendres blanches, l'extrait sec obtenu plus haut; on laisse refroidir dans l'air sec et on pèse.

4° **Dosage de l'acidité totale.** — On place 10 centimètres cubes de vinaigre dans une fiole jaugée de 100 centimètres cubes; on étend avec de l'eau distillée pour compléter le volume de 100 centimètres cubes. On agite et on prélève 10 centimètres cubes du liquide ainsi dilué correspondant à 1 centimètre cube de vinaigre, qu'on verse dans une fiole conique; on y ajoute 2 gouttes d'une solution alcoolique de phtaléine du phénol et, à l'aide d'une burette graduée, on verse de la soude déci-normale jusqu'à coloration rose persistante. Le nombre de centimètres cubes employés, multiplié par 0,0060, puis par 1.000, donne l'acidité totale de 1 litre de vinaigre.

5° **Dosage du bitartrate de potasse.** — Ce dosage s'effectue, exactement comme pour le vin ou le cidre, par la méthode de Berthelot et de Fleurieu (Voir p. 22).

6° **Recherche des acides minéraux libres et des acides organiques libres, autres que l'acide acétique.** — *A.* RECHERCHE DES ACIDES MINÉRAUX LIBRES. — On utilise, pour cette recherche, la propriété que possède le violet de méthylaniline (violet de Paris) de devenir vert en présence de ces acides, alors qu'il reste violet en présence de l'acide acétique.

Dans un tube à essai, on introduit 20 centimètres cubes de vinaigre et 3 ou 4 gouttes d'une solution aqueuse à 0,01 0/0 de violet de méthylaniline. Si le liquide devient bleu, puis vert, il y a lieu de rechercher et même de doser les acides minéraux (chlorhydrique, sulfurique, azotique).

Le rouge Congo, en solution aqueuse étendue, ayant la propriété de se colorer en bleu par les acides minéraux, peut également être utilisé. On opère de la même façon qu'avec le violet de méthylaniline.

*B.* DOSAGE DES ACIDES MINÉRAUX LIBRES. — I. *Dosage des acides totaux.* — Deux méthodes peuvent être employées :

a) *Méthode de Hilger.* — On neutralise exactement 20 centimètres cubes de vinaigre avec de la potasse demi-normale ; on note le nombre de centimètres cubes de liqueur alcaline employée. On évapore le liquide au dixième de son volume, on ajoute quelques gouttes d'une solution aqueuse au dix-millième de violet de méthylaniline ; on dilue avec 3 ou 4 centimètres cubes d'eau distillée, si c'est nécessaire pour avoir une solution claire. On porte à l'ébullition et on titre avec de l'acide sulfurique demi-normal jusqu'à virage au vert de la coloration bleue du liquide. On note le nombre de centimètres cubes qu'il a fallu employer.

La différence en centimètres cubes entre les solutions demi-normales alcaline et acide, multipliée par 0,1225, donne la teneur pour 100 des acides minéraux existant dans le vinaigre, exprimés en acide sulfurique, $SO^4H^2$.

b) *Méthode de Hehner.* — A une quantité donnée de vinaigre, on ajoute un excès d'une solution alcaline déci-normale ; on évapore à sec, on incinère et on titre l'alcalinité des cendres avec de l'acide déci-normal. La différence entre le nombre de centimètres cubes de solution alcaline ajoutée en premier lieu et le nombre de centimètres cubes de solution acide, employés pour titrer les cendres, donne l'équivalent de l'acide minéral présent.

II. *Dosage de l'acide sulfurique libre.* — On évapore à consistance sirupeuse, au bain-marie, 200 centimètres cubes de vinaigre ; on ajoute au résidu 100 centimètres cubes d'alcool absolu, on agite avec une baguette de verre, et on filtre. L'alcool dissout l'acide libre et précipite les sulfates et les autres sels ; on lave le filtre à l'alcool absolu. La liqueur alcoolique ainsi obtenue est fortement étendue d'eau distillée, puis on y précipite, par les méthodes ordinaires de l'analyse chimique, l'acide sulfurique à l'état de sulfate de baryte. Si on a opéré sur 200 centimètres cubes de vinaigre, le poids du sulfate de baryte trouvé, multiplié par 2,1021, donne la quantité d'acide sulfurique libre $SO^4H^2$ par litre.

III. *Dosage de l'acide chlorhydrique libre.* — On place 200 centimètres cubes de vinaigre dans un ballon de verre relié à un réfrigérant. On distille, et on recueille environ 150 centimètres cubes de liquide.

Dans le distillat ainsi obtenu, on ajoute de l'acide azotique et de l'azotate d'argent en solution aqueuse. Le précipité de chlorure d'argent qui se forme est recueilli, traité et pesé, par les méthodes ordinaires de l'analyse chimique.

Si on a opéré sur 200 centimètres cubes de vinaigre, le poids de chlorure d'argent trouvé, multiplié par 1,2713, donne la quantité d'acide chlorhydrique libre (HCl) par litre.

Il peut arriver que le vinaigre soit additionné de chlorure de sodium. En ce cas, la recherche et le dosage en seront faits, dans le vinaigre même, par l'acide azotique et le nitrate d'argent. Si on opère sur 100 centimètres cubes de vinaigre, le poids de chlorure d'argent trouvé, multiplié par 4,07, donne la quantité de chlorure de sodium NaCl par litre.

IV. *Dosage de l'acide nitrique libre.* — La falsification du vinaigre par addition d'acide nitrique est très rare.

Pour rechercher et doser cet acide, on distillera 200 centimètres cubes de vinaigre, en recueillant 150 centimètres cubes du distillat.

Sur une petite portion de ce distillat, on recherchera l'acide nitrique par la réaction à la diphénylamine. Pour cela, on dissout $0^{gr},02$ de diphénylamine pure dans un mélange refroidi de 5 centimètres cubes d'acide sulfurique pur et de 15 centimètres cubes d'eau; après dissolution, on complète au volume de 100 centimètres cubes avec de l'acide sulfurique pur. On place, dans un tube à essai, environ 5 centimètres cubes de cette solution, et on y ajoute avec précaution une partie du distillat. On agite; s'il se développe une coloration bleue, on peut conclure à la présence d'acide nitrique dans le distillat.

En ce cas, le dosage de l'acide nitrique sera fait en neutralisant exactement par la soude le reste du distillat, et, dans le liquide obtenu, on dosera l'acide nitrique à l'aide du colorimètre, ainsi qu'il est indiqué au chapitre *Eau* (Voir p. 412).

*C.* Recherche de l'acide tartrique. — On évapore à sec un certain volume de vinaigre, on reprend le résidu par l'alcool fort et on filtre.

Au liquide filtré, on ajoute une solution alcoolique d'acétate de potasse et on agite avec un agitateur de verre. S'il existe dans le vinaigre de l'acide tartrique libre, on obtient un trouble ou un précipité cristallin de crème de tartre.

*D.* Recherche de l'acide oxalique. — Si le vinaigre contient de l'acide oxalique libre, il se forme un trouble lorsqu'on l'additionne d'une solution aqueuse de sulfate de chaux.

Si la quantité d'acide oxalique paraît susceptible d'être dosée, on fait le dosage à l'état d'oxalate de chaux (qu'on pèse sous forme de carbonate ou de sulfate de chaux), par les méthodes ordinaires de l'analyse chimique quantitative.

7° **Recherche des vinaigres étrangers au vinaigre de vin.** — Ainsi qu'on peut le voir par les tableaux figurant en tête de ce chapitre, dans les vinaigres pur vin le rapport existant entre l'acide acétique et l'extrait sec est de 4,9. Un rapport plus élevé peut permettre de conclure à l'addition de vinaigre d'alcool.

De plus, le dosage du bitartrate de potasse donnera d'utiles indications, les vinaigres autres que les vinaigres de vin n'en contenant pas.

*a*) Vinaigre de bois. — On utilise, pour faire cette recherche, la mise en liberté des produits empyreumatiques contenus dans ce vinaigre.

On distille 100 centimètres cubes de vinaigre, et on recueille les 10 premiers centimètres cubes du liquide distillé, dans lesquels on verse 1 centimètre cube d'une solution de permanganate de potasse à 1 gramme par litre.

S'il y a des produits empyreumatiques, et partant du vinaigre de bois, le mélange est immédiatement décoloré.

*b*) Vinaigre d'alcool. — En dehors de la recherche du rapport $\frac{\text{ac. acétique}}{\text{extrait sec}}$, on procède à la détermination de la quantité d'alcool non oxydé. Pour cela, on place dans une fiole 200 centimètres cubes de vinaigre qu'on neutralise par la soude, puis on distille et on recueille environ 180 centimètres cubes du distillatum dans une fiole jaugée de 200 centimètres cubes; on complète à 200 centimètres cubes avec de l'eau distillée. On agite et on prend le degré alcoolique à l'aide de l'alcoomètre centésimal de Gay-Lussac, en faisant la correction de température pour ramener à 15°.

On recherche également l'aldéhyde en distillant à nouveau 100 centimètres cubes de vinaigre et recueillant les 10 premiers centimètres cubes du liquide distillé. L'aldéhyde peut être caractérisée dans ce liquide par deux procédés.

1° *Procédé de Windisch.* — On ajoute, à ces 10 centimètres cubes, 1 centimètre cube d'une solution aqueuse, fraîchement préparée, de métaphénylènediamine à 10 0/0. Si le liquide contient de l'aldéhyde, il se produit au bout de dix minutes une coloration jaune, qui, au bout d'environ une demi-heure, est remplacée par une belle fluorescence verte.

2° *Procédé au bisulfite de rosaniline* (*réactif de Gayon*). — On prépare ce réactif de la façon suivante :

On broie, dans un mortier, 0gr,150 de fuchsine avec 15 centimètres cubes d'acide sulfurique pur à 66° B. Quand la solution est faite, on ajoute environ un demi-litre d'eau distillée, puis 100 centimètres cubes de bisulfite de soude (densité, 1,26), et on étend à 1 litre avec de l'eau distillée. Au bout de quelques heures, la solution est absolument incolore. On ajoute 5 centimètres cubes de ce réactif à 10 centimètres cubes du liquide à examiner et, s'il y a des aldéhydes, il se produit presque instantanément une coloration d'autant plus rouge que la teneur en aldéhyde est plus élevée. Si, au bout de deux ou trois minutes, il ne s'est rien produit, on peut conclure à l'absence d'aldéhyde dans le vinaigre soumis à l'analyse.

Ce dernier procédé peut d'ailleurs servir au dosage colorimétrique de l'aldéhyde, en opérant comparativement avec des liquides dont la teneur en aldéhyde est connue (Voir *Dosage de l'aldéhyde dans les alcools*, p. 133).

8° **Recherche de l'alcool méthylique dans les vinaigres** (*Robine*). — Cette recherche est importante à effectuer; elle présente un réel intérêt, puisqu'elle permet de constater si le vinaigre a été fabriqué avec de l'alcool dénaturé. Elle se fait par la méthode Trillat, avec le mode opératoire suivant :

Un litre de vinaigre est placé dans un ballon surmonté d'un tube Lebel à trois boules, relié lui-même à un réfrigérant descendant; on soumet le liquide à la distillation et on arrête l'opération lorsque 400 centimètres cubes de liquide ont été recueillis. Le liquide ainsi obtenu est additionné de quelques gouttes de phénolphtaléine, puis rendu légèrement alcalin par la soude ou la potasse en plaques. On redistille de nouveau ce liquide dans un appareil semblable au précédent, et on recueille 100 centimètres cubes de liquide. S'il y a de l'alcool méthylique dans le vinaigre, il est entièrement contenu dans ces 100 centimètres cubes. On les place dans un ballon d'environ 300 centimètres cubes avec 5 grammes de bichromate de potasse pulvérisé et 20 centimètres cubes d'acide sulfurique au 1/5; on agite, et on laisse en contact pendant une heure. On soumet alors à la distillation, en rejetant les 2-3 premiers centimètres cubes, et on recueille les 50 centimètres cubes suivants.

Ce distillatum est placé dans un petit flacon d'environ 60 centimètres cubes avec 1 centimètre cube de diméthylaniline bien pure; on bouche avec un bouchon neuf, qu'il est bon de ficeler ; on place alors le flacon sur le couvercle d'un bain-marie bouillant, et on laisse la condensation s'effectuer pendant deux heures à deux heures et demie, en ayant soin d'agiter trois ou quatre fois.

Au bout de ce temps, on rend le contenu du flacon franchement alcalin par addition de 2 centimètres cubes d'une solution de soude à 200 grammes par litre; le liquide laiteux obtenu est placé dans un ballon de 200 centimètres cubes à col court (6 centimètres environ); on ajoute quelques grains de pierre ponce pour régulariser l'ébullition et on soumet à la distillation après avoir relié le ballon à un réfrigérant descendant. On recueille ainsi 25 à 30 centimètres cubes de liquide qu'on rejette (ce liquide contient la diméthylaniline). Le contenu du ballon est acidifié par 2 centimètres cubes d'acide acétique cristallisable et étendu à environ 50 centimètres cubes par addition d'eau.

Dix centimètres cubes de cette solution sont placés dans un tube à essai; on y ajoute 4 à 5 gouttes d'eau contenant en suspension du bioxyde de plomb (2 grammes de bioxyde de plomb pour 100 centimètres cubes d'eau), puis on porte à l'ébullition. La présence de l'alcool méthylique se manifeste par une coloration bleue.

Seule, cette coloration franchement bleue doit permettre de conclure affirmativement. Une coloration verte, ou jaune verdâtre, ou même bleu verdâtre, n'est pas un indice absolu de la présence de l'alcool méthylique.

9° **Détermination de l'origine des vinaigres.** — Le tableau synoptique suivant permet de déterminer l'origine des vinaigres, connaissant leur acidité totale et leur extrait sec (Divai) :

| | | | | |
|---|---|---|---|---|
| 60 à 90 gr. d'acide acétiq. par litre. | 17 à 20 gr. d'extrait sec par litre. | Le vinaigre neutralisé par la soude ne réduit pas la liqueur de Fehling. | *Vin.* | Additionné de 2 volumes d'alcool, le vinaigre ne dépose ni matières gommeuses, ni dextr. Contient de la crème de tartre. |
| | | Le vinaigre neutralisé par la soude réduit la liqueur de Fehling. | *Glucose.* | Additionné de 2 vol. d'alcool, il dépose. Ne contient pas de crème de tartre. |
| | Extrait sec peu abondant, moins de 15 grammes par litre. | | *Alcool.* | Ne contient pas de crème de tartre. |
| 20 à 30 gr. d'acide acét. par litre. | 50 à 60 grammes d'extrait sec par litre, dégage une odeur de malt. | | *Bière.* | Additionné de 2 vol. d'alcool, précipite abondamment. Ne contient pas de crème de tartre. |
| 30 à 40 gr. d'acide acét. par litre. | 14 à 16 gr. d'extrait sec par litre, de couleur rougeâtre et de saveur astringente, exhalant une od. | de poire.......... | *Poiré.* | Ces deux vinaigres précipit. en jaune par le sous-acétate de plomb. |
| | | de pomme......... | *Cidre.* | |

10° **Altérations du vinaigre.** — Les altérations du vinaigre sont dues, en général, à une fabrication défectueuse ou à l'emploi de vins très altérés. Les maladies microbiennes qui peuvent s'y développer sont évitées par la pasteurisation à 65°.

Dans les vinaigres faibles, et surtout lorsqu'ils sont conservés dans des récipients malpropres, on rencontre des anguillules (petits vers filiformes, quelquefois visibles à l'œil nu). Une simple filtration suffit à les éliminer; on les rencontre plus fréquemment dans les vinaigres de bière.

# MOUTARDE

Par Er. GÉRARD

La moutarde, employée comme condiment, est obtenue en faisant macérer les semences de moutarde blanche ou noire dans du vinaigre. Au bout de vingt-quatre heures, on les broie et on délaie la poudre obtenue dans du vinaigre ou du moût de raisin.

Pour les moutardes ordinaires, on se sert surtout de moutarde noire (*Brassica nigra*); les moutardes fines se préparent plus spécialement avec la moutarde blanche (*Brassica alba*) mélangée d'une petite quantité de moutarde noire, et on y ajoute des épices, des essences d'estragon, de cannelle ou de thym.

**Composition des graines de moutarde.** — Les graines de moutarde renferment des matières grasses, des matières azotées, des principes mucilagineux et albuminoïdes, un ferment soluble (myrosine), du myronate de potasse et des sels. La moutarde blanche renferme une proportion de myronate de potasse beaucoup plus faible que la moutarde noire.

Sous l'influence de la myrosine (ferment soluble) et de l'eau, le myronate de potasse se dédouble en glucose, acide sulfurique et essence de moutarde. Cette dernière, au point de vue chimique, est de l'isosulfocyanate d'allyle.

**Falsifications.** — La moutarde, considérée en tant que condiment, est surtout falsifiée par addition de farines de céréales ou de substances minérales, et on rehausse sa couleur par le curcuma ou par certaines matières colorantes du groupe des tropéolines.

On décèlera d'autant plus facilement les farines de céréales frauduleusement ajoutées que la moutarde blanche ou noire ne renferme pour ainsi dire pas d'amidon. Si l'examen microscopique révèle des graines amylacées en quantité notable, on peut certainement conclure à la présence anormale de fécules.

L'addition de matières minérales sera reconnue par la proportion des cendres données par la moutarde desséchée; celle-ci ne doit pas en contenir plus de 5 0/0.

Pour la recherche de la coloration artificielle de la moutarde, P. Süss opère de la façon suivante :

On prend 60 grammes de moutarde suspecte, qu'on délaie avec 75 centimètres cubes d'alcool à 70°, de façon à faire une bouillie claire ; on filtre après dix minutes de contact. On plonge un flocon de laine non mordancée dans une petite partie du filtrat qu'on chauffe doucement quelques instants, on lave ensuite la laine à grande eau et on la laisse sécher. On absorbe une autre partie du filtrat à l'aide de bandes d'épais papier à filtrer qu'on y laisse plonger pendant vingt-quatre heures et qu'on soumet ensuite à la dessiccation ; enfin, la troisième partie du filtrat est réservée pour être essayée par l'acide chlorhydrique et l'ammoniaque.

En présence de matières colorantes, telles que le méthylorange, l'addition d'acide chlorhydrique fait virer le liquide au bleu rouge ; dans les cas d'une coloration artificielle due au curcuma, l'ammoniaque détermine la production d'une couleur rouge brun ; dans le cas de la moutarde naturelle, l'acide chlorhydrique ne donne rien ou tout au plus une très faible coloration brunâtre, et l'ammoniaque ne fait qu'accentuer vivement la couleur naturelle jaune du liquide.

Les mêmes réactions peuvent être appliquées au flocon de laine et aux bandes de papier ; en outre, l'aspect que présentent ces substances peut donner des indications tout à fait précises. Il existe, en effet, dans le commerce, en dehors du curcuma et des tropéolines, une matière colorante jaune artificielle employée dans le but frauduleux de colorer la moutarde ; cette matière, dont la constitution chimique n'est pas encore déterminée avec sûreté, ne réagit ni avec l'ammoniaque, ni avec l'acide chlorhydrique, mais sa présence se révèle précisément par la teinte jaune intense qu'elle communique à la laine et aux bandes de papier qui servent aux essais.

Pour compléter l'examen analytique d'une moutarde alimentaire, on peut y doser l'essence, dont la teneur doit varier entre 1 et 2 0/0.

Pour ce dosage, on met dans un ballon 5 grammes de moutarde préalablement desséchée avec 5 centimètres cubes d'eau, on agite et, au bout de dix minutes, on ajoute 5 centimètres cubes d'alcool. On relie le ballon à un réfrigérant de Liebig et on distille 20 à 25 centimètres cubes de liquide dans un ballon jaugé de 100 centimètres cubes contenant 10 centimètres cubes d'ammoniaque à 10 0/0. On complète le volume à 100 centimètres cubes et on ajoute au mélange un excès de nitrate d'argent : le soufre de la thiosinnamine [1] est transformé en sulfure d'argent. Le distillat est laissé en contact avec le nitrate d'argent pendant douze heures ; au bout de ce temps, on recueille sur un filtre taré le précipité de sulfure d'argent. Pendant la dessiccation du sulfure d'argent, il y a toujours dégagement d'hydrogène sulfuré et, par suite, perte de soufre ; aussi, pour éviter cette cause d'erreur, on lave le sulfure d'argent d'abord à l'eau, puis à l'alcool et enfin à l'éther ; la dessiccation, dans ces conditions, se fait ainsi très rapidement et sans perte. On pèse à nouveau le filtre : le poids du sulfure d'argent trouvé, multiplié par 0,431, donne le poids d'essence contenue dans l'essai (E. et K. Dieterich).

[1] La thiosinnamine, ou allylsulfo-urée, résulte de l'action de l'ammoniaque sur l'essence de moutarde.

# VANILLE

Par Er. GÉRARD

La vanille est le fruit, employé comme aromate, du *Vanilla planifolia* (Andr.), de la famille des Orchidées. Cette plante, originaire du Mexique où elle croît à l'état sauvage dans les forêts chaudes et humides, est cultivée dans ce pays surtout auprès de la Vera-Cruz, aux Antilles, en Colombie, au Brésil, à Java, à Ceylan, à Madagascar, à la Réunion, etc.

Le fruit, appelé gousse, est allongé, étroit, strié suivant sa longueur et s'ouvrant incomplètement en deux valves. On le récolte alors qu'il est encore vert; à ce moment il est complètement inodore; son odeur se développe au fur et à mesure de sa maturité et d'une sorte de fermentation qui prend naissance lorsqu'on le fait sécher lentement au soleil. D'après H. Lecomte, la vanille contiendrait à la fois deux ferments, l'un hydratant, l'autre oxydant; le premier agirait sur les glucosides analogues à la coniférine pour les changer en glucose et alcool coniférylique, le second oxyderait cet alcool pour le changer en vanilline.

Après séchage et fermentation, les gousses de vanille sont mises en paquets serrés et ficelés pour empêcher leur déhiscence.

A leur arrivée en Europe, les vanilles de bonne qualité se présentent en baguettes longues de 15 à 25 centimètres et larges de 1 centimètre; elles sont étroites, un peu aplaties et flexibles; elles sont terminées en crochet à une de leurs extrémités correspondant au point d'insertion. La surface est brun noirâtre, assez brillante, striée longitudinalement et souvent parsemée d'une efflorescence blanchâtre (*givre*) formée par des cristaux aiguillés de vanilline. La cavité du fruit est triangulaire; sa paroi est épaisse, charnue et noirâtre; à l'intérieur se trouvent de nombreuses petites graines très petites noyées dans un suc épais et fortement coloré.

La vanille de bonne qualité a une odeur suave, très appréciable, et une saveur douce, légèrement sucrée.

**Variétés commerciales.** — Les meilleures sortes de vanille sont la vanille du Mexique, de Bourbon, de Java et de l'Amérique du Sud.

On trouve aussi, dans le commerce, la vanille dite *bâtarde* ou *Simarona*, qui est en gousses plus courtes, plus étroites, moins charnues, et qui semble provenir du *Vanilla aromatica* (Sw.).

Sous le nom de *vanillon* ou de vanille de la Guayra, il arrive en Europe des fruits plus courts, mais plus larges et plus épais que ceux du *Vanilla planifolia* et qui contiennent, à la place de la vanilline, de l'héliotropine (pipéronal), de sorte qu'on ne peut les utiliser comme aromate; ils sont seulement employés en parfumerie.

**Composition chimique.** — La vanille renferme des matières grasses et azotées, du sucre, de la gomme, des résines, de l'huile volatile et un principe odorant, la vanilline, qui est l'éther monométhylique de l'aldéhyde protocatéchique.

Composition d'après J. König :

| | |
|---|---|
| Eau | 28,39 0/0 |
| Matières azotées | 3,71 |
| — grasses | 8,19 |
| Huile volatile | 0,62 |
| Sucre | 7,72 |
| Cellulose | 17,43 |
| Cendres | 4,78 |

Les proportions de vanilline, dans les principales sortes de vanille, seraient, d'après Tiemann et Haarmann, les suivantes :

| | |
|---|---|
| Vanille du Mexique | 1,78 0/0 |
| Vanille de Bourbon (qualité supérieure) | 2,34 |
| — — (qualité inférieure) | 1,16 |
| Vanille de Java (qualité supérieure) | 2,75 |
| — — (qualité inférieure) | 1,56 |
| Vanille de l'Est africain (d'origine allemande) | 2,16 |

**Altérations et falsifications.** — Avant la découverte de la synthèse de la vanilline, la vanille était souvent falsifiée par mélange avec des gousses épuisées à l'alcool et à l'éther et que l'on givrait ensuite artificiellement par dépôt de cristaux d'acide benzoïque. Cette fraude est facilement décelée par un examen à la loupe : les cristaux artificiels sont *accolés à plat* au moyen d'une couche de mélasse et de baume du Pérou, tandis que, dans la vanille de bonne qualité, la vanilline (givre) est en *cristaux implantés* perpendiculairement dans le fruit. De plus, on peut prendre le point de fusion des cristaux desséchés : l'acide benzoïque fond à 120°, tandis que la vanilline fond à 81°.

Pour distinguer le givre naturel du givre d'acide benzoïque, H. Lecomte a donné le procédé très simple et très pratique suivant :

Dans un verre de montre, on place un peu de phloroglucine qu'on fait dissoudre dans l'alcool. A cette solution, on ajoute un volume égal d'acide chlorhydrique.

Si dans ce liquide on vient à placer, à l'aide d'une aiguille, un seul cristal de givre, on verra une magnifique coloration rouge se produire si le cristal est de la vanilline; il ne se produit, au contraire, aucune coloration si le givre est constitué par de l'acide benzoïque.

Afin de s'assurer de la qualité de la vanille, il est bon de faire le dosage de la vanilline.

**Dosage de la vanilline** (*Tiemann et Haarmann*). — On triture, avec du sable sec, 20 grammes de vanille coupée en morceaux, on introduit le mélange dans un appareil de Soxhlet et on épuise le tout à l'éther. La liqueur éthérée est réduite à un petit volume (50 centimètres cubes environ) et agitée avec son volume d'une solution concentrée de bisulfite de soude étendue de son volume d'eau. On renouvelle une seconde fois cette agitation avec une nouvelle quantité de bisulfite. On réunit les liqueurs aqueuses décantées, que l'on additionne d'acide sulfurique au 1/5 pour détruire la combinaison du bisulfite et de la vanilline, on fait passer dans le mélange un courant d'acide carbonique pour chasser l'acide sulfureux formé et on enlève ensuite la vanilline par agitation avec de l'éther.

La liqueur éthérée est laissée évaporer spontanément à l'air. Le résidu est mis sous une cloche avec de l'acide sulfurique. Après décantation, on pèse.

Une bonne vanille doit contenir environ 1,80 à 2 0/0 de vanilline.

# POIVRE

Par Er. GÉRARD

---

Le poivre est le fruit du *Piper nigrum* L., de la famille des Pipéracées; il est originaire des forêts de la presqu'île de l'Hindoustan et, en particulier, de la région de Travancore et du Malabar; puis, il a été cultivé à Sumatra, à Bornéo, aux Philippines, aux Antilles, dans les Indes occidentales, etc.

Le fruit du *Piper nigrum* est constitué par une baie ne contenant qu'*une seule graine;* il est recueilli avant maturité et séché au soleil : c'est alors le *poivre noir*. Le *poivre blanc* est fourni par la même plante, mais il est récolté un peu plus mûr. On le fait ensuite macérer dans de l'eau, on le dessèche et on le prive, par frottement, de la couche extérieure du péricarpe.

**Sortes commerciales.** — Les meilleures sortes commerciales sont, pour le poivre noir : le poivre du Malabar, le poivre Alépy, Penang, Cochin, Singapour, Siam, etc. Le poivre blanc le plus estimé est le poivre venant de Tellichéry et de Travancore.

**Caractères généraux du poivre en grain.** — Le poivre noir est une petite baie ronde de 4 millimètres de diamètre environ, à surface ridée gris noirâtre ou brune; on y voit assez difficilement l'insertion du pédoncule; mais, au pôle opposé, on y distingue trois ou quatre saillies provenant du stigmate et du style. A l'intérieur se trouve une seule graine qui, écrasée sous la dent, a une saveur piquante et irritante.

Le poivre blanc est plus gros ; il est blanc, grisâtre, sphérique, quelquefois un peu aplati. L'insertion du pédoncule y est plus visible que dans le poivre noir.

**Caractères anatomiques du poivre.** — Sur une coupe transversale, le *poivre noir* est composé des éléments suivants :

L'*épicarpe* (*fig.* 33) (*ep.*) est formé d'une seule couche de cellules quadrangulaires à paroi externe épaissie (cuticule).

Le *mésocarpe* (*mes.*) est constitué par des cellules parenchymateuses à cellules polygonales aplaties tangentiellement et à parois minces. Les deux ou trois rangées de cellules les plus externes de ce mésocarpe sont transformées en cellules scléreuses (*c.sc.*) à parois très épaisses limitant une lu-

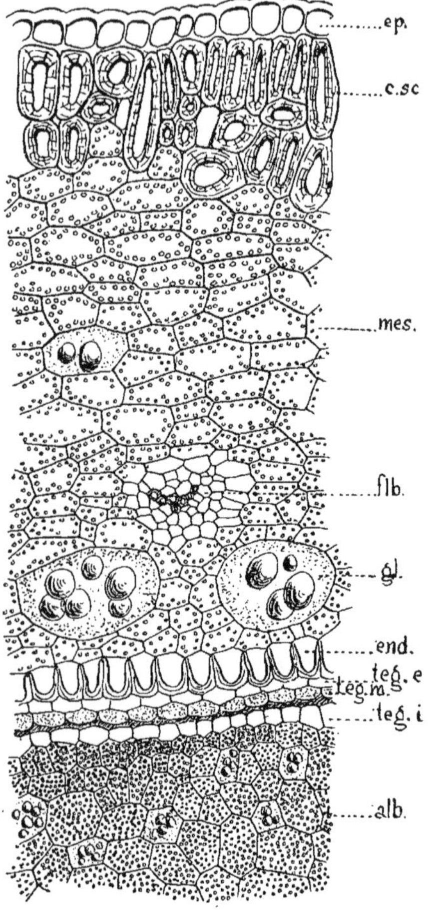


Fig. 33. — Coupe de poivre noir.

*ep.*, Epicarpe.
*c.sc.*, Cellules scléreuses.
*mes.*, Mésocarpe.
*flb.*, Faisceaux libéro-ligneux.
*gl.*, Cellules à huile essentielle.
*end.*, Endocarpe.
*teg. e.*, Tégument séminal externe.
*teg. m.*, Tégument séminal moyen.
*teg. i.*, Tégument séminal interne.
*alb.*, Albumen.

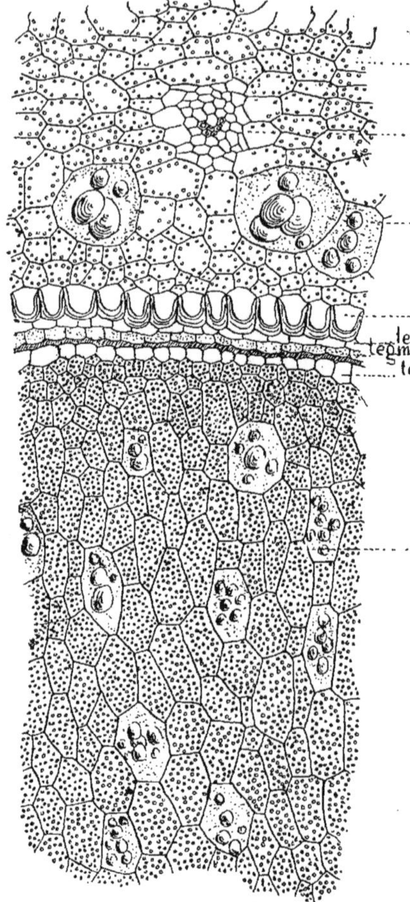


Fig. 34. — Coupe de poivre blanc.

*mes.*, Mésocarpe.
*flb.*, Faisceaux libéro-ligneux,
*gl.*, Cellules à huile essentielle.
*end*,, Endocarpe.
*teg. e.*, Tégument séminal externe.
*teg. m.*, Tégument séminal moyen.
*teg. i.*. Tégument séminal interne.
*alb.*, Albumen.

mière étroite. La plupart de ces cellules scléreuses sont aplaties radialement et, de ce fait, paraissent allongées sur la coupe transversale.

Le mésocarpe contient, en outre, des faisceaux libéro-ligneux (*flb.*) et des cellules (*gl.*) à huile essentielle, véritables glandes, surtout abondantes dans la partie interne.

L'*endocarpe* (*end.*) est formé par une rangée de cellules quadrangulaires dont les parois internes et latérales seules sont épaissies ; la paroi interne restant mince, il en résulte que l'endocarpe présente, en coupe transversale, une ornementation en fer à cheval.

Ces trois couches, épicarpe, mésocarpe, endocarpe, constituent le péricarpe ou enveloppe du fruit.

En dessous viennent les tissus de la graine. Les téguments de cette dernière (téguments séminaux) sont formés de trois couches :

1° Une couche d'éléments aplatis à parois minces (tégument séminal externe, *teg. e.*) ;

2° Une rangée de cellules rectangulaires à contenu granuleux opaque et brunâtre (tégument séminal moyen, *teg. m.*) ;

3° Une rangée de cellules polyédriques dont la paroi externe est épaissie (tégument séminal interne, *teg. i.*).

Sous les téguments se trouve l'albumen (*alb.*). L'albumen des Pipéracées est double : il existe un albumen profond ou central, c'est l'albumen proprement dit résultant du cloisonnement du sac embryonnaire de l'ovule, et un second albumen externe, appelé *périsperme*, qui résulte de la différenciation du nucelle de l'ovule (la coupe ne représente que l'albumen externe ou périsperme).

Cet albumen est formé par de grandes cellules parenchymateuses polyédriques remplies de grains d'amidon. Certaines de ces cellules contiennent de nombreuses gouttelettes d'essence.

Le *poivre blanc* est, comme nous l'avons déjà dit, du poivre noir que l'on a laissé mûrir davantage et qui est dépouillé par frottement, après macération dans l'eau, d'une partie de ses téguments (l'épicarpe et la partie externe du mésocarpe, et, en particulier, les cellules scléreuses).

Pour montrer la différence qui existe, au point de vue histologique, entre le poivre noir et le poivre blanc, nous avons reproduit dans les figures 33 et 34 deux épaisseurs égales de coupes avec le même grossissement. Dans le poivre blanc, la zone du mésocarpe, très voisine des faisceaux libéro-ligneux, est le tissu le plus externe. Les cellules de la surface, brisées par le frottement, sont éventrées, leur paroi externe est déchiquetée. Le reste de la coupe est identique à celle du poivre noir [1].

**Composition chimique du poivre.** — Le poivre renferme un alcaloïde, le *pipérin* ou *pipérine*, jouissant de propriétés basiques faibles, une essence qui lui donne son odeur et sa saveur piquante, une résine âcre, de l'huile fixe, de la gomme, etc.

La pipérine, par l'action des alcalis, s'hydrate pour donner de la pipéridine et de l'acide pipérique.

[1] Les figures 33 et 34 ont été dessinées par notre excellent collègue, M. le Professeur Focken.

Nous reproduisons dans les tableaux suivants la composition, d'après J. König, du poivre noir et du poivre blanc :

| | EAU 0/0 | MATIÈRES AZOTÉES 0/0 | HUILE VOLATILE 0/0 | EXTRAIT ÉTHÉRÉ 0/0 | AMIDON 0/0 | CELLULOSE 0/0 | CENDRES 0/0 | PIPÉRINE 0/0 | PIPÉRIDINE 0/0 |
|---|---|---|---|---|---|---|---|---|---|
| | | | | I. — *Poivre noir.* | | | | | |
| Minimum.. | 8,15 | 6,63 | 0,65 | 5,71 | 22,05 | 8,74 | 2,91 | 4,60 | 0,39 |
| Maximum.. | 15,65 | 15,81 | 1,87 | 10,37 | 44,83 | 19,04 | 9,00 | 13,03 | 0,77 |
| Moyenne .. | 13,04 | 12,22 | 1,27 | 7,77 | 33,46 | 12,94 | 4,47 | 6,61 | 0,56 |
| | | | | II. — *Poivre blanc.* | | | | | |
| Minimum .. | 9,47 | 5,62 | 0.49 | 2,57 | 53,11 | 3,49 | 0,79 | 4,63 | 0,21 |
| Maximum.. | 17,42 | 14,44 | 1,41 | 7,94 | 60,51 | 7,82 | 2,97 | 9,15 | 0,42 |
| Moyenne... | 13,72 | 11,73 | 0,81 | 6,58 | 55,70 | 4,39 | 1,63 | 6,67 | 0,32 |

Nous ajoutons la composition, d'après J. König, des grabeaux de poivre qui servent, comme on le verra plus loin, à la falsification du poivre en poudre :

Composition des grabeaux de poivre (J. König).

| | EAU 0/0 | MATIÈRES AZOTÉES 0/0 | HUILE VOLATILE 0/0 | EXTRAIT ÉTHÉRÉ (matière grasse) 0/0 | AMIDON 0/0 | CELLULOSE 0/0 | CENDRES 0/0 | PIPÉRINE |
|---|---|---|---|---|---|---|---|---|
| Grabeaux en morceaux. | 11,51 | 14,33 | 0,97 | 3,04 | 7,42 | 35,55 | 11,81 | 1,95 |
| Grabeaux en poudre... | 9,36 | 13,53 | 1,04 | 4,37 | 14,71 | 30,08 | 10,16 | 0,96 |

## ANALYSE DU POIVRE

L'analyse d'un échantillon de poivre comprend : le dosage de l'eau, des cendres, de la cellulose, de l'extrait éthéré, de l'azote total de l'extrait éthéré *non volatil*, de la pipérine et de l'oléorésine.

1° Le **dosage de l'eau, des cendres et de la cellulose** s'effectue comme pour le café (Voir p. 274).

2° **Dosage de l'extrait éthéré.** — On épuise avec de l'éther, dans un appareil de Soxhlet, 10 grammes de poivre pulvérisé, en employant 50 centimètres cubes environ de dissolvant. La totalité de la liqueur éthérée est évaporée à l'air libre dans une capsule en verre mince tarée et on pèse après disparition complète du dissolvant.

3° **Dosage de l'azote total de l'extrait éthéré non volatil.** — L'extrait éthéré, obtenu dans l'opération précédente, est chauffé à 100° jusqu'à ce que son poids ne varie plus; puis on dose, dans le résidu, l'azote total d'après la méthode de Kjeldahl.

4° **Dosage de la pipérine.** — On épuise 10 grammes de poivre en poudre par de l'alcool à 95° ; la liqueur obtenue est distillée et, au résidu, on ajoute environ 100 centimètres cubes de solution de potasse au 1/10; on laisse en contact pendant vingt-quatre heures, en agitant de temps en temps pour faciliter la dissolution de la résine dans l'alcali. La partie insoluble est recueillie sur un filtre, on lave pour enlever l'excès de potasse, on dessèche et on la dissout dans l'alcool à 95° ; la solution alcoolique est filtrée et reçue dans une capsule tarée, on évapore l'alcool et on pèse les cristaux obtenus qui sont considérés comme pipérine (J.-W. Gladhil).

5° **Dosage de l'oléorésine.** — Par différence entre la quantité d'extrait éthéré et le poids de pipérine, on obtient la proportion d'oléorésine.

**Appréciation.** — Voici les chiffres maxima et minima que doivent donner les poivres de bonne qualité.

Le poids des *cendres* ne doit jamais être supérieur à 6,5 0/0 pour le poivre noir et à 3 0/0 pour le poivre blanc.

Dans le poivre noir, la proportion de *cellulose* est d'environ 30 0/0, et de 7 0/0 dans le poivre blanc.

L'*extrait éthéré* du poivre noir doit être compris entre 7,5 et 10 0/0, et celui du poivre blanc entre 7 et 9 0/0.

La quantité d'*azote total* de l'extrait éthéré *non volatil* est, au moins, de 3,5 0/0 de cet extrait pour le poivre noir et de 4 0/0 pour le poivre blanc.

La quantité de *pipérine*, toujours assez variable avec l'origine du condiment, doit être, pour un poivre de bonne qualité, de 5,5 à 9 0/0 (Gladhil).

**Altérations et falsifications du poivre.** — Le poivre en grains est rarement adultéré. Toutefois, on a signalé du poivre fabriqué de toutes pièces avec un mélange d'argile, de tourteau de lin et de poivre de Cayenne. Bertin a mentionné un poivre factice formé de graines de moutarde enrobées d'une pâte poivrée.

Le poivre en grains est quelquefois mélangé, dans les pays d'origine, avec les fruits de l'*Embelia Ribes* (L.), ou, en Europe, avec ceux du *Rhamnus infectorius* (L.) ou encore avec des baies de genièvre.

Le poivre blanc est quelquefois imprégné d'un lait de chaux pour augmenter son poids.

On décèle facilement les grains factices en ce qu'ils se délitent facilement dans l'eau.

Les fruits de l'*Embelia Ribes*, de *Rhamnus* ou de genévrier se reconnaissent en coupant le fruit, qui présente alors trois ou quatre loges à graines, alors que le grain de poivre ne renferme qu'une seule graine. De plus, la saveur à la fois amère et légèrement sucrée et l'odeur aromatique font facilement reconnaître les baies de genièvre.

Pour le poivre blanc chargé de chaux, il suffit de le jeter dans l'eau et de soumettre le liquide et le dépôt à l'analyse.

Les adultérations du poivre en poudre sont bien plus fréquentes, et plus difficiles à dépister. On peut y ajouter des *grabeaux* (mélange de débris de pédoncules, de parties extérieures du péricarpe du fruit et de poussières), de l'*amidon*, de la *fécule de pomme de terre*, des *farines de Légumineuses*, des *coques de noix*, de *noisettes* ou d'*amandes*, ou des noyaux *de dattes en poudre*, de la poudre de *feuille de laurier*, de *maniguette* et surtout de *grignons d'olives*, et on rehausse la saveur piquante de ces divers mélanges en ajoutant de la poudre de piment (*Capsicum annuum*) ou de moutarde noire.

En 1901, E. Collin a appelé l'attention des experts sur un nouveau succédané du poivre, vendu sous le nom d'*erviop* (anagramme du mot *poivre*), et qui n'est autre qu'une graine de Légumineuse du genre *Pisum* ou *Lathyrus*. Lorsque cette graine est destinée à être substituée au poivre, on lui donne l'aspect extérieur de ce condiment en la faisant tremper dans une solution étendue d'un sel de fer.

Or, cette graine n'est pas aromatique comme le poivre et elle est très âcre. Cette âcreté ne peut être attribuée qu'au *Capsicum* ou à la teinture de *Capsicum* dont les graines sont imprégnées. En outre, on peut constater la présence du fer par l'examen du produit de l'incinération ou par l'analyse du dépôt noirâtre que cette graine abandonne lorsqu'on l'agite avec de l'eau distillée (E. Collin).

Les poudres d'erviop, dit E. Collin, qui sont destinées à remplacer le poivre blanc et le poivre noir pulvérisés, ne sont que des mélanges plus ou moins complexes dans lesquels entre une forte proportion de poudre de noyaux d'olives et de poudre de graines de *Capsicum*.

Cet auteur ajoute que l'addition frauduleuse de poudre d'erviop au poivre est facilement révélée par l'examen microscopique. On trouve alors des cellules cubiques, juxtaposées en palissade, qui proviennent de l'enveloppe externe du spermoderme. Enfin, la présence des grains d'amidon particuliers des Légumineuses, leur forme et leur grosseur sont des caractères de première importance pour déceler la poudre de ces graines dans le poivre pulvérisé.

Les grabeaux, ajoutés au poivre en poudre, sont reconnus par le microscope, qui permet de voir que les cellules scléreuses colorées du péricarpe et que les fibres et trachées sont très abondantes, tandis que les grandes cellules parenchymateuses polyédriques, remplies d'amidon, sont relativement rares.

L'addition d'amidon, de fécule ou de farines de Légumineuses est facilement mise en évidence par un examen attentif au microscope qui permet de différencier les divers grains amylacés.

Les grignons d'olives, les coques de noix, de noisettes, d'amandes amènent dans la poudre, examinée au microscope, de nombreux éléments scléreux très peu colorés.

Lorsqu'on agite du poivre pulvérisé dans un mélange d'eau et de glycérine, fait à parties égales, le grignon tombe au fond du liquide alors que le poivre surnage.

A. Le Roy emploie, pour la recherche des diverses substances précitées riches en cellules scléreuses, le réactif phosphophloroglucique dont la formule est la suivante :

| | |
|---|---|
| Alcool à 90-95° | 15 centimètres cubes |
| Eau distillée | 15 — — |
| Acide phosphorique sirupeux | 10 — — |
| Phloroglucine | 1 gramme |

Pour faire l'essai, on met sur un verre de montre 1 à 2 centimètres cubes du réactif, on projette une pincée de la poudre de poivre à examiner et on chauffe très légèrement. Toutes les cellules pierreuses des substances ajoutées se colorent en rouge carmin. Les phénomènes de coloration sont très nets à l'œil nu et encore plus appréciables avec une forte loupe.

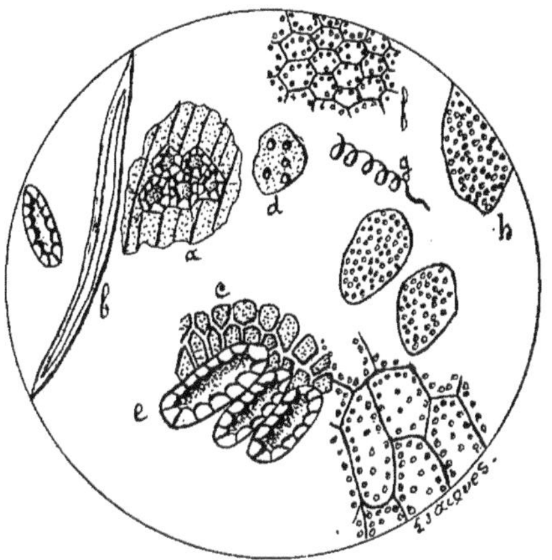


FIG. 34 *bis*. — Poudre de poivre noir.
*a*, Téguments et cellules scléreuses.
*b*, Fibre péricyclique.
*c*, Épiderme.
*d*, Cellule huileuse.
*e*, Cellules scléreuses avec épiderme.
*f*, Mésoderme.
*g*, Faisceau libéro-ligneux.
*h*, Cellule à amidon.

Pour rechercher la poudre de feuilles de laurier, on traite un échantillon de poivre par l'éther; le dissolvant se colore en vert et, après évaporation, le résidu présente l'odeur particulière de cette plante.

Les poivres adultérés qui ont été soit mélangés à de la poudre de Capsicum, soit humectés d'une teinture alcoolique de ce piment, traités par l'alcool, donnent un extrait rougeâtre.

La figure 34 *bis* montre les divers éléments de la poudre de poivre noir pur.

Toutes les falsifications du poivre que nous venons de mentionner ont encore pour résultat de diminuer, dans l'échantillon examiné, la proportion des matières azotées, de l'extrait éthéré, de l'azote de l'extrait éthéré non volatil et de la pipérine, et d'augmenter la proportion des cendres.

Pour rechercher les substances minérales ajoutées frauduleusement au condiment, on délaie la poudre de poivre dans un peu d'eau distillée et on soumet à l'analyse la solution et le dépôt qui a pu se former.

# CHAPITRE VII

# ALIMENTS CARNÉS

## VIANDES DE BOUCHERIE, VIANDE DE PORC

Par Er. GÉRARD

Sous le nom de « viandes de boucherie », on comprend la viande de bœuf, de mouton et de veau.

Au point de vue commercial, ces viandes sont formées par de la chair musculaire, de la graisse, des os, etc. D'après Ar. Gautier, la viande mise en vente contient, pour 100 parties, de 10 à 23 parties d'os et d'aponévroses, de 4,5 à 13 parties de graisse, et de 64 à 83 parties de chair musculaire proprement dite.

La chair musculaire elle-même est constituée par du tissu musculaire soit à fibres striées, soit à fibres lisses. Les muscles qui répondent à la vie de relation (muscles volontaires) sont formés de fibres striées ; les muscles qui répondent à la vie organique (muscles involontaires) sont constitués par les fibres lisses.

Les fibres striées qui comprennent le tissu musculaire se contractant sous l'influence de la volonté sont surtout ceux qui nous occupent. Ce sont de longs filaments de substance contractile, accolés les uns aux autres et séparés entre eux par des lames de tissu conjonctif souvent imprégné de graisse. Chacune de ces fibres ou faisceau est entouré d'une membrane élastique appelée sarcolemme ou myolemme. A l'intérieur du faisceau musculaire se trouvent des vaisseaux pour irriguer le muscle et des nerfs pour l'actionner.

**Composition chimique de la chair musculaire.** — D'après J. König, la chair musculaire, privée d'os et d'aponévroses, présente la composition moyenne suivante :

| | |
|---|---|
| Eau | 76,0 0/0 |
| Matières azotées | 21,5 |
| — grasses | 1,5 |
| Sels | 1,0 |

La composition chimique du *muscle lui-même*, réduit à ses fibres et à son tissu cellulaire interstitiel, répond aux chiffres suivants :

| | | 0/0 | |
|---|---|---|---|
| | Eau | 75 à 77 | (J. König) |
| Substances azotées | Stroma musculaire [1] | 5,8 à 13,5 | |
| | Myosine | 3,5 à 11,0 | |
| | Tissu conjonctif | 2,0 à 5,0 | |
| | Albumine | 0,6 à 4,0 | |
| | Créatine | 0,07 à 0,34 | |
| | Sarcine | 0,01 à 0,03 | |
| | Créatinine | traces | |
| | Carnine | traces | |
| | Xanthine | traces | |
| | Acide inosique | traces | |
| | Lécithine | 0,06 à 0,24 | |
| | Urée | 0,01 à 0,03 | |
| | Graisse | 0,5 à 3,5 | |
| | Acide lactique | 0,05 à 0,07 | |
| | Acide butyrique | traces | |
| | — acétique | traces | |
| | — formique | traces | |
| | Inosite | traces | |
| | Glycogène [2] | 0,00 à 0,02 | |
| | Sels | 0,8 à 1,8 | |

Ces sels sont formés, toujours d'après J. König, des éléments suivants :

| | 0/0 |
|---|---|
| Potasse | 0,40 à 0,50 |
| Soude | 0,02 à 0,08 |
| Chaux | 0,01 à 0,07 |
| Magnésie | 0,02 à 0,05 |
| Oxyde de fer | 0,003 à 0,01 |
| Acide phosphorique | 0,40 à 0,50 |
| Acide sulfurique | 0,003 à 0,04 |
| Chlore | 0,01 à 0,07 |

Ar. Gautier a analysé la chair de viande de boucherie débarrassée par un épluchage soigneux de toutes les parties tendineuses, aponévrotiques ou grasses, visibles et facilement enlevables au couteau. Le muscle ne contenait plus, dès lors, que ses fibres rouges avec ses fines membranes sarcolématiques et un peu de tissu cellulaire interstitiel.

Voici les chiffres obtenus par cet auteur pour la chair provenant d'un mouton de race normande, dite de *présalé*, et pour celle d'un bœuf rouge du Quercy :

(1) Le stroma musculaire est formé d'une matière protéique insoluble, la myostroïne.
(2) Le muscle de cheval contient environ 0,9 0/0 de glycogène.

| SUBSTANCES DOSÉES | MOUTON FRAIS (épaule et cou) | BOEUF FRAIS (rumsteack) |
|---|---|---|
| Eau | 74,92 | 74,7 |
| Globulines (avec un peu d'albumine) de la partie de la viande soluble dans l'eau | 3,32 | 3,06 |
| Peptones préexistantes | 1,33 | 2,24 |
| Myosine | 8,31 | 10,96 |
| Myostroïne | 4,49 | 4,30 |
| Matières indigestibles (élastine, kératine, etc.) | 0,86 | 0,24 |
| Matières extractives (ferments, leucomaïnes, etc.) | 0,49 | 0,97 |
| Glycogène | 0,40 | 0,38 |
| Graisse et cholestérine | 5,23 | 1,97 |
| Sels minéraux solubles | 0,60 | 0,65 |
| — insolubles | 0,65 | 0,44 |

J. König a établi la composition moyenne des principales viandes de boucherie et de la viande de porc, dont les résultats, consignés dans le tableau ci-contre, sont utiles au point de vue analytique :

Composition moyenne des viandes, d'après J. König.

| | EAU | MATIÈRES AZOTÉES | MATIÈRES GRASSES | EXTRAIT NON AZOTÉ | CENDRES |
|---|---|---|---|---|---|
| Bœuf très gras | 54,76 | 18,92 | 23,65 | » | 1,08 |
| Bœuf gras | 72,52 | 20,59 | 5,53 | 0,66 | 1,12 |
| Bœuf maigre | 76,47 | 20,56 | 1,74 | » | 1,17 |
| Vache grasse | 70,96 | 19,86 | 7,70 | 0,41 | 1,04 |
| Vache maigre | 76,35 | 20,54 | 1,78 | 0,01 | 1,32 |
| Veau gras | 72,31 | 18,88 | 7,41 | 0,07 | 1,33 |
| Veau maigre | 78,84 | 19,86 | 0,82 | — | 0,50 |
| Mouton très gras | 51,27 | 17,05 | 29,47 | — | 0,97 |
| Mouton moyennement gras | 75,99 | 17,11 | 5,77 | — | 1,33 |
| Porc gras | 47,40 | 14,54 | 37,34 | — | 0,72 |
| Porc maigre | 72,57 | 20,25 | 6,81 | — | 1,10 |

**Caractères organoleptiques de la viande de bonne qualité.** — Pour apprécier la qualité d'une viande, quelle que soit son origine, on se base sur la couleur, l'odeur, la consistance de la chair, sur le diamètre des faisceaux musculaires examinés en section transversale (grain de la viande), etc. Ar. Gautier précise en ces termes les caractères d'une viande de bonne qualité : « Elle doit être d'un rouge vif, ferme, élastique, grenue au doigt et « d'un grain serré ; elle doit avoir une odeur fraîche et douce. Lorsqu'on « la tranche, elle ne laisse suinter, par pression, qu'une très minime quan- « tité d'un suc rouge clair, à peine acidule au tournesol. Sur la coupe des « bonnes viandes se voient de fines arborisations qui proviennent de l'infil- « tration du tissu musculaire par la graisse chez les animaux qui ont été « bien nourris. Elles donnent à ces viandes, généralement excellentes « lorsqu'elles présentent ce caractère, un aspect marbré ou persillé de blanc « jaunâtre sur rouge vif. »

A. Porcherel a résumé les caractères des viandes de différentes qualités dans le tableau suivant :

TABLEAU RÉSUMANT LES CARACTÈRES DES VIANDES DE DIFFÉRENTES QUALITÉS (d'après A. Porcherel).

| QUALITÉS | VIANDE DE BŒUF | VIANDE DE VEAU | VIANDE DE MOUTON | VIANDE DE PORC |
|---|---|---|---|---|
| Ire | Couleur rouge vif, grain fin et serré. Graisse blanche et ferme, étendue et épaisse en couverture.<br>Persillé d'autant plus fin que la viande est plus fine, bien marqué.<br>Fournie par des bœufs de 4 à 6 ans, des vaches de 4 à 6 ans, n'ayant eu que deux ou trois gestations. | Couleur blanche ou d'un rose très pâle. Graisse intérieure blanche et ferme.<br>Fournie par des veaux de 6 semaines à 2 mois. | Couleur rouge vif. Graisse de couverture et abdominale abondante.<br>Couleur blanche très prononcée du suif.<br>Fournie par des moutons adultes châtrés de bonne heure. | Couleur rose pâle, marbrée de graisse, lard légèrement rosé, d'un grain fin, ferme et se coupant facilement.<br>Graisse abdominale très abondante, persillé très marqué.<br>Fournie par des porcs et des truies châtrées jeunes. |
| IIe | Couleur rouge vif, grain moins fin, graisse de couverture moins épaisse, graisse intérieure moins abondante.<br>Persillé très rare, parfois absent.<br>Fournie par des bœufs de 8 à 10 ans, des vaches de 6 à 9 ans, des bœufs châtrés tard, des taureaux jeunes. | Graisse en moindre abondance dans la cavité abdominale.<br>Fournie par des veaux mal nourris, ayant ingéré des fourrages, des farines, des résidus. | Graisse dans la cavité abdominale seulement et en plus petite quantité.<br>Fournie par des moutons châtrés tard, des brebis dont l'engraissement est imparfait. | Graisse moins abondante dans toutes les régions.<br>Fournie par des porcs et des truies châtrés un peu tard ou dont l'engraissement n'a pas été poussé suffisamment. |
| IIIe | Couleur allant du rouge pâle au rouge le plus foncé. Grain grossier non serré. Absence de persillé. Pas de graisse de couverture. Abandonnée à l'air, la viande se dessèche, devient noire, le tissu cellulaire devient jaunâtre.<br>Fournie par des bœufs vieux, usés, des vaches âgées, des taureaux de 3 à 5 ans, des animaux trop jeunes de 12 à 15 mois, et mal entretenus. | Coloration rose ou rougeâtre.<br>Graisse abdominale blanc grisâtre, en petite quantité autour des reins.<br>Fournie par des veaux trop jeunes ou trop vieux, de 3 à 5 mois, nourris à l'herbe. | Coloration rouge pâle ou rouge brun. Graisse abdominale peu abondante.<br>Fournie par des moutons cachectiques, des béliers, des brebis épuisées par la lactation. | Coloration pâle ou rouge foncé.<br>Graisse rare dans toutes les régions.<br>Fournie par des verrats et des truies âgés. |

## ANALYSE

L'analyse des viandes de boucherie comprend le dosage de l'*eau*, des *cendres*, de l'*azote total* (matières azotées), des *matières grasses*. Ces déterminations sont surtout utiles pour apprécier la valeur alimentaire d'une viande donnée.

Nous ajouterons le dosage du *glycogène*, qui, comme nous le verrons plus loin, peut permettre de reconnaître soit la viande de cheval, soit les viandes fœtales, c'est-à-dire les viandes d'animaux très jeunes ou à l'état d'embryon.

L'examen de la viande comprend, en plus de l'analyse chimique, l'analyse microscopique, ce qui est indispensable pour déceler les viandes altérées par les parasites. Dans certains cas, il devient même utile de procéder à un examen bactériologique pour les viandes d'animaux malades, les viandes charbonneuses, morveuses, septicémiques, tuberculeuses, etc.

**1° Dosage de l'eau.** — On prélève 5 à 10 grammes de viande hachée que l'on dessèche dans une capsule de platine tarée et placée à l'étuve chauffée à 105° jusqu'à invariabilité de poids.

**2° Dosage des cendres.** — La prise d'essai desséchée, provenant de l'opération précédente, est incinérée, au rouge sombre, dans la capsule de platine. La masse charbonneuse d'abord obtenue est épuisée par l'eau bouillante pour enlever les sels solubles ; le liquide est filtré sur un filtre sans plis ne donnant pas de cendres à l'incinération. Puis, le filtre et le charbon sont mis dans la capsule de platine et on calcine au rouge. Lorsque les cendres sont blanches, on ajoute après refroidissement, dans la capsule, la solution aqueuse des sels solubles ; on évapore à siccité au bain-marie et on calcine de nouveau légèrement. On laisse refroidir la capsule dans un dessiccateur et on pèse.

**3° Dosage de l'azote total (matières azotées).** — On effectue ce dosage de l'azote total par la méthode de Kjeldahl (Voir p. 73), en opérant sur 1 gramme de substance fraîche. La quantité d'azote trouvée, multipliée par 6,25, donne le résultat en matières azotées.

**4° Dosage des matières grasses.** — Pour enlever complètement les matières grasses dans la viande, Otto Franck recommande la technique suivante : 20 grammes de viande fraîche hachée sont plongés dans 100 centimètres cubes d'alcool à 96°. On laisse en contact pendant vingt-quatre heures, en prenant soin d'agiter souvent. On décante l'alcool ; on le remplace une première fois par 100 centimètres cubes d'alcool absolu ; après vingt-quatre heures, on décante et on remplace encore une fois par 100 centimètres cubes d'alcool absolu, et de même une troisième fois. Puis la viande est traitée à deux reprises par 100 centimètres cubes d'éther. On évapore séparément les liquides alcooliques et l'éther et on met à part ces deux résidus. D'autre part, la viande, débarrassée d'éther par évaporation au bain-marie, est pulvérisée et épuisée pendant vingt-quatre heures, dans un appareil de Soxhlet, au moyen de l'éther. Ces dernières liqueurs éthérées évaporées donnent un résidu que l'on mélange aux deux autres mis à part, et le tout est épuisé par de l'éther de pétrole bouillant à 60°. Après évaporation du liquide éthéré, on obtient la matière grasse de la prise d'échantillon.

3° **Dosage du glycogène.** — a) *Procédé A. Gautier.* — Cinquante grammes de viande fraîche grossièrement divisée sont jetés dans 75 centimètres cubes d'eau bouillante ; on broie ensuite finement la viande et on fait bouillir avec de l'eau pendant trente ou quarante minutes. On met sur une toile, on exprime et on épuise par 200 à 300 centimètres cubes d'eau. On évapore à moitié, puis le dixième environ du liquide est trituré avec de l'acétate mercurique neutre mêlé d'un peu d'acétate de potasse. On ajoute, en agitant, le magma ainsi obtenu au reste de la liqueur (2 grammes à 2gr,50 d'acétate mercurique par chaque 100 centimètres cubes de liquide). On abandonne douze heures le liquide à lui-même en l'agitant souvent ; on le filtre ou on le centrifuge. Le précipité est lavé avec de l'acétate mercurique à 1 0/0. Le liquide filtré est acidulé par de l'acide acétique et versé dans son volume d'alcool à 85°. On lave le précipité qui se forme avec de l'alcool à 33° acidulé d'acide acétique pour dissoudre un peu d'oxyde de mercure entraîné. Le glycogène brut précipité est redissous dans l'eau, la solution est filtrée, acidulée par l'acide acétique et mêlée de 2 pour 1.000 de chlorure de sodium. On fait bouillir et on précipite de nouveau par l'alcool. Dès que la liqueur contient 36 0/0 d'alcool, elle ne dissout plus de glycogène en présence d'une trace de sel. On lave le glycogène avec de l'alcool à 40°, puis à 90°, enfin à l'alcool mélangé d'éther. On sèche à l'air ou dans le vide et on pèse.

b) *Procédé de Mayrhofer, modifié par Polenske.* — On prend 50 grammes de viande, dégraissée autant qu'il est possible, on y ajoute 150 centimètres cubes de solution alcoolique de potasse (potasse, 80 grammes ; alcool à 90°, 1 litre) et l'on chauffe au bain-marie, en agitant de temps en temps, jusqu'à dissolution des fibres de viande. Il faut environ une demi-heure. On ajoute alors à la liqueur chaude 100 centimètres cubes d'alcool à 50° ; on laisse refroidir et l'on sépare par filtration le glycogène qui s'est déposé. On le lave d'abord avec 30 centimètres cubes environ de la solution alcoolique de potasse préalablement chauffée à 50°, puis avec de l'alcool à 90°, jusqu'à ce que l'alcool de lavage ne se trouble plus par l'addition d'acide chlorhydrique. Le produit est alors chauffé une demi-heure au bain-marie avec 50 centimètres cubes d'une solution aqueuse et normale de potasse, qui dissout le glycogène. Après refroidissement, on acidule la liqueur avec de l'acide acétique, on complète le volume de 110 centimètres cubes avec de l'eau et on filtre. On ajoute alors au filtratum 150 centimètres cubes d'alcool absolu, qui précipite de nouveau le glycogène. Celui-ci est recueilli sur un filtre taré, lavé à l'alcool absolu, puis à l'éther, enfin desséché et pesé.

Il y a lieu de déduire du poids du glycogène trouvé le poids des cendres, que l'on détermine sur une partie du précipité.

## ALTÉRATIONS DES VIANDES DE BOUCHERIE

La principale altération des viandes de boucherie résulte de la putréfaction, et l'ingestion de ce substances altérées peut être l'origine d'accidents d'intoxication en raison des alcaloïdes toxiques qu'elles renferment. En général, les viandes d'animaux trop jeunes ou à l'état d'embryon (viandes fœtales), d'animaux amaigris ou surmenés, sont susceptibles d'une altération plus rapide. Les viandes fœtales, ingérées même à l'état frais, peuvent donner de la diarrhée.

On doit considérer également comme impropres à la consommation les viandes mal saignées et les viandes, *dites fiévreuses*, provenant d'animaux atteints d'affections inflammatoires.

La chair fournie par des animaux atteints de maladies infectieuses (morve, tuberculose, septicémie, affections coli-bacillaires, etc.) est dangereuse surtout si elle n'a pas subi une cuisson suffisante pour amener sa stérilisation.

Enfin, on doit absolument proscrire de l'alimentation toute viande envahie par des parasites animaux (cysticerques, trichines, etc.).

Les viandes de boucherie peuvent quelquefois renfermer des Sporozoaires et, en particulier, des Sarcosporidies du genre Sarcocystis qui vivent dans le tissu musculaire du bœuf, du mouton et du porc. Les viandes à Sarcosporidies ne paraissent pas dangereuses, et les parasites eux-mêmes ne semblent pas être fréquents chez l'homme.

**Recherches des altérations.** — Lorsque la viande a subi une putréfaction avancée, elle dégage une odeur désagréable, infecte. Mais il y a plusieurs degrés dans le processus de fermentation putride : c'est ainsi qu'au commencement de l'altération par les ferments putrides la viande devient terne et se recouvre d'un enduit grisâtre, à odeur de relent. Plus tard, le tissu devient flasque, la matière grasse se ramollit et la fermentation putride est nettement établie. Pour déceler l'altération à son début, il est bon de comparer la viande à examiner avec un autre morceau de même qualité commerciale et de première fraîcheur.

Sous l'influence des microorganismes anaérobies de la putréfaction, il se forme, aux dépens des matières albuminoïdes, des bases toxiques, dites ptomaïnes, dont les unes sont de constitution assez simple (diamines), dont les autres, plus complexes, sont encore mal connues. Ces ptomaïnes présentent les réactions générales des alcaloïdes.

Les viandes dites *fiévreuses*, provenant d'animaux atteints de maladies inflammatoires, dégagent une odeur aigre repoussante. Elles ont généralement un aspect marbré rouge brun, terne à la coupe, et elles prennent, au contact de l'air, une coloration d'un rouge pâle ardent, acajou, saumon ou rouge brique ; les viandes blanches sont d'un blanc terreux sale ; les tissus, muscles, graisse et suif sont injectés de sang noir et faciles à déchirer. Le sang reste liquide dans les vaisseaux (Polin et Labit).

**Parasites des viandes.** — Les viandes envahies par des parasites animaux peuvent, à la suite de leur ingestion, amener différentes affections, telles que la *cysticercose*, la *trichinose*, la *sarcosporidiose*, l'*échinococcose*, la *distomatose*.

I. Cysticercose. — *A*. La ladrerie du porc est due à l'envahissement des muscles de cet animal par le cysticerque, c'est-à-dire par la larve (*Cysticercus cellulosæ*) d'un ver, le *Tænia solium* ou Tænia armé (Cestode). Ce cysticerque a la forme d'une vésicule entourée d'une coque dont la grosseur varie d'une tête d'épingle à un grain de chènevis.

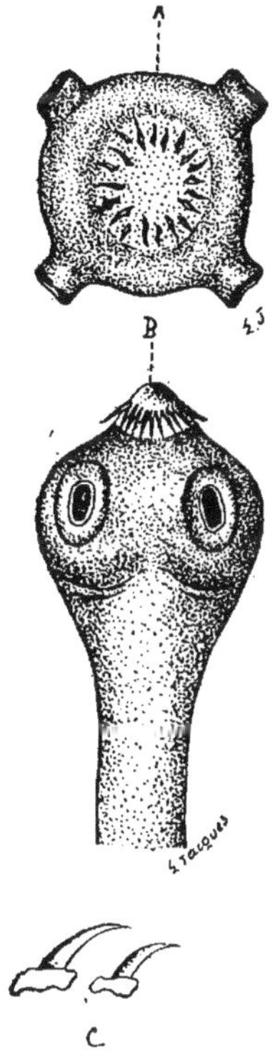

Lorsque cette larve n'est pas détruite par la chaleur lors de la cuisson de la viande et qu'elle est ingérée par l'homme, elle se développe et donne naissance au ver à l'état adulte, le *Tænia solium*.

Ces cysticerques se trouvent surtout, chez le porc ladre, sous la muqueuse de la langue et de chaque côté du frein ; on les reconnaît à leur forme vésiculaire contenant un liquide opalin qui s'écoule par la pression en laissant, à la place, des trous. Lorsque l'on comprime ces petits kystes entre deux lames de verre, on en fait sortir la tête du cysticerque, dite *Scolex*; cette dernière, examinée au microscope à un faible grossissement, a une forme globuleuse tétragonale (Voir *fig.* 35), avec un rostre terminal garni de 24 à 30 crochets et portant extérieurement 4 ventouses proéminentes rondes ou légèrement ovales.

Fig. 35. — Tænia solium.

A et B, Tête vue par devant et de profil (d'après Laboulbène).

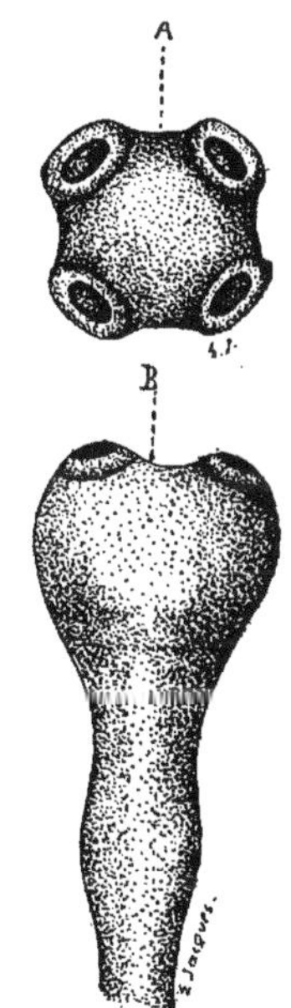


Fig. 36. — Tænia inermis ou saginata.

A et B, Tête vue par devant et de profil (d'après Neveu-Lemaire).

Chez le porc, le cysticerque peut être aussi logé dans les muscles du cou, du sternum et du cœur.

D'après H. Martel, le *Cysticercus cellulosæ* devient de plus en plus rare chez le porc ; on le trouve encore quelquefois chez les animaux de races du Limousin et de la Bretagne. La cysticercose est plus fréquente chez les porcs de la Pologne russe, de la Bosnie, de l'Herzégovine et de la Serbie.

Toujours d'après cet auteur, on a signalé en Prusse 4.081 porcs ladres sur 9.093.210 animaux examinés, soit 0,04 0/0.

*B.* La ladrerie du bœuf est plus fréquente que celle du porc. Les muscles du bœuf ou de la vache atteints de cysticercose renferment la larve (*Cysticercus bovis*) d'un Tænia, le *Tænia inermis* ou *saginata* (*fig.* 36). Ce cysticerque apparaît sous la forme d'une vésicule ovale de la grosseur d'un grain de chènevis; ingéré par l'homme, il donne le ver adulte, le *Tænia inerme.*

Le *Cysticercus bovis* échappe souvent à un examen superficiel, car il présente un kyste transparent dont on peut faire sortir, par une pression légère, la tête qui, examinée au microscope, apparaît plus grosse que celle du Tænia armé, avec quatre ventouses pigmentées de brun et dépourvue de crochets et de rostre. Il est quelquefois assez difficile d'apercevoir les kystes, et il est bon de faire macérer le muscle dans l'eau acidulée par de l'acide acétique; dans ces conditions, les kystes se gonflent et sont plus faciles à examiner.

Le cysticerque du bœuf se trouve, comme celui du porc, sous la muqueuse linguale et aussi dans les muscles du larynx, les muscles masséter et ptérygoïdiens, les muscles des lombes, de la cuisse et des épaules. Ils sont détruits par une température de 60°.

L'emploi plus fréquent de la viande crue ou peu cuite a fait augmenter, dans ces dernières années, le nombre des cas de tæniasis.

II. Trichinose. — La trichinose du porc est produite par la larve d'un ver de l'ordre des Nématodes, la trichine (*Trichina spiralis*) (*fig.* 37). La trichine, à l'état embryonnaire, se fixe dans les muscles en atrophiant la fibre musculaire et, par suite d'un processus inflammatoire, le tissu conjonctif s'épaissit et il englobe l'embryon qu'il enkyste. Lorsque l'homme se nourrit de viande de porc trichinée, le suc gastrique dissout la coque conjonctive, et la larve ainsi libérée se développe et, après accouplement, les adultes se reproduisent. Les nouveaux embryons ainsi formés traversent la paroi intestinale et, passant par la voie sanguine et lymphatique, ils vont s'enkyster dans les muscles. La trichinose de l'homme est alors constituée.

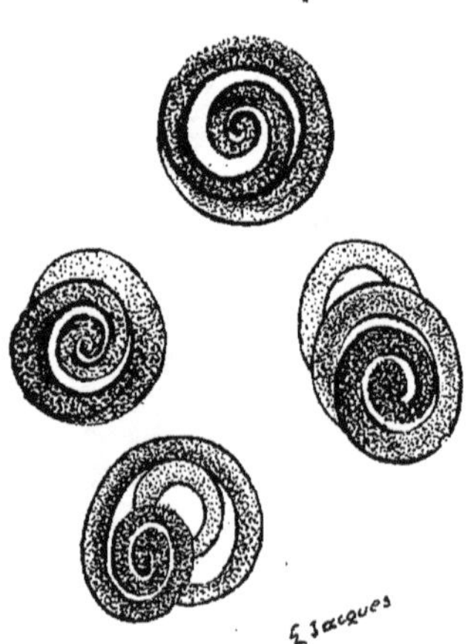

Fig. 37. — Trichina spiralis.

Dans la trichinose des viandes crues, les kystes apparaissent sous forme de petits points blancs. Ils contiennent, à l'intérieur, une ou plusieurs trichines. La vie des larves à l'intérieur des kystes est d'environ sept à huit mois; au bout de ce temps, elles meurent, et le kyste subit la dégénérescence calcaire ou graisseuse.

Pour la recherche des trichines dans la viande, on coupe avec des ciseaux des portions de muscle que l'on écrase entre deux lames de verre, on humecte avec quelques gouttes de soude à 20 0/0 et on examine au microscope à un grossissement de 100 diamètres. On perçoit alors une capsule pyriforme à deux pôles de 400 μ de longueur sur 250 μ de largeur, contenant la trichine sous la forme d'un ver filiforme enroulé en tire-bouchon ou sur lui-même (*fig.* 38 et 39). Bien que les viandes trichinées renferment un nombre incalculable de kystes, il est nécessaire, dans le cas d'un résultat négatif, de répéter plusieurs fois l'examen sur des portions différentes du muscle.

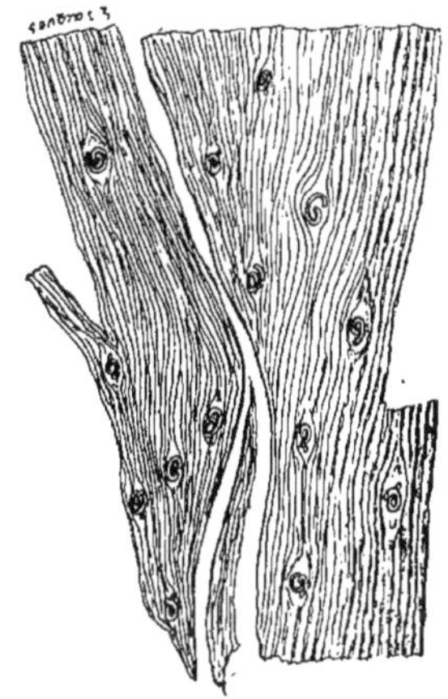

Fig. 38. — Coupe d'un muscle avec des trichines.

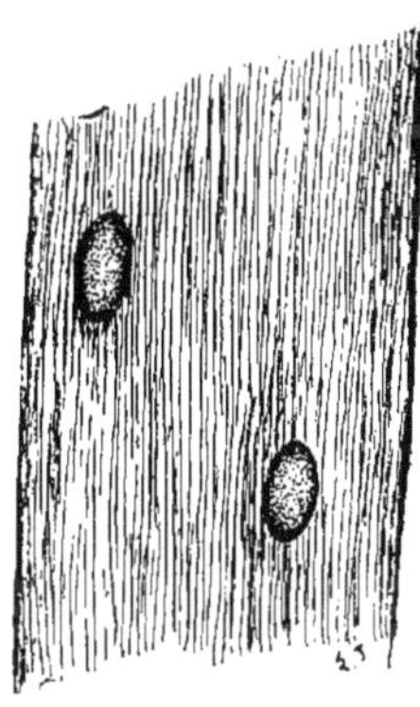

Fig. 39. — Cysticerques du Tænia solium enkystés dans le muscle couturier de l'homme (d'après Landois).

Presque tous les muscles peuvent être envahis par la trichine. D'après J. Chatin, on peut même en trouver dans la graisse et le lard.

Les larves sont tuées à la température de 65 à 70°, tandis que le salage, le fumage et la réfrigération sont sans action sur elles.

III. Sarcosporidiose. — C'est Miescher, le premier, qui a signalé un sporozoaire parasite des muscles, le *Sarcocystis Miescheri* (Kühn). Cette Sarcosporidie se trouve souvent chez les porcs atteints de trichinose ; elle est très rarement parasite de l'homme, car elle est très vraisemblablement détruite par le suc gastrique. D'après Laveran et Mesnil, les Sarcosporidies sécrètent un composé toxique pour l'organisme, une véritable toxine appelée *sarcocystine*.

Les muscles envahis par ces parasites présentent de petites productions blanchâtres, linéaires, visibles à l'œil nu. Chacune de ces lésions, examinée au microscope, montre un ou plusieurs corpuscules plus ou moins réniformes, granuleux, entourés d'une membrane kystique produite par suite de la réaction inflammatoire consécutive à l'envahissement du parasite. Suivant Rieck, Laulanié et Raillet, les muscles qui sont le siège du parasite présentent des lésions de myosite.

Il existe d'autres affections parasitaires, comme l'*échinococcose* et la *distomatose*, produites l'une par la larve (échinocoque) du *Tænia echinococcus*, et l'autre par un parasite adulte, la douve du foie [*Distomum hepaticum* (Retzius) ou *Fasciola hepatica* (Linné)], que l'on trouve chez le mouton.

Mais, comme l'échinocoque se trouve, comme la douve, surtout dans le foie des mammifères, ces parasites n'intéressent pas directement l'examen des viandes proprement dites, et nous renvoyons le lecteur, pour leur étude, aux Traités de Parasitologie.

# PRÉPARATIONS DE CHARCUTERIE

## (HACHIS, SAUCISSES, SAUCISSONS, ANDOUILLES, CERVELAS, BOUDINS)

Par Er. GERARD.

---

Les falsifications des préparations de charcuterie sont d'autant plus fréquentes que, dans les manipulations, on arrive à les masquer en partie. On peut frauduleusement faire usage soit de viandes altérées, soit de viande de cheval ou d'un autre solipède; on peut y ajouter de la fécule, de l'amidon ou de la farine et colorer le produit manipulé par diverses matières colorantes. On signale souvent aussi l'addition de substances antiseptiques, borax, sulfites, formol, etc. ; quelques-uns de ces conservateurs ont même l'avantage, comme les sulfites par exemple, de donner à la viande une belle couleur rouge, capable de dissimuler un commencement d'altération. On emploie également, dans le même but, le nitrate de potasse.

Les préparations de charcuterie subissent facilement la putréfaction par suite de leur manipulation à l'air qui les expose aux poussières, aux souillures par les mouches, etc. — Elles sont rapidement envahies par divers microbes, et en particulier par le *Bacterium coli*, et des bactéries anaérobies, comme le *Bacillus botulinus* de Van Ermengen (Voir *Botulisme*, p. 402).

### RECHERCHE DES ALTÉRATIONS ET FALSIFICATIONS

La recherche des *viandes altérées* est assez difficile, l'examen des propriétés organoleptiques et l'analyse bactériologique peuvent seulement donner d'utiles indications. Une réaction neutre ou alcaline du produit manipulé, traité par l'eau, est en faveur d'une altération probable des matières premières employées.

Pour déceler la présence de l'*amidon*, de la *fécule* ou de la *farine*, on triture, avec un peu d'eau chaude, une petite quantité de la préparation ; on décante le liquide aqueux surnageant, auquel on ajoute une goutte ou deux de teinture d'iode. S'il se produit une coloration bleue, on procède à un examen au microscope pour déterminer la nature de la matière amylacée ajoutée.

Mais ce qu'il importe surtout, c'est de fixer la quantité de fécule, de farine ou d'amidon mélangée au produit. Pour faire ce dosage, on emploie le procédé suivant de Mayrhofer-Bigelow :

On traite 10 à 20 grammes de la substance alimentaire avec 50 centimètres cubes d'une solution de potasse caustique à 3 0/0, et on chauffe le mélange au bain-marie jusqu'à ce que tout soit dissous. On ajoute un égal volume d'alcool à 90°, on agite, et on filtre le mélange à travers un filtre d'amiante ; on lave le précipité à deux reprises, avec une solution chaude de potasse caustique à 4 0/0 dans l'alcool à 50°. On continue les lavages avec de l'alcool à 50° jusqu'à ce qu'une petite portion du filtrat ne se trouble plus par l'addition d'un acide. On introduit le précipité avec le filtre dans le vase primitif où l'on a fait la précipitation et on dissout ce précipité, à chaud, dans 60 centimètres cubes d'une solution normale de potasse caustique. On acidifie le filtrat avec de l'acide acétique, on dilue avec de l'eau, on filtre et on précipite la fécule d'une partie déterminée du filtrat par l'addition d'un égal volume d'alcool à 95°. On recueille le précipité sur un filtre taré, on lave à l'alcool à 95°, puis à l'alcool absolu et enfin à l'éther, on dessèche à 100° et on pèse.

**Recherche de la viande de cheval.** — La viande de cheval peut être frauduleusement substituée à la viande de porc pour la préparation des hachis, saucisses et saucissons. Souvent cette substitution n'est que partielle ; mais quelquefois il arrive que l'on trouve des saucissons entièrement formés par la viande de cheval.

Voici, suivant H. Martel, les caractères que présente le saucisson de cheval : il est dur, très dense, fortement coloré en rouge brun, élastique à la façon du caoutchouc. Par cuisson lente, il donne un bouillon pâle et légèrement huileux, plus ou moins odorant en raison des aromates qu'il renferme toujours en abondance.

Nous avons dit précédemment que la viande de cheval (et des autres solipèdes) renfermait une certaine proportion de glycogène, composé n'existant pas dans les autres viandes de boucherie, et que la recherche et le dosage de cet élément (Voir p. 388) dans les saucissons pouvait donner des indications importantes sur la présence et même la quantité de viande de cheval incorporée dans ces préparations.

Nous avons eu maintes fois l'occasion, pour la recherche du glycogène, de mettre à profit la technique opératoire de Ferdinand Jean. Voici comment, suivant cet auteur, il convient d'opérer :

Le saucisson suspect finement haché est épuisé, pendant une heure, par macération dans l'eau à la température de 60 à 70°. On exprime, et le liquide obtenu est additionné de quelques gouttes d'acide acétique ; on porte à l'ébullition pour coaguler les matières albuminoïdes et on filtre. Le liquide filtré est réduit, par évaporation, à environ 20 centimètres cubes. Après refroidissement, on ajoute 100 centimètres cubes d'alcool à 95°, qui précipite le glycogène. Lorsque le liquide s'est déposé, on décante l'alcool, on recueille le précipité sur un filtre plat, on le lave successivement à l'alcool et à l'éther. On sèche le filtre en le pressant contre des doubles de papier à filtrer. On sépare la partie du filtre contenant le précipité que l'on met dans un petit verre à pied avec 5 à 6 centimètres cubes d'eau bouillante. Après refroidissement, on ajoute égal volume d'acide acétique, on agite fortement avec une baguette de verre, et on filtre.

Sur le filtrat, on effectue alors la recherche du glycogène, d'après la réaction de Braütigam et Edelmann : coloration rouge acajou en présence de l'iode. Pour cela, on met, dans un verre de montre placé sur une feuille de papier blanc, quelques centimètres cubes d'une solution d'iode iodurée (à 0gr,25 d'iode pour 100), et on fait tomber, au milieu du liquide, 10 à 12 gouttes du filtrat précédent. La présence du glycogène, provenant de la viande de solipèdes, est accusée par une coloration rouge virant au brun. Si le liquide ne contient que des traces de glycogène, on observe après quelques minutes, au fond du verre de montre, la formation d'une zone rouge striée de brun (F. Jean).

La réaction du glycogène pour déceler la viande de cheval ne donne pas toujours des résultats très précis, car cet hydrate de carbone est facilement transformé en sucre par les diastases que sécrètent les microbes ou par celles qui peuvent exister dans le tissu musculaire. Ajoutons que la viande des très jeunes animaux (veaux) surtout n'est pas toujours exempte de glycogène.

En présence donc de l'incertitude des résultats fournis par la recherche et même par le dosage du glycogène, Uhlenhuth a cherché à différencier la viande de cheval des autres viandes de boucherie en mettant à profit les récents travaux sur les *Sérums précipitants* et dont le principe a été mis en lumière par Bordet et Tchistowitsch. Ce principe est le suivant :

Lorsqu'on injecte à un animal A un liquide physiologique, contenant des matières albuminoïdes, provenant d'un animal d'une espèce différente B, le sérum de l'animal A acquiert la propriété de précipiter *in vitro* les substances dont on s'est servi, c'est-à-dire les liquides albumineux de l'espèce B. Cette réaction est spécifique, c'est-à-dire que le sang d'un lapin, préparé avec des albumines provenant d'un animal d'une espèce donnée, ne précipitera que ces albumines et non celles d'une espèce voisine. En partant de ces faits, voici comment il convient de différencier les viandes :

« Le produit à examiner est tout d'abord finement haché et mis à macérer dans une solution aqueuse à 8 pour 1.000 de chlorure de sodium, additionnée de 0gr,50 0/0 d'acide phénique dans le but d'empêcher la pullulation des microbes dans le mélange pendant le temps de la macération et durant la réaction.

« La viande de macération doit être maintenue dans un endroit frais et agitée de temps en temps.

« Si on veut, par exemple, rechercher l'existence de la viande de cheval dans le produit à macérer, il suffit d'ajouter, à 2 centimètres cubes de la macération clarifiée, 1 centimètre de sérum précipitant pour les albumines du cheval, c'est-à-dire provenant d'un lapin traité par des injections multiples de sérum de cheval.

« Il apparaît, au bout d'une demi-heure, un léger trouble qui va en s'accentuant jusque vers la sixième ou dixième heure.

« C'est entre la deuxième et la sixième heure qu'il convient de relever le résultat de l'opération; à la rigueur, on peut attendre la dixième ou la douzième heure. (Vallée.) »

E. Ruppin prépare le sérum d'une façon plus simple et plus pratique : il injecte deux fois par semaine, à l'intérieur du péritoine de lapin, des quantités croissantes de suc de viande de cheval allant jusqu'à 20 centimètres cubes à la fois ; il obtient ainsi un sérum très actif. On peut ainsi retirer, à plusieurs reprises, 30 à 40 centimètres cubes de sang d'un lapin injecté et on obtient le sérum par dépôt du sang et décantation. Celui-ci est conservé au frais et à l'abri de la lumière dans des tubes en verre scellé.

Cette réaction des sérums précipitants n'est possible que si les produits de la charcuterie n'ont pas subi de cuisson; les antiseptiques ne l'entravent pas. Elle peut être appliquée aux viandes salées et fumées.

**Recherche des matières colorantes.** — Les matières colorantes, qui servent surtout à la coloration des saucissons sont des mélanges de borax, de sel marin et de rouge ponceau ou d'éosine. Pour les déceler, on divise finement le saucisson que l'on chauffe à 100° pour en séparer la plus grande partie de graisse possible. On achève de le dégraisser par épuisement à l'éther de pétrole dans un appareil de Soxhlet. La masse bien dégraissée est traitée pendant une heure au bain-marie par une solution de salicylate de soude à 5 0/0. On sépare par décantation la liqueur, déjà colorée s'il y a présence d'une matière colorante, et l'on traite de nouveau le résidu par une solution de salicylate de soude. Les deux solutions sont réunies dans un vase d'Erlenmeyer et, après avoir acidifié par l'acide sulfurique, on chauffe en présence d'un peu de coton dégraissé. Il n'est pas nécessaire d'éliminer l'acide salicylique par l'éther ou le chloroforme, car il reste dissous à chaud et ne nuit pas à la fixation de la matière colorante sur le coton ; si le coton se colore, c'est un indice certain de la présence d'une matière colorante artificielle (E. Spaeth).

**Recherche et dosage du nitrate de potasse.** — Pour rechercher les nitrates dans les produits de la charcuterie, on épuise ces derniers à l'eau bouillante et on filtre. Sur le filtrat, on essaie les réactions de l'acide azotique par le sulfate de diphénylamine ou par la brucine.

Le sulfate de diphénylamine se prépare en dissolvant 1 gramme de ce sel dans 50 centimètres cubes d'acide sulfurique étendu de son volume d'eau. L'essai s'effectue en prenant quelques gouttes du réactif auquel on ajoute 1 ou 2 gouttes du filtrat et 1 centimètre cube d'acide sulfurique pur. En cas de présence de nitrates, on obtient une coloration bleue.

Si on veut mettre en évidence les azotates au moyen de la brucine, il suffit de mettre dans une capsule de porcelaine un très petit cristal de brucine et quelques gouttes d'acide sulfurique étendu, et de verser 3 ou

4 gouttes de filtrat provenant de l'épuisement du produit manipulé de la charcuterie.

On obtient une belle coloration rouge vif lorsqu'on a ajouté à ce dernier des nitrates.

On peut facilement *doser* les nitrates ajoutés par une application du procédé de Busch pour la détermination de ces sels dans les eaux. Cette méthode est basée sur ce fait que le diphénylamidoanilodihydrotriazol, vendu par la maison Merck sous le nom de *Nitron*, et dissous dans l'acide acétique, donne avec les nitrates une combinaison insoluble.

Voici la technique qu'emploient C. Paal et G. Mehrtens : on traite par l'eau chaude 50 grammes de la matière alimentaire convenablement divisée, on porte à l'ébullition et on filtre. On renouvelle les traitements à l'eau bouillante, jusqu'à ce qu'une partie du liquide filtré ne donne plus la réaction des nitrates par le sulfate de diphénylamine. Tous les liquides aqueux sont réunis et amenés au volume de 500 centimètres cubes. On en prélève 200 centimètres cubes que l'on réduit par évaporation au volume de 50 centimètres cubes environ. Après refroidissement, on ajoute 3 gouttes d'ammoniaque et un léger excès d'acétate de plomb. On porte à l'ébullition, on laisse de nouveau refroidir, on filtre et on lave le précipité. On fait bouillir le filtrat préalablement acidifié par l'acide acétique et on ajoute une quantité suffisante de « nitron », dissous dans l'acide acétique, pour précipiter tout l'azotate. Le vase dans lequel on opère est placé pendant trois heures dans l'eau glacée et, au bout de ce temps, le précipité formé est recueilli sur un filtre, puis lavé avec 10 ou 12 centimètres cubes d'eau glacée, et on le dessèche à 110°.

Le poids du précipité, multiplié par 0,26933, donne la proportion de nitrate contenue dans les 200 centimètres cubes de liquide d'épuisement, c'est-à-dire se trouvant dans 50 grammes du produit alimentaire.

**Recherche des substances antiseptiques.** — Voir chapitre spécial, p. 456.

## CONSERVES DE VIANDES

Par Er. GÉRARD

---

L'industrie emploie généralement deux procédés pour la préparation des conserves de viandes de boucherie : le premier consiste à mettre la viande crue et en morceaux dans des boîtes en fer-blanc que l'on soude et que l'on stérilise à l'autoclave à 110°. Puis, on pratique une petite ouverture au couvercle de la boîte alors qu'elle est encore chaude, la vapeur d'eau s'échappe et on rebouche ensuite le trou pratiqué avec une goutte de soudure. On termine la cuisson de la conserve.

Dans le second procédé, la viande est bouillie, le bouillon obtenu est filtré et mis dans la boîte avec la viande ; on soude le couvercle et on stérilise à 120°.

Si la stérilisation et l'herméticité sont complètes, la conservation de la viande se fait facilement ; mais, s'il y a des fuites lors de la fermeture ou si la stérilisation n'est pas absolue, la fermentation putride s'installe. Sous l'influence du processus fermentatif, il se forme des substances toxiques (toxines, ptomaïnes) que l'on peut, le plus souvent, mettre en évidence dans les extraits de ces viandes de conserve.

Lorsque l'étain qui sert à l'étamage des boîtes ou celui qui est employé pour la soudure sont plombifères, une certaine quantité de plomb peut entrer en dissolution dans le bouillon et être cause d'intoxications.

Inutile de dire que les conserves de viande peuvent amener des accidents nocifs lorsque la chair provient d'animaux surmenés ou d'animaux abattus en état de maladie (Voir p. 390), ou lorsque l'on utilise à leur préparation des viandes déjà avariées.

On peut, dans une certaine mesure, vérifier l'état stérile des conserves en faisant séjourner les boîtes, pendant une semaine, dans une étuve à incubation portée à la température de 38°. Les boîtes ne doivent présenter, au bout de ce temps, aucune trace de bombement.

Les conserves de viandes altérées se reconnaissent à l'aspect bombé de la boîte et au dégagement, lorsqu'on les ouvre, de gaz fétides.

Dans les préparations bien conservées, le jus de viande doit avoir un aspect gélatineux et, autant que possible, transparent. Son odeur doit être franche et agréable ; l'aspect de la viande doit être uniforme et non marbré et d'un goût sapide.

Il est quelquefois utile de rechercher les ptomaïnes dans les conserves altérées ; on se base, à cet égard, sur les propriétés alcaloïdiques que présentent ces composés. Mais les indications que l'on peut retirer de cette investigation sont assez vagues en raison de leur nature peu connue et de leur toxicité très variable, puisque, si certaines ptomaïnes sont des poisons violents, d'autres sont, pour ainsi dire, inoffensives.

La recherche des ptomaïnes, c'est-à-dire de ces produits de nature alcaloïdique résultant de la décomposition des matières albuminoïdes par le processus fermentatif, peut se faire par le procédé suivant de A. Gautier et Etard :

Le bouillon, dans lequel baigne la conserve de viande, est acidifié par l'acide sulfurique étendu et on distille dans le vide jusqu'à consistance sirupeuse du résidu. Ce dernier est rendu alcalin par la baryte, puis on l'agite avec du chloroforme. La liqueur chloroformique dissout les composés alcaloïdiques, on l'évapore à basse température et à l'abri de l'air ; on obtient un résidu que l'on acidule par l'acide tartrique, on filtre, on alcalinise par la potasse et on épuise à l'éther, qui enlève les ptomaïnes. La liqueur éthérée évaporée donne ces composés qui, après redissolution dans l'eau acidulée, sont examinés par les réactifs généraux des alcaloïdes.

La solution saline de ces ptomaïnes peut servir à des injections à des animaux pour étudier l'action physiologique.

Les conserves anciennes peuvent contenir une certaine quantité d'étain en dissolution par suite de l'action du sel marin sur la couche étamée des boîtes, et la teneur en métal croît avec la durée de la conservation. L'apparition de combinaisons stanneuses s'observe surtout dans les produits vieux de trois ans au moins (P. Wirthle).

Pour la recherche de l'étain, P. Wirthle préconise le procédé opératoire suivant :

Cent grammes de viande conservée sont arrosés, dans une capsule de porcelaine de 1 litre, de 5 centimètres cubes d'acide sulfurique concentré, et on chauffe sur une plaque d'amiante.

On agite souvent et on ajoute, de temps en temps, de petites quantités d'acide sulfurique (en tout 15 à 20 centimètres cubes), en enlevant, à l'aide d'une spatule en porcelaine, la masse qui se dépose contre les parois de la capsule. On obtient ainsi, au bout de quatre à cinq heures, un charbon poreux que l'on pulvérise et incinère dans un creuset en porcelaine. Les parties charbonneuses, attachées contre la capsule, sont transvasées dans le creuset au moyen de carbonate de sodium anhydre en poudre. On ajoute une nouvelle portion de carbonate de soude, une quantité suffisante d'azotate de soude, et, après avoir bien mélangé, on chauffe jusqu'à fusion tranquille. Après refroidissement, la masse est reprise par l'eau et la solution trouble obtenue est soumise à un courant d'acide carbonique. Lorsque la liqueur trouble est devenue tout à fait limpide, après dépôt, on recueille le précipité sur un filtre, on le lave bien et, après l'avoir desséché, on l'incinère. Les cendres sont additionnées d'une quantité suffisante de cyanure de potassium, et le mélange est chauffé au rouge sombre, le creuset restant fermé. La masse fondue est reprise par l'eau chaude, l'étain métallique et le fer sont recueillis sur un filtre, lavés et dissous, à chaud, dans l'acide chlorhydrique. Dans la solution, qui ne doit pas être trop acide, on précipite l'étain par l'hydrogène sulfuré; le précipité de sulfure est lavé à l'eau saturée d'hydrogène sulfuré et contenant une petite quantité d'azotate d'ammoniaque, desséché, incinéré et calciné jusqu'à constance de poids. L'oxyde stannique pesé est réduit, encore une fois, par le cyanure de potassium, l'étain obtenu est dissous dans l'acide chlorhydrique, précipité sous forme de sulfure et pesé à l'état d'oxyde stannique.

## SAUMURES

Les saumures sont souvent la cause de la nocivité de certaines viandes salées, car, lorsqu'elles sont vieilles et additionnées du jus de la viande, elles constituent un bouillon de culture aussi bien pour les microbes saprophytes que pour les microbes pathogènes. Ces saumures ainsi affaiblies dans leur teneur en sel laissent souvent dégager des gaz assez abondants, ce qui est bien l'indice d'une fermentation. Du reste, R. Wurtz a pu isoler, dans des vieilles saumures, divers microbes parmi lesquels le *Staphylococcus pyogenes aureus*.

On comprend aisément que les viandes, conservées dans de semblables liquides, puissent s'imprégner des toxines élaborées et devenir dangereuses pour l'alimentation. Il est de toute nécessité que les saumures soient fréquemment renouvelées et qu'elles contiennent une quantité suffisante de sel pour que les microbes ne puissent s'y développer : la teneur minima, en sel, des saumures doit être de 10 0/0.

## BOTULISME

On a primitivement donné le nom de *botulisme* à l'intoxication qui résulte de l'ingestion de saucisses altérées; les accidents observés ont été surtout fréquents en Allemagne, mais ils deviennent plus rares. Depuis, on comprend sous le terme de botulisme de véritables intoxications infectieuses causées par divers autres aliments conservés, comme les saucissons, les jambons, les pâtés ou les conserves, intoxications qui seraient attribuables à des microbes spécifiques étudiés par Gaertner, Gaffky, Van Ermengen, et bien différents des microbes ordinaires de la putréfaction. Van Ermengen, en particulier, a retiré des viandes avariées un bacille anaérobie qui, injecté à l'homme ou aux animaux, produit des désordres analogues à ceux que l'on obtient lors de l'intoxication par les aliments altérés.

Mais il est un point qui vient compliquer la recherche de ces microbes par l'essai physiologique : c'est que la toxine qu'ils sécrètent et qui a amené, la veille, la mort de plusieurs individus, peut être quelquefois ingérée ou injectée, le lendemain, sans aucun danger (Brouardel). Il semble donc que la toxine soit rapidement détruite ou facilement transformée; la tâche de l'expert devient, dans ce cas-là, particulièrement difficile.

# CHAPITRE VIII

# EAU

Par A. BONN

On ne rencontre jamais, dans la nature, l'eau absolument pure, elle renferme toujours en dissolution certaines substances, dont l'espèce et la quantité lui communiquent certaines propriétés et dont la présence permet de tirer des conclusions sur sa pureté et sa potabilité.

L'analyse de l'eau offre une importance toute particulière non seulement pour mettre en évidence la composition des substances dissoutes, mais encore et surtout pour déterminer la nature et l'origine de la contamination. Nous ne nous occuperons, dans cet ouvrage, que de l'analyse chimique de l'eau, surtout au point de vue de la recherche de la potabilité, renvoyant aux traités spéciaux pour l'analyse bactériologique.

L'analyse chimique de l'eau comporte un certain nombre de recherches et de dosages. Il n'existe pas, jusqu'à présent, d'unité dans la manière d'exprimer les résultats de l'analyse de l'eau ; mais, étant donné que les substances dosées ne s'y trouvent qu'en quantités relativement faibles, nous estimons qu'on doit donner la préférence à la représentation en milligrammes par litre pour les résultats trouvés.

**Prélèvement de l'échantillon destiné à l'analyse chimique.** — Les instructions suivantes ont été données, à cet égard, par le Laboratoire du Conseil supérieur d'hygiène publique :

Il faut rejeter les bouteilles de grès; elles peuvent modifier la dureté de l'eau et sont plus difficiles à nettoyer que celles de verre. Il faut se servir de bouteilles de verre munies d'un bouchon de verre ou d'un bouchon de liège neuf.

Il faudra rejeter absolument, pour prendre les échantillons, tout vase ou bouteille dont le verre ne serait pas tout à fait limpide ou dont on ne pourrait pas constater *de visu* l'état de parfaite propreté.

On ne doit se servir que de bouchons neufs et bien lavés dans l'eau où l'on a puisé l'échantillon.

Pour prélever un échantillon dans une source, une rivière ou un réservoir, on y plonge la bouteille elle-même, si cela est possible, au-dessous de la surface liquide ; mais, s'il faut se servir de l'intermédiaire d'un vase, on veille à ce qu'il soit parfaitement propre et bien rincé à l'eau. On évitera de recueillir à la surface de l'eau ou d'entraîner les dépôts du fond.

Pour prendre un échantillon au moyen d'une pompe ou d'un robinet, on laisse couler l'eau qui a séjourné dans la pompe ou dans le tuyau de conduite avant de recevoir le jet directement dans la bouteille.

Dans tous les cas, on remplit d'abord complètement la bouteille avec l'eau, on la vide, on la rince une ou deux fois avec cette eau, on la remplit enfin jusque près du bouchon et on la bouche solidement.

Il est nécessaire de prélever 10 *litres* d'eau pour l'analyse chimique et de ne pas réunir ces 10 litres en un seul vase ; le mieux est de remplir dix bouteilles de 1 litre.

Ce Laboratoire adresse aux communes demandant l'analyse chimique et bactériologique d'une eau, en vue de son utilisation pour l'alimentation publique, le questionnaire suivant :

Chapitre I. — **État actuel.** — 1. Quel est le chiffre de la population de la commune?

2. Combien y a-t-il eu de décès, *par année*, dans la commune, depuis cinq ans?

3. A quelles espèces de maladies des décès ont-ils été attribués?

4. Y a-t-il eu des épidémies de fièvre typhoïde, de choléra ou de dysenterie? A quelle époque et quelle a été la mortalité?

5. Quel est le nombre des habitants que doit desservir la distribution projetée?

6. Comment, jusqu'à présent, cette partie de la population se procure-t-elle de l'eau?

7. Y a-t-il des puits?

8. Comment sont-ils situés? (Les faire figurer au plan.)

9. Comment s'évacuent les eaux sales :

*a*) Les eaux ménagères?

*b*) Les eaux pluviales?

*c*) Les eaux résiduaires d'industries?

10. Y a-t-il des égouts? (Les faire figurer au plan.)

11. Y a-t-il des puisards? (Les faire figurer au plan.)

12. Y a-t-il un ruisseau, une mare ou un cours d'eau auquel se rendent les eaux des cours et des maisons? (Les faire figurer au plan.)

13. Y a-t-il des lavoirs? Où et comment sont-ils établis? (Les faire figurer au plan.)

14. Où vont les eaux sales de ces lavoirs?

15. Existe-t-il des fosses d'aisances? Sont-elles étanches?

16. Y en a-t-il dans chaque maison?

17. Comment sont-elles établies?

18. Que deviennent les matières de vidange?

19. Emploie-t-on de l'engrais humain pour la culture?
20. Quelle est la nature du sol cultivé et non cultivé de la région?
21. Y a-t-il de grands espaces de terrains non cultivés?
22. Ces grands espaces sont-ils constitués par des bois, des prairies, des jachères, des marécages?

CHAPITRE II. — **Provenance de l'eau à fournir.** — L'eau à fournir proviendra-t-elle de sources, de puits ou de cours d'eau? *Indiquer exactement la situation topographique (au besoin par un croquis) ainsi que le nom, et joindre une copie du rapport du géologue. Si ce rapport ne peut être fourni, il devra être répondu aux questions comprises dans l'une des sections indiquées ci-après :*

SECTION I. — *Sources.* — 1. De quelle sorte de terrain la source émerge-t-elle?

2. Quelle est la composition géologique du sol qu'elle traverse?
3. A quelle distance se trouve-t-elle des habitations?
4. Combien la source débite-t-elle d'eau par minute (ou par vingt-quatre heures)?
5. A quelle époque de l'année le jaugeage a-t-il été pratiqué?
6. Comment le jaugeage des eaux a-t-il été pratiqué?
7. Comment la source sera-t-elle captée?
8. La source est-elle à un niveau inférieur, égal ou supérieur à celui du point de distribution?

SECTION II. — *Puits et galeries captantes.* — 1. Est-il absolument impossible de se procurer de l'eau de sources?

2. Existe-t-il des puits dans le voisinage de l'endroit où sera placé le puits projeté (ou la galerie captante projetée)?
3. A quelle profondeur les eaux s'y trouvent-elles?
4. Quelles sont l'épaisseur et la composition du sol qui recouvre la nappe aquifère? Et notamment le sol est-il imperméable?
5. Quel peut être le débit du puits (ou de la galerie captante)?
6. Ce débit est-il constant ou variable?
7. Sur quelles données reposent les prévisions relatives au débit?

SECTION III. — *Cours d'eau.* — 1. Est-il absolument impossible de se procurer de l'eau de sources?

2. Quelle est, à peu près, la longueur du cours d'eau, de son origine jusqu'à la prise d'eau?
3. Quel est son débit minimum?
4. Comment ce jaugeage a-t-il été effectué?
5. Quelle est la nature géologique des terrains sur lesquels coule ce cours d'eau?
6. En amont de la prise d'eau, le cours d'eau traverse-t-il des villes ou des villages?
7. Existe-t-il dans le voisinage du cours d'eau des villes, des villages, de grandes agglomérations (casernes, prisons, hôpitaux, asiles, etc.)? Indiquer le chiffre afférent à chaque agglomération.

8. Existe-t-il dans le voisinage du cours d'eau des établissements industriels? Indiquer leur nature et leur importance.

9. Quelle sera la quantité d'eau utilisée par jour pour la distribution ?

Chapitre III. — **Captage et distribution.** — 1. Existe-t-il au voisinage du point où les eaux sont recueillies des causes pouvant amener la pollution des eaux (habitations, grandes agglomérations, établissements industriels, lavoirs, dépôts d'engrais, etc.) ?

2. Quelles dispositions seront prises en vue d'éviter la pollution des eaux au point où elles seront recueillies ?

3. Est-il nécessaire d'élever les eaux pour en effectuer la distribution ?

4. Par quel moyen l'élévation des eaux sera-t-elle assurée ?

5. Y aura-t-il un réservoir de distribution ? Où et comment sera-t-il établi ?

6. Quels seront les matériaux utilisés pour la canalisation amenant les eaux à ce réservoir ?

7. Quels seront les matériaux utilisés pour les conduites de distribution?

8. La distribution est-elle projetée en vue d'un service public et d'un service particulier, ou seulement en vue de l'un ou de l'autre ?

9. Y aura-t-il des fontaines et des bornes-fontaines ? Et combien ?

**Questionnaire applicable au prélèvement des échantillons d'eau destinés à l'analyse.** — Date à laquelle a été effectué le prélèvement des échantillons soumis à l'analyse.

Quelles sont les personnes qui ont procédé au prélèvement des échantillons?

Température de l'air au moment où ces échantillons ont été prélevés et sur les lieux du prélèvement.

Température de l'eau au moment même du prélèvement des échantillons.

Comment a-t-on procédé au prélèvement des échantillons pour l'analyse chimique ?

Combien de litres d'eau a-t-on prélevés pour cette analyse ?

Comment ont été prélevés les échantillons pour l'analyse bactériologique?

Comment ont été stérilisés les récipients dans lesquels ont été recueillis les échantillons destinés à l'analyse bactériologique ?

A-t-on eu soin de mettre les échantillons (pour l'analyse bactériologique) dans de la glace et de la sciure immédiatement après leur prélèvement ?

Comment l'eau destinée aux analyses a-t-elle été mise à découvert pour ces prélèvements ?

Dans quels instruments a-t-elle été recueillie avant d'en remplir les bouteilles, les flacons et les tubes ?

A-t-il plu dans les journées et les nuits qui ont précédé le moment du prélèvement ?

Comment se trouve situé le point où se sont faits les prélèvements par rapport à l'agglomération que l'eau doit alimenter ?

(Préciser ce point sur le plan annexé au dossier et y faire figurer les maisons, fermes, écuries, cours, lavoirs, dépôts de fumier, etc., en les désignant par des signes facilement reconnaissables.)

**Examen physique de l'eau.** — L'eau potable doit être absolument limpide et ne doit pas contenir de matières en suspension. Elle doit être inodore, fraîche et agréable au goût. Elle doit également être incolore, vue en petite quantité. Enfin, sa température doit être comprise entre 8 et 10°.

## ANALYSE DE L'EAU

1° Dosage des matières organiques ;
2° Dosage de l'oxygène dissous ;
3° Recherche et, s'il y a lieu, dosage des nitrites ;
4° Recherche et, s'il y a lieu, dosage des nitrates ;
5° Recherche et, s'il y a lieu, dosage de l'ammoniaque et des sels ammoniacaux, et de l'ammoniaque albuminoïde ;
6° Dosage des sulfates ;
7° Dosage des chlorures ;
8° Recherche et, s'il y a lieu, dosage des phosphates ;
9° Examen hydrotimétrique ;
10° Dosage des éléments dissous (résidu à 110°) ;
11° Détermination de la perte au rouge ;
12° Analyse minérale du résidu :
*a*) Dosage de la silice ;
*b*) Dosage de l'oxyde de fer et de l'alumine ;
*c*) Dosage de la chaux ;
*d*) Dosage de la magnésie ;
13° Détermination du titre alcalimétrique ;
14° Recherche des matières fécales ;
15° Recherche de la putrescibilité ;
16° Groupement des résultats trouvés (composition probable de l'eau) ;
17° Interprétation des résultats analytiques.

**1° Dosage des matières organiques.** — La méthode la plus pratique et donnant les meilleurs résultats nous paraît être celle adoptée par le Laboratoire du Conseil supérieur d'hygiène publique de France, méthode qui consiste à mesurer la quantité de permanganate de potasse nécessaire à l'oxydation de la matière organique de l'eau, tant en milieu acide qu'en milieu alcalin.

Les solutions suivantes sont nécessaires pour ce dosage :

*A*. Acide sulfurique à 25 0/0 :

| | |
|---|---|
| Acide sulfurique chimiquement pur à 66° B..... | 250 centimètres cubes |
| Eau distillée.................................. | 750 — |

*B.* Acide sulfurique à 50 0/0 :

| | |
|---|---|
| Acide sulfurique chimiquement pur à 66° B..... | 500 centimètres cubes |
| Eau distillée.................................. | 500 — |

*C.* Solution de bicarbonate de soude :

| | |
|---|---|
| Bicarbonate de soude chimiquement pur........ | 100 grammes |
| Eau distillée.................................. | Q. S. pour 1 litre |

*D.* Solution de sulfate ferreux ammoniacal :

| | |
|---|---|
| Sulfate de fer ammoniacal chimiquement pur.... | 10 grammes |
| Acide sulfurique chimiquement pur à 66° B...... | 10 — |
| Eau distillée.................................. | Q. S. pour 1 litre |

*E.* Solution de permanganate de potasse :

| | |
|---|---|
| Permanganate de potasse chimiquement pur cristallisé.................................. | 0gr,500 |
| Eau distillée.................................. | Q. S. pour 1 litre |

« Chaque essai nécessite quatre fioles coniques en verre de Bohême, « ainsi réparties :

« Deux fioles pour l'évaluation des matières organiques en solution « acide; deux fioles pour l'évaluation des matières organiques en solution « alcaline.

« 1° *Solution acide.* — On introduit 100 centimètres cubes de l'eau à « essayer dans une fiole et 50 centimètres cubes dans la seconde.

« On acidifie les 100 centimètres cubes au moyen de 10 centimètres « cubes d'acide sulfurique à 25 0/0, et les 50 centimètres cubes au moyen « de 5 centimètres cubes du même acide.

« 2° *Solution alcaline.* — On introduit également, d'une part 100 centi- « mètres cubes, de l'autre 50 centimètres cubes de la même eau dans deux « fioles qui, cette fois, sont rendues alcalines par 10 centimètres cubes et « 5 centimètres cubes de la solution de bicarbonate de soude.

« On introduit, dans chacune des quatre fioles, exactement 10 centimètres « cubes de la solution de permanganate de potasse.

« Les quatre fioles sont alors portées à l'ébullition ménagée pendant « dix minutes. On laisse refroidir; les deux épreuves alcalines sont rendues « acides, en vue du titrage, par 20 centimètres cubes et 10 centimètres « cubes d'acide sulfurique à 50 0/0.

« Chaque épreuve est alors successivement additionnée, exactement, « de 10 centimètres cubes de la solution de sulfate ferreux ammoniacal.

« On revient immédiatement à la teinte rose faible, en laissant tomber « de la solution de permanganate placée dans une burette graduée.

« La différence volumétrique de permanganate, trouvée entre une « épreuve de 100 centimètres cubes et celle de 50 centimètres cubes qui lui « correspond, représente l'oxygène consommé par la matière organique de « 50 centimètres cubes d'eau. (Pouchet et Bonjean.) »

On exprime généralement cette matière organique en oxygène et en acide oxalique correspondant à la quantité de permanganate de potasse employée.

Exemple de calcul. — Supposons qu'une eau ait donné les résultats suivants :

Nombre de centimètres cubes de la solution de permanganate de potasse à $0^{gr},50$ par litre, nécessaires pour ramener au rose les solutions :

| Solution acide | | | Solution alcaline | | |
|---|---|---|---|---|---|
| | 100 c. c. d'eau..... | $9^{cc},5$ | | 100 c. c. d'eau...... | $10^{cc},2$ |
| | 50 c. c. d'eau..... | $8^{cc},8$ | | 50 c. c. d'eau...... | $9^{cc},3$ |
| Différence = pour 50 c. c. d'eau. | | $0^{cc},7$ | pour 50 c. c. d'eau............ | | $0^{cc},9$ |
| Soit pour 1 litre d'eau........ | | $14^{cc},0$ | | | $18^{cc},0$ |

Un centimètre cube de la solution de permanganate de potasse employée correspond à $0^{mgr},125$ d'oxygène ou à $0^{mgr},985$ d'acide oxalique. Par conséquent, la teneur de l'eau en matière organique sera :

| | | | |
|---|---|---|---|
| En oxygène | Solution acide.... | $14 \times 0,125 =$ | $1^{mgr},750$ par litre |
| | — alcaline.. | $18 \times 0,125 =$ | 2 ,250 — |
| En acide oxalique $C^2O^4H^2,2H^2O$ | Solution acide.... | $14 \times 0,985 =$ | 13 ,790 — |
| | — alcaline.. | $18 \times 0,985 =$ | 17 ,730 — |

2° **Dosage de l'oxygène dissous.** — Méthode de Albert Lévy. — Le principe de cette méthode est le suivant :

Dans un volume donné d'eau, alcalinisée par la soude, on introduit un volume déterminé d'une solution de sulfate ferreux ammoniacal de titre connu. Il se précipite de l'hydrate ferreux, qui est oxydé par l'oxygène dissous dans l'eau et transformé en hydrate ferrique, en quantité proportionnelle à la teneur de l'eau en oxygène. On titre ensuite, à l'aide du permanganate de potasse, la quantité de sel de fer qui n'a pas été oxydée. On peut ainsi facilement calculer la quantité d'oxygène contenue dans l'eau.

Les solutions suivantes sont nécessaires :

*A*. Acide sulfurique chimiquement pur à 66° B.
*B*. Acide sulfurique à 25 0/0 (préparé comme plus haut).
*C*. Solution de sulfate ferreux ammoniacal :

| | |
|---|---|
| Sulfate de fer ammoniacal chimiquement pur... | 20 grammes |
| Acide sulfurique chimiquement pur à 66° B..... | 20 — |
| Eau distillée.................................. | Q. S. pour 1 litre |

*D*. Lessive de soude :

| | |
|---|---|
| Soude caustique en plaques.................... | 750 grammes |
| Eau distillée.................................. | Q. S. pour 1 litre |

*E*. Solution de permanganate de potasse à $0^{gr},500$ par litre (préparée comme plus haut).

Dans une burette de 100 centimètres cubes, à deux robinets, et munie d'un petit entonnoir à la partie supérieure (burette de Albert Lévy) (*fig*. 40), on fait rentrer par aspiration l'eau à analyser jusqu'au niveau du robinet supérieur en ayant soin de ne pas laisser d'air. On place, en dessous de cette burette, une fiole d'Erlenmeyer contenant 10 centimètres cubes d'acide sulfurique chimiquement pur à 66° B. Dans une autre fiole servant de témoin, on verse 100 centimètres cubes d'eau à analyser et 10 centimètres cubes d'acide sulfurique chimiquement pur. On ajoute ensuite, dans la burette et dans la fiole témoin, 4 centimètres cubes de la solution de sulfate ferreux, puis 4 centimètres cubes de lessive de soude. L'addition du sulfate ferreux et de la soude dans la burette, se fait à l'aide du petit entonnoir et en ouvrant les deux robinets avec précaution, pour éviter toute rentrée d'air. On abandonne le tout pendant trente à quarante minutes. Au bout de ce temps on additionne le contenu de la burette et de la fiole témoin de 4 centimètres cubes d'acide sulfurique à 25 0/0, puis de 4 centimètres cubes d'acide sulfurique chimiquement pur à 66° B. On fait couler le liquide, contenu dans la burette, dans la fiole placée au-dessous, et on rince plusieurs fois la burette à l'eau distillée; cette eau de lavage est ajoutée au contenu de la fiole inférieure.

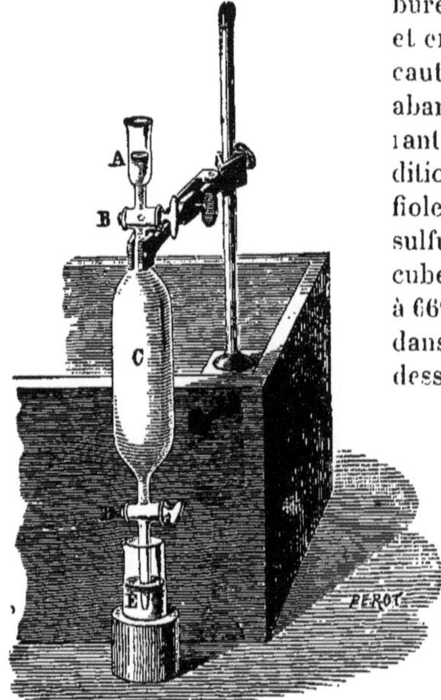

Fig. 40. — Burette de Albert Lévy.

Cela fait, à l'aide d'une burette graduée, on verse dans chaque fiole, jusqu'à légère coloration rose, de la solution de permanganate de potasse à 0gr.50 par litre.

Exemple de calcul. — Supposons qu'une eau ait donné, comme nombre de centimètres cubes de la solution de permanganate :

| | |
|---|---|
| Liquide témoin.................. | 10cc,7 |
| Liquide de la burette............ | 6cc,4 |
| Différence........... | 4cc,3 |

représentant le permanganate de potasse utilisé pour un volume d'eau égal à 100 centimètres cubes moins le volume de l'eau qui s'est écoulée lors de l'introduction du sulfate ferreux et de la soude, soit, par conséquent :

$$100 - 8 = 92 \text{ centimètres cubes.}$$

On exprime généralement l'oxygène dissous en poids et en volume; 1 centimètre cube de la solution de permanganate de potasse correspond à 0mgr,125 ou à 0cc,0874 d'oxygène.

**3° Recherche et dosage des nitrites.** — Recherche. — La recherche des nitrites dans l'eau s'effectue soit à l'aide du sulfate de métaphénylènediamine, soit à l'aide du réactif de Trommsdorff. C'est ce dernier que nous employons de préférence.

a) *Sulfate de métaphénylènediamine.* — On dissout 0gr,50 de métaphénylènediamine pure (fondant à 63°) dans 100 centimètres cubes d'acide sulfurique à 50 0/0, et on verse 3 à 4 centimètres cubes de cette solution dans environ 100 centimètres cubes d'eau placés dans un verre.

S'il y a des nitrites dans l'eau, il se forme un dérivé azoïque, le brun Bismark (triamidoazobenzol), qui communique à l'eau une coloration brun jaune.

b) *Réactif de Trommsdorff.* — Ce réactif se prépare de la façon suivante :

On met dans une capsule de porcelaine 5 grammes d'amidon, 20 grammes de chlorure de zinc et 100 centimètres cubes d'eau distillée.

On agite et on fait bouillir pendant quatre ou cinq heures, en remplaçant l'eau au fur et à mesure de son évaporation. On laisse refroidir, on ajoute alors 2 grammes d'iodure de zinc sec, on agite et on étend d'eau distillée pour faire 1 litre. On laisse reposer et on filtre. Le liquide doit être conservé à l'abri de la lumière.

Pour la recherche des nitrites, on place dans un verre environ 150 centimètres cubes d'eau, 5 centimètres cubes de réactif de Trommsdorff et 2 centimètres cubes d'acide sulfurique à 25 0/0. Une coloration bleue indique la présence des nitrites.

Dosage. — Ce dosage peut se faire de la façon suivante.

On prépare une solution titrée d'azotite de sodium en dissolvant 0gr,406 d'azotite d'argent dans l'eau distillée exempte d'acide nitreux [1], on y ajoute un léger excès de chlorure de sodium pur, on filtre et, au moyen des eaux de lavage, on complète le volume à 1 litre.

On prélève 100 centimètres cubes de cette solution qu'on étend à 1 litre avec de l'eau distillée. Un centimètre cube de la solution ainsi obtenue renferme 0mgr,1 d'acide azoteux, exprimé en anhydride azoteux ($Az^2O^3$).

On dispose l'une à côté de l'autre cinq éprouvettes cylindriques de même hauteur et de même diamètre, dans lesquelles on verse : dans l'une, 100 centimètres cubes de l'eau à analyser, et dans chacune des quatre autres, respectivement 1, 2, 3 et 4 centimètres cubes de la solution d'azotite de sodium, en les additionnant d'eau distillée pure pour compléter le volume à 100 centimètres cubes. On ajoute alors, dans chaque éprouvette, 3 centimètres cubes de réactif de Trommsdorff et 1 centimètre cube d'acide sulfurique à 25 0/0.

On compare entre elles, au bout de cinq minutes, les cinq éprouvettes, en observant les colonnes de haut en bas, les éprouvettes étant placées sur une surface blanche.

On trouve ainsi rapidement, par la comparaison des colorations obtenues,

[1] On prépare de l'eau distillée exempte de toutes traces d'acide nitreux en distillant très lentement de l'eau ordinaire sur un peu d'acide sulfurique, rejetant le premier tiers du distillat et ne conservant que les portions suivantes.

la proportion d'acide nitreux contenue dans l'eau analysée. Si le tube contenant l'eau analysée présente la même intensité colorante que le tube dans lequel on a mis, par exemple, 2 centimètres cubes de la solution d'azotite de sodium, c'est donc que 100 centimètres cubes de l'eau examinée contiennent $0{,}1 \times 2 = 0^{mgr}{,}2$ d'anhydride azoteux, soit 2 milligrammes par litre.

4° **Recherche et dosage des nitrates.** — RECHERCHE. — La recherche des nitrates peut être faite, soit au moyen de la brucine, soit au moyen de la diphénylamine.

a) *Par la brucine.* — Dans une petite capsule de porcelaine, on évapore au bain-marie 2 centimètres cubes d'eau. Sur le résidu, on ajoute 1 ou 2 gouttes d'une solution à 1 0/0 de brucine dans l'eau acidulée par 1 0/0 d'acide sulfurique et 2 ou 3 gouttes d'acide sulfurique concentré à 66° B., bien exempt d'acide azotique. Une coloration rouge indique la présence des nitrates.

Il est indispensable d'essayer au préalable la pureté de l'acide sulfurique employé, en faisant une réaction à blanc. En effet, certains acides sulfuriques, vendus comme chimiquement purs, donnent avec la brucine une très légère coloration rouge.

Pour débarrasser l'acide sulfurique des dernières traces d'acide azotique qu'il peut contenir, une bonne méthode consiste à le faire bouillir avec un peu de fleur de soufre.

b) *Par la diphénylamine.* — On prépare la solution suivante :

On dissout $0^{gr}{,}02$ de diphénylamine pure dans un mélange refroidi de 5 centimètres cubes d'acide sulfurique pur et de 15 centimètres cubes d'eau distillée, et, après dissolution, on ajoute 80 centimètres cubes d'acide sulfurique pur concentré.

On place dans un tube à essais 5 centimètres cubes de cette solution, puis on fait couler doucement, pour que les liquides ne se mélangent pas, 5 centimètres cubes d'eau. S'il y a des nitrates, il se développe au bout d'une minute, à la zone de séparation, une couleur bleue intense qui, par agitation, se répand dans toute la masse du liquide.

DOSAGE. — a) *Méthode du Laboratoire du Conseil supérieur d'hygiène publique de France.* — Le principe de ce dosage est basé sur la formation d'acide picrique par l'action de l'acide nitrique renfermé dans l'eau sur le phénol en présence d'acide sulfurique, et sur le dosage colorimétrique du picrate d'ammoniaque. Les réactifs suivants sont nécessaires :

A. Réactif sulfo-phénique :

| | |
|---|---|
| Acide phénique pur cristallisé.................. | 3 grammes |
| Acide sulfurique chimiquement pur à 66° B...... | 37 — |

Cette solution se fait en tiédissant très légèrement au bain-marie le mélange de ces deux produits.

*B*. Solution de nitrate de potasse :

| | |
|---|---|
| Nitrate de potasse pur, fondu.................... | $0^{gr},0801$ |
| Eau distillée.................................... | Q. S. pour 1 litre |

Dix centimètres cubes de cette solution correspondent à $0^{mgr},5$ d'acide azotique ($AzO^3H$).

*C*. Ammoniaque diluée au $\frac{1}{3}$ :

| | |
|---|---|
| Ammoniaque chimiquement pure à 22° B........ | 330 centimètres cubes |
| Eau distillée.................................... | 670 — |

On place, dans une capsule de porcelaine à fond rond, 10 centimètres cubes de l'eau à analyser; dans une autre, 10 centimètres cubes de la solution de nitrate de potasse. On évapore à sec au bain-marie. Sur les résidus d'évaporation, on ajoute 1 centimètre cube de réactif sulfo-phénique ; à l'aide d'une petite baguette de verre, on imprègne bien le résidu du réactif, puis on ajoute, dans chaque capsule, 5 centimètres cubes d'eau distillée et 10 centimètres cubes d'ammoniaque au 1/3. On a ainsi du picrate d'ammoniaque en solution ammoniacale, et il ne reste plus qu'à procéder au titrage, étant donné que la teinte des deux solutions obtenues est proportionnelle à leur teneur en nitrates, et qu'on connaît le titre de l'une.

Pour cela, on se sert du colorimètre de Duboscq, en faisant la lecture après interposition d'un verre bleu.

Les quantités d'acide azotique sont inversement proportionnelles à l'écart de lecture des divisions du colorimètre.

Le témoin correspond à une teneur de 50 milligrammes d'acide azotique par litre; s'il a été observé, par exemple, à la division 15 et si, pour l'égalité des teintes obtenues, l'index du colorimètre est à la division 8 pour l'eau essayée, la teneur de cette eau en acide nitrique ($AzO^3H$) par litre sera :

$$\frac{50 \times 15}{8} = 93^{mgr},7.$$

*b) Procédé Schlœsing.* — Le procédé le plus exact de dosage de l'acide azotique dans les eaux est celui de Schlœsing : on décompose l'acide azotique des nitrates de l'eau par les sels de protoxyde de fer, en liqueur acide, et on mesure le volume de bioxyde d'azote dégagé.

L'appareil employé se compose d'un ballon de verre d'environ 200 centimètres cubes, fermé par un bouchon de caoutchouc à deux trous. L'un des trous donne passage à un entonnoir à brome, à tige capillaire, plongeant jusqu'au fond du ballon; l'autre est traversé par un tube de verre coudé relié, par un caoutchouc, à un tube à dégagement plongeant dans une cuve à eau dans laquelle on entretient un courant d'eau continu.

On prépare une solution de chlorure ferreux en dissolvant à chaud 200 grammes de clous de Paris dans une quantité suffisante d'acide chlorhydrique et, après dissolution et refroidissement, complétant le volume à 1 litre avec de l'acide chlorhydrique.

La technique est la suivante :

On introduit, dans le ballon, 40 centimètres cubes de cette solution de chlorure ferreux et, par le tube à brome, on fait couler 40 centimètres cubes d'acide chlorhydrique, en arrêtant l'écoulement avant que tout l'acide ne se soit engagé dans le tube capillaire. On ferme le robinet du tube à brome et on porte le contenu du ballon à l'ébullition, afin de chasser l'air. Lorsqu'il ne se dégage plus d'air par le tube abducteur (il faut pour cela prolonger l'ébullition pendant cinq à six minutes), on place sur l'extrémité du tube à dégagement une éprouvette à gaz graduée de 50 centimètres cubes, exactement remplie d'eau.

On verse alors dans le tube à brome le liquide résultant de la concentration à 50 centimètres cubes, au bain-marie, de 500 centimètres cubes de l'eau à analyser. On ouvre doucement le robinet et on fait rentrer *peu à peu* le liquide dans le ballon, sans arrêter l'ébullition et en évitant les absorptions. Lorsqu'il ne reste presque plus de liquide dans la boule du tube à brome, on ajoute 10 centimètres cubes d'acide chlorhydrique, qu'on fait également rentrer peu à peu, et on renouvelle encore deux fois ce lavage, en employant chaque fois la même quantité d'acide chlorhydrique.

On maintient l'ébullition jusqu'à ce qu'il ne se dégage plus de gaz dans l'éprouvette graduée.

Pour mesurer le volume de bioxyde d'azote obtenu, on place l'éprouvette dans un vase plein d'eau et suffisamment profond pour permettre d'amener sur un même plan horizontal le niveau de l'eau dans l'éprouvette et le niveau de l'eau dans le vase. L'éprouvette, pour éviter l'échauffement du gaz, doit être tenue avec une pince en bois. Lorsque les deux niveaux sont bien sur le même plan, on fait la lecture.

Soit V le volume observé. On prend, en même temps, la pression barométrique H et la température $t$.

La volume du bioxyde d'azote à 0° et à la pression de 760 millimètres sera

$$V_0 = V \times \frac{H - n}{760} \times \frac{1}{1 + 0,003665t}.$$

formule dans laquelle $n$ représente la tension de la vapeur d'eau à la température $t$. D'après Broch, les valeurs de $n$ sont :

| | | |
|---|---|---|
| Pour une température de | 4° | 6,07 |
| — | 5° | 6,51 |
| — | 6° | 6,97 |
| — | 7° | 7,47 |
| — | 8° | 8,0 |
| — | 9° | 8,5 |
| — | 10° | 9,1 |
| — | 11° | 9,8 |
| — | 12° | 10,4 |
| — | 13° | 11,1 |
| — | 14° | 11,9 |
| — | 15° | 12,7 |
| — | 16° | 13,5 |

| | | |
|---|---|---|
| Pour une température de | 17° | 14,4 |
| — | 18° | 15,3 |
| — | 19° | 16,3 |
| — | 20° | 17,4 |
| — | 21° | 18,5 |
| — | 22° | 19,6 |
| — | 23° | 20,8 |
| — | 24° | 22,1 |
| — | 25° | 23,5 |

Le calcul de la teneur de l'eau analysée en acide nitrique se fera aisément, sachant que 1 centimètre cube de bioxyde d'azote, mesuré à 0° et à la pression de 760, correspond à 0gr,002417 d'acide azotique anhydre ($Az^2O^5$) ou à 0gr,0028203 d'acide azotique hydraté ($AzO^3H$).

5° **Recherche et dosage de l'ammoniaque et des sels ammoniacaux (ammoniaque libre et saline) et de l'ammoniaque albuminoïde.** — Recherche. — La recherche de l'ammoniaque dans l'eau se fait à l'aide du réactif de Nessler (iodo-mercurate de potasse). Ce réactif, extrêmement sensible, donne avec l'ammoniaque soit une coloration jaune ou jaune rougeâtre (pour les très faibles quantités), soit un précipité rouge brunâtre d'oxyiodure de mercurammonium.

On le prépare de la façon suivante : Dans une fiole à fond plat, on met 35 grammes d'iodure de potassium pur et 100 centimètres cubes d'eau distillée. Lorsque l'iodure est dissous, on ajoute 13 grammes de bichlorure de mercure pur et on chauffe, en agitant constamment, jusqu'à dissolution complète. On laisse refroidir, et on ajoute goutte à goutte une solution aqueuse saturée de bichlorure de mercure, jusqu'à formation d'un léger précipité rouge persistant. On verse alors, dans la liqueur, une solution de 160 grammes de potasse caustique pure dans 200 centimètres cubes d'eau, on ajoute de l'eau distillée pour faire environ 800 centimètres cubes. On filtre et on complète le volume du liquide filtré à 1 litre avec de l'eau distillée, puis on ajoute 4 centimètres cubes d'une solution aqueuse saturée de bichlorure de mercure.

Pour rechercher l'ammoniaque, on opère comme suit : dans une fiole conique, on met 2 à 300 centimètres cubes de l'eau à analyser, 5 ou 6 gouttes d'acide sulfurique chimiquement pur à 66° B., et on fait bouillir pour concentrer à environ 20 centimètres cubes. On laisse refroidir, on verse le liquide dans un verre à expériences et on ajoute de la lessive de soude pure en quantité suffisante pour alcaliniser le liquide, puis 5 centimètres cubes de réactif de Nessler. S'il y a de l'ammoniaque, il se forme soit la coloration jaune ou jaune rougeâtre, soit le précipité rouge brunâtre caractéristiques.

Dosage. — Dans un ballon à fond rond, on met 1 litre d'eau et 10 grammes de magnésie calcinée. Le ballon est relié à un réfrigérant suivi d'un tube en verre plongeant dans une fiole conique contenant 10 centimètres cubes d'acide sulfurique déci-normal et 2 gouttes d'une solution alcoolique de phtaléine du phénol. Le tube doit plonger dans le liquide. On chauffe très lentement et on maintient à une douce ébullition pendant trois à quatre heures ; à la fin, on donne un léger coup de feu pour bien rincer le réfrigérant.

On doit distiller, en tout, environ 150 centimètres cubes de liquide. En opérant dans ces conditions, toute l'ammoniaque libre et saline a distillé et s'est combinée à l'acide sulfurique.

On verse alors, dans le liquide contenu dans la fiole et à l'aide d'une burette graduée, de la soude déci-normale jusqu'à coloration rose persistante.

Soit $n$ le nombre de centimètres cubes employés. La différence $(10 - n)$ représente l'acide sulfurique neutralisé par l'ammoniaque. Cette différence, multipliée par 1,7, donnera la teneur de l'eau en ammoniaque libre et saline, exprimée en milligrammes par litre.

Pour doser l'ammoniaque albuminoïde, on ajoute, au liquide froid resté dans le ballon, une solution de 10 grammes de permanganate de potasse dans 200 centimètres cubes d'eau distillée et une solution de 20 grammes de potasse pure dans 100 centimètres cubes d'eau distillée. On fait plonger le tube terminant le réfrigérant dans une fiole contenant 10 centimètres cubes d'acide sulfurique déci-normal et 2 gouttes de solution alcoolique de phtaléine du phénol, et on laisse en contact à froid pendant deux ou trois heures. Puis on distille, on titre et on calcule l'ammoniaque albuminoïde comme plus haut.

**Dosage de l'ammoniaque, de l'acide nitrique et de l'acide nitreux dans les eaux naturelles** (*procédé Winkler*). — *A*. Dosage de l'ammoniaque. — *Réactifs nécessaires*. — a) *Réactif de Nessler*. — Ce réactif se prépare de la façon suivante : dans un matras jaugé de 1.000 centimètres cubes, mettre 13gr,55 de bichlorure de mercure pur très finement pulvérisé, ajouter environ 100 centimètres cubes d'eau distillée, puis 36 grammes d'iodure de potassium pur. Agiter jusqu'à dissolution et compléter à 1 litre. En ajoutant 300 centimètres cubes de lessive des savonniers pure, on obtient le réactif.

b) *Solution de sel de Seignette* à 50 grammes pour 100 centimètres cubes d'eau.

c) *Réactif de Winkler*. — Il est obtenu en ajoutant à cette dernière solution 5 centimètres cubes de réactif de Nessler.

Comme cette solution ne se conserve pas, il vaut mieux faire le mélange au moment du besoin. Lorsqu'il y a lieu de filtrer ce réactif ou celui de Nessler lui-même, il faut se servir d'un tampon d'ouate et rejeter les premières portions filtrées.

d) *Solution de chlorure ammonique*. — On obtient une solution contenant 0mgr,1 d'ammoniaque par centimètre cube en dissolvant 0gr,315 de chlorhydrate d'ammoniaque dans 1.000 centimètres cubes d'eau.

*Technique du dosage*. — On prend deux ballons : dans l'un, on verse 100 centimètres cubes d'eau à essayer ; dans l'autre, 100 centimètres cubes d'eau naturelle exempte d'ammoniaque, l'eau distillée en contenant presque toujours des traces.

On verse goutte à goutte dans chaque ballon 5 centimètres cubes de réactif mélangé. Si on l'ajoutait trop brusquement, il se produirait une coloration jaune citron rendant impossible le dosage.

Enfin, à l'aide d'une burette graduée, on ajoute de la solution de chlorure ammonique jusqu'à égalité des teintes. Le nombre de centimètres cubes versés indique la teneur de l'eau analysée.

*B.* Dosage de l'acide nitrique. — *Principe du dosage.* — Lorsqu'on ajoute à de l'eau contenant des traces de nitrates une petite quantité de brucine et d'acide sulfurique, il se produit une coloration jaune. L'intensité de la teinte est en raison directe de la richesse en acide azotique.

Si, alors, à des quantités identiques d'eau distillée additionnée des mêmes réactifs, on ajoute une solution titrée d'azotate potassique jusqu'à obtention de teintes égales, on aura dosé colorimétriquement l'acide nitrique de l'eau à essayer. Il faut avoir soin de chauffer l'eau distillée pour hâter la formation de la teinte jaune.

Lorsque l'eau renferme des sels ferreux, il faut les oxyder par le permanganate de potasse. De plus, comme l'acide nitreux agit sur la brucine de la même manière que l'acide nitrique, il conviendra de l'oxyder aussi par le permanganate de potasse et de le défalquer de l'acide nitrique trouvé.

*Réactifs nécessaires.* — a) *Solution de sulfate de brucine* à 2 0/0.

b) *Solution de nitrate potassique* à $0^{gr},187$ de sel sec et pur par litre. Chaque centimètre cube de cette solution représente $0^{mgr},1$ d'acide nitrique anhydre $Az^2O^5$.

*Technique du dosage.* — Dans deux petites fioles cylindriques à long col de 50 centimètres cubes environ, on verse 10 centimètres cubes d'eau à essayer et 10 centimètres cubes d'eau distillée. On traite les deux liquides par 1 centimètre cube de la solution de sulfate de brucine et 20 centimètres cubes d'acide sulfurique concentré.

Dans l'eau distillée, on verse au moyen d'une burette graduée la solution de nitrate jusqu'à obtention de teintes semblables.

Le nombre de centimètres cubes employés, multiplié par $0^{mgr},1$, donne la quantité d'acide azotique ($Az^2O^5$) renfermée dans 10 centimètres cubes d'eau à essayer.

Nota. — La solution de brucine ne se conservant pas, on peut en ajouter directement 2 à 3 centigrammes avec 2 à 3 gouttes d'acide sulfurique concentré ; on verse le reste de l'acide lorsque toute la brucine est dissoute.

*C.* Dosage de l'acide nitreux. — *Principe du dosage.* — Si, à une eau naturelle contenant des traces de nitrites, on ajoute un cristal d'iodure de potassium, un peu d'empois d'amidon et quelques gouttes d'acide sulfurique concentré, on voit apparaître une coloration bleue.

Sous l'influence de l'acide nitreux mis en liberté par l'acide sulfurique, l'iode a été déplacé et a coloré l'empois en bleu. C'est ce qu'expliquent les formules suivantes :

$$AzO^2H + HI = AzO + H^2O + I,$$

ou :

$$Az^2O^3 + 2HI = 2AzO + H^2O + I^2.$$

On voit qu'une molécule $Az^2O^3$ met en liberté 2 atomes d'iode.

Si donc, au moyen d'une solution titrée d'hyposulfite de soude, on dose l'iode mis en liberté, on pourra indirectement doser l'acide nitreux de l'eau soumise à l'analyse. Le dosage est terminé lorsque le liquide est décoloré. Mais parfois la teinte primitive réapparaît. Il se forme en effet du bioxyde d'azote aux dépens du protoxyde d'azote libéré au cours des réactions et de l'oxygène dissous dans l'eau. Sous l'influence du bioxyde d'azote, en effet, l'iode qui était passé à l'état d'iodure de sodium se régénère, tandis que l'hyposulfite passe à l'état de tétrathionate de soude.

Pour chasser l'oxygène, on additionne le tout de carbonate de potasse qui sature l'eau d'acide carbonique.

La présence des matières organiques ne gêne en rien ce dosage.

*Réactifs nécessaires.* — a) *Solution d'hyposulfite.* — On fait une solution d'hyposulfite de soude dont chaque centimètre cube équivaut à $0^{mgr},1$ d'$Az^2O^3$. On obtiendra cette solution en diluant $26^{cm3},3$ de liqueur décinormale à 1 litre.

b) *Solution d'empois.* — On l'obtient en faisant bouillir 1 gramme d'amidon dans 500 centimètres cubes d'eau distillée. On abandonne vingt-quatre heures, puis on filtre la portion claire, on répartit la liqueur dans des fioles de 50 centimètres cubes qu'on stérilise à 100°, pendant une demi-heure, pour en assurer la conservation.

*Technique du dosage.* — On verse 100 centimètres cubes d'eau dans un ballon de 200 centimètres cubes environ. On y ajoute 20 centimètres cubes d'acide chlorhydrique à 10 0/0 et 2 à 3 centimètres cubes d'empois d'amidon. On traite alors par 5 grammes de carbonate de potasse ajouté par portions de 1 gramme à la fois. Si ce dernier est en gros cristaux, on peut l'ajouter en une seule fois. Après une minute de contact, on met 10 à 20 centigrammes d'iodure de potassium; au bout de cinq minutes, on titre l'iode mis en liberté avec la solution d'hyposulfite. Comme chaque centimètre cube de cette liqueur équivaut à $0^{mgr},1$ d'$Az^2O^3$, on calculera facilement la richesse de l'eau en acide azoteux.

6° **Dosage des sulfates.** — Dans un vase à précipitations chaudes, on place 500 centimètres cubes d'eau filtrée au papier, 5 centimètres cubes d'acide chlorhydrique chimiquement pur et on fait bouillir. Dans la liqueur bouillante, on ajoute goutte à goutte 10 centimètres cubes d'une solution aqueuse saturée de chlorure de baryum. On maintient l'ébullition pendant quelques instants, on laisse reposer, on jette sur un filtre à analyse, on lave à l'eau bouillante jusqu'à ce que l'eau de lavage ne donne plus de réaction avec le nitrate d'argent, on sèche à l'étuve, on calcine dans une capsule tarée et on pèse.

Le poids de sulfate de baryte trouvé, multiplié par 2, puis par 0,34326, donne la teneur de l'eau en acide sulfurique anhydre ($SO^3$) par litre.

7° **Dosage des chlorures.** — Ce dosage peut se faire soit par la méthode pondérale, soit par la méthode volumétrique.

a) *Méthode pondérale.* — Dans une fiole à fond plat, on place 250 centimètres cubes d'eau filtrée, 5 centimètres cubes d'acide azotique chimiquement pur, puis on porte à l'ébullition et on verse, goutte à goutte, un excès d'une solution aqueuse d'azotate d'argent. Il se forme un précipité de chlorure d'argent. On laisse reposer et on filtre soit sur un filtre taré, soit sur un filtre à analyse. On lave à l'eau bouillante jusqu'à ce que l'eau de lavage ne donne plus de réaction avec une solution de chlorure de sodium, puis on sèche à l'étuve. Si l'on a opéré sur filtre taré, il ne reste plus qu'à peser le chlorure d'argent. Au cas contraire, le précipité est séparé du filtre, calciné dans un creuset de porcelaine, puis on y ajoute les cendres du filtre, on humecte d'une goutte d'acide azotique et d'une goutte d'acide chlorhydrique. On calcine, on laisse refroidir et on pèse.

Le poids de chlorure d'argent trouvé, multiplié par 4, puis par 0,407, donne la teneur de l'eau en chlorure de sodium par litre.

b) *Méthode volumétrique* (méthode de Mohr). — Dans une fiole à fond plat, on place 250 centimètres cubes d'eau, 5 ou 6 gouttes d'une solution aqueuse de chromate de potasse et, à l'aide d'une burette graduée, on fait tomber goutte à goutte une solution titrée d'azotate d'argent jusqu'à apparition d'une légère teinte brun rouge persistante.

Il est commode, pour ce titrage, d'employer la solution suivante d'azotate d'argent :

| | |
|---|---|
| Azotate d'argent pur, fondu ................. | $2^{gr},907$ |
| Eau distillée ................................ | Q. S. pour 1 litre |

Un centimètre cube de cette solution correspond à 1 milligramme de chlorure de sodium ; par conséquent, le nombre de centimètres cubes employés, multiplié par 4, donne la teneur de l'eau en chlorure de sodium, teneur exprimée en milligrammes par litre.

Si on veut exprimer le résultat en chlore (Cl) ou en acide chlorhydrique (HCl), il suffit de multiplier le poids de chlorure de sodium trouvé par 0,607 ou par 0,6239.

8° **Recherche et dosage des phosphates.** — Dans un gros tube à essais, on met 25 centimètres cubes d'eau, 5 centimètres cubes d'acide azotique et 5 centimètres cubes de réactif molybdique [1]. On chauffe vingt minutes au bain-marie bouillant. La présence des phosphates se manifeste par une teinte jaune plus ou moins accentuée.

Si l'on voulait opérer un *dosage* des phosphates, il faudrait évaporer, au volume de 5 centimètres cubes environ, 2 à 3 litres d'eau additionnée d'une petite quantité d'acide azotique, ajouter au liquide du molybdate d'ammoniaque et chauffer quelques heures au bain-marie bouillant.

Le précipité de phosphomolybdate d'ammoniaque obtenu est recueilli

(1) Le réactif molybdique s'obtient en dissolvant 15 grammes de molybdate d'ammoniaque dans 100 centimètres cubes d'eau et en additionnant cette solution de 100 centimètres cubes d'acide azotique de densité 1,20.

sur filtre et lavé à l'eau distillée aiguisée d'acide azotique. Il est ensuite dissous sur filtre par l'ammoniaque, en recueillant la dissolution dans un verre à expériences.

La solution ammoniacale obtenue est étendue de son volume d'eau, additionnée d'une solution aqueuse de chlorhydrate d'ammoniaque et de sulfate de magnésie. On agite vigoureusement pendant quelques minutes avec un agitateur de verre, puis on laisse reposer pendant douze heures.

Le précipité de phosphate ammoniaco-magnésien formé est recueilli sur un filtre à analyse, lavé à l'eau ammoniacale au tiers, séché, calciné dans une capsule tarée et pesé.

Le poids de pyrophosphate de magnésie trouvé, multiplié par 0,63964, donne la quantité correspondante d'anhydride phosphorique ($P^2O^5$).

9° **Examen hydrotimétrique de l'eau.** — Le principe de la méthode hydrotimétrique, indiqué par Clark, a été repris en France et généralisé par Boutron et Boudet.

Il repose sur la propriété que possède le savon de donner une mousse avec l'eau pure après agitation. Si l'eau contient soit des sels calcaires et magnésiens qui précipitent le savon par double décomposition, soit de l'acide carbonique, etc., et qu'on y ajoute peu à peu une solution de savon, il ne se produira une mousse persistante que lorsque tous les sels seront précipités et que le savon sera en excès. Par conséquent, plus une eau sera riche en sels calcaires ou magnésiens, plus il faudra employer de liqueur de savon.

a) *Préparation de la liqueur de savon.* — Boutron et Boudet indiquent la formule suivante :

| | |
|---|---|
| Savon blanc de Marseille, ou mieux savon amygdalin bien sec. | 100 grammes |
| Alcool à 90°........................................ | 1.600 — |

On dissout le savon dans l'alcool en chauffant jusqu'à ébullition, on filtre et on ajoute à la liqueur obtenue 1 litre d'eau distillée. Cette solution ne se conserve pas bien, et laisse déposer des grumeaux de savon.

La formule suivante, due à Courtonne, donne une liqueur inaltérable et ne changeant pas de titre :

On verse dans un ballon de 1 litre :

| | |
|---|---|
| Huile d'olive ou huile d'amande douce... | 30 centimètres cubes |
| Ou en poids...... | 28 grammes |
| Lessive de soude à 36° B................ | 10 — |
| Alcool à 95°.......................... | 10 — |

On chauffe quelque temps au bain-marie bouillant, en agitant, puis on ajoute 800 centimètres cubes d'alcool à 60°, on agite pour dissoudre le savon formé, puis on filtre et on complète le volume obtenu, après refroidissement, à 1 litre avec de l'alcool à 60°.

b) *Titrage de la liqueur savonneuse.* — Pour titrer cette liqueur, et pour déterminer les degrés hydrotimétriques de l'eau, il est nécessaire de se servir du flacon et de la burette hydrotimétriques.

Le flacon hydrotimétrique (Voir *fig.* 41) est un flacon de verre, bouché à l'émeri, de 12 centimètres de haut, d'une capacité d'environ 60 centimètres cubes, et portant quatre traits de jauge correspondant à 10, 20, 30 et 40 centimètres cubes.

La burette hydrotimétrique (Voir *fig.* 42) a une capacité de 7 à 8 centimètres cubes. Elle porte une graduation spéciale, correspondant à des unités nommées degrés hydrotimétriques. Elle porte, en haut, un trait circulaire; la seconde division est marquée 0. Le volume compris entre ces deux divisions est le volume de la liqueur normale de savon nécessaire pour former une mousse persistante avec 40 centimètres cubes d'eau distillée.

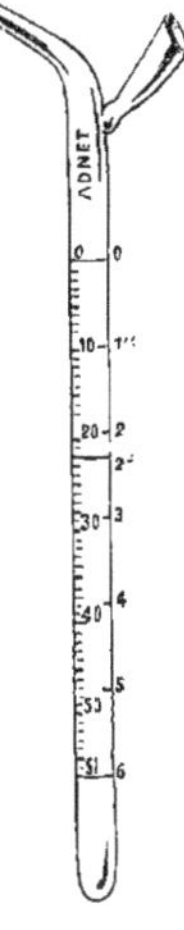

Fig. 42. Burette hydrotimétrique.

La graduation est faite de la façon suivante : on mesure, à partir du trait circulaire supérieur, $2^{cm3},4$, et l'on divise cet intervalle en vingt-trois parties égales, puis on prolonge ces divisions jusqu'au bas de la burette. La graduation 22 (correspondant à $2^{cm3},4$) porte un trait spécial, car elle représente la quantité de solution normale de savon nécessaire pour obtenir une mousse persistante avec 40 centimètres cubes d'une solution aqueuse de chlorure de calcium pur fondu, à $0^{gr},25$ par litre, ou d'une solution aqueuse de chlorure de baryum pur à $0^{gr},55$ par litre. Chaque division de la burette représente un degré hydrotimétrique.

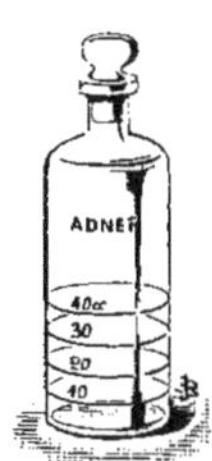

Fig. 41. Flacon hydrotimétrique.

Le titrage de la liqueur savonneuse se fait en introduisant, dans le flacon hydrotimétrique, 40 centimètres cubes de la solution de chlorure de calcium ou de chlorure de baryum. On remplit la burette jusqu'au trait circulaire avec la liqueur de savon, et on verse peu à peu la solution savonneuse dans le flacon. Entre deux affusions consécutives, on bouche le flacon et on l'agite. On continue les affusions et les agitations jusqu'à ce qu'on ait obtenu une mousse de 1 centimètre persistant cinq minutes.

Si la liqueur de savon a été bien préparée, on a dû employer vingt-deux divisions. Si la solution est trop forte, on l'étend d'un peu d'eau ; si elle est trop faible, on la concentre.

c) *Détermination du degré hydrotimétrique total.* — On introduit dans le flacon hydrotimétrique 40 centimètres cubes de l'eau à examiner et, à l'aide de la burette, on verse de la liqueur de savon jusqu'à obtention, par agitation, d'une mousse de 1 centimètre persistant cinq minutes, comme il est dit ci-dessus.

Le nombre de divisions employées représente le degré hydrotimétrique total de l'eau.

Certaines eaux sont tellement calcaires qu'il faudrait employer un trop grand volume de la liqueur savonneuse. En ce cas, on les dilue soit de moitié, soit de plus, avec de l'eau distillée récemment bouillie, et on tient compte de la dilution pour calculer le degré hydrotimétrique total.

d) *Degré hydrotimétrique permanent.* — Dans une petite fiole, on verse 100 centimètres cubes de l'eau à analyser, on fait bouillir pour concentrer à environ 20 centimètres cubes. Après refroidissement, on ajoute environ 40 centimètres cubes d'eau distillée bouillie, on agite et on jette sur un petit filtre. On lave la fiole et le filtre à l'eau distillée bouillie pour ramener le volume total à 100 centimètres cubes. On prélève 40 centimètres cubes de ce liquide et on opère comme plus haut.

Le degré hydrotimétrique total représente l'acide carbonique, le carbonate de chaux, les sels de chaux divers et les sels de magnésie contenus dans l'eau.

Le degré hydrotimétrique permanent représente les sels de magnésie et les sels de chaux autres que les carbonates précipités après le départ de l'acide carbonique.

D'après Courtonne, 1 degré hydrotimétrique représente en poids pour 1 litre d'eau :

| | |
|---|---|
| Chaux............................ | 1° = 5 mgr,7 |
| Chlorure de calcium................ | 1° = 11 ,4 |
| Carbonate de chaux................ | 1° = 10 ,3 |
| Sulfate de chaux.................. | 1° = 14 ,0 |
| Magnésie......................... | 1° = 4 ,2 |
| Chlorure de magnésium............ | 1° = 9 ,0 |
| Carbonate de magnésie............. | 1° = 8 ,8 |
| Sulfate de magnésie............... | 1° = 12 ,5 |
| Chlorure de sodium................ | 1° = 12 ,0 |
| Sulfate de sodium................. | 1° = 14 ,6 |
| Acide sulfurique.................. | 1° = 7 ,3 |
| Chlore........................... | 1° = 8 ,2 |
| Acide carbonique libre............ | 1° = 5 centimètres cubes |

**10° Dosage des éléments dissous (résidu à 110°).** — Dans une capsule de platine tarée à fond rond et à bec, d'une contenance d'environ 50 centimètres cubes, placée au bain-marie bouillant, on évapore à sec 1 litre d'eau, préalablement filtrée.

Après évaporation totale, on place la capsule pendant quatre heures à l'étuve à 110°, on laisse ensuite refroidir dans l'air sec et on pèse.

Le poids trouvé indique le total des éléments dissous ou résidu à 110°.

**11° Détermination du résidu après calcination au rouge sombre.** — Le résidu précédent, une fois pesé, est alors incinéré au rouge sombre, en chauffant modérément au début et en couvrant la capsule pour éviter les projections. Après quelques minutes de chauffe et refroidissement, on verse dans la capsule 5 à 6 centimètres cubes d'une solution aqueuse saturée de carbonate d'ammoniaque et on évapore très doucement au bain-marie, après avoir eu le soin de promener la solution sur tout le résidu. Cette opération a pour but de ramener, à l'état de carbonates, la chaux et la magnésie des carbonates décomposés par la calcination.

Après évaporation du carbonate d'ammoniaque, la capsule est placée quatre heures à l'étuve à 110°, refroidie dans l'air sec et pesée.

Le poids trouvé indique le résidu après calcination. La différence entre le résidu à 110° et le résidu après calcination représente la *perte au rouge*.

**12° Analyse minérale du résidu.** — a) *Dosage de la silice.* — La capsule contenant le résidu après calcination est remplie d'eau distillée jusqu'à environ 1 centimètre 1/2 du bord. On y ajoute ensuite 2 à 3 centimètres cubes d'acide chlorhydrique chimiquement pur et on évapore à sec au bain-marie bouillant. Sur le résidu sec, on ajoute 5 à 6 centimètres cubes d'acide chlorhydrique et un peu d'eau distillée bouillante, on jette sur un filtre à analyse, on lave avec soin la capsule et le filtre à l'eau bouillante et on réunit les eaux de lavage à l'eau-mère.

Le filtre est séché, calciné dans une capsule tarée et pesé. On obtient ainsi le poids de la silice, exprimé en $SiO^2$.

b) *Dosage de l'alumine et de l'oxyde de fer.* — Dans la liqueur obtenue plus haut, on verse un peu de solution aqueuse de chlorhydrate d'ammoniaque et un léger excès d'ammoniaque. On chauffe quelque temps au bain-marie bouillant et on jette sur filtre à analyse. L'alumine et l'oxyde de fer se trouvent sur le filtre, qu'on lave à l'eau distillée bouillante. On sèche, on calcine dans une capsule tarée et on pèse. On a ainsi la somme $Al^2O^3 + Fe^2O^3$.

c) *Dosage de la chaux.* — Le liquide, séparé de l'alumine et de l'oxyde de fer, est rendu acide par l'acide acétique, puis additionné d'environ 10 centimètres cubes d'une solution aqueuse saturée d'oxalate d'ammoniaque. On porte à l'ébullition pendant quelques minutes. La chaux se trouve ainsi précipitée à l'état d'oxalate de chaux, qui est recueilli sur filtre à analyse, lavé à l'eau distillée bouillante, séché et calciné dans une capsule tarée.

La chaux ainsi obtenue peut être transformée, pour la pesée, soit en carbonate, soit en sulfate.

Dans le premier cas, on verse dans la capsule quelques gouttes d'une solution aqueuse de carbonate d'ammoniaque. On évapore à sec au bain-marie bouillant, on chauffe très légèrement sur la pointe d'une flamme de bec Bunsen, sans arriver au rouge. On laisse refroidir et on pèse. Le poids de carbonate de chaux trouvé, multiplié par 0,56, donne la teneur en chaux CaO.

Dans le second cas, on verse dans la capsule trois ou quatre gouttes d'acide sulfurique, on chauffe d'abord avec précaution pour éviter les projections, puis plus fortement pour arriver au rouge et chasser ainsi toute trace d'acide sulfurique libre. On laisse refroidir et on pèse. Le poids de sulfate de chaux trouvé, multiplié par 0,41176, donne la teneur en chaux CaO.

d) *Dosage de la magnésie.* — Dans la liqueur débarrassée de la chaux et placée dans un verre à expériences, on ajoute un peu d'une solution aqueuse de chlorhydrate d'ammoniaque, 5 à 6 centimètres cubes d'une solution aqueuse saturée de phosphate d'ammoniaque et un excès d'ammoniaque. On agite fortement pendant quelques minutes avec un agitateur de verre, on laisse reposer douze heures et on jette sur un filtre à analyse. Le précipité de phosphate ammoniaco-magnésien recueilli est lavé à l'eau ammoniacale au tiers, séché, calciné dans une capsule tarée et pesé.

Le poids de pyrophosphate de magnésie trouvé, multiplié par 0,36036, donne la teneur en magnésie MgO.

13° **Détermination du titre alcalimétrique** (d'après Bonjean). — Cette détermination du titre alcalimétrique de l'eau est un contrôle des résultats trouvés dans l'analyse minérale. Elle indique l'alcalinité correspondant aux carbonates de chaux et de magnésie.

On opère sur 500 centimètres cubes d'eau additionnés de deux ou trois gouttes d'une solution aqueuse d'orangé Poirrier n° 3 et, à l'aide d'une burette graduée, on verse de l'acide sulfurique déci-normal jusqu'à légère coloration rose. Le nombre de centimètres cubes employés, multiplié par 2, puis par 0,0049, donne la quantité d'acide sulfurique ($SO^4H^2$) nécessaire pour transformer en sulfates les carbonates contenus dans l'eau.

On transforme, par le calcul, les poids trouvés de carbonates de chaux et de magnésie en acide sulfurique correspondant. Le chiffre trouvé doit être le même que celui obtenu par le titrage direct.

Exemple. — Supposons une eau ayant donné par le calcul de sa composition probable (Voir p. 425) :

| | | |
|---|---|---|
| Carbonate de chaux.................... | 171$^{mgr}$,1 | par litre |
| Carbonate de magnésie................. | 74 ,8 | — |

et ayant exigé, comme titre alcalimétrique, 52 centimètres cubes d'acide sulfurique déci-normal par litre. Pour transformer 1 milligramme de carbonate de chaux en sulfate de chaux, d'après l'équation :

$$CO^3Ca + SO^4H^2 = SO^4Ca + CO^2 + H^2O,$$

il faut 0$^{mgr}$,98 d'acide sulfurique.

Pour transformer 1 milligramme de carbonate de magnésie en sulfate de magnésie, d'après l'équation:

$$CO^3Mg + SO^4H^2 = SO^4Mg + CO^2 + H^2O,$$

il faut 1$^{mgr}$,166 d'acide sulfurique.

Par conséquent, pour l'eau examinée, il faudra :

| | | |
|---|---|---|
| Pour 171$^{mgr}$,1 de carbonate de chaux : 171,1 × 0,98 = | 167$^{mgr}$,6 | d'acide sulfurique |
| Pour 74$^{mgr}$,8 de carbonate de magnésie : 74,8 × 1,166 = | 87$^{mgr}$,2 | d'acide sulfurique |
| Soit au total, pour 1 litre d'eau............ | 254$^{mgr}$,8 | d'acide sulfurique |

Le titre alcalimétrique de l'eau est de 52 centimètres cubes d'acide sulfurique déci-normal par litre, soit :

$$52 \times 0^{gr},0049 = 254^{mgr},8 \text{ d'acide sulfurique.}$$

Par conséquent, comme on trouve la même quantité d'acide sulfurique par le calcul et par le titrage alcalimétrique, on doit admettre comme exacte la composition indiquée pour l'eau analysée.

14° **Recherche des matières fécales.** — Le procédé suivant, indiqué par Baudrimont, donne d'excellents résultats pour cette recherche :

On agite l'eau à examiner (au moins 100 centimètres cubes) avec la moitié de son volume d'éther, employé en deux fois. On décante après repos ; on évapore la liqueur éthérée dans une capsule de porcelaine à basse température (il est indispensable de ne pas dépasser la température de 30 à 35°). Après évaporation, il reste un résidu imperceptible, d'une odeur fécaloïde très nette, dans le cas d'une eau contaminée par des infiltrations de matières fécales.

15° **Recherche de la putrescibilité.** — Le meilleur procédé consiste à abandonner, pendant huit jours, à l'étuve à 38°, l'eau placée dans un flacon bouché à l'émeri. Au bout de ce temps, une eau potable ne doit dégager aucune odeur, et rester parfaitement limpide.

16° **Groupement des résultats trouvés (composition probable de l'eau).** — Par le calcul, on transforme tout l'acide sulfurique trouvé en sulfate de chaux. On retranche du poids total de la chaux la quantité ainsi combinée à l'acide sulfurique, et la différence est transformée en carbonate de chaux.

La magnésie est exprimée en carbonate de magnésie.

S'il y a trop d'acide sulfurique pour la quantité totale de chaux, on traduit l'excès d'acide sulfurique en sulfate de soude.

Les facteurs de transformation à employer sont les suivants :

| | |
|---|---|
| Acide sulfurique $SO^3$ en sulfate de chaux.... | = poids de $SO^3 \times 1,7$ |
| — — — en sulfate de soude.... | = poids de $SO^3 \times 1,8$ |
| Chaux CaO en carbonate de chaux.......... | = poids de CaO $\times 1,786$ |
| Magnésie MgO en carbonate de magnésie.... | = poids de MgO $\times 2,1$ |

Exemple de calcul. — Supposons une eau donnant les résultats suivants, exprimés en milligrammes par litre :

| | |
|---|---|
| Acide sulfurique, en $SO^3$.................... | 6,8 |
| Chlorure de sodium, en NaCl................ | 6,8 |
| Silice, en $SiO^2$........................... | 7,0 |
| Chaux, en CaO............................ | 100,6 |
| Magnésie, en MgO......................... | 35,6 |
| Résidu a 110°............................ | 275,0 |
| Résidu après calcination.................. | 264,0 |

Nous aurons :

| | | | |
|---|---|---|---|
| Acide sulfurique en sulfate de chaux.... | = | $6,8 \times 1,7$ | = 11,6 |
| Chaux combinée à l'acide sulfurique.... | = | 11,6 — 6,8 | = 4,8 |
| Chaux restant......................... | = | 100,6 — 4,8 | = 95,8 |
| Chaux en carbonate de chaux.......... | = | $95,8 \times 1,786$ | = 171,1 |
| Magnésie en carbonate de magnésie.... | = | $35,6 \times 2,1$ | = 74,8 |

La composition probable de l'eau sera donc :

| | |
|---|---|
| Silice, en $SiO^2$ | 7,0 |
| Sulfate de chaux, en $SO^4Ca$ | 11,6 |
| Carbonate de chaux, en $CO^3Ca$ | 171,1 |
| Carbonate de magnésie, en $CO^3Mg$ | 74,8 |
| Chlorure de sodium, en NaCl | 6,8 |
| | 271,3 |

**17° Interprétation des résultats analytiques.** — L'analyse chimique seule est parfois insuffisante à déceler la contamination d'une eau, et souvent il est indispensable d'associer aux recherches purement chimiques l'examen bactériologique.

Cependant on peut fixer certaines limites donnant des renseignements très utiles sur la qualité d'une eau destinée à la consommation.

Le Laboratoire municipal de Paris a adopté les chiffres suivants (exprimés en milligrammes par litre) :

| DOSAGES | EAU PURE | EAU POTABLE | EAU SUSPECTE | EAU MAUVAISE |
|---|---|---|---|---|
| Extrait à 110° | » | » | plus de 500 | » |
| Degré hydrotimétrique total | 5 à 15° | 15 à 20° | plus de 30° | plus de 100° |
| — — permanent | 2 à 5° | 5° à 12° | 12° à 18° | plus de 20° |
| Matière organique en oxygène (solution acide ou alcaline) | moins de 1 | 1 à 2 | 3 à 4 | plus de 4 |
| Nitrates, en nitrate de potasse | » | » | plus de 10 | » |
| Ammoniaque | » | » | 0 à 1 | plus de 1 |
| Chlorure de sodium | moins de 27 | 30 à 70 | 80 à 160 | plus de 160 |
| Sulfate de chaux | 3 à 8 | 8 à 50 | 50 à 85 | plus de 85 |
| Chaux | » | » | plus de 200 | » |
| Magnésie | » | » | plus de 30 | » |
| Acide phosphorique | » | » | traces | » |

La teneur en oxygène dissous ne doit jamais être inférieure à 3 centimètres cubes par litre.

L'interprétation des résultats des analyses des eaux a fait récemment l'objet d'une étude très importante et très complète de Bonjean, et nous donnons ci-dessous son travail en ce qui concerne les résultats de l'analyse chimique :

« Les données fournies par l'analyse chimique des eaux reposent sur des bases plus solides que celles de l'examen bactériologique ; mais, de même que les conclusions tirées de l'examen microbiologique n'ont généralement de réelle valeur que lorsqu'elles sont appuyées sur les données de l'analyse chimique, de même les conclusions déduites de l'examen chimique n'ont généralement toute la certitude voulue que lorsque, dans la discussion des résultats, on a tenu compte des renseignements fournis par l'examen géologique des terrains d'origine et de circulation de l'eau examinée.

« Ici les méthodes d'analyses sont généralement plus exactes et les échantillons sont moins influencés par les circonstances environnantes indépendantes de l'eau même.

« L'interprétation des résultats doit donc être faite dans des conditions déterminées, guidées par les renseignements relatifs à l'origine géologique et à la nature même de l'eau.

« L'expert devra s'abstenir de tenir compte des « Tableaux » fixant les limites entre lesquelles doivent osciller les divers constituants pour qu'une eau soit considérée comme bonne, suspecte, mauvaise, etc.; ces tableaux conduisent parfois à des conclusions inexactes. Par exemple, le tableau formulé en 1884 par le Comité consultatif d'hygiène, qui est généralement mal interprété et qu'on reproduit à tort dans presque tous les ouvrages traitant de cette question, indique qu'une eau est très pure lorsqu'elle renferme moins de 150 milligrammes de résidu fixe : c'est-à-dire que seules seront pures les eaux des terrains granitiques, gneissiques, etc., ou les eaux très superficielles des terrains calcaires ; or, ces eaux sont au contraire très souvent polluées, parce qu'elles n'ont subi qu'une épuration insuffisante. D'autre part, des eaux profondes de terrains plus ou moins calcaires, infiniment supérieures aux précédentes comme épuration, seront écartées par cette classification.

« Le choix d'une eau potable, basé exclusivement sur la composition minérale, ne peut soulever beaucoup de discussions. Dans des régions gneissiques, granitiques, schisteuses, on ne trouve le plus souvent que des eaux très peu riches en sels minéraux, dont on doit se contenter, tout en regrettant leur trop faible minéralisation; inversement, dans les régions calcaires ou gypseuses, on ne rencontre généralement que des eaux trop calcaires, séléniteuses, souvent de goût peu agréable, qu'il faut cependant utiliser à défaut d'autres. En tous cas, entre plusieurs sources ou nappes de même nature minérale, le choix devra se faire d'après la *pureté* de l'eau et les garanties qu'elle offre contre les contaminations.

« On trouve parfois dans une même région des eaux de minéralisations très différentes. Par exemple, on peut avoir à choisir entre les eaux d'un cours d'eau ou d'un lac suffisamment minéralisées et les eaux calcaires ou séléniteuses provenant de nappes plus ou moins profondes. On n'hésitera pas à considérer avant tout les caractères indiquant une eau à l'abri des souillures et subissant dans le sol une épuration complète et *constante*. Ce n'est qu'en seconde ligne qu'on tiendra compte des autres éléments d'appréciation, minéralisation moyenne, goût, température agréable, etc.

« Citons l'exemple de la ville d'E..., qui pouvait choisir entre l'eau d'un lac, l'eau d'une nappe contaminable et l'eau d'une nappe bien protégée par un banc compact d'argile ; cette dernière, dont la pureté est permanente, la température de 10°,8 à 11°,2, la saveur agréable, fut adoptée. La composition minérale est la suivante[1] :

| | |
|---|---|
| Résidu à 110° | 315,5 |
| Silice | 13,0 |
| Chaux | 100,0 |
| Magnésie | 43,1 |
| Chlore | 2,0 |
| Alcalinité en carbonate de chaux | 300,0 |
| Degré hydrotimétrique total | 28°,5 |

« Mais le choix n'est pas toujours aussi facile : on peut avoir à hésiter entre une eau souterraine agréable au goût et propre aux usages domestiques par sa composition minérale, mais insuffisamment épurée, et une eau de nappe plus profonde, constamment pure, mais de composition minérale moins satisfaisante. Ainsi, les trois villes d'E..., du T... et de M... avaient à opter entre des sources superficielles et les eaux d'une nappe très profonde, d'une grande pureté bactériologique, mais d'une composition minérale particulière. Voici la composition de ces eaux (analyses du Laboratoire du Comité consultatif d'hygiène) :

SOURCES (6 août 1893)

*Analyse chimique*

| | | |
|---|---|---|
| Evaluation de la matière organique en oxygène | Solution acide | 1,750 |
| | — alcaline | 1,500 |
| Oxygène dissous en volume | | 6cc,466 |
| Sels ammoniacaux | | 0 |
| Azote organique | | 0 |
| Nitrites | | 0 |
| Nitrates, en $AzO^3H$ | | 11,3 |
| Acide phosphorique | | faibl. tr. |
| Chlore | | 29,1 |
| Résidu à 110° | | 337,9 |
| — après calcination | | 322,5 |
| Silice, en $SiO^2$ | | 15,0 |
| Chaux, en CaO | | 134,4 |
| Magnésie, MgO | | 7,3 |
| Acide sulfurique, en $SO^3$ | | 3,4 |
| Chlorure de sodium, en NaCl | | 48,0 |
| Degré hydrotimétrique total | | 28°,5 |
| — — permanent | | 3°,0 |
| Alcalimétrie en carbonate de chaux | | 250,0 |

*Analyse bactériologique*

*Numération :* 450 germes par centimètre cube.

*Spécification : Micrococcus aquatilis, M. aurantiacus; Bacterium termo; Bacillus subtilis, B. fuscus, B. luteus.*

[1] Les résultats de cette analyse et de celles qui suivent sont exprimés *en milligrammes par litre.*

PUITS ARTÉSIEN, profondeur 180 mètres (13 janvier 1895)

*Analyse chimique*

| | |
|---|---|
| Évaluation de la matière organique en oxygène { Solution acide | 3,000 |
| — alcaline | 1,750 |
| Oxygène dissous en volume | $1^{cc}$,223 |
| Sels ammoniacaux | 0,07 |
| Azote organique | 0,11 |
| Nitrites | 0 |
| Nitrates, en $AzO^3H$ | 0 |
| Acide phosphorique | tr. faib. tr. |
| Chlore | 619,1 |
| Résidu à 110° | 1.418,9 |
| — après calcination | 1.380,0 |
| Silice, en $SiO^2$ | 19,0 |
| Chaux, en CaO | 16,8 |
| Magnésie, MgO | 9,0 |
| Acide sulfurique, en $SO^3$ | 54,8 |
| Chlorure de sodium, en NaCl | 1.020,0 |
| Degré hydrotimétrique total | 6°,8 |
| — — permanent | 3°,0 |

*Analyse bactériologique*

*Numération :* 6 germes par centimètre cube : les cultures sur place donnent moins de 1 germe.

*Spécification: Penicillium glaucum ;* Levures blanche et rose ; *Micrococcus candicans.*

*Conclusion :* Eau de bonne qualité.

« L'eau de cette nappe artésienne est avantageusement employée pour l'alimentation des trois villes depuis plus de dix ans. Si l'on s'en tenait aux chiffres de l'analyse chimique, on trouverait que plusieurs d'entre eux s'écartent beaucoup des chiffres que divers auteurs assignent comme limites, notamment la dose des chlorures, qui est extrêmement élevée.

« Malgré ces considérations relatives au choix de l'eau basé impérieusement sur la pureté de l'eau, il est toutefois bien évident qu'on ne saurait admettre, pour l'alimentation courante, une eau renfermant des éléments minéraux qui, par leur proportion, seraient capables de communiquer à l'eau des propriétés actives ou thérapeutiques. Il est difficile de définir exactement ce qu'on entend par une eau *minérale*, et des eaux potables de composition fort ordinaire peuvent, sans nul doute, exercer, dans certaines conditions, une véritable action thérapeutique. Rappelons seulement que les éléments qui entrent dans la composition des eaux ordinaires, c'est-à-dire pouvant être utilisés pour l'alimentation normale, sont les suivants : silice, chaux, magnésie, soude, acide sulfurique, chlore, acide nitrique, acide carbonique. Exceptionnellement, on admettrait encore des sels de potassium, d'alumine et de fer (ces derniers d'ailleurs sont instables, et les eaux qui les contiennent en trop grande abondance ne sont propres aux usages *domestiques* qu'après précipitation et décantation). — Les combinaisons formées par les éléments ci-dessus, dans les eaux potables, sont principalement : carbonate de chaux, sulfate de chaux, nitrate de chaux, carbonate de magnésie, chlorure de sodium. Quant aux combinaisons suivantes : sulfate, nitrate et carbonate de potasse ou de soude; sulfate de magnésie, chlorure de calcium ou de magnésium, elles ne se rencontrent qu'exceptionnellement dans les eaux ordinaires et appartiennent plutôt au groupe des eaux dites minérales. — La présence d'autres éléments de minéralisation, tels que sulfures et composés sulfhydriques, hyposulfites, sels de lithine, de strontium, arsenic, etc., suffira pour faire considérer ces eaux comme impropres à l'alimentation ordinaire, et pour les ranger dans la classe des eaux minérales.

« La composition minérale seule peut souvent fournir des renseignements utiles sur la contamination des eaux ; la présence anormale de certains sels incompatibles avec la nature géologique du terrain doit toujours éveiller l'attention.

« Par exemple, dans une région de terrains granitiques, gneissiques, schisteux, où les eaux ne tiennent en solution que de faibles quantités d'éléments minéraux (par exemple, de 20 à 40 milligrammes de chlore, des traces d'acide sulfurique, des quantités de chaux et de magnésie pouvant atteindre jusqu'à 10 milligrammes, etc.), si l'on constate dans les eaux soumises à l'examen des quantités beaucoup plus fortes de ces éléments, on peut soupçonner à bon droit des apports d'eaux résiduaires. Les doses élevées de chlorures et de nitrates dans ces eaux établissent l'origine organique de ces pollutions (urines, matières fécales, eaux ménagères).

« Voici une analyse d'eau de terrains granitiques de la région de Lorient. Une trentaine d'autres analyses de la même région ont donné des résultats semblables. La composition de cette eau est normale pour les terrains dont il s'agit :

LORIENT (MORBIHAN)

Sondage 10 à 3 mètres de profondeur, dans le vallon de Saint-Erven, au milieu des landes et des bois de pins. — Terrain : granulite (tuf argileux, argile et graviers de quartz, tuf et roche divisés, tuf dur et roche).

11 janvier 1905. T. air : + 7°,0. — T. eau : + 9°,0.

*Analyse chimique*

| | | |
|---|---|---|
| Évaluation de la matière organique en oxygène | Solution acide | 1,000 |
| | — alcaline | 1,000 |
| Oxygène dissous en volume | | 8cc,128 |
| Sels ammoniacaux | | 0 |
| Azote organique | | 0 |
| Nitrites | | 0 |
| Nitrates, en $AzO^3H$ | | 13,3 |
| Acide phosphorique | | 0 |
| Chlore | | 22,5 |

| | |
|---|---|
| Résidu à 110° | 86,0 |
| — après calcination | 79,0 |
| Silice, en $SiO^2$ | 8,0 |
| Chaux, en CaO | 2,2 |
| Magnésie, en MgO | 5,7 |
| Acide sulfurique, en $SO^3$ | 6,8 |
| Chlorure de sodium, en NaCl | 37,2 |
| Degré hydrotimétrique total | 3°,0 |
| — — permanent | 1°,5 |
| Alcalimétrie en carbonate de chaux | 10,0 |

« Dans l'analyse suivante, qui est celle d'une eau de la même région et provenant de terrains analogues, on trouve un résidu fixe beaucoup plus abondant, qui fait soupçonner une souillure de l'eau.

LORIENT (MORBIHAN)

Source de Kerhuit. — T. granitique
28 janvier 1903. T. air : + 13°,0. — T. eau : + 12°,0

*Analyse chimique*

| | | |
|---|---|---|
| Évaluation de la matière organique en oxygène | Solution acide | 1,500 |
| | — alcaline | 1,250 |
| Oxygène dissous en volume | | 7cc,688 |
| Sels ammoniacaux | | 0 |
| Azote organique | | 0 |
| Nitrites | | 0 |
| Nitrates, en $AzO^3H$ | | traces |
| Acide phosphorique | | 0 |
| Chlore | | 30,1 |
| Résidu à 110° | | 167,0 |
| — après calcination | | 151,0 |
| Silice, en $SiO^2$ | | 23,0 |
| Chaux, en CaO | | 26,3 |
| Magnésie, MgO | | 8,6 |
| Acide sulfurique, en $SO^3$ | | 12,3 |
| Chlorure de sodium, en NaCl | | 49,6 |
| Degré hydrotimétrique total | | 10°,0 |
| — — permanent | | 7°,0 |
| Alcalimétrie en carbonate de chaux | | 66,0 |

« Dans l'analyse ci-après, eau d'un puits d'Avranches situé au centre de l'agglomération, la dose d'éléments minéraux est très élevée, et incompatible avec la composition géologique du sol. La souillure de l'eau est indiquée, en outre, par la dose énorme des chlorures et des nitrates.

AVRANCHES (MANCHE)

Puits situé au centre de l'agglomération
Terrain granitique

*Analyse chimique*

| | | |
|---|---|---|
| Évaluation de la matière organique en oxygène | Solution acide | 1,250 |
| | — alcaline | 0,750 |
| Oxygène dissous en volume | | 5cc,855 |
| Sels ammoniacaux | | traces |
| Azote organique | | 0 |
| Nitrites | | 0 |
| Nitrates, en $AzO^3H$ | | 214,2 |
| Acide phosphorique | | traces |
| Chlore | | 151,7 |
| Résidu à 110° | | 1.021,0 |
| — après calcination | | 913,0 |
| Silice, en $SiO^2$ | | 15,0 |
| Chaux, en CaO | | 211,1 |
| Magnésie, MgO | | 33,8 |
| Acide sulfurique, en $SO^3$ | | 99,5 |
| Chlorure de sodium, en NaCl | | 250,0 |
| Degré hydrotimétrique total | | 50°,0 |
| — — permanent | | 28°,0 |
| Alcalimétrie en carbonate de chaux | | 90,0 |

« Dans les régions calcaires où les eaux doivent être abondamment chargées de sels minéraux calcaires, l'influence des apports d'eaux résiduaires se traduira par des chiffres exagérés de chlorure de sodium, de matière organique, de nitrates, et la diminution des sels calcaires et magnésiens pourra indiquer des mélanges brusques d'eaux superficielles, insuffisamment épurées par le sol. — Les comparaisons entre la composition minérale et les observations hydrologiques et géologiques fournissent des renseignements parfois très intéressants.

« La *constance de la minéralisation* est généralement un indice de la bonne qualité des eaux : constance surtout nécessaire pour les eaux minérales, qui, pour être utilisées comme médicament, doivent renfermer toujours les mêmes proportions de principes actifs [1]. La constance du *débit* et de la *température* est aussi un indice favorable. Bien entendu, beaucoup d'eaux potables subissent des oscillations notables dans leur débit, leur température et leur composition minérale, sans qu'on puisse voir là une preuve de contamination.

« En dehors de ces considérations générales ayant pour but de montrer le degré d'importance qu'on doit attacher à la composition minérale des

[1] Citons les eaux de Vichy (État) et d'Évian, pour lesquelles on trouve, à quelques milligrammes près, les mêmes quantités de chaux, de magnésie, de chlore, dans les analyses successives de Bouquet (1851), de Wilm (1880), de Bonjean (1900).

eaux potables, il nous reste à dire quelques mots sur la signification ordinaire de la présence dans les eaux de chacun des éléments révélés par l'analyse.

« SELS CALCAIRES ET MAGNÉSIENS. — La présence des sels calcaires en quantités modérées est avantageuse, mais non pas nécessaire : de bonnes eaux potables renferment par exemple 200 ou 250 milligrammes de sels calcaires. Si la chaux se trouve en grande partie à l'état de sulfate de chaux, l'eau sera moins agréable au goût. — Il est peu probable que l'eau trop fortement chargée de sels calcaires, même à l'état de carbonate, puisse avoir sur la santé une influence nuisible. — Les sels de magnésie, trop abondants dans une eau potable, lui communiqueraient des propriétés laxatives.

« Comme exemple d'eau de minéralisation exagérée et contenant surtout une trop grande quantité de sulfate de chaux, nous citerons les deux exemples ci-dessous :

COMMUNE DE MEURCOURT (HAUTE-SAONE)

Source de Braleret, située à 1.800 mètres des habitations, à un niveau supérieur, au pied d'une colline de laquelle on extrait du gypse. — Calcaires du terrain keupérien, marne, gypse.

22 septembre 1899. T. air : + 13°,0. — T. eau : + 13°,0

*Analyse chimique*

| | |
|---|---|
| Évaluation de la matière organique en oxygène { Solution acide | 0,750 |
| — alcaline | 1,250 |
| Oxygène dissous en volume | 4$^{cc}$,192 |
| Sels ammoniacaux | 0 |
| Azote organique | 0 |
| Nitrites | 0 |
| Nitrates, en $AzO^3H$ | traces |
| Acide phosphorique | 0 |
| Chlore | 5,3 |
| Résidu à 110° | 2.270,0 |
| — après calcination | 2.060,0 |
| Silice, en $SiO^2$ | 17,0 |
| Chaux, en CaO | 683,2 |
| Magnésie, MgO | 174,2 |
| Acide sulfurique, en $SO^3$ | 1.059,8 |
| Chlorure de sodium, en NaCl | 8,8 |
| Degré hydrotimétrique total | 140°,0 |
| — — permanent | 125°,0 |
| Alcalimétrie | 240,0 |

COMMUNE DE LA CHAPELLE-SUR-CRÉCY (SEINE-ET-MARNE)

Puits de 16 mètres de profondeur, au centre de l'agglomération
Calcaire de Saint-Ouen

28 mars 1903. T. air : + 11°,2. — T. eau : + 10°,0

*Analyse chimique.*

| | |
|---|---|
| Évaluation de la matière organique en oxygène { Solution acide........ | 4,250 |
| — alcaline ..... | 2,750 |
| Oxygène dissous en volume..................... | 2cc,700 |
| Sels ammoniacaux ............................. | traces |
| Azote organique............................... | traces |
| Nitrites...................................... | 0 |
| Nitrates, en $AzO^3H$........................... | 166,6 |
| Acide phosphorique........................... | traces |
| Chlore ........................................ | 133,5 |
| Résidu à 110°................................. | 2.666,0 |
| — après calcination ....................... | 2.244,0 |
| Silice, en $SiO^2$.................................. | 20,0 |
| Chaux, en CaO................................. | 724,6 |
| Magnésie, en MgO............................. | 77,7 |
| Acide sulfurique, en $SO^3$...................... | 806,7 |
| Chlorure de sodium, en NaCl.................. | 220,0 |
| Degré hydrotimétrique total .................. | 120°,0 |
| — — permanent............... | 48°,0 |
| Alcalimétrie en carbonate de chaux............. | 466,0 |

« Sulfates. — Il importe de rechercher, en comparant l'analyse avec celles des eaux pures de la même région, si la présence de fortes doses d'acide sulfurique est uniquement attribuable aux conditions géologiques, si les terrains traversés contiennent des sulfates calcaires (gypse, anhydrite, glaubérite, etc.); l'acide sulfurique peut aussi provenir de l'oxydation des pyrites. Les chiffres d'acide sulfurique dans les eaux sont extrêmement variables ; ils peuvent dépasser dans les terrains gypseux, par exemple, 1 gramme en $SO^3$, sans qu'on ait à suspecter la pureté de l'eau au point de vue des contaminations superficielles. Mais, de toute façon, les eaux riches en sulfates sont peu agréables au goût, difficiles à digérer, peu propres aux usages domestiques, et l'on n'autorise leur emploi que dans les régions où il serait impossible de trouver d'autres eaux pures moins minéralisées.

« On rencontre quelquefois des doses anormales d'acide sulfurique dans certaines eaux, à la suite de récents travaux de captage entraînant la dissolution des matériaux. Ainsi, l'eau d'un puits destiné à l'alimentation de la ville de L... donnait à l'analyse, pour un échantillon prélevé en 1899, un résidu minéral de 818 milligrammes, dont 523 de sulfate de chaux : en avril 1900, la même eau fournissait un résidu de 224 milligrammes, dont 94 de sulfate de chaux, chiffre normal pour l'eau de cette région.

« Gaz dissous : oxygène et acide carbonique. — Sauf de rares exceptions, l'oxygène et l'acide carbonique sont les seuls gaz intéressant l'analyse des eaux potables. C'est grâce à l'acide carbonique que certains éléments, notamment le carbonate de chaux, sont en dissolution; si dans les eaux calcaires, par une cause quelconque (diminution de pression, exposition à l'air, chaleur), une partie de l'acide carbonique libre disparaît, il en résulte une précipitation de sels de chaux : on voit, en effet, dans les eaux calcaires, des dépôts se former sur les parois des bassins ou dans les canalisations : la production de ces dépôts a souvent un résultat heureux : ils diminuent la proportion excessive de sels de chaux, et, d'autre part, peuvent agir comme un enduit isolant et empêcher l'attaque des canalisations. Trop abondants, ils obstruent les conduites ou affaiblissent progressivement leur débit. L'acide carbonique, qui existe en de si fortes proportions dans le sous-sol, se dissout facilement dans l'eau et peut lui communiquer une saveur agréable. Mais les eaux qui en renferment des quantités un peu considérables rentrent dans la catégorie des eaux minérales, ou tout au moins des eaux « de table » gazeuses.

« L'oxygène est un facteur plus intéressant pour l'appréciation de la pureté. La quantité n'a de signification que si le dosage en est fait sur place, car, dès que l'eau est en contact avec l'air, il s'en dissout des quantités qui atteignent rapidement la saturation.

« L'importance de l'oxygène dissous varie suivant l'origine de l'eau. Nous savons que, dans les couches relativement superficielles du sol, les gaz contiennent des quantités notables d'oxygène; par conséquent, les eaux provenant de ces couches superficielles renfermeront une certaine proportion d'oxygène dissous, généralement de 4 à 7 centimètres cubes. — Les eaux superficielles des cours d'eau, lacs, etc., en sont à peu près saturées, c'est-à-dire qu'elles pourront en contenir jusqu'à 12 centimètres cubes. — Les eaux profondes, au contraire, ayant circulé dans des zones privées d'oxygène, et même réductrices, n'en renfermeront pas, ou très peu.

« C'est donc une erreur que d'admettre, ainsi qu'on le fait couramment, qu'une eau de bonne qualité doit renfermer de fortes proportions d'oxygène dissous. La présence de beaucoup d'oxygène dissous, constatée à l'émergence dans une eau de nappe très profonde, serait anormale et constituerait un indice défavorable.

« Albert Lévy a attiré l'attention sur les variations de l'oxygène dissous : lorsque, dans une eau saturée d'oxygène, on voit celui-ci diminuer rapidement et disparaître même en totalité, on peut conclure que cette eau est riche en matière organique et en germes. Albert Lévy a basé sur ce fait la détermination du *coefficient d'altérabilité*. S'il est permis de ne pas attacher une très grande importance à ce coefficient d'altérabilité, qui n'est pas toujours en rapport avec la qualité des eaux, néanmoins, lorsqu'il s'agit de la surveillance d'une eau déterminée, on peut en tirer des indices très intéressants sur les variations de la composition organique de cette eau.

« Hydrogène sulfuré. — De petites quantités d'hydrogène sulfuré et de sulfure se rencontrent parfois dans les eaux fortement souillées de matières organiques en décomposition. Mais l'hydrogène sulfuré n'est pas toujours un indice de contamination et peut exister dans des eaux pures (eaux minérales). Quelle que soit son origine, les eaux contenant de l'hydrogène sulfuré ne peuvent être employées pour l'alimentation usuelle; leur saveur et leur odeur désagréables suffisent pour les faire rejeter.

« Voici l'exemple d'une eau contenant de l'hydrogène sulfuré, cependant pure, mais inacceptable pour l'alimentation :

SAINT-DIZIER (HAUTE-MARNE)

Nappe souterraine sur le territoire de Valcourt, captée dans un puits, à 4 kilomètres de Saint-Dizier. — Sables albiens, calcaire. Alluvions et crétacé inférieur.

26 octobre 1902. T. air : + 9°,0. — T. eau : + 10°,0

*Analyse chimique*

| | |
|---|---|
| Hydrogène sulfuré libre à l'émergence | tr. not. |
| Évaluation de la matière organique en oxygène { Solution acide | 1,000 |
| — alcaline | 1,000 |
| Oxygène dissous en volume | 0 |
| Sels ammoniacaux | 0 |
| Azote organique | 0 |
| Nitrites | 0 |
| Nitrates, en $AzO^3H$ | 0 |
| Acide phosphorique | tr. tr. faib. |
| Chlore | 8,5 |
| Résidu à 110° | 135,0 |
| — après calcination | 125,0 |
| Silice, en $SiO^2$ | 16,0 |
| Chaux, en CaO | 49,8 |
| Magnésie, MgO | 3,6 |
| Acide sulfurique, $SO^3$ | 15,7 |
| Chlorure de sodium, en NaCl | 14,0 |
| Degré hydrotimétrique total | 11°,5 |
| — — permanent | 4°,0 |
| Alcalimétrie en carbonate de chaux | 80,0 |

« FER. — Dans les eaux renfermant de l'hydrogène sulfuré, on rencontre fréquemment des proportions notables de fer provenant vraisemblablement de la décomposition de la pyrite, bien que ces eaux soient pures.

« Tel est l'exemple ci-dessous d'un captage système Cuau, effectué dans les sables de la forêt de Compiègne, aux environs du carrefour d'Aumont.

COMPIÈGNE (OISE)

Puits système Cuau à 10 mètres de profondeur dans les sables
1^er^ août 1906. T. air : + 26°,3. — T. eau : + 11°,2

*Analyse chimique*

| | | |
|---|---|---|
| Evaluation de la matière organique en oxygène | Solution acide | 3,750 |
| | — alcaline | 3,000 |
| Oxygène dissous en volume après 24 heures | | 3cc,496 |
| Sels ammoniacaux | | tr. tr. faib. |
| Azote organique | | tr. faibles |
| Nitrites | | 0 |
| Nitrates, en $AzO^3H$ | | 0 |
| Acide phosphorique | | 0 |
| Chlore | | 15,3 |
| Résidu à 110° | | 171,0 |
| — après calcination | | 136,0 |
| Silice, en $SiO^2$ | | 11,0 |
| Chaux, en CaO | | 45,9 |
| Magnésie, MgO | | 5,0 |
| Acide sulfurique, en $SO^3$ | | 39,1 |
| Chlorure de sodium, en NaCl | | 25,2 |
| Degré hydrotimétrique total | | 9°,0 |
| — — permanent | | 6°,0 |
| Alcalimétrie en carbonate de chaux | | 48,0 |
| Oxyde de fer, en $Fe^2O^3$ | | 13,0 |
| Hydrogène sulfuré à l'émergence | | traces |

« Le fer peut exister aussi dans des eaux non sulfhydriques. De telles eaux possèdent soit une mauvaise odeur, soit un mauvais goût, soit les deux à la fois ; elles sont impropres aux usages domestiques et industriels ou ne peuvent être utilisées qu'après avoir subi des traitements appropriés d'oxydation et de déferrisation.

« Ces eaux — quelle que soit leur pureté — doivent être considérées comme non potables.

« Azote ammoniacal, organique, nitreux, nitrique. — L'azote existe dans les eaux sous diverses formes : l'azote gazeux n'a pas d'intérêt pour l'appréciation de la pureté de l'eau. L'interprétation des résultats analytiques concernant l'azote ammoniacal, l'azote organique, l'azote nitreux ou nitrique est, au contraire, très digne d'attention.

« Assez souvent on rencontre des eaux qui ne contiennent pas d'azote sous ces trois formes — ou seulement des traces infinitésimales ; — c'est évidemment un indice sérieux de pureté probable, qui devra être confirmé par les résultats de l'examen bactériologique.

« On constate plus souvent à l'analyse de beaucoup d'eaux pures des quantités notables de nitrates, point de nitrites et point de sels ammoniacaux. Sous la réserve des indications complémentaires que doit fournir l'examen bactériologique, de semblables résultats indiquent en général une eau pure ; l'acide nitrique se trouve être ici le terme ultime des transformations qu'ont subies les matières ammoniacales ou organiques sous l'influence des réactions oxydantes naturelles, l'acide nitreux étant le terme intermédiaire de ces transformations. L'acide nitrique en fortes proportions serait donc ainsi parfois la preuve de l'épuration de l'eau dans son passage à travers le sol.

« *Azote ammoniacal et organique.* — L'azote ammoniacal et organique indique le plus souvent des eaux souillées par des matières d'origine animale en voie de régression, telles que : eaux d'égouts, eaux ménagères, purins, urines, matières fécales. L'examen bactériologique confirmera ce diagnostic défavorable et révélera, par exemple, la présence abondante de microbes suspects.

« L'azote ammoniacal n'est pas toujours l'indice d'une pollution par des matières animales : le fait se présente pour les eaux de certains terrains où les matières organiques végétales sont abondantes, terrains tourbeux et marécageux ; de telles eaux ne sont d'ailleurs pas recommandables. On trouve aussi de l'azote ammoniacal dans des nappes artésiennes très profondes et d'une pureté bactériologique absolue.

« Pour décider si l'azote ammoniacal ou organique a une origine suspecte, l'examen des chiffres des matières organiques donne quelquefois des indications utiles ; les matières organiques de provenance animale fournissent en effet souvent des chiffres plus élevés lorsque le dosage est fait en solution alcaline.

« On remarquera encore que, dans les eaux où les sels ammoniacaux et l'azote organique ont une origine suspecte, les chlorures sont très abondants. On rencontre, au contraire, des eaux qui contiennent des traces d'azote organique, peu d'ammoniaque et point de chlore : c'est le cas, par exemple, pour certaines eaux de terrains gneissiques ou granitiques boisés ; dans ces eaux, l'azote est d'origine exclusivement végétale et leur usage ne présente aucun inconvénient.

« *Azote nitreux.* — La présence de l'azote nitreux est, en général, une indication défavorable. L'azote nitreux étant le produit intermédiaire de la transformation dans le sol de l'azote ammoniacal en azote nitrique, la présence de quantités notables de nitrites serait donc la preuve d'une épuration commencée, mais non terminée. Remarquons d'ailleurs qu'en raison de leur instabilité les nitrites semblent indiquer une contamination assez proche.

« L'examen bactériologique, le dosage des chlorures, des matières organiques par le permanganate alcalin et acide, etc., fourniront des indications complémentaires.

« *Azote nitrique.* — La présence des nitrates dans les eaux a été l'objet d'interprétations diverses et souvent erronées. Il est tout à fait inexact, par exemple, de considérer comme suspectes des eaux qui renferment beaucoup de nitrates, et comme pures celles qui n'en contiennent pas.

« Le problème n'est pas aussi simple, et il convient avant tout de considérer l'origine de l'eau étudiée. Des eaux superficielles très souillées ne renferment pas de nitrates ; les eaux souterraines très pures des terrains sableux et calcaires en contiennent des proportions parfois élevées.

« La production de nitrates est liée à l'oxydation dans le sol des matières organiques banales, avec le concours de l'oxygène de l'air, des germes nitrifiants et d'autres agents naturels. Partout où il y a végétation, surtout dans les terrains calcaires et siliceux, il se forme des nitrates que les eaux peuvent dissoudre et entraîner assez profondément. On trouve d'ailleurs aussi des nitrates dans des eaux provenant de terrains dénués de toute vie animale, jusqu'à 20 milligrammes par litre (désert du Sahara).

« Pour certains terrains, la présence des nitrates dans les eaux est l'indice d'une transformation complète de la matière organique et témoigne du rôle épurateur du sol ; dans ces mêmes terrains, des eaux insuffisamment épurées n'en renfermeraient que des quantités minimes.

« L'interprétation à donner à la présence des nitrates est donc assez délicate. D'une manière générale, on peut dire que, quelle que soit l'origine de l'eau, si les nitrates ne sont pas associés à une dose élevée de chlorures, il est permis d'admettre que leur origine est essentiellement végétale, que leur présence n'est pas un mauvais signe.

« Si la végétation est nulle, les nitrates proviendraient vraisemblablement de matières organiques d'origine animale ; leur abondance excessive ferait considérer l'eau comme suspecte.

« Dans les terrains granitiques, schisteux, où la nitrification est généralement faible, les eaux pures ne renferment que rarement des doses notables de nitrates.

« Dans les terrains sableux et calcaires où la végétation est abondante, terrains qui conviennent essentiellement aux germes de la nitrification, on voit souvent les nitrates atteindre des proportions très élevées. Comme nous l'indiquions à propos des terrains granitiques, l'origine — animale ou végétale — de l'azote nitrique pourra être soupçonnée d'après la proportion des chlorures. Nous donnons ci-dessous une analyse d'eau de bonne qualité contenant beaucoup de nitrates et relativement peu de chlorures.

CERNEUX (SEINE-ET-MARNE)

Source. — Tuf marneux et crayeux
6 octobre 1904. T. air : + 14°,7. — T. eau : + 10°,5

*Analyse chimique*

| | |
|---|---|
| Évaluation de la matière organique en oxygène { Solution acide | 0,500 |
| — alcaline | 0,750 |
| Oxygène dissous en volume | 5$^{cc}$,855 |
| Sels ammoniacaux | 0 |
| Azote organique | 0 |
| Nitrites | 0 |
| Nitrates, en $AzO^3H$ | 45,4 |
| Acide phosphorique | 0 |
| Chlore | 9,9 |

| | |
|---|---|
| Résidu à 110° | 341,0 |
| — après calcination | 321,0 |
| Silice, en $SiO^2$ | 20,0 |
| Chaux, en CaO | 141,1 |
| Magnésie, MgO | 6,1 |
| Acide sulfurique, en $SO^3$ | 9,6 |
| Chlorure de sodium, en NaCl | 16,4 |
| Degré hydrotimétrique total | 27°,0 |
| — — permanent | 10°,0 |
| Alcalimétrie en carbonate de chaux | 236,0 |

*Analyse bactériologique*

*Numération :* 10 germes par centimètre cube.

*Spécification : Penicillium glaucum ; Mucor racemosus ; Micrococcus aquatilis ;* Colibacille sur 100 centimètres cubes.

« Lorsque les proportions des chlorures associés aux nitrates deviennent très considérables, il convient de ne conclure qu'avec circonspection. Cependant, à défaut d'autres meilleures, de telles eaux pourront être admises pour l'alimentation, si les examens bactériologiques répétés donnent constamment des résultats favorables, et si les résultats analytiques sont satisfaisants. Tel est le cas ci-dessous.

SAUJON (CHARENTE-INFÉRIEURE)

Sources des Lignes. — Terrain sablonneux et calcaire

21 avril 1902. T. air : + 18°,0. — T. eau : + 13°,0.

*Analyse chimique*

| | | |
|---|---|---|
| Evaluation de la matière organique en oxygène | Solution acide | 0,750 |
| | — alcaline | 0,750 |
| Oxygène dissous en volume | | 6cc,118 |
| Sels ammoniacaux | | 0 |
| Azote organique | | 0 |
| Nitrites | | 0 |
| Nitrates, en $AzO^3H$ | | 24,1 |
| Acide phosphorique | | 0 |
| Chlore | | 32,3 |
| Résidu à 110° | | 387,0 |
| — après calcination | | 351,0 |
| Silice, en $SiO^2$ | | 12,0 |
| Chaux, en CaO | | 142,2 |
| Magnésie, MgO | | 7,5 |
| Acide sulfurique, en $SO^3$ | | 8,2 |
| Chlorure de sodium, en NaCl | | 53,2 |
| Degré hydrotimétrique total | | 27°,0 |
| — — permanent | | 7°,0 |
| Alcalimétrie en carbonate de chaux | | 248,0 |

*Analyse bactériologique*

*Numération* : 27 germes par centimètre cube.
*Spécification : Penicillium glaucum* ; Levure rose ; *Bacillus subtilis.*
*Conclusions :* Bonne qualité.

« Enfin, dans les eaux de puits peu profonds, creusés au centre des agglomérations, qui reçoivent presque inévitablement des infiltrations d'eaux résiduaires, de liquides de fosses d'aisances, — puits dont on fait malheureusement encore un usage trop fréquent et qui ont causé de si nombreuses épidémies, — les proportions de nitrates sont souvent énormes, et des chlorures y existent concurremment à doses massives. La souillure de telles eaux est manifeste ; l'examen bactériologique y montre presque toujours la présence de nombreux germes d'origine suspecte. Même si cet examen bactériologique était à peu près satisfaisant, on devrait considérer comme suspecte une telle eau ; voici, par exemple, une analyse d'eau de ce genre :

FAREMOUTIERS (SEINE-ET-MARNE)

Puits. — Travertin de Champigny. — 15 février 1899

*Analyse chimique*

| | |
|---|---|
| Evaluation de la matière organique en oxygène — Solution acide | 1,500 |
| — alcaline | 1,250 |
| Oxygène dissous en volume | $4^{cc}$,807 |
| Sels ammoniacaux | tr. faible |
| Azote organique | 0 |
| Nitrites | 0 |
| Nitrates, en $AzO^3H$ | 170,4 |
| Acide phosphorique | traces |
| Chlore | 169,9 |
| Résidu à 110° | 2.086,0 |
| — après calcination | 1.146,0 |
| Silice, en $SiO^2$ | 20,0 |
| Chaux, en CaO | 516,3 |
| Magnésie, MgO | 58,3 |
| Acide sulfurique, en $SO^3$ | 693,7 |
| Chlorure de sodium, en NaCl | 280,0 |
| Degré hydrotimétrique total | 100°,0 |
| — — permanent | 68°,0 |

*Analyse bactériologique*

*Numération :* 1.350 germes par centimètre cube.
*Spécification :* Levure rose ; *Micrococcus ruber, M. luteus, M. ureæ, Bact. termo ; B. subtilis, B. latericeus, B. fluoresc. liq., B. roseus, B. albus.*
*Conclusion :* Mauvaise qualité.

« ACIDE PHOSPHORIQUE. — On considère l'acide phosphorique dans les eaux comme un indice de contamination probable, soit par des matières fécales, et surtout par l'urine (qui contient 2 à 3 0/00 d'acide phosphorique) ;

les infiltrations de certaines eaux résiduaires industrielles amènent parfois dans les nappes souterraines des quantités importantes d'acide phosphorique. Enfin, l'acide phosphorique dans les eaux peut provenir du lavage superficiel de terres cultivées à l'aide d'engrais phosphatés.

« Cette appréciation défavorable de la présence de l'acide phosphorique est généralement exacte. Cependant des eaux pures peuvent dissoudre des quantités sensibles de phosphates existant normalement dans des terrains non contaminés. Mais la dose d'acide phosphorique naturel est généralement fort petite, et, si l'on rencontre des proportions supérieures à un demi-milligramme, il y a lieu de considérer l'acide phosphorique comme une indication très vraisemblable de la pollution de l'eau examinée.

« La présence naturelle de traces de phosphates se rencontre souvent dans les eaux issues des terrains granitiques et gneissiques.

« L'acide phosphorique ou les phosphates alcalins en contact avec les terrains calcaires se transforment en phosphate tricalcique insoluble, et c'est ce qui explique pourquoi, même dans des eaux polluées par des urines ou des matières excrémentitielles très riches en phosphates, on ne retrouve que rarement des phosphates, tandis qu'on y rencontre d'autres éléments: chlorures, sulfates, microorganismes suspects, qui indiquent l'origine de la contamination. L'absence de phosphates n'est en aucune manière une preuve de non-pollution.

« Matières organiques. — L'interprétation du résultat du dosage des matières organiques par le permanganate est assez délicate et soulève plusieurs questions intéressantes.

« D'une manière générale, on a pu dire qu'une eau est suspecte lorsque la matière organique évaluée en oxygène dépasse 2 milligrammes par litre. C'est la limite qui avait été admise par le Comité consultatif d'hygiène. Il n'en est pas moins vrai que beaucoup d'eaux parfaitement potables et inoffensives contiennent des doses de matières organiques plus élevées, notamment les eaux artésiennes et les eaux des régions chargées d'humus et de tourbe, comme le montre l'exemple ci-dessous :

GAMACHES (SEINE-INFÉRIEURE)

Nappe artésienne

*Analyse chimique*

| | | |
|---|---|---|
| Évaluation de la matière organique en oxygène | Solution acide | 4,000 |
| | — alcaline | 3,750 |
| Oxygène dissous en volume | | $4^{cc}$,020 |
| Sels ammoniacaux | | 0,045 |
| Azote organique | | 0,030 |
| Nitrites | | 0 |
| Nitrates, en $AzO^3H$ | | 0 |
| Acide phosphorique | | faib. tr. |
| Chlore | | 33,38 |

| | |
|---|---|
| Résidu à 110° | 445,6 |
| — après calcination | 419,2 |
| Silice, en $SiO^2$ | 32,0 |
| Chaux, en CaO | 9,5 |
| Magnésie, MgO | 2,2 |
| Acide sulfurique, en $SO^3$ | 29,4 |
| Chlorure de sodium, en NaCl | 55,0 |
| Degré hydrotimétrique total | 3°,5 |
| — — permanent | 2°,0 |

*Analyse bactériologique*

*Numération :* 8 germes par centimètre cube.
*Spécification : Bacillus luteus.*

« D'autre part, si la matière organique, même à dose très faible, est attribuable à des causes pouvant entraîner la présence de microbes dangereux, une eau très peu chargée en matière organique et, par conséquent, d'apparence très pure sous ce rapport, devrait cependant être formellement rejetée. Les eaux chargées de matière organique, même d'origine tout à fait banale, ne sont pas recommandables, parce qu'elles constituent pour les bactéries un milieu favorable ; elles ne seront utilisées que s'il n'en existe pas de meilleures dans la région. De telles eaux ont encore l'inconvénient fréquent de former dans les conduites des dépôts organiques qui deviennent d'actifs foyers de culture.

« La nature de la matière organique contenue dans les eaux ne nous est généralement pas connue. Dans certains cas, des observations faites sur place peuvent fournir des indications vérifiables par l'analyse.

« A défaut de méthodes permettant d'extraire et de caractériser la matière organique des eaux, nous avons étudié l'influence de l'addition de diverses substances organiques sur les dosages au permanganate, en opérant sur des eaux artificiellement contaminées.

« Nous rappellerons que les produits d'origine végétale prennent souvent plus d'oxygène au permanganate en solution acide qu'en solution alcaline ; au contraire, la quantité d'oxygène pris au permanganate est plus forte en solution alcaline pour les eaux additionnées de produits d'origine animale, urine, matières albuminoïdes en putréfaction, liquides de fosses d'aisances, purins, eaux de lavoirs, etc. Il y a donc là une indication intéressante, puisque ces matières d'origine animale sont justement celles qui causent les contaminations dangereuses. D'une manière générale, on peut considérer comme un indice défavorable la matière organique supérieure à 1$^{mgr}$,5 en oxygène et plus forte en solution alcaline qu'en solution acide [1]. Pour contrôler cette interprétation, nous avons examiné les résultats de 1.127 analyses d'eau (analyses effectuées au laboratoire du Conseil supérieur

[1] Dans les conditions où nous opérons (Voir *Procédés du Laboratoire du Conseil supérieur d'hygiène publique*). Par le procédé suivi par Albert Lévy, où l'on emploie des quantités proportionnelles d'eau et de réactif, on obtient un chiffre en solution acide toujours plus élevé (Franck).

d'hygiène, suivant des méthodes rigoureuses et sur des eaux prélevées avec les précautions nécessaires). Parmi les analyses où la matière organique dépassait 1 milligramme en oxygène, il y en a 297 où la quantité d'oxygène consommé est plus forte en solution alcaline qu'en solution acide. Sur ces 297 échantillons, 251 étaient manifestement pollués par des matières fécales, eaux de lavoir, matières organiques en putréfaction, etc. Dans ces mêmes eaux, l'analyse bactériologique a permis d'isoler des germes dangereux ou d'origine suspecte : colibacille, bacille typhique, staphylocoques pyogènes, bacille pyocyanique, bactéries chromogènes des matières fécales, bactéries putrides. Ainsi, dans 85 cas sur 100, où la matière organique dépassait 1 milligramme, le chiffre plus élevé en solution alcaline qu'en solution acide indiquait des eaux suspectes ou au moins très contaminées.

« Chlorures. — La présence des chlorures dans l'eau n'offre pas d'inconvénients, si ces chlorures ont une origine naturelle, s'ils viennent du sol traversé. Il arrive souvent, par exemple, dans les régions voisines de la mer ou dans les puits artésiens, que les doses de chlorure de sodium dans les eaux sont assez élevées. — Il n'y a donc pas de limites à fixer sur les proportions de chlorure de sodium dans l'eau, et l'on peut admettre jusqu'à 1 gramme de chlorure de sodium sans inconvénient pour la santé publique. Sous ce rapport nous citerons comme exemple les villes d'Eu, du Tréport, de Mers, qui sont alimentées par l'eau d'une nappe artésienne stérile et très pure renfermant environ 1 gramme de chlorure de sodium d'origine géologique. Cette quantité n'est pas perceptible au goût, et nous avons pu nous convaincre qu'aucun inconvénient ne résultait de son emploi dans l'alimentation publique (addition aux boissons, préparation et cuisson des aliments, lavages, emplois industriels, etc.).

« Sauf dans des cas un peu exceptionnels, la proportion de chlore dans les eaux de bonne qualité est peu élevée. Une dose forte peut être un indice de souillure par des infiltrations d'urine ou de matières fécales (l'urine renferme, comme on sait, environ 13 0/00 de chlorures alcalins).

« Urée, cystine, matières grasses. — Dans les eaux extrêmement contaminées par les urines, matières fécales, eaux résiduaires, on peut obtenir, par des recherches appropriées, des réactions qui permettent de déceler ces produits organiques. Ces recherches, fort complexes et quelque peu indécises, n'ont pas grand intérêt pratique : la qualité d'une eau dans laquelle on pourrait mettre en évidence de tels composés serait déjà suffisamment déterminée par les autres résultats obtenus plus simplement et avec plus de certitude.

« Les recherches chimiques permettent donc d'obtenir — d'une part — des données précises sur la composition minérale proprement dite, sur la présence de certains sels en excès, qui peuvent avoir des inconvénients au point de vue de l'alimentation ou qui, tout au moins, sont de nature à rendre l'eau peu agréable à boire et peu propre aux usages domestiques et industriels, et — d'autre part — des indications utiles sur la pureté ou la souillure de l'eau, d'après la présence et la proportion de certains éléments chimiques compatibles ou non avec l'origine géologique de l'eau.

« Il est difficile d'assigner des limites précises à la quantité de sel minéraux que doivent contenir les eaux potables de bonne qualité, d'autant plus que leur minéralisation dépend de la région où elles sont situées et où souvent elles doivent être utilisées. D'ailleurs cette minéralisation est d'ordre secondaire, car, d'une part, l'individu normal trouve toujours dans l'alimentation courante toute la minéralisation utile à l'organisme sans avoir besoin de recourir à l'eau potable, et, d'autre part, il est impossible de relever des différences dans l'état sanitaire des agglomérations alimentées par des eaux peu minéralisées (régions granitiques) ou très minéralisées (régions calcaires).

« Il est, au contraire, facile de reconnaître que des différences importantes apparaissent généralement (endémies, épidémies, augmentation de la mortalité) dans l'état sanitaire des agglomérations consommant des eaux de même minéralisation, suivant que ces eaux sont pures ou contaminées.

« Ces considérations relatives à l'interprétation des résultats des analyses des eaux démontrent que, tout en attachant à la composition minérale l'importance raisonnée qui lui convient, on doit reconnaître la prépondérance du caractère de pureté permanente qui peut être établi par les examens chimiques et bactériologiques avec le concours des données géologiques. »

Le *Manuel suisse des denrées alimentaires* indique que, dans une eau potable, les divers éléments ne doivent pas dépasser (en milligrammes par litre) :

| | |
|---|---|
| Résidu sec | 500 |
| Résidu après calcination | 450 |
| Ammoniaque libre et saline | 0,02 |
| Ammoniaque albuminoïde | 0,05 |
| Acide nitreux | 0 |
| Acide nitrique | 20 |
| Chlorure de sodium | 20 |

En Belgique, les limites maxima suivantes sont adoptées pour apprécier la potabilité d'une eau :

| | |
|---|---|
| Résidu sec | 500 |
| Résidu après calcination | 450 |
| Matières organiques, en oxygène | 2 |
| Ammoniaque libre et saline | 2,5 |
| Ammoniaque albuminoïde | 0,2 |
| Acide azoteux | néant |
| Acide azotique | 20 |
| Chlore | 15 |
| Acide sulfurique | 60 |
| Acide phosphorique | traces |
| Degré hydrotimétrique total | 30° |
| — — permanent | 15° |

**Analyse de la glace.** — Les morceaux de glace à analyser doivent, au préalable, être soigneusement lavés à l'eau distillée. Après lavage, la glace est fondue, et l'eau qu'elle fournit ainsi doit être potable.

On procédera à l'analyse chimique de cette eau comme il est dit précédemment.

---

## DOCUMENTS D'HYGIÈNE ALIMENTAIRE

---

### ORDONNANCE CONCERNANT LE COMMERCE DE LA GLACE A RAFRAICHIR

Paris, le 13 décembre 1899.

Nous, Préfet de Police,

Vu les arrêtés des Consuls des 12 messidor an VIII et 3 brumaire an IX;

Les lois des 14 août 1850 et 10 juin 1853;

Vu l'avis émis par le Conseil d'hygiène publique et de salubrité du département de la Seine dans sa séance du 12 mai 1893;

Vu la dépêche de M. le Ministre de l'Intérieur, en date du 19 mars 1894, approuvant cet avis;

Considérant qu'il importe à la santé publique de ne laisser livrer à l'alimentation que de la glace ne contenant aucun principe nuisible,

Ordonnons ce qui suit :

Article premier. — Il est interdit à tous marchands, fabricants, dépositaires ou débitants au détail de vendre ou de mettre en vente pour les usages alimentaires de la glace qui ne donnerait pas, par fusion, de l'eau potable.

Art. 2. — Les fabricants et dépositaires de glace industrielle et de glace alimentaire devront conserver ces deux sortes de glaces dans deux locaux entièrement séparés : l'un, affecté à l'emmagasinage de la glace pure, sur la porte duquel seront inscrits sur fond blanc les mots : *Glace alimentaire ;* l'autre, affecté à l'emmagasinage de la glace non pure exclusivement destinée aux usages industriels, sur la porte duquel seront inscrits sur fond rouge les mots : *Glace non alimentaire.*

Art. 3. — Les véhicules servant au transport de la glace porteront ces mêmes inscriptions selon qu'ils seront affectés au transport de la glace alimentaire ou de la glace non alimentaire.

En aucun cas, ces véhicules ne pourront être employés au transport d'une catégorie de glace autre que celle désignée par l'inscription dont ils seront revêtus.

Art. 4. — Les débitants de glace au détail seront tenus d'avoir deux cases ou réservoirs étanches, sans communication entre eux, affectés, l'un à la glace alimentaire, l'autre à la glace non alimentaire. L'un et l'autre porteront les inscriptions distinctes prescrites ci-dessus.

Les débitants qui ne pourraient avoir deux réservoirs ne devront vendre que de la glace alimentaire.

Art. 5. — Le Directeur du Laboratoire de chimie établi près la Préfecture, les Commissaires de police et les Agents placés sous leurs ordres sont chargés de l'exécution de la présente Ordonnance, qui sera imprimée et affichée.

---

# CHAPITRE IX

# POTERIES D'ÉTAIN, POTERIES VERNISSÉES

## ÉTAMAGES

Par A. BONN

Il y a lieu d'examiner, en vue de leurs usages dans l'alimentation :

1° Les étains pour étamage et pour soudure ;
2° Les étains en feuilles ;
3° Les poteries d'étain ;
4° Les boîtes de conserves ;
5° Les poteries vernissées.

### I. — ÉTAINS POUR ÉTAMAGE ET POUR SOUDURE

L'analyse de ces étains comporte le dosage du plomb.

On attaque 2 grammes de l'étain, finement divisé, par 8 à 10 centimètres cubes d'acide azotique. On chauffe d'abord doucement, puis on termine l'attaque en évaporant à sec au bain de sable. On laisse refroidir, on reprend par quelques gouttes d'acide azotique et un peu d'eau bouillante, on filtre, et on recueille la liqueur filtrée dans une fiole jaugée de 200 centimètres cubes. On complète à 200 le volume obtenu par de l'eau.

A 100 centimètres cubes de cette liqueur, placés dans une fiole à fond plat, on ajoute 20 à 30 gouttes d'acide sulfurique et 40 à 50 centimètres cubes d'alcool fort. On agite, on laisse déposer pendant douze heures. Tout le plomb se trouve ainsi précipité à l'état de sulfate de plomb, qu'on recueille sur un filtre à analyse ; on lave à l'eau alcoolisée jusqu'à ce que l'eau de lavage ne donne plus le moindre trouble avec le chlorure de baryum, et on sèche à l'étuve. Le précipité sec est détaché du filtre et placé dans une capsule tarée. Le filtre, enroulé d'un fil de platine, est brûlé au-dessus de la capsule, et les cendres ainsi recueillies dans la capsule sont additionnées d'une goutte d'acide azotique et d'une goutte d'acide sulfurique. On calcine, on laisse refroidir et on pèse.

Le poids de sulfate de plomb trouvé, multiplié par 0,68291, puis par 100, donne la teneur de l'alliage en plomb pour 100.

## II. — ÉTAINS EN FEUILLES

L'analyse des étains en feuilles comprend le dosage du plomb, de l'antimoine et du cuivre.

Le plomb est dosé comme il est dit précédemment.

Pour le dosage du cuivre et de l'antimoine, la méthode de Weill, modifiée par Truchon (*Moniteur scientifique* du Dr Quesneville, février 1893), donne des résultats très précis, en même temps qu'elle est très rapide.

Cette méthode est basée :

1° Sur la sensibilité de coloration du cuivre en solution fortement chlorhydrique ;

2° Sur la transformation des sels cuivriques et antimoniques en sels cuivreux et antimonieux par le chlorure stanneux ;

3° Sur la stabilité du chlorure antimonieux au contact de l'air.

Les liqueurs suivantes sont nécessaires :

*A*. **Liqueur de cuivre.** — Solution aqueuse de sulfate de cuivre à 15gr,753 par litre (25 centimètres cubes de cette liqueur contiennent 0gr,113 de cuivre).

*B*. **Liqueur stanneuse.** — Cette liqueur contient, par litre, 15 grammes de protochlorure d'étain et 400 grammes d'acide chlorhydrique pur. On doit la conserver, à l'abri de l'air, sous une couche d'huile de vaseline et en prendre le titre avant chaque dosage.

Dosage. — On attaque à l'ébullition 1 gramme de l'alliage par environ 70 centimètres cubes d'acide chlorhydrique pur, en ajoutant, par petites portions, 2 grammes de chlorate de potasse. Après dissolution complète du métal, on maintient l'ébullition du liquide pendant quinze à vingt minutes, pour chasser toute trace de chlore libre, ce dont on s'assure soit à l'aide du papier à l'iodure de potassium amidonné, soit par une ou deux touches sur une soucoupe contenant quelques gouttes d'indigo très dilué.

Si l'alliage contient du cuivre, on a une solution colorée en jaune verdâtre.

Si l'alliage n'en contient pas, la solution est incolore, et, en ce cas, on y ajoute 25 centimètres cubes de la liqueur de cuivre.

On porte le liquide à l'ébullition, et on y fait tomber goutte à goutte, tout en maintenant l'ébullition, de la liqueur stanneuse placée dans une burette graduée, jusqu'à décoloration complète du liquide. Le nombre de centimètres cubes employés représente le cuivre et l'antimoine.

A l'aide d'une trompe à eau, on fait alors passer, pendant deux heures, dans le liquide décoloré, un courant d'air. Le cuivre seul revient à l'état de sel cuivrique. L'antimoine reste à l'état de sel antimonieux.

On titre alors comme il est dit plus haut. Le nombre de centimètres cubes employés représente le cuivre, et la différence entre les deux dosages donne l'antimoine exprimé en cuivre. En multipliant ce résultat par 0,96, on obtient la teneur en antimoine de l'alliage.

L'étain sera obtenu par différence, en retranchant de 100 la somme suivante :

plomb pour 100 + antimoine pour 100 + cuivre pour 100.

## III. — POTERIES D'ÉTAIN

Sous le nom de poteries d'étain, on comprend les divers ustensiles tels que mesures en étain, têtes de siphons, tuyauteries, couverts, etc...

Il y a lieu de doser, dans ces alliages, le plomb, l'étain, l'antimoine, le cuivre, l'arsenic, le zinc.

La méthode suivante, indiquée par Mainsbrecq, donne de très bons résultats :

« L'analyse sera conduite en deux opérations simultanées : l'une pour le dosage de l'antimoine, de l'arsenic, du plomb et du zinc (*A*); l'autre pour le dosage de l'étain et du cuivre (*B*).

« *A*. **Dosage de l'antimoine, de l'arsenic, du plomb et du zinc.** — On traite 10 grammes de métal en fines raclures par 30 centimètres cubes d'acide chlorhydrique concentré en opérant dans un matras d'Erlenmeyer; on laisse l'attaque se faire du jour au lendemain. Restent comme résidu : l'*arsenic*, l'*antimoine* et la majeure partie du *cuivre*.

« Parfois il reste un peu d'étain échappant à l'attaque, ainsi que, pour certains étains du commerce, un alliage de fer et d'étain presque insoluble dans l'acide chlorhydrique.

« Comme un peu d'arsenic et d'antimoine pourraient se volatiliser à l'état d'hydrogène arsénié et d'hydrogène antimonié, on reliera le matras à un tube à boules renfermant de l'acide nitrique concentré qui retiendra, en les décomposant, les gaz dégagés. On emploiera ultérieurement le contenu du tube.

« On sépare le résidu. Généralement celui-ci n'est formé que de cuivre. D'autre part, l'*arsenic*, dans les étains purs qu'on emploie maintenant, ne s'y trouve, s'il y en a, qu'à l'état de traces. Néanmoins il y aura à tenir compte dans le résidu, outre le *cuivre*, de la présence du *fer*, de l'*étain*, de l'*arsenic* et de l'*antimoine*. Il y aura lieu de doser ces deux derniers éléments. En conséquence, on concentrera à petit volume dans une capsule en porcelaine le contenu du tube à boules dont il est question ci-dessus, on versera le liquide résiduaire dans un matras d'Erlenmeyer, on rincera la capsule avec 2 parties d'acide chlorhydrique qu'on versera dans le matras, et l'on fera dissoudre, dans le mélange acide, le résidu obtenu en première opération.

« La solution, après addition d'un peu d'acide tartrique, sera neutralisée à peu près par la potasse caustique; on ajoutera 5 à 6 grammes d'acide oxalique, et l'on portera le volume du liquide, avec de l'eau, à 30 centimètres cubes environ. On chauffera pour dissoudre l'acide oxalique et, tout en maintenant le liquide chaud au bain-marie, on fera passer de l'hydrogène sulfuré pendant longtemps. On filtrera.

« Le précipité formé sera constitué par les sulfures d'antimoine, de cuivre et d'arsenic.

« Le fer et l'étain passeront dans le filtrat.

« Le précipité de sulfure projeté dans une capsule en porcelaine sera débarrassé du sulfure de cuivre par une solution de cyanure de potassium exempte d'un excès d'alcalinité; le résidu — sulfures d'antimoine et d'arsenic — sera traité par l'acide chlorhydrique, qui dissoudra le sulfure d'antimoine et laissera le sulfure d'arsenic. Celui-ci, après dissolution dans l'ammoniaque, pourra être dosé sous forme d'arséniate ammoniaco-magnésien, qui est recueilli sur filtre taré, lavé à l'eau ammoniacale au tiers, séché et pesé. Le poids d'arséniate ammoniaco-magnésien trouvé, multiplié par 0,3947, donne la teneur en arsenic contenu dans la quantité d'alliage analysé.

« Quant à la dissolution chlorhydrique d'antimoine, on la neutralise et on précipite l'antimoine à l'aide d'une baguette d'étain dans une capsule de platine; l'antimoine sera lavé à l'eau, l'alcool et l'éther et pesé. On a ainsi l'antimoine.

« On reprend la solution chlorhydrique. On la peroxyde à chaud au moyen d'acide nitrique, 20 à 25 centimètres cubes, qu'on ajoute peu à peu en agitant constamment; une effervescence plus vive que les précédentes, provoquée par l'addition de l'acide, indique l'achèvement de la peroxydation.

« On étend avec un peu d'eau, puis on neutralise l'excès d'acide par de l'ammoniaque étendue de deux ou trois fois son volume d'eau, jusqu'à trouble persistant que l'on fait disparaître par le moins possible d'acide chlorhydrique. On ajoute à présent une solution concentrée d'azotate d'ammoniaque représentant environ 35 grammes de sel, et l'on porte à l'ébullition que l'on maintient pendant quelque temps.

« Tout l'étain se précipite à l'état d'oxyde hydraté. C'est le procédé de Lœwenthal. On essaie un peu de liquide clair surnageant le précipité, afin de voir s'il ne précipite plus par l'azotate d'ammoniaque chaud. On laisse déposer, on lave par décantation deux ou trois fois, puis on jette sur un filtre et on lave.

« Les liquides filtrés sont soumis à l'action de l'hydrogène sulfuré et on abandonne quelque temps.

« On a un précipité *a* et une solution *b*.

« *a*) Le *précipité* — plomb et cuivre — est débarrassé du cuivre par le cyanure de potassium. Le sulfure de plomb restant est transformé en sulfate par l'acide nitrique et l'acide sulfurique ; on pèse ce sulfate. Pour avoir le *plomb*, on multiplie le poids trouvé par 0,68291.

« *b*) La *solution* est bouillie avec de l'acide nitrique, pour éliminer l'hydrogène sulfuré et peroxyder de petites quantités de *fer*. On précipite celui-ci par l'ammoniaque en excès à l'ébullition, on le sépare et l'on ajoute dans le filtrat de l'hydrogène sulfuré et du sel ammoniac ; on abandonne vingt-quatre heures au repos.

« S'il y a du *zinc*, il se précipite, et on le dose sous forme d'oxyde par calcination du sulfure recueilli. Le poids d'oxyde de zinc trouvé, multiplié par 0,80247, donne la teneur correspondante en zinc.

« *B*. **Dosage de l'étain et du cuivre.** — On dissout 1 gramme de raclures du métal à analyser dans l'eau régale, et l'on précipite comme en *A*, après neutralisation par addition d'azotate d'ammoniaque. On filtre, on lave, on dessèche, et l'on calcine pour doser *l'étain ;* le poids d'oxyde d'étain trouvé, multiplié par 0,78667, donne la teneur correspondante en étain.

« Le filtrat est additionné d'ammoniaque en excès, et l'on dose le *cuivre* soit volumétriquement au cyanure, soit même colorimétriquement. »

Les alliages servant à faire ces poteries ne renferment que très rarement du zinc. Très généralement on n'y rencontre que de l'étain, de l'antimoine, du cuivre et du plomb.

L'analyse pourra, dans ces conditions, être conduite comme nous l'avons indiqué pour les étains en feuilles, c'est-à-dire :

Dosage du plomb, par pesée à l'état de sulfate ;

Dosage du cuivre et de l'antimoine, par la méthode de Weill modifiée par Truchon ;

Détermination de l'étain par différence.

La recherche et, s'il y a lieu, le dosage de l'arsenic, doit attirer spécialement l'attention de l'analyste.

**Recherche spéciale de l'arsenic.** Méthode de Marsh. — Pour rechercher et doser l'arsenic dans ces alliages, la méthode de choix est celle résidant dans l'emploi de l'appareil de Marsh. On prendra, pour cet appareil, l'une quelconque des modifications présentées au cours de ces dernières années, en vue d'en augmenter sa sensibilité (A. Gautier, Ogier, Bertrand, Bonjean). Il est bon d'utiliser, comme tubes destinés à la condensation des vapeurs arsenicales, des tubes de verre vert de 1 millimètre de diamètre intérieur et 2 millimètres d'épaisseur, tubes préalablement lavés à l'acide sulfurique, à la potasse, à l'eau, à l'alcool et à l'éther.

*Mode opératoire.* — On attaque 2 grammes d'alliage par l'acide nitrique pur, exempt d'arsenic, et on évapore à sec. On reprend le résidu par un peu d'acide sulfurique pur, exempt d'arsenic, et on chauffe jusqu'à apparition de fumées blanches. On laisse refroidir, on dilue avec 2 à 3 volumes d'eau distillée, et la solution froide est introduite peu à peu dans l'appareil de Marsh, en prenant les précautions d'usage.

Lorsque l'opération est terminée et qu'on a obtenu un anneau d'arsenic, on coupe la partie du tube le contenant et on pèse au dixième de milligramme. On dissout ensuite l'anneau à l'aide de l'acide azotique, on lave le tube, on le sèche et on le pèse à nouveau. La différence de poids donne le poids d'arsenic ou d'antimoine, ou du mélange des deux, contenu dans 2 grammes de l'alliage.

On peut séparer l'arsenic de l'antimoine en précipitant le premier de la solution nitrique obtenue par la dissolution de l'anneau, sous la forme d'arséniate ammoniaco-magnésien, qu'on recueille sur filtre taré. Son poids, multiplié par 0,3947, donne la teneur correspondante en arsenic métallique.

## IV. — BOITES DE CONSERVES

Dans ces boîtes, il y a lieu d'examiner et d'analyser, au point de vue de la teneur en plomb :

*a*) La soudure pouvant exister à l'intérieur ;

*b*) L'étamage de la boîte ;

*c*) Le caoutchouc employé au sertissage.

a) *Soudure.* — Dans la soudure détachée de la boîte, on dose le plomb par pesée à l'état de sulfate, comme nous l'avons indiqué précédemment (p. 447).

b) *Étamage de la boîte.* — On attaque un poids déterminé du fer-blanc par l'acide azotique ; on évapore à sec au bain de sable, on reprend, après refroidissement, par quelques gouttes d'acide azotique et un peu d'eau bouillante. On jette sur filtre, on lave à l'eau bouillante, et, dans la liqueur obtenue, on précipite, comme plus haut, le plomb à l'état de sulfate.

c) *Caoutchouc.* — Le caoutchouc est incinéré. On traite les cendres obtenues par une petite quantité d'acide azotique et d'eau bouillante; on filtre, et on dose le plomb dans la liqueur filtrée, sous la forme de sulfate.

## V. — POTERIES VERNISSÉES

Dans sa séance du 20 janvier 1879, le Comité consultatif d'hygiène publique de France a indiqué les prescriptions suivantes pour la recherche du plomb dans les poteries vernissées :

« Faire bouillir doucement, pendant une demi-heure, dans les vases suspects, du vinaigre étendu de son volume d'eau, en remplaçant le liquide à mesure qu'il s'évapore (50 grammes de vinaigre suffiraient pour un vase d'un demi-litre); laisser refroidir, filtrer et ajouter à une partie de la solution incolore de l'hydrogène sulfuré dissous dans l'eau, ou y faire passer un courant de ce gaz. La présence du plomb sera décelée par un précipité noir ou, au moins, par une coloration brune. Dans une autre partie de la solution, l'iodure de potassium produira un précipité jaune d'iodure de plomb. »

## DOCUMENTS D'HYGIÈNE ALIMENTAIRE

### TITRE D'ALLIAGE DE L'ÉTAIN DANS LA CONFECTION DES USTENSILES SERVANT AUX USAGES ALIMENTAIRES

#### DÉFINITION DE L'ÉTAIN FIN PRESCRIT EN PAREIL CAS

**Comité consultatif d'hygiène publique**

RAPPORT DE GRIMAUX (27 JANVIER 1890). — CONCLUSIONS ADOPTÉES

« 1° L'expression « étain fin », devant s'appliquer logiquement à un étain d'une pureté qu'il peut être difficile d'obtenir dans le commerce, ne doit plus être dorénavant employée dans les ordonnances et arrêtés;

« 2° Partout où cette expression est employée dans les ordonnances anciennes, on devra l'interpréter dans les conditions prescrites par la 3e conclusion;

« 3° L'étain employé pour les bains d'étamage ou de rétamage doit contenir au moins 97 0/0 d'étain dosé à l'état d'acide métastannique. Il ne doit pas renfermer plus de 1/2 0/0 de plomb (0,50 pour 100 grammes) et 1/10.000 d'arsenic (1 centigramme pour 100 grammes). »

### FEUILLES DE PLOMB DOUBLÉES D'ÉTAIN SERVANT A ENVELOPPER DES SUBSTANCES ALIMENTAIRES : DANGER D'EMPOISONNEMENT

**Comité consultatif d'hygiène publique**

RAPPORT DE DUBRISAY (1er OCTOBRE 1888). — CONCLUSIONS ADOPTÉES

« 1° Il y a lieu d'interdire l'emploi des feuilles d'étain plombifère pour envelopper les fruits, les confiseries, les chocolats, les fromages, les saucissons et, d'une manière générale, toutes les substances alimentaires;

« 2° Les feuilles destinées à cet usage doivent être constituées par de l'étain fin, c'est-à-dire un alliage contenant au moins 97 0/0 d'étain. »

Circulaires ministérielles relatives à ces délibérations : 25 octobre 1851, 28 septembre 1853, 14 juin 1859, 20 avril 1861, 5 novembre 1888, 16 janvier 1889, 15 avril 1891, 24 et 28 février 1896.

**Préfecture de Police, Paris**

ORDONNANCE CONCERNANT LA COLORATION DES SUBSTANCES ALIMENTAIRES LES PAPIERS ET CARTONS SERVANT A LES ENVELOPPER ET LES VASES DESTINÉS A LES CONTENIR

31 décembre 1890.

. . . . . . . . . . . . . . . . . . . . . . . . . . . . . .

ART. 4. — Il est interdit d'employer des feuilles d'étain plombifère pour envelopper les fruits, les confiseries, les chocolats, les fromages, les saucissons, la chicorée et, d'une manière générale, toutes les substances entrant dans l'alimentation.

Les feuilles d'étain destinées à cet usage devront être constituées par un alliage contenant au moins 97 0/0 d'étain dosé à l'état d'acide métastannique. Cet alliage ne devra pas renfermer plus de 1/2 0/0 de plomb (0,50 pour 100 grammes) et 1/10.000 d'arsenic (1 centigramme pour 100 grammes).

Art. 5. — Il est interdit d'employer à l'étamage ou au rétamage des vases et ustensiles servant aux usages alimentaires des bains qui ne contiendraient pas au moins 97 0/0 d'étain dosé à l'état d'acide métastannique ou qui renfermeraient plus de 1/2 0/0 de plomb (0,50 pour 100 grammes) ou plus de 1/10.000 d'arsenic (1 centigramme pour 100 grammes).

Art. 6. — Il est interdit de fabriquer les vases et ustensiles d'étain destinés à contenir ou à préparer des substances alimentaires avec un alliage contenant plus de 10 0/0 de plomb ou des autres métaux qui se trouvent ordinairement alliés à l'étain du commerce; il ne devra pas s'y trouver plus de 1/10.000 d'arsenic (1 centigramme pour 100 grammes).

Art. 7. — La mise en vente des produits, objets et ustensiles dont la fabrication est défendue par la présente ordonnance est interdite au même titre que cette fabrication.

Art. 8. — Les ordonnances de police des 21 mai 1885 et 5 février 1889 sont rapportées.

. . . . . . . . . . . . . . . . . . . . . . . . . . . . .

### ORDONNANCE CONCERNANT LA COMPOSITION DES VASES DESTINÉS A CONTENIR DES SUBSTANCES ALIMENTAIRES

Paris, le 8 mars 1896.

Nous, Préfet de police,

Vu : 1° Les lois des 16-24 août 1790 et 22 juillet 1891 ;

2° Les arrêtés des Consuls des 12 messidor an VIII et 3 brumaire an IX; la loi du 7 août 1850 ;

3° Les circulaires ministérielles des 17 décembre 1888 et 16 janvier 1889, relatives à l'emploi des feuilles d'étain pour envelopper les substances alimentaires ;

4° L'avis émis par le Comité consultatif d'hygiène de France et les instructions de M. le Ministre de l'Intérieur des 7 mai 1889, 29 août et 29 septembre 1890;

5° L'ordonnance de police du 31 décembre 1890 ;

6° Les instructions de M. le Ministre de l'Intérieur, en date des 24 et 28 février 1896;

Ordonnons :

Article premier. — L'article 6 de l'ordonnance de police du 31 décembre 1890 est modifié ainsi qu'il suit :

Il est interdit de fabriquer ou de mettre en vente des vases et ustensiles de métal destinés à être en contact avec des substances alimentaires et dans la composition desquels entrerait une proportion totale soit de plus de 10 0/0 de plomb, soit de plus de 1/10.000 d'arsenic (1 centigramme pour 100 grammes).

Art. 2. — Il est également interdit de fabriquer ou de mettre en vente des vases en tôle plombée improprement désignée sous le nom de fer-blanc terne.

Art. 3. — Les contraventions à la présente ordonnance, qui sera publiée et affichée, seront poursuivies devant les tribunaux compétents.

Art. 4. — Les Commissaires de police de la ville de Paris, les Maires et les Commissaires de police des communes du ressort de notre Préfecture, le Chef du Laboratoire de chimie et les agents placés sous ses ordres sont chargés de l'exécution de la présente ordonnance.

## VERNISSAGE DES POTERIES

### Comité consultatif d'hygiène publique

RAPPORT DE TARDIEU (DÉCEMBRE 1858). — CONCLUSIONS ADOPTÉES

« Le Comité consultatif d'hygiène publique sera donc d'avis qu'il y a lieu de répondre à M. le Ministre de l'Agriculture, du Commerce et des Travaux publics que M. le Préfet du Finistère doit être invité à user des pouvoirs que la loi lui donne pour interdire, dans l'intérêt de la santé publique, l'usage des composés plombiques dans le vernissage des poteries destinées à la préparation et à la conservation des aliments. »

Circulaires ministérielles relatives à cette délibération : 23 juin 1861 et 19 juin 1878.

---

## POTERIES VERNISSÉES

ORDONNANCE CONCERNANT LA FABRICATION ET LA MISE EN VENTE DES POTERIES VERNISSÉES

Paris, le 2 juillet 1878.

Nous, Préfet de Police,

Vu la loi des 16-24 août 1790 et celle du 22 juillet 1791 ;

Vu l'arrêté des consuls du 12 messidor an VIII, l'arrêté du 3 brumaire an IX et la loi du 10 juin 1853 ;

Vu les articles 319, 320, 471, § 15, 475, § 14, et 477 du Code pénal ;

Vu la loi du 18 juillet 1837 ;

Vu l'avis du Comité consultatif d'hygiène publique de France et les instructions de M. le Ministre de l'Agriculture et du Commerce, en date du 19 juin 1878;

Considérant que l'emploi de poteries recouvertes d'un enduit d'oxyde de plomb fondu ou incomplètement vitrifié constitue une cause de danger pour la santé publique, en ce qu'il peut avoir pour effet de rendre toxiques les denrées alimentaires préparées à l'aide de ces vases;

Ordonnons ce qui suit :

Article premier. — Sont interdites la fabrication et la mise en vente des poteries, tant françaises qu'étrangères, vernies à l'aide d'enduits d'oxyde de plomb fondu ou incomplètement vitrifié et cédant, par conséquent, de l'oxyde de plomb aux acides faibles.

Art. 2. — Les contraventions seront poursuivies conformément à la loi, devant les tribunaux compétents, sans préjudice des mesures administratives auxquelles elles pourraient donner lieu.

---

# CHAPITRE X

# RECHERCHE DES ANTISEPTIQUES

## ANTISEPTIQUES ET CONSERVATEURS

Par A. BONN

Les antiseptiques peuvent être définis, d'après le Congrès international d'Hygiène de Bruxelles (1903), « tous corps qui, employés à petite dose, « sont capables d'empêcher la fermentation des matières organiques. »

Tous les hygiénistes sont d'accord pour prohiber, d'une façon absolue, l'addition aux denrées alimentaires de tous antiseptiques ou conservateurs. Nous donnons plus loin, dans les documents d'hygiène alimentaire, les diverses délibérations prises par le Comité consultatif d'hygiène publique de France sur certains antiseptiques spéciaux. Au point de vue général, les vœux suivants ont été adoptés par divers Congrès :

En 1900, au Congrès de Médecine légale, sur le rapport de Brouardel et G. Pouchet :

« Le Congrès, étant donnés les accidents signalés par les auteurs des « différents pays, résultant de l'usage habituel des aliments et boissons « dont la conservation a été assurée par des agents chimiques, émet le « vœu que l'emploi de ces produits (borax, acide salicylique, formol, sac- « charine) soit interdit dans les matières alimentaires. »

En 1900, au Congrès international d'Hygiène, tenu à Paris, sur le rapport de Bordas :

« Il y a lieu d'interdire l'emploi de tout antiseptique pour la conserva- « tion des aliments ou boissons. »

En 1903, au Congrès international d'Hygiène, tenu à Bruxelles, sur le rapport de Vaillard et Sforza :

« L'emploi des antiseptiques doit être interdit pour la conservation des « substances alimentaires. »

Nous donnons ci-dessous, d'après Brouardel, un tableau indiquant les noms commerciaux des principaux antiseptiques.

NOMS SOUS LESQUELS ON TROUVE DANS LE COMMERCE LES PRINCIPAUX ANTISEPTIQUES EMPLOYÉS POUR LA CONSERVATION DES SUBSTANCES ALIMENTAIRES (BROUARDEL).

| ANTISEPTIQUES | COMPOSITION | EMPLOI |
|---|---|---|
| Conservateur préservatif Gourdon | Bisulfite de potasse et tartre. | Vins. |
| Orysol | Sulfite de soude cristallisé. | Viandes, vins. |
| Malophyle | Bisulfite et gélatine. | Cidres. |
| Œnostérilisateur | Sulfite de potasse et tartre. | Vins. |
| — | Bisulfite alcalin. | — |
| Apertol | Sulfite de potasse, sulfate de potasse et tartre. | — |
| Cachet-pastilles Lux | Bisulfite de potasse avec gomme. | — |
| Fermenticide gram | — — | — |
| Coopérateur | Bisulfite de chaux. | — |
| Poudre conservatrice | Borax et acide borique. | Viandes. |
| Fleur de conserve | Borax. | Vins, viandes, laits. |
| Antiferment | — | — |
| Le National | — | — |
| Préservatif | — | — |
| Sel Montégut | Chlorure de sodium et azotate de potasse. | Viandes. |
| Régénérateur | Lessive de potasse. | Vins. |
| Liqueur de Labarraque | Hypochlorite de soude. | Viandes. |
| Reconstituant | Alun, tannin, acide succinique, tartre. | Vins. |
| Conservateur | Fluosilicate de soude. | Lait. |
| Antiseptique solide | — — | — |
| L'Allavoire | Fluoborate de soude. | Lait, beurre. |
| Remarcol | Fluorure de sodium. | — |
| Lactine Gengaire | Formol. | Lait. |
| Alcool sucre triatomique | Sable et saccharine. | Vins, sirops, etc. |
| Œnanthine | Saccharine. | — |
| Sucrol | — | — |
| Sucrine | — | — |
| Dulcine | — | — |
| Cristallose |  | — |

## RECHERCHE ET DOSAGE DES ANTISEPTIQUES

En vue de faciliter, pour le lecteur, les recherches, nous adopterons pour ce chapitre le plan suivant : nous étudierons chaque antiseptique, en donnant le mode opératoire qu'il convient d'appliquer pour sa recherche dans les produits *liquides* et dans les produits *solides*.

1° **Abrastol ou asaprol.** — On désigne sous ce nom le sel de chaux de l'acide β-naphtolsulfonique.

MÉTHODE DE H. LEFFMANN. — Le réactif nécessaire est le nitrate acide de mercure, qu'on prépare en dissolvant du mercure dans le double de son poids d'acide nitrique pur et diluant ensuite la solution obtenue de cinq fois son volume d'eau distillée.

L'abrastol n'est guère employé que dans les produits alimentaires liquides.

*Recherche dans le lait.* — On place 10 centimètres cubes de lait dans un tube à essai, on y ajoute $0^{cc},5$ du réactif mercurique. Si le lait a été additionné d'abrastol, il se produit une coloration jaune.

*Recherche dans les vins, bières, cidres, sirops, etc.* — On agite 25 centimètres cubes du liquide à examiner, additionnés de quelques gouttes d'acide sulfurique dilué, avec un égal volume d'éther ordinaire, ou d'éther de pétrole, ou de chloroforme, ou de tétrachlorure de carbone. Après agitation, on laisse reposer, on décante le liquide extracteur, et on y ajoute quelques gouttes de réactif mercurique, puis on agite. Si le liquide analysé contenait de l'abrastol, le réactif prend une teinte jaune, puis rouge. L'acide benzoïque et l'acide salicylique ne donnent pas cette réaction.

Méthode de E. Gabutti. — On traite 100 centimètres cubes de vin par quelques gouttes d'ammoniaque, on épuise par l'alcool amylique, qu'on décante et qu'on évapore à sec. Sur le résidu, on ajoute une solution concentrée d'acide phosphorique et une ou deux gouttes d'aldéhyde formique. On chauffe et on filtre. Si le vin contenait de l'abrastol, le liquide filtré présente une fluorescence verte. Cette réaction permet de déceler $0^{gr},1$ d'abrastol par litre de vin.

2° **Acide benzoïque et benzoates alcalins.** — Recherche dans les produits solides et liquides. — a) *Méthode de de Brevans.* — De Brevans a publié une méthode pour la recherche de l'acide benzoïque dans les denrées alimentaires, basée sur la formation de bleu d'aniline lorsqu'on fait réagir l'acide benzoïque sur le chlorhydrate de rosaniline en solution dans l'aniline.

Si la substance à examiner est solide, on en fait une dissolution ou un épuisement aqueux ; si elle est liquide, on opère directement sur elle (prendre environ 200 centimètres cubes).

La dissolution ou la substance filtrée est acidulée par un peu d'acide sulfurique dilué (pour décomposer les benzoates et mettre l'acide benzoïque en liberté), puis agitée, à trois reprises différentes, avec chaque fois 50 centimètres cubes d'un mélange à volumes égaux d'éther ordinaire et d'éther de pétrole. Les liquides éthérés recueillis sont réunis, filtrés et placés dans une capsule de verre. On laisse l'évaporation se faire à la température ordinaire.

Le résidu obtenu est placé dans un tube à essai. On y ajoute un demi-centimètre cube d'aniline tenant en dissolution $0^{gr},02$ de chlorhydrate de rosaniline pour 100 centimètres cubes.

On chauffe au bain de sable à 184° (température d'ébullition de l'aniline) pendant vingt minutes, en ayant soin, pour condenser les vapeurs d'aniline, de recouvrir l'orifice du tube d'une petite ampoule de verre.

Si le résidu contient de l'acide benzoïque, le liquide est devenu bleu, plus ou moins violacé. On y ajoute quelques gouttes d'acide chlorhydrique pour transformer ainsi l'excès d'aniline en chlorhydrate d'aniline soluble dans l'eau. On ajoute de l'eau, on agite.

Il reste, au cas où le produit contient de l'acide benzoïque, une matière bleu foncé, insoluble dans l'eau, qu'on peut recueillir sur filtre, laver à l'eau et dissoudre dans l'alcool.

Cette réaction est sensible et se produit même avec 1 milligramme d'acide benzoïque.

b) *Méthode usitée en Suisse (officielle).* — Si la substance est solide, on l'épuise directement par l'éther; si elle est liquide, on la mélange avec du sable, on dessèche le produit, et on l'épuise, après dessiccation, par l'éther.

La solution éthérée est évaporée à sec ; le résidu est additionné de 2 centimètres cubes d'acide sulfurique pur et concentré, et on chauffe jusqu'à apparition de fumées blanches abondantes. On ajoute peu à peu, dans le liquide, un peu de nitrate de soude, qui le décolore. On laisse refroidir, on sursature par l'ammoniaque. S'il y avait dans le résidu de l'acide benzoïque, il se produit une légère coloration brune, qui passe au rouge brun par l'addition d'une goutte de sulfhydrate d'ammoniaque.

3° **Acide borique et borates.** — Recherche (Spinette). — a) *Dans les viandes, poissons, etc.* — 50 à 100 grammes de la substance finement divisée sont additionnés d'un poids égal d'eau. On fait bouillir pendant quelques minutes. On filtre. On épuise à nouveau encore une fois le résidu par l'eau bouillante, qu'on joint au premier liquide.

Les liqueurs obtenues sont concentrées au bain-marie. On y ajoute, après concentration, 10 centimètres cubes d'acide chlorhydrique pur, on porte à l'ébullition et on filtre.

Dans la liqueur filtrée, on plonge un morceau de papier de curcuma, que l'on fait ensuite sécher à 100°. Si la substance contenait de l'acide borique ou un borate, le papier prend une teinte rouge brun passant au vert et même au bleu avec un alcali.

b) *Dans les produits liquides.* — Le liquide est additionné d'un peu de carbonate de soude. On évapore à sec, on calcine le résidu. Les cendres sont dissoutes dans l'acide chlorhydrique et on opère comme plus haut.

Nous estimons que la recherche de l'acide borique et des borates par le curcuma doit être complétée par la coloration verte de la flamme. A cet effet, on utilise la propriété qu'a l'éther méthylborique de brûler avec une flamme verte.

Pour le cas de la recherche dans les viandes, poissons, etc., la solution acide obtenue par la méthode de Spinette doit être évaporée à sec. Sur le résidu sec, ou sur les cendres résultant de l'évaporation et de la calcination des produits liquides, on ajoute 2 ou 3 centimètres cubes d'acide sulfurique pur, on agite, on laisse refroidir ; on verse ensuite 10 ou 15 centimètres cubes d'alcool méthylique, on se place dans l'obscurité et on allume. La présence de l'acide borique ou des borates se manifeste par une coloration verte de la flamme.

Si, en même temps que de l'acide borique, le produit contenait du sel, la flamme serait jaune, frangée de vert.

Recherche dans les beurres et margarines. — La recherche, par cette dernière méthode, de l'acide borique et des borates dans les beurres et margarines, se fait de la façon suivante : l'eau résultant de la fusion à l'étuve de 50 ou 100 grammes de beurre ou de margarine est décantée, additionnée d'un peu de carbonate de soude et évaporée à sec, au bain-marie, dans une capsule de porcelaine.

Le résidu est calciné ; puis, sur les cendres, on fait la recherche comme nous l'indiquons plus haut.

Dosage dans les beurres et margarines (A. Beythieu). — 50 à 100 grammes du produit à analyser sont placés dans une fiole d'Erlenmeyer à large ouverture ; on ajoute 50 centimètres cubes d'eau chaude, on bouche et on agite énergiquement pendant quelques minutes. On laisse reposer, et, dès que deux couches se sont formées, on filtre sur un filtre sec, puis on refroidit la liqueur obtenue.

On prélève une portion aliquote du filtrat, par exemple 40 centimètres cubes, qu'on place dans une fiole. On ajoute 2 gouttes d'une solution alcoolique de phtaléine du phénol, et, à l'aide d'une burette graduée, on verse de la soude déci-normale jusqu'à coloration rose. A ce moment-là, on ajoute dans la fiole 25 centimètres cubes de glycérine pure et neutre. La liqueur se décolore et on la ramène au rose par addition de soude déci-normale.

On détermine le titre, dans les mêmes conditions, de la soude déci-normale vis-à-vis d'une solution d'acide borique de titre connu.

Exemple de calcul. — Supposons qu'on ait opéré sur 50 grammes de beurre, contenant 15 0/0 d'eau ; on a agité avec 50 centimètres cubes d'eau, et le titrage a été fait sur 40 centimètres cubes du filtrat. Il a fallu 8 centimètres cubes de soude déci-normale ; cette soude déci-normale est telle que $15^{cc},6$ correspondent à $0^{gr},100$ d'acide borique $BO^3H^3$.

Les 8 centimètres cubes de soude déci-normale correspondent donc à :

$$\frac{0,100 \times 8}{15,6} = 0^{gr},0512 \text{ d'acide borique.}$$

Le beurre analysé contient 15 0/0 d'eau ; dans 50 grammes, il y en a donc $7^{gr},50$, qui sont venus s'ajouter aux 50 centimètres cubes d'eau employés pour l'épuisement. On a donc filtré $57^{cc},5$ d'eau dont on a prélevé 40 centimètres cubes.

Cinquante grammes de beurre renferment donc :

$$\frac{0,0512 \times 57,5}{40} = 0^{gr},0736 \text{ d'acide borique,}$$

soit :

$$0,0736 \times 2 = 0^{gr},1472 \text{ 0/0.}$$

Procédé général de dosage dans les substances alimentaires, par A. Hebebrand. — Les matières renfermant de l'acide borique sont extraites par l'eau chaude, et la solution obtenue est rendue faiblement alcaline par de la soude, puis évaporée à sec. Le résidu est calciné, et les cendres, qui doivent être exemptes de charbon, sont reprises par 5 centimètres cubes d'acide chlorhydrique au dixième, puis mélangées dans une capsule de platine avec 15 centimètres cubes d'alcool. On ajoute alors 15 centimètres cubes d'acide chlorhydrique (D = 1,19) et, lorsque le mélange est refroidi, $0^{cc},2$ d'une solution de curcuma au millième. Après agitation, puis repos d'environ une demi-heure, on observe la coloration produite, qui peut varier du brun faible au rose rouge.

On la compare alors avec une échelle de coloration obtenue par le même traitement avec des quantités connues d'acide borique.

Lorsque le mélange d'alcool, d'acide chlorhydrique et de curcuma est exempt d'acide borique, il prend une coloration jaune verdâtre.

La présence d'un dixième de milligramme d'acide borique se manifeste déjà par une coloration brunâtre faible, facilement reconnaissable; 10 milligrammes d'acide borique donnent une coloration d'un beau rose rouge. Les différences les plus nettes entre les colorations sont celles qui existent pour les quantités variant entre 1 et 5 milligrammes d'acide borique. Il suffit de 1 milligramme en plus ou en moins pour produire un changement de coloration facilement appréciable.

Le sel marin et les autres substances, qui peuvent se précipiter du mélange alcoolique, tombent au fond et ne gênent pas la réaction.

Pour le lait, il suffit d'incinérer l'extrait sec rendu alcalin et de traiter les cendres comme il est indiqué.

4° **Acide salicylique.** — Recherche (Spinette). — a) *Dans les substances solides* (*viande*, *poisson*, *etc.*). — 20 à 25 grammes de la substance divisée sont additionnés du double de leur poids d'une solution aqueuse de carbonate de soude à 1 0/0. On chauffe quelques minutes à l'ébullition, on laisse refroidir et on filtre. Le filtrat est acidulé franchement par l'acide chlorhydrique, placé dans une boule à décantation et agité à plusieurs reprises avec un mélange à volumes égaux d'éther sulfurique et d'éther de pétrole.

La solution éthérée, décantée, est évaporée. Sur le résidu sec, on caractérise l'acide salicylique par la coloration violette qu'il donne avec le perchlorure de fer très dilué.

b) *Dans les vins*, *bières*, *vinaigres*, *sirops*, *laits*, *etc.* — On acidule la substance par l'acide chlorhydrique et on opère comme plus haut.

Nous appelons l'attention de l'analyste sur la nécessité d'employer pour l'épuisement non de l'éther sulfurique seul, mais un mélange à volumes égaux d'éther sulfurique et d'éther de pétrole. Ce mélange ne dissout pas certains produits, dans l'épuisement des vins, qui sont solubles dans l'éther sulfurique seul, et qui donnent avec le perchlorure de fer des réactions colorées permettant de les confondre avec l'acide salicylique (Pellet, Ferreira da Silva, Taffe, Gorni).

DOSAGE COLORIMÉTRIQUE (HARRY ET MUMMERY). — a) *Dans les pulpes de fruits, les fruits conservés et les confitures.* — Cinquante grammes de la matière à examiner sont écrasés, additionnés d'un peu d'eau et de 15 à 20 centimètres cubes de solution saturée d'acétate basique de plomb, puis de 25 centimètres cubes de soude normale.

L'alcali précipite d'abord de l'oxyde de plomb, puis le redissout avec une certaine quantité de matières albuminoïdes qui sont reprécipitées par addition d'acide, et on obtient un filtrat clair et peu coloré. Pour obvier à cet inconvénient, on ajoute 15 à 20 centimètres cubes d'acide chlorhydrique normal; dans ces conditions, le salicylate de plomb reste en dissolution.

Le filtrat est amené, par addition d'eau, à 300 centimètres cubes ; on en prélève 200 centimètres cubes qu'on acidifie par l'acide chlorhydrique, et qu'on agite, dans une boule à décantation, à trois reprises, avec de l'éther.

L'éther recueilli est évaporé à sec, le résidu est dissous dans un peu d'alcool dilué, et la solution est ramenée au volume de 100 centimètres cubes avec de l'eau distillée. On en fait un dosage colorimétrique avec le perchlorure de fer très dilué (qui donne avec l'acide salicylique une coloration violette) en opérant, comparativement, avec une solution-type d'acide salicylique à $0^{gr},01$ 0/0 d'eau.

Le résultat obtenu, multiplié par 3, donne la quantité d'acide salicylique pour 100.

Si le produit contenait de l'alcool, il faudrait d'abord le chasser par évaporation, en ayant soin de l'additionner, au préalable, d'un peu de carbonate de soude.

b) *Dans les bières.* — Cent centimètres cubes de bière sont additionnés de 5 centimètres cubes de soude normale, chauffés au bain-marie pour chasser tout l'alcool, puis, après refroidissement, additionnés de 5 centimètres cubes d'acide chlorhydrique normal et d'au moins 20 centimètres cubes d'acétate basique de plomb. On alcalinise fortement avec 20 centimètres cubes de soude normale, et on complète, avec de l'eau distillée, au volume de 200 centimètres cubes. On filtre, on prélève 100 centimètres cubes du filtrat que l'on acidifie comme précédemment, on sépare le précipité de chlorure de plomb formé, et la liqueur claire est épuisée par l'éther. Le dosage est terminé comme il est dit plus haut.

c) *Dans les vins.* — On opère comme pour la bière, en ayant soin de mettre un grand excès d'acétate basique de plomb et d'alcaliniser ensuite franchement le mélange, pour enlever toutes les matières tanniques.

D'après Desmoulières, certains fruits contiendraient normalement de petites quantités d'acide salicylique. C'est ainsi que cet auteur a trouvé, par kilogramme de fruit :

| | | |
|---|---|---|
| Dans les cerises anglaises | $0^{mgr},150$ | d'acide salicylique |
| — bigarreaux | 0 ,200 | — |
| — aigres | 0 ,150 | — |
| — noires, dites de Bourgogne | 0 ,100 | — |
| Dans les merises | 0 ,210 | — |

5° **Acide sulfureux et sulfites.** — DOSAGE DANS LES VINS. — Des diverses méthodes proposées pour le dosage, dans les vins, de l'acide sulfureux libre ou combiné, nous en indiquons plusieurs, comme étant les plus précises et donnant les meilleurs résultats. Il importe en effet, au point de vue de l'expertise, que ce dosage soit très rigoureux, puisque diverses législations fixent une teneur maxima des vins en acide sulfureux. C'est ainsi que, dans sa séance du 17 juin 1905, le Comité technique d'Œnologie a adopté, comme limite maxima de la teneur d'acide sulfureux pour tous les vins du vignoble français, au moment où ils sont livrés à la consommation, la dose de 400 milligrammes d'acide sulfureux total par litre, calculé d'après la méthode de Haas et avec une tolérance de 10 0/0.

a) *Méthode de Haas.* — I. *Acide sulfureux libre.* — On place 100 centimètres cubes de vin dans un ballon en verre fermé par un bouchon à deux trous; un des trous donne passage à un tube de verre plongeant jusqu'au fond et dont l'autre extrémité est en communication avec un appareil producteur d'acide carbonique; l'autre trou donne passage à un tube de dégagement relié à un tube de Péligot contenant 50 centimètres cubes d'une solution d'iode formée par 5 grammes d'iode et 5gr,5 d'iodure de potassium dissous dans l'eau. On acidule le vin par une petite quantité d'acide sulfurique pur et on chauffe doucement jusqu'à réduction de moitié du liquide, tout en faisant passer constamment, bulle à bulle, le courant d'acide carbonique. Dans ces conditions, tout l'acide sulfureux est entraîné dans le tube de Péligot, oxydé par l'iode et transformé en acide sulfurique.

Quand l'opération est terminée, le liquide du tube de Péligot est traité, par les procédés habituels, par le chlorure de baryum et on pèse le sulfate de baryte formé. Le poids trouvé, multiplié par 0,27467, puis par 10, donne la teneur du vin en acide sulfureux libre, $SO^2$, par litre.

II. *Acide sulfureux total.* — 1° On dose, dans 100 centimètres cubes de vin, les sulfates comme nous l'avons exposé plus haut (Voir p. 21).

II. On place 100 centimètres cubes de vin dans un ballon d'environ 250 centimètres cubes avec 10 centimètres cubes de la solution suivante :

| | |
|---|---|
| Iode ........................ | 20 grammes |
| Iodure de potassium ......... | 20 — |
| Eau distillée................. | Q. S. pour 100 centimètres cubes |

On relie le ballon à un réfrigérant ascendant, et on fait bouillir pendant une demi-heure. On laisse refroidir, et on dose les sulfates comme plus haut.

La différence entre le poids de sulfate de baryte trouvé en 2° et en 1°, multipliée par 0,27467, puis par 10, donne la teneur du vin en acide sulfureux total, $SO^2$, par litre.

b) *Méthode de Ripper (pour les vins blancs).* — I. *Acide sulfureux libre.* — Dans une fiole conique d'environ 125 centimètres cubes, on place 50 centimètres cubes de vin, quelques gouttes d'acide sulfurique dilué au tiers et quelques gouttes d'une solution d'empois d'amidon. On fait tomber goutte à goutte dans le liquide, au moyen d'une burette graduée, une solution d'iode $\frac{n}{50}$ (2gr,54 d'iode par litre) jusqu'à coloration bleue persistante. Le nombre de centimètres cubes de la liqueur d'iode employée, multiplié par 12,8, donne la teneur du vin en acide sulfureux libre (exprimée en milligrammes par litre).

II. *Acide sulfureux total.* — Dans une fiole conique d'environ 250 centimètres cubes, on place 50 centimètres cubes de vin, 25 centimètres cubes d'une solution aqueuse de potasse (à 56 grammes par litre); on agite et on abandonne en contact, à froid, pendant quinze minutes. Au bout de ce temps, on ajoute dans le liquide 10 centimètres cubes d'acide sulfurique dilué au tiers, quelques gouttes d'une solution d'empois d'amidon, et on continue le titrage comme précédemment. La différence entre l'acide sulfureux total et l'acide sulfureux libre donne l'acide sulfureux combiné (à l'état de sulfite ou de bisulfite).

Dosage dans les produits solides (viandes, poissons, etc.) (d'après Spinette). — 50 à 100 grammes de la substance sont convenablement divisés, placés dans un ballon, additionnés de 5 centimètres cubes d'acide phosphorique liquide à 45° B. et de 100 centimètres cubes d'eau distillée, et on procède à la distillation (dans un courant d'acide carbonique) exactement comme nous l'avons indiqué plus haut (méthode de Haas), en recueillant environ la moitié du liquide.

Dosage dans les conserves de fruits (Frésénius et Grunhut). — Pour doser l'acide sulfureux total, on introduit 50 grammes de substance finement divisée dans un ballon de verre de 1 litre, avec 500 centimètres cubes d'eau distillée. Le ballon est fermé par un bouchon à trois trous donnant passage à un tube coudé relié à un réfrigérant, à un tube à entonnoir et à un tube d'amenée d'acide carbonique plongeant jusqu'au fond du ballon. On relie l'extrémité inférieure du réfrigérant à un tube de Péligot contenant une solution d'iode dans l'iodure de potassium.

On fait barboter pendant une demi-heure un courant d'acide carbonique (préalablement lavé dans une solution de sulfate de cuivre, puis dans l'eau). On distille ensuite, pendant deux à trois heures, tout en maintenant le courant d'acide carbonique. On introduit alors dans le ballon, par le tube à entonnoir, 40 à 50 centimètres cubes d'acide phosphorique à 25 0/0, et on continue à distiller pendant une heure. Dans le distillatum, on dose l'acide sulfurique provenant de l'oxydation de l'acide sulfureux, comme nous l'avons indiqué pour la méthode de Haas.

On peut également appliquer à ce dosage la méthode de Ripper, précédemment décrite. Pour obtenir la solution nécessaire, on place dans un ballon, avec 400 centimètres cubes d'eau distillée bouillie et froide, 50 grammes de la conserve finement divisée. On agite mécaniquement pendant une demi-heure, on complète à 500 centimètres cubes avec de l'eau distillée, on agite et on filtre. C'est sur ce filtrat qu'on fera les dosages par la méthode de Ripper.

6° **Aldéhyde formique ou formaldéhyde ou formol.** — Le formol employé comme antiseptique dans les denrées alimentaires l'est toujours sous la forme commerciale à 40 0/0.

Recherche dans le lait. — Un grand nombre de méthodes ont été proposées ; nous n'en citerons que quelques-unes, les plus sensibles. — Le formol ajouté dans le lait dans la proportion de 1 p. 10.000 à 1 p. 40.000 disparaît en quelques jours (deux à trois).

a) *Méthode de Denigès.* — Le principe de cette méthode consiste à faire réagir directement sur le lait la solution de fuchsine décolorée par l'acide sulfureux (réactif de Gayon).

A 10 centimètres cubes de lait placés dans un tube à essai, on ajoute quelques gouttes du réactif. Tous les laits, formolés ou non, mais non altérés, donnent une coloration rouge. On verse alors dans le tube quelques gouttes d'acide chlorhydrique pur, et on agite. Les laits non formolés redeviennent blancs. Les laits formolés donnent, au bout de quelque temps, une coloration bleue.

b) *Méthode de Nicolas.* — D'après l'auteur, cette méthode serait extrêmement sensible et permettrait de reconnaître, dans un lait, une addition à 1/500.000 de formol à 40 0/0. Le principe de la méthode est basé sur la propriété que possèdent les métadiamines de donner, avec les aldéhydes, une fluorescence verte.

On opère sur 20 centimètres cubes de lait, qu'on additionne d'un peu d'acide acétique ou d'acide lactique, pour précipiter la caséine. On filtre et on ajoute au filtratum quelques cristaux d'amidol (chlorhydrate de diamidophénol). On tiédit ; si le lait analysé est formolé, il se produit une fluorescence verte.

c) *Méthode de Thévenon.* — On précipite la caséine du lait par addition d'acide acétique, on filtre, on ajoute au filtratum un excès de cristaux de métol (sulfate de méthylparamidophénol), et on chauffe pendant une demi-heure au bain-marie, sans dépasser la température de 75°.

Si le lait contenait du formol, il se produit une coloration rouge grenat.

d) *Méthode de Eury.* — Cette méthode permet de déceler la présence de 1 milligramme de formol par litre de lait. On introduit dans un tube à essais 5 centimètres cubes de lait, 5 centimètres cubes d'acide sulfurique dilué à 50 0/0 et 5 gouttes d'une solution à 1 0/0 de perchlorure de fer. On agite le mélange et on porte à l'ébullition. Si le lait était formolé, on voit apparaître une coloration violette, persistant pendant cinq à six minutes, puis passant au brun.

e) *Méthode de Manget et Marion.* — On saupoudre la surface du lait d'amidol ou chlorhydrate de diaminophénol. Le lait normal donne une coloration saumon; le lait formolé donne une coloration jaune serin, sensible au 1/50.000e.

f) *Méthode de Arnold et Mentzel.* — On agite 10 centimètres cubes de lait avec 10 centimètres cubes d'alcool absolu, on filtre. A 5 centimètres cubes du filtrat, on ajoute 3 centigrammes de chlorhydrate de phénylhydrazine, 4 gouttes de perchlorure de fer, puis peu à peu, en refroidissant, 10 gouttes d'acide sulfurique pur. Le lait formolé donne une coloration rouge, sensible au 1/50.000.

Recherche dans les vins, bières, cidres, etc. — On soumet à la distillation 100 à 200 centimètres cubes du liquide dans lequel on veut chercher le formol. On recueille les 20-25 premiers centimètres cubes et, sur le produit ainsi obtenu, on pratique l'une quelconque des réactions indiquées précédemment. On peut également faire directement dans la bière la réaction mentionnée précédemment de Arnold et Mentzel.

Recherche dans les viandes, poissons, conserves alimentaires (Spinette). — La matière divisée est broyée avec de l'eau acidulée par de l'acide sulfurique, et on soumet le mélange à la distillation, en présence d'un excès de sulfate de soude sec et réduit en poudre. Dans le distillat, on caractérise le formol par l'une quelconque des réactions indiquées pour la recherche dans le lait.

*Méthode de Arnold et Mentzel.* — On agite vivement, pendant une minute, 5 grammes du produit finement haché avec 10 centimètres cubes d'alcool absolu. On filtre, et, sur le filtrat, on fait la réaction décrite plus haut pour le lait.

7° **Azotate de potasse ou de soude.** — L'emploi de ces produits est assez fréquent pour les viandes ou les conserves de viandes. — Il pourra être recherché dans le liquide résultant de l'épuisement aqueux de l'échantillon à l'aide de la solution sulfurique de diphénylamine. (Pour la recherche et le dosage des nitrates, voir « Altérations et falsifications des viandes », p. 398.)

8° **Bicarbonate de soude.** — Recherche et dosage dans le lait. — Les laits purs donnent des cendres très faiblement alcalines; par suite, les laits additionnés de bicarbonate de soude ont des cendres fortement alcalines, ce qu'on constatera à l'aide du papier de tournesol, en les reprenant par l'eau.

Le dosage pourra être fait en opérant sur les cendres de 20 ou de 25 centimètres cubes de lait, qu'on dissout dans l'eau. La solution est additionnée d'une goutte ou deux d'une solution aqueuse d'orangé Poirrier, et, à l'aide d'une burette graduée, on fait tomber de l'acide sulfurique déci-normal jusqu'à coloration légèrement rose. Le nombre de centimètres cubes employés, multiplié par 0,0084, donnera la teneur en bicarbonate de soude de la prise d'échantillon.

9° **Eau oxygénée.** — Recherche dans le lait. — Cette recherche doit être faite dès l'arrivée du lait au laboratoire, l'eau oxygénée se décomposant rapidement par suite de l'action de la catalase contenue dans le lait.

a) *Procédé Dupouy.* — Le lait contenant de l'eau oxygénée, additionné de quelques gouttes d'une solution à 2 0/0 de paraphénylènediamine, prend une coloration bleue. Ce procédé permet de reconnaître 0gr,0025 d'eau oxygénée dans 100 centimètres cubes de lait.

b) *Procédé Arnold et Mentzel.* — A 10 centimètres cubes de lait, on ajoute 10 gouttes d'une solution à 1 0/0 d'acide vanadique dans l'acide sulfurique dilué. Il se produit une coloration rouge, même avec un lait contenant 0$^{gr}$,01 d'eau oxygénée pour 100 centimètres cubes.

Si on remplace l'acide vanadique par l'acide titanique, il se produit une coloration jaune avec 0$^{gr}$,015 d'eau oxygénée pour 100 centimètres cubes de lait.

10° **Fluorures, fluoborates, fluosilicates alcalins.** — L'emploi de ces divers produits, notamment du fluorure de sodium, s'est développé depuis quelques années, et il n'est pas rare de rencontrer, notamment, des beurres additionnés de fluorures ou de fluoborates.

Recherche dans les beurres. — On place, dans un verre à expériences, 100 à 200 grammes de beurre, on fait fondre à l'étuve à la température d'environ 60°. L'eau contenue dans le beurre se rassemble à la partie inférieure. On la recueille dans un petit verre.

C'est dans cette eau qu'on fera, par la méthode indiquée par Leys, la recherche des fluorures :

L'eau, encore chaude, est additionnée de 30 à 35 centimètres cubes d'une solution bouillante d'acide picrique à 2 0/0. On agite, on laisse refroidir et on filtre. L'addition d'acide picrique a eu pour but de coaguler et d'éliminer les matières albuminoïdes contenues dans l'eau provenant de la fusion du beurre. Dans le liquide clair obtenu, il reste à caractériser les fluorures. On y arrivera en les précipitant à l'état de fluorure de calcium insoluble.

Pour cela, l'emploi, d'après Leys, de la solution de chlorure de calcium peut offrir des inconvénients, par suite de la présence, dans l'eau de fusion, quelquefois de sulfates, souvent de certains produits d'altération de la caséine, qui donnent un précipité avec le chlorure de calcium. On utilise alors le réactif indiqué par Leys (citrophosphate de chaux) qu'on prépare de la façon suivante : on dissout 10 grammes d'acide citrique dans une certaine quantité d'eau, à l'ébullition, et, tout en maintenant l'ébullition, on fait tomber dans la solution du phosphate de chaux précipité jusqu'à ce qu'il en reste un excès non dissous. On laisse refroidir, on filtre et on complète au volume de 100 centimètres cubes avec de l'eau distillée.

La précipitation du fluorure de calcium se fait en plaçant dans un tube à essais le liquide résultant de la coagulation par l'acide picrique. On y ajoute quelques centimètres cubes du réactif au citrophosphate de chaux et on chauffe.

Si le beurre contient des composés du fluor, il se forme un précipité de fluorure de calcium qu'on caractérise de la façon suivante : le précipité est recueilli sur filtre, lavé, séché et placé dans un petit creuset de platine avec une petite quantité de silicate de chaux pur. On ajoute quelques gouttes d'acide sulfurique, on recouvre le creuset d'une lame de verre sur laquelle, à la partie regardant le fond du creuset, on a déposé une goutte d'eau. On chauffe; les composés du fluor donnent, dans ces conditions, du fluorure de silicium, qui est décomposé par l'eau avec dépôt de silice gélatineuse. On verra donc, dans la goutte d'eau, une sorte de squelette de silice.

Dosage dans les vins et les bières. — Méthode de Treadwell et Koch. — a) *Vins*. — On alcalinise très légèrement, par la soude, 100 centimètres cubes de vin, on y ajoute un léger excès d'une solution aqueuse de nitrate d'argent (cette addition a pour but d'éliminer l'acide phosphorique), on amène au volume de 250 centimètres cubes avec de l'eau distillée, on agite et on filtre.

A 200 centimètres cubes du liquide filtré, on ajoute un excès de chlorure de sodium en solution aqueuse, pour précipiter l'excès de nitrate d'argent. On complète au volume de 250 centimètres cubes avec de l'eau distillée, on agite et on filtre ; 175 centimètres cubes du filtrat sont additionnés de 3 à 4 centimètres cubes de soude normale, puis d'un excès d'une solution aqueuse de chlorure de calcium ; on fait bouillir pendant cinq minutes. Les fluorures sont ainsi précipités. Le précipité obtenu est recueilli sur filtre, lavé, séché et calciné, puis mis à digérer avec de l'acide acétique, qui dissout toutes les impuretés pouvant l'accompagner. On jette à nouveau sur filtre à analyse, on lave à l'eau distillée, on sèche, on calcine dans une capsule de platine tarée et on pèse. Le poids de fluorure de calcium trouvé, multiplié par 0,53846, puis par 25, donne la teneur du vin en fluorure de sodium par litre.

b) *Bières*. — On alcalinise 100 centimètres cubes de bière par la soude, on ajoute un excès d'une solution aqueuse de chlorure de calcium et on fait bouillir. Le précipité obtenu renferme le fluorure de calcium, mélangé de phosphate de chaux et de matières organiques. On le recueille sur filtre, on le lave, on le sèche et on le calcine ; puis on le mélange avec du quartz ou de la silice pure en poudre ; on ajoute au mélange de l'acide sulfurique et on chauffe, en ayant soin de recueillir le fluorure de silicium gazeux qui se produit, dans une solution alcoolique de chlorure de potassium (on emploie pour faire cette solution, indiquée par Penfield, de l'alcool à 50°). La réaction suivante se produit :

$$3SiFl^4 + 4KCl + 3H^2O = SiO^3H^2 + 2SiFl^6K^2 + 4HCl.$$

La solution devient donc acide ; on titre volumétriquement, avec la soude déci-normale, en prenant la phtaléine du phénol comme indicateur, l'acide chlorhydrique formé.

Le nombre de centimètres cubes de soude déci-normale employés, multiplié par 0,00365, donne la quantité correspondante d'acide chlorhydrique, et le chiffre ainsi obtenu, multiplié par 1,1507, donne la teneur de la bière en fluorure de sodium pour les 100 centimètres cubes employés.

Il ne faut pas perdre de vue que, pendant la calcination du précipité calcique, la présence des matières organiques provoque une perte d'environ 6 0/0 de fluor.

Recherche dans les vins (Blarez). — On prend 150 centimètres cubes de vin ; on s'assure qu'il est plâtré ; s'il ne l'était pas, on y ajoute une pincée d'un sulfate alcalin. On additionne alors le vin de 10 centimètres cubes d'une solution aqueuse à 10 0/0 d'acétate de baryte. On agite, et on laisse déposer pendant un quart d'heure.

Tout le fluor se trouve ainsi précipité à l'état de fluorure de baryum, mélangé de sulfate de baryte, de tartrate de baryte et de matière colorante. Le précipité est recueilli, lavé, séché et calciné dans une petite capsule de platine à fond rond.

On caractérise dans ce précipité le fluor, en faisant de la gravure sur verre. A cet effet, on prépare une plaque de verre d'un diamètre un peu supérieur à celui de la capsule, en l'enduisant à chaud de cire de Carnauba. On laisse refroidir, on trace avec une pointe quelques traits sur la plaque, pour mettre le verre à nu.

On ajoute dans la capsule un peu d'acide sulfurique pur, on recouvre avec la plaque de verre, le côté enduit en dessous, et on chauffe modérément pendant une heure, en ayant soin de refroidir constamment la plaque de verre par de l'eau froide. Au bout de ce temps, on nettoie la plaque en dissolvant la cire par de la benzine, et, si le vin contient des fluorures, les endroits non protégés par la cire apparaissent gravés.

Recherche dans les viandes et les charcuteries. — Méthode de Froidevaux. — On incinère au rouge sombre, dans une capsule de platine, 30 grammes environ de viande finement hachée et additionnés de 1 à 2 centimètres cubes d'une solution de carbonate de soude à 50 0/0. On incinère jusqu'à ce que la matière organique soit détruite; le charbon est broyé dans la capsule même, puis on y ajoute 5 ou 6 centimètres cubes d'eau distillée et on fait bouillir. On jette sur filtre et on lave à l'eau bouillante.

La liqueur obtenue et refroidie est d'abord saturée, puis additionnée de 2 ou 3 centimètres cubes d'acide chlorhydrique pur et de quelques gouttes d'hélianthine. On verse alors, dans ce mélange, une solution aqueuse saturée d'acétate d'ammoniaque, jusqu'à coloration jaune, et on agite.

On ajoute dans ce liquide 1 à 2 centimètres cubes d'une solution aqueuse à 20 0/0 de chlorure de calcium. La présence des fluorures se manifeste par un louche ou un précipité de fluorure de calcium. On pourra caractériser la nature de ce précipité par la production de fluorure de silicium (Voir p. 467).

**11° Saccharine.** — Recherche dans les bières. — *a*) Le principe des nombreuses méthodes indiquées pour cette recherche est l'épuisement par un dissolvant approprié, généralement l'éther, du liquide préalablement acidifié par un acide minéral, puis caractérisation de la saccharine dans le résidu d'évaporation du dissolvant.

L'agitation directe de la bière avec l'éther donne une émulsion stable, et la séparation de la couche éthérée est très difficile et très longue.

Nous préférons opérer sur un liquide préalablement débarrassé des substances provoquant la formation de ces émulsions et purifier ensuite, s'il y a lieu, le résidu d'évaporation.

Notre méthode, dont la sensibilité est telle qu'elle permet de retrouver moins de 1 milligramme de saccharine dans 1 litre de bière, est une combinaison de la méthode du Laboratoire municipal de Paris et de la méthode de J. Wauters.

1° *Extraction*. — Deux cent cinquante centimètres cubes de bière sont additionnés de 10 centimètres cubes de perchlorure de fer à 45° B. Les tannins sont ainsi précipités à l'état de tannate de fer. On décompose l'excès de perchlorure de fer et on sature l'acide chlorhydrique formé par un excès de carbonate de chaux pur en quantité suffisante pour obtenir une liqueur neutre ou faiblement alcaline. On filtre et on lave le précipité à l'eau distillée pour obtenir en tout environ 300 centimètres cubes de liquide. On obtient ainsi un liquide absolument limpide et très faiblement coloré en jaune paille. Ce liquide, placé dans un entonnoir à séparation, est fortement acidulé par l'acide phosphorique, puis agité à plusieurs reprises avec de l'éther; généralement nous faisons trois épuisements en employant, chaque fois, 100 centimètres cubes d'éther. Il ne se produit pas d'émulsion, et la séparation des deux liquides est très nette.

L'emploi, quelquefois recommandé, d'un mélange d'éther sulfurique et d'éther de pétrole est à rejeter, car la saccharine est moins soluble dans ce mélange que dans l'éther sulfurique pur.

La solution éthérée obtenue est, après filtration sur filtre sec, abandonnée à l'évaporation spontanée.

2° *Epuration de l'extrait éthéré*. — Le résidu obtenu est additionné de quelques centimètres cubes d'eau distillée, acidifié par 3 ou 4 gouttes d'acide sulfurique, chauffé au bain-marie vers 50° et additionné d'une solution de permanganate de potasse jusqu'à coloration rouge persistante pendant une demi-heure.

Dans ces conditions, le permanganate détruit toutes les impuretés pouvant souiller le résidu et il est sans aucune action sur la saccharine.

La solution est ensuite décolorée par une solution diluée d'acide oxalique qu'on ajoute goutte à goutte ; puis le liquide est agité avec de l'éther, et ce dernier est décanté, filtré sur filtre sec et évaporé spontanément. On obtient ainsi un résidu parfaitement pur, blanc et débarrassé des dernières traces de tannin ou d'autres impuretés qui auraient pu être entraînées.

3° *Identification de la saccharine*. — Deux réactions doivent être faites pour caractériser la saccharine : saveur sucrée et transformation en acide salicylique. La saveur sucrée est certainement la réaction la plus probante.

La transformation en acide salicylique se fait de la façon suivante : L'extrait est dissous dans quelques gouttes d'éther et la solution, transvasée dans un petit creuset d'argent ou dans un petit tube de verre, est évaporée à sec. Le résidu est additionné de 3 ou 4 centimètres cubes de soude, et on chauffe, soit au bain métallique, soit au bain de sable, pendant quinze à vingt minutes à environ 240°.

On laisse refroidir, on dissout le résidu dans l'eau et on acidule la solution obtenue par l'acide sulfurique. Dans ces conditions, le salicylate de soude, formé par la réaction de la soude sur la saccharine, est décomposé, et l'acide salicylique mis en liberté. La solution est agitée avec de l'éther, et ce dernier est évaporé dans une petite capsule. Sur le résidu, on laisse tomber deux ou trois gouttes de perchlorure de fer très dilué ou d'une solution à 1 0/0 d'alun de fer. L'acide salicylique donne une coloration violette.

Si l'on a cette coloration et la saveur sucrée du résidu, on peut conclure, sans hésiter, à la présence de saccharine.

*b*) Méthode du laboratoire du Ministère des Finances. — Mettre dans une capsule 250 centimètres cubes de bière, plus 10 centimètres cubes d'acide phosphorique sirupeux. Chauffer à feu nu jusqu'à réduction de 100 centimètres cubes. Eteindre le feu et ajouter peu à peu une solution de permanganate de potasse à 1 0/0 jusqu'à décoloration (environ 20 centimètres cubes). Laisser refroidir, refaire le volume primitif. Transvaser ce liquide en prenant chaque fois 100 centimètres cubes et verser 100 centimètres cubes d'éther sulfurique. Agiter pendant trois ou quatre minutes sans émulsionner. Décanter la couche aqueuse et recommencer l'opération jusqu'à épuisement du liquide.

Décanter l'éther, l'évaporer jusqu'à siccité. Goûter ce résidu pour en connaître la saveur, puis verser sur ce résidu 5 à 6 centimètres cubes de lessive de soude que l'on promènera sur toute la surface de la capsule. Décanter dans un petit tube de verre et porter pendant vingt minutes au bain métallique entre 275 et 300°; laisser refroidir. Ajouter 5 centimètres cubes d'eau et de l'acide chlorhydrique jusqu'à réaction acide. Transvaser dans un gros tube à essai, verser 25 centimètres cubes environ de benzine cristallisable. Agiter vigoureusement, séparer les deux couches, recueillir la benzine qu'on *lavera soigneusement* avec 5 ou 6 centimètres cubes d'eau pour lui enlever son acidité.

On décante comme précédemment en filtrant la benzine; ajouter un peu d'eau et une goutte de perchlorure de fer ou mieux d'une solution à 1 0/0 d'alun de fer. Si la saveur est sucrée et la coloration violette, il y a présence de saccharine.

Recherche et dosage dans le vin (Ch. Blarez). — 1° *Traitement préalable du vin.* — Dans une capsule, on place 300 centimètres cubes de vin avec 3 grammes d'acide phosphorique sirupeux, on concentre à environ moitié. On laisse un peu refroidir, et l'on ajoute peu à peu, en trois fois, en remuant chaque fois, 5 centimètres cubes d'une solution aqueuse à 5 0/0 de permanganate de potasse. Lorsque la réaction est terminée, on ramène le volume à 300 centimètres cubes avec de l'eau distillée.

2° *Extraction de la saccharine.* — Dans une boule à décantation d'un demi-litre, on introduit 150 centimètres cubes d'éther, et on laisse tomber 100 centimètres cubes du vin traité. On agite vigoureusement, on laisse reposer et on décante le vin épuisé. On épuise par le même éther 100 nouveaux centimètres cubes du vin préparé, en opérant comme précédemment. Enfin, dans une troisième opération, on épuise les 100 derniers centimètres cubes.

L'éther, complètement séparé du liquide sous-jacent, est recueilli dans une éprouvette graduée et mesurée exactement, parce que le volume primitif est modifié par l'évaporation. On en prend le tiers pour l'épreuve de dégustation et les deux autres tiers pour la caractérisation chimique et le dosage de la saccharine.

3° *Caractérisation de la saveur sucrée.* — Le tiers de l'éther est évaporé dans une capsule de porcelaine. Sur le résidu sec de l'évaporation, on promène le bout du doigt légèrement humide et on goûte. On perçoit très nettement la saveur sucrée avec 1 milligramme de saccharine par litre.

Si la saveur sucrée n'est pas perçue, on ne saurait affirmer la présence de la saccharine, même si les traitements ultérieurs donnaient des réactions positives.

4° *Caractérisation chimique.* — Les deux tiers restants de l'éther sont évaporés à sec dans une capsule de porcelaine. Le résidu est dissous dans 3 centimètres cubes de lessive de soude, et on transvase dans un petit creuset d'argent. On rince à nouveau la capsule avec 3 centimètres cubes de lessive de soude et on joint cette liqueur alcaline à la première. Le creuset est recouvert et chauffé au bain de sable, pendant au moins trente minutes, à environ 240°, puis on laisse refroidir.

Le produit de la fusion est dissous, dans le creuset même, avec 2 ou 3 centimètres cubes d'eau distillée et un peu d'acide chlorhydrique. Quand tout est dissous, on transvase dans un tube à essai, on rince le creuset à l'eau distillée que l'on joint au premier liquide, de façon à obtenir en tout environ 15 centimètres cubes.

Après refroidissement, on ajoute dans le tube 25 centimètres cubes de benzine cristallisable, on agite fortement pendant cinq à six minutes; on laisse reposer, on décante la benzine, qu'on lave ensuite soigneusement, par agitation, avec 10 centimètres cubes d'eau distillée. On laisse reposer, on décante et on filtre la benzine sur un filtre sec.

Si le vin contenait de la saccharine, la fusion du résidu d'épuisement éthéré avec la soude a donné du salicylate de soude, qui a été décomposé par l'acide chlorhydrique. L'acide salicylique mis ainsi en liberté est en solution dans la benzine.

La benzine filtrée, placée dans un tube à essai, est additionnée de 5 centimètres cubes d'eau distillée et d'une goutte de solution récente d'alun de fer à 1 0/0. On agite et on laisse reposer. La présence d'acide salicylique, provenant de la saccharine, se manifeste par une coloration violette de la liqueur aqueuse.

Le dosage de la saccharine ne nous semble pas utile. En effet, la loi du 30 mars 1902 stipule l'interdiction absolue d'employer la saccharine, à quelque dose que ce soit, dans les denrées alimentaires. Les recherches de l'expert doivent donc être limitées à la constatation de la présence ou de l'absence de ce produit. Si cependant on voulait doser la saccharine, on opérerait colorimétriquement.

Les recherches de Blarez ont établi que la quantité d'acide salicylique retrouvé par sa méthode n'était que le quart environ du poids de la saccharine, au lieu d'en représenter les trois quarts (100 parties de saccharine doivent, théoriquement, donner 75,8 parties d'acide salicylique).

On prépare une série de types colorés à l'aide de solutions titrées d'acide salicylique, qu'on additionne d'alun de fer, et on examine au colorimètre, comparativement avec l'acide salicylique retiré du traitement du vin. On multiplie le poids d'acide salicylique trouvé par 4, pour avoir approximativement le poids de la saccharine. Connaissant ce poids, on peut préparer un vin sacchariné, auquel on fait subir les mêmes traitements qu'au vin suspect, et on compare à nouveau, au colorimètre, la coloration obtenue avec celle du vin soumis à l'expertise.

---

**Voir à l'Addendum les nouvelles méthodes de recherche et de dosage des antiseptiques et des conservateurs publiées en exécution de l'article 11 de la loi du 1er août 1905.**

---

## DOCUMENTS D'HYGIÈNE ALIMENTAIRE RELATIFS AUX ANTISEPTIQUES ET AUX MATIÈRES COLORANTES

---

### *A.* — ANTISEPTIQUES

---

#### ACIDE BORIQUE ET BORAX

**Comité consultatif d'hygiène publique de France**

RAPPORT DE G. POUCHET (28 DÉCEMBRE 1891). — CONCLUSIONS ADOPTÉES

« Aussi votre Commission vous propose-t-elle d'émettre l'avis que l'emploi du borax ou de l'acide borique ne saurait être autorisé pour la conservation des substances alimentaires. »

#### FORMALIN

**Comité consultatif d'hygiène publique de France**

RAPPORT DE DUBRISAY (5 JUILLET 1897). — CONCLUSIONS ADOPTÉES

« Ce produit, destiné à la conservation de toutes les substances alimentaires (laits, crèmes, beurres, vins, boissons, sirops, etc., viandes, poissons, gibiers, etc.), a été reconnu être une solution d'aldéhyde formique dans l'eau, présentant, d'après l'analyse du Laboratoire municipal de Paris, la composition suivante :

| | grammes. | |
|---|---|---|
| Aldéhyde formique | 20,00 | environ par litre |
| Produit saponifiable à odeur d'acétate d'amyle | 1,80 | — |
| Acidité en acide acétique | 0,06 | — |
| Alcool | Néant | |

« La Commission propose au Comité de répondre à M. le Ministre qu'il y a lieu de réprimer la vente des aliments contenant du formalin. »

Circulaires ministérielles portant interdiction de l'emploi de ce produit : 30 septembre et 18 octobre 1897.

### SACCHARINE

### Comité consultatif d'hygiène publique de France

RAPPORT DE BROUARDEL, POUCHET ET OGIER (13 AOUT 1888). — CONCLUSIONS ADOPTÉES

« 1° La saccharine n'est pas un aliment et ne peut pas remplacer le sucre ;

« 2° L'emploi, dans l'alimentation, de la saccharine ou des préparations saccharinées, suspend ou retarde les transformations des substances amylacées ou albumineuses ingérées dans le tube digestif ;

« 3° Ces préparations ont donc pour effet de troubler profondément les fonctions digestives. Elles sont de nature à multiplier le nombre des affections désignées sous le nom de dyspepsie ;

« 4° L'emploi de la saccharine est encore trop récent pour que les conséquences d'une alimentation dans laquelle entrerait journellement de la saccharine puissent être toutes bien déterminées ; mais, dès maintenant, il est établi que son usage a, sur la digestion, une influence nuisible, et nous sommes en droit de conclure que la saccharine et ses diverses préparations doivent être proscrites de l'alimentation. »

Circulaires ministérielles interdisant l'emploi de la saccharine dans les substances alimentaires : 16 octobre et 9 novembre 1888.

### ACIDE SALICYLIQUE

### 1° Comité consultatif d'hygiène publique de France

RAPPORT DE BUSSY (29 OCTOBRE 1877). — CONCLUSIONS ADOPTÉES

« N'ayant aucune certitude que le vin contenant de l'acide salicylique ne soit pas de nature à porter atteinte à la santé, il y a lieu de considérer comme suspect tout vin contenant une quantité quelconque d'acide salicylique et de le rejeter de la consommation. »

### 2° Comité consultatif d'hygiène publique de France

RAPPORT DE DUBRISAY (15 NOVEMBRE 1880). — CONCLUSIONS ADOPTÉES

« *a*) L'acide salicylique est une substance dangereuse, dont la vente doit être soumise aux règlements qui s'appliquent à la vente des autres substances dangereuses ;

« *b*) Cet acide, considéré au point de vue de la conservation des substances alimentaires, n'est antifermentescible qu'à la condition expresse d'être employé à doses élevées, c'est-à-dire à doses toxiques ;

« *c*) On devra considérer comme suspecte toute substance alimentaire solide ou toute boisson contenant une quantité quelconque d'acide salicylique ou de l'un de ses dérivés, et il y a lieu d'en interdire la vente. »

### 3° Comité consultatif d'hygiène publique de France

RAPPORT DE DUBRISAY (29 JUIN 1885). — CONCLUSIONS ADOPTÉES

« Il y a lieu... d'interdire la vente de toute substance alimentaire solide et de toute boisson contenant une quantité quelconque d'acide salicylique ou de l'un de ses dérivés. »

### 4° Comité consultatif d'hygiène publique de France

RAPPORT DE BROUARDEL (3 JUIN 1883). — CONCLUSIONS ADOPTÉES

« En résumé, votre Commission est d'avis :

« *a*) Que, pour les personnes bien portantes, l'usage journalier d'une dose même minime d'acide salicylique est suspect, son innocuité n'est pas démontrée ;

« *b*) Que, pour les personnes dont le rein ou le foie a subi une altération, soit par les progrès de l'âge, soit par une dégénérescence quelconque, l'ingestion journalière d'une dose d'acide salicylique, quelque faible qu'elle soit, est certainement dangereuse.

« Dans ces conditions, elle vous propose de répondre à M. le Ministre du Commerce que le Comité demande que la prohibition de l'acide salicylique et de ses composés dans les substances alimentaires soit maintenue. »

### 5° Bulletin de l'Académie de Médecine (séance du 25 janvier 1887)

RAPPORT VALLIN. — CONCLUSIONS ADOPTÉES

« *a*) Il est établi par l'observation médicale que des doses faibles, mais journalières et prolongées, d'acide salicylique ou de ses dérivés peuvent déterminer des troubles notables de la santé chez certains sujets impressionnables à ce médicament, chez les personnes âgées, chez celles qui n'ont plus l'intégrité parfaite de l'appareil rénal ou des fonctions digestives ;

« *b*) En conséquence, l'addition de l'acide salicylique et de ses dérivés, même à doses faibles, dans les aliments solides et liquides ne saurait être autorisée. »

Circulaires ministérielles portant interdiction de l'emploi de l'acide salicylique dans les substances alimentaires : 7 février 1881 et 30 janvier 1884.

### Préfecture de Police

CIRCULAIRE A MM. LES MAIRES ET COMMISSAIRES DE POLICE DU RESSORT DE LA PRÉFECTURE DE POLICE

Paris, 7 février 1884.

M. le Ministre du Commerce vient de m'envoyer, en me priant de la faire insérer au *Recueil des Actes administratifs* de ma Préfecture, une circulaire dont vous trouverez ci-après le texte.

Cette instruction a pour but d'appeler l'attention de l'Administration sur les dangers qui pourraient résulter pour la santé publique de l'addition de l'acide salicylique et de ses composés dans les substances alimentaires.

Vous savez qu'aux termes de l'ordonnance de police du 23 février 1881, mon Administration a, suivant des instructions ministérielles, « défendu de mettre en vente aucune substance alimentaire, soit solide, soit liquide, dans la composition de laquelle entrerait une quantité quelconque d'acide salicylique ou de ses dérivés ».

A la suite des réclamations que cette prohibition a soulevées, M. le Ministre a chargé le Comité consultatif d'hygiène d'étudier de nouveau la question.

Une Commission, composée des hommes les plus autorisés, a conclu formellement au maintien de la mesure, attendu que :

1° Pour les personnes bien portantes, l'usage journalier d'une dose même minime d'acide salicylique est suspect, son innocuité n'étant pas démontrée ;

Et 2° que, pour les personnes dont le rein ou le foie a subi une altération, soit par les progrès de l'âge, soit par une dégénérescence quelconque, l'ingestion journalière d'une dose d'acide salicylique, quelque faible qu'elle soit, est certainement dangereuse.

Dans ces conditions, il importe d'assurer la stricte exécution de l'ordonnance de police de 1881, et le Laboratoire établi près ma Préfecture continuera d'y tenir la main.

## Ministère du Commerce

### CIRCULAIRE n° 96 SUR L'INTERDICTION DE L'EMPLOI DE L'ACIDE SALICYLIQUE DANS LES DENRÉES ALIMENTAIRES

MONSIEUR LE PRÉFET,

A la suite des nombreuses réclamations auxquelles avait donné lieu l'interdiction de l'emploi de l'acide salicylique pour la conservation des denrées alimentaires solides ou liquides, j'ai chargé le Comité consultatif d'hygiène publique de France d'examiner à nouveau cette importante question.

Après une étude approfondie, le Comité a présenté un rapport dans lequel il conclut que «la prohibition de l'acide salicylique et de ses composés dans les substances alimentaires doit être maintenue ».

En présence des motifs contenus dans le rapport du Comité, il importe que la prohibition de l'emploi de l'acide salicylique pour la conservation des denrées alimentaires ne demeure pas plus longtemps à l'état de lettre morte. L'Administration encourrait une grande responsabilité en ne prenant point les mesures nécessaires pour faire cesser des pratiques reconnues dangereuses et qui continuent à être ouvertement préconisées.

J'ai, en conséquence, l'honneur de vous prier, Monsieur le Préfet, de tenir la main à ce que les prescriptions de l'arrêté que vous avez pris en exécution de la circulaire ministérielle du 7 février 1881 soient rigoureusement observées à l'avenir, et de ne pas hésiter à faire déférer aux tribunaux compétents les contraventions qui viendraient à votre connaissance.

M. le Garde des Sceaux, ministre de la Justice et des Cultes, vient, sur ma demande, de donner aux Parquets les ordres nécessaires, et, de son côté, M. le Ministre des Finances a prescrit au service des douanes de continuer à signaler aux autorités judiciaires les substances alimentaires d'origine étrangère qui, à leur entrée en France, seraient reconnues mélangées d'acide salicylique.

Je vous serai obligé de m'accuser réception de la présente circulaire, que je vous prie de faire insérer au *Recueil des Actes administratifs* de votre Préfecture.

## Préfecture de Police

### ORDONNANCE CONCERNANT LA VENTE DE SUBSTANCES ALIMENTAIRES ADDITIONNÉES D'ACIDE SALICYLIQUE

Paris, le 23 février 1881.

Nous, Député, Préfet de Police,

Considérant que l'acide salicylique employé pour la conservation des substances alimentaires, solides ou liquides, présente un danger pour la santé publique;

Vu la loi des 16-24 août 1790 et celle du 22 juillet 1791;

Vu les articles 319, 320, 471, § 15, et 477 du Code pénal, ainsi que les lois des 27 mars 1851 et 5 mai 1855;

Vu les arrêtés du Gouvernement des 12 messidor an VIII et 3 brumaire an IX et la loi du 7 août 1850;

Vu l'instruction ministérielle en date du 7 février 1881;

Ordonnons ce qui suit :

ARTICLE PREMIER. — Il est expressément défendu de mettre en vente aucune substance alimentaire, soit solide, soit liquide, dans la composition de laquelle entrerait une quantité quelconque d'acide salicylique ou de ses dérivés.

ART. 2. — Les contraventions seront poursuivies conformément à la loi devant les tribunaux compétents.

ART. 3. — La présente ordonnance sera publiée et affichée dans le ressort de la Préfecture de Police.

L'Inspecteur général des Halles et Marchés de Paris, le Chef du Laboratoire municipal, les Professeurs de l'Ecole de pharmacie dans leurs visites annuelles, les Maires des communes rurales, les Commissaires de Police et tous les Préposés de la Préfecture de Police sont chargés, chacun en ce qui le concerne, d'en assurer l'exécution.

## B. — MATIÈRES COLORANTES

NOMS COMMERCIAUX DE COULEURS MINÉRALES INTERDITES (Ch. Girard).

| COULEURS | COMPOSITION | NOMS COMMERCIAUX LES PLUS USITÉS |
|---|---|---|
| *Vert*..... | Arsénite de cuivre.......................... | Vert de Scheele.<br>— minéral.<br>— suédois. |
| | Arsénite et acétate de cuivre............ | Vert anglais.<br>— de Schweinfürth.<br>— original.<br>— patenté.<br>— impérial.<br>— de Cassel.<br>— de Vienne.<br>— de Paris.<br>— de Leipzig.<br>— de Suisse.<br>— de Wurtzbourg.<br>— perroquet.<br>— mitis ou métis.<br>— nouveau.<br>— montagne.<br>— de mai.<br>— mousse.<br>— de Neuwied.<br>— de Pickel.<br>— Kirchbenger. |
| | Arsénite de cuivre et sulfate de chaux... | Cendre verte. |
| | Le phosphate de cuivre.<br>Le chromate de cuivre.<br>Le stannate de cuivre, etc., etc. | |
| | Hydrates de cuivre.......................... | Vert de Brunswick.<br>— montagne.<br>— de Brême. |
| | Sulfate de cuivre basique.............. | Vert d'Erlaa.<br>— Casselmann. |
| | L'acétate basique de cuivre............ | Vert-de-gris.<br>Verdet. |
| | Les mélanges de chromate de plomb avec différents bleus.................. | Vert d'huile.<br>— Milory.<br>— de chrome.<br>— de Naples.<br>— feuilles. |
| | Carbonate de cuivre........................ | Vert malachite. |
| | Carbonate de cuivre et de zinc.......... | Laque minérale verte. |
| | Les matières colorantes organiques précipitées par le sulfate de cuivre et la soude, telles que le........................ | Vert de quercitron.<br>— de Fustet.<br>— d'Elsner. |
| *Rouge*.... | Sulfure de mercure ......................... | Cinabre.<br>Vermillon.<br>Rouge de Chine.<br>— patenté. |
| | Protoxyde et peroxyde de plomb......... | Minium.<br>Rouge de plomb.<br>Mine orange.<br>Brun doré. |
| | | Rouge de chrome. |

| COULEURS | COMPOSITION | NOMS COMMERCIAUX LES PLUS USITÉS |
|---|---|---|
| *Jaune....* | Chromate de plomb.................... | Jaune de chrome. |
| | | — de Leipzig. |
| | | — de Zwickau. |
| | | — de Gotha. |
| | | — de Hambourg. |
| | | — de Cologne. |
| | | — impérial. |
| | | — citron. |
| | | — nouveau. |
| | | — d'or. |
| | | — de Cassel. |
| | | — minéral. |
| | | — pâte orange. |
| | | — orangé de chrome. |
| | Oxychlorure de plomb................. | Jaune paille minéral. |
| | | — chimique. |
| | | — de Montpellier. |
| | | — de Paris. |
| | | — de Vérone. |
| | | — Turner. |
| | Antimoniate de plomb.................. | Jaune de Naples. |
| | | Terre de Naples. |
| | Trisulfure d'arsenic.................... | Orpiment. |
| | | Réalgar. |
| | | Jaune royal. |
| | | — de Perse. |
| | | — de Chine. |
| | | — d'Espagne. |
| | Oxyde de plomb........................ | Massicot. |
| | | Litharge. |
| | Chromate de baryte. | |
| | Sous-sulfate de mercure................ | Turbith minéral. |
| *Bleu.....* | Hydrocarbonate de cuivre.............. | Bleu de montagne. |
| | | — minéral. |
| | | — anglais. |
| | | — de Hambourg. |
| | | — de cuivre. |
| | | — de chaux. |
| | | — de Cassel. |
| | | — Neuwied. |
| *Blanc....* | Hydrocarbonate de plomb............... | Blanc de céruse. |
| | | — d'argent. |
| | | — de plomb. |
| | | — de peintre. |
| | | — de perle. |
| *Or.......* | Mélange de cuivre et de zinc............ | Or faux. |
| *Bronze...* | Mélange de cuivre, zinc, étain.......... | Bronze faux. |

## COLORATION DES SUBSTANCES ALIMENTAIRES

### Comité consultatif d'hygiène publique de France

RAPPORT DE WÜRTZ (5 AVRIL 1880). — CONCLUSIONS ADOPTÉES

« 1° Il y a lieu d'interdire l'emploi de la fuchisne ou chlorhydrate de rosaniline et de ses dérivés, pour la coloration des substances alimentaires ou objets de consommation ;

« 2° Cette interdiction devra être étendue à tous les dérivés du goudron de houille renfermant au nombre de leurs éléments la vapeur nitreuse ou le brome, ou qui sont préparés à l'aide des substances connues sous le nom de composés diazoïques ;

« 3° Parmi les matières colorantes d'origine minérale ou végétale qui peuvent être employées sans danger pour la coloration des objets de consommation, nous citerons les suivantes :

*Couleurs minérales.* — « Bleues : Outremer, bleu de Prusse.

« Violettes : Outremer violet.

« Brunes : Ocres, brun de manganèse.

« Vertes : Outremer vert.

« Jaunes : Ocres jaunes.

*Couleurs organiques.* — « Rouges : Cochenille et carmin de cochenille, carmin de carthame, bois rouge, alizarine et purpurine artificielles, sucs de betteraves rouges et de cerises.

« Orangées : Rocou.

« Jaunes : Safran, faux safran, curcuma, graine de Perse, graine d'Avignon, quercitron, extrait de bois jaune.

« Vertes : Suc d'épinards, vert de Chine (lokao), mélanges de couleurs jaunes et de couleurs bleues inoffensives.

« Bleues : Carmin d'indigo, tournesol, bleu d'orseille (bleu violet).

« Violettes : Extrait d'orseille, mélanges de couleurs bleues et de couleurs rouges inoffensives.

« Brunes : Caramel, suc de réglisse, extrait de châtaignier, extrait de cachou. »

COMPLÉMENT A CE RAPPORT (25 OCTOBRE 1880)

**Liste de matières colorantes.** — I. SUBSTANCES DONT L'EMPLOI PEUT ÊTRE TOLÉRÉ. — *Couleurs minérales.* — « Blanc : Craie, sulfate de baryte précipité (doivent être appliqués en petite proportion).

« Bleu : Bleu de Prusse ou de Berlin, outremer.

« Violet : Outremer violet.

« Brun : Ocre, brun de manganèse.

« Vert : Outremer vert.

« Jaune : Ocres jaunes.

*Couleurs organiques.* — « Blanc : Fleur de farine, amidon.

« Rouge : Cochenille et carmin de cochenille, carmin de carthame, bois rouge, alizarine et purpurine artificielles, sucs de betteraves rouges et de cerises. Laques préparées avec ces substances.

« Orangé : Rocou. Mélanges de couleurs rouges et de couleurs jaunes inoffensives.

« Jaune : Safran, faux safran, curcuma, pastel, graine de Perse, graine d'Avignon, quercitron, extrait de bois jaune. Laques alumineuses préparées avec ces substances.

« Vert : Suc d'épinards, vert de Chine (lokao). Mélange de couleurs jaunes et de couleurs bleues inoffensives.

« Violet : Extrait d'orseille, bois d'Inde. Mélanges de couleurs bleues et de couleurs rouges inoffensives.

« Bleu : Carmin d'indigo, tournesol, bleu d'orseille (bleu violet).

« Brun : Caramel, suc de réglisse, extrait de châtaignier, extrait de cachou.

II. Substances dont l'emploi doit être interdit pour la coloration des matières alimentaires. — *Couleurs minérales.* — « Composés du cuivre : Cendres bleues, bleu de montagne.

« Composés du plomb : Massicot, minium, mine orange.

« Oxychlorures de plomb : Jaune de Cassel, jaune de Turner, jaune de Paris.

« Carbonates de plomb : Blanc de plomb, céruse, blanc d'argent.

« Antimoniate de plomb : Jaune de Naples.

« Chromates de plomb : Jaune de chrome, orangé de chrome.

« Chromate de baryte : Outremer jaune.

« Composés de l'arsenic : Arsénite de cuivre, vert de Scheele, vert de Schweinfürth, vert métis.

« Sulfure de mercure : Vermillon.

*Couleurs organiques.* — « Gomme-gutte.

« Aconit napel.

« Fuchisne et dérivés immédiats tels que le bleu de Lyon.

« Eosine.

« Matières colorantes renfermant, au nombre de leurs éléments, la vapeur nitreuse, telles que jaune de naphtol, jaune Victoria.

« Matières colorantes préparées à l'aide des composés diazoïques, telles que tropéolines, rouges de xylidine. »

## Comité consultatif d'hygiène publique de France

### RAPPORT DE POUCHET (28 JUILLET 1890). — CONCLUSIONS ADOPTÉES

« 1° Il est interdit d'employer les matières colorantes artificielles mentionnées dans l'ordonnance du Préfet de Police de Paris en date du 21 mai 1885 pour colorer les substances vraiment alimentaires entrant dans la consommation journalière de l'individu ;

« 2° A titre exceptionnel, la coloration obtenue à l'aide des couleurs dérivées des goudrons de houille et figurant dans la liste ci-après sera tolérée pour les bonbons, les pastillages, les sucreries, les glaces, les pâtes de fruits, certaines liqueurs non colorées naturellement, comme la menthe verte, en raison de leur emploi restreint et de la très minime quantité de substances colorantes que ces produits renferment. Les substances colorantes qui pourront être employées sont les suivantes :

*Couleurs roses.* — « Eosine (tétrabromofluorescéine), érythrosine (dérivés méthylés et éthylés de l'éosine), rose Bengale, phloxine (dérivés iodés et bromés de la fluorescéine chlorée).

« Rouge de Bordeaux, ponceau (résultant de l'action des dérivés sulfo-conjugués du naphtol sur les diazoxylènes), fuchsine acide (sans arsenic, préparée par le procédé Coupier).

*Couleurs bleues.* — « Bleu de Lyon, bleu lumière, bleu Coupier, etc. (dérivés de la rosaniline triphénylée ou de la diphénylamine).

*Couleurs jaunes.* — « Jaune acide, jaune d'or, etc. (dérivés sulfo-conjugués du naphtol).

*Couleurs vertes.* — « Mélanges de bleus et de jaunes ci-dessus.

« Vert malachite (éther chlorhydrique du tétraméthyldiamidotriphénylcarbinol).

*Couleur violette.* — « Violet de Paris ou de méthylaniline. »

## Comité consultatif d'hygiène publique de France

RAPPORT DE DUBRISAY (25 MARS 1889). — CONCLUSIONS ADOPTÉES

« 1° Pour la coloration des papiers et cartons destinés à servir d'enveloppes aux substances alimentaires, les couleurs suivantes seront seules interdites :

*Couleurs minérales.* — « Composés de cuivre : Cendres bleues, bleu de montagne.

« Composés de plomb : Massicot, minium, mine orange.

« Oxychlorures de plomb : Jaune de Cassel, jaune de Turner, jaune de Paris.

« Carbonates de plomb : Blanc de plomb, céruse, blanc d'argent.

« Antimoniate de plomb : Jaune de Naples.

« Sulfate de plomb.

« Chromates de plomb : Jaune de chrome, jaune de Cologne.

« Chromate de baryte : Outremer jaune.

« Composés d'arsenic: Arsénite de cuivre, vert de Scheele, vert de Schweinfurth.

*Couleurs organiques.* — « Gomme-gutte; aconit napel.

« 2° Les papiers dits papiers d'étain couché, spécialement employés pour envelopper la chicorée, devront, comme les papiers d'étain destinés à servir d'enveloppes immédiates à certains produits alimentaires, tels que fromage, nougat, saucisson, chocolat, fruits confits, etc., être faits à l'étain fin, c'est-à-dire contenir au minimum 97 0/0 d'étain et 3 0/0 au maximum de matières étrangères. »

Cette dernière conclusion a été confirmée le 29 avril 1889 sur le rapport de Dubrisay et Pouchet.

Circulaires ministérielles relatives à ces délibérations : 26 juin 1856, 25 mai 1881, 25 juin 1883, 30 mars 1885, 31 décembre 1890.

## MÉTHODES OFFICIELLES

POUR

# L'ANALYSE DES DENRÉES ALIMENTAIRES

---

**CONFORMÉMENT A L'ARRÊTÉ EN DATE DU 18 JUILLET 1907,
PRIS PAR LE MINISTRE DE L'AGRICULTURE
ET LE MINISTRE DU COMMERCE ET DE L'INDUSTRIE,
LES LABORATOIRES ADMIS A PROCÉDER
A L'EXAMEN DES ÉCHANTILLONS PRÉLEVÉS NE POURRONT EMPLOYER
QUE LES MÉTHODES DÉCRITES CI-APRÈS**

# ADDENDUM

# NOUVELLES MÉTHODES OFFICIELLES D'ANALYSE

DES

# DENRÉES ALIMENTAIRES PUBLIÉES EN EXÉCUTION DE L'ARTICLE 11 DE LA LOI DU 1er AOUT 1905

## ANALYSE DES VINS ORDINAIRES

(*Journal officiel* du 18 janvier 1907)

### EXAMEN PRÉALABLE. — DÉGUSTATION. — EXAMEN MICROSCOPIQUE

**Dégustation.** — La dégustation doit être faite sur le vin aussitôt après le débouchage de la bouteille : elle donne des indications utiles sur la nature du vin et celle des altérations qu'il a pu subir.

**Examen microscopique.** — Après avoir noté l'aspect du vin, sa couleur, son état de limpidité, l'aspect du dépôt s'il y en a un, on examine au microscope le vin et le dépôt obtenu par centrifugation ou après douze heures de repos. On note en particulier la présence des levures, des bactéries de l'acescence, de la tourne, etc., etc.

### ANALYSE CHIMIQUE

**Alcool.** — *Dosage par distillation.* — Dans une fiole jaugée, on mesure 200 centimètres cubes de vin à une température aussi voisine que possible de 15°. On verse le vin dans le ballon d'un appareil distillatoire relié à un réfrigérant; on neutralise par addition d'une petite quantité de soude, si c'est nécessaire ; on ajoute un peu de poudre de pierre ponce, puis on distille. La réfrigération doit être suffisante pour que le liquide condensé s'écoule à une température aussi voisine que possible de 15°.

A l'extrémité du tube du réfrigérant, on adapte, au moyen d'un tube de caoutchouc, un tube de verre qui plonge jusqu'au centre d'un ballon jaugé de 200 centimètres cubes, destiné à recueillir le distillat. On arrête la distillation quand on a recueilli les deux tiers environ du contenu du ballon. On amène le ballon et son contenu à une température aussi voisine que possible de 15° ; on complète le volume à 200 centimètres cubes et, après agitation, on prend la température et le degré alcoolique avec un alcoomètre soigneusement vérifié ; on fait la correction.

**Extrait dans le vide.** — Dans une capsule cylindrique de verre à fond bien plat et à bords rodés, mesurant 70 millimètres de diamètre sur 25 millimètres de hauteur, on fait couler, au moyen d'une pipette à deux traits, 5 centimètres cubes de vin. On place la ou les capsules dans une cloche à vide, dans une position bien horizontale. Dans la cloche, on met un vase cylindrique à fond plat ayant une surface au moins double de celle de la ou des capsules et dans lequel on met de l'acide sulfurique à 66° B. sur une hauteur de 6 à 7 millimètres. On fait le vide dans la cloche et l'on abandonne le tout pendant quatre jours à une température voisine de 15°. On pèse alors l'extrait, après avoir recouvert la capsule d'une plaque de verre tarée. On déduit du poids trouvé le poids d'extrait par litre de vin.

**Sucre réducteur.** — Cent centimètres cubes de vin, placés dans un ballon jaugé de 100-110 centimètres cubes, sont saturés au moyen de bicarbonate de soude en poudre, puis additionnés d'un peu de solution de sous-acétate de plomb à 10 0/0, en évitant d'ajouter un excès de ce réactif. On amène à 110 centimètres cubes, on agite, et l'on filtre ; on ajoute dans le liquide filtré un peu de bicarbonate de soude ; on agite, et l'on filtre. Si le liquide ainsi obtenu n'était pas suffisamment décoloré, on ajouterait une pincée de noir décolorant pour achever la décoloration. On agite ; on laisse en contact pendant un quart d'heure environ, puis on filtre.

Pour faire le dosage, on emploie 5 centimètres cubes de liqueur de Fehling (correspondant à $0^{gr},025$ de glucose). Si le volume de vin décoloré nécessaire pour obtenir la réduction est inférieur à 5 centimètres cubes, on étend le liquide d'une quantité connue et de manière qu'il faille en employer entre 5 à 10 centimètres cubes.

On calcule en glucose le pouvoir réducteur observé, qu'on ramène par le calcul à 1 litre de vin.

**Essai polarimétrique.** — On examine au polarimètre, dans un tube de 20 centimètres, le liquide décoloré, avant son utilisation pour le dosage du sucre. Le résultat est exprimé en degrés polarimétriques et fractions centésimales de degré.

**Saccharose et dextrine.** — Si le vin présente un pouvoir rotatoire droit notable, il y a lieu de rechercher le saccharose et la dextrine. Dans ce but, on mesure, dans un ballon jaugé de 100-110 centimètres cubes, 100 centimètres cubes de vin ; on ajoute 2 centimètres cubes et demi d'acide chlorhydrique à 10 0/0 ; on agite et l'on plonge le mélange dans un bain-marie bouillant pendant cinq minutes. On laisse refroidir et l'on effectue un nouveau dosage au moyen de la liqueur de Fehling, en opérant comme ci-dessus. La différence entre ce dosage et le précédent, multipliée par 0,95, donne le saccharose.

Si l'on n'a pas trouvé de saccharose, on examine au polarimètre; on conclura à la présence probable de dextrine si le pouvoir rotatoire dextrogyre n'a pas sensiblement diminué.

**Acidité totale.** — On peut employer l'un des trois procédés suivants :

1° On mesure 5 centimètres cubes de vin au moyen d'une pipette à deux traits; on les place dans un vase de verre à fond plat de 7 centimètres de diamètre; on amène à 80° environ, en plaçant pendant un instant sur le bain-marie, de manière à chasser $CO^2$; on laisse refroidir et l'on ajoute 5 gouttes de solution alcoolique de phénolphtaléine à 1 0/0, puis on verse de la soude $\frac{n}{20}$ à l'aide d'une burette. On a soin de placer le vase de verre au-dessus d'une feuille de papier blanc et à une distance de quelques centimètres. En se plaçant en face de la lumière, on saisit ainsi très facilement les variations de la couleur du liquide. On verse la soude goutte à goutte et en agitant. On observe le virage de la couleur du vin, qui se produit avant la saturation complète. Lorsque celle-ci est terminée, la dernière goutte de soude que l'on ajoute donne une coloration rose, qui ne disparaît pas par l'agitation du liquide.

Soit $n$ le nombre de centimètres cubes de liqueur alcaline employés : $n \times 0,49$ donne l'acidité totale exprimée en $SO^4H^2$ par litre;

2° On se sert comme indicateur de papier sensible de tournesol, en procédant par essais à la touche;

3° Au lieu de liqueur titrée de soude, on emploie l'eau de chaux titrée, sans ajouter d'indicateur; la neutralisation est indiquée par l'apparition d'un trouble et de flocons foncés qui se rassemblent très vite.

**Acidité fixe.** — On utilise l'extrait dans le vide. On ajoute à celui-ci 5 centimètres cubes d'eau environ, on porte le vase à une douce chaleur, et, quand la dissolution de l'extrait est entièrement obtenue, on effectue le titrage comme ci-dessus.

**Acidité volatile.** — En soustrayant l'acidité fixe de l'acidité totale, on obtient l'acidité volatile.

**Acidité volatile libre et combinée.** — Quand le vin renferme une grande quantité de cendres et que celles-ci sont riches en carbonates alcalins, on peut soupçonner que le vin a été partiellement saturé par une substance alcaline. On n'obtient pas alors, dans l'essai précédent, la totalité des acides volatils. On effectue, dans ce cas, une autre opération, dans laquelle on met en liberté ces acides volatils par un excès d'acide tartrique.

Cinq centimètres cubes de vin, placés dans un vase de verre de 7 centimètres de diamètre et de 25 millimètres de hauteur, sont additionnés de

5 centimètres cubes de solution $\frac{n}{10}$ d'acide tartrique dans l'alcool à 20°. On opère ensuite comme on le fait pour la détermination de l'extrait dans le vide. Sur le résidu, on verse 5 centimètres cubes de solution de soude $\frac{n}{10}$ (ou, si le titre des solutions n'est pas absolument exact, on emploie le volume de soude nécessaire pour neutraliser exactement les 5 centimètres cubes de solution tartrique employés); on opère la dissolution du résidu, et l'on titre comme précédemment. L'acidité ainsi obtenue, défalquée de l'acidité totale, donne l'acidité correspondant aux acides volatils totaux (libres et combinés).

En opérant ainsi sur des vins normaux, on obtient, pour les acides volatils totaux, un chiffre un peu plus élevé que pour les acides volatils directs (0,1 à 0,3 en plus); mais la différence entre les deux chiffres est plus considérable dans les vins qui ont été partiellement saturés ou dépiqués.

**Acide tartrique total.** — Au moyen d'une pipette à deux traits, on mesure 20 centimètres cubes de vin qu'on place dans une fiole conique à fond plat de 250 centimètres cubes; on ajoute 1 centimètre cube d'une solution de bromure de potassium à 10 0/0 et 40 centimètres cubes d'un mélange à volumes égaux d'éther à 65° et d'alcool à 90°; on bouche la fiole; on agite et on laisse la fiole au repos pendant trois jours à la température ordinaire. Au bout de ce temps, on décante le liquide sur un petit filtre sans plis; on lave la fiole et le filtre avec une petite quantité de mélange éthéro-alcoolique, puis on introduit le filtre dans la fiole; on ajoute environ 40 centimètres cubes d'eau tiède pour redissoudre le précipité de tartre qui est resté, pour la plus grande partie, adhérent aux parois de la fiole conique. On maintient pendant quelques instants à une douce chaleur, puis, quand la dissolution est opérée entièrement, on ajoute 1 centimètre cube d'une solution alcoolique de phénolphtaléine à 1 0/0, et l'on titre l'acidité au moyen d'une solution $\frac{N}{20}$ de soude caustique. Soit $n$ le nombre de centimètres cubes de cette solution nécessaires pour obtenir la saturation :

$$(n \times 0{,}47) + 0{,}2$$

donnera la teneur en tartre correspondant à l'acide tartrique total par litre de vin.

**Potasse.** — On opère comme ci-dessus; mais, au lieu d'ajouter une solution de bromure de potassium, on ajoute 1 centimètre cube d'une solution à 10 0/0 d'acide tartrique dans l'eau alcoolisée à 20°. Le lavage doit être fait plus soigneusement que dans l'essai précédent. Pour éliminer les dernières traces d'acide tartrique libre qui pourraient être restées sur le filtre, on verse goutte à goutte sur les bords de celui-ci de l'alcool à 95°.

Le titrage s'opère comme le précédent, le calcul est identique et donne la teneur en tartre correspondant à la potasse totale.

**Cendres.** — Dans une capsule de platine à fond plat et de 7 centimètres de diamètre, on évapore 25 ou 50 centimètres cubes de vin. On chauffe le résidu à une température modérée pendant une demi-heure environ, sur une plaque de terre réfractaire. L'extrait est ainsi carbonisé entièrement et n'émet plus de vapeurs. On place alors la capsule dans le moufle, qui ne doit être porté qu'au rouge naissant ; quand l'incinération est complète, on laisse refroidir la capsule dans un dessiccateur, et l'on pèse rapidement. Si l'incinération ne s'effectue pas facilement, on laisse refroidir la capsule ; on humecte les cendres encore charbonneuses avec quelques centimètres cubes d'eau ; on dessèche, et l'on chauffe à nouveau au rouge naissant. On répète au besoin cette opération jusqu'à disparition de tout résidu charbonneux.

**Sulfate de potasse.** — *Essai approximatif.* — On prépare une solution renfermant par litre 2gr,804 de chlorure de baryum cristallisé (correspondant à 2 grammes de $SO^4K^2$) et 10 centimètres cubes d'acide chlorhydrique.

Dans trois tubes à essai, on place 10 centimètres cubes de vin, et l'on ajoute dans le premier 5 centimètres cubes de liqueur barytique, dans le deuxième 7cc,5, et dans le troisième 10 centimètres cubes. On agite ; on chauffe, puis on filtre.

Le filtrat limpide est divisé en deux tubes à essai. Dans le premier, on ajoute 1 centimètre cube de solution de chlorure de baryum à 10 0/0, et dans le second 1 centimètre cube d'acide sulfurique au dixième. On agite, et l'on examine les deux tubes côte à côte ; si l'essai fait avec 5 centimètres cubes de solution titrée de chlorure de baryum donne un trouble par $SO^4H^2$, c'est que le vin renferme moins de 1 gramme de sulfate de potasse par litre. On examine alors l'essai fait avec 7cc,5 de liqueur barytique. Si $SO^4H^2$ donne un trouble, la quantité de sulfate de potasse est comprise entre 1 gramme et 1gr,50. Si, au contraire, c'est $BaCl^2$ qui donne le trouble, c'est que le vin contient plus de 1gr,50 de sulfate de potasse par litre, et l'on fait alors l'essai du troisième tube, ce qui montre que la quantité de sulfate de potasse est comprise entre 1gr,50 et 2 grammes ou supérieure à 2 grammes.

*Dosage.* — Cinquante centimètres cubes de vin, additionnés de 1 centimètre cube d'HCl, sont portés à l'ébullition ; on ajoute alors 2 centimètres cubes de solution de chlorure de baryum à 10 0/0 ; on fait bouillir pendant quelques instants, puis on laisse déposer à chaud pendant quatre à cinq heures. On recueille ensuite le sulfate de baryte, qu'on calcine et qu'on pèse en observant les prescriptions classiques.

Le poids obtenu $\times$ 14,94 donne $SO^4K^2$ par litre. Le résultat sera indiqué sous la forme : sulfates exprimés en $SO^4K^2$.

**Chlorures** (MÉTHODE DENIGÈS). — *Vins rouges.* — On chauffe, dans une capsule de porcelaine, 50 centimètres cubes de vin jusqu'à l'ébullition, qu'on maintient pendant deux ou trois minutes ; cela fait, on enlève le feu, et l'on ajoute 2 centimètres cubes d'acide azotique pur ; on agite. Le liquide devient d'abord rouge très vif, puis jaunit en laissant déposer des flocons colorés.

Si ce résultat n'est pas atteint au bout d'une minute, on chauffe à nouveau, et l'on ajoute encore 1 centimètre cube d'acide. Dès qu'on l'a obtenu, on ajoute 20 centimètres cubes d'azotate d'argent $\frac{N}{10}$ ; on laisse refroidir ; on verse dans une fiole jaugée de 200 centimètres cubes et l'on complète à 200 centimètres cubes avec de l'eau ; on mélange le liquide ; on filtre et l'on rejette les premières portions du filtrat jusqu'à ce que celui-ci soit parfaitement clair. On recueille 100 centimètres cubes de liquide filtré qu'on place dans un ballon de verre ; on y ajoute 15 centimètres cubes d'ammoniaque, 10 gouttes de solution d'iodure de potassium à 20 0/0, qui doivent produire un trouble si la proportion de solution argentique ajoutée au début était suffisante ; ensuite on verse 10 centimètres cubes de solution de cyanure de potassium d'un titre tel qu'elle corresponde volume à volume, dans le dosage ultérieur, avec le nitrate d'argent $\frac{N}{10}$, qui rend à nouveau la solution limpide. On verse enfin de la solution de nitrate d'argent $\frac{N}{10}$, placée dans une burette, jusqu'à ce que le liquide devienne louche et comme fluorescent.

Soit $n$ le nombre de centimètres cubes de nitrate d'argent qu'on a dû employer :

$$n \times 0{,}234 = \text{NaCl par litre.}$$

*Vins blancs.* — On évapore 50 centimètres cubes de vin à moitié ; on ajoute alors l'acide azotique, puis, très rapidement après, l'azotate d'argent ; on laisse refroidir lentement ; on complète le volume à 200 centimètres cubes, et l'on continue comme ci-dessus.

**Acide citrique** (PROCÉDÉ DENIGÈS). — On additionne 10 centimètres cubes de vin de 1 gramme environ de bioxyde de plomb ; on agite, puis on ajoute 2 centimètres cubes d'une solution de sulfate de mercure. Cette solution se prépare ainsi :

| | |
|---|---|
| Oxyde de mercure.................... | 5 grammes |
| $SO^4H^2$ concentré........................ | 20 centimètres cubes |
| Eau.................................. | 100 — — |

On agite de nouveau, et l'on filtre. On place dans un tube à essai 5 à 6 centimètres cubes de liqueur filtrée ; on porte à l'ébullition, et l'on ajoute une goutte de solution de permanganate de potasse à 1 0/0 ; après décoloration, on ajoute une autre goutte de caméléon, et ainsi de suite jusqu'à 10 gouttes.

Les vins normaux donnent ainsi un louche très faible.

A la dose de 10 centigrammes par litre, le trouble est nettement accusé ; il est accompagné d'un précipité floconneux à partir de 40 centigrammes par litre.

Quand on constate la présence de l'acide citrique, on fait des essais comparatifs avec des solutions à titre connu d'acide citrique, pour obtenir une évaluation de cet acide.

**Matières colorantes étrangères.** — On fait les trois essais suivants :

*a*) Cinquante centimètres cubes de vin, rendus alcalins par l'ammoniaque, sont agités avec 15 centimètres cubes environ d'alcool amylique bien incolore.

L'alcool amylique ne doit pas se colorer ; s'il est resté incolore, on le décante ; on le filtre et on l'acidifie par l'acide acétique ; il doit également rester incolore.

*b*) Le vin est traité par une solution d'acétate de mercure à 10 0/0, jusqu'à ce que la laque formée ne change plus de couleur, puis on ajoute un petit excès de magnésie, de façon à obtenir une liqueur alcaline. On fait bouillir ; on filtre. Le liquide, rendu acide par addition d'un petit excès d'acide sulfurique dilué, doit rester incolore.

*c*) Cinquante centimètres cubes de vin sont placés dans une capsule de porcelaine de 7 à 8 centimètres de diamètre ; on ajoute une ou deux gouttes d'acide sulfurique au dixième, et l'on plonge dans le liquide un mouchet de laine blanche. On fait bouillir pendant cinq minutes exactement en ajoutant de l'eau bouillante au fur et à mesure que le liquide s'évapore. On retire le mouchet, qu'on lave dans un courant d'eau. Ce mouchet doit être à peine teinté en rose sale. Plongé dans l'eau ammoniacale, il doit prendre une teinte vert sale peu accentuée.

**Antiseptiques (acide salicylique, acide borique, acide fluorhydrique, saccharine).** — Voir l'instruction spéciale.

**Acides minéraux libres.** — Lorsque la proportion de sulfate de potasse sera élevée par rapport à la teneur en cendres, il y aura lieu de rechercher l'acide sulfurique libre. Dans ce but, on effectuera un nouveau dosage d'acide sulfurique sur les cendres du vin ; celles-ci seront reprises par l'eau acidulée par HCl. Si le dosage de l'acide sulfurique effectué sur les cendres donne un résultat plus faible que celui effectué sur le vin, on conclura à la présence d'acide sulfurique libre.

Lorsque la proportion de chlorures, calculés en chlorure de sodium, sera élevée par rapport à la teneur en cendres, il y aura lieu de rechercher l'acide chlorhydrique libre. Dans ce but, on distillera jusqu'à siccité 50 centimètres cubes de vin, et l'on recherchera HCl dans le produit distillé. Si la présence de cet acide s'y révèle nettement par les réactifs usuels, on conclura à la présence d'acide chlorhydrique libre.

**Acide sulfureux dans les vins blancs et rosés.** — A. *Essai préliminaire.* — Dans un matras de 200 centimètres cubes environ de capacité, on introduit 25 centimètres cubes d'une solution de potasse caustique à 56 grammes par litre, puis 50 centimètres cubes de vin. On bouche le matras ; on agite pour mélanger le vin et la solution alcaline, et on laisse agir à froid pendant quinze minutes. Cette partie de l'opération a pour but de détruire les combinaisons que l'acide sulfureux a contractées avec les substances aldéhydiques du vin et de faire passer cet acide à l'état de sulfite de potasse. On ajoute ensuite 10 centimètres cubes d'acide sulfurique dilué (1 volume d'acide sulfurique à 66° B. pour 2 volumes d'eau), un peu de solution amidonnée, puis on titre au moyen de la liqueur d'iode $\frac{N}{50}$.

Soit $n$ le nombre de centimètres cubes de liqueur d'iode employés, $n \times 0{,}0128$ donnera la proportion d'acide sulfureux total (libre et combiné) en grammes par litre.

B. *Dosage.* — Si l'essai préliminaire indique une quantité d'acide sulfureux supérieure à 300 milligrammes par litre, on opérera le dosage de la manière suivante :

On se sert d'un appareil formé d'un ballon de 400 centimètres cubes environ, fermé par un bouchon de caoutchouc à deux ouvertures. Dans l'une s'engage un tube qui plonge au fond du ballon et qui est relié à un appareil producteur d'acide carbonique. L'autre ouverture est munie d'un tube de dégagement relié à un tube de Péligot dont chaque boule doit avoir une contenance de 100 centimètres cubes environ. On chasse alors l'air de l'appareil en y faisant passer un courant de $CO^2$. On introduit dans le tube de Péligot 30 à 50 centimètres cubes de solution d'iode (5 grammes d'iode et 7gr,50 d'iodure de potassium par litre). On soulève le bouchon du ballon et, sans interrompre le courant de $CO^2$, on y introduit 100 centimètres cubes de vin et 5 centimètres cubes d'acide phosphorique à 60° B., on referme le ballon et, au bout de quelque temps, on chauffe le vin, toujours en faisant passer $CO^2$, jusqu'à ce que la moitié environ du vin ait distillé dans le tube à boules. Il est bon de plonger celui-ci dans un vase contenant de l'eau froide. On verse le contenu du tube de Péligot, qui doit renfermer encore de l'iode libre, dans un vase à précipité, et l'on y dose l'acide sulfurique par la méthode ordinaire.

Le poids du sulfate de baryte, multiplié par 2,7468, donne la proportion de $SO^2$ par litre.

---

## ALCOOLS, EAUX-DE-VIE ET LIQUEURS

(*Journal officiel* du 18 février 1907)

### ALCOOLS ET EAUX-DE-VIE

**Titre alcoolique.** — On détermine le titre alcoolique *apparent* en notant les indications données par le thermomètre et l'alcoomètre. On a amené, au préalable, le liquide à une température aussi voisine que possible de 15°. On se reporte ensuite aux tables de Gay-Lussac pour faire la correction de température.

Pour déterminer le titre alcoolique *réel*, on distille 250 centimètres cubes de liquide, mesurés à une température aussi voisine que possible de 15°. Si le titre alcoolique de l'alcool à examiner atteint ou dépasse 65°, on en prend seulement 200 centimètres cubes et on ajoute 50 centimètres cubes d'eau. Si le titre alcoolique est inférieur à 50°, on distille 275 centimètres cubes, on en recueille 250 et on retranche 1/10 du chiffre trouvé. On opère la réfrigération au moyen d'un serpentin en étain pur ayant au moins 1 mètre de longueur et refroidi au moyen d'un courant continu d'eau froide. Le distillat est recueilli dans un ballon jaugé de 250 centimètres cubes dans lequel on place 10 centimètres cubes d'eau. A l'extrémité du tube du réfrigérant on ajuste, au moyen d'un caoutchouc, un tube de verre qui vient plonger dans l'eau placée au fond du ballon, de manière à assurer la condensation des produits de tête et notamment des aldéhydes. Lorsque les premières portions sont condensées, et au fur et à mesure que le ballon se remplit, on abaisse ou on incline le ballon récepteur de manière à ce que le tube ne plonge pas dans le liquide distillé. On pousse la distillation aussi loin que possible. On amène à 250 centimètres cubes le volume du distillat trois et on prend son titre alcoolique.

**Extrait sec.** — Vingt-cinq centimètres cubes d'eau-de-vie, placés dans un vase en verre à fond plat, sont évaporés au bain-marie. On chauffe pendant heures et on pèse.

On peut vérifier le titre alcoolique réel en employant la formule de M. Blarez.

Soit :

A, le titre alcoolique *réel ;*
*a*, le titre alcoolique *apparent ;*
E, la teneur en extrait sec par litre.

$$A = a + E \times \alpha.$$

Voici les valeurs de α établies par M. Blarez :

| Titre alcoolique | Valeur de α |
|---|---|
| 25 | 0,35 |
| 30 | 0,30 |
| 35 | 0,28 |
| 40 | 0,25 |
| 45 | 0,223 |
| 50 | 0,20 |
| 55 | 0,179 |
| 60 | 0,16 |
| 70 | 0,151 |
| 80 | 0,125 |

Si l'extrait renferme de la glycérine, il y a lieu de modifier le coefficient α en le divisant par 1,05.

On fait un examen sommaire de l'extrait et on le goûte. On se rend compte ainsi de la présence dans celui-ci de sucres, tannins, glycérine, substances diverses (aromatiques, pimentées, etc.).

**Acidité totale.** — Vingt-cinq centimètres cubes d'alcool ou d'eau-de-vie sont placés dans un large vase de verre à fond plat; on ajoute 5 gouttes de solution alcoolique de phénolphtaléine à 1 0/0, et on titre au moyen de potasse $\frac{n}{20}$; soit $n$ le nombre de centimètres cubes de liqueur titrée employée, $n \times 0,12$ donne l'acidité par litre exprimée en acide acétique.

Si l'alcool ou l'eau-de-vie renferment une quantité sensible d'acide carbonique en solution, il faut, avant de faire le dosage, les faire bouillir au réfrigérant ascendant.

Si le liquide est très coloré, comme c'est le cas pour les rhums, on préparera dans un vase identique à celui où l'on a placé l'eau-de-vie une solution aqueuse teintée au moyen d'une quantité convenable de brun Bismark et on pourra ainsi, par comparaison, se rendre compte du moment où se produit le virage de l'indicateur.

**Acidité fixe.** — Dans un vase de verre, on met 25 centimètres cubes d'eau-de-vie; on évapore au bain-marie jusqu'à ce qu'il reste environ 5 centimètres cubes, et on termine l'évaporation dans le vide, comme pour les vins. On redissout le résidu dans l'eau et on le titre comme dans l'essai précédent.

**Dosage des impuretés par fonctions.** — Ces dosages s'effectuent sur les alcools amenés à 50° ou les eaux-de-vie distillées et amenées également à 50°. On se sert dans ce but du liquide provenant de la distillation et ayant servi à déterminer le degré alcoolique réel. Si le degré alcoolique de ce liquide est supérieur à 50°, on le dilue avec de l'eau. Si, au contraire, il est inférieur à 50°, on y ajoute de l'alcool pur à 95°, en quantité déterminée. Il faut, dans ce dernier cas, tenir compte ultérieurement de la proportion d'alcool ajouté.

Exemple. — Une eau-de-vie marque 30°; on en distille 275 centimètres cubes et on recueille 250 centimètres cubes. Ce distillat marque 33°, il faut donc ajouter à 100 centimètres cubes 36$^{cc}$,5 d'alcool pur à 95°, ce qui donnera un volume de 134$^{cc}$,8 (Voir tables ci-après). Tous les nombres obtenus en employant les coefficients ou les tables que l'on trouvera plus loin (et qui donnent la proportion des diverses substances en grammes par hectolitre d'alcool à 100°) devront donc, dans ce cas, être divisés par 1,348.

TABLEAU DONNANT LES VOLUMES D'ALCOOL A 95° A AJOUTER A 100 VOLUMES D'ALCOOL TITRANT MOINS DE 50° POUR OBTENIR DE L'ALCOOL A 50°.

| DEGRÉ ALCOOLIQUE | VOLUME D'ALCOOL A 95 DEGRÉS A AJOUTER | VOLUME FINAL OBTENU | DEGRÉ ALCOOLIQUE | VOLUME D'ALCOOL A 95 DEGRÉS A AJOUTER | VOLUME FINAL OBTENU |
|---|---|---|---|---|---|
| 30 degrés........ | 42,2 | 140,2 | 41 degrés........ | 19,2 | 118,5 |
| 31 — ........ | 40,1 | 138,2 | 42 — ........ | 17,1 | 116,4 |
| 32 — ........ | 38,0 | 136,3 | 43 — ........ | 14,9 | 114,4 |
| 33 — ........ | 36,0 | 134,3 | 44 — ........ | 12,8 | 112,4 |
| 34 — ........ | 33,9 | 132,4 | 45 — ........ | 10,7 | 110,3 |
| 35 — ........ | 31,8 | 130.4 | 46 — ........ | 8,6 | 108,2 |
| 36 — ........ | 29,7 | 128,4 | 47 — ........ | 6,4 | 106,2 |
| 37 — ........ | 27,6 | 126,5 | 48 — ........ | 4,3 | 104,1 |
| 38 — ........ | 25,5 | 124,5 | 49 — ........ | 2,1 | 102,0 |
| 39 — ........ | 23,4 | 122,5 | 50 — ........ | 0 | 100,0 |
| 40 — ........ | 21,3 | 120,5 | | | |

TABLEAU DONNANT LES VOLUMES D'EAU A AJOUTER A 100 VOLUMES D'ALCOOL TITRANT PLUS DE 50°.

| DEGRÉ ALCOOLIQUE | VOLUME D'EAU A AJOUTER | DEGRÉ ALCOOLIQUE | VOLUME D'EAU A AJOUTER | DEGRÉ ALCOOLIQUE | VOLUME D'EAU A AJOUTER |
|---|---|---|---|---|---|
| 100 degrés.... | 107,4 | 83 degrés.... | 69,5 | 66 degrés.... | 33,3 |
| 99 — .... | 105,6 | 82 — .... | 67,4 | 65 — .... | 31,2 |
| 98 — .... | 102,7 | 81 — .... | 65,2 | 64 — .... | 29,1 |
| 97 — .... | 100,4 | 80 — .... | 63,1 | 63 — .... | 27,0 |
| 96 — .... | 98,1 | 79 — .... | 60,9 | 62 — .... | 25,0 |
| 95 — .... | 95,9 | 78 — .... | 58,8 | 61 — .... | 22,9 |
| 94 — .... | 93,6 | 77 — .... | 56,7 | 60 — .... | 20,8 |
| 93 — .... | 91.4 | 76 — .... | 54,5 | 59 — .... | 18,7 |
| 92 — .... | 89,2 | 75 — .... | 52,4 | 58 — .... | 16,6 |
| 91 — .... | 87,0 | 74 — .... | 50,3 | 57 — .... | 14,5 |
| 90 — .... | 84,8 | 73 — .... | 48,1 | 56 — .... | 12,4 |
| 89 — .... | 82,6 | 72 — .... | 46,0 | 55 — .... | 10,4 |
| 88 — .... | 80,4 | 71 — .... | 43.9 | 54 — .... | 8,3 |
| 87 — .... | 78,2 | 70 — .... | 41,8 | 53 — .... | 6,2 |
| 86 — .... | 76,0 | 69 — .... | 39,7 | 52 — .... | 4,1 |
| 85 — .... | 73,8 | 68 — .... | 37,6 | 51 — .... | 2,1 |
| 84 — .... | 71,7 | 67 — .... | 35,4 | 50 — .... | 0 |

**Dosage des aldéhydes.** — *a*) DOSAGE COLORIMÉTRIQUE. — On prépare une solution titrée d'aldéhyde éthylique pur, renfermant 1 décigramme de ce corps par litre d'alcool pur à 50°, et une solution de bisulfite de rosaniline.

*Solution titrée d'aldéhyde éthylique.* — On purifie d'abord de l'aldéhydate d'ammoniaque pur du commerce, en le broyant, à plusieurs reprises, dans un mortier avec de l'éther anhydre et en décantant chaque fois ce dissolvant. On fait ensuite sécher l'aldéhydate à l'air libre, puis dans le vide sur l'acide sulfurique.

On pèse 1gr,386 d'aldéhydate sec (cette quantité correspond à 1 gramme d'aldéhyde); on introduit la matière dans un petit ballon jaugé de 100 centimètres cubes, et on fait dissoudre à froid dans environ 50 centimètres cubes d'alcool pur à 95°. Quand la solution est opérée, on ajoute 22cc,7 d'acide sulfurique normal dans l'alcool pur à 95°. Il se produit aussitôt un précipité de sulfate d'ammoniaque. On complète le volume à 100 centimètres cubes avec de l'alcool pur à 95° ; puis on ajoute, en plus, 0cc,8 d'alcool, de manière à compenser le volume occupé par le sulfate d'ammoniaque formé (il se produit, en effet, 1gr,50 de sulfate d'ammoniaque, dont la densité est de 1,76). On agite, on laisse déposer jusqu'au lendemain et on filtre. On a ainsi une solution d'aldéhyde à 1 0/0 dans l'alcool pur à 95°. On la dilue ensuite avec la quantité d'eau et la quantité d'alcool pur à 50° nécessaires pour obtenir une solution à 100 milligrammes par litre d'alcool à 50°.

*Bisulfite de rosaniline.* — Dans un ballon jaugé de 250 centimètres cubes, on verse :

| | |
|---|---|
| Solution de fuchsine au 1/1.000 dans l'alcool pur à 95°................ | 30 centimètres cubes |
| Bisulfite de soude à 36° B............ | 15 — — |
| Eau................................ | 30 — — |

On bouche le flacon ; on agite ; on laisse reposer pendant une heure. Au bout de ce temps on ajoute :

Acide sulfurique au 1/3............ 15 centimètres cubes

Puis on complète à 250 centimètres cubes avec de l'alcool pur à 50°.

Cette solution est légèrement colorée quand elle vient d'être préparée ; elle se décolore complètement au bout de quelque temps.

Le bisulfite de rosaniline se conserve mieux quand il est préparé en solution alcoolique qu'en solution aqueuse.

*b*) Mode opératoire. — On emploie des tubes à essai de 20 centimètres cubes de capacité, bouchés à l'émeri et portant un trait de jauge de 10 centimètres cubes. On introduit dans un tube 10 centimètres cubes de solution d'aldéhyde-type à 0,100 par litre, et dans un autre 10 centimètres cubes de l'alcool à essayer (distillé et amené à 50°). On ajoute dans chaque tube 4 centimètres cubes de réactif bisulfite de rosaniline ; on agite et on attend pendant vingt minutes. Au bout de ce temps, on procède à l'essai colorimétrique.

Le liquide-type est examiné sur une épaisseur de 10 millimètres ; on détermine l'épaisseur de l'autre liquide nécessaire pour obtenir l'égalité de teinte. Si le liquide est peu coloré, on abaisse l'épaisseur du type à 5 millimètres pour faire l'essai, puis on multiplie par 2 le chiffre lu.

L'intensité colorante obtenue n'est pas proportionnelle à la teneur en aldéhyde. Le tableau suivant permettra d'établir une courbe donnant la teneur en aldéhyde calculée par hectolitre d'alcool absolu :

| INDICATION DU COLORIMÈTRE (épaisseur en dixièmes de millimètre) | ALDÉHYDE PAR HECTOLITRE D'ALCOOL A 100° |
|---|---|
| | grammes |
| 1.000 | 4 |
| 400 | 9 |
| 250 | 12 |
| 167 | 15 |
| 100 | 20 |
| 69 | 25 |
| 54 | 30 |
| 42 | 35 |
| 34 | 40 |

On ne devra considérer cet essai que comme approximatif si la teneur en aldéhyde du type est assez éloignée de celle de l'alcool examiné, et on devra se servir des indications de ce premier essai pour en faire un second dans lequel on diluera convenablement avec de l'alcool pur à 50°, soit le type, soit le liquide examiné, suivant que ce dernier aura donné une coloration moins ou plus intense que le type.

**Dosage volumétrique des aldéhydes.** — Si l'alcool ou l'eau-de-vie renferment une proportion élevée d'aldéhydes (certaines eaux-de-vie de marc, par exemple), on pourra effectuer le dosage par la méthode volumétrique.

Mode opératoire. — On prépare les solutions suivantes :

1° *Solution S:*

Sulfite de soude pur et sec [1]...... 12gr,6

Faire dissoudre dans :

Eau .............................. 400 centimètres cubes

Ajouter :

Acide sulfurique normal ............ 100 grammes
Alcool à 95° ....................... Q. S. pour faire 1 litre

S'il se dépose des cristaux de sulfate de soude, on filtre pour les séparer.

2° *Solution I:* Solution normale décime d'iode dans l'iodure de potassium ; 1 centimètre cube de cette solution correspond à 0,0032 d'acide sulfureux ou à 0,0022 d'aldéhyde éthylique.

On titre la liqueur S au moyen de la liqueur I. Si le sulfite de soude employé est pur, 10 centimètres cubes de la liqueur S exigent 20 centimètres cubes de liqueur I.

[1] Si le sulfite de soude n'était pas pur, on y doserait $SO^2$ et on en prendrait une quantité contenant 12gr,6 de sulfite pur.

Pour doser l'aldéhyde, on introduit, dans un ballon jaugé de 100 centimètres cubes, muni d'un long col [1], la solution à titrer (10 centimètres cubes si elle renferme de 5 à 10 0/00 d'aldéhyde, 20 centimètres cubes si elle en contient de 2 à 5 0/00, et 50 centimètres cubes si elle n'en contient que de 1 à 2 0/00); on ajoute 50 centimètres cubes de liqueur S; on complète le volume de 100 centimètres cubes avec de l'alcool à 50° pur; on agite et on bouche solidement le ballon avec un bouchon de liège.

On prépare un ballon témoin, semblable au précédent, dans lequel on introduit 50 centimètres cubes de liqueur S; on complète également son volume à 100 centimètres cubes et l'on agite.

Les deux ballons sont placés dans un bain-marie chauffé à 50°; on les y laisse pendant quatre heures, en maintenant cette température.

Au bout de ce temps, on fait refroidir; on agite de nouveau, on prélève 50 centimètres cubes de chacun des deux liquides, sur lesquels on effectue le titrage de l'acide sulfureux libre au moyen de la liqueur I [2].

Soit A le nombre de centimètres cubes de liqueur I exigés par les 50 centimètres cubes de liquide du ballon témoin, et $a$ le nombre de centimètres cubes exigés par le ballon contenant la solution aldéhydique; la teneur en aldéhyde, par litre de cette dernière, sera :

$(A - a) \times 0{,}44$ si on a opéré sur 10 centimètres cubes;
$(A - a) \times 0{,}22$ si on a opéré sur 20 centimètres cubes;
$(A - a) \times 0{,}088$ si on a opéré sur 50 centimètres cubes.

**Dosage des éthers.** — Dans un ballon [3] de 250 centimètres cubes, on introduit 100 centimètres cubes d'alcool à 50°, deux grains de pierre ponce et 5 gouttes de solution alcoolique de phénolphtaléine à 1 0/0. On sature exactement les acides libres au moyen d'une liqueur de soude $\frac{N}{10}$ (liqueur préparée fraîchement et exempte de carbonate); on ajoute ensuite 20 centimètres cubes de liqueur alcaline $\frac{N}{10}$ et on fait bouillir pendant une heure au réfrigérant ascendant; on laisse refroidir; on ajoute 20 centimètres cubes de $SO^4H^2$ $\frac{N}{10}$; puis on titre l'excès d'acide par la soude $\frac{N}{10}$. (On vérifie bien exactement le titre de la soude par rapport à l'acide, et, s'il n'y a pas correspondance absolue, on en tient compte dans les calculs.)

Soit $n$ le nombre de centimètres cubes de liqueur $\frac{N}{10}$ employée.

(1) Les ballons de 100-110 utilisés pour l'analyse des sucres conviennent bien. Le volume du col, au-dessus de la graduation à 100 centimètres cubes, est de 15 centimètres cubes environ, et ce volume est nécessaire pour permettre au liquide de se dilater par la chaleur sans faire sauter le bouchon.

(2) Il faut ajouter environ 50 centimètres cubes d'eau, puis un peu de solution d'amidon : sans quoi, en présence de l'alcool, la coloration finale est rouge brun sale, au lieu d'être d'un beau bleu.

(3) Ce ballon doit être en verre dur, non attaquable par les solutions alcalines.

$n \times 17,6$ donne la teneur en éthers (évalués en éther acétique) par hectolitre d'alcool à 100°.

Lorsque l'alcool à analyser renferme une proportion appréciable d'aldéhydes, on effectue la saponification par une ébullition de deux heures avec une liqueur titrée de sucrate de chaux. Le sucrate de chaux n'agit pas sur les aldéhydes comme le fait la soude caustique.

**Dosage des alcools supérieurs.** — *Liqueur-type.* — Solution renfermant 0gr,667 d'alcool isobutylique pur par litre d'alcool pur à 66°,7.

*Mode opératoire.* — Cent centimètres cubes d'alcool ou d'eau-de-vie à analyser, préalablement distillé et amené exactement au titre alcoolique de 50°, sont placés dans un ballon de 250 centimètres cubes ; on ajoute 1 centimètre cube d'aniline pure et 1 centimètre cube d'acide phosphorique sirupeux pur et quelques grains de pierre ponce, et l'on chauffe au réfrigérant à reflux, de manière à maintenir le liquide à une douce ébullition pendant une heure. Au bout de ce temps, on cesse de chauffer, et, quand le liquide est refroidi, on le distille.

Il faut avoir soin, pour effectuer cette distillation, d'incliner le ballon à 45° environ et de le relier à un serpentin de verre par un tube assez large et terminé en biseau. Le réfrigérant doit être bien refroidi et avoir environ 1 mètre de longueur, de manière que le liquide distillé s'écoule à la température ordinaire ; on recueille, dans un petit ballon jaugé, exactement 75 centimètres cubes de liquide, qui renferment la totalité de l'alcool et marquent par conséquent 66°,7 à l'alcoomètre. On rend ce mélange homogène par agitation.

On fait agir l'acide sulfurique sur ce liquide ; pour cela, on se sert de petits matras d'essayeur d'une capacité de 100 centimètres cubes, dont on coupe le col de manière que celui-ci mesure environ 20 centimètres de long. Avec une pipette, on mesure exactement 10 centimètres cubes de l'alcool distillé, qu'on introduit dans un matras propre et sec (1), on introduit 10 centimètres cubes d'acide sulfurique monohydraté pur et incolore, qu'on fait couler le long de la paroi du matras, de manière qu'il se réunisse au fond; on mélange ensuite vivement l'alcool et l'acide et on chauffe le mélange à 120° pendant une heure dans un bain de chlorure de calcium bouillant à cette température et maintenu à un niveau constant par un ballon d'alimentation rempli d'eau.

En même temps que l'alcool ou les alcools à essayer, on met dans le bain un matras contenant 10 centimètres cubes de liqueur-type à 0,667 d'alcool isobutylique pur et 10 centimètres cubes d'acide sulfurique.

On remarquera que cette solution-type a une composition telle qu'elle correspond au produit de la distillation d'une solution de 0gr,500 d'alcool isobutylique pur dans 1 litre d'alcool à 50°, la distillation étant faite dans les conditions de l'expérience, c'est-à-dire en recueillant les trois quarts du

(1) Pour nettoyer les matras, on y fait chauffer de l'acide sulfurique, puis on les rince plusieurs fois à l'eau et on les fait égoutter.

liquide distillé. De cette manière la comparaison entre l'alcool à essayer et la liqueur-type peut se faire aisément.

Quand l'alcool à essayer et la solution-type ont été soumis pendant une heure à l'action de l'acide et à la température de 120°, on retire les matras du bain de chlorure de calcium et on les laisse refroidir, puis on les compare au colorimètre en donnant au type une épaisseur de 10 millimètres.

L'intensité colorante obtenue n'est pas absolument proportionnelle à la teneur en alcool isobutylique. Le tableau ci-dessous permettra d'établir une courbe donnant la teneur en alcools supérieurs, évalués en alcool isobutylique et calculés en grammes par hectolitre d'alcool à 100° :

| INDICATION DU COLORIMÈTRE (épaisseur en dixièmes de millimètre) | ALCOOLS SUPÉRIEURS PAR HECTOLITRE D'ALCOOL A 100° |
|---|---|
| | grammes |
| 2.600 | 10 |
| 830 | 20 |
| 330 | 40 |
| 195 | 60 |
| 132 | 80 |
| 100 | 100 |
| 44 | 200 |
| 37 | 250 |
| 31 | 300 |
| 23 | 400 |

De même que nous l'avons dit pour les aldéhydes, si l'intensité colorante de l'alcool examiné est très différente de celle du type, il sera bon de faire un second essai en diluant l'un ou l'autre de ces alcools avec une proportion déterminée d'alcool pur à 66°,7.

**Dosage du furfurol.** — *Liqueur-type.* — Solution de furfurol à $0^{gr},010$ dans 1 litre d'alcool pur à 50°.

*Mode opératoire.* — On introduit dans un tube 10 centimètres cubes d'alcool à 50°, $0^{cc},5$ d'aniline fraîchement distillée et 2 centimètres cubes d'acide acétique cristallisable exempt de furfurol. On fait en même temps un essai comparatif avec 10 centimètres cubes de liqueur-type de furfurol. Au bout de vingt minutes, on examine comparativement les liqueurs au colorimètre en donnant au type une épaisseur de 10 millimètres.

Les chiffres suivants permettent d'établir une courbe donnant la teneur en furfurol en grammes par hectolitre d'alcool à 100° :

| INDICATION DU COLORIMÈTRE (épaisseur en dixièmes de millimètre) | FURFUROL PAR HECTOLITRE D'ALCOOL A 100° |
|---|---|
| | grammes |
| 2.000 | 0,1 |
| 1.000 | 0,2 |
| 667 | 0,3 |
| 500 | 0,4 |
| 333 | 0,6 |
| 250 | 0,8 |
| 200 | 1,0 |
| 133 | 1,5 |
| 100 | 2,0 |
| 80 | 2,5 |
| 67 | 3,0 |
| 50 | 4,0 |

*Manière d'exprimer les résultats d'analyse.* — On exprime les divers résultats de l'analyse en grammes par hectolitre d'alcool à 100°. La somme des divers éléments (acides, aldéhydes, éthers, alcools supérieurs et furfurol) constitue ce qu'on nomme le coefficient non-alcool.

**Dosage de l'acide cyanhydrique.** — Ce dosage, ainsi que celui de l'aldéhyde benzoïque, ne présente d'intérêt que dans le cas de l'analyse du kirsch ; 200 centimètres cubes de kirsch, placés dans un ballon de 500 centimètres cubes, sont additionnés de quelques gouttes de solution alcoolique de phénolphtaléine, puis d'une solution de soude caustique jusqu'à ce que le liquide soit très nettement alcalin. On ajoute un peu de pierre ponce et on distille jusqu'à ce qu'il ne reste plus dans le ballon que 75 centimètres cubes environ. On laisse refroidir. On ajoute 2 centimètres cubes d'acide phosphorique à 60° B. et l'on distille à nouveau en faisant plonger l'extrémité du serpentin dans un petit ballon contenant 5 centimètres cubes d'ammoniaque. On pousse la distillation jusqu'à ce qu'il ne reste plus que 20 centimètres cubes environ dans le ballon. Le liquide ammoniacal est additionné de quelques gouttes de solution d'iodure de potassium et l'on y verse une solution de nitrate d'argent $\frac{n}{20}$ jusqu'à formation d'un léger louche persistant. Soit $n$ le nombre de centimètres cubes de liqueur d'argent :

$$n \times 0{,}0135 = \text{proportion d'HCy par litre de kirsch.}$$

**Dosage de l'aldéhyde benzoïque.** — Le produit de la distillation obtenu dans l'opération précédente est placé dans un ballon de 500 centimètres cubes ; on ajoute 3 à 4 centimètres cubes de réactif de Fischer fraîchement préparé. Ce réactif est formé de :

| | |
|---|---|
| Chlorhydrate de phénylhydrazine | 2 grammes |
| Acétate de soude cristallisé | 3 — |
| Eau | 20 centimètres cubes |

On agite; puis on ajoute 250 centimètres cubes d'eau; il se précipite de la benzylidène-phénylhydrazine. On filtre, on lave à l'eau faiblement alcoolisée; puis on redissout le précipité dans un peu d'alcool absolu en recevant le liquide dans une capsule de verre tarée. On évapore dans le vide et l'on pèse. Soit $p$ le poids obtenu : $p \times 2{,}7$ donne le poids d'aldéhyde benzoïque dans 1 litre de kirsch.

**Recherche de l'alcool méthylique.** — a) *Procédé Trillat, modifié par Wolff.* — On fait dissoudre, dans un ballon, 15 grammes de bichromate de potasse dans 130 centimètres cubes d'eau; on ajoute 70 centimètres cubes de $SO^4H^2$ au 1/5 et 10 centimètres cubes d'alcool à 90-95° ou une quantité d'eau-de-vie contenant la proportion d'alcool équivalente; puis on laisse réagir pendant vingt minutes. On distille; on recueille 25 centimètres cubes qu'on rejette; on distille ensuite un peu plus rapidement et l'on recueille 100 centimètres cubes. On prend 50 centimètres cubes de ce distillat, on les place dans un petit flacon bouché à l'émeri et on ajoute 1 centimètre cube de diméthylaniline pure. On agite et on laisse en contact pendant vingt-quatre heures à la *température ordinaire.* On transvase le contenu du flacon dans un petit ballon: on ajoute quelques grains de ponce, 4 à 5 gouttes de solution alcoolique très étendue de phénolphtaléine; on introduit rapidement 3 centimètres cubes de solution de soude (160 grammes de soude caustique par litre); puis on continue à verser la soude goutte à goutte jusqu'à coloration rose persistante, en ayant soin de ne pas dépasser ce point. On distille 30 centimètres cubes pour éliminer la diméthylaniline; on ajoute au résidu de la distillation 25 centimètres cubes d'eau et 1 centimètre cube d'acide acétique et 4 à 5 gouttes d'eau contenant en suspension un peu de bioxyde de plomb (2 grammes de $PbO^2$ par litre d'eau).

Si l'alcool renfermait de l'alcool méthylique, il se produit une coloration bleue résistant à l'ébullition.

Il est bon de faire un essai à blanc avec de l'alcool pur à 90-95° et deux autres essais : l'un avec de l'alcool renfermant 2/1.000 d'alcool méthylique et l'autre avec de l'alcool contenant 5/1.000 d'alcool méthylique.

## LIQUEURS

L'analyse des liqueurs comprend :

1° **Détermination du degré alcoolique.** — On distille 250 centimètres cubes de liqueur avec 100 centimètres cubes d'eau; on recueille 250 centimètres cubes sur lesquels on dose l'alcool au moyen de l'alcoomètre.

2° **Analyse de l'alcool.** — On élimine d'abord les essences avec du noir animal : on réduit le degré alcoolique à 25° par addition d'eau; on ajoute à 600 centimètres cubes de ce liquide 40 grammes de noir pur; l'on agite; on laisse en contact pendant vingt-quatre heures; on filtre et l'on distille. Sur l'alcool distillé, on dose aldéhydes, éthers, alcools supérieurs et furfurol, comme il a été dit plus haut.

3° **Dosage des essences** (Sanglé-Ferrière et Cuniasse). — On met, dans un ballon de 250 centimètres cubes, 100 centimètres cubes de liqueur et 10 centimètres cubes d'eau ; on distille ; on recueille 100 centimètres cubes ; 50 centimètres cubes de ce distillat sont placés dans un ballon de 250 centimètres cubes bouché à l'émeri ; on ajoute 25 centimètres cubes d'un mélange à parties égales des solutions suivantes :

| | |
|---|---|
| Iode...................... | 50 grammes par litre d'alcool à 96° |
| Bichlorure de mercure..... | 60 — — |

On agite et on laisse en contact pendant trois heures à la température de 18°.

En même temps que cet essai, on en fait un autre avec les mêmes proportions d'iode et de bichlorure, mais avec de l'alcool sans essences.

Au bout de trois heures, on titre les deux solutions au moyen de l'hyposulfite de soude $\frac{N}{10}$, après les avoir additionnées de 10 centimètres cubes d'iodure de potassium à 10 0/0.

Soit N le nombre de centimètres cubes employés pour l'alcool pur, et *n* le nombre de centimètres cubes employés pour la liqueur.

$(N - n) \times 0,254$ donnera la quantité d'iode absorbée par litre de liqueur.

On peut ensuite évaluer la quantité d'essences connaissant l'indice d'iode de l'essence dominante (l'examen organoleptique fournit cette indication).

Voici les quantités d'iode absorbées par 1 gramme de diverses essences :

| | |
|---|---|
| Essence de térébenthine.......................... | 3,119 |
| — de néroli............................... | 3,039 |
| — de menthe anglaise...................... | 0,585 |
| — d'orange................................ | 3,475 |
| — d'amande amère.......................... | 0,000 |
| — de petite absinthe...................... | 0,939 |
| — de grande absinthe...................... | 0,508 |
| — de badiane.............................. | 1,566 |
| — d'anis.................................. | 1,391 |
| — d'hysope................................ | 0,683 |
| — de fenouil.............................. | 1,297 |
| — de coriandre............................ | 2,605 |
| — de tanaisie............................. | 0,109 |

Pour les essences formant le mélange de la liqueur d'absinthe, MM. Sanglé-Ferrière et Cuniasse prennent comme moyenne 1gr,238 d'iode absorbé par 1 gramme du mélange des essences composant cette liqueur.

4° **Dosage des sucres.** — Voir l'instruction spéciale pour le dosage des sucres.

5° **Recherche de la nature des matières colorantes.** — Voir l'instruction spéciale pour la recherche des colorants.

## FARINES, PAINS, PÂTISSERIES, PÂTES ALIMENTAIRES, FLEURAGES ET CHAPELURES, ÉPICES ET CONDIMENTS

(*Journal officiel* du 4 mars 1907)

### FARINES

La tromperie sur la qualité et la nature des farines s'opère généralement de trois façons différentes :

1° Par la livraison d'une farine inférieure pour une supérieure;

2° Par la livraison d'une farine altérée, ou en voie d'altération, ou par le mélange de celle-ci avec une farine de bonne qualité;

3° Par l'addition de farines étrangères au froment, riz, seigle, maïs plus particulièrement.

Les fraudes consistant dans l'addition, aux farines, de sciure de bois, de craie, de plâtre, de chaux, de sable, etc., ne se rencontrent pas dans les farines de boulangerie, mais dans celles destinées à l'alimentation du bétail et aux usages industriels.

Dans le premier cas, qui sera le moins fréquent à cause de la facilité avec laquelle l'acheteur peut se rendre compte, *de visu*, de la qualité de la farine, ainsi que dans le deuxième, l'expert aura recours à l'analyse chimique.

Dans le troisième cas, l'analyse microscopique sera suffisante.

**Humidité.** — On opère sur 5 grammes de farine qu'on place dans un vase à extrait, bouchant à l'émeri, de 60 millimètres de diamètre, en verre de Bohême, et taré d'avance.

On place à l'étuve à 100-105° pendant huit heures. On laisse refroidir sous un exsiccateur et on pèse.

**Gluten.** — Ce dosage comporte deux phases distinctes : la confection du pâton et l'extraction du gluten.

On pèse 33gr,33 de farine, on les met dans un mortier de porcelaine émaillée de 10 à 11 centimètres de diamètre, avec environ 17 centimètres cubes d'eau ordinaire. A l'aide d'une spatule en os de 21 centimètres de longueur, on délaye la farine avec l'eau de façon à en former un pâton qui est ensuite pétri entre les mains jusqu'à obtention d'une pâte homogène, douce, s'étirant bien et n'adhérant pas aux doigts.

Dès que ce résultat est obtenu, on porte le pâton sous le robinet d'une fontaine de verre contenant de l'eau maintenue à une température de 15 à 16°.

Sous le robinet, on dispose un tamis en soie n° 60 de 25 centimètres environ de diamètre, qui repose sur une terrine de faïence émaillée.

La composition de l'eau utilisée pour ce dosage présente de l'importance; elle ne doit pas être quelconque et devra contenir à peu près 100 milligrammes de chaux totale par litre, dont huit à neuf dixièmes à l'état de bicarbonate. Pour préparer de l'eau convenable à ce dosage, on prend 1 décigramme de chaux vive du marbre, on l'éteint avec quelques gouttes d'eau, on la broie ensuite, avec un peu d'eau, pour la porphyriser; on fait passer la chaux et l'eau dans un vase gradué et on complète à 1 litre avec de l'eau distillée.

Puis on fait passer dans le liquide un léger courant d'acide carbonique jusqu'à dissolution complète.

Le pâton est malaxé sous l'eau, dont le débit doit être réglé de telle façon qu'il soit à peine possible de compter les gouttes. Cet écoulement est maintenu jusqu'à la fin de la deuxième phase du dosage, c'est-à-dire jusqu'au moment où la presque totalité de l'amidon étant éliminée, le gluten a acquis de la cohésion et se soude facilement.

On accentue alors le débit de l'eau, de manière à former un mince filet, on frotte le gluten entre les doigts, jusqu'à ce que l'eau qui s'écoule ne soit plus blanche, mais simplement louche.

Cette opération n'exige pas plus de 700 centimètres cubes d'eau.

Comme il faut éviter de prolonger le lavage du gluten, pour en dissoudre le moins possible, tout en éliminant la totalité de l'amidon, il est nécessaire d'observer le temps qu'on mettra à l'exécution du dosage, en attendant que la pratique vienne elle-même le régler. On compte au maximum dix à onze minutes pour l'extraction du gluten et deux à trois minutes pour le lavage.

Un opérateur très exercé arrive au même résultat en un temps plus court, qui n'excède pas dix à onze minutes pour toutes les phases du dosage.

Le gluten d'une bonne farine ainsi obtenu est blanc, légèrement jaunâtre, d'aspect nacré, élastique et s'étirant parfaitement.

L'excès d'eau est éliminé en comprimant la boule de gluten une ou deux fois entre la paume des mains.

Le gluten ainsi essoré est placé sur une plaque mince de nickel taré de $7 \times 7$ centimètres, dont un côté est relevé à angle droit, puis porté sur le plateau de la balance. Le poids trouvé, multiplié par 3, donne la quantité de gluten humide pour 100 de farine.

Il est indispensable de bien observer la marche qui vient d'être décrite pour obtenir des chiffres exacts et comparables entre eux.

**Matières grasses.** — Le dosage se fait sur 5 grammes de farine, pesés sur une petite main de clinquant.

On prend, d'autre part, un tube de verre de 27 centimètres de longueur et de 19 millimètres environ de diamètre extérieur. L'une des extrémités du tube est effilée de façon à ne plus mesurer à la partie extrême que 6 millimètres de diamètre. L'autre bout est évasé pour faciliter l'introduction de la prise d'essai.

On descend dans la pointe effilée une petite boule de coton hydrophile qui est légèrement comprimée à l'aide d'un baguette de verre, et on introduit les 5 grammes de farine, qu'on tasse avec précaution, en maintenant le tube verticalement et en le laissant tomber de son propre poids, et à plusieurs reprises, d'une hauteur de 1 à 2 centimètres.

On place le tube sur un support. Sous la partie effilée on met un vase à extrait de 60 millimètres, et par la partie supérieure du tube on verse de l'éther à 66° de façon à le remplir complètement.

On laisse la farine s'imbiber, et, dès que les premières gouttes du liquide tombent dans le vase, on bouche le tube et on règle le débit du liquide pour obtenir une goutte toutes les dix secondes environ.

Quand tout l'éther a passé sur la farine, celle-ci est épuisée. On lave avec de l'éther la partie effilée du tube qui retient toujours un peu de matières grasses, au-dessus du vase à extrait. Le contenu de celui-ci est évaporé, puis placé pendant une heure à l'étuve à 100°.

**Acidité.** — On prend un flacon bouché à l'émeri, de 12 centimètres de hauteur, correspondant à une contenance de 80 centimètres cubes environ, dans lequel on place 5 grammes de farine; on recouvre celle-ci de 20 centimètres cubes d'alcool à 90-95°; le flacon bouché, après avoir enduit légèrement le rodage de vaseline, est alors agité à plusieurs reprises dans le courant de la journée. On laisse reposer pendant la nuit. De l'alcool surnageant, on prélève 10 centimètres cubes correspondant à 2gr,50 de farine, et on en titre l'acidité au moyen d'une solution alcoolique de potasse cinquantième normale, en se servant de la teinture de curcuma comme indicateur.

La liqueur alcaline sera de préférence contenue dans une burette étroite et graduée de telle sorte que les dixièmes de centimètre cube soient très espacés et qu'il soit possible d'évaluer le demi-dixième. La liqueur sera versée goutte à goutte dans l'alcool coloré en jaune par 4 gouttes de curcuma, jusqu'à obtention de la teinte chamois persistante. On aura soin de titrer l'acidité de l'alcool, qui sera retranchée du nombre de centimètres cubes trouvés.

**Cendres.** — L'incinération de 5 grammes de farine se fait dans une capsule de platine, à une température aussi basse que possible, rouge sombre tout au plus.

Après le départ de l'eau et la combustion de la matière organique, il se forme un champignon charbonneux très dur, qu'il faut laisser en cet état pendant environ une heure. Au bout de ce temps, ce charbon devient friable et facile à écraser avec le fil de platine, ce que l'on fait de temps en temps, jusqu'à disparition complète des points noirs.

La température peut dès lors être élevée sans inconvénient pendant quelques instants.

Les cendres ainsi obtenues sont blanches ou grises, selon le taux de blutage des farines.

**Analyse microscopique.** — Cette analyse ne doit jamais se faire sur la farine directement, mais sur la partie amylacée de la farine qui s'échappe pendant le dosage du gluten et qui est recueillie dans la terrine, sous le tamis.

Quand le dosage du gluten est terminé, ou quand la malaxation d'un pâton est faite, s'il s'agit exclusivement d'une analyse microscopique, on prend la terrine — avec la main, on met en suspension dans l'eau tout l'amidon qui s'est déposé au fond du vase et qui y adhère assez fortement — on ajoute environ 1 centimètre cube de formol pour éviter les fermentations et on verse le tout, rapidement, en rinçant la terrine, dans un verre à pied de 750 centimètres cubes, puis on abandonne au repos pendant dix à douze heures.

Au bout de ce temps la décantation est parfaite, la séparation de l'amidon ou des amidons s'est faite par ordre de densité. En examinant le dépôt amylacé, on constate qu'il est formé de trois couches distinctes.

La première, blanc grisâtre, sans cohésion, comprend les globules d'amidon, les plus petits et les plus légers, mélangés de débris cellulosiques de très faible grosseur.

La deuxième, d'un gris sale, glaireuse, contient les globules de grosseur moyenne et le reste des débris cellulosiques en entier.

Enfin, la troisième, très blanche, très résistante, ne renferme que les gros amidons et les gros gruaux.

On incline le verre, on élimine l'eau surnageante, puis, doucement, on accentue l'inclinaison de façon à décanter successivement les trois couches qu'on examine en faisant sur chacune d'elles un certain nombre de préparations.

Pour cela, on prend avec une baguette de verre un peu d'amidon sur chaque couche, et on examine d'abord à un grossissement de 150-175 diamètres ; puis, s'il y a hésitation dans la détermination de tel ou tel amidon, on porte le grossissement à 350 et même à 700 diamètres.

Tous les amidons, même les plus petits, sont faciles à caractériser avec un peu d'habitude, à 350 diamètres au maximum.

Le riz se présente toujours en grains simples, en grains composés et en gruaux ou agglomérations plus ou moins considérables de ces deux espèces de grains. Les grains simples d'amidon de riz et ceux qui constituent les grains composés sont pourvus d'un petit hile plus ou moins apparent.

Le maïs se présente en grains simples et anguleux et en gruaux très durs, se laissant difficilement désagréger. Chacun des grains simples et des granules qui constituent des gruaux est marqué d'un hile étoilé.

Les farines de riz finement blutées se retrouvent en presque totalité dans la couche médiane du dépôt ; les farines plus grossières se localisent dans les deux couches inférieures.

Les indications fournies par cette méthode devront être confirmées ou contrôlées par l'emploi d'un autre procédé consistant à recevoir les eaux amylacées provenant de la lixiviation du pâton de farine sur un tamis n° 240 qui livre passage à tous les grains simples d'amidon de blé et retiendra la plus grande partie des téguments et des débris cellulaires. On lave à grande eau, en le frottant avec les doigts, le résidu qui reste sur le tamis jusqu'à ce que l'eau de lavage soit tout à fait claire. La quantité de ce résidu permet d'apprécier le degré de blutage de la farine ; son examen microscopique permet de retrouver immédiatement la plus grande partie des gruaux de riz ou de maïs ajoutés frauduleusement ; il peut en même temps révéler la nature des graines étrangères qui existent normalement dans les blés ou de celles qui y auraient été introduites dans un but de spéculation frauduleuse.

Le seigle se reconnaît à ses grains pourvus d'un hile étoilé dont la proportion n'excède pas 8 à 10 0/0, à certains globules plus volumineux et plus transparents que ceux de l'amidon du froment. L'allure du pâton pendant la malaxation, dans le cas de la présence du seigle, ainsi que l'analyse chimique, confirment l'examen microscopique.

Il sera indispensable de s'exercer à l'examen des principaux amidons, qu'on prépare soi-même au laboratoire, avec des graines pures.

## COMPLÉMENT A L'ANALYSE DES FARINES

(*Journal officiel* du 19 juillet 1907)

**Gluten.** — Le dosage du gluten à l'état sec donne seul des résultats constants. On y procède de la façon suivante :

Le gluten essoré est placé sur une plaque mince de nickel tarée, de 7 × 7 centimètres, dont un côté est relevé à angle droit. La plaque est préalablement enduite de vaseline. On porte la plaque sur le plancher inférieur d'une étuve à huile réglée à 105°.

Là, sous l'action d'une température sensiblement plus élevée, le gluten se coagule, si bien qu'au bout de vingt à vingt-cinq minutes il devient possible de le couper avec un scalpel, de façon à faciliter sa dessiccation. On donne pour cela, sur la surface du gluten, cinq ou six coups de lame, en évitant de séparer complètement les tranches, et on les écarte les unes des autres par une pression entre les doigts pour empêcher leur recollement.

La plaque et le gluten qu'elle porte sont alors placés à l'étage de 105° et abandonnés à une dessiccation complète. On laisse à l'étuve jusqu'à poids constant. Il faut environ douze heures, au maximum, pour que toute l'eau soit évaporée.

**Examen microscopique : recherche du riz et du maïs.** — Les farines fraudées par addition de riz ne contiennent fréquemment qu'une faible proportion de cet amidon, aussi l'examen microscopique ordinaire peut-il donner des résultats incertains. Dans ce cas, on emploiera le procédé suivant qui permet de caractériser le riz avec certitude (procédé Bellier).

On dépose sur une lame porte-objet une goutte de l'eau amylacée provenant de l'extraction du gluten, après l'avoir fortement agitée pour remettre le dépôt en suspension, et on laisse la préparation se dessécher complètement à l'air. On la délaye alors dans une forte goutte de la solution alcaline suivante :

| | | |
|---|---|---|
| Potasse pure en cylindres........... | 5 | grammes |
| Glycérine pure..................... | 15 | — |
| Eau distillée....................... | 85 | — |

et on recouvre d'une lamelle pour procéder à l'examen microscopique. Les grains d'amidon de blé ne tardent pas à se gonfler et, par suite de leur transparence, à devenir invisibles après quelques heures. Les grains d'amidon de riz apparaissent alors seuls dans la préparation, avec leur forme polyédrique caractéristique, laquelle est d'autant plus nette que les graines ont augmenté légèrement de volume.

Quelques grains très fins d'amidon de blé résistent parfois à ce traitement ; mais, comme leur forme n'est pas polyédrique, on ne peut les confondre avec les précédents.

L'action du réactif est accélérée par une légère élévation de température.

Le même mode opératoire est avantageusement employé pour l'examen microscopique des diverses couches du dépôt qui se forme par le repos des eaux amylacées. Il peut également être employé pour l'examen direct de la farine, mais les résultats sont beaucoup moins nets.

L'amidon de maïs se comporte comme celui de riz.

Sous l'influence de la liqueur alcaline, les gruaux de riz ou de maïs, qu'on sépare en recevant sur le tamis n° 240 les eaux de lavage du gluten, se désagrègent très rapidement, mais les granules isolés conservent leur forme et leurs caractères.

La solution alcaline contient environ 4,5 0/0 de KOH. Elle doit être conservée en flacons bien bouchés.

**Recherche des matières minérales : talc, etc.** — Dans un tube à essai de 20 centimètres de hauteur et de 2 centimètres de diamètre, on introduit 4 grammes de farine et 20 centimètres cubes de tétrachlorure de carbone, on agite fortement, puis on laisse déposer. Les plus petites traces de matières minérales se précipitent, tandis que la farine surnage.

Les poussières de grès, provenant de l'usure des meules, forment un très léger dépôt brun formé de petits grains mobiles, tandis que les matières minérales ajoutées frauduleusement donnent un dépôt blanc ou grisâtre adhérent.

Si on a constaté la présence d'un tel dépôt, n'aurait-il que 2 à 3 millimètres de diamètre, on opère un traitement semblable sur 50 grammes de farine, qu'on agite énergiquement dans une boule à décantation, avec 500 centimètres cubes de tétrachlorure de carbone. En manœuvrant rapidement le robinet, on entraîne le dépôt formé dans une capsule de platine. On agite à nouveau et, après avoir recommencé trois fois cette opération, en recueillant chaque fois le dépôt, on laisse reposer jusqu'au lendemain pour recueillir les dernières traces de matières minérales.

Le liquide reçu dans la capsule est évaporé et le résidu inciné pour brûler les matières grasses entraînées.

Le poids du résidu représente, avec une perte de 1/5 environ, la matière minérale ajoutée à la farine.

## PAINS

Il est toujours préférable d'analyser, quand cela sera possible, les farines qui ont servi à préparer le pain ; mais l'examen de celui-ci pourra, dans certains cas, être rendu nécessaire. Si le travail de la panification et la cuisson modifient profondément les grains d'amidon de blé, on retrouve toujours parmi eux, et surtout parmi les moyens, une certaine quantité de globules qui sont peu altérés et qui ont conservé leur forme et leurs caractères primitifs.

Beaucoup de grains d'amidon de seigle peuvent même être distingués des grains d'amidon de blé à leur dimension et à la persistance de leur hile étoilé. Si les petits grains simples de riz peuvent être difficilement distingués des petits grains d'amidon de blé, il n'en est pas de même des grains composés, dont l'apparence microscopique est à peine modifiée. Quant à l'amidon et aux gruaux de maïs, ils ont conservé, dans le pain cuit, à peu près la même apparence qu'ils avaient avant la cuisson.

Pour pratiquer l'examen microscopique du pain, il suffit, s'il est frais, d'en faire une boulette du poids de 10 grammes qu'on délaie comme un pâton de farine, sous un mince filet d'eau. Si le pain est sec, on en pèse environ 10 grammes qu'on ramollit dans l'eau et que l'on délaie en le frottant entre les doigts sur le tamis n° 240, jusqu'à ce que l'eau de lavage soit bien claire. Si le pain est pur, on ne devra retrouver dans le dépôt des eaux amylacées que des grains d'amidon de blé plus ou moins déformés. Si le pain a été préparé avec des farines de froment additionnées de farines de riz ou de maïs, on retrouvera dans le dépôt des grains simples anguleux, hilés, d'amidon de maïs, ou des grains composés d'amidon de riz qui seront tout à fait caractéristiques. Le résidu laissé sur le tamis par le pain pur ne doit contenir que des amas de gluten plus ou moins brunis par la cuisson et des débris cellulosiques provenant des téguments de blé ; dans le cas où le pain aurait été préparé avec des farines additionnées de riz ou de maïs, la plus grande partie des gruaux se retrouvera sur le tamis.

## PÂTISSERIES

Les points qui attireront plus spécialement l'attention sont :

La nature de la matière grasse employée ;

Les substances colorantes ;

Les antiseptiques ajoutés quelquefois aux jaunes d'œufs conservés.

(Voir les rapports spéciaux pour la recherche de ces substances.)

## PAIN D'ÉPICE

**Recherche du sel d'étain.** — Le chlorure stanneux est assez souvent employé, à des doses allant jusqu'à 3 et même 5 grammes par kilogramme, pour blanchir les pâtes faites avec des mélasses et des farines de seigle, ou pour décolorer les mélasses elles-mêmes. On le recherche de la façon suivante :

Cent grammes de pain d'épice sont coupés en petits morceaux, séchés et pulvérisés. La poudre obtenue est mélangée avec 3 à 4 grammes de carbonate de soude pur et sec et calcinée. Le charbon obtenu est broyé, traité par l'eau régale faiblement nitrique. La masse est desséchée et reprise par l'acide chlorhydrique et l'eau bouillante. La liqueur séparée par filtration, très faiblement acide et bouillante, est traitée par un courant prolongé d'hydrogène sulfuré. On recueille le sulfure formé et on le transforme en bioxyde d'étain. Le poids de bioxyde ($SnO^2$) multiplié par 1,5 donne la proportion de chlorure stanneux ($SnCl^2$, 2 aq.) existant dans 100 grammes de produit.

Pour les mélasses, il y a lieu de détruire la matière organique par la méthode de Ogier (HCl gazeux et $ClO^3K$).

(*Journal officiel* du 19 juillet 1907.)

## PÂTES ALIMENTAIRES

Elles doivent être faites avec du blé dur pur, si l'étiquette le spécifie. On ne doit donc pas rencontrer, dans ce cas, de riz ou de maïs.

Pour rechercher les farines étrangères, on broie finement les pâtes, on en fera un pâton avec de l'eau et on le traite comme on fait pour la farine. On opère la décantation des amidons et on examine au microscope comme il a été dit.

Dans les pâtes aux œufs, on pourra également rechercher la présence de l'acide borique et des fluorures.

## FLEURAGES

On vérifiera, par un examen microscopique, que le produit examiné ne renferme pas d'autres éléments que ceux indiqués par le nom sous lequel il est vendu, qu'il ne contient pas de moisissures et n'est pas envahi par les acariens.

On s'assurera, par l'examen des cendres, qu'il ne renferme pas de substances minérales ajoutées.

## CHAPELURES

Ces produits ne devant être constitués que par du pain pulvérisé, on y recherche les substances autres, telles que la sciure de bois, au moyen des méthodes décrites à l'analyse du pain.

## ÉPICES, CONDIMENTS

Les épices existent dans le commerce à l'état entier et à l'état pulvérisé. Généralement pures sous le premier état, elles sont souvent falsifiées sous le second.

La falsification des épices entières consiste dans la substitution de substances analogues aussi bien au point de vue de leur origine botanique que de leur apparence extérieure, mais qui sont d'un prix tout différent. Ainsi on substitue couramment les cannelles de Chine et les cannelles de l'Inde à la cannelle de Ceylan, la badiane du Japon (qui est vénéneuse) à la badiane de Chine.

Parfois la fraude consiste à faire subir aux épices, altérées par la vétusté ou rongées par les vers, des manipulations diverses destinées à masquer ces altérations (muscades, gingembre).

Une autre fraude consiste à mettre en vente des épices de nature aromatique, après les avoir privées par la distillation ou l'épuisement par l'alcool d'une partie de leur principe aromatique (anis, fenouil et vanille).

Le safran, épuisé d'une grande partie de sa matière colorante, est recoloré artificiellement, ou additionné de matières végétales et de matières minérales.

A plusieurs reprises, les épices entières ont été falsifiées par addition ou substitution de produits naturels préalablement manipulés ou de produits artificiels fabriqués de toutes pièces avec des pâtes diverses assez habilement moulées pour reproduire l'apparence extérieure des substances qu'on voulait sophistiquer. Les divers poivres factices rentrent dans cette catégorie.

La falsification des épices pulvérisées se borne rarement à mélanger les qualités ou espèces inférieures d'un produit avec les qualités supérieures : le plus souvent elle consiste à incorporer une notable proportion de substances inertes et d'un prix tout à fait insignifiant dans un produit qui a une certaine valeur commerciale.

## EXAMEN DES ÉPICES ENTIÈRES

Les épices entières, comme toutes les autres substances végétales, possèdent un ensemble de caractères extérieurs qui permettent, dans la majorité des cas, de déterminer facilement leur identité. Cependant ces caractères, qui sont parfois inconstants dans la même substance, peuvent présenter dans des substances qui, quoique appartenant au même genre, sont douées de propriétés toutes différentes, une analogie tellement grande qu'elle peut prêter à la confusion. Dans ce cas, l'examen des caractères extérieurs devra être rigoureusement complété par l'observation et la comparaison des caractères anatomiques.

Le mode opératoire consiste à pratiquer, dans la substance suspecte qu'on a fait macérer préalablement pendant quelque temps dans un mélange de glycérine et d'alcool, une série de sections transversales que l'on comparera avec une préparation-type de la substance que l'on suppose falsifiée.

## EXAMEN DES ÉPICES PULVÉRISÉES

La détermination des épices pulvérisées exige d'un expert la connaissance approfondie de la structure intime des substances qu'il est appelé à apprécier.

A défaut de cette connaissance, l'expert devra avoir à sa disposition un certain nombre de préparations faites avec le plus grand soin, dans lesquelles il se sera attaché à rassembler les divers éléments anatomiques qui constituent les épices sous les différents aspects qu'ils peuvent présenter dans ces substances réduites en poudre. Ces préparations pourraient être remplacées par des dessins reproduisant aussi exactement que possible ces diverses particularités anatomiques sous un grossissement de 250 à 300 diamètres, qui est le plus propre à ce genre de détermination.

Ces précautions son absolument indispensables pour se prononcer avec certitude sur la pureté d'une épice réduite en poudre et pour éviter d'attribuer à l'intervention d'une substance étrangère des caractères qui sont inhérents à la nature même de l'épice à examiner.

**Mode opératoire.** — Pour pratiquer l'examen d'une épice pulvérisée, le mode opératoire est le suivant :

On délaie dans de l'eau distillée 4 ou 5 grammes de substance préalablement mélangée ; on en fait une ou deux prises d'échantillon qu'on examine directement au grossissement de 250 diamètres sous la glycérine pure d'abord. Cette première opération permet de conclure à la présence ou à l'absence d'un produit féculent autre que celui qui est contenu normalement dans l'épice suspecte. La présence d'une fécule étrangère ayant été constatée, on s'occupera de déterminer sa nature en se basant sur la forme, la dimension, l'isolement ou l'agglomération des grains qui la constituent, ainsi que sur la présence ou l'absence et la disposition du hile et des stries concentriques qu'on peut observer à sa surface.

L'addition à la préparation d'une goutte de solution d'iodure de potassium iodée permettra d'apprécier plus approximativement l'importance du mélange.

Une fois fixé sur ce point, on fait bouillir dans une capsule de porcelaine pendant quatre à cinq minutes, dans de l'eau alcalinisée à 1 0/0, une certaine quantité de la poudre à examiner. On laisse refroidir et déposer. On décante l'eau alcaline qu'on remplace à plusieurs reprises par de l'eau distillée jusqu'à ce que celle-ci soit bien limpide; on décante une dernière fois et l'on étale avec un pinceau la plus grande partie du dépôt pulvérulent humide dans une assiette en porcelaine ou sur une plaque de verre qu'on a placée sur une feuille de papier blanc. En tâtant les éléments divers avec la pointe d'un couteau ou d'une aiguille montée, on peut se rendre compte de leur résistance plus ou moins grande, qui suffit parfois pour fournir l'indication d'une fraude. En complétant cet essai par un examen à la loupe de la matière pulvérulente, on distingue rapidement s'il se trouve quelques éléments papyracés, mucilagineux, fibreux ou filamenteux dont la présence semble anormale dans la poudre suspecte. On commence par examiner les éléments colorés dont on a réuni quelques-uns en une seule masse s'ils sont homogènes dans leur teinte, et en plusieurs groupes s'ils sont d'une teinte différente. On examine comparativement et successivement un certain nombre d'entre ces éléments pour être bien fixé sur leur nature. Si la différence de teinte révèle la présence d'une substance étrangère, la répartition des éléments diversement colorés sur le fond blanc de l'assiette ou de la plaque de verre permettra d'apprécier approximativement l'importance de la fraude. On opère de la même façon sur les autres éléments constituants de la poudre qui sont grisâtres, jaunâtres ou incolores, et sur les autres éléments de forme anormale, en sériant toujours les observations, qui arrivent très souvent à se confirmer l'une l'autre. Quand on a épuisé ces séries d'observations sur les divers éléments qui constituent la poudre suspecte, on examine encore à deux ou trois reprises différentes des prises d'échantillon faites au hasard dans toute la masse pulvérulente, afin de s'assurer qu'aucun de ces éléments constituants n'a échappé à l'œil de l'observateur. Après avoir ainsi opéré, on peut être définitivement fixé sur la pureté ou la falsification de la substance soumise à l'examen.

Les épices, étant fournies par les divers organes de plantes appartenant à des familles différentes, ne peuvent présenter les mêmes particularités anatomiques. Si le même mode d'essai leur est applicable, les éléments sur lesquels repose leur détermination sont d'une nature toute différente. On trouvera ci-après, pour chacune d'entre elles, les caractères qui doivent spécialement attirer l'attention de l'expert et qui doivent être particulièrement invoqués pour baser ses conclusions.

Le poids des cendres laissées par les épices pures offrant une certaine constance et pouvant changer considérablement avec la nature des substances qu'on y aurait frauduleusement introduites, il sera avantageux, dans certains cas, de contrôler par l'incinération le résultat des observations fournies par le microscope.

**Anis étoilé.** — Les falsifications principales de cette épice consistent dans la substitution de la badiane du Japon à la badiane de Chine, et dans la vente de badiane en partie privée de son huile essentielle.

Dans le premier cas, la fraude pourra être révélée par la présence dans la masse de fruits très petits, déformés irréguliers, incomplets, à odeur de laurier ou de poivre cubèbe.

Les carpelles qui constituent chacun de ces deux fruits présentant dans leur structure la plus grande analogie, il est rigoureusement nécessaire, pour se prononcer sur la nature de ces deux substances, de faire une section transversale des pédoncules ou plutôt de la columelle ou colonne centrale autour de laquelle sont disposés les carpelles. Cette section, toute différente dans les deux fruits, est seule capable de fournir des caractères ayant une valeur absolue et indiscutable.

L'absence ou l'atténuation considérable de l'odeur dans la badiane de Chine peut faire supposer qu'elle a été soumise à une distillation préalable ou qu'elle a été épuisée par l'alcool. On effectuera dans ce cas le dosage des essences et celui des cendres.

**Anis vert.** — Reconnaissable extérieurement à sa forme, à son odeur suave et à la présence des poils qui hérissent sa surface. A plusieurs reprises, on lui a substitué d'autres fruits d'ombellifères (ciguë et persil) ayant les mêmes formes et les mêmes dimensions ou des fruits d'anis contenant jusqu'à 25 et 30 0/0 de poussières diverses.

Anatomiquement, le fruit d'anis est caractérisé par la profusion et l'étroitesse de ses canaux sécréteurs qui sont presque contigus, ainsi que par la présence et la forme des poils qui sont localisés sur son épicarpe. Ces caractères ont une valeur absolue pour la détermination des poudres d'anis.

Les fruits de ciguë et de persil sont dépourvus de poils. Le premier ne contient pas de canaux sécréteurs; le second en présente six, qui sont, comme dans la plupart des fruits d'ombellifères, disposés symétriquement dans chacun des méricarpes.

On complète cet examen par le dosage des essences et celui des cendres.

**Cannelles.** — Il existe dans le commerce de nombreuses variétés de cannelle : les deux principales sont la cannelle de Ceylan et la cannelle de Chine.

La cannelle de Ceylan est nettement caractérisée par sa ténuité, sa teinte homogène, son odeur spéciale, sa cassure esquilleuse et la présence, sur sa face extérieure, de longues stries longitudinales grises ou blanches formées par les faisceaux fibro-libériens primaires. Anatomiquement, elle est caractérisée par l'épaisseur et la constitution sensiblement uniformes de son anneau scléreux, qui est continu. L'amidon qui s'y trouve en très faible quantité est en grains très petits.

La cannelle de Chine, qui lui est de beaucoup inférieure en qualité, est beaucoup plus épaisse, imparfaitement mondée; elle conserve toujours sur sa surface externe, qui est brune, des débris de suber qu'on n'observe pas dans l'espèce de Ceylan : on ne distingue pas de stries longitudinales sur la surface externe. La cassure est nette au lieu d'être esquilleuse.

Anatomiquement, la cannelle de Chine se distingue de la cannelle de Ceylan par la présence de plaques subéreuses, par la disposition de son anneau scléreux qui, au lieu d'être continu, est interrompu, irrégulier aussi bien dans son épaisseur que dans la constitution de ses éléments; l'amidon qui s'y trouve en très notable proportion est en grains plus gros.

Les caractères à invoquer pour la différenciation de ces deux cannelles pulvérisées sont les suivants :

Dans la poudre de cannelle de Ceylan, on ne doit observer qu'une seule variété de cellules scléreuses, qui sont généralement munies de parois très épaisses, et une très faible quantité d'amidon très petit.

Dans la poudre de cannelle de Chine, les cellules scléreuses affectent des formes très diverses, notamment quant à l'épaisseur de leurs parois ; on constate la présence d'une très notable proportion d'amidon, même jusque dans les cellules scléreuses, et l'on trouve constamment des cellules subéreuses.

Les poudres de cannelle sont communément falsifiées avec des sciures diverses, de la poudre de curcuma et des débris de féculerie, diverses écorces et noyaux, des matières minérales.

**Gingembre.** — S'il s'agit de gingembre entier, il faut le racler à sa surface afin de s'assurer si le rhizome n'a pas été manipulé pour boucher les perforations occasionnées par les vers.

Pour la poudre de gingembre, il faudra s'attacher surtout à la forme et aux dimensions des grains d'amidon, qui sont striés, et à la présence de cellules oléo-résineuses dans les tissus qui constituent le rhizome.

La poudre est le plus souvent falsifiée avec des résidus industriels provenant des féculeries ou meuneries, de la farine de lin, des matières minérales.

On complète l'examen microscopique par le dosage des cendres.

**Girofles.** — Falsifiés le plus souvent par substitution de girofles épuisés ou de griffes de girofles.

Quand le girofle est sain et de bonne qualité, le tissu du tube calicinal doit être relativement tendre et doit, sous la pression de l'ongle, laisser suinter de fines gouttes d'essence. L'examen microscopique permet d'apprécier cette fraude à la présence, à l'absence ou à la proportion d'huile essentielle renfermée dans les glandes oléifères. En cas de doute, on dosera les essences par distillation.

La présence de nombreux pédicelles fait suspecter l'addition de griffes de girofles, qui, anatomiquement, sont caractérisées par la présence de nombreux sclérites localisés dans la moelle et le parenchyme cortical.

La poudre de clous de girofle a été falsifiée par l'addition des matières les plus diverses, débris de céréales, tourteaux divers.

On doit retrouver dans la poudre de clous de girofle pure tous les éléments du calice, de la corolle et des organes reproducteurs.

On effectue aussi le dosage de l'humidité et celui des cendres.

**Moutarde de table.** — Après avoir délayé, dans l'eau distillée, 1 gramme environ de la moutarde considérée, on déterminera la nature de ses éléments constituants.

Les caractères que l'on devra spécialement invoquer pour la détermination de la moutarde de table reposent sur la présence et la forme des éléments qui constituent le tégument séminal de la graine de moutarde noire.

Cette graine étant complètement dépourvue d'amidon, l'emploi du microscope permettra de découvrir l'addition de toute substance amylacée introduite frauduleusement, ou de constater l'identité de celle qui serait mentionnée sur l'étiquette.

**Noix muscades.** — Elles sont falsifiées par substitution de produits inférieurs fournis par la même famille, de muscades rongées par les vers, ou de muscades préparées de toute pièce avec du bois ou des pâtes diverses habilement moulées.

L'apparence extérieure, la forme, les dimensions permettent de distinguer la muscade des Moluques de ses succédanés ; le grattage et surtout une section transversale bien nette permettront de reconnaître les muscades manipulées ou artificielles. L'amande de la graine de muscade a, en effet, une structure ruminée qui est tout à fait caractéristique.

Les principaux éléments de détermination de la noix muscade pulvérisée résident dans la comparaison des éléments colorés, qui sont très riches en glandes oléifères unicellulaires, et dans la comparaison des éléments incolores ou blanchâtres, qui sont composés de cellules renfermant de l'amidon en grains simples et composés disséminés dans une masse graisseuse et accompagnés de gros cristalloïdes ; les éléments du périsperme primaire sont garnis de cristaux.

La poudre est le plus souvent additionnée de produits féculents, de tourteaux oléagineux, de poudre de curcuma, de farine de lin et de coques de muscades.

L'analyse des muscades peut être complétée par le dosage des huiles essentielles, des matières grasses et des cendres.

**Piment des jardins.** — Les piments qui arrivent dans le commerce sont très variables dans leur origine et leurs dimensions. Cette diversité n'entraîne pas de différences profondes dans leur structure anatomique. Toujours reconnaissables à leurs formes quand ils sont entiers, ils doivent présenter, quand ils sont réduits en poudre, des éléments qui sont tout à fait caractéristiques et qui sont : la présence de poils tecteurs et de poils glanduleux sur les épidermes du calice, la surface élégante et sinueuse des cellules de l'endocarpe, la forme irrégulière, les dimensions considérables et les sinuosités profondes des cellules scléreuses du tégument séminal. C'est sur la présence de ces éléments essentiels que doit reposer la détermination du piment pulvérisé. Il faut noter en outre que le piment ne contient pas d'amidon normal et que le piment de Cayenne se distingue spécialement du piment des jardins par la structure de son épicarpe.

On effectue aussi le dosage des cendres.

Les principales substances employées pour falsifier le piment sont : les débris de céréales, les tourteaux oléagineux, les noyaux pulvérisés, très souvent du bois de santal rouge et du curcuma.

**Poivres.** — On distingue dans le commerce deux sortes de poivres : le poivre noir et le poivre blanc.

Sous ces deux états, le poivre est falsifié par addition ou substitution de graines ou de fruits divers. Au poivre blanc, on a substitué les fruits de garou, les graines de vesces blanches ou de vesces d'Auvergne et même du poivre fabriqué de toutes pièces. Au poivre noir, on substitue des fruits de genévrier profondément chagrinés et récoltés avant leur maturité, des graines de légumineuses appartenant aux genres Vicia et Lathyrus, auxquelles on communique par une série de manipulations l'aspect ridé, la couleur noire et l'âcreté du poivre.

Ces produits, reconnaissables quand on les examine isolément, pouvant passer inaperçus quand ils sont mélangés même en notable proportion au poivre, l'examen minutieux du poivre entier s'impose aux inspecteurs et aux experts.

Le poivre blanc entier se distingue de ses succédanés par l'existence, sur sa surface extérieure, de nombreuses stries longitudinales qui s'étendent de l'un à l'autre de ses pôles et qui représentent les faisceaux fibro-vasculaires disséminés dans le mésocarpe.

Le poivre noir se distingue nettement des graines de légumineuses par la forme et la disposition de son hile.

L'immersion dans l'eau tiède désagrège les poivres blancs factices et rend aux poivres noirs artificiels leur forme primitive et leur aspect lisse.

Le poivre noir et le poivre blanc coupés transversalement se distinguent de suite à l'œil nu de leurs divers succédanés par la nature de leur amande ou du périsperme farineux qui présente deux zones concentriques d'une teinte toute différente, tandis que, dans les autres graines, l'amande offre une teinte homogène. L'examen microscopique des téguments et de l'amande permet de déterminer la nature de ces succédanés.

L'examen et la détermination du poivre pulvérisé sont plus délicats à effectuer, à cause de la diversité des éléments qui le constituent et des variations que ces éléments présentent dans leurs structures selon la partie du fruit qui les a fournis.

Les caractères qui doivent être invoqués pour la détermination du poivre pulvérisé sont : la présence, la forme, la nature, le groupement, la coloration des cellules scléreuses localisées dans le péricarpe et le tégument séminal; l'existence de glandes oléifères unicellulaires dans les diverses zones du péricarpe; la forme toute spéciale des cellules du périsperme farineux qui contiennent de l'amidon disposé en grains simples, très petits, et en grains composés, étroitement serrés les uns contre les autres.

Il est nécessaire d'être bien fixé sur la nature et la diversité des caractères des éléments scléreux qui existent normalement dans le poivre, car la plupart des substances que l'on introduit frauduleusement dans le poivre renferment une proportion plus ou moins notable de cellules pierreuses analogues. Il n'est pas moins nécessaire d'être fixé sur les différences que le tégument coloré de la graine peut affecter, car il varie notablement selon qu'on l'observe à la périphérie, à la base ou au sommet de la graine. Il faut noter aussi que toutes les cellules du périsperme ne renferment pas de l'amidon et que celles de la périphérie contiennent de l'aleurone seulement.

Les falsifications du poivre en poudre sont aussi nombreuses que variées :

on le mélange avec des matières féculentes, divers noyaux pulvérisés, des tourteaux de graines oléagineuses, dont on relève la saveur fade au moyen de produits âpres ou aromatiques, tels que la galanga, le piment, la sarriette, le fruit de schinus molle. Le grignon d'olives, malgré les moyens précis qui ont été donnés pour sa détermination, paraît toujours avoir la préférence des fraudeurs, en raison de la modicité de son prix et de la ressemblance qu'il présente avec le poivre pulvérisé. La plupart de ces falsifications ne peuvent être révélées que par l'emploi du microscope.

L'examen microscopique du poivre devra être complété, dans certains cas, par une analyse chimique consistant dans le dosage de l'humidité, de la cellulose, des cendres et de l'extrait alcoolique.

On déterminera l'humidité en desséchant 5 grammes de poivre en poudre dans une petite capsule de porcelaine à fond plat, dans l'étuve à 110° pendant deux heures. La pesée, après refroidissement dans un exsiccateur, doit être faite rapidement, car la poudre desséchée fixe facilement l'humidité de l'air.

On déterminera le poids des cendres en incinérant le résidu de la dessiccation provenant du dosage de l humidité. Ces cendres sont souvent colorées en vert par la présence du manganèse.

La détermination de l'extrait alcoolique se fait en épuisant par l'alcool à 90°, pendant deux heures, dans un appareil à épuisement, 5 grammes de poivre en poudre mélangé avec une ou deux fois son volume de sable lavé. La solution alcoolique est ensuite évaporée à la température ordinaire dans des vases à extrait tarés, en verre, d'une hauteur assez grande pour que le liquide, pendant l'évaporation, ne grimpe pas jusqu'à la partie supérieure, puis le résidu est desséché pendant deux heures dans l'étuve à 100° et les vases refroidis dans un espace sec avant la pesée.

On dose la cellulose en faisant bouillir, dans un petit ballon de verre, 1 gramme de poivre pulvérisé avec 100 centimètres cubes environ d'acide sulfurique dilué au 1/100. On rétablit de temps en temps le niveau primitif en remplaçant l'eau volatilisée, ou mieux on fait communiquer le ballon avec un réfrigérant ascendant. Les cellules scléreuses et les parties ligneuses inattaquées sont séparées, par filtration, sur un filtre pesé. On lave ce résidu jusqu'à ce que l'eau de lavage ne précipite plus par le chlorure de baryum, on dessèche à 100° pendant une heure ou deux et on pèse rapidement à l'abri de l'air.

On peut apprécier assez rapidement la présence et la quantité de noyau d'olives contenu dans un poivre au moyen de la diméthylparaphénylènediamine. Ce réactif existe à l'état pur dans le commerce. On en prend un peu au bout d'un tube de verre, on le délaye dans une capsule de porcelaine avec un peu d'eau distillée dans laquelle on verse une pincée de poivre suspect. On porte à l'ébullition. On décante le liquide surnageant le dépôt et on lave à plusieurs reprises celui ci avec de l'eau distillée. Si le poivre est pur, il conserve sa teinte normale; s'il a été additionné de grignons d'olives pulvérisés, ceux-ci apparaissent au fond de la capsule sous forme d'une poudre rouge laquée.

**Safran.** — Le safran entier et le safran pulvérisé sont l'objet de fraudes les plus diverses consistant dans l'addition de substances végétales ou de substances minérales.

Parmi les substances végétales les plus communément employées, on peut citer : les fleurs de souci, de carthame, de pivoine, d'œillet, le safran du Cap, la poudre de curcuma, le bois de campêche.

Parmi les substances minérales, ce sont : le borax, le chlorure de sodium, l'azotate d'ammoniaque, le sulfate de baryte ; on a aussi utilisé dans le même but le miel et le glucose.

Si le safran présente un caractère suspect, il faut apprécier sa densité en se basant sur cette indication que 50 filaments complets pèsent très sensiblement 337 milligrammes.

Examiner au microscope, après infusion dans l'eau, les éléments douteux, en se basant sur la forme, la structure et l'apparence de leur épiderme, la présence ou l'absence, à leur surface, de poils tecteurs et de poils glanduleux, et à leur intérieur de canaux sécréteurs ; la forme spéciale et les dimensions des grains de pollen qui accompagnent généralement les fleurs ou leurs débris.

Pour procéder à cet examen, il suffit d'écraser entre deux lames de verre les éléments douteux qu'on a préalablement fait bouillir dans l'eau alcalinisée.

Pour l'examen du safran pulvérisé, utiliser la coloration bleu foncé que prennent ses éléments au contact de l'acide sulfurique concentré.

L'essai microscopique du safran doit être complété par une analyse chimique consistant dans le dosage de l'eau, des cendres et de la cellulose.

Très fréquemment le safran est falsifié par substitution de safran épuisé plus ou moins complètement et recoloré artificiellement.

**Vanilles.** — L'attention de l'expert devra se fixer surtout sur la nature du givre qui recouvre la vanille suspecte. Le givre naturel se présente en fines aiguilles disposées perpendiculairement à la surface du fruit, tandis que le givre artificiel, généralement constitué par de l'acide benzoïque, est toujours formé de cristaux de forme toute différente, appliqués parallèlement à la surface extérieure de la vanille.

La présence de givre artificiel sur une vanille suffit pour la rendre suspecte et doit porter l'expert à s'assurer si elle n'a pas été préalablement épuisée de son principe aromatique par un séjour plus ou moins prolongé dans l'alcool.

Les poudres de vanille du commerce ne sont que des mélanges de sucre avec des proportions plus ou moins faibles de vanille, allongée de produits divers. L'examen microscopique de la poudre qu'on aura fait bouillir dans l'eau alcalinisée permettra d'apprécier la nature du mélange. Les particularités qui devront servir pour établir la présence de la vanille et la distinguer des autres substances sont : les cellules ponctuées de l'épicarpe contenant un pigment particulier et des cristaux prismatiques ; l'existence de longs cristaux aiguillés ou raphides réunis en faisceaux tout à fait carac-

*Fixation du titre des solutions* (1 *et* 2). — Placer 20 centimètres cubes de téristiques dans quelques cellules du mésocarpe ; la présence de tubes cristalligènes dans le voisinage des faisceaux fibro-vasculaires.

La plupart des produits vendus sous le nom d'essences de vanille ne sont que des solutions plus ou moins concentrées de coumarine ou de vanilline artificielle.

La coloration artificielle de ces produits et leur odeur toute différente, du moins en ce qui concerne la coumarine, suffisent pour indiquer la fraude.

---

## LAITS

(*Journal officiel* du 9 mars 1907)

Avant de procéder à l'analyse, il faut avoir soin d'agiter le lait pour le rendre homogène. Cette agitation doit être renouvelée avant chaque prise d'essai.

**Densité.** — Prendre la densité du lait au lacto-densimètre de Quévenne et Bouchardat. Ramener les déterminations à 15° de température.

**Extrait sec.** — Evaporer 10 centimètres cubes de lait dans une capsule en platine à fond plat, de 70 millimètres de diamètre et 20 millimètres de hauteur.

Chauffer pendant sept heures sur un bain-marie fermé par un couvercle de cuivre dans lequel sont ménagées des alvéoles de la dimension des capsules. Ces alvéoles plongent dans l'eau bouillante du bain-marie et le dégagement de la vapeur de celui-ci se fait par une cheminée latérale. La proportion d'extrait est calculée par litre de lait.

**Cendres.** — Incinérer avec précaution, sans dépasser le rouge sombre, l'extrait précédent jusqu'à ce que les cendres soient blanches (ou jaunes, si le lait a été additionné de bichromate de potassium, cette coloration indiquant que le chrome est bien réoxydé).

S'il y a du bichromate, le doser par la méthode suivante et déduire son poids de celui des cendres.

**Dosage du bichromate de potassium.** — Ce dosage s'effectue sur les cendres précédentes.

*Liqueurs nécessaires.* — 1° Solution de sulfate double de fer et d'ammoniaque à 7 grammes par litre correspondant à 1 gramme de fer ;

2° Solution de permanganate de potassium à 0$^{gr}$,5646 par litre correspondant à 1 gramme de fer.

Ces liqueurs se correspondent volume à volume.

Le titre exact de la solution de permanganate est fixé en fonction de la solution de sulfate double de fer. La solution de permanganate de potassium se conservant très longtemps servira, par la suite, à vérifier le titre de la solution de sulfate double de fer.

la solution de sulfate double dans un vase, ajouter 5 centimètres cubes d'acide sulfurique pur et 25 centimètres cubes d'eau.

La liqueur de permanganate étant contenue dans une burette graduée, en verser dans la solution précédente jusqu'à légère coloration rosée et noter le nombre de centimètres cubes de permanganate employés.

*Essai.* — Les cendres sont introduites, à l'aide de 25 centimètres cubes d'eau environ, dans un verre à pied dans lequel on ajoute 5 centimètres cubes d'acide sulfurique pur et 20 centimètres cubes de la solution de sulfate double de fer titré.

Après réduction de l'acide chromique, laquelle est immédiate, titrer l'excès de sel ferreux avec la solution de permanganate de potassium placée dans une burette graduée.

Le nombre de centimètres cubes de permanganate ajouté est retranché de 20 centimètres cubes. Cette différence représente la quantité de sulfate double employé à la réduction de l'acide chromique.

Un centimètre cube de sulfate double correspond à 0,000875 de bichromate de potasse.

## LACTOSE, BEURRE ET CASÉINE

On peut employer l'un des deux procédés ci-dessous (Bordas et Touplain) suivant que le laboratoire est pourvu ou non d'un appareil à centrifugation.

1° **Procédé par centrifugation.** — LACTOSE. — *Réactifs.* — Alcool à 65° acidifié au 1/1.000 par de l'acide acétique;

Alcool à 50-55°;

Liqueur de Fehling (10 centimètres cubes de liqueur correspondant à 0,050 de glucose ou à 0,06925 de lactose hydraté).

1° Placer 25 centimètres cubes d'alcool acidifié dans le tube taré du centrifugeur, mesurer exactement 10 centimètres cubes de lait et les verser goutte à goutte dans le réactif précédent en évitant, autant que possible, de remuer le mélange;

2° Centrifuger pendant une minute environ; une fois l'appareil arrêté, boucher le tube en verre du centrifugeur et le retourner quatre ou cinq fois sans agitation brusque, de manière à rendre le liquide (lactosérum) homogène. Abandonner le tout au repos pendant un quart d'heure environ;

3° Centrifuger à nouveau et décanter de suite le liquide clair dans une fiole jaugée de 100 centimètres cubes;

4° Laver le coagulum, attaché au fond du tube, en le délayant avec l'agitateur dans 25 centimètres cubes d'alcool à 50-55° qu'on ajoute dans le tube;

5° Centrifuger et décanter le liquide comme précédemment dans la fiole de 100 centimètres cubes et faire l'affleurement à 100 centimètres cubes avec de l'eau distillée [1];

(1) Si la solution est d'une teinte jaune trop accentuée par suite de la présence du bichromate, on ajoute une petite quantité d'une solution d'acétate de plomb avant de compléter le volume à 100 centimètres cubes; on agite et on filtre.

6° Doser le lactose par réduction de la liqueur de Fehling.

Pour cela, placer 10 centimètres cubes de liqueur de Fehling dans une fiole de 125 centimètres cubes environ, y ajouter 20 centimètres cubes d'eau distillée. La solution de lactose étant contenue dans une burette à robinet, en verser à peu près 10 centimètres cubes dans le réactif dilué précédent. Porter le mélange à l'ébullition pendant trois minutes.

Compléter la réduction de la liqueur de Fehling en ajoutant par petites portions la solution sucrée jusqu'à décoloration complète du liquide de la fiole.

Beurre et caséine. — *Réactifs.* — Alcool à 95°;

Ether à 65°.

1° Délayer avec l'agitateur le coagulum, contenu dans le tube du centrifugeur, dans un mélange de 10 centimètres cubes d'alcool et 20 centimètres cubes d'éther;

2° Centrifuger et décanter le liquide éthéro-alcoolique dans un ballon taré;

3° Laver l'insoluble contenu dans le tube avec 20 centimètres cubes d'éther, en remuant le mélange avec l'agitateur;

4° Centrifuger et décanter de nouveau l'éther dans le ballon qui contient déjà le liquide éthéro-alcoolique précédent;

5° Chasser, par distillation, l'éther et l'alcool du ballon. Le beurre qui reste est desséché à 100°. Peser le ballon; la différence avec son poids primitif donne la quantité de beurre pour 10 centimètres cubes de lait. Calculer la proportion par litre;

6° Diviser, au moyen de l'agitateur, la masse de caséine contenue dans le tube en verre du centrifugeur et faire la dessiccation, d'abord à basse température, puis à 100°. Peser le tube qui contient la caséine et l'agitateur; la différence avec la tare du verre donne le poids de la caséine et des matières minérales insolubles. La quantité de caséine pure est égale au poids précédent diminué du poids des cendres de la caséine obtenue.

Remarque. — Dans le cours des manipulations précédentes, on se sert d'un agitateur qui a été taré avec le tube en verre du centrifugeur. Il n'est donc pas nécessaire de lui enlever, après chaque opération, les précipités qui y sont adhérents; il suffit qu'il ne reste pas de liquide après.

Toutes les décantations doivent être faites rapidement.

Le centrifugeur, d'un diamètre de 25 centimètres mesurés entre les fonds de deux tubes opposés en position de fonctionnement, doit tourner à 1.900 tours au minimum.

On peut employer des centrifugeurs à vitesse un peu inférieure, mais la durée de centrifugation doit alors se trouver augmentée.

2° **Procédé sans centrifugation.** — Les laboratoires qui n'ont pas d'appareil de centrifugation emploieront le procédé suivant :

Lactose. — *Réactifs :* Alcool à 65° acidifié au 1/1.000 par de l'acide acétique;

Alcool à 35°;

Liqueur de Fehling.

1° Placer, dans un petit vase à précipité, 25 centimètres cubes d'alcool acidifié. Mesurer exactement 10 centimètres cubes de lait, les verser dans le réactif précédent, goutte à goutte, en agitant, au fur et à mesure, le mélange;

2° Après un quart d'heure de repos, filtrer le coagulum formé sur filtre taré de 11 centimètres de diamètre humecté préalablement avec de l'alcool. Recueillir le liquide filtré dans une fiole de 100 centimètres cubes;

3° Lorsque le filtre est égoutté, laver le vase à précipité à trois reprises différentes avec 10 centimètres cubes d'alcool à 35°. On verse chaque fois les liquides alcooliques sur le filtre, en ayant soin de laisser égoutter celui-ci après chaque lavage. On termine en arrosant le filtre avec 10 centimètres cubes d'alcool à 35°. Tous ces liquides sont recueillis dans la fiole jaugée précédente, et l'on complète le volume à 100 centimètres cubes avec de l'eau distillée [1];

4° Opérer le dosage au moyen de la liqueur de Fehling comme il a été indiqué précédemment.

Beurre et caséine. — *Réactifs.* — Alcool à 95°;

Ether à 65°.

1° Essorer entre les doubles de papier buvard le filtre contenant le coagulum (beurre, caséine) et l'introduire dans l'appareil à épuisement de Soxhlet;

2° Verser sur le filtre 10 centimètres cubes d'alcool à 95°, en laissant le précipité s'humecter un instant;

3° Mettre dans le petit ballon taré de l'appareil 40 centimètres cubes d'éther et faire l'épuisement comme de coutume en chauffant l'éther dans un bain d'eau à une température d'environ 40°;

4° L'épuisement terminé, détacher le ballon de l'appareil et évaporer le solvant. Peser ce ballon ; la différence avec son poids primitif donne la quantité de beurre pour 10 centimètres cubes de lait. Calculer la proportion par litre de lait;

5° Le filtre contenant la caséine et les sels insolubles est desséché à l'étuve à 100°, puis pesé. En retranchant de ce poids celui du filtre ainsi que le poids des sels insolubles, on obtient le poids de la caséine pure pour 10 centimètres cubes de lait. Calculer la proportion par litre. La détermination des cendres insolubles se fait en incinérant un poids connu de la caséine précédente.

**Différenciation du lait cru d'avec le lait cuit.** — Placer 5 centimètres cubes de lait dans une capsule à fond plat de 5 centimètres de diamètre. Verser une goutte d'eau oxygénée sans remuer le lait, puis verser une goutte de paraphénylènediamine à 3 0/0 : le lait cru donne une coloration bleu foncé.

**Recherche de l'eau oxygénée.** — Inversement, la réaction précédente sert

(1) Même remarque que précédemment, si la liqueur est trop fortement colorée en jaune.

à reconnaître la présence de l'eau oxygénée dans le lait, dans le cas, toutefois, où son addition est récente.

**Recherche des antiseptiques (acide salicylique, acide borique, formol).** — Voir l'instruction spéciale.

**Recherche des bicarbonates alcalins.** — Évaporer 20 centimètres cubes de lait dans une capsule de platine. Après dessiccation, porter la capsule dans un moufle et chauffer lentement, tant que des vapeurs empyreumatiques se dégagent. Élever ensuite la température du moufle sans dépasser le rouge naissant; dès que le charbon est brûlé, et quand les cendres sont de couleur grise, retirer la capsule et reprendre les cendres par l'eau.

Filtrer et, dans la solution aqueuse, ajouter 10 centimètres cubes d'acide sulfurique déci-normal; faire bouillir pour chasser l'acide carbonique. Titrer ensuite l'excès d'acide au moyen de soude déci-normale en présence de la phtaléine comme indicateur. Soit $n$ le nombre de centimètres cubes de soude employés :

$$(10 - n) \times 0{,}265$$

donnera l'alcalinité exprimée en $CO^3Na^2$ par litre de lait.

## LAITS CONCENTRÉS SUCRÉS OU NON

Peser 20 grammes de lait, les délayer dans l'eau froide et amener à 100 centimètres cubes.

**Extrait, cendres, lactose, beurre et caséine.** — Opérer comme pour le lait ordinaire. Rapporter les résultats à 100 grammes de lait concentré.

**Saccharose.** — La solution ayant servi au dosage du lactose est invertie de la manière suivante : 50 centimètres cubes de cette solution sont placés dans un ballon jaugé de 100 centimètres cubes; on ajoute un demi centimètre cube d'acide chlorhydrique pur; on agite et l'on place le ballon pendant dix minutes sur un bain-marie dont l'eau est maintenue en ébullition; on laisse refroidir, on complète le volume à 100 centimètres cubes et l'on opère le dosage au moyen de la liqueur de Fehling. On calcule en glucose ce pouvoir réducteur (G) et l'on calcule également en glucose le pouvoir réducteur du liquide avant l'inversion (G').

La proportion de saccharose est donnée par la formule :

$$(G - G') \times 0{,}95.$$

### LAITS DESSÉCHÉS EN POUDRE

1° Épuiser 2 grammes de lait avec de l'éther et peser le beurre après évaporation du solvant;

2° L'insoluble obtenu est épuisé : *a*) par un mélange de 10 centimètres cubes d'eau et 25 centimètres cubes d'alcool à 65°, acidifié à 1/1.000 par de l'acide acétique; *b*) après décantation ou filtration du liquide précédent, laver avec 20 centimètres cubes d'alcool à 50-55°;

3° Les liquides recueillis servent au dosage des sucres par la méthode indiquée plus haut;

4° La caséine résiduelle des opérations précédentes est séchée, puis pesée; en déduire le poids de ses cendres pour obtenir la quantité de caséine pure;

5° L'humidité et les cendres se font sur 2 grammes de lait.

On devra rechercher, dans les laits en poudre, la présence des bicarbonates alcalins fréquemment employés.

---

## MATIÈRES GRASSES

(*Journal officiel* du 4 avril 1907)

### PROCÉDÉS ET RÉACTIFS GÉNÉRAUX

**Dosage des acides libres dans les corps gras.** — *Réactif.* — Solution alcoolique de potasse $\frac{N}{5}$.

Mesurer 200 centimètres cubes de la liqueur de potasse qui sert à déterminer l'indice de saponification (Voir cet article) et y ajouter assez d'alcool à 90-95° centésimaux pour compléter 1 litre. Agiter pour rendre homogène et conserver dans un flacon bien bouché. Il peut arriver qu'avec le temps il se forme au sein du liquide alcalin un précipité blanc de carbonate de potasse. Il est alors de toute nécessité de jeter la liqueur sur un grand filtre à plis qu'on couvre par une plaque de verre. On utilise seulement le liquide clair ainsi obtenu.

*Pratique de l'essai.* — Introduire dans un vase en verre 20 centimètres cubes d'alcool amylique ou d'éther sulfurique, 5-10 gouttes d'une solution de phtaléine du phénol, puis goutte à goutte d'une solution alcoolique à un cinquième normale de potasse ou de soude jusqu'à virage au rouge. Habituellement une seule goutte de liqueur alcaline produit ce résultat. Verser alors ce liquide dans un autre vase en verre dans lequel on a préalablement placé 20 grammes du corps à essayer et, la lessive alcoolique de potasse étant placée dans une burette graduée, la laisser couler goutte à goutte dans le corps gras, en agitant constamment, jusqu'à ce que la coloration rose produite persiste au moins une dizaine de secondes. Noter alors le volume de solution alcaline employé et en déduire l'acidité de l'huile que l'on exprime ordinairement en acide oléique, bien qu'elle puisse être produite par d'autres acides. Comme le poids moléculaire de l'acide oléique est de 282, 1 litre de liqueur alcaline normale saturerait exactement 282 grammes d'acide oléique, donc 1 centimètre cube de liqueur à un cinquième normale sature 282/5.000 d'acide oléique. L'essai étant effectué sur 20 grammes exige N centimètres cubes de cette liqueur : pour 100 grammes, il en aurait fallu 5N, et, comme 1 centimètre cube représente 282/5.000 d'acide oléique, il en résulte que l'acidité de 100 grammes du produit essayé est exprimée en acide oléique :

$$5N \times \frac{282}{5000}. \qquad \text{soit :} \qquad N \times \frac{282}{1000} = 0{,}282N.$$

Les solutions alcooliques d'alcali variant facilement de titre, on ne cherche pas habituellement à avoir des liqueurs qui soient exactement normales à un cinquième ; on se contente d'en déterminer la teneur en alcali en les titrant avec une solution déci-normale d'acide sulfurique.

Il est indispensable de reprendre le titre des liqueurs alcooliques chaque fois que l'on procède à des essais effectués à un ou deux jours d'intervalle et *a fortiori* quand le temps écoulé est plus long.

**Détermination de l'indice de saponification ou nombre de Köttstorfer.** — Rappelons que l'indice de saponification est le nombre qui exprime la quantité de potasse KOH qui peut s'unir aux acides gras éthérifiés contenus dans 1 gramme de la substance essayée.

Réactifs :

1° Solution alcoolique de potasse obtenue en agitant 80 grammes de potasse à l'alcool dans 1 litre d'alcool à 95° centésimaux. Abandonner au repos pour permettre au carbonate de potasse de se déposer, puis filtrer sur un grand filtre à plis. Le liquide clair est titré, puis étendu d'alcool, de façon à l'amener à contenir environ 56 grammes de KOH par litre. Conserver en flacon parfaitement clos;

2° Solution aqueuse d'acide chlorhydrique demi-normal ou à titre connu, préparée de la façon suivante : dissoudre 45 centimètres cubes d'acide chlorhydrique pur à 20-21° B. dans 1 litre d'eau, rendre parfaitement homogène et déterminer le titre au moyen d'une solution aqueuse normale de soude ou de potasse. A cet effet, prélever 25 centimètres cubes de soude ou de potasse normale, les placer dans un vase en verre avec quelques gouttes de phtaléine du phénol, puis, la liqueur chlorhydrique étant placée dans une burette graduée, la laisser couler goutte à goutte, en remuant jusqu'à décoloration. Noter le nombre N de centimètres cubes employés à cet effet. Comme chaque centimètre cube d'alcali représente 0,056 de KOH :

$$1 \text{ centimètre cube de la solution acide} = \frac{1{,}4}{N} \text{ KOH}.$$

*Pratique de l'essai.* — La matière grasse étant amenée à l'état de fusion ou étant naturellement fluide, l'aspirer dans un tube effilé et la laisser tomber dans une fiole d'Erlenmeyer d'une contenance de 250 centimètres cubes et tarée à l'avance. En peser ainsi exactement 5 grammes, ce qui s'obtient aisément par l'emploi du tube effilé et, au besoin, par l'usage d'une bande de papier à filtrer que l'on manœuvre de façon à absorber le produit employé en excès. On doit s'attacher à ne pas souiller les parois du vase.

Verser sur cette matière grasse 25 centimètres cubes de la solution alcoolique de potasse. En même temps, placer dans une autre fiole, exactement semblable à celle qui contient la matière grasse, 25 centimètres cubes de la même solution alcoolique de potasse. L'alcali doit, dans les deux cas, être mesuré avec la plus grande exactitude. Chauffer chacun de ces vases pendant un quart d'heure au réfrigérant à reflux. Si, par le refroidissement, la matière ainsi saponifiée se prenait en masse, il suffirait de la réchauffer pour la faire repasser à l'état liquide et permettre ainsi le titrage. A cet effet, l'additionner d'une dizaine de gouttes d'une solution de phtaléine du phénol et, l'acide chlorhydrique titré étant contenu dans une burette graduée, le laisser tomber goutte à goutte dans le liquide en ayant soin d'agiter continuellement et cela jusqu'à ce que la coloration rouge disparaisse. Le virage est net; noter le nombre M de centimètres cubes d'acide employé.

D'autre part, répéter exactement la même opération avec le flacon témoin qui ne renferme que de la potasse. Comme précédemment, les additions d'acide ne se font qu'après avoir ajouté de la phtaléine du phénol et sont poursuivies jusqu'à décoloration, ce qui exige un volume V d'acide.

On en conclut que les 25 centimètres cubes de la liqueur alcaline employés à la saponification pouvaient saturer V centimètres cubes de la liqueur titrée d'acide chlorhydrique et que, d'autre part, après la saponification, il reste une quantité d'alcali libre qui sature M centimètres cubes d'acide chlorhydrique.

La potasse employée à saturer les acides gras mis en liberté par la saponification est donc capable de saturer V — M centimètres cubes d'acide chlorhydrique, et, comme 1 centimètre cube de celui-ci équivaut, d'après ce qui a été dit précédemment, à $\frac{1,4}{N}$ de potasse, la quantité de potasse saturée par les acides gras est :

$$(V - M) \times \frac{1,4}{N}.$$

Mais on a opéré sur 5 grammes de corps gras. Pour exprimer la quantité d'alcali qui aurait été employée pour 1 gramme de cette même matière, il faut diviser le nombre précédent par 5. On a alors, pour l'indice de saponification ou nombre de Köttstorfer, la valeur en grammes :

$$\frac{V - M}{5N} \times 1,4;$$

on doit l'exprimer en prenant le milligramme comme unité.

Remarque. — 1° L'essai témoin doit être effectué pour chaque série d'essais ; mais il est bien entendu qu'un seul témoin suffit pour un nombre quelconque de déterminations effectuées en série ;

2° La saponification n'a lieu normalement que si la potasse employée est en excès notable ; tout essai dans lequel la neutralisation sera obtenue par une addition d'acide chlorhydrique titré inférieure à 2 centimètres cubes devra être recommencé.

**Dosage des acides solubles.** — Pour effectuer le dosage des acides solubles, on procède exactement comme pour la détermination de l'indice de Köttstorfer, de telle façon que, comme l'a indiqué M. Planchon, les deux essais peuvent être faits sur la même prise d'essai ; mais il faut employer un flacon d'Erlenmeyer de 200 à 250 centimètres cubes, jaugé spécialement en y introduisant 150 centimètres cubes d'eau alcoolisée à 15 0/0, chauffant à 50° et marquant soit à la pointe de diamant, soit par un trait de vernis, le niveau du liquide.

*Pratique de l'essai.* — Dans un vase ainsi jaugé et sec, introduire exactement 5 grammes du corps gras, 25 centimètres cubes de la solution alcoolique de potasse, et effectuer la saponification comme il a été dit précédemment. Déterminer ensuite la quantité M d'acide chlorhydrique nécessaire pour faire disparaître la coloration rouge due à la phtaléine. On connaît d'autre part le volume V d'acide chlorhydrique à employer pour saturer exactement 25 centimètres cubes de la solution de potasse chauffée dans les mêmes conditions. Après avoir noté le nombre M, qui servira uniquement au calcul de l'indice de Köttstorfer, continuer les affusions d'acide jusqu'à ce qu'on en ait employé exactement un volume V. Par suite, la potasse est entièrement neutralisée, et les acides gras sont mis en liberté. Les porter à la température de 50° en y ajoutant assez d'eau bouillante pour affleurer au trait de jauge le niveau supérieur du liquide aqueux. Placer alors sur l'orifice du ballon une petite lame de caoutchouc que l'on presse avec la paume de la main et agiter vivement une centaine de fois. Les acides solubles se dissolvent dans l'eau, à l'exception d'une petite quantité qui reste en solution dans les acides insolubles. Placer la fiole dans un courant d'eau froide jusqu'à solidification des acides sous forme de gâteau adhérent au vase, dont on le détache en donnant avec le doigt un coup un peu sec sur les parois extérieures. Le liquide aqueux peut alors être décanté sur un grand filtre à plis.

Prélever exactement 50 centimètres cubes du liquide filtré, clair ; les additionner de phtaléine du phénol et en déterminer l'acidité au moyen d'une liqueur aqueuse déci-normale de soude ou de potasse dont on emploie A centimètres cubes.

Pour exprimer l'acidité en acide butyrique, multiplier par 0,528 le nombre A ainsi obtenu.

**Détermination de l'indice d'iode.** — *Réactifs.* — 1° Solution d'iode : agiter fréquemment à froid 50 grammes d'iode bisublimé dans environ

700 à 800 centimètres cubes d'alcool à 95° centésimaux. La dissolution terminée, compléter 1 litre avec de l'alcool à 95°, jeter sur un grand filtre à plis pour en séparer les impuretés insolubles et conserver en un lieu obscur en flacon bien clos;

2° Solution de bichlorure de mercure : dissoudre 60 grammes de ce corps dans 1 litre d'alcool à 95° centésimaux;

3° Solution d'hyposulfite de soude à 24$^{gr}$,8 par litre; l'hyposulfite employé devra être absolument neutre (dans le cas contraire, neutraliser exactement la solution préparée);

4° Solution aqueuse contenant par litre 9 à 10 grammes d'iodate de potasse;

5° Solution à 200 grammes par litre environ d'iodure de potassium;

6° Solution d'empois d'amidon obtenue en versant, sur 2 grammes d'amidon, 100 centimètres cubes d'eau distillée bouillante, agitant et filtrant; cette solution s'altérant assez promptement, il est bon d'y ajouter quelques milligrammes d'iodure de mercure qui prolonge la durée de conservation.

Toutes ces liqueurs doivent être conservées en flacons bien clos et à l'abri de la lumière. Seule la solution d'amidon peut rester à la lumière.

Pour l'essai, prendre exactement 0,3 d'huile ou d'acide gras pour les produits siccatifs, et 0,5 pour les substances non siccatives (1). La pesée s'effectue soit dans un verre de montre taré, soit dans une petite nacelle en verre qu'on trouve aujourd'hui chez les verriers et qu'on peut fabriquer soi-même en coupant une canne de verre suivant deux génératrices opposées et divisant les deux demi-cylindres ainsi obtenus en parties égales dont on relève les bords à la lampe d'émailleur. La matière grasse liquide ou fondue est prélevée avec un tube effilé et placée dans le verre de montre ou la nacelle préalablement tarés. En s'aidant d'une bande de papier à filtrer pour absorber l'excès de matière introduit, on arrive très aisément à peser au milligramme près avec rapidité.

Quand la pesée a été effectuée dans une nacelle, on introduit celle-ci et son contenu dans un flacon d'environ 500 centimètres cubes pouvant se boucher à l'émeri, dans lequel on ajoute 15 centimètres cubes de chloroforme destiné à dissoudre le corps gras (pour les matières solides, il faut agiter quelque temps). Si, au contraire, la matière a été pesée dans un verre de montre, on la chauffe si elle n'est pas naturellement liquide et, au moyen de 15 à 20 centimètres cubes de chloroforme, on la fait passer intégralement dans le flacon de 500. Dans tous les cas, placer en même temps dans un autre flacon, également de 500 centimètres cubes, une même quantité de chloroforme, puis, dans chacun d'eux, verser exactement 20 centimètres cubes de la liqueur d'iode et 20 centimètres cubes de la liqueur de bichlorure de mercure. Agiter, boucher les flacons, noter l'heure et abandonner deux heures au repos. Au bout de ce temps, verser dans

(1) Ainsi que pour le saindoux. On prendra seulement 4 décigrammes pour les acides liquides du saindoux.

chacun de ces flacons 25 centimètres cubes de la liqueur d'iodure de potassium et agiter pendant une ou deux minutes.

Cette agitation est indispensable si l'on veut éviter, lors de l'addition ultérieure d'eau, la formation d'iodure rouge de mercure qu'on ne peut faire rentrer en dissolution.

Verser d'un seul coup 100 centimètres cubes d'eau distillée et agiter pour rendre homogène. Il ne reste plus qu'à titrer l'iode resté libre. A cet effet, la liqueur d'hyposulfite de soude étant contenue dans une burette graduée, la laisser couler goutte à goutte dans l'essai à titrer, en agitant sans cesse, et continuer les affusions jusqu'à ce que l'essai ne soit plus que légèrement coloré en jaune. A ce moment ajouter 5 à 10 centimètres cubes d'empois d'amidon qui colorent la masse en vert, et continuer très soigneusement les additions d'hyposulfite jusqu'à ce qu'une goutte de cette liqueur produise la décoloration de l'essai. Cette décoloration doit persister même par agitation.

Noter, d'une part, le nombre N de centimètres cubes employés pour l'essai et, d'autre part, le volume V de la même liqueur employée pour le témoin. V — N représente, en centimètres cubes d'hyposulfite de soude, l'iode fixé par le corps gras.

Pour titrer l'hyposulfite, placer 4 à 5 centimètres cubes de la solution d'iodure de potassium et 5 centimètres cubes de la solution d'iodate de potassium dans un vase en verre contenant 10 centimètres cubes d'eau, y ajouter exactement 10 centimètres cubes d'une solution déci-normale d'acide sulfurique et quelques centimètres cubes d'empois d'amidon. Dans la liqueur ainsi obtenue, verser goutte à goutte l'hyposulfite en remuant constamment jusqu'à décoloration et noter le volume A nécessaire pour produire ce résultat; on en conclut que A = 10 centimètres cubes de liqueur déci-normale = 0,127 d'iode, donc

$$1 \text{ centimètre cube d'hyposulfite} = \frac{0,127}{A} \text{ d'iode.}$$

La matière grasse en essai dont le poids est P (0,3 ou 0,5 suivant le cas) a donc absorbé :

$$(V - N) \times \frac{0,127}{A} \text{ d'iode ;}$$

100 grammes de ce même corps gras auraient absorbé :

$$(V - N) \times \frac{0,127}{A} \times \frac{100}{P} = 12,7 \frac{V - N}{A \times P} \text{ d'iode.}$$

Pour chaque série d'essais, il faut préparer un témoin, comme il vient d'être dit ; il est bon, en outre, de vérifier de temps à autre le titre de la liqueur d'hyposulfite de soude.

Remarque. — Le mélange de corps gras, de chloroforme, d'iode et de bichlorure doit rester homogène pendant toute la durée du contact (deux heures). S'il en était autrement, il faudrait augmenter la quantité de chloroforme jusqu'à ce que ce résultat soit atteint.

**Dosage de l'acide arachidique et des acides non saturés (acides liquides ou acides fluides).** — *Procédé Renard, modifié par MM. Tortelli et Ruggieri.* — Saponifier 20 grammes d'huile par 50 centimètres cubes d'une solution alcoolique de potasse à 120 grammes par litre en chauffant au réfrigérant ascendant. Ajouter au liquide quelques gouttes de phtaléine du phénol, puis goutte à goutte juste assez d'acide acétique à 10 0/0 pour faire disparaître la coloration rouge.

Chauffer d'autre part, dans une fiole conique de 500 centimètres cubes, 200 centimètres cubes d'acétate de plomb à 10 0/0 et 100 centimètres cubes d'eau. Quand la masse est à l'ébullition, y verser en mince filet la totalité de la solution alcoolique de savon préparée précédemment et agiter sans cesse. Porter de suite la fiole conique sous un courant d'eau froide et l'y maintenir pendant dix minutes en donnant constamment au vase un mouvement de rotation. Laisser reposer et verser tout le liquide clair. Laver le savon trois fois de suite avec chaque fois 200 centimètres cubes d'eau à 60-70° C., puis laisser refroidir. Égoutter soigneusement, dessécher au besoin le savon et le vase en les touchant avec du papier à filtrer et verser sur le savon de plomb ainsi lavé et adhérent aux parois du vase, 200 centimètres cubes d'éther fraîchement redistillé. Agiter, fixer à un réfrigérant ascendant et chauffer au bain-marie en maintenant l'éther à une douce ébullition pendant vingt minutes, en agitant de temps à autre pour détacher le savon des parois du vase.

Retirer la fiole et la mettre dans l'eau froide pendant une demi-heure. Filtrer alors la solution éthérée en ayant soin d'entraîner aussi peu que possible de précipité. Reprendre par 100 centimètres cubes de nouvel éther et répéter le chauffage au réfrigérant ascendant, puis le refroidissement dans l'eau. Décanter à nouveau l'éther sur le filtre qui a déjà servi à cet usage. Conserver ces liquides éthérés pour y doser les acides non saturés, en opérant comme il est dit plus loin, et, au moyen du nouvel éther, faire tomber le précipité sur le filtre. Laver à l'éther le flacon et le filtre jusqu'à ce que quelques gouttes du liquide filtré ne laissent pour ainsi dire plus de résidu par évaporation et, quand ce résultat est atteint, placer l'entonnoir et son filtre sur une boule à séparation ; crever le filtre et, avec de l'éther, en chasser le contenu dans la boule. Employer à cet effet 200 centimètres cubes d'éther, enlever le filtre et verser sur l'éther 150 centimètres cubes d'acide chlorhydrique à 20 0/0 ; agiter pour décomposer le savon et dissoudre dans l'éther les acides ainsi mis en liberté, puis laisser la couche éthérée devenir claire et évacuer la couche aqueuse sous-jacente qui entraîne la plus grande partie du chlorure de plomb formé. Laver à nouveau avec 100 centimètres cubes d'acide chlorhydrique à 20 0/0 et effectuer au besoin un autre lavage de façon à enlever tout le chlorure de plomb. Laver ensuite deux fois avec 100 centimètres cubes d'eau distillée ; soutirer l'eau et jeter sur un petit filtre la liqueur éthérée que l'on recueille dans une fiole conique ; laver le vase et l'entonnoir avec un peu d'éther qu'on joint à la portion principale et soumettre à la distillation pour chasser tout l'éther. Le résidu est composé d'acides gras solides. Verser dans le vase qui le renferme 100 centimètres cubes d'alcool à 90° et une goutte d'acide chlorhydrique. Fermer le flacon avec un bouchon traversé par un thermomètre et chauffer, en agitant, jusqu'à 60°.

La dissolution étant ainsi obtenue, laisser refroidir pendant quatre heures; jeter sur un filtre le précipité et l'y laver avec 30 centimètres cubes d'alcool à 90° centésimaux employés en trois fois (10 centimètres cubes chaque fois), puis à plusieurs reprises à l'alcool à 70° centésimaux. Placer sous l'entonnoir un petit ballon de 250 centimètres cubes et verser sur le filtre de l'alcool absolu bouillant qui dissout le précipité, en chasser l'alcool par distillation et reprendre le résidu par 100 centimètres cubes d'alcool à 90° (sauf dans le cas où ce résidu est très faible, on se contente alors de 50 centimètres cubes d'alcool à 90°). Chauffer au bain-marie à 60° après avoir ajouté une goutte d'acide chlorhydrique pour éclaircir la liqueur. Laisser refroidir quatre heures, filtrer, égoutter bien et laver trois fois avec 10 centimètres cubes d'alcool à 90°, puis avec de l'alcool à 70°.

Le lavage est terminé dès que les liquides filtrés n'abandonnent plus rien quand on en évapore quelques gouttes sur un verre de montre.

Grâce à ces deux cristallisations, les acides restés sur le filtre sont purs. Ils consistent en un mélange d'acide arachidique $C^{20}H^{40}O^2$ et d'acide lignocérinique $C^{24}H^{48}O^2$. Pour les doser, jeter sur le filtre de l'alcool absolu bouillant et recueillir les liquides dans une capsule tarée; porter au bain-marie pour en éliminer tout l'alcool. Dessécher le résidu dans l'étuve à 100° et peser.

Prendre, au tube capillaire, le point de fusion de ces acides. Celui-ci doit être supérieur à 70° et généralement voisin de 74°.

Il faudra, en plus, ajouter au poids trouvé celui des acides restés en solution dans l'alcool à 90° (il n'y a pas lieu de s'occuper de l'alcool à 70° dans lequel ils sont insolubles). A cet effet, il suffira d'évaluer le volume d'alcool à 90° employé; 100 centimètres cubes de cet alcool dissolvent des quantités d'acides variables avec la température et leur proportion :

1° Si on a trouvé un poids variant de 2gr,07 à 0gr,5, il faudra ajouter pour 100 centimètres cubes d'alcool à 90° centésimaux :

| | |
|---|---|
| à 15° | 0gr,07 |
| à 17°,5 | 0gr,08 |
| à 20° | 0gr,09 |

2° Pour un poids variant de 0gr,47 à 0gr,17, il faudra ajouter pour 100 centimètres cubes d'alcool à 90° centésimaux :

| | |
|---|---|
| à 15° | 0gr,050 |
| à 17°,5 | 0gr,060 |
| à 20° | 0gr,070 |

3° Pour un poids inférieur à 0gr,05, il faudra ajouter pour 100 centimètres cubes d'alcool à 90° centésimaux :

| | |
|---|---|
| à 15° | 0gr,031 |
| à 17°,5 | 0gr,04 |
| à 20° | 0gr,045 |

**Dosage des acides non saturés (acides liquides ou acides fluides).** — Abandonner au repos toute la nuit, dans un vase bien bouché et dans un courant d'eau froide, les liquides éthérés renfermant les sels de plomb solubles préparés dans l'opération précédente. Le lendemain, décanter sur un grand filtre à plis la plus grande partie de la liqueur éthérée limpide et la recevoir dans un entonnoir à décantation, y ajouter 100 centimètres cubes d'acide chlorhydrique fait en ajoutant à 1 partie d'acide du commerce 4 parties d'eau. Boucher l'entonnoir et agiter pendant plusieurs minutes, après quoi abandonner au repos pour permettre la séparation de la couche éthérée qui renferme les acides gras non saturés, et qui se réunit à la partie supérieure. Soutirer alors la couche aqueuse inférieure. Agiter encore deux fois la liqueur éthérée avec de l'eau aiguisée d'acide chlorhydrique, laisser reposer. soutirer chaque fois la couche aqueuse. Finalement, jeter sur un filtre sec la solution éthérée que l'on recueille dans une fiole conique. Relier celle-ci, d'une part, à un appareil producteur d'acide carbonique et, d'autre part, à un réfrigérant descendant, puis chauffer au bain-marie.

On élimine ainsi, à l'abri de l'air, tout l'éther, et il reste les acides liquides qu'on laisse refroidir dans le courant d'acide carbonique. Il ne reste plus qu'à les aspirer dans un tube effilé et à en peser $0^{gr},3$ pour en déterminer l'indice d'iode E, comme il vient d'être dit.

Si on connaît l'indice d'iode D des acides gras totaux de la matière essayée, le rapport $\frac{D}{E}$ indique la quantité d'acides liquides ou non saturés contenus dans 1 gramme des acides totaux.

Pour l'exprimer par rapport à la graisse et non par rapport aux acides gras, il suffira de le multiplier par l'indice de Hehner des corps considérés, et de le diviser par 100. Toutefois, la plupart des corps gras ayant un indice de Hehner voisin de 95,5, il suffira de multiplier par 0,955 pour avoir la teneur de la graisse en acides liquides.

Bien entendu, on ne pourra pas employer ce facteur pour les beurres de vache ou de coco, qui ont des indices de Hehner différents.

**Recherche de l'huile de coton.** — PROCÉDÉ HALPHEN. — *Réactifs.* — Pulvériser du soufre en canon et en dissoudre 1 gramme dans 100 centimètres cubes de sulfure de carbone. Mélanger avec 100 centimètres cubes d'alcool amylique.

*Essai.* — Dans un tube à essai, verser 1 centimètre cube de l'huile à essayer et 2 centimètres cubes du réactif ci-dessus. L'immerger aux deux tiers dans un bain d'eau salée et chauffer à l'ébullition pendant une heure; au bout de ce temps, ajouter à nouveau 2 centimètres cubes de réactif et chauffer encore trente à quarante minutes.

S'il s'est développé plus ou moins vite une coloration orangée ou rouge, la présence de l'huile de coton est démontrée. Seules les huiles de capok et de baobab se comportent comme l'huile de coton. Leur présence dans l'huile d'olive comestible constitue une fraude au même titre qu'une addition d'huile de coton.

Il arrive pour quelques mélanges, contenant des huiles de coton auxquelles on a réservé un certain traitement, qu'il se développe non pas une coloration rouge franche, mais une teinte brune à fond orangé qui s'aperçoit encore bien en regardant le tube placé sur un fond blanc, selon son axe ; ce cas est rare. Lorsqu'il se produit, si la teinte orangée existe, elle permet encore de conclure à la présence de l'huile de coton.

PROCÉDÉ BECCHI-MILLAU. — *Réactif.* — Solution aqueuse d'azotate d'argent à 3 0/0.

Dans une capsule de porcelaine de 250 centimètres cubes, chauffer 15 centimètres cubes de matière grasse jusqu'à ce qu'un thermomètre, employé comme agitateur, marque 110°; retirer le thermomètre, le remplacer par un agitateur, verser lentement un mélange (rendu homogène par agitation préalable) de 10 centimètres cubes de soude caustique à 36° B. et de 10 centimètres cubes d'alcool à 90°, et continuer à chauffer doucement, en agitant constamment, jusqu'à obtention d'un liquide limpide et homogène. Ajouter alors 150 centimètres cubes d'eau distillée chaude et chauffer encore en agitant constamment jusqu'à ce que la masse soit amenée à occuper la moitié du volume qu'elle avait avant l'addition d'eau.

Retirer du feu, additionner peu à peu d'acide sulfurique à 1/10 jusqu'à réaction légèrement acide et, au moyen d'une cuiller en platine, en argent, en corne ou en celluloïd, recueillir 6 à 7 centimètres cubes de grumeaux pâteux que l'addition d'acide a séparés.

Placer ces acides gras dans un tube à essai de $2^{cm},5$ de diamètre sur 9 de long, les laver trois fois de suite avec 10 centimètres cubes d'eau froide, qu'on décante chaque fois en retenant les acides dans le tube avec la cuiller. Ajouter alors 15 centimètres cubes d'alcool à 92° centésimaux et agiter jusqu'à dissolution. Additionner le liquide de 2 centimètres cubes du réactif argentique et chauffer le tube à essai au bain-marie, à l'abri de la lumière et à la température de 90°, jusqu'à ce que le tiers de son contenu ait distillé. Ramener au volume primitif par addition d'eau chaude et continuer à chauffer quelques instants.

Lorsque l'huile de coton est présente, elle fournit fréquemment, dans cet essai, des acides gras surnageant, qui présentent la particularité d'être colorés en noir par de l'argent métallique. En l'absence d'huile de coton, ces mêmes acides ne sont pas colorés.

REMARQUE. — Il est essentiel d'éviter la fusion des acides gras hydratés qui doivent être dissous dans l'alcool pour subir l'action du réactif argentique.

**Recherche de l'huile de sésame.** — PROCÉDÉ VILLAVECCHIA ET FABRIS. — *Réactifs.* — Solution de 2 centimètres cubes de furfurol, incolore et fraîchement distillé, dans 100 centimètres cubes d'alcool à 90-95°. Cette solution est stable.

Acide chlorhydrique pur à 20-21° B.

Dans un tube à essai, verser $0^{cc},1$ de la solution de furfurol, 10 centimètres cubes d'acide chlorhydrique et 10 centimètres cubes de l'huile à essayer. Boucher le tube et l'agiter vivement pendant au moins une minute. Si l'huile prend une coloration rouge, ou si, par le repos, l'acide séparé montre une coloration franchement rouge, cela indique la présence de l'huile de sésame.

## BEURRE DE VACHE

**Dosage de l'eau.** — Dans un petit vase cylindrique à fond plat, de même nature que ceux qui servent à doser l'extrait dans le vide des vins, ayant environ 5 centimètres de diamètre sur 2 centimètres de haut, peser 5 grammes de beurre non fondu et les chauffer pendant douze à quatorze heures à l'étuve à 100°.

S'assurer que deux pesées faites à une heure de distance n'accusent plus de variation sensible de poids et multiplier par 20 la perte de poids pour la rapporter à 100 grammes de matière.

Remarque. — Il n'est pas indispensable que la dessiccation soit faite sans discontinuité.

**Recherche des antiseptiques.** — Les principaux antiseptiques employés sont les composés du bore et ceux du fluor. On les recherchera comme il est indiqué dans la notice spéciale concernant la recherche des antiseptiques.

### Marche analytique

*Préparation préalable de l'échantillon.* — La détermination des constantes physiques et chimiques ne doit pas être effectuée sur le beurre en nature, mais sur la matière grasse privée des impuretés qui l'accompagnent (eau, caséine, etc.) par fusion et filtration. C'est donc sur la matière ainsi purifiée que porteront les déterminations suivantes : indice de Crismer, indice de saponification, acides volatils solubles et insolubles, acides solubles totaux.

*Purification.* — Placer le beurre dans un bécher et le maintenir à l'étuve entre 45 et 60° jusqu'à bonne séparation de la matière grasse qui se réunit sous forme d'huile à la partie supérieure. Cette huile est parfois claire et limpide, parfois trouble, notamment quand il existe de l'oléo-margarine dans le mélange.

Décanter cette huile sur un petit filtre à plis placé dans l'étuve même et recueillir le liquide clair et limpide qui servira à effectuer toutes les déterminations.

**Détermination de l'indice de Crismer ou température critique de dissolution.** — Sur un petit tube de verre ayant environ 8 centimètres de long et

1 centimètre de diamètre, tracer à l'acide fluorhydrique, au diamant ou au vernis deux traits correspondant respectivement aux hauteurs occupées par 1 et 3 centimètres cubes de liquide. Ce tube étant bien sec et propre, y verser du beurre fondu et limpide jusqu'au trait correspondant à 1 centimètre cube, puis de l'alcool absolu du commerce de densité connue et voisine de 0,7967 jusqu'au second trait. Fermer le tube par un bouchon laissant passer en son centre un thermomètre gradué en cinquième de degré et à réservoir aussi petit que possible; s'assurer que le thermomètre ne touche en aucun point les parois et que son réservoir est entièrement immergé dans le liquide.

Chauffer ce tube à la flamme d'une veilleuse de bec Bunsen en l'agitant doucement de haut en bas et de bas en haut jusqu'à ce que son contenu soit devenu homogène et limpide. Écarter alors le tube de la source de chaleur et continuer à l'agiter jusqu'à ce que son contenu se trouble. Noter la température correspondante. Réchauffer à nouveau le tube pour observer une seconde fois le trouble et vérifier le premier nombre obtenu qui indique la température de trouble T.

Au moyen d'une pipette étroite, prélever 2 centimètres cubes du même beurre fondu et clair, y ajouter 20 centimètres cubes d'alcool absolu, quelques gouttes de phtaléine du phénol, et titrer l'acidité avec la potasse alcoolique au vingtième normale jusqu'à coloration rouge. Si N est le nombre de centimètres cubes d'alcali employé, la température critique de dissolution du beurre sera : T + N.

L'expérience a montré à M. Crismer que, pour les beurres purs, ce nombre permet de calculer l'indice de Reichert. Il suffit, pour y parvenir, de retrancher du nombre 83,5 la somme T + N, d'où

$$\text{Indice de Reichert} = 83{,}5 - (T + N).$$

Si l'alcool employé était à une densité voisine, mais différente de 0,7967, on pourrait passer du nombre observé à celui qu'aurait fourni l'alcool de densité 0,7967 en tenant compte que chaque accroissement de 0,0001 de la densité de l'alcool augmente de 0°,186 la température de trouble, tandis que tout abaissement de 0,0001 de densité diminue la température de trouble de 0°,186.

Si, par exemple, un alcool de densité 0,794 fournit à l'observation directe une température de trouble de 46°, l'alcool à 0,7967, qui présente un excès de densité de 0,0027, aurait fourni une température de trouble plus élevée de $27 \times 0{,}186 = 5°$. L'indice de trouble aurait donc été $46 + 5 = 51°$.

Nota. — La détermination de la densité de l'alcool se fait commodément en prenant la température critique en fonction d'un pétrole préalablement étalonné au moyen d'alcool éthylique anhydre et pour lequel une courbe de correspondance doit être établie.

**Détermination des acides volatils.** — *Réactifs.* — Glycérine pure à 30° B. Lessive de soude obtenue en dissolvant 50 grammes de soude caustique à l'alcool, non carbonatée, dans 50 grammes d'eau; 2 centimètres cubes de cette liqueur doivent saturer 30 à 35 centimètres cubes de l'acide suivant.

Solution aqueuse d'acide sulfurique contenant 25 centimètres cubes d'acide à 66° B. par litre.

Pierre ponce pulvérisée.

Solution aqueuse déci-normale de soude ou de potasse.

*Pratique de l'essai.* — 1° *Dosage des acides volatils solubles.* — Dans une fiole conique dite d'Erlenmeyer, d'une contenance de 300 centimètres cubes environ, introduire, au moyen d'un tube effilé, le beurre fondu et en peser exactement 5 grammes. Verser dessus 20 centimètres cubes de glycérine à 30° B., 2 centimètres cubes de lessive de soude ou la quantité voisine de 2 centimètres cubes qui est capable de saturer 30 centimètres cubes de $SO^4H^2$. Placer sur une toile métallique chauffée par un bec Bunsen ouvert de telle façon que sa flamme trace sur la toile métallique un cercle rouge ayant approximativement la moitié du diamètre du fond de la fiole. Chauffer en agitant jusqu'à ce que la masse qui, au début, mousse au point de déborder (ce qu'on évite en éloignant l'essai de la flamme) soit devenue tranquille et parfaitement homogène, résultat obtenu en cinq à sept minutes environ; s'assurer qu'il n'y a bien qu'une couche de liquide homogène, laisser refroidir quatre à cinq minutes sur un papier (pour isoler de la table), ajouter avec précaution et d'abord goutte à goutte, pour prévenir tout débordement, 90 centimètres cubes d'eau bouillante dans laquelle le savon se dissout (en fournissant un liquide limpide), 50 centimètres cubes d'acide sulfurique à 25 centimètres cubes par litre et environ 0,1 de pierre ponce pulvérisée. Boucher la fiole avec un tube de 10 centimètres de long (environ), portant en son milieu une petite boule préalablement remplie d'amiante ou de laine de verre, atteler à un réfrigérant descendant et distiller en chauffant vivement. La flamme du bec Bunsen doit s'étaler sur presque toute la surface inférieure de la fiole conique. De cette façon on distille facilement en trente à trente-cinq minutes les 110 centimètres cubes de liquide nécessaires pour le titrage. Il est indispensable de distiller en trente à trente-cinq minutes environ et de recueillir 110 centimètres cubes.

Faire tomber dans le ballon, contenant le liquide distillé, gros comme un pois de talc, boucher au liège, et retourner doucement et complètement le ballon sur lui-même de façon que le talc reste à la surface du liquide. Agiter alors énergiquement pendant une demi-minute en imprimant au ballon des secousses latérales très précipitées. Retourner à nouveau le ballon, filtrer le liquide, sans perte, sur un filtre sec et sans plis de 4 à 5 centimètres de diamètre, recueillir exactement 100 centimètres cubes et mesurer leur acidité au moyen d'alcali déci-normal en présence de phtaléine du phénol. Le nombre de centimètres cubes V utilisés doit être multiplié par 1,1 pour donner la mesure de l'acidité contenue dans les 110 centimètres cubes. Il faudrait le multiplier à nouveau par 1,1 pour le transformer en indice de Reichert.

Muntz et Coudon? a en effet constaté qu'on pouvait, avec assez d'exactitude passer de l'indice de Leffmann-Beam à l'indice de Reichert en ajoutant 1/10 à la valeur trouvée.

2° *Dosage des acides volatils insolubles.* — Les acides volatils insolubles, retenus en majeure partie par le talc, se trouvent répartis dans trois récipients différents :

1° Dans le tube du réfrigérant de l'appareil de distillation;

2° Dans le ballon de 110 centimètres cubes;

3° Sur le filtre, avec le talc.

Pour les réunir, enlever la fiole et son tube à boule et les remplacer par une autre fiole contenant de l'alcool à 90°, fermée par un bouchon donnant passage à un tube de verre qu'un caoutchouc permet de relier au réfrigérant descendant. Chauffer l'alcool de façon à en distiller 50 centimètres cubes qui suffisent parfaitement pour dissoudre les acides retenus par le réfrigérant.

Le filtre (contenant le talc) étant placé sur le ballon de 110 centimètres cubes qui renferme le distillatum inemployé, le crever avec un fil de platine, puis le laver complètement avec les 50 centimètres cubes d'alcool distillés précédemment, ajouter au liquide le filtre lui-même et quelques gouttes de phtaléine du phénol pour doser l'acidité avec une liqueur alcaline décime. Le nombre A de centimètres cubes employés doit subir deux corrections : il faut d'abord en retrancher l'acidité des 10 centimètres cubes de liquide aqueux, laquelle [1] est $\frac{V}{10}$, puis l'acidité due à l'alcool et qu'on détermine par un titrage effectué sur 50 centimètres cubes d'alcool, acidité correspondant à C centimètres cubes d'alcali décime. Dès lors on a :

Acides volatils insolubles :

$$A - \left(\frac{V}{10} + C\right).$$

**Détermination de l'indice de saponification.** — Opérer comme il est dit précédemment.

**Détermination des acides solubles totaux.** — Opérer comme il est dit précédemment et multiplier le nombre de centimètres cubes d'alcali employé par 3 pour le ramener à 5 grammes de beurre.

## HUILE D'OLIVE

### RÉACTIFS SPÉCIAUX. — MARCHE SYSTÉMATIQUE DE L'ANALYSE

**Réactifs spéciaux.** — ESSAI A L'ACIDE AZOTIQUE. — *Réactif.* — Acide azotique (D = 1,38).

Dans un tube à essai, verser 10 à 15 centimètres cubes d'huile et un égal

(1) D'après le titrage précédent des acides volatils solubles.

volume d'acide azotique. Obturer le tube avec une lame de caoutchouc et agiter sans produire d'émulsion et seulement pendant quelques instants, placer le tube verticalement et l'examiner. S'il s'agit d'une huile d'olive pure, celle-ci verdit ou se décolore par ce traitement pour brunir ensuite; au contraire, elle brunit progressivement si elle renferme des huiles de graines. De plus, la présence de l'huile de sésame est décelée par la coloration jaunâtre que prend l'acide. Celui-ci se sépare avec une couleur blanche en l'absence d'huile de sésame.

Remarque. — Les huiles d'arachide et d'œillette virent peu au brun par ce réactif.

Procédé Bellier. — *Réactifs.* — 1° Acide azotique de densité 1,38 parfaitement blanc, c'est-à-dire complètement dépourvu de vapeurs nitreuses et que l'on peut préparer avec un acide jaune en faisant passer dans celui-ci un courant d'air jusqu'à décoloration complète ou plus simplement en y projetant quelques cristaux d'urée et agitant jusqu'à décoloration;

2° Benzine saturée de résorcine à froid.

*Essai.* — Dans un tube à essai, verser 2 centimètres cubes d'huile, 2 centimètres cubes de benzine saturée de résorcine et 2 centimètres cubes de l'acide nitrique dont il vient d'être parlé; agiter et observer d'abord l'aspect du mélange et ensuite celui de l'acide inférieur qui se sépare.

Toutes les huiles virent au violet foncé, à l'exception de l'huile d'olive pure qui donne une teinte grise parfois violacée.

L'acide qui se sépare, jaune au début, fonce peu à peu et devient jaune orangé. Mais, quand l'huile de sésame existe, l'acide séparé est vert et la coloration persiste pendant quelques minutes. L'obtention de cette teinte verte caractérise l'huile de sésame, aucune autre matière grasse liquide ne la produisant dans les mêmes circonstances.

**Recherche de l'huile d'arachide.** — Procédé Blarez. — *Réactif.* — Solution contenant 4 à 5 grammes de potasse pure pour 100 centimètres cubes d'alcool à 90°.

*Essai.* — Dans un tube à essai de 15 à 18 centimètres, placer 1 centimètre cube d'huile à essayer, 15 centimètres cubes de la solution alcoolique de potasse, chauffer au réfrigérant ascendant de façon à maintenir une douce ébullition pendant un quart d'heure. Laisser refroidir.

Retirer le tube à essai, le boucher et l'abandonner à lui-même dans un endroit frais ou dans un courant d'eau entre 12 et 15°. En présence de l'huile d'arachide, il se forme un précipité dont l'importance est proportionnelle à la quantité d'huile d'arachide, tandis que les huiles d'olives pures restent limpides.

Après un repos de vingt-quatre heures, le précipité formé permet toujours de reconnaître 10 0/0 d'huile d'arachide.

En opérant exactement dans les mêmes conditions, mais en prenant $1^{cc},5$ d'huile au lieu d'un seul, on obtient, après vingt-quatre heures de repos, la formation d'un précipité d'arachidate de potasse, même quand il n'y a que 5 0/0 d'huile d'arachide dans le mélange. Dans tous les cas, le précipité floconneux, examiné à la loupe, doit présenter des cristaux d'arachidate de potasse nettement cristallisé.

Nota. — La présence d'huile de coton et de sésame peut provoquer une réaction du même ordre que celle qui résulte de la présence de l'huile d'arachide, de sorte que la fraude est toujours attestée, et il ne peut y avoir de doute que sur sa nature.

En cas de doute, appliquer le procédé suivant dû à M. Bellier :

Placer, dans un gros tube à essai en verre mince, 1 centimètre cube d'huile à essayer, 5 centimètres cubes de potasse alcoolique à 85 grammes de KOH par litre, et chauffer jusqu'à dissolution complète en faisant bouillir une ou deux minutes au réfrigérant ascendant. Ajouter 1cc,5 d'acide acétique aqueux saturant juste les 5 centimètres cubes de potasse employés, agiter. On obtient ainsi une solution d'acétate de potasse et des acides gras de l'huile dans l'alcool à 70°. Faire refroidir rapidement en agitant le tube dans de l'eau à une température inférieure à 20°. En très peu de temps, grâce à l'acétate de potasse, l'acide arachidique et les autres acides solides de l'huile se précipitent; quand ce précipité n'augmente plus, ajouter 50 centimètres cubes d'alcool à 70° contenant 1 0/0 en volume d'acide chlorhydrique, retourner plusieurs fois le tube pour opérer le mélange et placer dans l'eau à 17-19°. Quand l'huile contient plus de 10 0/0 d'arachides, il reste un précipité d'acide arachidique plus ou moins abondant, mais toujours visible.

Au-dessous de 10 0/0, le liquide est limpide ou à peu près; mais, si on le place une demi-heure dans l'eau froide et si on regarde dans l'axe du tube, on observe un nuage qui en masque le fond. Avec des huiles pures au contraire, le fond du tube est parfaitement visible à travers le liquide très limpide. Quelques huiles de Tunisie et les huiles de coton et de sésame donnent un liquide louche. Mais, si on laisse la température remonter jusqu'à éclaircissement complet et qu'on place ensuite dans l'eau entre 17 et 19°, le trouble dû à l'huile d'arachide persiste seul.

**Marche analytique.** — Appliquer le procédé Bellier, quatre cas :

*a*) Mélange violet et acide vert;

*b*) Mélange vert et acide vert;

*c*) Mélange violet et acide jaune brun;

*d*) Mélange gris ou à peine violet et acide jaune.

Dans les cas *a* et *b*, la coloration verte de l'acide indique la présence de l'huile de sésame.

Evaluer par comparaison à peu près le quantum, ce procédé sensible dévoilant jusqu'à 1 0/0 d'huile de sésame.

Dans les cas *c* et *d*, appliquer l'essai à l'acide azotique, si l'acide qui se sépare est jaune, il y a beaucoup de chances pour que l'huile de sésame soit présente; le constater par le réactif Villawecchia et Fabris, car, dans certains cas, l'huile de sésame peut échapper au réactif Bellier.

Rechercher l'huile de coton par le réactif Halphen et, en cas de négative, par le procédé Becchi-Millau.

Rechercher l'huile d'arachide par le procédé Blarez ou le procédé Bellier.

Si aucune huile étrangère n'a été caractérisée, procéder à l'essai Caillelet (Voir p. 546).

Déterminer ensuite éventuellement l'indice d'iode et la déviation à l'oléoréfractomètre, qui révèlent la présence des autres huiles étrangères, à l'exception des huiles d'amande, d'arachide et de noisette.

## HUILE DE NOIX

**Marche systématique de l'analyse.** — La recherche des huiles demi-siccatives se fait ici comme il a été dit pour l'huile d'olive. Toutefois, les acides brunissant fortement, il est utile, pour l'application des procédés Bellier, Villawecchia et Fabris, et aussi du procédé Halphen, d'opérer sur l'huile elle-même et sur l'huile préalablement décolorée, au moins en grande partie, par battage avec du bon noir Girard. La décoloration doit être assez poussée pour que la teinte brune fournie par l'agitation avec de l'acide chlorhydrique ne soit presque plus sensible.

**Recherche de l'huile de lin.** — PROCÉDÉ HALPHEN. — *Réactif.* — Préparer, au moment de l'emploi, une solution de brome dans le tétrachlorure de carbone, en ajoutant à ce solvant assez de brome pur pour amener son volume à augmenter de la moitié : 10 centimètres cubes de solvant seront, par suite, amenés à 15 centimètres cubes.

*Mode opératoire.* — Au moyen d'un tube effilé dont on connaît le débit en gouttes d'huile de noix par centimètre cube, faire tomber, dans un tube à essai, un demi-centimètre cube d'huile, y ajouter 10 centimètres cubes d'éther sulfurique à 66°, boucher le tube et agiter pour dissoudre l'huile. Bromer ensuite le mélange en y versant, au moyen d'une burette graduée et à robinet (et par petites portions ajoutées successivement en agitant chaque fois le tube pendant deux ou trois secondes), 1 centimètre cube de la solution de brome. Boucher à nouveau, renverser une fois le tube pour en rendre le contenu homogène et l'abandonner dans un bain d'eau à 25° C.

La présence de l'huile de lin est caractérisée par ce fait qu'en moins de deux minutes l'essai qui en renferme se trouble et devient opaque. Ce n'est que bien plus tard que l'huile de noix pure se trouble. La présence d'huile d'œillette ne contrarie pas la réaction.

Voici les temps nécessaires à la production d'un trouble appréciable à une distance de quelques centimètres.

Huile de noix :

| | |
|---|---|
| De 1re pression et ancienne........... | 7 minutes |
| De 2e pression et ancienne............ | 11 — |
| De 2e pression + 6 0/0 d'huile de lin... | De suite |
| + 12 0/0 d'huile d'œillette........... | 9 minutes |
| + 12 0/0 d'huile d'œillette + 6 0/0 d'huile de lin....................... | Moins de 2 minutes |
| + 20 0/0 d'huile d'œillette............ | 11 minutes |

Détermination de la densité.
Détermination de la déviation à l'oléoréfractomètre.
Si ces derniers caractères sont normaux, effectuer l'essai Bellier.

**Recherche de l'huile d'œillette et des autres huiles.** — PROCÉDÉ BELLIER. — *Réactifs :*

Solution de potasse :

| | |
|---|---|
| Potasse pure à l'alcool............. | 16 grammes |
| Alcool à 91-93°.................... | 100 centimètres cubes |

Solution acétique :

| | |
|---|---|
| Acide acétique cristallisable...... | 25 centimètres cubes |
| Eau distillée...................... | 75 — — |

*Essai préliminaire.* — Dans un bécher, placer 5 centimètres cubes de la solution de potasse, puis quelques gouttes de phtaléine du phénol, et déterminer exactement le volume V de la solution d'acide acétique qu'il faut employer pour produire la décoloration. Ce volume doit être voisin de $2^{cc},5$.

*Pratique de l'essai.* — Dans un tube à essai de 2 centimètres de diamètre sur 18 centimètres de long, verser 1 centimètre cube d'huile à essayer, en la laissant s'écouler lentement, ajouter 5 centimètres cubes de solution alcoolique de potasse et préparer exactement dans les mêmes conditions un essai témoin avec de l'huile de noix pure (1). Elever progressivement la température, mais sans faire bouillir (pour prévenir toute évaporation), jusqu'à ce que les huiles soient dissoutes, fermer hermétiquement avec de bons bouchons, maintenir une demi-heure au bain-marie à 70° environ, laisser un peu refroidir, déboucher les tubes, ajouter dans chacun d'eux le volume V d'acide reconnu nécessaire dans l'essai préliminaire pour saturer exactement les 5 centimètres cubes de solution alcoolique de potasse; reboucher les tubes et les placer dans l'eau à 25° environ, puis, lorsqu'ils se sont équilibrés avec cette température, les placer ensemble dans l'eau à 17-19° en ayant soin d'agiter fréquemment.

La présence de l'huile d'œillette active la séparation d'acides gras insolubles sous forme d'un trouble. Ce trouble se résout en un précipité qui, avec l'huile de noix pure, occupe à peine le fond concave du tube; il est beaucoup plus important avec l'huile d'œillette.

Noter le temps qu'il faut laisser séjourner l'essai à la température de 17-19° pour constater la présence d'un trouble. Celui-ci se produit presque de suite avec les huiles d'olive, de sésame, de coton, d'arachide, de lin, de colza et de navette : il est plus lent avec l'œillette.

Voici, à titre d'indication, les observations faites dans une série d'expériences (2) :

(1) Que l'on prépare facilement soi-même par expression directe ou par extraction à la benzine.

(2) *Annales de Chimie*, 1905, p. 52.

| NUMÉROS D'ORDRE | HUILES | | TEMPS NÉCESSAIRE POUR L'APPARITION D'UN PRÉCIPITÉ VISIBLE |
|---|---|---|---|
| | DE NOIX | D'OEILLETTE | |
| | | | minutes |
| 1 | 100 | 0 | 32 |
| 2 | 90 | 10 | 28 |
| 3 | 80 | 20 | 24 |
| 4 | 60 | 40 | 16 |
| 5 | 40 | 60 | 9 |
| 6 | 20 | 80 | 7 |
| 7 | 0 | 100 | 6 |

Les tubes 1 et 2, examinés à la loupe, se troublent presque en même temps, mais le précipité devient rapidement plus abondant dans le numéro 2 que dans le numéro 1.

## SAINDOUX

**Marche analytique.** — Maintenir à 40-45° le saindoux pour obtenir une masse limpide que l'on filtre de façon à obtenir une graisse fondue claire. Rechercher d'abord l'huile de coton par le réactif Halphen (1), l'huile de sésame par le réactif Bellier et le réactif Villawecchia et Fabris.

Pour cette dernière, opérer sur la graisse fondue, mais prise à une température aussi basse que possible. D'autre part, faire fondre l'échantillon à une douce température, en prendre environ 60 grammes, les agiter d'abord avec de l'eau chargée de carbonate de soude. Celle-ci étant soutirée, laver à l'eau chargée d'acide azotique à 2 0/0. S'assurer qu'après lavage et battage l'eau de lavage est acide, la décanter et laver à l'eau bouillante jusqu'à ce que celle-ci soit tout à fait neutre. La matière grasse ainsi purifiée est maintenue en un lieu chaud (40 à 50°) jusqu'à éclaircissement complet, puis filtrée sur un filtre à plis. Elle servira à rechercher l'huile de coton par le réactif Becchi-Millau.

En l'absence de réactions caractéristiques d'huiles, mesurer la déviation à l'oléoréfractomètre. Si celle-ci est normale, déterminer l'indice d'iode.

Lorsque l'indice d'iode ne dépassera que de quelques unités le maximum de 60, il faudra procéder à la détermination de l'indice d'iode des acides liquides séparés, comme il a été dit précédemment. Pour cela, en peser 0gr,4 et procéder selon les indications précédentes.

(1) Lorsque la coloration rouge sera inférieure comme intensité à celle que donne un mélange à 2 0/0 d'huile de coton, on ne devra conclure à la présence de cette huile que si les autres caractères confirment l'anomalie de la substance.

## BEURRE DE CACAO

**Marche analytique.** — Si le produit ne se résout pas à la filtration en un liquide parfaitement clair et limpide, il faudra le dissoudre dans la benzine et filtrer le liquide en le jetant dans une allonge munie d'un tampon d'ouate sur lequel sera disposé :

1° Une couche de 2 centimètres d'un mélange à parties égales de talc et d'amidon bien sec ;

2° Une colonne de 4 centimètres de sable fin ;

3° Un tampon d'ouate.

Distiller le filtratum parfaitement limpide, verser le résidu dans une capsule plate ayant un diamètre d'au moins 1 centimètre par gramme de matière grasse qu'elle doit renfermer, et chauffer une demi-heure à une heure au bain-marie. Vérifier l'invariabilité du poids en continuant à chauffer encore une demi-heure.

Sur le produit ainsi obtenu, déterminer :

1° L'indice de Crismer ;

2° L'indice de saponification ;

3° L'indice d'iode ;

4° Les acides volatils insolubles.

## APPENDICE

**Détermination de la déviation à l'oléoréfractomètre.** — Description. — L'appareil se compose de trois cuves circulaires renfermant : la plus grande, de l'eau ; l'intermédiaire, l'huile-type, et l'autre, la matière à essayer. Ces cuves sont percées de fenêtres garnies de glaces disposées de telle sorte que le rayon lumineux émis par la flamme extérieure d'un brûleur Bunsen passe successivement par le collimateur, puis par les cuves et enfin dans une lunette qui permet d'observer la déviation subie et dont on mesure la valeur au moyen d'une échelle photographique à double graduation arbitraire placée devant l'objectif, à l'intérieur de la lunette.

Fonctionnement. — Pour faire une détermination avec cet appareil, commencer par introduire, à poste fixe, dans la flamme du bec Bunsen, une nacelle en platine dans laquelle on placera un petit morceau de sel marin fondu, de façon à avoir une flamme jaune et brillante, ou même employer simplement un bec de gaz ordinaire.

Le réglage de l'appareil se fait à des températures différentes suivant que l'essai doit être effectué sur des huiles ou sur des graisses. Nous avons dit que l'échelle photographique portait deux graduations : l'une marquée OA est employée pour les huiles, l'autre marquée OB est utilisée pour les graisses.

S'il s'agit d'examiner une huile, placer dans la cuve extérieure de l'eau à 22° C. dont on maintient exactement la température par une petite lampe fixée au pied de l'appareil et le long duquel elle peut se déplacer verticalement de façon à fournir, avec une même flamme, les quantités de chaleur différentes nécessitées pour le maintien de cette température de 22°.

D'autre part, faire chauffer dans une capsule de porcelaine de l'huile, type jusqu'à ce que sa température soit à 22-24°, en verser successivement dans la cuve médiane, que l'on ferme par son obturateur dès que la température est à 22°, et dans la cuve centrale, puis placer le couvercle qui ferme tout l'appareil. Deux thermomètres placés l'un dans la cuve à eau, l'autre dans la plus petite cuve, permettent de rendre homogène par agitation et de constater que l'ensemble est bien à 22° exactement. A ce moment, approcher l'œil de l'oculaire, mettre la lunette au point en déplaçant la partie mobile, et, si l'appareil est bien placé en face et à hauteur de la source lumineuse, on aperçoit un disque divisé en deux parties : l'une brillante, l'autre noire. La ligne qui sépare ces deux parties sert de repère ; l'amener à coïncider exactement avec le zéro de l'échelle OA en prenant dans chaque main l'une des deux vis qui se trouvent à l'extrémité du collimateur et en les manœuvrant en sens inverse. Après quoi, les bloquer dans cette dernière position.

Pratique de l'essai. — L'appareil est alors prêt à fonctionner ; ouvrir le robinet inférieur de la plus petite cuve (cuve centrale) de façon à laisser échapper l'huile-type qu'elle renferme et la remplacer par le produit à examiner, qui doit être exactement à 22° au moment de la lecture. Il est bon de remplir et de vider trois fois la cuve, de façon à la bien rincer. La remplir à nouveau et observer à quelle division de l'échelle OA correspond le repère dont il a été parlé.

Pour les matières grasses concrètes, l'opération s'effectue exactement de la même façon ; mais, dans ce cas, maintenir la température dans tout l'appareil à 45° et faire le réglage et la lecture avec l'échelle OB. Comme on a à lutter contre un rayonnement considérable, il faut introduire à l'origine dans la cuve extérieure de l'eau plus chaude (60-65°) et porter à 47-48° la matière à observer avant de la verser dans la cuve. Pour le nettoyage, laver d'abord avec une huile fluide quelconque, puis à l'éther sulfurique.

Il est toujours indispensable, avant de faire une observation, de s'assurer que le bain-marie et l'huile à essayer sont bien, suivant les circonstances, à 22 ou à 45° exactement, et d'agiter la matière grasse avec le thermomètre afin de la rendre homogène. Au moment de l'observation, le thermomètre doit être retiré de la cuve à huile.

Remarque. — Les huiles ou graisses destinées à l'examen optique doivent être parfaitement limpides. On les obtient en cet état en les agitant avec un peu de noir animal et les filtrant sur du papier ou de l'ouate. Les indications sont faussées quand les produits sont rances ou acides.

**Essai Cailletet applicable seulement à l'huile d'olive.** — Dans un tube à essai de 10 centimètres de long sur 25 millimètres de diamètre, verser 20 grammes de l'huile à analyser et 6 gouttes d'acide sulfurique pur à 66° B.

Agiter en secouant vivement pendant une minute, ajouter ensuite 9 gouttes d'acide azotique pur à 40° B. et agiter encore une seconde fois une minute. Plonger le tube dans un bain-marie dont l'eau est préalablement portée à l'ébullition en évitant toute rentrée d'eau, l'y laisser séjourner cinq minutes exactement. (Quand les huiles sont pures, elles sont alors colorées en jaune, variant de la teinte beurre fondu au jaune foncé, tandis qu'en présence d'huile de graines la masse vire au brun rougeâtre.) Le placer ensuite dans de l'eau dont la température est maintenue entre 8 et 10° grâce à quelques fragments de glace et, après un séjour de deux heures, l'observer.

A l'exception d'un petit nombre de produits tels que les huiles du Maroc, la plupart des huiles comestibles sont ainsi solidifiées complètement, surtout quand elles sont de fabrication récente. La présence de 15 à 20 0/0 d'huiles étrangères empêche en général la solidification et, sous ce rapport, l'huile d'œillette a une action particulièrement sensible.

Les produits qui, dans cet essai, auraient donné une nuance rouge brun et une solidification incomplète seront considérés par cela même comme suspects et, par suite, soumis à une étude plus approfondie.

---

## CONFITURES, SIROPS, MIELS, LIMONADES, SUCRES

(*Journal officiel* du 26 avril 1907)

### CONFITURES ET SIROPS

**Recherche de l'addition du glucose.** — Les confitures, sirops, etc., doivent, s'ils sont vendus sous l'étiquette pur sucre, ne contenir comme produits sucrés que le sucre des fruits qui ont servi à les préparer et le saccharose que l'on a ajouté pour en assurer la conservation. Les sucres des fruits sont, en général, constitués par un mélange de saccharose, de sucre inverti, et quelquefois d'un excès de lévulose (pommes, poires, etc.). Le saccharose que l'on a ajouté se retrouve dans les confitures et les sirops, en partie à l'état primitif, en partie à l'état de sucre inverti, provenant de l'action des acides du fruit.

Le sucre peut être remplacé, en tout ou partie, dans les confitures et les sirops, par du glucose, et le produit commercial que l'on choisit, dans ce cas, est le sirop cristal, qui, en général, renferme une forte proportion de dextrine.

I. Si, par les procédés ordinaires du dosage des sucres, qui font l'objet d'un autre rapport, on constate une prédominance notable du glucose par rapport au lévulose, on peut conclure à l'addition du glucose.

II. Le glucose étant additionné à l'état de sirop cristal, ainsi qu'il a été dit précédemment, il est bon de compléter, dans ce cas, l'analyse en recherchant la dextrine, qui dans le sirop cristal accompagne toujours le glucose.

Il convient d'opérer de la façon suivante :

Prendre 10 grammes de confiture ou 20 grammes de sirop, délayer dans un peu d'eau tiède et faire passer dans un ballon jaugé de 100 centimètres cubes incomplètement rempli; ajouter 2 grammes de carbonate de chaux délayé dans un peu d'eau, agiter quelque temps et verser $2^{cc},5$ d'une solution saturée à froid d'acétate neutre de plomb; compléter à 100 centimètres cubes; bien agiter et filtrer; prendre 50 centimètres cubes du filtrat, ce qui correspondra à 5 grammes de confiture ou à 10 grammes de sirop;

Concentrer le liquide au bain-marie jusqu'à consistance sirupeuse, en remuant, et ajouter, quand la masse est refroidie vers 50°, 3 à 4 centimètres cubes d'acide chlorhydrique pur;

Verser goutte à goutte le liquide ainsi obtenu et en agitant constamment dans 50 centimètres cubes d'alcool à 90°; laisser reposer deux à trois heures et décanter le liquide clair sur un filtre; laver à l'alcool, puis dissoudre le résidu dans l'eau bouillante, en recueillant le filtrat dans une fiole jaugée à 50 centimètres cubes; compléter à 50 centimètres cubes;

Agiter le liquide, s'il est coloré, avec un peu de noir animal fin, filtrer et polariser.

Si la déviation est fortement dextrogyre, et si le liquide précipite de nouveau par l'alcool, on peut conclure à la présence de la dextrine.

III. Il est utile de confirmer ce premier jugement par une recherche plus complète.

La précipitation de la dextrine entraînant toujours un peu des sucres qui l'accompagnent, on peut doser ceux-ci et voir dans quelle mesure ils contribuent à la rotation droite constatée. Ceux-ci sont constitués par un mélange de saccharose, de sucre inverti et de glucose, s'il y a eu addition de glucose.

On opère comme précédemment, mais sur une quantité double de confiture ou de sirop, de façon à prélever 100 centimètres cubes de liqueur filtrée, correspondant à 10 grammes de confiture ou 20 grammes de sirop.

Invertir le saccharose en employant le procédé Clerget, qui ne touche pas la dextrine. Pour cela, prendre 40 centimètres cubes de la liqueur ci-dessus et les introduire dans une fiole de 50 centimètres cubes, ajouter 4 centimètres cubes d'acide chlorhydrique, chauffer progressivement dans un bain-marie dont on élèvera la température de façon que le liquide de la fiole passe de 15° à 67-68° en dix à douze minutes. Laisser refroidir, ajouter 4 centimètres cubes de soude concentrée, parfaire à 50 centimètres cubes, puis doser le sucre réducteur par la liqueur de Fehling (Voir l'instruction sur le dosage des sucres); le résultat multiplié par 1,25 indique la quantité totale de sucre réducteur et de saccharose inverti dans 4 grammes de confiture ou 8 grammes de sirop.

On déduira ce que 5 grammes de confiture ou 10 grammes de sirop contiennent de sucre réducteur et de saccharose.

Puis prendre 50 centimètres cubes de la liqueur primitive filtrée et ajouter soit $0^{cc},5$ d'acide sulfurique et chauffer en autoclave une heure à 110°, soit $0^{cc},5$ d'acide chlorhydrique et chauffer pendant trois heures au réfrigérant ascendant; laisser refroidir, saturer avec $0^{cc},5$ de soude concentrée, amener le liquide à 50 centimètres cubes, et doser le sucre réducteur à la liqueur de Fehling. La différence entre les deux dosages, multipliée par 0,9, donne la quantité de dextrine contenue dans 5 grammes de confiture ou 10 grammes de sirop. On admet que la dextrine pure ne réduit par la liqueur de Fehling; quand même elle donnerait une légère réduction dans le premier essai, celle-ci n'amènerait dans le résultat du calcul qu'une erreur en moins.

Si le produit est vendu sous le nom de *fantaisie*, l'examen sera limité à la recherche des substances antiseptiques, des colorants interdits (Voir les instructions spéciales).

**Recherche de la gélatine.** — La gélatine que l'on ajoute quelquefois aux confitures, tout au moins à celles qui présentent l'aspect de gelée, aux gelées de fruits, aux sirops de gomme, aux bonbons, etc., peut être reconnue de la façon suivante :

Prendre 30 grammes environ du produit dans lequel on soupçonne la présence de la gélatine, et dissoudre dans un peu d'eau; précipiter par l'alcool ; recueillir le précipité, et en faire deux parts ; chauffer l'une d'elles dans un tube à essai, en présence de chaux vive ou de soude concentrée; il se produit un dégagement notable d'ammoniaque.

Dissoudre l'autre portion et en essayer la précipitation, soit par l'acide picrique, soit par le tannin.

On peut également profiter de la propriété qu'exerce l'aldéhyde formique d'insolubiliser la gélatine, d'après la méthode indiquée par M. Trillat.

On opère alors de la manière suivante :

Vingt-cinq grammes de substance sont directement évaporés dans une capsule au bain-marie, après dissolution préalable et filtration, s'il y a lieu, pour séparer les matières insolubles. L'évaporation doit être poussée jusqu'à consistance de sirop très épais.

On retire la capsule et on imprègne le résidu avec 5 centimètres cubes d'une solution d'aldéhyde formique du commerce étendue à 10 0/0. On évapore de nouveau le plus possible, au bain-marie : la matière albuminoïde, s'il en existe dans le résidu, est insolubilisée par ce traitement. On l'isole en la débarrassant des substances qui l'accompagnent par un traitement à l'eau bouillante, au besoin alcalinisée ou acidifiée. La gélatine insolubilisée reste comme résidu transparent, souvent attaché au fond de la capsule. On peut la sécher et évaluer son poids.

**Recherche de la gélose.** — La gélatine est quelquefois remplacée, dans les produits alimentaires, par de la gélose.

I. Celle-ci renferme, en général, des diatomées, telles que l'*arachnoïdiscus japonicus ;* ces algues microscopiques, renfermées dans une charpente siliceuse, sont inattaquables par les acides. Il convient alors d'opérer de la façon suivante :

Chauffer 100 grammes de confiture avec 500 centimètres cubes d'eau et 5 centimètres cubes d'acide sulfurique; filtrer sur un linge grossier, et laisser décanter, puis filtrer le dépôt;

Sécher le filtre et brûler celui-ci avec son contenu par un mélange constitué par une partie d'acide sulfurique et trois parties d'acide nitrique

Étendre d'eau le liquide et rechercher, dans le dépôt, les diatomées au moyen du microscope.

Le même résultat s'obtient beaucoup plus rapidement par la centrifugation : on place 10 grammes de gelée de confiture dans un tube, on les délaye avec 2 centimètres cubes d'acide chlorhydrique et on chauffe au bain-marie jusqu'à liquéfaction complète. On centrifuge alors, puis, à l'aide d'une pipette effilée, on prélève un peu du dépôt pour l'examiner au microscope. Les diatomées s'y trouvent mélangées à des débris cellulosiques, plus ou moins abondants suivant la nature de la confiture examinée.

II. Certaines géloses ne renfermant pas de diatomées, il est nécessaire, quand, malgré les apparences, on ne peut caractériser la gélose par le procédé ci-dessus, de recourir aux méthodes suivantes :

Si la confiture renferme de la gélatine :

Placer 30 grammes de confiture dans une capsule de porcelaine de 250 centimètres cubes ; ajouter 10 centimètres cubes d'eau et chauffer quelques instants au bain-marie en agitant ;

Retirer la capsule du bain-marie et ajouter 150 centimètres cubes d'alcool à 95° ; abandonner au repos pendant douze heures, décanter la partie liquide et la rejeter ;

Reprendre le précipité adhérent aux parois par 50 centimètres cubes d'eau distillée, faire bouillir; ajouter de l'eau de chaux jusqu'à réaction franchement alcaline, faire bouillir et séparer, sur une toile, le précipité gélatineux de pectate de chaux ;

Neutraliser la liqueur filtrée par une solution étendue d'acide oxalique, en maintenant une réaction légèrement alcaline ;

Concentrer au bain-marie jusqu'à siccité et diviser le résidu au moyen d'une baguette de verre à bout aplati ;

Verser 2 centimètres cubes de formol commercial pour insolubiliser la gélatine, agiter et évaporer de nouveau à siccité ;

Reprendre le résidu par 50 centimètres cubes d'eau, faire bouillir, filtrer sur un entonnoir à filtration chaude ;

Évaporer la liqueur jusqu'à 6 ou 8 centimètres cubes, et voir si le résidu se reprend en gelée par refroidissement.

Si la confiture ne renferme pas de gélatine, on exécutera, pour caractériser la gélose, les mêmes opérations, à l'exception de l'addition de formol.

**Recherche des antiseptiques (acide salicylique, acide benzoïque, acide borique), de la saccharine et congénères.** — Voir l'instruction spéciale.

**Recherche des éléments microscopiques pour caractériser les fruits employés dans la fabrication des confitures.** — Certains fruits, cerises, framboises, groseilles, coings, présentent, au sein de leurs gelées, des éléments anatomiques qui peuvent les caractériser. Les planches publiées dans le *Traité d'analyses* de Villiers et Collin pourront servir de guide pour la recherche de ces éléments.

**Recherche de l'acide tartrique.** — On admet que les fruits destinés à la fabrication des confitures ne renferment pas d'acide tartrique en quantité notable. La présence de celui-ci pourra faire présumer la fraude :

Cinquante grammes de confiture sont épuisés, en plusieurs fois, par 200 centimètres cubes d'alcool à 95°, et les liqueurs alcooliques, séparées par filtration, évaporées à sec au bain-marie.

Le résidu est repris par l'eau distillée et la solution, rendue légèrement ammoniacale, est additionnée de chlorure de calcium et portée à l'ébullition.

Après refroidissement, le précipité est séparé par décantation ou par filtration et dissous dans l'eau bouillante, en présence d'une quantité de carbonate de potasse suffisante pour rendre la liqueur légèrement alcaline.

Le précipité de carbonate de chaux est éliminé par filtration et la liqueur, qu'on acidule par l'acide acétique, est amenée au volume de 100 centimètres cubes.

On en prélève alors 25 centimètres cubes dans lesquels on précipite le bitartrate de potassium par 50 centimètres cubes d'un mélange à volumes égaux d'alcool et d'éther, pour y doser l'acide tartrique, comme il est dit à propos des vins.

Un centimètre cube de soude déci-normale correspond à 0gr,0149 d'acide tartrique.

## MIELS

Le miel est bien mélangé avant de procéder à l'analyse. Le meilleur moyen d'obtenir ce mélange consiste à placer le récipient qui contient le miel dans de l'eau tiède jusqu'à liquéfaction suffisante.

On pèse 25 grammes de miel qu'on dissout dans l'eau. On amène le liquide au volume de 250 centimètres cubes dans un ballon jaugé.

**Examen microscopique.** — Une partie de la solution ci-dessus est centrifugée, et le dépôt est examiné au microscope, à un faible grossissement. On constate, dans les miels naturels, la présence de grains de pollen et de quelques particules de cire. Les miels mal préparés peuvent renfermer des débris d'organes d'abeille. On ne doit pas trouver de grains d'amidon dans ce dépôt.

**Sucres.** — On détermine au moyen de deux dosages à la liqueur de Fehling les sucres réducteurs avant et après inversion. On exprime en saccharose la différence entre ces deux résultats en multipliant cette différence par 0,95.

On détermine aussi le pouvoir rotatoire de la solution du miel à 10 0/0 avant et après inversion.

**Dextrine.** — Dissoudre 25 grammes de miel dans 250 centimètres cubes d'eau, ajouter 5 grammes de levure exempte d'amidon et laisser fermenter le liquide à 30° pendant trois jours ; filtrer ; recueillir 200 centimètres cubes du liquide filtré qu'on concentre à 25 centimètres cubes environ. Verser ce liquide goutte à goutte, et en agitant constamment, dans 100 centimètres cubes d'alcool à 95° ; laisser reposer deux à trois heures ; recueillir le précipité sur un filtre, le laver à l'alcool, puis le redissoudre dans l'eau bouillante. Amener la solution au volume de 50 centimètres cubes ; en prendre le pouvoir rotatoire : si celui-ci est nettement dextrogyre, prendre le pouvoir réducteur ; évaluer ce pouvoir réducteur en glucose ; calculer le pouvoir rotatoire correspondant à celui-ci et retrancher ce pouvoir rotatoire de celui obtenu précédemment. S'il reste ainsi un pouvoir rotatoire droit, celui-ci permettra de soupçonner la présence de dextrine et d'évaluer celle-ci.

### LIMONADES

**Recherche du glucose.** — Opérer comme il a été dit pour les sirops et confitures, mais en employant 50 centimètres cubes de limonade.

**Recherche des antiseptiques et de la saccharine.** — On recherchera l'acide salicylique, l'acide benzoïque, l'acide borique, la saccharine et ses congénères. (Voir l'instruction spéciale.)

### SUCRES EN POUDRE

Le sucre en poudre doit être entièrement soluble dans l'eau et donner au polarimètre la rotation du sucre pur.

S'il n'est pas complètement soluble, on laissera déposer la solution et on examinera le résidu au microscope pour en déterminer la nature.

On s'assurera que le liquide clair ne se colore pas par ébullition avec la potasse et ne réduit pas la liqueur de Fehling.

---

## CIDRES ET POIRÉS

(*Journal officiel* du 8 juillet 1907)

**Alcool. — Extrait dans le vide. — Sucre réducteur. — Saccharose-Dextrine. — Examen polarimétrique.** — Opérer comme il a été dit pour le vin.

**Extrait non-sucre.** — S'obtient en retranchant de l'extrait la somme du sucre réducteur et du saccharose. Si le cidre ou le poiré examiné renferment plus de 10 grammes de sucre, il faut éliminer la majeure partie de ceux-ci par fermentation. Pour cela, on ajoute au cidre une très petite quantité de levure et on place à l'étuve à 25-28° pendant quelques jours. On effectue sur le cidre refermenté une nouvelle détermination de l'extrait et des sucres, et ce sont ces résultats qu'on utilise pour calculer le non-sucre.

**Acidité totale, fixe et volatile. — Acide tartrique. — Cendres.** — Opérer comme il a été dit pour le vin.

**Alcalinité des cendres.** — Reprendre les cendres par l'eau ; filtrer, et, dans la liqueur filtrée, déterminer l'alcalinité au moyen de l'acide sulfurique déci-normal en employant l'orangé comme indicateur. Évaluer l'alcalinité en $K^2CO^3$. Soit $n$ le nombre de centimètres cubes de liqueur acide employée : l'alcalinité en $K^2CO^3$ est de $n \times 0{,}2764$ par litre.

**Bimalate de potasse.** — En multipliant le résultat précédent par 2,48, on obtiendra un chiffre que l'on inscrira, dans le *Bulletin d'analyse*, sous la rubrique : *Alcalinité exprimée en bimalate de potasse.*

**Acide citrique.** — Opérer comme il a été dit pour le vin.

**Matières colorantes étrangères.** — Voir l'instruction spéciale.

**Antiseptiques et édulcorants : acide salicylique, acide borique, acide fluorhydrique, saccharine.** — Voir l'instruction spéciale.

**Acide sulfureux.** — Opérer comme il a été dit pour le vin.

---

## ANTISEPTIQUES ET ÉDULCORANTS

(*Journal officiel* du 19 juillet 1907)

Les principaux antiseptiques que l'on peut rencontrer à l'état pur, ou à l'état de sel, ou de combinaison dans les aliments liquides ou solides, sont les suivants : acide sulfureux et sulfites, fluorures, fluoborates, chromates alcalins, acide borique, acide salicylique, acide benzoïque, dérivés du naphtol, formol et dérivés.

Comme édulcorants, on peut avoir à rechercher la saccharine, la sucramine, la dulcine et la glucine.

### § 1. — Antiseptiques

**Acide sulfureux.** — L'acide sulfureux et les sulfites alcalins, principalement les bisulfites, sont souvent employés pour la conservation des liquides ou des substances fermentescibles. On pourra, pour la recherche et le dosage de l'anhydride sulfureux, se conformer à la méthode indiquée pour le vin.

D'une manière générale, on peut employer le procédé suivant.

*Analyse qualitative.* — Pour rechercher l'acide sulfureux, on fait passer dans les liquides, légèrement acidifiés par un peu d'acide chlorhydrique, un courant d'hydrogène, et on recueille les gaz dans une solution très diluée d'iodure de potassium iodurée. L'entraînement de l'acide sulfureux peut être activé en chauffant légèrement. Si la proportion est assez grande, on constate une décoloration de l'iode ; dans tous les cas, que cette décoloration se produise ou non, on reconnaît la présence de l'acide sulfureux en ajoutant dans la liqueur quelques gouttes d'une solution de chlorure de baryum qui donne un précipité de sulfate de baryum par la transformation de l'acide sulfureux en acide sulfurique.

*Dosage.* — En opérant de la sorte, et en prolongeant l'opération assez longtemps pour que les gaz qui se dégagent ne réagissent plus sur l'iodure de potassium ioduré, ce que l'on vérifiera en changeant le tube abducteur et le réactif, on pourra doser à l'état de sulfate de baryum l'acide sulfurique formé, et en déduire la proportion de l'acide sulfureux. Une partie de sulfate de baryte correspond à 0,275 d'anhydride sulfureux.

**Fluorures.** — Les composés du fluor doivent être recherchés dans la plupart des matières alimentaires, boissons, sirops, confitures, conserves, beurres, graisses, etc.

Pour rechercher les fluorures et les fluoborates, on calcine en présence de la chaux les résidus de l'évaporation du vin, de la bière, etc., ou des liquides de digestion, s'il s'agit d'une substance solide ; s'il s'agit de beurre ou d'une matière grasse analogue, on le fera fondre doucement, on prélèvera avec un tube étiré le liquide aqueux, trouble, séparé à la partie inférieure, et, après l'avoir évaporé à sec, en présence d'un peu de chaux, on calcinera le résidu.

Si la substance alimentaire a été additionnée d'un fluorure simple, tel que le fluorure d'ammonium, d'un fluoborate ou d'un fluosilicate, les cendres obtenues contiendront le fluor à l'état de fluorure de calcium ; en outre, dans les deux derniers cas, elles renfermeront du borate ou du silicate de chaux.

On traite ensuite les cendres en les chauffant dix minutes au bain-marie avec un peu d'eau acidulée par l'acide acétique (environ 5 0/0), qui dissout le borate de chaux s'il s'en trouve. La solution acétique est ensuite évaporée à sec, après neutralisation, et l'acide borique recherché dans le résidu, comme il est dit plus loin.

Le résidu insoluble est desséché par calcination et introduit avec un peu de silice précipitée, ou mieux de silicate de chaux, dans un petit creuset ; on humecte avec un peu d'acide sulfurique concentré, puis on recouvre le creuset avec une plaque de verre, sur la face inférieure de laquelle on a préalablement déposé, au moyen d'un agitateur, une gouttelette d'eau. Dans le cas où la cendre renferme un composé fluoré, on voit apparaître, après quelques instants, une auréole de silice sur les bords de la gouttelette d'eau. La réaction se produit sans qu'il soit nécessaire de chauffer.

**Chromates alcalins.** — La recherche des chromates se fait dans les cendres : elles sont colorées en jaune pour des doses d'acide chromique supérieures à 1/100.000e.

Pour les doses plus faibles, on peut opérer de la manière suivante : on évapore le liquide à analyser et on fait une incinération du résidu dans une capsule de porcelaine jusqu'à ce que l'on ait des cendres blanches. Après refroidissement, on arrose celles-ci avec quelques centimètres cubes d'eau distillée et l'on verse le tout sur un filtre. Le liquide, complètement incolore dans le cas ordinaire, est coloré en jaune, s'il y a des chromates.

Le chrome est caractérisé au moyen de la réaction de Barreswil : on acidule le liquide, contenu dans un tube à essai, avec quelques gouttes d'acide sulfurique dilué, puis on fait tomber dans le tube deux ou trois gouttes d'eau oxygénée et on agite avec un peu d'éther qui dissout l'acide perchromique et forme à la partie supérieure une couche colorée en bleu.

**Acide borique.** — L'acide borique est fréquemment ajouté dans les aliments, notamment dans les beurres et les viandes. On le recherche par le procédé suivant :

La substance est incinérée jusqu'à ce que tout le charbon soit brûlé ; s'il s'agit d'un vin, on opère sur un volume constant de 25 centimètres cubes. L'acide borique que l'on peut rencontrer dans les matières alimentaires se trouve généralement en présence d'une assez grande quantité de bases alcalines et terreuses pour que les pertes par volatilisation soient négligeables. S'il n'en était pas ainsi, il suffirait d'ajouter une trace de carbonate alcalin.

Dans le cas d'une matière grasse, telle que le beurre, au lieu d'incinérer la substance, il sera préférable de la faire fondre et de l'épuiser par de l'eau tiède contenant 1 ou 2 centigrammes de carbonate de soude ; l'eau sera ensuite évaporée et le résidu calciné légèrement.

Les cendres sont traitées par des volumes déterminés d'acide sulfurique et d'alcool méthylique ; 1 centimètre cube d'acide sulfurique suffit pour humecter les cendres de 25 centimètres cubes de vin. On égoutte dans un petit ballon le liquide qui peut en être séparé et on lave le fond du vase avec 3 centimètres cubes d'alcool méthylique ajoutés en deux ou trois fois, en réunissant dans le ballon ces portions successives. On bouche aussitôt le ballon et on l'adapte à un réfrigérant ; on chauffe le mélange jusqu'à apparition des vapeurs blanches d'acide sulfurique, et on enflamme de suite le liquide distillé, recueilli en évitant une évaporation partielle, après l'avoir transvasé dans une petite soucoupe. La flamme, surtout lorsqu'on l'observe en se plaçant devant un fond noir et en évitant une lumière trop intense, est déjà très nettement colorée en vert, principalement au début, par une quantité d'acide borique ne dépassant pas un dixième de milligramme.

**Acide salicylique.** — La recherche de l'acide salicylique se fait au moyen du perchlorure de fer, qui donne une coloration violette et très nette avec des traces excessivement faibles d'acide salicylique. La solution de perchlorure de fer doit être rigoureusement neutre, car il suffit de traces d'acides minéraux pour empêcher la réaction de se produire ; aussi doit-elle être très étendue, parce que la solution concentrée contient souvent des traces d'acide chlorhydrique. Elle doit être préparée au moment de l'emploi en diluant une solution de perchlorure de fer aussi neutre que possible, jusqu'à ce que sa coloration soit à peine sensible. L'addition du perchlorure de fer doit se faire avec précaution, un excès de réactif faisant disparaître la coloration.

La recherche de l'acide salicylique ne se fait qu'après une extraction préalable qui varie selon la substance qui le renferme.

S'il s'agit d'un produit liquide renfermant peu de tannin, on acidule par de l'acide chlorhydrique ou sulfurique et on agite avec de la benzine dans une petite boule à décantation. Si le produit contient du tannin, on l'élimine par addition ménagée d'acétate neutre de plomb qui laisse la liqueur légèrement acide.

La recherche de l'acide salicylique dans le lait doit se faire en caillant préalablement celui-ci par l'acide acétique et en épuisant par la benzine les liquides filtrés et acidulés.

Les corps gras, beurre, margarine, graisse alimentaire, sont fondus, agités avec de l'eau alcalinisée par le bicarbonate de sodium de façon à transformer l'acide salicylique en sel alcalin. Après séparation de l'eau, on acidifie et on traite par la benzine.

Les substances solides, viande, saucisson, etc., sont préalablement hachées et mises en contact avec de l'eau alcalinisée. L'extraction à la benzine se fait ensuite comme précédemment.

Dans toutes ces manipulations, il faut avoir soin d'éviter la formation d'une émulsion plus ou moins gênante; pour cela il faut avoir soin d'agiter doucement le liquide avec la benzine. On évite toute émulsion en faisant couler les deux couches des liquides dans un tube de 2 à 3 centimètres de diamètre sur 20 à 30 centimètres de longueur que l'on fait tourner horizontalement autour de son axe.

L'acide salicylique étant ainsi extrait au moyen de la benzine, il suffit, pour reconnaître sa présence, d'agiter la solution benzénique, amenée par concentration à environ 20 centimètres cubes, dans un tube à essai avec 5 centimètres cubes de la solution étendue de perchlorure de fer.

**Acide benzoïque.** — A cause de la faible solubilité de l'acide benzoïque dans l'eau froide, on est obligé de l'extraire des aliments où on le recherche au moyen de l'alcool, de l'éther ou d'une eau alcaline. Quand on fait usage d'alcool ou d'éther, on évapore le solvant (recherche de l'odeur; sublimation sur une fraction du résidu et détermination du point de fusion, si possible) et on reprend le résidu par l'eau chaude.

*Recherche par la formation du benzoate de fer.* — Le liquide exactement neutralisé est additionné de perchlorure de fer qui donne un précipité caractéristique.

*Recherche par la formation d'acide métadinitrobenzoïque.* — Le résidu, chauffé avec l'acide sulfurique (acide sulfobenzoïque) et avec quelques gouttes de nitrate de potassium, donne l'acide métadinitrobenzoïque; la sursaturation de cet acide par l'ammoniaque produit une coloration jaune qui devient rouge en présence du sulfure d'ammonium (acide ammonium-métadiamidobenzoïque).

**Abrastol et dérivés du naphtol-β.** — Abrastol (sel de calcium du sulfate acide de naphtyle-β), $(C^{10}H^{7}OSO^{3})^{2}Ca$.

On extrait l'antiseptique du liquide où il a été introduit au moyen d'un épuisement par l'éther acétique, ou mieux par l'alcool amylique, après avoir, s'il s'agit d'un vin, rendu la réaction légèrement alcaline, pour éviter la dissolution d'une partie de la matière colorante du vin dans l'alcool amylique.

On agite doucement, pour éviter de produire une émulsion, pendant une à deux minutes, 50 centimètres cubes de vin, alcalinisé par quelques gouttes d'ammoniaque, avec environ 10 centimètres cubes d'alcool amylique, et on laisse reposer pendant quelques instants; si la séparation de l'alcool amylique ne se fait pas nettement, on l'obtient rapidement en ajoutant quelques gouttes d'alcool et en agitant légèrement.

On décante l'alcool amylique, on le filtre, s'il n'est pas bien limpide, et on l'évapore au bain-marie dans une petite capsule. L'abrastol reste comme résidu, plus ou moins mélangé de matières étrangères dont la présence ne gêne pas la réaction. On verse sur ce résidu 1 centimètre cube d'acide azotique étendu de son volume d'eau, en ayant soin d'en humecter toutes les parties; on chauffe au bain-marie jusqu'à ce que le liquide soit réduit de moitié environ; on transvase dans un tube à essai et l'on ajoute environ 1 centimètre cube d'eau avec laquelle on lave d'abord la capsule.

L'action de l'acide azotique a déterminé la production d'un composé nitré qui colore l'eau en jaune. En réduisant ce composé nitré, on obtient une substance colorante rouge.

Pour opérer la réduction, on introduit dans le tube à essai environ 0gr,2 de sulfate ferreux, et, après dissolution, de l'ammoniaque étendue de son volume d'eau, goutte à goutte, jusqu'à production d'un précipité permanent. On ajoute enfin 5 centimètres cubes d'alcool pour précipiter des matières jaunes et le sel ferrique, et quelques gouttes d'acide sulfurique; on agite, on laisse reposer et on filtre.

Les vins purs donnent ainsi un liquide incolore ou légèrement jaunâtre; les vins contenant de l'abrastol, un liquide plus ou moins rouge suivant la proportion de cet antiseptique. La coloration est sensible avec des vins ne contenant que 0gr,01 à 0gr,015 d'abrastol.

En présence de l'acide salicylique, le procédé précédent pourrait donner une réaction colorée présentant une certaine analogie avec celle de l'abrastol; mais la coloration est orangée au lieu d'être rouge, et la réaction est beaucoup moins sensible. On n'obtient qu'une teinte à peine marquée avec un vin contenant 0gr,1 d'acide salicylique par litre; on peut du reste distinguer ce dernier en ajoutant une goutte de perchlorure de fer très étendu sur le résidu de l'alcool amylique. Avec l'acide salicylique, on obtient une coloration violette persistant à l'ébullition; avec l'abrastol, une coloration bleue qui disparaît à chaud. Si les deux antiseptiques se trouvaient réunis, l'acide salicylique n'existerait du reste jamais en quantité assez grande pour empêcher de caractériser la présence de l'abrastol.

La réaction est complètement masquée lorsqu'on se trouve en présence de la fuchsine S, de la safranine et de l'orangé II ; elle l'est plus ou moins par les éosines, l'orangé, les jaunes de naphtol, la citronine, le bleu de méthylène et le bleu alcalin ; mais il est facile d'éliminer ces matières colorantes ; si l'alcool amylique est coloré après le traitement de la substance alimentaire, il suffit, l'évaporation terminée, de reprendre le résidu par de l'acide acétique très dilué, ou, dans le cas du bleu alcalin, par de l'ammoniaque étendue d'eau, et d'évaporer de nouveau à sec sur un mouchet de laine blanche. En reprenant par l'eau, on dissout l'abrastol seul, et l'on termine comme en l'absence de matière colorante.

Le même traitement permettra de caractériser la présence du naphtol-β et de ses dérivés.

**Aldéhyde formique.** — L'aldéhyde formique est surtout utilisée pour la conservation du lait, mais on peut la trouver encore dans d'autres aliments et boissons, comme les viandes, les fruits conservés et le cidre. On la recherche par les réactifs suivants, qui fournissent directement des colorations.

*Recherche par la phloroglucine.* — On fait usage d'une solution de phloroglucine complètement incolore à 1 gramme par litre, et d'une solution à 10 0/0 de soude. On verse dans un tube à essai 5 centimètres cubes environ de lait, 2 à 3 centimètres cubes de la solution de phloroglucine ; on agite, puis on ajoute 1 à 2 centimètres cubes de la solution alcaline.

Quand le lait est pur, le mélange prend une teinte blanc verdâtre et devient semi-transparent ; si le lait est additionné de formol, il se développe une coloration rose saumon, fugace, qui disparaît au bout de quelques minutes. La coloration est très vive avec du lait formolé à la dose de 1/100.000, elle est encore nette à 1/500.000 ; on peut encore la percevoir au millionième, par comparaison avec un lait pur.

*Recherche par le phénol.* — On distille environ 100 centimètres cubes de lait et on recueille 20 à 25 centimètres cubes de liquide. Au distillat, on ajoute quelques gouttes d'une solution aqueuse très diluée de phénol et on verse l'acide sulfurique concentré de telle façon que les deux liquides se mélangent aussi peu que possible. En présence de la formaldéhyde, il se produit un anneau rouge carmin au contact des deux liquides.

*Recherche par le perchlorure de fer.* — Le lait formolé, traité par son volume d'acide sulfurique et quelques gouttes de perchlorure de fer, développe, surtout à chaud, une magnifique coloration violette.

Cette réaction est très sensible et permet facilement de reconnaître le lait formolé à la dose de 1/100.000.

Les réactions qui précèdent étant communes à plusieurs aldéhydes, on caractérise l'aldéhyde formique par le procédé suivant.

*Procédé Trillat.* — Ce procédé consiste à combiner l'aldéhyde formique avec la diméthylaniline et à oxyder la base ainsi obtenue par le bioxyde de plomb : on obtient une coloration bleue, stable à l'ébullition et correspondant à une réaction nettement définie. La diméthylaniline doit être rigoureusement rectifiée (point d'ébullition, 192). On la conserve dans des flacons bouchés à l'abri de l'air et de la lumière.

On distille 100 centimètres cubes du liquide contenant le formol, de manière à obtenir environ 25 centimètres cubes de liquide distillé. Celui-ci est additionné d'un demi-centimètre cube de diméthylaniline et de 5 centimètres cubes d'acide sulfurique à 1 0/0, dans un petit flacon que l'on bouche et que l'on place sur un bain-marie à une température d'environ 50°. Après une heure de chauffage, la condensation est terminée ; on verse le contenu du flacon dans un ballon d'un demi-litre. On étend à environ 100 centimètres cubes et on alcalinise fortement avec 5 centimètres cubes de lessive de soude. On relie le ballon, d'une part, avec un récipient contenant de l'eau et, d'autre part, avec un réfrigérant incliné ; on chauffe le ballon et on fait passer en même temps un violent courant de vapeur d'eau, de manière à chasser complètement la diméthylaniline, ce que l'on reconnaît lorsqu'il ne passe plus de gouttelettes huileuses (durée du passage de la vapeur, environ dix minutes).

La base résultant de la combinaison de la diméthylaniline et du formol reste dans le résidu. Il suffit, pour une recherche qualitative, d'aciduler le liquide avec l'acide acétique, d'en prélever quelques centimètres cubes et d'ajouter une trace de bioxyde de plomb en suspension dans l'eau (2 à 3 grammes en suspension dans 100 centimètres cubes d'eau) pour voir apparaître à l'ébullition la coloration bleue caractéristique de l'hydrol qui disparaît à froid et reparaît à chaud.

Pour doser la formaldéhyde, on opère sur la totalité du liquide alcalin, que l'on traite par l'éther. Par évaporation de l'éther, on obtient les cristaux de tétraméthyldiamidodiphénylméthane, du poids desquels on déduit celui de l'aldéhyde formique : $CH^2(C^6H^4N,2CH^3)^2$.

*Recherche de la formaldéhyde polymérisée.* — La formaldéhyde peut se rencontrer dans les aliments à l'état polymérisé, soit qu'on l'ait ajoutée à cet état, soit que la polymérisation se soit produite spontanément. Dans ce cas, par suite de son insolubilité complète dans l'eau, les réactions colorées donnent souvent un résultat négatif. On devra, dans ce cas, avoir recours au procédé à la diméthylaniline, qui dépolymérise le trioxyméthylène.

## § 2. — Recherche des édulcorants

**Saccharine.** — La saccharine (sulfimide benzoïque, $C^6H^4$-$SO^2$-CO-NH) est couramment utilisée dans les aliments liquides ou solides, non comme édulcorant, mais comme antiseptique.

Le produit ou le liquide provenant d'un épuisement par l'eau ou l'alcool est évaporé ou soumis à la distillation, pour en séparer l'alcool ; on ajoute ensuite un excès d'acétate neutre de plomb en milieu acide. (Si le liquide n'est pas suffisamment acide, on ajoute 1 0/0 d'acide acétique cristallisable). L'excès de plomb est séparé de la solution par précipitation à l'aide d'un excès d'acide sulfurique; on filtre ensuite.

La solution acide ainsi obtenue est épuisée à trois reprises par agitation chaque fois avec moitié de son volume d'éther.

On évapore ce dissolvant, puis on reprend le résidu par 10 centimètres cubes d'acide sulfurique à $\frac{1}{10}$ et on chauffe au bain-marie, en ajoutant peu à peu du permanganate de potasse en solution saturée jusqu'à coloration persistante.

La liqueur ainsi obtenue, quelle qu'ait été sa composition primitive, ne peut contenir ni acide salicylique, ni éther salicylique, ni aucun produit capable de masquer soit le goût, soit les réactions de la saccharine. Elle est alors agitée trois fois avec moitié de son volume de benzine. La solution benzénique décantée, filtrée, est évaporée à sec. Le résidu est repris par 2 centimètres cubes d'eau chaude. Une goutte de la solution est prélevée pour rechercher la saveur sucrée. Si le résultat est positif, le reste de la liqueur est versé dans un tube à essai et la capsule rincée avec 2 centimètres cubes d'une solution de soude à 3 0 0 de NaOH. Les liqueurs réunies sont évaporées à sec, en ayant soin d'éviter que l'opération ne soit trop longue, par crainte de carbonatation totale de l'alcali. Le tube à essai est alors relié à un thermomètre par deux bagues de caoutchouc, de façon à ce que le bout du thermomètre soit sur le même plan que le fond du tube. Le tout est porté dans un bain de soudure des plombiers, préalablement chauffé, et y est maintenu pendant une minute à 270°. Le résidu est dissous dans l'acide sulfurique à $\frac{1}{10}$, la solution est agitée avec de la benzine, celle-ci décantée et filtrée est agitée avec 1 centimètre cube de la solution ferrique employée pour la recherche de l'acide salicylique. On observe la coloration violette, caractéristique de la présence d'acide salicylique, si le produit traité contenait de la saccharine.

**Sucramine et dérivés de la saccharine.** — La sucramine est le sel ammoniacal de la saccharine : elle présente donc tous les caractères de la saccharine, sauf la solubilité dans le solvant de la sulfimide.

En solution aqueuse, elle ne passe pas dans l'éther ou la benzine lorsqu'on l'agite avec ces dissolvants; il est donc nécessaire d'acidifier par l'acide sulfurique avant de procéder à l'épuisement.

**Dulcine.** — La dulcine ou paraphénétolcarbamide $C^2H^5O.C^6H^4.NH.CO.NH^2$ est jusqu'ici moins répandue que la saccharine.

La matière est directement traitée par le chloroforme, qui extrait la dulcine.

S'il s'agit d'un liquide, comme le vin, on l'additionne de carbonate de plomb et on évapore au bain-marie pour obtenir une pâte épaisse. Le résidu est traité par l'alcool; l'extrait alcoolique, évaporé à sec, est épuisé à plusieurs reprises avec de l'éther. L'extrait éthéré filtré laisse déposer la dulcine à l'état pur. On peut la reconnaître par son goût sucré et son point de fusion (173-174°). On la caractérise en outre par les réactions suivantes :

*a*) La dulcine est mise en suspension dans un peu d'eau ; on ajoute 5 à 8 gouttes d'une solution de nitrate de mercure, exempte d'acide nitrique, puis on chauffe huit à dix minutes au bain-marie bouillant. Il se forme une faible coloration violette, qui s'accroît par addition d'une petite quantité de peroxyde de plomb.

*b*) La dulcine est chauffée peu de temps avec 3 à 4 gouttes de phénol et d'acide sulfurique concentré, puis étendue avec de l'eau et additionnée d'ammoniaque. A la surface de contact des deux liquides, non miscibles immédiatement, il se forme une zone bleue.

---

# LOIS ET DÉCRETS

## RELATIFS AUX FALSIFICATIONS DES DENRÉES ALIMENTAIRES

### LOI DU 14 AOUT 1889

AYANT POUR OBJET D'INDIQUER AU CONSOMMATEUR LA NATURE DU PRODUIT LIVRÉ A LA CONSOMMATION SOUS LE NOM DE VIN ET DE PRÉVENIR LES FRAUDES DANS LA VENTE DE CE PRODUIT.

Article premier. — Nul ne pourra expédier, vendre ou mettre en vente, sous la dénomination de vin, un produit autre que celui de la fermentation des raisins frais.

Art. 2. — Le produit de la fermentation des marcs de raisin frais avec addition de sucre et d'eau ; le mélange de ce produit avec le vin, dans quelque proportion que ce soit, ne pourra être expédié, vendu ou mis en vente que sous le nom de *vin de sucre*.

Art. 3. — Le produit de la fermentation des raisins secs avec de l'eau ne pourra être expédié, vendu ou mis en vente que sous la dénomination de vin de raisins secs ; il en sera de même du mélange de ce produit, quelles qu'en soient les proportions, avec du vin.

Art. 4. — Les fûts ou récipients contenant des vins de sucre ou des vins de raisins secs devront porter en gros caractères : « Vin de sucre, vin de raisins secs. »

Les livres, factures, lettres de voiture, connaissements devront contenir les mêmes indications, suivant la nature du produit livré.

Art. 5. — Les titres de mouvement accompagnant les expéditions de vin, vins de sucre, vins de raisins secs, devront être de couleurs spéciales.

Un arrêté ministériel réglera les détails d'application de cette disposition (1).

Art. 6. — En cas de contravention aux articles ci-dessus, les délinquants seront punis d'une amende de 25 à 500 francs et d'un emprisonnement de dix jours à trois mois.

L'article 463 du Code pénal sera applicable.

En cas de récidive, la peine de l'emprisonnement sera toujours prononcée.

Les tribunaux pourront ordonner, suivant la gravité des cas, l'impression dans les journaux et l'affichage aux lieux qu'ils indiqueront, des jugements de condamnation aux frais du condamné.

Art. 7. — Toute addition au vin, au vin de sucre, au vin de raisins secs, soit au moment de la fermentation ou de la distillation, des figues, caroubes, fleurs de moura, clochettes, riz, orge et autres matières sucrées, constitue la falsification de denrées alimentaires prévue par la loi du 27 mars 1851.

Les dispositions de cette loi sont applicables à ceux qui falsifient, détiennent, vendent ou mettent en vente la denrée alimentaire, sachant qu'elle est falsifiée.

La denrée alimentaire falsifiée sera confisquée par application de l'article 5 de ladite loi.

(1) La Chambre a voté, le 29 novembre 1892, l'abrogation de cet article.

## LOI DU 11 JUILLET 1891

### TENDANT A RÉPRIMER LES FRAUDES DANS LA VENTE DU VIN

Article premier. — L'article 2 de la loi du 14 août 1889 est ainsi modifié :

« Le produit de la fermentation des marcs de raisins frais avec de l'eau, qu'il y ait ou non addition de sucre, le mélange de ce produit avec le vin, dans quelque proportion que ce soit, ne pourra être expédié, vendu ou mis en vente que sous le nom de vin de marc ou vin de sucre. »

Art. 2. — Constitue la falsification de denrées alimentaires, prévue et réprimée par la loi du 27 mars 1851, toute addition au vin, au vin de sucre ou de marc, au vin de raisins secs :

1° De matières colorantes quelconques ;

2° De produits tels que les acides sulfurique, nitrique, chlorhydrique, salicylique, borique ou autres analogues ;

3° De chlorure de sodium au-dessus de 1 gramme par litre.

Art. 3. — Il est défendu de mettre en vente, de vendre ou de livrer des vins plâtrés contenant plus de 2 grammes de sulfate de potasse ou de soude par litre.

Les délinquants seront punis d'une amende de 16 à 500 francs et d'un emprisonnement de six jours à trois mois, ou de l'une de ces deux peines suivant les circonstances.

Ces dispositions ne seront applicables aux vins de liqueurs que deux ans après la promulgation de la présente loi.

Les fûts ou récipients contenant des vins plâtrés devront en porter l'indication en gros caractères. Les livres, factures, lettres de voiture, connaissements devront contenir la même indication.

Art. 4. — Les vins, les vins de marc ou de sucre, les vins de raisins secs seront suivis chez les marchands en gros ou en détail et chez les entrepositaires, au moyen de comptes particuliers et distincts. Ils seront tenus séparément dans les magasins[1].

Art. 5. — Les registres de prise en charge et de décharge des acquits-à-caution et les bulletins 6E fournis pour les laissez-passer, énonçant des envois supérieurs à 200 kilogrammes de raisins secs, seront conservés pendant trois ans dans les bureaux des directions et sous-directions. Ils seront communiqués sur place à tout requérant moyennant un droit de recherche de 50 centimes.

Les demandes de sucrage à taxe réduite faites en vue de la fabrication des vins de sucre définis par l'article 2 de la loi du 14 août 1889 sont conservées pendant trois ans à la direction ou à la sous-direction des contributions indirectes, ainsi que les portatifs et registres de décharge des acquits-à-caution, après dénaturation des sucres. Elles sont communiquées à tout requérant moyennant un droit de recherche de 50 centimes par article.

Art. 6. — La présente loi et la loi du 14 août 1889 sont applicables à l'Algérie et aux colonies.

---

## LOI DU 24 JUILLET 1894

### RELATIVE AUX FRAUDES COMMISES DANS LA VENTE DES VINS

Article premier. — L'article 1er de la loi du 5 mai 1855 est complété ainsi qu'il suit :

(1) La Chambre a voté, le 29 novembre 1892, l'abrogation de cet article.

« Si, dans les cas prévus par les paragraphes 1 et 2 de l'article 1er de la loi du 27 mars 1851, il s'agit de vin additionné d'eau, les pénalités édictées par l'article 423 du Code pénal et la loi du 27 mars 1851 seront applicables même dans le cas où la falsification par addition d'eau serait connue de l'acheteur ou du consommateur. »

Cette disposition n'entrera toutefois en vigueur qu'un mois après la promulgation de la présente loi.

Art. 2. — Toutes les dispositions contenues dans l'article précédent s'appliqueront lorsqu'il s'agira de vin additionné d'alcool.

Il n'est rien changé à la législation existante en ce qui touche les vins dits de liqueur et les vins destinés à l'exportation.

. . . . . . . . . . . . . . . . . . . . . . . . . . . . .

## LOI DU 6 AVRIL 1897

### CONCERNANT LA FABRICATION, LA CIRCULATION ET LA VENTE DES VINS ARTIFICIELS

. . . . . . . . . . . . . . . . . . . . . . . . . . . . .

Art. 3. — La fabrication et la circulation, en vue de la vente, des vins de marc et des vins de sucre sont interdites.

Cette interdiction est applicable aux cidres et poirés produits autrement que par la fermentation des pommes et poires fraîches, avec ou sans sucrage.

. . . . . . . . . . . . . . . . . . . . . . . . . . . . .

## LOI DU 16 AVRIL 1897

### CONCERNANT LA RÉPRESSION DE LA FRAUDE DANS LE COMMERCE DU BEURRE ET LA FABRICATION DE LA MARGARINE

#### Titre I

Article premier. — Il est interdit de désigner, d'exposer, de mettre en vente ou de vendre, d'importer ou d'exporter, sous le nom de beurre, avec ou sans qualificatif, tout produit qui n'est pas exclusivement fait avec du lait ou de la crème provenant du lait ou avec l'un et l'autre, avec ou sans sel, avec ou sans colorant.

Art. 2. — Toutes les substances alimentaires autres que le beurre, quelles que soient leur origine, leur provenance et leur composition, qui présentent l'aspect du beurre, et sont préparées pour le même usage que ce dernier produit, ne peuvent être désignées que sous le nom de margarine.

La margarine ainsi définie ne pourra, dans aucun cas, être additionnée de matières colorantes.

Art. 3. — Il est interdit à quiconque se livre à la fabrication ou à la préparation du beurre de fabriquer et de détenir dans ses locaux, et dans quelque lieu que ce soit, de la margarine ou de l'oléo-margarine, ni d'en laisser fabriquer et détenir par une autre personne dans les locaux occupés par lui.

La même interdiction est faite aux entrepositaires, commerçants et débitants de beurre.

Les deux premiers paragraphes du présent article ne sont pas applicables aux Sociétés coopératives d'alimentation qui ne font pas acte de commerce.

La margarine et l'oléo-margarine ne pourront être introduites sur les marchés qu'aux endroits spécialement désignés à cet effet par l'autorité municipale.

La quantité de beurre contenue dans la margarine mise en vente, que cette quantité provienne du barattage du lait ou de la crème avec l'oléo-margarine, ou qu'elle provienne d'une addition de beurre, ne pourra dépasser 10 0/0.

Art. 4. — Toute personne qui veut se livrer à la fabrication de la margarine ou de l'oléo-margarine est tenue d'en faire la déclaration à Paris à la Préfecture de police, et dans les départements au maire de la commune où elle veut établir sa fabrique.

Art. 5. — Les locaux dans lesquels on fabrique ou conserve en dépôt et où l'on vend de la margarine ou de l'oléo-margarine doivent porter une enseigne indiquant, en caractères apparents d'au moins trente centimètres ($0^m,30$) de hauteur, les mot « fabrique, dépôt ou débit de margarine, d'oléo-margarine ».

Art. 6. — Les fabriques de margarine ou d'oléo-margarine sont soumises à la surveillance d'inspecteurs nommés par le Gouvernement. Ces employés ont pour mission de veiller sur la fabrication, sur les entrées de matières premières, sur la qualité de celles-ci et sur les sorties de margarine et d'oléo-margarine. Ils s'assurent que les règles prescrites par le Gouvernement, sur l'avis du Comité d'hygiène publique, sont rigoureusement observées.

Ils ont le droit de s'opposer à l'emploi de matières corrompues ou nuisibles à la santé et de rejeter de la fabrication les suifs avariés. Ils peuvent déférer aux tribunaux les infractions aux dispositions de la présente loi et des décrets et arrêtés ministériels intervenus pour son exécution.

Art. 7. — Les inspecteurs mentionnés à l'article 6 peuvent pénétrer en tout temps dans tous les locaux des fabriques de margarine et d'oléo-margarine soumises à leur surveillance, dans les magasins, caves, celliers, greniers y attenant ou en dépendant, de même que dans les dépôts et débits de margarine et d'oléo-margarine.

Art. 8. — Le traitement des inspecteurs est à la charge des établissements surveillés. Le décret rendu en Conseil d'Etat pour l'exécution de la loi en fixera le montant, ainsi que le mode de perception et de recouvrement des taxes.

Art. 9. — Les fûts, caisses, boîtes et récipients quelconques renfermant de la margarine ou de l'oléo-margarine doivent tous porter sur toutes leurs faces, en caractères apparents et indélébiles, le mot « margarine » ou « oléo-margarine ». Les éléments entrant dans la composition de la margarine devront être indiqués par des étiquettes et par les factures des fabricants et débitants.

Dans le commerce en gros, les récipients devront, en outre, indiquer en caractères très apparents le nom et l'adresse du fabricant.

En ce qui concerne la margarine destinée à l'exportation, le fabricant sera autorisé à substituer à sa marque de fabrique celle de l'acheteur, à la condition que cette marque porte en caractères apparents le mot « margarine ».

Dans le commerce de détail, la margarine ou l'oléo-margarine doivent être livrées sous la forme de pains cubiques, avec une empreinte portant sur une des faces soit le mot « margarine », soit le mot « oléo-margarine », et mises dans une enveloppe portant en caractères apparents et indélébiles la même désignation ainsi que le nom et l'adresse du vendeur.

Lorsque ces pains seront détaillés, la marchandise sera livrée dans une enveloppe portant lesdites inscriptions.

Art. 10. — La margarine ou l'oléo-margarine importées, exportées ou expédiées doivent être, suivant les cas, mises dans des récipients de la forme et portant les indications mentionnées à l'article qui précède.

Art. 11. — Il est interdit d'exposer, de mettre en vente ou en dépôt, et de vendre dans un lieu quelconque de la margarine ou de l'oléo-margarine sans qu'elles soient renfermées dans les récipients indiqués à l'article 9 et portant les indications qui y sont prescrites.

L'absence de ces désignations indique que la marchandise exposée, mise en dépôt ou en vente est du beurre.

ART. 12. — Dans les comptes, factures, connaissements, reçus de chemin de fer, contrats de vente et de livraison et autres documents relatifs à la vente, à l'expédition, au transport et à la livraison de la margarine ou de l'oléo-margarine, la marchandise doit être expressément désignée, suivant le cas, comme « margarine » ou « oléo-margarine ». L'absence de ces formalités indique que la marchandise est du beurre.

ART. 13. — Les inspecteurs désignés à l'article 6 et, au besoin, des experts spéciaux nommés par le Gouvernement ont le droit de pénétrer dans les locaux où l'on fabrique pour la vente, dans ceux où l'on prépare et vend du beurre, de prélever des échantillons de la marchandise fabriquée, préparée, exposée, mise en vente ou vendue comme beurre.

Ils peuvent de même prélever des échantillons en douane, ou dans les ports, ou dans les gares de chemin de fer.

Autant que possible, le prélèvement des échantillons est effectué en présence du propriétaire de la marchandise ou de son représentant.

Les échantillons sont envoyés aux laboratoires désignés par arrêté ministériel, pour être soumis à l'analyse chimique et à l'examen microscopique. En cas de fraude constatée, procès-verbal est dressé et transmis, avec le rapport du chimiste expert, au procureur de la République, qui instruit l'affaire immédiatement.

ART. 14. — Chaque année, le Ministre de l'Agriculture, sur l'avis du Comité consultatif des Stations agronomiques et des laboratoires agricoles :

1° Prescrit les méthodes d'analyses à suivre pour l'examen des échantillons de beurre prélevés comme soupçonnés d'être falsifiés;

2° Fixe le taux des analyses;

3° Arrête la liste des chimistes experts seuls chargés de faire l'analyse légale des échantillons prélevés.

ART. 15. — Les échantillons prélevés sont payés aux détenteurs sur le budget de l'Etat, ainsi que les frais d'expertise et d'analyse.

En cas de condamnation, les frais sont à la charge des délinquants.

## TITRE II. — *Pénalités*

ART. 16. — Ceux qui auront sciemment contrevenu aux dispositions de la présente loi seront punis d'un emprisonnement de six jours à trois mois et d'une amende de 100 francs à 5.000 francs, ou de l'une de ces deux peines seulement. Toutefois seront présumés avoir connu la falsification de la marchandise ceux qui ne pourront indiquer le nom du vendeur ou de l'expéditeur.

Les voituriers ou compagnies de transport par terre ou par eau qui auront sciemment contrevenu aux dispositions des articles 10 et 12 ne seront passibles que d'une amende de 50 à 500 francs.

Ceux qui auront empêché les inspecteurs et experts désignés dans les articles 6 et 13 d'accomplir leurs fonctions en leur refusant l'entrée de leurs locaux de fabrication, de dépôt et de vente, et de prendre des échantillons, seront passibles d'une amende de 500 à 1.000 francs.

ART. 17. — Ceux qui auront sciemment employé des matières corrompues ou nuisibles à la santé publique pour la fabrication de la margarine ou de l'oléo-margarine seront passibles des peines portées à l'article 423 du Code pénal.

ART. 18. — En cas de récidive dans l'année qui suivra la condamnation, le maximum de l'amende sera toujours appliqué.

ART. 19. — Les tribunaux pourront toujours ordonner que les jugements de condamnation prononcés contre les infractions aux articles 1, 2, 3, 5, 6, 9, 10 et 11 seront publiés par extrait ou intégralement dans les journaux qu'ils désigneront et affichés dans les lieux et marchés où la fraude a été commise, ainsi qu'aux portes de la maison, de l'usine, de la fabrique et des magasins du délinquant, et ce aux frais du condamné.

ART. 20. — Les substances ou les mélanges frauduleusement désignés, exposés, mis en vente, vendus, importés ou exportés, restés en la possession de l'auteur du délit, seront, de plus, confisqués, conformément aux dispositions de l'article 5 de la loi du 27 mars 1851.

Art. 21. — Les dispositions de l'article 463 du Code pénal sont applicables aux délits prévus et punis par la présente loi.

Art. 22. — Un règlement d'administration publique statuera sur toutes les mesures à prendre pour l'exécution de la présente loi, et notamment sur les formalités à remplir pour l'établissement et la surveillance des fabriques de margarine et d'oléo-margarine, sur la surveillance des beurreries, des débits de beurre, de margarine et d'oléo-margarine, des halles et marchés, sur le prélèvement et la vérification des échantillons des marchandises suspectes, sur la désignation des fonctionnaires préposés à cette surveillance et sur les garanties à édicter pour assurer les secrets de fabrication.

Ce règlement devra être fait dans un délai de trois mois, sans que ce délai puisse en rien arrêter l'exécution de la présente loi, dans tous les cas où l'application dudit règlement n'est pas nécessaire.

Art. 23. — Sont abrogées la loi du 14 mars 1887 et toutes les dispositions contraires à la présente loi.

Art. 24. — La présente loi est applicable à l'Algérie et aux colonies.

---

## DÉCRET DU 9 NOVEMBRE 1897

PORTANT RÈGLEMENT D'ADMINISTRATION PUBLIQUE POUR L'EXÉCUTION DE LA LOI DU 16 AVRIL 1897 CONCERNANT LA RÉPRESSION DE LA FRAUDE DANS LE COMMERCE DU BEURRE ET LA FABRICATION DE LA MARGARINE ET DE L'OLÉO-MARGARINE.

---

### Titre I. — *Surveillance des fabriques de margarine et d'oléo-margarine*

Article premier. — La déclaration exigée, par l'article 4 de la loi du 16 avril 1897, de toute personne qui veut se livrer à la fabrication de l'oléo-margarine ou de la margarine, est faite sur papier timbré en double expédition.

Elle indique les nom, prénoms et domicile du fabricant et la nature des matières employées dans la fabrication.

A la déclaration est joint un plan descriptif de la fabrique et de toutes ses dépendances, en simple expédition.

Il est immédiatement donné récépissé de cette déclaration et des plans annexés.

Pour les fabriques actuellement existantes, la déclaration sera faite dans les huit jours de la publication du présent décret au *Journal officiel*.

Pour les fabriques qui seront établies à l'avenir, elle sera faite un mois au moins avant le commencement de la fabrication.

Art. 2. — Dans les trois jours du dépôt de la déclaration, le maire de la commune transmet au préfet du département une des expéditions de la déclaration, ainsi que les plans annexes.

Le préfet du département transmet aussitôt ces pièces au Ministre de l'Agriculture.

Le préfet de police transmet de même au Ministre les déclarations qui lui sont adressées directement.

Art. 3. — Aucune modification ne peut être apportée aux dispositions mentionnées dans la déclaration et les pièces qui y sont annexées sans avoir fait l'objet, huit jours au moins à l'avance, d'une déclaration dans les formes prévues à l'article 1er ci-dessus.

Le changement du fabricant doit être déclaré dans les trois jours qui suivent la transmission de la fabrique.

Art. 4. — Chaque fabricant de margarine ou d'oléo-margarine est placé d'une manière permanente sous la surveillance d'un ou plusieurs inspecteurs spéciaux désignés à cet effet par le Ministre de l'Agriculture, conformément à l'article 17 du présent décret.

Les heures d'ouverture et de fermeture de la fabrique sont déclarées aux inspecteurs par le propriétaire ou le gérant; toute modification dans ces heures leur est notifiée au moins quarante-huit heures à l'avance. Tout travail est interdit en dehors des heures déclarées.

Les locaux dépendant de la fabrique, ateliers, magasins, caves, celliers, greniers, etc., sont ouverts en permanence aux inspecteurs pendant la durée du travail, et doivent leur être ouverts, en dehors de cette durée, sur leur réquisition.

Art. 5. — Toute entrée de matières premières destinées à la production de la margarine doit être inscrite par le fabricant sur un registre spécial qui en indique la provenance.

Les inspecteurs vérifient l'exactitude des indications portées à ce registre, et examinent les matières pour s'assurer de leur innocuité.

Art. 6. — Les inspecteurs s'assurent que la proportion de beurre autorisée par l'article 3 de la loi du 16 avril 1897 n'est pas dépassée et qu'il n'est fait aucune addition de matière colorante, soit directement, soit indirectement.

Art. 7. — Toute expédition de margarine ou d'oléo-margarine faite par une fabrique doit être inscrite sur un registre spécial.

Les inspecteurs constatent la sortie et s'assurent que les récipients et étiquettes sont conformes aux prescriptions de l'article 9 de la loi.

## Titre II. — *Surveillance des beurres industriels et de la vente de la margarine de l'oléo-margarine et du beurre*

Art. 8. — Sont placés sous la surveillance des agents désignés à cet effet par l'Administration, conformément aux articles 17 et 19 ci-après, et soumis à leur inspection, les dépôts et débits de margarine et d'oléo-margarine, les locaux où l'on fabrique pour la vente et ceux où l'on prépare et vend du beurre.

Art. 9. — Dans les halles et marchés, les pavillons, comptoirs et endroits quelconques affectés au déchargement et à la vente de la margarine et de l'oléo-margarine doivent être séparés de ceux réservés au déchargement et à la vente du beurre par une distance suffisante pour prévenir toute tentative de fraude.

## Titre III. — *Expertises*

Art. 10. — Les inspecteurs spéciaux institués conformément à l'article 17 du présent décret et les employés des contributions indirectes, des douanes et des octrois, commissionnés à cet effet, conformément à l'article 19, sont autorisés à prélever des échantillons des margarines et oléo-margarines ainsi que des beurres qui sont exposés, transportés ou mis en vente, afin d'en faire vérifier la composition.

Les voituriers ainsi que les directeurs et agents des compagnies de transports par terre et par eau sont tenus de n'apporter aucun obstacle aux réquisitions pour prise d'échantillons, et de représenter les titres de mouvement, lettres de voiture, récépissés, connaissements et déclarations dont ils doivent être porteurs.

Art. 11. — Les échantillons sont toujours pris en trois exemplaires, enfermés dans des vases en verre hermétiquement clos et immédiatement scellés.

Une étiquette engagée dans l'un des cachets porte le nom du produit, la date de la prise de l'échantillon et le nom du fonctionnaire ou de l'agent qui requiert l'analyse.

Art. 12. — Chaque prise d'échantillon est constatée par un procès-verbal qui relate :

1° La date et le lieu de l'opération ;

2° Les noms et qualités des personnes qui y ont procédé ;

3° La copie, s'il y a lieu, des marques et étiquettes apposées sur les enveloppes ou les récipients contenant du beurre ou de la margarine ;

4° La copie, s'il y a lieu, du double de la facture, du récépissé ou du connaissement dont le détenteur des produits était porteur.

5° Enfin, toutes les indications jugées utiles pour établir l'authenticité des échantillons prélevés et l'identité de la marchandise vendue.

ART. 13. — Des trois exemplaires de chaque échantillon prélevé, le premier est, conformément au paragraphe 4 de l'article 13 de la loi du 16 avril 1897, envoyé à l'un des experts désignés par le Gouvernement pour être soumis à l'analyse chimique et à l'examen microscopique ; le second échantillon est remis au propriétaire, ou, à défaut, au détenteur de la marchandise ; le troisième est conservé au greffe du tribunal de l'arrondissement pour servir, s'il y a lieu, à de nouvelles vérifications ou analyses.

ART. 14. — Lorsque la prise de l'échantillon est effectuée ailleurs que chez le propriétaire, celui entre les mains de qui elle est opérée est tenu de faire connaître le nom et la demeure de la personne dont il détient la marchandise ; s'il ne veut ou ne peut indiquer ce nom et cette demeure, comme s'il refuse de signer le procès-verbal, mention en est faite audit procès-verbal.

ART. 15. — L'analyse de l'échantillon doit être effectuée dans un délai de huit jours au plus, à partir du jour de la remise dudit échantillon au chimiste expert.

Les frais de l'expertise sont réglés d'après un tarif arrêté par le Ministre de l'Agriculture.

ART. 16. — Le rapport du chimiste expert est déposé au greffe du tribunal de l'arrondissement. Avis de ce dépôt est donné par l'expert aux parties intéressées, au moyen d'une lettre recommandée.

Si l'analyse n'est pas contestée, le rapport du chimiste expert est transmis au procureur de la République.

Si le fabricant ou vendeur conteste l'analyse, il doit faire sa déclaration au greffe dans un délai de deux jours, le jour de la notification non compris.

Dans ce dernier cas, le troisième exemplaire de l'échantillon est soumis à une contre-expertise confiée à un chimiste expert choisi sur la liste dressée par le Ministre de l'Agriculture et désigné par le président du tribunal de l'arrondissement où il a été procédé à la prise d'échantillon.

Le rapport du chimiste chargé de la contre-expertise devra être transmis au procureur de la République, dans le délai de huit jours à partir du jour de la remise de l'échantillon au contre-expert.

## TITRE IV. — *Organisation du service d'inspection*

ART. 17. — Le service de surveillance prévu par l'article 6 de la loi du 16 avril 1897 et par le titre Ier du présent décret est confié à des inspecteurs nommés par le Ministre de l'Agriculture parmi les agents de l'Administration des Contributions indirectes mis à cet effet à sa disposition par le Ministère des Finances.

Ces agents continuent à faire partie de l'Administration des Contributions indirectes et y conservent leurs droits à l'avancement.

Ils reçoivent sur le budget du Ministère de l'Agriculture le traitement correspondant à leur grade dans l'Administration des Contributions indirectes et les allocations accessoires arrêtées par le Ministre de l'Agriculture.

Ceux de ces agents qui auraient révélé les secrets de fabrication venus à leur connaissance seraient immédiatement relevés de leurs fonctions, sans préjudice des autres mesures disciplinaires qui pourraient être prises à leur égard ni des poursuites civiles ou correctionnelles qu'ils auraient encourues.

ART. 18. — Les traitements et allocations accessoires attribués aux inspecteurs sont à la charge du fabricant à l'usine duquel chacun d'eux est attaché.

L'état des frais à rembourser par chaque fabricant d'après le nombre des agents spécialement affectés à la surveillance de son usine est arrêté chaque année par le Ministre de l'Agriculture et transmis au Ministre des Finances. qui en assure le recouvrement comme en matière de contributions directes.

Les fabricants de margarine et d'oléo-margarine sont tenus de fournir gratuitement un local servant de bureau aux contrôleurs.

Art. 19. — La surveillance prévue au titre II du présent décret est exercée, concurremment avec les officiers de police judiciaire, les agents préposés à la surveillance des halles et marchés et les inspecteurs mentionnés à l'article 17 ci-dessus, par des employés des contributions indirectes, des douanes ou des octrois commissionnés à cet effet par le Ministre de l'Agriculture.

Le Ministre de l'Agriculture et le Ministre des Finances fixent les indemnités à attribuer, s'il y a lieu, à ces agents, en raison du travail supplémentaire qui leur est ainsi imposé.

Art. 20. — Les Ministres de l'Agriculture et de la Justice sont chargés, chacun en ce qui le concerne, de l'exécution du présent décret.

---

## LOI PORTANT MODIFICATION DE CERTAINES DISPOSITIONS DE LA LOI DU 16 AVRIL 1897 CONCERNANT LA RÉPRESSION DE LA FRAUDE DANS LE COMMERCE DU BEURRE ET LA FABRICATION DE LA MARGARINE (23 JUILLET 1907).

Article unique. — Les dispositions des trois derniers paragraphes de l'article 13, ainsi que celles des articles 14, 15, 19 et 20 de la loi du 16 avril 1897 concernant la répression de la fraude dans le commerce du beurre et la fabrication de la margarine, sont abrogées et remplacées par celles contenues dans les articles 6, 7, 8, 9, 10, 11, 12 et 13 de la loi du 1er août 1905 sur la répression des fraudes dans la vente des marchandises et des falsifications des denrées alimentaires et des produits agricoles.

---

## LOI DU 1er AOUT 1905

### SUR LA RÉPRESSION DES FRAUDES DANS LA VENTE DES MARCHANDISES ET DES FALSIFICATIONS DES DENRÉES ALIMENTAIRES ET DES PRODUITS AGRICOLES

Article premier. — Quiconque aura trompé ou tenté de tromper le contractant :

Soit sur la nature, les qualités substantielles, la composition et la teneur en principes utiles de toutes marchandises;

Soit sur leur espèce ou leur origine lorsque, d'après la convention ou les usages, la désignation de l'espèce ou de l'origine faussement attribuées aux marchandises devra être considérée comme la cause principale de la vente ;

Soit sur la quantité des choses livrées ou sur leur identité par la livraison d'une marchandise autre que la chose déterminée qui a fait l'objet du contrat.

Sera puni de l'emprisonnement, pendant trois mois au moins, un an au plus, et d'une amende de 100 francs au moins, de 5.000 francs au plus, ou de l'une de ces deux peines seulement.

Art. 2. — L'emprisonnement pourra être porté à deux ans si le délit ou la tentative de délit prévus par l'article précédent ont été commis :

Soit à l'aide de poids, mesures et autres instruments faux ou inexacts;

Soit à l'aide de manœuvres ou procédés tendant à fausser les opérations de l'analyse ou du dosage, du pesage ou du mesurage, ou bien à modifier frauduleusement la composition, le poids ou le volume des marchandises, même avant ces opérations;

Soit enfin à l'aide d'indications frauduleuses tendant à faire croire à une opération antérieure et exacte.

Art. 3. — Seront punis des peines portées par l'article 1er de la présente loi :

1° Ceux qui falsifieront des denrées servant à l'alimentation de l'homme ou des animaux, des substances médicamenteuses, des boissons et des produits agricoles ou naturels destinés à être vendus ;

2° Ceux qui exposeront, mettront en vente ou vendront des denrées servant à l'alimentation de l'homme ou des animaux, des boissons et des produits agricoles ou naturels qu'ils sauront être falsifiés ou corrompus, ou toxiques ;

3° Ceux qui exposeront, mettront en vente ou vendront des substances médicamenteuses falsifiées ;

4° Ceux qui exposeront, mettront en vente ou vendront, sous forme indiquant leur destination, des produits propres à effectuer la falsification des denrées servant à l'alimentation de l'homme ou des animaux, des boissons ou des produits agricoles ou naturels, et ceux qui auront provoqué à leur emploi par le moyen de brochures, circulaires, prospectus, affiches, annonces ou instructions quelconques.

Si la substance falsifiée ou corrompue est nuisible à la santé de l'homme ou des animaux, ou si elle est toxique, de même si la substance médicamenteuse falsifiée est nuisible à la santé de l'homme ou des animaux, l'emprisonnement devra être appliqué. Il sera de trois mois à deux ans et l'amende de 500 à 10.000 francs.

Ces peines seront applicables même au cas où la falsification nuisible serait connue de l'acheteur ou du consommateur.

Les dispositions du présent article ne sont pas applicables aux fruits frais et légumes frais fermentés ou corrompus.

Art. 4. — Seront punis d'une amende de 50 francs à 3.000 francs et d'un emprisonnement de six jours au moins et de trois mois au plus, ou de l'une de ces deux peines seulement :

Ceux qui, sans motifs légitimes, seront trouvés détenteurs dans leurs magasins, boutiques, ateliers, maisons ou voitures servant à leur commerce, ainsi que dans les entrepôts, abattoirs et leurs dépendances et dans les gares ou dans les halles, foires et marchés :

Soit de poids ou mesures faux ou autres appareils inexacts servant au pesage ou au mesurage des marchandises ;

Soit de denrées servant à l'alimentation de l'homme ou des animaux, de boissons, de produits agricoles ou naturels qu'ils savaient être falsifiés, corrompus ou toxiques ;

Soit de substances médicamenteuses falsifiées ;

Soit de produits sous forme indiquant leur destination propre à effectuer la falsification des denrées servant à l'alimentation de l'homme ou des animaux, ou des produits agricoles ou naturels ;

Si la substance alimentaire falsifiée ou corrompue est nuisible à la santé de l'homme ou des animaux, ou si elle est toxique, de même si la substance médicamenteuse falsifiée est nuisible à la santé de l'homme ou des animaux, l'emprisonnement devra être appliqué.

Il sera de trois mois à un an et l'amende de 100 francs à 5.000 francs.

Les dispositions du présent article ne sont pas applicables aux fruits frais et légumes frais fermentés ou corrompus.

Art. 5. — Sera considéré comme étant en état de récidive légale quiconque ayant été condamné par application de la présente loi ou par application des lois sur les fraudes dans la vente :

1° Des engrais (loi du 4 février 1888) ;

2° Des vins, cidres et poirés (lois des 14 août 1889, 11 juillet 1891, 24 juillet 1894, 6 avril 1897) ;

3° Des sérums thérapeutiques (loi du 25 avril 1895) ;

4° Des beurres (loi du 16 avril 1897) ;

5° De la saccharine (art. 49 et 53 de la loi du 30 mars 1902) ;

6° Des sucres (loi du 28 janvier 1903, art. 7 ; loi du 31 mars 1903, art. 32),

Aura, dans les cinq ans qui suivront la date à laquelle cette condamnation sera devenue définitive, commis un nouveau délit tombant sous l'application de la présente loi ou des lois susvisées.

Au cas de récidive, les peines d'emprisonnement et d'affichage devront être appliquées.

ART. 6. — Les objets dont les vente, usage ou détention constituent le délit, s'ils appartiennent encore au vendeur ou au détenteur, seront confisqués; les poids et autres instruments du pesage, mesurage ou dosage, faux ou inexacts, devront être aussi confisqués et, de plus, seront brisés.

Si les objets confisqués sont utilisables, le tribunal pourra les mettre à la disposition de l'Administration pour être attribués aux établissements d'assistance publique.

S'ils sont inutilisables ou nuisibles, les objets seront détruits ou répandus aux frais du condamné.

Le tribunal pourra ordonner que la destruction ou effusion aura lieu devant l'établissement ou le domicile du condamné.

ART. 7. — Le tribunal pourra ordonner dans tous les cas que le jugement de condamnation sera publié intégralement ou par extraits dans les journaux qu'il désignera et affiché dans les lieux qu'il indiquera, notamment aux portes du domicile des magasins, usines et ateliers du condamné, le tout aux frais du condamné, sans toutefois que les frais de cette publication puissent dépasser le maximum de l'amende encourue.

Lorsque l'affichage sera ordonné, le tribunal fixera les dimensions de l'affiche et les caractères typographiques qui devront être employés pour son impression.

En ce cas et dans tous les autres cas où les tribunaux sont autorisés à ordonner l'affichage de leur jugement à titre de pénalité pour la répression des fraudes, ils devront fixer le temps pendant lequel cet affichage devra être maintenu, sans que la durée en puisse excéder sept jours.

Au cas de suppression, de dissimulation ou de lacération totale ou partielle des affiches ordonnées par le jugement de condamnation, il sera procédé de nouveau à l'exécution intégrale des dispositions du jugement relatives à l'affichage.

Lorsque la suppression, la dissimulation ou la lacération totale ou partielle aura été opérée volontairement par le condamné, à son instigation ou par ses ordres, elle entrainera contre celui-ci l'application d'une peine d'amende de 50 francs à 1.000 francs.

La récidive de suppression, de dissimulation ou de lacération volontaire d'affiches par le condamné, à son instigation ou par ses ordres, sera punie d'un emprisonnement de six jours à un mois et d'une amende de 100 francs à 2.000 francs.

Lorsque l'affichage aura été ordonné à la porte des magasins du condamné, l'exécution du jugement ne pourra être entravée par la vente du fonds de commerce réalisée postérieurement à la première décision qui a ordonné l'affichage.

ART. 8. — Toute poursuite exercée en vertu de la présente loi devra être continuée et terminée en vertu des mêmes textes.

L'article 463 du Code pénal sera applicable, même au cas de récidive, aux délits prévus par la présente loi.

Le tribunal, en cas de circonstances atténuantes, pourra ne pas ordonner l'affichage et ne pas appliquer l'emprisonnement.

Le sursis à l'exécution des peines d'amende édictées par la présente loi ne pourra être prononcé, en vertu de la loi du 26 mars 1891.

ART. 9. — Les amendes prononcées en vertu de la présente loi seront réparties d'après les règles tracées à l'article 11 de la loi de finances du 26 décembre 1890, modifiée par l'article 45 de la loi de finances du 29 avril 1893 et par l'article 83 de la loi de finances du 13 avril 1898.

Les délinquants condamnés aux dépens auront à acquitter de ce chef, en dehors des frais ordinaires et au profit des communes, les frais d'expertise engagés par ces dernières, lorsqu'elles auront pris l'initiative de déceler la fraude et d'en saisir la justice (laboratoires municipaux).

La Commission départementale peut, sur la proposition du préfet, accorder aux communes qui auront organisé une police municipale alimentaire des subventions prélevées sur le reliquat disponible du fonds commun.

Art. 10. — En cas d'action pour tromperie ou tentative de tromperie sur l'origine des marchandises, des denrées alimentaires ou des produits agricoles ou naturels, le magistrat instructeur ou les tribunaux pourront ordonner la production des registres et documents des diverses administrations, et notamment celles des contributions indirectes et des entrepreneurs de transport.

Art. 11. — Il sera statué par des règlements d'administration publique sur les mesures à prendre pour assurer l'exécution de la présente loi, notamment en ce qui concerne :

1° La vente, la mise en vente, l'exposition et la détention des denrées, boissons, substances et produits qui donneront lieu à l'application de la présente loi;

2° Les inscriptions et marques indiquant soit la composition, soit l'origine des marchandises, soit les appellations régionales et de crus particuliers que les acheteurs pourront exiger sur les factures, sur les emballages ou sur les produits eux-mêmes, à titre de garantie de la part des vendeurs, ainsi que les indications extérieures ou apparentes nécessaires pour assurer la loyauté de la vente et de la mise en vente ;

3° Les formalités prescrites pour opérer des prélèvements d'échantillons et procéder contradictoirement aux expertises sur les marchandises suspectes ;

4° Le choix des méthodes d'analyses destinées à établir la composition, les éléments constitutifs et la teneur en principes utiles des produits ou à reconnaître leur falsification ;

5° Les autorités qualifiées pour rechercher et constater les infractions à la présente loi, ainsi que les pouvoirs qui leur seront conférés pour recueillir des éléments d'information auprès des diverses administrations publiques et des concessionnaires de transport.

Art. 12. — Toutes les expertises nécessitées par l'application de la présente loi seront contradictoires, et le prix des échantillons reconnus bons sera remboursé d'après leur valeur le jour du prélèvement.

Art. 13. — Les infractions aux prescriptions des règlements d'administration publique pris en vertu de l'article précédent seront punies d'une amende de 16 francs à 50 francs.

Au cas de récidive dans l'année de la condamnation, l'amende sera de 50 francs à 500 francs.

Au cas de nouvelle infraction constatée dans l'année qui suivra la deuxième condamnation, l'amende sera de 500 francs à 1.000 francs, et un emprisonnement de six jours à quinze jours pourra être prononcé.

Art. 14. — L'article 423, le paragraphe 2 de l'article 477 du Code pénal, la loi du 27 mars 1851 tendant à la répression plus efficace de certaines fraudes dans la vente des marchandises, la loi des 5 et 9 mai 1855 sur la répression des fraudes dans la vente des boissons, sont abrogées.

Néanmoins les incapacités électorales édictées par la loi du 24 janvier 1889 continueront à être appliquées comme conséquence des peines prononcées en vertu de la présente loi.

Art. 15. — Les pénalités de la présente loi et ses dispositions en ce qui concerne l'affichage et les infractions aux règlements d'administration publique rendus pour son exécution sont applicables aux lois spéciales concernant la répression des fraudes dans le commerce des engrais, des vins, cidres et poirés, des sérums thérapeutiques, du beurre et la fabrication de la margarine. Elles sont substituées aux pénalités et dispositions de l'article 423 du Code pénal et de la loi du 27 mars 1851, dans tous les cas où des lois postérieures renvoient aux textes desdites lois, notamment dans les :

Article 1er de la loi du 28 juillet 1824 sur les altérations de noms ou suppositions de noms sur les produits fabriqués ;

Articles 1 et 2 de la loi du 4 février 1888 concernant la répression des fraudes dans le commerce des engrais;

Articles 7 de la loi du 14 août 1889, 2 de la loi du 11 juillet 1891 et 1er de la loi du 24 juillet 1894, relatives aux fraudes commises dans la vente des vins;

Article 3 de la loi du 25 avril 1895, relative à la vente des sérums thérapeutiques;

Article 3 de la loi du 6 avril 1897, concernant les vins, cidres et poirés;

Articles 17, 19 et 20 de la loi du 16 avril 1897, concernant la répression de la fraude dans le commerce du beurre et la fabrication de la margarine.

La pénalité d'affichage est rendue applicable aux infractions prévues et punies par les articles 49 et 53 de la loi de finances du 30 mars 1902, 7 de la loi du 28 janvier 1903, 32 de la loi de finances du 31 mars 1903, et par les articles 2 et 3 de la loi du 18 juillet 1904.

Art. 16. — La présente loi est applicable à l'Algérie et aux colonies.

La présente loi, délibérée et adoptée par le Sénat et par la Chambre des députés, sera exécutée comme loi de l'Etat.

---

## DÉCRET DU 31 JUILLET 1906

### PORTANT RÈGLEMENT D'ADMINISTRATION PUBLIQUE POUR L'APPLICATION DE LA LOI DU 1er AOUT 1905 SUR LA RÉPRESSION DES FRAUDES ET FALSIFICATIONS EN CE QUI CONCERNE LES BOISSONS, LES DENRÉES ALIMENTAIRES ET LES PRODUITS AGRICOLES.

Le Président de la République française, sur le rapport des Ministres de la Justice, de l'Intérieur, des Finances, de l'Agriculture et du Commerce, de l'Industrie et du Travail,

Vu la loi du 1er août 1905 sur la répression des fraudes dans la vente des marchandises et des falsifications des denrées alimentaires et des produits agricoles et, notamment, l'article 11 ainsi conçu :

« Il sera statué par des règlements d'administration publique sur les mesures à prendre pour assurer l'exécution de la présente loi, notamment en ce qui concerne :

« . . . . . . . . . . . . . . . . . . . . . . . . . . . . . . . . . . . . . . .

« 3° Les formalités prescrites pour opérer des prélèvements d'échantillons et procéder contradictoirement aux expertises sur les marchandises suspectes ;

« 4° Le choix des méthodes d'analyses destinées à établir la composition, les éléments constitutifs et la teneur en principes utiles des produits ou à reconnaître leur falsification ;

« 5° Les autorités qualifiées pour rechercher et constater les infractions à la présente loi, ainsi que les pouvoirs qui leur seront conférés pour recueillir des éléments d'information auprès des diverses administrations publiques et des concessionnaires de transport » ;

Le conseil d'État entendu,

Décrète :

### Titre I. — *Organisation et fonctionnement du service des prélèvements*

Article premier. — Le service chargé de rechercher et de constater les infractions à la loi du 1er août 1905 est organisé par l'Etat, avec le concours éventuel des départements et des communes.

Le fonctionnement de ce service est assuré, sous l'autorité du Ministre de la Justice, du Ministre de l'Agriculture et du Ministre du Commerce, de l'Industrie et du Travail, dans les départements par les préfets, à Paris et dans le ressort de la préfecture de police par le préfet de police.

Art. 2. — Les autorités qui ont qualité pour opérer des prélèvements sont :

Les commissaires de police;

Les commissaires de la police spéciale des chemins de fer et des ports ;

Les agents des contributions indirectes et des douanes agissant à l'occasion de l'exercice de leurs fonctions;

Les inspecteurs des halles, foires, marchés et abattoirs.

Les agents des octrois et les vétérinaires sanitaires peuvent être individuellement désignés par les préfets pour concourir à l'application de la loi du 1er août 1905 et commissionnés par eux à cet effet.

Dans le cas où des agents spéciaux seraient institués par les départements ou les communes pour concourir à l'application de ladite loi, ces agents devront être agréés et commissionnés par les préfets.

Art. 3. — Une commission permanente est instituée près les Ministères de l'Agriculture et du Commerce, de l'Industrie et du Travail pour l'examen des questions d'ordre scientifique que comporte l'application de la loi du 1er août 1905. Cette commission est obligatoirement consultée pour la détermination des conditions matérielles des prélèvements, l'organisation des laboratoires et la fixation des méthodes d'analyse à imposer à ces établissements.

Art. 4. — Des prélèvements d'échantillons peuvent, en toutes circonstances, être opérés d'office dans les magasins, boutiques, ateliers, voitures servant au commerce, ainsi que dans les entrepôts, les abattoirs et leurs dépendances, les halles, foires et marchés, et dans les gares ou ports de départ et d'arrivée.

Les prélèvements sont obligatoires dans tous les cas où les boissons, denrées ou produits paraissent falsifiés, corrompus ou toxiques.

Les administrations publiques sont tenues de fournir aux agents désignés à l'article 2 tous éléments d'information nécessaires à l'exécution de la loi du 1er août 1905.

Les entrepreneurs de transports sont tenus de n'apporter aucun obstacle aux réquisitions pour prise d'échantillons et de représenter les titres de mouvement, lettres de voiture, récépissés, connaissements et déclarations dont ils sont détenteurs.

Art. 5. — Tout prélèvement comporte quatre échantillons, l'un destiné au laboratoire pour analyse, les trois autres éventuellement destinés aux experts.

Art. 6. — Tout prélèvement donne lieu, séance tenante, à la rédaction sur papier libre d'un procès-verbal.

Ce procès-verbal doit porter les mentions suivantes :

1° Les nom, prénoms, qualité et résidence de l'agent verbalisateur;

2° La date, l'heure et le lieu où le prélèvement a été effectué ;

3° Les nom, prénoms, profession, domicile ou résidence de la personne chez laquelle le prélèvement a été opéré ; si le prélèvement a lieu en cours de route, les noms et domiciles des personnes figurant sur les lettres de voiture ou connaissements comme expéditeurs et destinataires;

4° La signature de l'agent verbalisateur.

Le procès-verbal doit, en outre, contenir un exposé succinct des circonstances dans lesquelles le prélèvement a été opéré, relater les marques et étiquettes apposées sur les enveloppes ou récipients, l'importance du lot de marchandise échantillonné, ainsi que toutes les indications jugées utiles pour établir l'authenticité des échantillons prélevés et l'identité de la marchandise.

Le propriétaire ou détenteur de la marchandise ou, le cas échéant, le représentant de l'entreprise de transport peut, en outre, faire insérer au procès-verbal toutes les déclarations qu'il juge utiles; il est invité à signer le procès-verbal; en cas de refus, mention en est faite par l'agent verbalisateur.

Art. 7. — Les prélèvements doivent être effectués de telle sorte que les quatre échantillons soient autant que possible identiques.

A cet effet, des arrêtés ministériels, pris de concert entre le Ministre de l'Agriculture et le Ministre du Commerce, de l'Industrie et du Travail, sur la proposition de la commission permanente, déterminent pour chaque produit ou marchandise la quantité à prélever, les procédés à employer pour obtenir des échantillons homogènes, ainsi que les précautions à prendre pour le transport et la conservation de ces échantillons.

Art. 8. — Tout échantillon prélevé est mis sous scellés. Ces scellés sont appliqués sur une étiquette composée de deux parties pouvant se séparer et être ultérieurement rapprochées, savoir :

1° Un talon qui ne sera enlevé que par le chimiste au laboratoire, après vérification du scellé. Ce talon ne doit porter que les indications suivantes : nature du produit, dénomination sous laquelle il est mis en vente, date du prélèvement et numéro sous lequel les échantillons sont enregistrés au moment de leur réception par le service administratif;

2° Un volant qui porte ces mêmes mentions, mais où sont inscrits, en outre, les nom et adresse du propriétaire ou détenteur de la marchandise, ou, en cas de prélèvement en cours de route, ceux des expéditeurs et destinataires.

Ce volant est signé par l'auteur du procès-verbal.

Art. 9. — Aussitôt après avoir scellé les échantillons, l'agent verbalisateur, s'il est en présence du propriétaire ou détenteur de la marchandise, doit le mettre en demeure de déclarer la valeur des échantillons prélevés.

Le procès-verbal mentionne cette mise en demeure et la réponse qui a été faite.

Un récépissé détaché d'un livre à souche est remis au propriétaire ou détenteur de la marchandise. Il y est fait mention de la valeur déclarée.

En cas de prélèvement en cours de route, le représentant de l'entreprise de transport reçoit, pour sa décharge, un récépissé indiquant la nature et la quantité des marchandises prélevées.

Art. 10. — Le procès-verbal et les échantillons sont, dans les vingt-quatre heures, envoyés par l'agent verbalisateur à la préfecture du département où le prélèvement a été effectué et, à Paris ou dans le ressort de la préfecture de police, au préfet de police.

Toutefois, en vue de faciliter l'application de la loi, des décisions ministérielles pourront autoriser l'envoi des échantillons aux sous-préfectures ou à tout autre service administratif.

Le service administratif qui reçoit ce dépôt l'enregistre, inscrit le numéro d'entrée sur les deux parties de l'étiquette que porte chaque échantillon et, dans les vingt-quatre heures, transmet l'un des échantillons au laboratoire dans le ressort duquel le prélèvement a été effectué.

Le talon seul suit l'échantillon au laboratoire.

Le volant, préalablement détaché, est annexé au procès-verbal. Les trois autres échantillons sont conservés par la préfecture.

Toutefois, si la nature des denrées ou produits exige des mesures spéciales de conservation, les quatre échantillons sont envoyés au laboratoire, où ces mesures sont prises conformément aux arrêtés ministériels prévus à l'article 7. Dans ce cas, les quatre volants sont détachés des talons et annexés au procès-verbal.

Art. 11. — Les laboratoires créés par les départements et les communes peuvent être admis concurremment avec ceux de l'Etat à procéder aux analyses, lorsqu'ils ont été reconnus en état d'assurer ce service et agréés par une décision ministérielle prise sur l'avis conforme de la commission permanente.

## Titre II. — *Fonctionnement des laboratoires*

Art. 12. — Des arrêtés ministériels pris de concert entre le Ministre de l'Agriculture et le Ministre du Commerce, de l'Industrie et du Travail, déterminent le ressort des laboratoires admis à procéder à l'analyse des échantillons.

Pour l'examen des échantillons, les laboratoires ne peuvent employer que les méthodes indiquées par la commission permanente.

Ces analyses sont à la fois d'ordre qualitatif et quantitatif. L'examen comprend notamment les recherches microscopiques, spectroscopiques, polarimétriques, réfractométriques, cryoscopiques, susceptibles de fournir des indications sur la pureté des produits, la recherche des antiseptiques et des colorants étrangers.

Ces méthodes sont décrites en détail par des arrêtés pris de concert entre le Ministre de l'Agriculture et le Ministre du Commerce, de l'Industrie et du Travail, après avis de la commission permanente.

ART. 13. — Le laboratoire qui a reçu pour analyse un échantillon dresse, dans les huit jours de la réception, un rapport où sont consignés les résultats de l'examen et des analyses auxquels cet échantillon a donné lieu.

Ce rapport est adressé au préfet du département d'où provient l'échantillon ; à Paris et dans le ressort de la préfecture de police, le rapport est adressé au préfet de police.

ART. 14. — Si le rapport du laboratoire ne révèle aucune infraction à la loi du 1er août 1905, le préfet en avise sans délai l'intéressé.

Dans ce cas, si le remboursement des échantillons est demandé, il s'opère d'après leur valeur au jour du prélèvement aux frais de l'Etat, au moyen d'un mandat délivré par le préfet, sur représentation du récépissé prévu à l'article 9.

ART. 15. — Dans le cas où le rapport du laboratoire signale une infraction à la loi du 1er août 1905, le préfet transmet sans délai ce rapport au procureur de la République.

Il y joint le procès-verbal et les trois échantillons réservés.

S'il s'agit de vins, bières, cidres, alcools ou liqueurs, avis doit être donné par le préfet au directeur des contributions indirectes du département.

ART. 16. — Des arrêtés ministériels pris de concert entre le Ministre de l'Agriculture et le Ministre du Commerce, de l'Industrie et du Travail, déterminent dans quelle forme les laboratoires doivent rendre compte périodiquement aux préfets du nombre des échantillons analysés, du résultat de ces analyses, et signaler les nouveaux procédés de fraude révélés par l'examen des échantillons.

## TITRE III. — *Fonctionnement de l'expertise contradictoire*

ART. 17. — Le procureur de la République informe l'auteur présumé de la fraude qu'il est l'objet d'une poursuite. Il l'avise qu'il peut prendre communication du rapport du directeur du laboratoire et qu'un délai de trois jours francs lui est imparti pour faire connaître s'il réclame l'expertise contradictoire prévue par l'article 12 de la loi du 1er août 1905.

ART. 18. — S'il y a lieu à expertise, il est procédé à la nomination de deux experts, l'un désigné par le juge d'instruction, l'autre par la personne contre laquelle l'instruction est ouverte. Celle-ci a toutefois le droit de renoncer à cette désignation et de s'en rapporter aux conclusions de l'expert désigné par le juge.

Les experts sont choisis sur les listes spéciales de chimistes experts dressées dans chaque ressort par les cours d'appel ou les tribunaux civils.

L'inculpé pourra toutefois choisir son expert sur les listes dressées par la cour d'appel ou le tribunal civil du ressort d'où il aura déclaré que provient la marchandise suspecte.

ART. 19. — Chaque expert est mis en possession d'un échantillon.

Le juge d'instruction donne communication aux experts des procès-verbaux de prélèvement, ainsi que des factures, lettres de voiture, pièces de régie et, d'une façon générale, de tous les documents que la personne mise en cause a jugé utile de produire ou que le juge s'est fait remettre.

Aucune méthode officielle n'est imposée aux experts; ils opèrent à leur gré ensemble ou séparément, chacun d'eux étant libre d'employer les procédés qui lui paraissent le mieux appropriés.

Leurs conclusions sont formulées dans des rapports qui sont déposés dans le délai fixé par l'ordonnance du juge.

Art. 20. — Si les experts sont en désaccord, ils désignent un tiers expert pour les départager. A défaut d'entente pour le choix de ce tiers expert, il est désigné par le président du tribunal civil.

Le tiers expert peut être choisi en dehors des listes officielles.

Art. 21. — Sur la demande des experts ou sur celle de la personne mise en cause, des dégustateurs choisis dans les mêmes conditions que les autres experts sont commis pour examiner les échantillons.

Art. 22. — Lorsque des poursuites sont décidées, s'il s'agit de vins, bières, cidres, alcools ou liqueurs, le procureur de la République devra faire connaître au directeur des contributions indirectes ou à son représentant, dix jours au moins à l'avance, le jour et l'heure de l'audience à laquelle l'affaire sera appelée.

Art. 23. — Il n'est rien innové quant à la procédure suivie par l'Administration des Douanes et par l'Administration des Contributions indirectes pour la constatation et la poursuite de faits constituant à la fois une contravention fiscale et une infraction aux prescriptions de la loi du 1er août 1905.

Art. 24. — En cas de non-lieu ou d'acquittement, le remboursement de la valeur des échantillons s'effectue dans les conditions prévues à l'article 14 ci-dessus.

Art. 25. — Il sera statué ultérieurement sur les conditions d'application de la loi du 1er août 1905 à l'Algérie et aux colonies.

Art. 26. — Le Ministre de la Justice, le Ministre de l'Intérieur, le Ministre des Finances, le Ministre de l'Agriculture, le Ministre du Commerce, de l'Industrie et du Travail sont chargés, chacun en ce qui le concerne, de l'exécution du présent décret, qui sera publié au *Journal officiel* et inséré au *Bulletin des lois*.

---

## ARRÊTÉ DU 1er AOUT 1906

Le Ministre de l'Agriculture, le Ministre du Commerce, du Travail et de l'Industrie,

Vu la loi du 1er août 1905 sur la répression des fraudes dans la vente des marchandises et des falsifications des denrées alimentaires et des produits agricoles;

Vu le règlement d'administration publique, en date du 31 juillet 1906, rendu pour l'application de la loi;

Vu, notamment, l'article 3 dudit décret, établissant que l'avis de la commission technique permanente instituée par le décret du 15 décembre 1905 est obligatoire pour la détermination des conditions matérielles des prélèvements d'échantillons;

Vu l'article 7 du même décret, portant que la commission technique permanente déterminera pour chaque produit la quantité à prélever, les précautions à prendre pour le transport et la conservation des échantillons et enfin les procédés à employer pour obtenir des échantillons bien homogènes;

Vu l'avis de la commission technique permanente, sur le rapport du directeur de l'Agriculture;

Arrêtent :

Article premier. — Chaque prélèvement comporte toujours la prise de quatre échantillons.

Ces quatre échantillons doivent être identiques.

Art. 2. — Les échantillons prélevés doivent remplir les conditions suivantes :

### I. — LIQUIDES

A. — *Liquides vendus en litres, demi-litres, bouteilles, demi-bouteilles, flacons, cruchons portant des cachets, marques et étiquettes d'origine*

1° *Vins, vinaigres, cidres et poirés.* — Un litre ou une bouteille par échantillon.

2° *Bières.* — Une bouteille ou une canette.

3° *Eaux-de-vie, cognac, armagnac, rhum, kirsch, apéritifs divers, liqueurs, sirops.* — Une bouteille de 75 centilitres ou un demi-litre par échantillon.

4° *Huiles.* — Une bouteille ou une carafe d'un demi-kilogramme par échantillon.

5° *Lait stérilisé.* — Une bouteille ou une carafe d'un demi-litre par échantillon.

6° *Eau-de-vie blanche, esprit-de-vin, alcool dénaturé, alcool à brûler.* — Ces produits sont généralement vendus en litres.

Déboucher l'un de ces litres et en partager le contenu dans quatre flacons d'un quart de litre, propres et secs, qu'on bouchera avec des bouchons neufs.

On mentionnera au procès-verbal la disposition et le libellé des étiquettes portées sur le litre ainsi employé ; si possible, décoller ces étiquettes et les joindre au procès-verbal.

### B. — *Liquides contenus dans des fûts, réservoirs bidons, estagnons intacts ou en vidange*

Les quatre échantillons devront provenir d'un même récipient. Si celui-ci n'est pas encore entamé, s'il est intact, on devra relever minutieusement toutes les marques, cachets ou inscriptions dont le récipient est revêtu pour les mentionner au procès-verbal, avant de procéder au prélèvement, lequel se fera soit en piquant le fût avec un foret ou une vrille, soit par tout autre moyen approprié.

On tirera dans un vase quelconque, sec et propre (baquet, terrine, broc, etc.), une quantité de liquide suffisante pour constituer les quatre échantillons, puis on répartira ce liquide entre les quatre bouteilles de prélèvement.

Si l'on ne dispose pas d'un vase sec et propre, et qu'on soit dans l'obligation de remplir les quatre bouteilles de prélèvement en tirant directement au fût, par exemple, on devra s'y prendre à deux reprises, c'est-à-dire qu'on commencera par remplir les quatre bouteilles à moitié seulement, puis on les reprendra dans le même ordre, pour achever de les remplir.

On indiquera soigneusement au procès-verbal la nature du récipient d'où l'on aura tiré le liquide prélevé, sa contenance approximative et, s'il était en vidange, la quantité de liquide qu'il contenait encore au moment du prélèvement.

Dans le cas où le liquide a été mis en bouteilles prêtes à la vente par le détaillant, on débouchera un nombre suffisant de bouteilles dont on mélangera le contenu dans un vase sec et propre, on remplira avec ce liquide les quatre bouteilles de prélèvement.

Les précautions spéciales à chaque cas, ainsi que les quantités à prélever pour chaque échantillon, sont indiquées ci-après.

Les bouteilles de prélèvement devront toujours être propres et sèches, complètement remplies et bouchées avec des bouchons de liège neufs.

7° *Vins.* — Bouteilles de 1 litre et de 800 centimètres cubes au moins, autant que possible en verre blanc, entièrement propres, sèches, sans aucune odeur.

Elles seront, si elles ont déjà servi, lavées à l'eau de cristaux à 5 0/0, rincées à l'eau froide, puis complètement égouttées. Si elles doivent servir aussitôt après le lavage, elles subiront un second rinçage avec 1 centilitre de vin prélevé.

Sur wagon-réservoir, la prise du volume nécessaire se fera par le robinet de tirage, après avoir laissé écouler et rejeter le premier centilitre.

Sur fût, la prise se fera à l'aide d'un trou de fausset fait au foret et sur l'un des fonds, à 10 centimètres environ des bords; le trou sera garni d'un ajutage métallique d'écoulement et celui-ci assuré par un trou de fausset fait à la partie supérieure du fût.

On devra avoir soin que les bouteilles ne soient pas plus froides que le vin au moment de l'embouteillage.

8° *Laits.* — Un quart de litre par échantillon, soit 1 litre pour les quatre échantillons. On prélèvera dans des bouteilles de verre blanc propres, sèches et sans odeur. Avant de les boucher, on introduira dans chacune d'elles une pastille rouge spéciale de bichromate de potasse.

Lorsque le prélèvement portera sur du lait en cours de débit, c'est-à-dire placé dans une terrine, sur le comptoir ou dans un pot ouvert, on mélangera soigneusement avec une louche le lait avec la crème montée à la surface avant de remplir les bouteilles de prélèvement.

Si le prélèvement porte sur des pots ou bidons intacts, on relèvera la nature des cachets et des marques dont ils sont revêtus avant de procéder à leur ouverture; on en fera mention au procès-verbal.

On transvasera le lait du pot sur lequel on se propose de faire un prélèvement dans un pot vide semblable, puis on le reversera dans le premier; ce double transvasement n'a d'autre but que de rendre le liquide homogène, c'est-à-dire de mélanger le lait avec sa crème. On prélèvera alors le lait au moyen d'une louche et, en se servant d'un entonnoir, on emplira les quatre bouteilles.

Si l'on ne dispose pas d'un pot vide pour effectuer le transvasement favorable au mélange du lait avec sa crème, on agitera fortement le pot avant de l'ouvrir, puis on s'efforcera d'en rendre le contenu homogène en le brassant avec une louche; on devra alors en verser quelques litres dans un vase quelconque sec et propre et se servir de ce liquide pour remplir les quatre fioles de prélèvement. Si l'on ne dispose pas d'aucun vase sec et propre convenable, on prendra directement dans le pot avec la louche, et on remplira tout d'abord les bouteilles de prélèvement à moitié seulement, puis on les reprendra dans le même ordre pour achever de les remplir.

On pourra faire autant de prélèvements, c'est-à-dire prélever autant de fois quatre échantillons qu'il y a de pots.

On pourra aussi faire un prélèvement moyen sur plusieurs pots. Dans ce cas, après avoir agité soigneusement ceux-ci, on versera quelques litres de chacun d'eux dans un pot vide ou dans un vase sec et propre, et on remplira les fioles de prélèvement avec ce mélange.

On indiquera au procès-verbal le nombre de pots ainsi employés à ce prélèvement moyen, ainsi que les marques et cachets dont ils étaient revêtus; on devra se munir, pour les prélèvements de laits, d'une louche et d'un entonnoir.

9° *Bières, cidres et poirés.* — Prélever 1 litre environ par échantillon dans des bouteilles résistantes (les bouteilles du genre Vichy suffisent). Le bouchon devra être maintenu soit avec une ficelle, soit avec du fil de fer.

Dans le cas de la bière, si celle-ci est tirée au fût au moyen d'une pompe, on aura soin de laisser perdre le liquide qui a séjourné dans les tuyaux de la pompe, soit un quart ou un demi-litre, avant de faire le prélèvement.

10° *Vinaigre.* — Un litre.

11° *Eaux-de-vie, cognac, armagnac, rhum, kirsch, marcs, apéritifs divers (absinthe, vermout, bitter, amers, quinquinas, etc.), liqueurs, sirops.* — Un demi-litre.

12° *Huiles.* — Un quart de litre.

Si on constate la présence d'un dépôt ou si l'huile s'est épaissie, ce qui est le cas pour certaines huiles en hiver, on devra mélanger et prélever l'huile trouble;

On devra prélever les échantillons dans des fioles d'un quart de litre, en verre blanc autant que possible.

13° *Eau-de-vie blanche, esprit-de-vin, alcool à brûler, alcool dénaturé.* — Un quart de litre.

## II. — MATIÈRES GRASSES, PATEUSES, SEMI-FLUIDES, A PRÉLEVER EN POTS OU EN BOCAUX

Pour les produits vendus en pots ou bocaux d'origine, on prélèvera quatre échantillons semblables, après s'être assuré que leurs marques, étiquettes ou cachets sont identiques.

14° *Moutardes.* — Pots de 75 grammes environ.

15° *Confitures, miels.* — Pots de 250 grammes environ.

Pour les produits vendus au détail, on placera les échantillons dans des pots de verre, de porcelaine, de terre vernissée, du genre des pots employés habituellement pour les confitures; on s'assurera qu'ils sont propres et secs. La matière prélevée sera recouverte d'un disque de papier paraffiné, parcheminé ou même de papier blanc ordinaire, puis on recouvrira le pot d'un papier propre, solide, que l'on liera avec une ficelle.

16° *Beurres, graisses alimentaires diverses, saindoux, fromages mous.* — Deux cents grammes environ par échantillon.

Pour les beurres, quand le prélèvement se fera sur la motte, on se servira du fil, du couteau ou de la sonde, et on aura soin de prendre en tous les points, en se rappelant que certaines mottes sont fourrées, c'est-à-dire que le milieu n'a pas la même qualité que l'extérieur. On prendra ainsi 800 grammes de matière qu'on malaxera au couteau sur une feuille de papier, et dont on fera quatre parts semblables, qui seront placées dans les pots de prélèvement.

17° *Confitures, compotes, miels.* — Deux cents grammes par échantillon.

Prendre toutes les précautions pour assurer la ressemblance des échantillons.

18° *Gâteaux mous (éclairs, tartes, etc.).* — Cent vingt-cinq grammes par échantillon.

On constituera les échantillons par un même nombre de gâteaux semblables, si ceux-ci sont petits. S'il s'agit d'une pâtisserie, on prendra des tranches semblables.

19° *Moutarde en pâte.* — Soixante-quinze grammes environ par échantillon.

Dans ce cas, le prélèvement ne se fera plus en pots du genre des pots à confitures, comme précédemment ; on emploiera de petits pots de 100 grammes qui peuvent être bouchés au liège.

On recouvrira le bouchon d'une feuille de papier, qui sera fixée au moyen de ficelle.

### III. — MATIÈRES A PRÉLEVER EN BOCAUX POUR ÉVITER LA DESSICCATION

Ces produits seront prélevés dans des bocaux propres et secs qui seront bouchés avec un bouchon de liège propre et sans odeur. Le bouchon sera recouvert d'une feuille de papier qu'on liera sur le col du bocal avec de la ficelle.

On prélèvera environ 1 kilogramme de matières qu'on étalera sur une feuille de papier propre; puis, après avoir bien mélangé, on fera quatre tas semblables, égaux, qui constitueront les échantillons de prélèvement de 250 grammes environ.

20° *Cafés verts et grillés, en grains ou moulus.* — Dans le cas d'un café en poudre, on prélèvera en même temps, quand cela sera possible, le café grillé en grains dont le café moulu est dit provenir.

21° *Farines.* — Si le prélèvement porte sur un sac scellé, on prendra à la sonde dans toutes les parties du sac; on recueillera le produit des sondages sur une feuille de papier jusqu'à ce que l'on ait obtenu la quantité nécessaire aux quatre échantillons.

22° *Sels de table, sel marin, sel raffiné, sel blanc.* — S'ils sont en boîte ou en flacons d'origine, on en prélèvera quatre échantillons semblables de 250 grammes.

### IV. — PRODUITS SOLIDES OU EN POUDRE

Lorsque ces produits seront vendus en paquets, sacs, boîtes, tubes, flacons d'origine, on prélèvera quatre échantillons semblables après s'être assuré qu'ils sont identiques.

23° *Cacaos et chocolats en poudre granulés.* — Boîte de 250 grammes.

24° *Thés.* — Boîtes ou paquets de 125 grammes.

25° *Chicorées.* — Paquets de 125 grammes.

26° *Produits de la confiserie.* — Boîtes, paquets ou flacons de 125 grammes.

27° *Pâtes alimentaires, tapioca, sagou, salep, arrow-root.* — Paquets ou boîtes de 125 grammes.

28° *Sucre vanillé ou à la vanilline.* — Sachets ou boîtes de 25 grammes.

29° *Moutarde en poudre.* — Boîtes de 125 grammes.

Lorsqu'on prélèvera des produits en poudre, en grains ou en petits fragments, vendus au détail, on prendra la quantité nécessaire à constituer les quatre échantillons, on la placera sur une feuille de papier propre, puis on mélangera avec soin, et on partagera en quatre tas semblables formant les quatre échantillons; chacun d'eux sera placé dans un sac de papier qui ne devra pas porter de marques.

30° *Poivre en grains.* — Cent grammes par échantillon.

31° *Poivre en poudre, quatre épices, piment, gingembre, cannelle, muscade, girofle.* — Echantillon de 50 grammes.

Dans le cas où le produit aura été moulu par le débitant, on fera un prélèvement sur le produit en grains ou entier qui aura servi à préparer la poudre.

32° *Safran.* — Dix grammes par échantillon.

33° *Sucre en poudre.* — Cent vingt-cinq grammes par échantillon.

34° *Thés.* — Cent vingt-cinq grammes par échantillon.

35° *Pastilles et bonbons de chocolat, bonbons divers, boules de gomme, dragées, pastilles diverses.* — Cent vingt-cinq grammes environ par échantillon.

36° *Pâtes alimentaires, semoules.* — Cent grammes par échantillon.

37° *Fleurages.* — Deux cent cinquante grammes par échantillon. Pour les produits en tablettes, en bâtons, en pains, en pièces pouvant être débitées en les vendant à l'unité, on relèvera les marques, cachets et étiquettes dont ils sont revêtus et on en mentionnera au procès-verbal le texte et la disposition. Chaque échantillon sera enveloppé d'une feuille de papier sans marques ou placé dans un sac de papier sans marques.

38° *Chocolat en tablettes, bâtons, croquettes, objets en chocolat.* — Cent vingt-cinq grammes par échantillon.

39° *Pâtisseries sèches, petits fours, biscuits.* — Deux cent cinquante grammes par échantillon.

40° *Sucre de réglisse.* — Cinquante grammes par échantillon.

41° *Vanille en gousses.* — Ce produit est généralement vendu en tubes de deux à trois gousses; on prélèvera quatre tubes semblables.

Les produits suivants seront soigneusement enveloppés dans une feuille de papier parcheminé ou paraffiné, puis enfermés dans un sac de papier sans marques.

42° *Pain d'épice.* — Deux cent cinquante grammes par échantillon.

43° *Fruits secs, fruits confits ou glacés.* — Cent vingt-cinq grammes par échantillon.

44° *Produits de la charcuterie : saucisses, cervelas, saucissons, andouilles, andouillettes, pâtés de foie, galantine, rillette, fromage de cochon, jambon, salaisons, lard fumé ou salé, poissons fumés ou salés.* — Cent cinquante grammes par échantillon.

Prendre toutes précautions pour que les échantillons soient semblables.

45° *Fromages secs (gruyère, hollande, roquefort, parmesan, etc.).* — Prélever quatre morceaux aussi identiques que possible de 125 grammes chacun.

46° *Pain.* — Prélever quatre échantillons de 125 grammes environ chacun, aussi semblables que possible, dans un même pain ou dans deux pains semblables.

## V. — CONSERVES

On prélèvera quatre échantillons identiques, c'est-à-dire qu'on s'assurera qu'ils portent les mêmes inscriptions, qu'ils sont du même modèle et du même prix.

47° *Conserves de viande, gibier, volaille, poisson, légumes, fruits, à l'huile, au vinaigre, au vin blanc, au sirop, au sel, etc.*, en boîtes en fer-blanc, terrines, bocaux ou flacons. — On prélèvera quatre boîtes, terrines, bocaux ou flacons du plus petit modèle.

## DÉCRET DU 5 SEPTEMBRE 1907

### PORTANT RÈGLEMENT D'ADMINISTRATION PUBLIQUE POUR L'APPLICATION DES LOIS DU 16 AVRIL 1897 ET DU 23 JUILLET 1907 CONCERNANT LA RÉPRESSION DE LA FRAUDE DANS LE COMMERCE DU BEURRE ET LA FABRICATION DE LA MARGARINE ET DE L'OLÉO-MARGARINE

Le Président de la République française,

Sur le rapport des Ministres de la Justice, de l'Intérieur, des Finances, de l'Agriculture et du Commerce et de l'Industrie ;

Vu la loi du 16 avril 1897, concernant la répression de la fraude dans le commerce du beurre et la fabrication de la margarine ;

Vu la loi du 23 juillet 1907, abrogeant les dispositions des trois derniers paragraphes de l'article 13, ainsi que celles des articles 14, 15, 19 et 20 de la loi du 16 avril 1897 susvisée, et substituant à ces dispositions celles contenues dans les articles 6, 7, 8, 9, 10, 11, 12 et 13 de la loi du 1er août 1905 sur la répression des fraudes dans la vente des marchandises et des falsifications des denrées alimentaires et des produits agricoles ;

Vu l'article 11 de ladite loi du 1er août 1905, ainsi conçu :

« Il sera statué par des règlements d'administration publique sur les mesures à prendre pour assurer l'exécution de la présente loi, notamment en ce qui concerne :

. . . . . . . . . . . . . . . . . . . . . . . . . . . . . . . .

« 3° Les formalités prescrites pour opérer des prélèvements d'échantillons et procéder contradictoirement aux expertises sur les marchandises suspectes;

« 4° Le choix des méthodes d'analyses destinées à établir la composition, les éléments constitutifs et la teneur en principes utiles des produits ou à reconnaître leur falsification ;

« 5° Les autorités qualifiées pour rechercher et constater les infractions à la présente loi, ainsi que les pouvoirs qui leur seront conférés pour recueillir des éléments d'information auprès des diverses administrations publiques et des concessionnaires de transport » ;

Vu le décret du 9 novembre 1897, portant règlement d'administration publique pour l'application de la loi du 16 avril 1897 concernant la répression de la fraude dans le commerce du beurre et la fabrication de la margarine ;

Vu le décret du 31 juillet 1906, réglementant les prélèvements, analyses et expertises pour l'application de la loi susvisée du 1er août 1905 en ce qui concerne les denrées alimentaires et les produits agricoles;

Le conseil d'État entendu,

Décrète :

ARTICLE PREMIER. — La dénomination du titre III du décret du 9 novembre 1897 est modifiée comme il suit :

TITRE III. — *Organisation et fonctionnement du service des prélèvements, des laboratoires et des expertises contradictoires*

ART. 2. — Les articles 10, 11, 12, 13, 15, 16 et 19 du décret du 9 novembre 1897 sont remplacés par les dispositions ci-après :

*Art.* 10. — Les autorités qui ont qualité pour opérer des prélèvements en vue de l'application de la loi du 16 avril 1897, modifiée par la loi du 23 juillet 1907, concernant la répression de la fraude dans le commerce du beurre, sont :

Les inspecteurs des fabriques de margarine et d'oléo-margarine institués conformément à l'article 17 du présent décret ;

Les commissaires de police ;

Les commissaires de la police spéciale des chemins de fer et des ports ;

Les agents des contributions indirectes et des douanes agissant à l'occasion de l'exercice de leurs fonctions ou commissionnés spécialement à cet effet par le Ministre de l'Agriculture ;

Les inspecteurs des halles, foires, marchés et abattoirs ;

Les agents des octrois et les vétérinaires sanitaires individuellement désignés par les préfets pour concourir à l'application de la loi du 1er août 1905 et commissionnés par eux à cet effet;

Les agents spéciaux institués par les départements ou les communes pour concourir à l'application de ladite loi, dans les conditions prévues à l'article 2 du décret susvisé du 31 juillet 1906.

*Art.* 11. — Des prélèvements d'échantillons peuvent, en toutes circonstances, être opérés d'office dans les magasins, boutiques, ateliers, voitures servant au commerce, ainsi que dans les entrepôts, les abattoirs et leurs dépendances, les halles, foires et marchés, et dans les gares ou les ports de départ et d'arrivée.

Les prélèvements sont obligatoires dans tous les cas où les produits paraissent falsifiés, corrompus ou toxiques.

Les administrations publiques sont tenues de fournir aux agents désignés à l'article 10 tous éléments d'information nécessaires à l'exécution de la loi du 16 avril 1897, modifiée par la loi du 23 juillet 1907.

Les entrepreneurs de transports sont tenus de n'apporter aucun obstacle aux réquisitions pour prise d'échantillons et de représenter les titres de mouvement, lettres de voiture, récépissés, connaissements et déclarations dont ils sont détenteurs.

*Art.* 12. — Tout prélèvement comporte quatre échantillons, l'un destiné au laboratoire pour analyse, les trois autres éventuellement destinés aux experts.

*Art.* 13. — Tout prélèvement donne lieu, séance tenante, à la rédaction sur papier libre d'un procès-verbal.

Ce procès verbal doit porter les mentions suivantes :

1° Les nom, prénoms, qualité et résidence de l'agent verbalisateur ;

2° La date, l'heure et le lieu où le prélèvement a été effectué ;

3° Les nom, prénoms, profession, domicile ou résidence de la personne chez laquelle le prélèvement a été opéré; si le prélèvement a eu lieu en cours de route, les noms et domiciles des personnes figurant sur les lettres de voiture ou les connaissements comme expéditeurs et destinataires ;

4° La signature de l'agent verbalisateur.

Le procès-verbal doit, en outre, contenir un exposé succinct des circonstances dans lesquelles le prélèvement a été opéré, relater les marques et étiquettes apposées sur les enveloppes ou récipients, l'importance du lot de marchandise échantillonné, ainsi que toutes les indications jugées utiles pour établir l'authenticité des échantillons prélevés et l'identité de la marchandise.

Le propriétaire ou détenteur de la marchandise ou, le cas échéant, le représentant de l'entreprise de transport peut, en outre, faire insérer au procès-verbal toutes les déclarations qu'il juge utiles.

*Art.* 15. — Les formalités prescrites par le décret du 31 juillet 1906 dans ses articles 7, 8, 9, 10, 11, 12, 13, 14, dans les deux premiers alinéas de l'article 15 ainsi que dans l'article 16, sont applicables aux prélèvements et aux analyses effectués pour la répression des fraudes dans le commerce du beurre, en exécution de la loi du 16 avril 1897, modifiée par la loi du 23 juillet 1907.

*Art.* 16. — Les règles établies par le décret du 31 juillet 1906 dans ses articles 17, 18, 19, 20, 21 et 24, pour le fonctionnement des expertises contradictoires et pour le remboursement de la valeur des échantillons en cas de non-lieu et d'acquittement, sont applicables lorsqu'il y a lieu à poursuites pour infraction à la loi du 16 avril 1897, modifiée par la loi du 23 juillet 1907.

*Art.* 19. — La surveillance prévue au titre II du présent décret est exercée, concurremment avec les officiers de police judiciaire, par les autorités qualifiées pour procéder au prélèvement des échantillons et énumérées à l'article 10 ci-dessus.

Le Ministre de l'Agriculture et le Ministre des Finances fixent les indemnités à attribuer, s'il y a lieu, à ces agents, en raison du travail supplémentaire qui leur est ainsi imposé.

Art. 3. — Il sera statué ultérieurement par un règlement d'administration publique sur les conditions d'application à l'Algérie et aux colonies de la loi du 16 avril 1897, modifiée par la loi du 23 juillet 1907.

Les dispositions du décret du 9 novembre 1897 y resteront en vigueur jusqu'à la publication de ce règlement spécial.

Art. 4. — Les Ministres de la Justice, de l'Intérieur, des Finances, de l'Agriculture, du Commerce et de l'Industrie sont chargés, chacun en ce qui le concerne, de l'exécution du présent décret, qui sera publié au *Journal officiel* et inséré au *Bulletin des lois*.

---

## DÉCRET DU 3 SEPTEMBRE 1907

### PORTANT RÈGLEMENT D'ADMINISTRATION PUBLIQUE POUR L'APPLICATION DE LA LOI DU 1er AOUT 1905 CONCERNANT LES VINS ET SPIRITUEUX

Le Président de la République française,

Sur le rapport des Ministres de la Justice, des Finances, de l'Agriculture, du Commerce et de l'Industrie;

Vu la loi du 1er août 1905 sur la répression des fraudes dans la vente des marchandises et des falsifications des denrées alimentaires et des produits agricoles et, notamment, l'article 11 ainsi conçu:

« Il sera statué par des règlements d'administration publique sur les mesures à prendre pour assurer l'exécution de la présente loi, notamment en ce qui concerne:

« 1° La vente, la mise en vente, l'exposition et la détention des denrées, boissons, substances et produits qui donneront lieu à l'application de la présente loi;

« 2° Les inscriptions et marques indiquant soit la composition, soit l'origine des marchandises, soit les appellations régionales et de crus particuliers que les acheteurs pourront exiger sur les factures, sur les emballages ou sur les produits eux-mêmes, à titre de garantie de la part des vendeurs, ainsi que les indications extérieures ou apparentes nécessaires pour assurer la loyauté de la vente et de la mise en vente »;

Vu la loi du 6 août 1905, relative à la répression des fraudes sur les vins et au régime des spiritueux;

Vu la loi du 29 juin 1907, tendant à prévenir le mouillage des vins et les abus du sucrage;

Vu la loi du 15 juillet 1907, concernant le mouillage et la circulation des vins et le régime des spiritueux;

Vu le décret du 31 juillet 1906, réglementant les prélèvements, analyses et expertises pour l'application de la loi du 1er août 1905 en ce qui concerne les boissons, les denrées alimentaires et les produits agricoles;

Le conseil d'État entendu,

Décrète:

### Titre I. — *Vins*

Article premier. — Aucune boisson ne peut être détenue ou transportée en vue de la vente, mise en vente, ou vendue sous le nom de vin, que si elle provient exclusivement de la fermentation du raisin frais ou du jus de raisin frais.

Art. 2. — Sont considérées comme frauduleuses, les manipulations et pratiques qui ont pour objet de modifier l'état naturel du vin, dans le but soit de tromper l'acheteur sur les qualités substantielles ou l'origine du produit, soit d'en diminuer l'altération.

En conséquence, rentre dans les cas prévus par l'article 3 de la loi du 1er août 1905 et par l'article 4 de la loi du 29 juin 1907 le fait d'exposer, de mettre en vente ou de vendre, sous forme indiquant leur destination ou leur emploi, tous produits, de composition secrète ou non, propres à effectuer les manipulations ou pratiques ci-dessus visées.

Art. 3. — Ne constituent pas des manipulations et pratiques frauduleuses aux termes de la loi du 1er août 1905 les opérations ci-après énumérées qui ont uniquement pour objet la vinification régulière ou la conservation des vins :

1° En ce qui concerne les vins :

Le coupage des vins entre eux ;

La congélation des vins en vue de leur concentration partielle ;

La pasteurisation ;

Les collages au moyen de clarifiants consacrés par l'usage, tels que l'albumine pure, le sang frais, la caséine pure, la gélatine pure ou la colle de poisson ;

L'addition du tannin dans la mesure indispensable pour effectuer le collage au moyen des albumines ou de la gélatine ;

La clarification des vins blancs tachés, au moyen du charbon pur ;

Le traitement par l'anhydride sulfureux pur provenant de la combustion du soufre et par les bisulfites alcalins cristallisés purs. Les quantités employées seront telles que le vin ne retienne pas plus de 350 milligrammes d'anhydride sulfureux, libre et combiné, par litre. En aucun cas, les bisulfites alcalins ne peuvent être employés à une dose supérieure à 20 grammes par hectolitre.

2° En ce qui concerne les moûts :

Indépendamment de l'emploi du plâtre et du sucre dans les limites fixées par les lois du 11 juillet 1891 et du 28 janvier 1903 :

Le traitement par l'anhydride sulfureux et par les bisulfites alcalins dans les conditions fixées ci-dessus pour les vins ;

L'addition de tannin ;

L'addition à la cuve d'acide tartrique cristallisé pur dans les moûts insuffisamment acides. L'emploi simultané de l'acide tartrique et du sucre est interdit ;

L'emploi des levures sélectionnées.

Art. 4. — Dans les établissements où s'exerce le commerce de détail des vins, il doit être apposé d'une manière apparente, sur les récipients, emballages, casiers ou fûts, une inscription indiquant la dénomination sous laquelle le vin est mis en vente.

Cette inscription n'est pas obligatoire pour les bouteilles et récipients dans lesquels les vins de consommation courante sont emportés séance tenante par l'acheteur ou servis par le vendeur pour être consommés sur place.

Les inscriptions doivent être rédigées sans abréviation, et disposées de façon à ne pas dissimuler la dénomination du produit.

### Titre II. — *Vins mousseux*

Art. 5. — Les dispositions du titre Ier du présent décret sont applicables aux vins mousseux.

Indépendamment des manipulations et pratiques prévues à l'article 3 ci-dessus, sont considérés comme licites, en ce qui concerne spécialement les vins mousseux :

1° Les manipulations et traitements connus sous le nom de méthode champenoise ;

2° La gazéification par l'addition d'acide carbonique pur.

Aucun vin ne peut être détenu ou transporté en vue de la vente, mis en vente ou vendu sous la seule dénomination de « vin mousseux » que si son effervescence résulte d'une seconde fermentation alcoolique en bouteilles, soit spontanée, soit produite suivant la méthode champenoise.

Lorsque l'effervescence d'un vin est produite, même partiellement, par l'addition d'acide carbonique, il n'est pas interdit d'employer dans sa dénomination le mot « mousseux », mais à la condition qu'il soit accompagné du terme « fantaisie », d'un qualificatif différenciant ce vin de ceux prévus à l'alinéa précédent, de telle façon qu'aucune confusion ne soit possible dans l'esprit de l'acheteur sur le mode de fabrication employé, la nature ou l'origine du produit.

Dans les inscriptions et marques figurant sur les récipients, le mot « mousseux » et le qualificatif qui l'accompagne ou le terme « fantaisie » doivent être imprimés en caractères identiques.

## Titre III. — *Eaux-de-vie et spiritueux*

Art. 6. — Il est interdit de détenir ou de transporter en vue de la vente, de mettre en vente et de vendre sous les dénominations fixées au présent article, des produits autres que ceux ayant, aux termes dudit article, un droit exclusif à ces dénominations.

Les dénominations d'eaux-de-vie de vin, d'alcool de vin ou d'esprit-de-vin sont réservées aux produits provenant de la distillation exclusive du vin tel qu'il est défini au titre Ier du présent règlement.

Les dénominations d'eaux-de-vie de cidre ou de poiré sont réservées aux produits provenant de la distillation exclusive des cidres et poirés.

La dénomination d'eau-de-vie de marc ou de marc est réservée à l'eau-de-vie provenant de la distillation exclusive des marcs de raisin frais additionnés ou non d'eau.

La dénomination de kirsch est réservée au produit exclusif de la fermentation alcoolique et de la distillation des cerises ou des merises.

Les dénominations d'eaux-de-vie de prunes, mirabelles, quetsch ou de tous autres fruits sont réservées au produit exclusif de la fermentation alcoolique et de la distillation desdits fruits.

La dénomination de genièvre est réservée à la boisson alcoolique obtenue, dans les conditions prévues à l'article 15 de la loi du 30 mars 1902, par la distillation simple, en présence de baies de genièvre, du moût fermenté de seigle, de blé, d'orge ou d'avoine.

La dénomination de rhum ou de tafia est réservée au produit exclusif de la fermentation alcoolique et de la distillation soit du jus de la canne à sucre, soit des mélasses ou sirops provenant de la fabrication du sucre de canne.

Art. 7. — Les spiritueux visés à l'article précédent, lorsqu'ils ne proviennent pas en totalité d'une même région ou d'un même cru, ne peuvent être désignés sous l'appellation réservée aux produits de cette région ou de ce cru particulier.

Les mélanges d'eaux-de-vie de cidre, de poiré, de prunes, mirabelles, quetsch ou de tous autres fruits avec de l'eau-de-vie de vin ou avec des alcools d'industrie, ainsi que les mélanges d'eau-de-vie de vin et d'alcools d'industrie, peuvent être désignés sous le nom d'eau-de-vie.

Les mélanges d'eau-de-vie de marc, de kirsch, de rhum ou de tafia avec des eaux-de-vie ou avec des alcools d'industrie peuvent être désignés sous leur nom spécifique, mais accompagnés du terme « fantaisie » ou d'un qualificatif les différenciant des produits définis à l'article précédent, de telle façon qu'aucune confusion ne puisse se produire dans l'esprit de l'acheteur sur la nature ou l'origine des produits.

Dans les inscriptions et marques servant à désigner les mélanges ou les spiritueux visés au présent article, la dénomination du produit et le qualificatif qui l'accompagne, ou le terme « fantaisie », doivent être imprimés en caractères identiques.

Art. 8. — Sont considérées comme frauduleuses les manipulations et pratiques destinées à modifier l'état naturel des eaux-de-vie et spiritueux dans le but de tromper l'acheteur sur les qualités substantielles, la composition ou l'origine de ces produits.

En conséquence, rentre dans le cas prévu par l'article 3 de la loi du 1er août 1905 le fait d'exposer, de mettre en vente ou de vendre, sous forme indiquant leur destination ou leur emploi, tous produits, de composition secrète ou non, pouvant servir à effectuer les manipulations ou opérations ci-dessus visées.

Art. 9. — Dans tous les établissements où s'exerce le commerce de détail des eaux-de-vie et spiritueux, les bouteilles, récipients et emballages renfermant les produits visés au présent titre doivent porter une inscription indiquant, en caractères apparents, la dénomination sous laquelle ces produits sont mis en vente ou détenus en vue de la vente.

Cette inscription doit être rédigée sans abréviation et disposée de façon à ne pas dissimuler la dénomination du produit.

### Titre IV. — *Dispositions générales applicables aux vins, aux vins mousseux et aux eaux-de-vie et spiritueux*

Art. 10. — En vue d'assurer la protection des appellations régionales et de crus particuliers réservées aux vins, vins mousseux, eaux-de-vie et spiritueux qui ont, par leur origine, un droit exclusif à ces appellations, il sera statué ultérieurement, par des règlements d'administration publique, sur la délimitation des régions pouvant prétendre exclusivement aux appellations de provenance des produits.

Art. 11. — Il est interdit à toute personne se livrant au commerce des vins ou des eaux-de-vie et spiritueux de faire figurer sur ses étiquettes, marques, factures, papiers de commerce, emballages et récipients, la mention « propriétaire à », « viticulteur à », « négociant à » ou « commerçant à », suivie du nom d'une région ou d'un cru particulier sur le territoire desquels elle ne possède ni propriété, ni vignoble, ni établissement commercial.

Art. 12. — Lorsqu'un nom de localité constitue une appellation désignant un produit qui a un droit exclusif à cette appellation, les propriétaires, viticulteurs, négociants ou commerçants résidant dans cette localité, quand ils mettent en vente ou vendent un produit n'ayant pas droit à ladite appellation, ne peuvent faire figurer sur leurs étiquettes, marques, factures, papiers de commerce, emballages et récipients, le nom de ladite localité qu'à condition de le faire précéder des mots « propriétaire à », « viticulteur à », « négociant à » ou « commerçant à », suivis de l'indication du département où est située la localité, le tout imprimé en caractères identiques.

Art. 13. — L'emploi de toute indication ou signe susceptible de créer dans l'esprit de l'acheteur une confusion sur la nature ou sur l'origine des produits visés au présent décret, lorsque, d'après la convention ou les usages, la désignation de l'origine attribuée à ces produits devra être considérée comme la cause principale de la vente, est interdit en toutes circonstances et sous quelque forme que ce soit, notamment :

1° Sur les récipients et emballages;

2° Sur les étiquettes, capsules, bouchons, cachets et tout autre appareil de fermeture ;

3° Dans les papiers de commerce, factures, catalogues, prospectus, prix courants, enseignes, affiches, tableaux-réclames, annonces, ou tout autre moyen de publicité.

Art. 14. — Un délai de six mois, à dater de la publication du présent règlement, est accordé aux intéressés pour se conformer aux prescriptions des articles 4, 5, 7, 9, 12 et 13, en ce qui concerne les inscriptions réglementaires.

Art. 15. — Le Ministre de la Justice, le Ministre des Finances, le Ministre de l'Agriculture, le Ministre du Commerce et de l'Industrie sont chargés, chacun en ce qui le concerne, de l'exécution du présent décret, qui sera publié au *Journal officiel* de la République française et inséré au *Bulletin des lois*.

# TABLE ANALYTIQUE

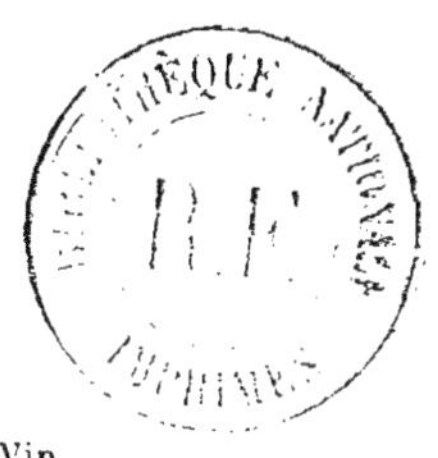

## CHAPITRE I

### Boissons fermentées

Pages.

Vin .......... 1
Bière .......... 55
Cidre .......... 102
Alcools et spiritueux .......... 116

## CHAPITRE II

### Aliments gras

Beurre et graisses alimentaires .......... 141
Fromages .......... 181
Lait de vache .......... 187
Huiles et graisses .......... 220

## CHAPITRE III

### Matières alimentaires amylacées

Farines .......... 231
Pâtes alimentaires .......... 256
Pain .......... 260
Pâtisseries .......... 265

## CHAPITRE IV

### Aliments nervins et aliments d'épargne

Café .......... 271
Thé .......... 288
Cacaos et chocolats .......... 301

## CHAPITRE V

### Aliments sucrés

Sucres, miels, confitures, sirops et bonbons .......... 324

## CHAPITRE VI

### Condiments et aromates

Pages.
Vinaigre .......... 361
Moutarde .......... 372
Vanille .......... 374
Poivre .......... 377

## CHAPITRE VII

### Aliments carnés

Viandes de boucherie, viande de porc .......... 384
Préparations de charcuterie (hachis, saucisses, saucissons, andouilles, cervelas, boudins) .......... 395
Conserves de viandes .......... 400

## CHAPITRE VIII

Eau 403

## CHAPITRE IX

### Poteries d'étain. — Poteries vernissées

Étamages .......... 447

## CHAPITRE X

### Recherche des antiseptiques

Antiseptiques et conservateurs .......... 456

## ADDENDUM

Nouvelles méthodes officielle d'analyse des denrées alimentaires publiées en exécution de l'article 11 de la loi du 1er août 1905 .......... 485
Lois et décrets relatifs aux falsifications des denrées alimentaires .......... 562

# TABLE ALPHABÉTIQUE

## A


*Abrastol* : Recherche, 458, 557.
*Absinthe*, 116.
*Absinthes* : Dosage des essences, 135.
*Acide benzoïque* : Recherche, 458, 555.
*Acide borique* : Dosage, 461.
— — Recherche, 459, 555.
*Acide salicylique* : Dosage, 462.
— — Recherche, 461, 555.
— *sulfureux* : Recherche et dosage, 463, 553.
*Alcool*, 116.
*Alcools* :
Dosage des alcools supérieurs, 134, 499.
Dosage des aldéhydes, 133, 495.
Dosage des éthers, 134, 498.
Dosage du furfurol, 133, 500.
Méthodes officielles d'analyse, 492.
Recherche et dosage des impuretés, 131, 494.
*Alcools et spiritueux* :
Analyse — Recherche des falsifications, 123.
Détermination de la densité, 123.
Dosage de l'alcool, 123, 128, 492.
Dosage de l'acidité, 130, 494.
Dosage de l'extrait sec, 129, 493.
Dosage des cendres, 129.
Dosage du glucose et du sucre cristallisable, 129.
*Alcools et spiritueux*, 116.
Documents d'hygiène alimentaire, 140.
Représentation des résultats analytiques, 140.
*Aliments carnés*, 384.
— *gras*, 141.
— *nervins* et *aliments d'épargne*, 271.
— *sucrés*, 324.
— *sucrés* : Documents d'hygiène alimentaire, 358.
*Anis étoilé*, 514.
— *vert*, 515.
*Andouilles*, 395.
*Antiseptiques et conservateurs* : Documents d'hygiène alimentaire, 473.
*Antiseptiques et édulcorants* : Méthodes officielles de recherche, 553.
— Recherche, 456.
*Appareil de Müntz et Coudon*, 169.
— *Robin*, 20.
— *Salleron*, 9.
*Aromates*, 361.
*Asaprol* : Recherche, 458.
*Azotate de potasse* : Recherche, 466.


## B


*Benzoates* :
Recherche, 458, 555.
*Beurre*, 141.
Analyse et recherche des falsifications, 151.
Comparaison entre la détermination de l'indice R. M. W. et le dosage des acides gras volatils par la méthode officielle, 160.
Composition et variations de composition, 141.
Détermination de l'indice de Hehner, 151, 155.
Détermination de l'indice de Kœttstorfer, 151, 152, 539.
Détermination de l'indice de réfraction, 155.
Détermination de l'indice R. M. W., 151, 153.
Détermination du point de saponification, 151, 152.
Détermination du point de fusion du beurre et des acides gras fixes, 156.
Dosage des acides gras fixes, 151, 155, 162.
Dosage des acides gras volatils, 157, 537.
— — — — totaux, 151.
Dosage de l'eau, 152, 536.
Méthodes officielles d'analyse, 156, 536.
Recherche des antiseptiques et des conservateurs, 156.
Recherche de l'huile de coco, méthode Müntz et Coudon, 167.

*Beurre* (suite) :
Recherche de l'huile de coco, méthode Bömer, 178.
Recherche de l'huile de coco, méthode Wysman et Reijst, 174.
Température critique de dissolution dans l'alcool, 151, 536.
*Beurres :*
Documents d'hygiène alimentaire, 180.
Français, 142.
Hollandais, 147.
Teneur en eau, 149.
*Beurre de cacao :*
Constantes physiques, 303.
Méthodes officielles d'analyse, 545.
*Beurre de coco*, 141, 151.
*Bicarbonate de soude :*
Recherche dans le lait, 466.
*Bière*, 55.
Analyse et recherche des falsifications, 66.
— bases d'appréciation, 99.
— chiffres extrêmes, 99.
Composition, 55.
Calcul de l'extrait primitif, 71.
Degré de concentration du moût avant fermentation, 71.
Détermination de la densité, 67.
— du degré de fermentation, 71.
Dosage de l'alcool, 67.
— de l'acidité totale, 71.
— — — volatile, 71.
— — l'acide carbonique, 77.
— — — phosphorique, 76.
— de la dextrine, 72.
— de l'extrait sec, 67.
— de la glycérine, 75.
— des matières azotées, 73.
— des matières minérales, 70.
— du sucre réducteur, 72.
Examen microscopique, 77.
Recherche des antiseptiques, 97.
— de la densité originelle, 97.
— de petites quantités d'arsenic, 97.
— des succédanés du houblon, 78.
*Bières :*
Allemandes, 64.
Anglaises, 65.
Autrichiennes, 65.
Belges, 56, 58, 65.
Du Nord de la France, 66.
De Bavière, 64.
De Munich, 65.
Françaises, 54, 60.
Hollandaises, 65.
Documents d'hygiène alimentaire, 100.
*Boissons fermentées*, 1.
*Boîtes de conserves :*
Examen de la soudure, 452.
— de l'étamage, 452.
— du caoutchouc, 452.
*Bonbons*, 325.
Dosage de la gélatine, 350.
— — gomme, 350.
— des sucres, 350.
*Borates :*
Dosage, 461.
Recherche, 459, 555.
*Botulisme*, 402.
*Boudins*, 395.
*Butyromètre de Gerber*, 202.

## C

*Cacao :*
Analyse, 306.
Analyse des cendres, 307.
Composition, 301.
Composition des coques, 302.
Dosage de l'amidon, 308.
— des bases xanthiques, 309.
— de la cellulose, 308.
— des cendres, 307.
— de l'eau, 307.
— de la matière grasse, 307.
— de la théobromine, 308.
Recherche des falsifications, 306.
— du bois de santal, 314.
— de la pureté de la matière grasse, 308.
*Cacao moulu :*
Examen microscopique, 315.
Méthode d'analyse de Bordas et Touplain, 315.
Recherche des coques, 314.
*Cacaos*, 301.
Bases d'appréciation de la pureté, 323.
Détermination des matières étrangères, 322.
Sortes commerciales, 301.
*Cacaos solubles*, 303.
Composition, 303.
*Café*, 271.
Analyse, 274.
Altérations, 278.
Caractères microscopiques de la poudre, 274.
Documents d'hygiène alimentaire, 286.
Dosage de l'azote total, 278.
— de la caféine, 275.
— des cendres, 274.
— de la cellulose et de la lignine, 276.
— du chlore des cendres, 278.
— de l'eau, 274.
— de la matière grasse, 277.
— des matières sucrées réductrices, 277.
Recherche des succédanés, 283.
*Café de chicorée*, 283.
— *de figues*, 283.
— *de malt*, 283.
*Café moulu :*
Recherche de la chicorée, 285.
— du café épuisé, 283.

*Café moulu* (suite) :
Recherche des farines de légumineuses, 286.
— des glands doux, 286.
*Café torréfié*, 272.
*Café en grains :*
Recherche de l'enrobage et du lustrage, 279.
— du glaçage, 282.
*Café en poudre :* Recherche des matières minérales, 283.
*Café vert :*
Composition, 272, 274.
Recherche des matières colorantes, 279.
*Cafés :*
Avariés, 278.
Mouillés, 278.
Falsifications, 278.
Sortes commerciales, 271.
*Cannelles*, 515.
*Centrifugeur de Gerber*, 201.
— *de Bordas et Touplain*, 212.
*Cervelas*, 395.
*Chair musculaire :* Composition, 384.
*Chapelures :* Méthodes officielles d'analyse, 504.
*Charcuterie :*
Altérations des préparations, 395.
Falsifications des préparations, 395.
Recherche des antiseptiques, 399.
— des matières colorantes, 398.
— du nitrate de potasse, 398.
— de la viande de cheval, 396.
*Chocolat :*
Composition, 304.
Analyse, 306.
Analyse des cendres, 307.
Dosage de l'amidon, 308, 311.
— des bases xanthiques, 309.
— de la cellulose, 308.
— des cendres, 307.
— de l'eau, 307.
— de la matière grasse, 307.
— du sucre réel, du sucre réducteur et de l'amidon, 311.
— du sucre vrai, 310.
— de la théobromine, 308.
Détermination des matières étrangères, 322.
Méthode d'analyse de Bordas et Touplain, 315, 321.
Recherche de la pureté de la matière grasse, 308.
— des falsifications, 306.
*Chocolats*, 301.
Bases d'appréciation de la pureté, 323.
*Cidre*, 102.
Analyse et recherche des falsifications, 110.
Détermination de la densité, 111.
Déviation polarimétrique, 111.
Dosage de l'acidité totale, 111, 553.
— de l'acidité volatile, 111, 553.
— de l'acide malique total, 113.
*Cidre* (suite) :
Dosage de l'acide tartrique, 112.
— de l'alcool, 111, 552.
— du carbonate de potasse dans les cendres, 112.
— de l'extrait sec, 111, 552.
— de l'extrait non-sucre, 552.
— des matières minérales, 111.
— des matières pectiques, 112.
— des matières réductrices, 111, 552.
— et recherche du sucre cristallisable, 111, 552.
— du tannin, 113.
Interprétation des résultats analytiques, 114.
Recherche de l'alun, 114,
— des matières colorantes, 113.
— de la saccharine et des antiseptiques, 114.
*Cidres :*
Composition, 102.
Documents d'hygiène alimentaire, 115.
Méthodes officielles d'analyse, 552.
Moyennes de composition, 104.
Présence normale d'acide borique, 107.
Renourris, 109.
*Cognac*, 116.
Composition, 119.
*Condiments*, 361, 511.
Méthodes officielles d'analyse, 504.
*Confiserie :*
Extraction des matières colorantes, 350.
Recherche des matières colorantes végétales, 351.
— des principaux colorants d'aniline, 353.
*Confitures*, 325.
Dosage de l'acidité, 344.
— de l'eau, 344.
— des sucres, 344.
Recherche de l'agar-agar, 345.
— des antiseptiques, 348.
— de la gélatine, 345, 549.
— de la gélose, 345, 549.
— des matières colorantes, 347.
Méthodes officielles d'analyse, 547.
*Conservateurs* (recherche des), 456.
*Conserves* de viandes, 400.
Altérations, 400.
Recherche de l'étain, 401.
*Crémomètre*, 203.
*Cysticercus cellulosæ*, 391.
*Cysticercus bovis*, 392.
*Cysticercose*, 391.

## D

*Denrées alimentaires :* Méthodes officielles d'analyse, 485.
*Distomatose*, 394.
*Dulcine :* Recherche, 560.

## E


*Eau*, 403.
Analyse, 407.
Examen hydrotimétrique, 420.
— physique, 407.
Détermination du degré hydrotimétrique permanent, 422.
Détermination du degré hydrotimétrique total, 421.
Détermination du résidu sec à 100°, 422.
— du résidu après calcination au rouge, 422.
— du titre alcalimétrique, 424.
Documents d'hygiène alimentaire, 446.
Dosage de l'alumine et de l'oxyde de fer, 423.
Dosage de l'ammoniaque, de l'acide nitrique, de l'acide nitreux. — Procédé Winkler, 416.
Dosage de la chaux, 423.
— des éléments dissous, 422.
— de la magnésie, 423.
— des matières organiques, 407.
— de l'oxygène dissous, 409.
— des phosphates, 419.
— des sulfates, 418.
— de la silice, 423.
Groupement des résultats analytiques, 425.
Interprétation des résultats analytiques, 426.
Prélèvement de l'échantillon, 403.
Recherche des matières fécales, 425.
— de la putrescibilité, 425.
— et dosage de l'ammoniaque, des sels ammoniacaux et de l'ammoniaque albuminoïde, 415.
Recherche et dosage des nitrates, 412.
— — des nitrites, 410.
*Eau oxygénée :* Recherche dans le lait, 406, 524.
*Eaux-de-vie*, 116.
Composition, 117.
Méthodes officielles d'analyse, 492.
*Ebullioscope* de Maligand, 9.
*Echinococcose*, 394.
*Edulcorants :* Méthodes officielles de recherche, 553.
*Epices :* Méthodes officielles de recherche, 504, 511.
*Etains en feuilles :* Analyse, 448.
*Etains pour étamages et soudures :* Analyse, 447.
*Etamages*, 447.
Documents d'hygiène alimentaire, 453.


## F


*Farine de blé*, 231.
Analyse, 234, 504.
Composition, 231.
Dosage de l'acidité, 234, 506.
*Farine de blé* (suite) :
Dosage de l'amidon, 236.
— de l'azote total, 238.
— des cendres, 234, 506.
— de l'eau, 234, 504.
— du gluten, 235, 504, 508.
— de la matière grasse, 238, 505.
Recherche et dosage de l'ergot de seigle, 243, 244.
— des farines altérées, 242.
— des graines étrangères, 243.
— des insectes parasites, 242.
— des moisissures, 242.
— des végétaux cryptogamiques, 242.
*Farine d'avoine :* Composition et analyse, 254.
— *de diverses légumineuses :* Composition et analyse, 254.
— *de maïs :* Composition et analyse, 253.
— *d'orge :* Composition et analyse, 254.
— *de riz :* Composition et analyse, 253.
— *de seigle :* Composition et analyse, 253.
*Farines*, 231.
Appréciation de la valeur boulangère, 238.
Altérations et falsifications, 241, 246.
Blanchies, 245.
Documents d'hygiène alimentaire, 255.
Examen microscopique, 248, 506.
Méthodes officielles d'analyse, 504.
Recherche de l'alun, 246.
— de la farine d'avoine, 251.
— des farines de légumineuses, 252.
— de la farine de maïs, 250, 508.
— — d'orge, 251.
— — de riz, 248, 508.
— — de seigle, 251.
— des farines étrangères, 247.
— de la fécule de pomme de terre, 252.
— de la sciure de bois, 246.
— des substances minérales, 246, 509.
*Fluoborates :* Recherche et dosage, 467.
*Fluorures :* Recherche et dosage, 467, 554.
*Fluosilicates alcalins :* Recherche et dosage, 467.
*Fleurages :* Méthodes officielles d'analyse, 504.
*Formaldéhyde :* Recherche, 464, 558.
*Formol :* Recherche, 464, 558.
*Fromages*, 181.
Analyse et recherche des falsifications, 182, 186.
Composition, 181.
Dosage de l'amidon ou de la fécule, 185.
— des cendres, 183.
— de l'eau, 183.
— du lactose, 183.
— de la matière grasse, 183.
— du sel marin, 183.
Examen de la pureté de la matière grasse, 183.
Rapport de maturation, 185.

*Fromages* (suite) :
Recherche des antiseptiques, 186.
— des colorants d'aniline, 186.
*Fruits :* Composition, 328.

G

*Galactotimètre* d'Adam, 200.
*Genièvre :* 116.
Composition, 116.
*Gingembre*, 516.
*Girofles*, 516.
*Glace :* Analyse, 445.
*Grabeaux de poivre :* Composition, 350.
*Graisses*, 141, 220, 526.
— *alimentaires*, 230.

H

*Hachis*, 395.
*Huile d'arachide :* Réactions spéciales, 227, 532.
*Huile de coton :* Réactions spéciales, 227, 534.
*Huile de noix :* Méthodes officielles d'analyse, 542.
*Huile d'olive :*
Méthode d'analyse de Tambon, 228.
Méthodes officielles d'analyse, 539.
Recherche des huiles de coton, de capoc et de baobab, 229.
*Huile de sésame :* Réactions spéciales, 227, 535.
*Huiles*, 220.
Analyse, 222.
Détermination de la densité, 222.
— du point de fusion et de solidification des acides gras, 222.
Indice de Hübl, 226.
— de Hehner, 220, 226.
— d'iode, 220, 226, 529.
— de Kœttstorfer, 220, 226, 527.
— de réfraction, 223.
— de saponification, 220, 226, 527.
Essai de Maumené, 220, 226.
Température critique de dissolution ou indice Crismer, 225.

J

*Jus de fruits :* Composition, 329.

K

*Kirsch*, 116.
Composition, 119.
Dosage de l'acide benzoïque, 139, 501.
— de l'acide cyanhydrique, 138, 501.

L

*Ladrerie* du bœuf, 392.
— du porc, 391.
*Lait :*
Analyse et recherche des falsifications, 195.
*Lait* (suite) :
Calcul de l'écrémage, 216.
— du mouillage, 216.
— du mouillage et de l'écrémage, 217.
Causes des variations de composition, 188.
Composition et variations de composition, 187.
Densité du lacto-sérum, 207.
Détermination de la densité, 195, 521.
Dosage de l'albumine, 206.
— de la caséine, 206.
— des cendres, 205, 521.
— de l'extrait sec, 204, 521.
— de l'extrait sec et des matières minérales du sérum, 208.
— du lactose, 205, 522.
— de la lécithine, 208.
— de la matière grasse, 198, 522.
Documents d'hygiène alimentaire, 218.
Ecrémage spontané, 192.
Examen microscopique, 210.
Expertises judiciaires, 194.
Recherche de l'eau oxygénée, 466, 524.
*Laits :*
Méthodes officielles d'analyse, 521.
Nouvelle méthode d'analyse de Bordas et Touplain, 212.
Caillés (analyse), 211.
Concentrés sucrés ou non (méthodes officielles d'analyse), 525.
Crus et laits bouillis (différenciation), 212, 524.
Desséchés en poudre (méthodes officielles d'analyse), 526.
Frais (recherche d'un mélange de lait condensé, dilué ou de lait stérilisé avec le lait frais), 214.
*Limonades :* Méthodes officielles d'analyse, 547.
*Liqueurs :* Méthodes officielles d'analyse, 492.
*Lois et décrets* relatifs aux falsifications des denrées alimentaires, 562.

M

*Macaroni :* Composition, 256.
*Marcs :* Composition, 119.
*Margarine*, 141.
Composition, 151.
*Matières alimentaires amylacées*, 231.
*Matières grasses :* Méthodes officielles d'analyse, 526.
*Méthodes officielles d'analyse* des denrées alimentaires, 485.
*Mélasses :*
Richesse saccharine absolue, 334.
Recherche et dosage du chlorure d'étain, 337.
*Miels*, 324.
Composition, 325.
Détermination du poids spécifique, 341.
— de la matière sèche totale, 342.

*Miels* (suite):
Détermination de la matière sèche non sucrée, 342.
— du pouvoir rotatoire avant et après inversion, 342.
Dosage de l'acidité, 342.
— de l'eau, 341.
— des matières minérales, 342.
— des sucres, 342, 551.
Essais divers, 342.
Examen microscopique, 551.
Méthodes officielles d'analyse, 547.
Recherche de l'amidon et de la fécule, 342.
— des antiseptiques, 343.
— et dosage de la dextrine, de la gomme, de la gélatine, 342, 551.
Sortes commerciales, 324.
*Mistelles :* Différenciation des — et des vins de liqueur, 7.
*Moutarde*, 372, 516.
Composition, 372.
Dosage de l'essence, 373.
Coloration artificielle, 372.
Falsifications, 372.

## N

*Noix muscades*, 517.
*Nouilles*, 256.

## O

*Oléoréfractomètre* de Amagat et F. Jean, 228.
*Œnobaromètre* de Houdart, 18.

## P

*Pain*, 260.
Altérations et falsifications, 262.
Analyse, 260, 510.
Composition, 260.
Caractères généraux et organoleptiques d'un pain de bonne qualité, 261.
Dosage de l'acidité, 261.
— de l'amidon, 262.
— des cendres, 262.
— de l'humidité, 261.
— des matières azotées, 262.
— — — grasses, 262.
Recherche de l'alun, 263.
— du borax, 263.
— des farines étrangères, 263.
— du seigle ergoté, 263.
— des sels minéraux, 263.
— du sulfate de cuivre, 263.
— des végétations cryptogamiques, 263.
*Pains :* Méthodes officielles d'analyse, 504.
*Pain d'épice :* Recherche et dosage du sel d'étain, 268, 510.
*Pâtes alimentaires*, 256, 511.
Altérations et falsifications, 257.
Analyse, 257.
*Pâtes alimentaires* (suite):
Composition, 256.
Documents d'hygiène alimentaire, 258.
Méthodes officielles d'analyse, 504.
*Pâtes aux œufs*, 257.
*Pâtes d'Italie*, 256.
*Pâtisseries*, 265, 510.
Altérations, 265.
Falsifications, 267.
Documents d'hygiène alimentaire, 270.
Méthodes officielles d'analyse, 504.
Recherche et dosage du chromate de plomb ou du chromate de zinc, 267.
Recherche de la vaseline, 267.
*Piment des jardins*, 517.
*Poirés :* Méthodes officielles d'analyse, 552.
*Poivre*, 377, 517.
Altérations et falsifications, 381.
Analyse, 380.
Appréciation des résultats analytiques, 381.
Dosage de l'azote total de l'extrait éthéré non volatil, 381.
Dosage de la cellulose, 380.
— des cendres, 380.
— de l'eau, 380.
— de l'extrait éthéré, 380.
— de l'oléorésine, 381.
— de la pipérine, 381.
Méthode officielle d'analyse, 517.
Sortes commerciales, 377.
*Poivre en grains :*
Caractères anatomiques, 377.
— généraux, 377.
Composition chimique, 379.
*Poteries d'étain*, 447.
Analyse, 449.
*Poteries :* Documents d'hygiène alimentaire, 453.
*Poteries vernissées*, 447.
Recherche du plomb, 452.

## R

*Rhum*, 116.
Composition, 119.

## S

*Saccharine :*
Recherche, 469, 540.
Recherche, méthode officielle, 559.
*Safran*, 520.
*Saindoux :* Méthode officielle d'analyse, 544.
*Sarcocystis Miescheri*, 393.
*Sarcosporidiose*, 393.
*Saucisses*, 395.
*Saucisson*, 395.
*Saumures*, 402.
*Sirops*, 325.
Dosage des sucres, 348.
Méthodes officielles d'analyse, 547.
Recherche et dosage de la dextrine, 348.
Recherche des matières colorantes, 350.

*Sirops* (suite) :
Recherche de la saccharine et des antiseptiques, 350.
*Sirops acides :* Dosage des acides tartrique, citrique et malique, 349.
— *aromatisés :* Recherche de la vanilline, 350.
— *de gomme :* Recherche et dosage de la dextrine et de la gomme, 349.
— *de fruits :* Composition, 329.
*Spiritueux*, 116.
Recherche de l'alcool dénaturé, 136, 502.
*Suc de citron :* Composition, 329.
*Sucramine :* Recherche, 560.
*Sucres :* Analyse d'un mélange, 338.
*Sucres :* Méthodes officielles d'analyse, 547.
*Sucres commerciaux :*
Analyse, 331.
Dosage des cendres, 331.
— du glucose, 332.
— de l'humidité, 331.
— de l'inconnu, 334.
— du sucre cristallisable, 331.
*Sulfites :* Recherche et dosage, 463.

## T

*Tables* de Gay-Lussac, 68.
— de Hehner, 10.
*Thé*, 288.
Analyse, 295.
Caractères généraux de la feuille, 289.
Composition, 292.
Dosage de la caféine, 295.
— des cendres solubles dans l'eau, 295.
— des cendres totales, 295.
— de l'eau, 295.
— de l'extrait aqueux, 295.
— du tannin, 297.
Falsifications, 298.
Recherche des feuilles étrangères, 298.
Sortes commerciales, 288.
*Thés avariés*, 298.
— *colorés*, 298.
— *épuisés*, 298.
— *noirs*, 288.
— *verts*, 288.
*Trichina spiralis*, 292.
*Trichine*, 392.
*Trichinose*, 392.

## V

*Vanille*, 374, 520.
Altérations et falsifications, 375.
Composition chimique, 375.
Dosage de la vanilline, 376.
Variétés commerciales, 374.
Méthodes officielles d'analyse, 520.
*Végétaline*, 141.
*Vermicelle*, 256.
*Viande :* Caractères organoleptiques de la viande de bonne qualité, 386.
— *de cheval* (différenciation de la —), 397.
*Viandes de boucherie*, 384.
Altérations, 390.
Analyse, 388.
Dosage de l'azote total, 388.
— des cendres, 388.
— de l'eau, 388.
— du glycogène, 389.
— des matières grasses, 388.
*Viandes fiévreuses*, 390.
— *fœtales*, 390.
— *de porc*, 384.
Parasites, 391.
*Viandes putréfiées*, 390.
*Vin*, 1.
Analyse et recherche des falsifications, 8.
Détermination de la densité, 8.
Dosage de l'acide citrique, 490.
— de l'acide phosphorique, 33.
— de l'acide tartrique libre, 24.
— de l'acidité soluble dans l'éther, 21.
— de l'acidité totale, 20, 45, 487.
— — — volatile, 20, 487.
— de l'alcalinité des cendres, 19.
— de l'alcool, 8, 44, 485.
— du bitartrate de potasse, 22.
— des chlorures, 30, 489.
— de l'extrait sec, 12, 44, 486.
— de l'extrait réduit, 45.
— de la glycérine, 25.
— de la mannite, 33.
— des matières minérales, 19, 45, 489.
— du sucre réducteur, 22, 45, 486.
— du sulfate de potasse, 21, 45, 489.
— du tannin, 27.
Examen microscopique, 42, 485.
Extraction de la matière colorante étrangère, 35.
Méthode de recherche des colorants étrangers adoptée en Suisse, 41.
Recherche des antiseptiques et des conservateurs, 44.
— de l'alun, 35.
— de la nature de la matière colorante étrangère, 36, 491.
*Vinage :*
Calcul du —, 45.
Calcul du — accompagné de mouillage, 46.
*Vins :*
Composition, 1.
— minima et conventionnelle, 5.
Documents d'hygiène alimentaire, 48.
*De figues*, 33.
Instruction pratique pour l'analyse et la détermination du mouillage, 44.
*De liqueurs :* Composition, 5.
Maladies, 43.
*Mannités*, 33.
*Mutés*, 46.
Méthodes officielles d'analyse, 485.

*Vins salés*, 30.
*Vinaigre*, 361.
Altérations, 371.
Analyse, 366.
Composition, 361.
Détermination de la densité, 366.
— de l'origine, 371.
Dosage de l'acidité totale, 366.
— du bitartrate de potasse, 366.
— de l'extrait sec, 366.
— des matières minérales, 366.
*Vinaigre* (suite) :
Recherche et dosage des acides minéraux libres, 367.
— et dosage des acides organiques libres, 367.
— de l'alcool méthylique, 370.
— des vinaigres étrangers, 369.
*Vinaigre d'alcool*, 363, 365.
— *de bière*, 364.
— *de dattes*, 363.
— *de fruits*, 365.
— *de vin*, 362, 364.

TOURS

IMPRIMERIE DESLIS FRÈRES

6, rue Gambetta, 6

www.ingramcontent.com/pod-product-compliance
Ingram Content Group UK Ltd.
Pitfield, Milton Keynes, MK11 3LW, UK
UKHW020254230726
13925UKWH00001B/45